Haug

Julius Mezger

Gesichtete homöopathische Arzneimittellehre

Bearbeitet nach den Ergebnissen
der Arzneiprüfungen, der Pharmakologie
und der klinischen Erfahrungen

Neu bearbeitet und herausgegeben von
Ulrike Fröhlich

Unter Mitarbeit von
Jan Bauer, Angelica Bingenheimer,
Kerstin Julia van den Dool, Birgit Lochbrunner,
Frank Zimmermann-Viehoff

13., vollständig überarbeitete Auflage

Band 1: A–I

Karl F. Haug Verlag · Stuttgart

Bibliografische Information der Deutschen Nationalbibliothek
Die Deutsche Nationalbibliothek verzeichnet diese Publikation in der Deutschen Nationalbibliografie; detaillierte bibliografische Daten sind im Internet über http://dnb.d-nb.de abrufbar.

Ihre Meinung ist uns wichtig! Bitte schreiben Sie uns unter: www.thieme.de/service/feedback.html

© 2017 Karl F. Haug Verlag in Georg Thieme Verlag KG
Rüdigerstr. 14
70469 Stuttgart
Deutschland

www.haug-verlag.de

2. Auflage 1951 bis 12. Auflage 2005

Umschlaggestaltung: Thieme Verlagsgruppe
Umschlagfoto: Dr. Roland Spohn, Engen; Bruno Vonarburg, Teufen/Schweiz
Satz: Sommer Media GmbH & Co. KG, Feuchtwangen
Druck: Grafisches Centrum Cuno, Calbe

ISBN 978-3-13-219931-6   1 2 3 4 5 6

Wichtiger Hinweis: Wie jede Wissenschaft ist die Medizin ständigen Entwicklungen unterworfen. Forschung und klinische Erfahrung erweitern unsere Erkenntnisse, insbesondere was Behandlung und medikamentöse Therapie anbelangt. Soweit in diesem Werk eine Dosierung oder eine Applikation erwähnt wird, darf der Leser zwar darauf vertrauen, dass Autoren, Herausgeber und Verlag große Sorgfalt darauf verwandt haben, dass diese Angabe dem Wissensstand bei Fertigstellung des Werkes entspricht.
Für Angaben über Dosierungsanweisungen und Applikationsformen kann vom Verlag jedoch keine Gewähr übernommen werden. Jeder Benutzer ist angehalten, durch sorgfältige Prüfung der Beipackzettel der verwendeten Präparate und gegebenenfalls nach Konsultation eines Spezialisten festzustellen, ob die dort gegebene Empfehlung für Dosierungen oder die Beachtung von Kontraindikationen gegenüber der Angabe in diesem Buch abweicht. Eine solche Prüfung ist besonders wichtig bei selten verwendeten Präparaten oder solchen, die neu auf den Markt gebracht worden sind. Jede Dosierung oder Applikation erfolgt auf eigene Gefahr des Benutzers. Autoren und Verlag appellieren an jeden Benutzer, ihm etwa auffallende Ungenauigkeiten dem Verlag mitzuteilen.

Geschützte Warennamen (Warenzeichen ®) werden nicht immer besonders kenntlich gemacht. Aus dem Fehlen eines solchen Hinweises kann also nicht geschlossen werden, dass es sich um einen freien Warennamen handelt.

Das Werk, einschließlich aller seiner Teile, ist urheberrechtlich geschützt. Jede Verwendung außerhalb der engen Grenzen des Urheberrechtsgesetzes ist ohne Zustimmung des Verlages unzulässig und strafbar. Das gilt insbesondere für Vervielfältigungen, Übersetzungen, Mikroverfilmungen oder die Einspeicherung und Verarbeitung in elektronischen Systemen.

Danksagung

In tiefer Verbundenheit Herrn Dr. Sverre Klemp für seine herausragende Klarsicht, Umsicht und Weitsicht im Umgang mit der Bearbeitung „unseres alten Mezgers",
Frau Monika Grübener vom Karl F. Haug Verlag für den Raum, den es ihr gelang, für dieses Projekt aufzuhalten,
Herrn Bernd Dieges, der mir bei der Literaturrecherche mit Sachverstand, Ruhe und Beharrlichkeit zur Seite stand,
meinen starken und erfahrenen Vorstandskolleginnen der Hahnemann-Gesellschaft Frau Dr. Elisabeth Häcker-Strobusch und Frau Dr. Sibylle Chattopadhyay für ihre Zuverlässigkeit, ihre Gelassenheit und ihren Humor bei der Bewältigung der sich ergebenden Aufgaben,
meiner lieben Kollegin Frau Dr. Hedwig Poetters für ihr Engagement zur Klärung offener pharmazeutischer Fragen, besonders bei der Klärung der Ausgangssubstanzen,
meiner lieben Apothekerin Frau Susann Buchheim-Schmidt für ihren fachlichen Blick auf die Pharmazie und die akutelle europäische Entwicklung dazu,
meinem lieben Kollegen Dr. Heribert Möllinger für seine Überlegungen im Zusammenhang mit dem Thema der Arzneimittelprüfungen,
meiner lieben Kollegin Dr. Maleen Schaumburg für die Klärung veterinärmedizinischer Fragestellungen,
meinem lieben Kollegen Herrn Dr. Klaus-Henning Gypser für das Öffnen der homöopathischen Bibliothek der „Gleeser Akademie homöopathischer Ärzte" für die Literaturrecherche,
den geschätzten Herrn Professoren Dr. Robert Jütte und Dr. Martin Dinges vom Institut für Geschichte der Medizin der Robert Bosch Stiftung für ihre Unterstützung bei der Literaturrecherche,
den Herren Philip Witt und Mark Pfister von der Homöopathischen Bibliothek Hamburg (HBH)-Wolfgang-Schweitzer-Bibliothek des Deutschen Zentralvereins Homöopathischer Ärzte,
der Europäischen Bibliothek für Homöopathie (EBH) in Köthen,
meinen lieben Mitarbeitenden Herrn Jan Bauer, Frau Dr. Kerstin van den Dool, Herrn Dr. Frank Zimmermann-Viehoff, Frau Dr. Birgit Lochbrunner und Frau Angelica Bingenheimer,
all meinen homöopathischen Kolleginnen und Kollegen für die kleinen und großen Widerstände und Gaben, jede und jeder nach seinen Möglichkeiten, die alle eingeflossen sind,
meinen freundlichen und geduldigen Patientinnen und Patienten, die mich durch Rücksichtnahme, Verständnis und Essen auf Rädern bei dieser Bearbeitung unterstützten,
von ganzem Herzen und in tiefer Dankbarkeit meiner lieben Mutter Frau Lieselotte Muschik,
meinen wundervollen Kindern Fabia Viktoria, Delia Valentina und Adrian Leander für ihr Vertrauen und ihren persönlichen Verzicht, der mir dies ermöglichte,
und meinem lieben Elwood, der auf seine Omami gewartet hat.

Wiesbaden, im März 2017
Ulrike Fröhlich

*Die beste Arznei für den Menschen ist der Mensch.
Der höchste Grad dieser Arznei ist die Liebe.*

Paracelsus

Geleitwort

Die Kenntnis der Wirkung homöopathischer Arzneimittel auf den gesunden menschlichen Körper ist die entscheidende Voraussetzung für ihre Anwendung nach dem Simileprinzip beim erkrankten Menschen. Deshalb gehört das regelmäßige Studium der homöopathischen Arzneimittellehre zu den wichtigsten Aufgaben der homöopathischen Ärztinnen und Ärzte. Der Leipziger homöopathische Arzt Dr. Wiener hat mir einmal gesagt: „Man muss täglich ein Mittel studieren und sonntags zwei".

Die alten Arzneimittellehren bestanden überwiegend in einer Aufzählung der Arzneiprüfsymptome nach dem Kopf-zu-Fuß-Schema und waren deshalb didaktisch ungeschickt aufgebaut. Dem wollte Dr. Julius Mezger mit seiner gesichteten Arzneimittellehre abhelfen und gerade den homöopathisch Einsteigenden durch die sinnvolle und gewichtete Gliederung der Arzneisymptome das Lernen erleichtern. Außerdem stellte er als Brücke zur konventionellen Medizin auch die Pharmakologie und Toxikologie der einzelnen Substanzen dar und gab Hinweise auf die anzuwendenden Potenzen sowie die Vergleichsmittel. Der Autor bereicherte das Buch durch zahlreiche eigene Arzneimittelprüfungen und Fallschilderungen. Diese „Einsteigerarzneimittellehre" war so erfolgreich, dass in rascher Folge neue Auflagen nötig wurden.

Nach Mezgers Tod war eine Akutalisierung des Werkes bisher nicht erfolgt. Diese Aufgabe hat die homöopathische Ärztin Ulrike Fröhlich für die 13. Auflage übernommen. Sie stellte nun die Herkunft der einzelnen Stoffe, sei es botanisch, zoologisch oder mineralisch, nach modernen wissenschaftlichen Standards dar, brachte auch die pharmakologischen und toxikologischen Kapitel auf den neusten Stand. Die Arzneimittelbilder wurden einheitlich gegliedert, die Vergleichsmittel mit Zusatzhinweisen versehen und das Literaturverzeichnis für jedes einzelne Arzneimittel aktualisiert. Bei den Indikationen wurden die Hinweise der Kommission D beim Bundesinstitut für Arzneimittel und Medizinprodukte eingearbeitet und bei den Dosieranweisungen die tiefen Potenzen gestrichen, wenn sie heute nicht mehr verfügbar sind. So ist durch die aufwendige, sorgfältig – und gleichzeitig – behutsame Überarbeitung der klinisch sehr erfahrenen Ärztin Frau Fröhlich der altbewährte Mezger neu entstanden und würde in dieser Form seinem Schöpfer sicher gefallen.

Anfangende in der Homöopathie finden dadurch einen fachlich und didaktisch exzellenten Einstieg in die Homöopathie. In diesem Sinne wünsche ich dem Werk viel Erfolg!

Karlsruhe, im April 2017
Karl-Heinz Gebhardt

Vorwort zur 13. Auflage

Der Wunsch Dr. Julius Mezgers war es, ein Buch zu schaffen, das sich an den wissenschaftlich Interessierten wendet, auch die homöopathisch Praktizierenden fesselt und zudem den Studierenden eine Materia Medica an die Hand gibt, die deren Bedürfnis nach Klarheit und wissenschaftlicher Aktualität entspricht.

Dieser Anspruch machte es, 68 Jahre nach der 1. Auflage im Jahre 1949 und 41 Jahre nach dem Tode unseres lieben Kollegen Dr. Julius Mezger nötig, sein Lebenswerk in die Hände zu nehmen, um es mit Sachverstand und in seinem Sinn ins Heute zu tragen.

Seine sekundäre Materia Medica, „unser alter Mezger"[1], wurde in den Bereichen Toxikologie, Pharmakologie, Chemie, Botanik und Zoologie aktualisiert. Es überraschte, wie der Inhalt in den Bereichen Pharmakologie und Toxokologie fast völlig erneuert werden musste, während ab dem Gliederungsbereich homöopathische Anwendungen und Arzneimittelbild lediglich geringe Änderungen erforderlich waren.

Beruhigend zu erkennen, wie nachhaltig die Lehrinhalte in der Homöopathie sind, die wir uns gemeinsam, die Praktizierenden und Interessierenden, durch die getreue Durchführung von pharmakologischen Experimenten an uns selbst, den homöopathischen Arzneimittelprüfungen, in Freiwilligkeit, über die vergangenen 200 Jahre geschaffen haben.

Dr. Julius Mezgers Intention war es, eine Arzneimittellehre zu verfassen, deren Arzneimittelbilder aus Prüfungs- und Intoxikationssymptomen bestehen sollten und bei denen die klinischen Symptome, die sich bei ihm als wertvoll erwiesen hatten, gekennzeichnet wurden. Viele Jahre seines Lebens sichtete er Quellentexte. Er traf eine Auswahl der Symptome und nahm auch Kürzungen am Originalwortlaut vor. Der Originalwortlaut der Prüfungs- sowie klinischen Symptome bis 1920 lässt sich heute in der *Materia Medica Revisa Homœopathiae* einsehen, die als verlässliches Nachschlagewerk zum vertiefenden Materia-Medica-Studium empfohlen wird.

Ebenso werden uns die wertvollen Forschungsarbeiten zu den Symptomenverzeichnissen, den Repertorien, in der Zukunft helfen, unsere Materia-Medica-Kenntnisse weiter zu verdichten.

Den aufgenommenen Symptomen, die in der klinischen Arbeit ihre Bestätigung fanden, setzte Dr. Julius Mezger ein ⊙ voran. Dieses verliert am nächsten Satzpunkt seine Gültigkeit.

Besonders charakteristische klinische Hinweise für das betreffende Arzneimittel, die zudem kennzeichnend für die Unterscheidung von anderen Arzneien sind, wurden durch Fettdruck (früher Sperrdruck) gekennzeichnet. Handelt es sich bei diesem charakteristischen klinischen Hinweisen um Indikationen, wird der Fettdruck kursiv gesetzt.

Die Modalität „Verschlimmerung durch" wird durch ein < ausgedrückt, „Verbesserung durch" mit einem >.

Die Hauptaufgabe der 13. Auflage war die Überarbeitung des pharmakologisch-toxikologischen Teils. Aktuelle Forschungsergebnisse und Erkenntnisse wurden implementiert. Im Bereich der Botanik fand als Grundlage der *Hager Rom 2006* Anwendung, daneben und für die chemischen Inhalte das Online-Lexikon *RÖMPP Lexikon Chemie* der Thieme-Gruppe. Weitere pathophysiologische Inhalte wurden aktuellen Lehrbüchern der Physiologie entnommen. Auch Pubmed-Recherchen wurden integriert.

Alle Arzneien wurden in eine einheitliche Gliederung eingearbeitet: Name, Substanz, Pharmakologie und Toxikologie, Anwendung, Arzneimittelprüfung, Konstitution, Arzneimittelbild, Dosierung, Vergleichsmittel, Kasuistik, Literatur. Dem homöopathischen Teil wurde eine einheitliche Gliederung gegeben, wie sie dem in der Homöopathie üblichen Kopf-zu-Fuß-Schema entspricht und darüber hinaus nicht überarbeitet.

Ein großer Wert wurde auf die klare Definition der Ausgangssubstanzen gelegt, die sich an den aktuellen wissenschaftlichen Standards orientieren. Bei in der Homöopathie unklar definierten

---

[1] Harald Nicklas, 1949–2015, Arzt für Allgemeinmedizin und Homöopathie

Ausgangssubstanzen wurden diese Unklarheiten im Einzelnen benannt und der aktuelle Wissensstand und die dahinterstehende Problematik nachvollziehbar dargestellt. Die Nomenklatur im Materia medica Bereich der Mineralia richtet sich nach den aktuellen IUPAC-Richtlinien. Die Gliederung im Materia medica Bereich der Plantae, Fungi und Animalia erfolgte nach Cavalier-Smith 1998.

In den Anwendungen wurde das nach dem medizinisch wissenschaftlichen Fachterminus modifizierte Indikationsverzeichnis der Kommission D eingefügt. Daneben waren im Bereich der Diagnosen Bearbeitungen nötig, um die Weiterentwicklung durch die medizinische Forschung der zurückliegenden 70 Jahre abzubilden.

Aus didaktischen Gründen findet man im Gliederungsbereich der Vergleichsmittel zuerst jene Arzneien, die der naturwissenschaftlich systematischen Arzneimittelgruppe des Homöopathikums zugehörig sind. Zusätzlich wurden hier sichere Ergänzungen aus der homöopathisch klinischen Erfahrung der Herausgeberin eingefügt.

Das Arzneimittelbild von ACTH (Corticotropin) und Cortison wurde nach der entsprechenden Literatur getrennt dargestellt, ebenso die Arzneimittelbilder von Acidum formicicum und Formica rufa, Acidum lacticum und Acidum sarcolacticum. Neu wurde Bacillinum ergänzt.

Hinzugekommen ist ein pharmazeutisches Kapitel, das die arzneimittelrechtliche Verankerung der Homöopathie auf deutscher und europäischer Ebene verdeutlicht.

Die über 2650 Literaturangaben wurden zum größten Teil überprüft. Quellen, die nicht gefunden werden konnten, wurden in ihrer unvollständigen Form belassen. Diese Recherchearbeit wird unserer homöopathischen Forschungsgemeinschaft die zukünftige Quellenarbeit extrem erleichtern. Die Literaturangaben unter den Arzneien kennzeichnen zum einen klassisch die verwendeten Quellen und zum anderen geben sie Hinweise auf weiterführende Literatur, um das Vertiefen der Inhalte zu erleichtern.

Aus diesem Grunde wurde auch für die ärztlichen Kolleginnen und Kollegen die Darstellung der Indikationen beibehalten, um ihnen einen leichteren Einstieg in die Homöopathie zu ermöglichen. Zart hervorgehoben durch Kursivschrift werden die Indikationen im Unterkapitel der Anwendung bei den klinischen Hinweisen von Dr. Julius Mezger und in den Boxen (früher Marginalien) im Unterkapitel Arzneimittelbild. Zusätzlich findet sich für eine erste Orientierung ein umfassendes Indikationsverzeichnis. All diese Hinweise helfen dem Beginnenden bei der Einarbeitung in die homöopathische Lehre, sodass „unser alter Mezger" als sekundäre Materia Medica wieder seinen ihm zustehenden festen Platz in unserer Ausbildungsliteratur einnehmen wird.

Mit zunehmendem Fortschritt in der Lege artis angewandten Homöopathie verlieren diese Hinweise ihre Bedeutung.

Durch die Fülle an Querverweisen unter dem Unterkapitel Vergleichsmittel vernetzen sich die Informationen unserer Materia Medica wie selbstverständlich, sodass zunehmend mehr die Arzneien über ihre auffallenderen, ungewöhnlichen (charakteristischen) und eigenheitlichen Zeichen und Symptome differenziert werden können. Diese Kenntnis der Arzneikräfte, über die Kenntnis ihrer Symptomenreihe sind eine conditio sine qua non für die homöopathische Heilkunst.

Mein herzlicher Dank gilt unserem Kollegen Dr. Julius Mezger und seiner Familie, deren persönlicher Verzicht es uns heute ermöglicht, aus der Fülle seiner homöopathischen Erfahrung zu lernen.

Wiesbaden, im März 2017
Ulrike Fröhlich
Ärztin, Hahnemann-Gesellschaft

Auszug aus dem Vorwort zur 1. Auflage

Was mich bewogen hat, eine neue Arzneimittellehre zu verfassen, waren zunächst ganz persönliche Gründe. Ich wollte mir für meinen eigenen Gebrauch die Arzneimittel nahebringen, da sie für den homöopathischen Arzt das wichtigste Handwerkszeug darstellen. Dabei trug ich alles zusammen, was die Pharmakologie, die Toxikologie, die Physiologie, die Botanik und andere Hilfswissenschaften zum Verständnis beitragen können. Dann aber war es mir sehr angelegen, aus den Quellen unserer Arzneimittelkenntnis, den Arzneimittelprüfungen und Vergiftungen, die Arzneimittelbilder gewissermaßen neu aufzubauen. Denn es zeigt sich, daß fast alle Arzneimittellehren der letzten Jahrzehnte völlig darauf verzichtet hatten, die Arzneimittelbilder von dem frei zu halten, was die Arbeit am Krankenbett an Krankheitssymptomen zutage gefördert hat. Diese wurden dort den aus den Prüfungen und Vergiftungen stammenden Symptomen völlig gleichgestellt und mit ihnen vermengt, so daß der Leser nicht mehr die Herkunft feststellen konnte. Seit langer Zeit wurde daher von den gründlichsten der homöopathischen Ärzte der Ruf nach einer **reinen** Arzneimittellehre erhoben, in welcher die aus der klinischen Arbeit stammenden Symptome aus dem Arzneimittelbild ausgeschieden werden, oder wenigstens, soweit sie sich als wertvoll erwiesen hatten, als klinische Symptome kenntlich gemacht werden sollen. Es war meine vordringlichste Bemühung, die Herkunft der verschiedenen Angaben zu prüfen und die physiologischen von den klinischen Heilwirkungen zu trennen. Diese Sichtung war eine äußerst zeitraubende Arbeit, der ich über eine lange Reihe von Jahren meine Freizeit gewidmet habe.

Eine Einschränkung des Wertes einer solchen Arbeit bedeutet die Erkenntnis, daß man auf diesem Wege zu einem endgültigen Ergebnis bei allen Arzneimitteln heute nicht kommen kann. Denn die Quellen, aus denen wir unsere Arzneimittelkenntnis schöpfen, fließen nicht überall völlig klar. Die Angaben der Prüfungsprotokolle können nicht unbesehen als völlig einwandfrei und richtig hingenommen werden. Dies gilt auch für Hahnemann selbst, der uns gerade für den größeren Teil der wichtigsten Arzneien umfassende Prüfungsbilder hinterlassen hat. Auch bei ihm ist im einzelnen Fall weder die Art des Prüfungsverfahrens noch die Stärke beziehungsweise die Verdünnung der zur Prüfung verwendeten Arznei angeführt. Auch enthalten seine Symptomensammlungen nicht selten klinische Zustände, die er damit heilen konnte; dies gilt zumindest für die späteren Jahre seiner Arbeit, in welchen er die „Chronischen Krankheiten" mit den darin aufgenommenen Prüfungsbildern schrieb. Dazu ist ja bekannt, daß, soweit es sich um mineralische Mittel handelt, die chemische Reinheit seiner Mittel entsprechend dem Stand der damaligen Chemie stark zu wünschen übrig gelassen hat. Es wird der homöopathischen Schule also die Aufgabe nicht erspart bleiben, zur Festigung ihrer Grundlagen die nötigen Nachprüfungen, wo diese noch ausstehen, vorzunehmen. Doch muß immerhin zugegeben werden, daß bei Neuprüfungen die alten Prüfungsbilder meist eine auffallende Bestätigung gefunden haben, so daß man trotz der theoretisch erhobenen Einwände doch Vertrauen bekommt zu der Zuverlässigkeit der alten Prüfungen und der Gewissenhaftigkeit ihrer Veranstalter. Bei der Aufstellung der „Arzneimittelbilder" habe ich es für richtig gehalten, die Anlehnung an die sprachliche Form der Prüfungssymptome möglichst beizubehalten, um also den Organismus in seiner eigenen Sprache sich ausdrücken zu lassen. Wir Homöopathen haben ja immer nicht abstrakt gedachte Krankheiten, sondern krankhafte Vorgänge des menschlichen Organismus behandelt. Bei dieser naturnahen Einstellung ist deshalb auch der vom Organismus selbst geprägte Ausdruck für die Störung das Gegebene. Die Unmittelbarkeit der Symptomensprache soll nicht aufgegeben werden gegen die Wissenschaftlichkeit medizinischer Begriffe. Jeder Arzt soll die Entstehung der klinischen Indikation aus der Arzneimittelprüfung verfolgen können. Deshalb würde die Aufgabe des Symptomenbildes zugunsten der wechselnden und zeitgebundenen wissenschaftlichen Erklärungen einem Verlust gleichkommen. Trotzdem legen wir den größten Wert darauf, das Prüfungssymptom pathologisch-phy-

Auszug aus dem Vorwort zur 1. Auflage

siologisch zu verstehen. Und gerade auf die wissenschaftliche Erfassung der bei den Prüfungen beziehungsweise Vergiftungen in Erscheinung tretenden Symptome ist unser schärfstes Augenmerk gerichtet. Aus diesem Grunde wurde alles herangezogen, was die verschiedenen Wissenschaftszweige zur Erklärung und vertieften Erfassung der Arzneimittelbilder beitragen können.

Im ganzen habe ich mich bemüht, den Text so knapp und übersichtlich wie möglich zu fassen, wie es für ein Nachschlagewerk zum Gebrauch in der Sprechstunde zweckmäßig ist. **Soweit Symptome, die der klinischen Arbeit entstammen, in den Text der Arzneimittelbilder aufgenommen wurden, ist diesen, wie in älteren Werken ein ☉ vorangesetzt.** Dieses Zeichen verliert seine Gültigkeit mit dem nächsten Satzpunkt. Im übrigen enthält der Text der Arzneimittelbilder nur die physiologischen Symptome. Durch das angegebene Zeichen, das die aus klinischer Arbeit stammenden Symptome kenntlich macht, soll jedoch keineswegs eine Wertung angedeutet werden. Zeigt es sich doch, daß eine nicht geringe Zahl führender Symptome und Modalitäten, die mit Recht diesen Rang einnehmen, aus dieser Quelle stammen.

Im übrigen wurden bei der Auswahl diejenigen Funktionsstörungen, die durch ihre Häufigkeit sich besonders in den Vordergrund stellten, auch besonders bewertet. Oft konnten auch längere Symptomenreihen in wenige Worte zusammengefaßt werden. Weiter wurden nach der schon auf Hahnemann zurückgehenden Übung solche Erscheinungen, die durch ihre Eigentümlichkeit besonders auffielen, ebenfalls besonders herausgestellt, soweit sie sich in der Praxis bewährt haben. Den Modalitäten und Leitsymptomen wurde besondere Beachtung geschenkt, da diese dem Mittel das individuelle Gesicht geben.

Bei einem kleinen Teil der Arzneimittel sind **praktische Beispiele** für die Wirkung beigegeben worden. Es soll an diesen erläutert werden, was mit dem betreffenden Mittel erreicht werden kann und wie der Verlauf vonstatten geht. Für den Praktiker ist es lehrreich, zu verfolgen, auf Grund welcher Indikationen das Mittel eingesetzt wurde. Er wird daher immer nach solchen Beispielen verlangen. – Es wurden meist solche Fälle gewählt, welche auf andere Weise nicht zu beeinflussen waren, so daß in dem Verlauf eine gewisse Wahrscheinlichkeit für die Wirkung angenommen werden muß, wenn dies auch nicht mit Sicherheit angegeben werden kann. Die homöopathische Behandlung ist auf die Person und nicht auf die Krankheit zugeschnitten; wenigstens gilt dies für den größeren Teil der Fälle. Daher können wir meist nicht mit Reihenuntersuchungen aufwarten, wie es eine exakte Kritik fordert. Doch liegt auch in manchen dieser Fälle, die sich einer anderen Behandlung – sei es eine homöopathische oder andere – nicht fügen wollten, eine hohe Wahrscheinlichkeit, daß mit dem dokumentierten Mittel die Wendung zum Besseren eingetreten ist, falls einer anderen plausiblen Erklärung nicht der Vorzug gegeben werden muß. Wir können daher nicht auf solche Beispiele verzichten, um so mehr, als nicht ein Beweis der Wirksamkeit, sondern die lehrhafte Darstellung statuiert werden soll.

Stuttgart, im Oktober 1949
Dr. med. Julius Mezger

Auszug aus dem Vorwort zur 3. Auflage

Nachdem die „Gesichtete Homöopathische Arzneimittellehre" geraume Zeit vergriffen ist und eine starke Nachfrage nach einer Neuauflage eingesetzt hat, kann nun die 3. Auflage den homöopathisch interessierten Ärzten vorgelegt werden. Der gesamte Text wurde einer gründlichen Durchsicht unterzogen, zum Teil wurde eine völlige Neubearbeitung vorgenommen. Die Zahl der bearbeiteten Mittel wurde beträchtlich vermehrt, so daß nun alle in der Homöopathie verwendeten Mittel von einiger Bedeutung aufgenommen sind. Das Werk kann nun, außer dem unmittelbaren Gebrauch in der Praxis, auch als Nachschlagewerk dienen.

Die Bearbeitung stand weiterhin unter dem leitenden Gedanken, das Wissensgut, das die moderne Wissenschaft (Toxikologie, Pharmakologie, Chemie, Botanik, Zoologie usw.) zum Verständnis einer vertieften Arzneimittelkenntnis beitragen kann, dem Praktiker zu vermitteln. Dabei war es mein dauerndes Anliegen, die **klinischen Symptome**, welche sich also nicht auf die Arzneimittelprüfung und die Toxikologie stützen können, als solche zu kennzeichnen (durch ein vorgesetztes ⊙).

Die Arzneimittelbilder wurden durch Hervorhebung der wichtigsten Züge in der Schrift weiter gegliedert und übersichtlicher gestaltet, zum Teil auch umfangreicher durchgeführt. Letzteres gilt besonders auch für die psychischen Symptome.

Es wurde darauf geachtet, die **bipolare, gegensätzliche Wirkung** des Arzneireizes, wie sie sich aus der Arzneimittelprüfung ergibt, zur Darstellung zu bringen. Beim Studium der Arzneimittelprotokolle läßt sich erkennen, daß bei ein und demselben Mittel das **Auftreten der Funktionsgegensätze zur Regel** gehört, daß also beispielsweise einer lebhaften, heiteren Gemütsart eine stille Traurigkeit, einem aggressiven Zorn eine ängstliche Scheu, einer Kongestion des Blutes zum Kopf eine kollapsartige Blässe, einer Trockenheit der Schleimhäute eine gesteigerte Sekretion, einem atonischen Verhalten des Darmes eine spastische Verstopfung oder Kolikschmerzen, einem unersättlichen Hunger eine völlige Appetitlosigkeit, einer Anästhesie der Haut eine Hyperästhesie, einer Hypermotilität eine Lähmung gegenüberzustellen ist. Ja, wir wissen, daß dieses gegensätzliche Verhalten einem zeitlichen Aufeinanderfolgen des Reizablaufes entspricht. Es handelt sich dabei um dasselbe Phänomen, das Hahnemann als Erst- und Nachwirkung beziehungsweise Wechselwirkung beschrieb. Er vertrat dabei die Ansicht, daß **nur** die Erstwirkung die Eigenart der Arznei wiedergebe, während die Nachwirkung nicht als ein Erzeugnis der Arznei, sondern nur als Gegenwirkung des Organismus gegen die Arznei zu betrachten sei. Aus unserer heutigen Kenntnis des Ablaufes eines Arzneireizes wissen wir, daß sowohl Erst- als auch Nachwirkung von dem Arzneireiz bestimmt sind. Hahnemann kam durch seine Betrachtungsweise zu der irrigen Ansicht, daß *Digitalis* mit seiner Bradykardie als Erstwirkung beim tachykarden (insuffizienten) Herzen nicht angewendet werden dürfe, da der *Fingerhut* nach anfänglicher Verlangsamung eine weitere Beschleunigung der Herzaktion zur Folge haben müsse (*Organon*, 6. Aufl., S. 43) und eine weitere Schädigung des Herzens bewirke. Infolgedessen wurde in der Homöopathie die Therapie des insuffizienten Herzens mit der *Digitalis* bis vor wenigen Jahrzehnten als schädlich verworfen.

Es ist uns heute auch bekannt und ist dem Verfasser bei den von ihm vorgenommenen Arzneimittelprüfungen oft genug begegnet, daß dieselben Symptome, die bei einem gesunden Individuum als Erstwirkung in Erscheinung traten, bei einem anderen, ebenfalls gesunden als Nachwirkung auftraten. [...] Für die homöopathische Therapie bedeutet dies, daß **wir uns bei der Wahl des Simile sowohl auf die eine als auch die andere Wirkungsphase stützen können**.

Dabei muß erwähnt werden, daß die Symptome, die durch Sperrdruck oder durch Aufnahme unter die Leitsymptome und Modalitäten hervorgehoben wurden, keineswegs sich immer auch schon in der Arzneimittelprüfung durch die **Häufigkeit ihres Auftretens** als besonders bedeutsam ausgezeichnet hätten. Eine nicht geringe Anzahl dieser Symptome wurde in der Prüfung nur **vereinzelte Male** angetroffen, hat sich aber in der klinischen Einführung als besonders charakteristisch für das betreffende Mittel und als kennzeichnend für die Unterscheidung von anderen Mitteln erwiesen. Manches sehr wertvolle Symptom ist sogar **ausschließlich aus der klinischen Arbeit gewonnen worden.** In dieser Wertung steckt die sichtende Arbeit und Erfahrung von mehr als 150 Jahren homöopathischer Heilkunst. In dieser Hervorhebung der Symptome ist also nicht ihre statistische Sicherung im Arzneimittelversuch, sondern **ihre klinische Bedeutung** zu sehen.

Die Anzahl der angeführten Krankheitsfälle aus der Praxis wurde erheblich vermehrt, soweit der schon stark vermehrte Umfang des Werkes dies zugelassen hat.

Durch diese Beispiele aus der Praxis soll vor allem dargelegt werden, wie in den Arzneimittelbildern das Simile für den einzelnen Fall gefunden werden kann. Einen stichhaltigen Beweis für die Heilwirkung des Arzneimittels kann durch diese Beispiele ja leider nicht beigebracht werden; doch wurden nach Möglichkeit solche Beispiele gewählt, bei denen auf Grund des zu erwartenden Krankheitsverlaufes die Besserung beziehungsweise Heilung mit aller Wahrscheinlichkeit durch das verordnete Mittel anzunehmen war, also für die günstige Wendung kein anderer Faktor (Selbstheilung, Einflüsse anderer Art) ernsthaft in Frage kam.

Es wurde jedem Mittel am Schluß ein Abschnitt „Vergleichsmittel" beigegeben, um dem Leser schnell einen Überblick über die wichtigsten verwandten Mittel und ihre Unterscheidung zu vermitteln. Dabei wurden nur die gängigsten Mittel erwähnt und auf eine Vollständigkeit, wie man sie von einem Symptomenrepertorium erwartet, verzichtet.

Die vom Verfasser durch eigene Prüfungen neu gewonnenen oder wesentlich erweiterten und gesicherten Arzneimittelbilder, die in der homöopathischen Literatur zerstreut sind, finden hier eine eingehende Darstellung. Es sind dies die Arzneimittelbilder von *Aranea ixobola* (jetzt *Arenimum*), *Aristolochia clematitis, Bellis perennis, Calcium fluoratum, Erigeron canadensis, Hedera helix, Magnesium carbonicum* und *sulphuricum, Mandragora officinarum, Sarothamnus scoparius* sowie die klinischen Indikationen von *Magnesium fluoratum.*

Auszug aus dem Vorwort zur 3. Auflage

Seit dem Erscheinen der 1. Auflage hat sich in der medizinischen Therapie eine ungeheure Wandlung, die sich zwar schon vorher angebahnt hatte, in beschleunigtem Tempo vollzogen. Es ist der Homöopathie auf sehr vielen Gebieten der Therapie eine Konkurrenz erwachsen, wo die Pharmakologie der Schule vorher nur wenig zu bieten hatte. Dies gilt besonders auf dem Gebiet der Infektionskrankheiten durch die Einführung der Sulfonamide und Antibiotika, durch den substituierenden und pharmakologischen Einsatz der Hormone und Vitamine, durch neue chirurgische Eingriffe. Es war dem Verfasser nicht möglich, in genügender oder gar endgültiger Weise darauf hinzuweisen, wo die Homöopathie einer anderen Behandlungsweise das Feld räumen muß. Diese Grenze ist durch die schnelle Entwicklung der Medizin einem ständigen Wandel unterworfen und ist auch anderseits vom Können und der Beherrschung der Arzneimittellehre durch den homöopathischen Heilkünstler abhängig. Der Arzt, dessen Liebe der Homöopathie gehört, mag sich mit Recht als Anwalt der idealsten Arzneitherapie fühlen, die sich an die vom Organismus selbst vorgesehenen Heilungsvorgänge wendet und diese die Heilung selbst vornehmen läßt. Trotzdem muß er die Grenze dieser Therapie zu setzen wissen, nämlich dort, wo der homöopathische Reiz nicht mehr in der Lage ist, gegenüber übermächtigen Krankheitsprozessen eine erfolgreiche Reaktion des Organismus zu wecken und die fehlgesteuerte Funktion einzuregulieren. Er wird dann nicht umhin können, eine andere Therapie einzuleiten, auch wenn diese einen gewaltsamen Eingriff mit der nicht zu unterschätzenden Möglichkeit von Nebenwirkungen und Schädigungen darstellt, aber einem unheilvollen Verlauf Einhalt gebieten und damit höhere Erfolgsaussichten erbringen kann.

[...]

Ehrfurcht vor den Lebensvorgängen ist die Grundhaltung des homöopathischen Arztes. Dieses Gefühl liebender Verbundenheit mit dem Leben gibt ihm die Kraft und Ausdauer zum Studium der Arzneimittellehre, zum Suchen des ähnlichen Mittels und zur individualisierenden Verordnung jeden Krankheitsfalles. Der Umfang und die Tiefenwirkung der homöopathischen Therapie ist ganz erstaunlich – sofern man das richtige Mittel gefunden hat. Die nicht geringe Schwierigkeit der

Auszug aus dem Vorwort zur 3. Auflage

Arzneimittelfindung überwinden zu helfen und dem Praktiker das erarbeitete Wissen in übersichtlicher Form zu vermitteln, ist der Zweck dieses Werkes.

Dem Verlag Karl F. Haug sei für die Ausgestaltung des Werks verbindlichster Dank gesagt. Seine traditionelle Verbundenheit mit der Homöopathie war mir eine wesentliche Hilfe für die Herausgabe der neuen Auflage.

Mein herzlichster Dank gebührt der Gefährtin meines Lebens, meiner lieben Frau, die so viel Verständnis für das innere Muß zur Abfassung dieses Werks aufgebracht und viel persönlichen Verzicht auf sich genommen hat. Außer einem gütigen Geschick, das mir die Arbeitskraft und Arbeitsfreude so lange erhalten hat, verdanke ich ihr die Fertigstellung dieses Lebenswerkes.

Stuttgart, im Jahre 1964
Dr. med. Julius Mezger

Vorwort zur 4. Auflage

Julius Mezger hat die Veröffentlichung der 4. Auflage seiner „Gesichteten Homöopathischen Arzneimittellehre" nicht mehr erlebt. Er starb 1976 im Krankenhaus für Naturheilweisen in München, wo er von seinen homöopathischen Freunden betreut wurde.

Seit der Herausgabe der 3. Auflage (1964) hat er an dem Buch weitergearbeitet und die jetzt vorliegende verbesserte und erweiterte 4. Auflage vorbereitet. Er hat viele Arzneimittelbilder erweitert, z. B. Asarum europaeum, Cimicifuga und Magnesium muriaticum, neue Arzneimittelbilder aufgenommen, teilweise aus eigener Prüfung, z. B. Corydalis cava und neue Erkenntnisse und Fallbeobachtungen eingearbeitet. Seine letzte Arbeit, eine Arzneimittelprüfung über den Seestern Asterias rubens, die zum Teil erst nach seinem Tode veröffentlicht wurde, ist mit aufgenommen, ebenfalls eine im Jahre 1974 in der AHZ veröffentlichte Arbeit, mit dem Titel „Über meine Erfahrungen mit Arzneimittelprüfungen".

Die wenigen nicht mehr vollendeten Kapitel wurden von Rolf Bernhardt und Martin Stübler ergänzt. Die Veröffentlichung der Neuauflage wurde von seiner Tochter Eva Susanne Burger mit betreut.

Julius Mezger gehörte zu der „Stuttgarter Schule". Ihre bedeutendsten Vertreter waren außer ihm Otto Leeser, Alfons Stiegele und Erich Unseld. Mit Julius Mezger hat uns der letzte dieser Epoche verlassen. Zugleich hat er uns eine der bedeutenden homöopathischen Arzneimittellehren geschenkt. Die positive Einstellung zu den Ergebnissen der modernen Wissenschaft, die kritische Haltung zur eigenen ärztlichen Leistung und eine bewunderungswürdige Zuverlässigkeit in der Übermittlung der Möglichkeiten der Homöotherapie kennzeichnen diese Schule. Sie ist aus der naturwissenschaftlich-kritischen Richtung der Homöopathie erwachsen. Jedoch hat sie die Grenze dieser Richtung überschritten und sich aller Methoden und Potenzen im Rahmen der homöopathischen Möglichkeiten bedient.

Dieses Buch ist das Ergebnis einer fünfzigjährigen ärztlichen Erfahrung und intensiver Beschäftigung, wie auch kritischer Auseinandersetzung mit der Homöopathie. Dem Vergleich und der Unterscheidung zwischen den experimentellen Ergebnissen der Arzneimittelprüfung und der ärztlichen Erfahrung galt das lebenslange Mühen von Julius Mezger.

So ist diese 4. Auflage ein Buch aus letzter Hand geworden. Wir danken unserem Julius Mezger für seinen umfassenden Einsatz für die homöopathische Medizin. Sein Buch ist für jeden praktischen Arzt, der sich mit der Homöopathie beschäftigt, von großem Wert.

Ebenso danken wir dem Verlag für die sorgfältige Herausgabe des Werks.

Augsburg, im Jahre 1977
Dr. med. Martin Stübler

Inhaltsverzeichnis zu Band 1

Danksagung	5
Geleitwort	7
Vorwort zur 13. Auflage	8
Auszug aus dem Vorwort zur 1. Auflage	10
Auszug aus dem Vorwort zur 3. Auflage	12
Vorwort zur 4. Auflage	15
Anschriften	27

Teil 1
Einführung

Pharmazie	29
Posologie	33
Arzneimittelprüfungen homöopathisch (hAMP)	37

Teil 2
Arzneimittelbilder

1	Abies canadensis – abies-c	53
2	Abies nigra – abies-n	55
3	Abrotanum – abrot	57
4	Absinthium – absin	61
5	Acalypha indica – acal	63
6	Acidum aceticum – acet-acet	65
7	Acidum benzoicum – benz-ac	68
8	Acidum carbolicum – carb-ac	71
9	Acidum fluoricum – fl-ac	74
10	Acidum formicicum – form-ac	82
11	Acidum hydrocyanicum – hydr-ac	85
12	Acidum lacticum – lac-ac	89

13	Acidum muriaticum – mur-ac	92
14	Acidum nitricum – nit-ac	95
15	Acidum oxalicum – ox-ac	103
16	Acidum phosphoricum – ph-ac	106
17	Acidum picrinicum – pic-ac	110
18	Acidum salicylicum – sal-ac	113
19	Acidum sarcolacticum – acet-ac	116
20	Acidum sulphuricum – sulc-ac	119
21	Aconitum napellus – acon	125
22	Actaea spicata – act-sp	132
23	Adonis vernalis – adon	134
24	Aesculus hippocastanum – aesc	137
25	Aethiops antimonialis – aethi-a	140
26	Aethiops mineralis – aethi-m	142
27	Aethusa cynapium – aeth	143
28	Agaricus muscarius – agar	146
29	Agnus castus – agn	155
30	Agraphis nutans – agra	158
31	Ailanthus glandulosa – ail	159
32	Aletris farinosa – alet	161
33	Alfalfa – alf	163
34	Allium cepa – all-c	165
35	Allium sativum – all-s	168
36	Aloe socotrina – aloe	171
37	Alumen – alumn	174

38	**Alumina oxydatum – alum**	177
39	**Ambra grisea – ambr**	185
40	**Ammonium bromatum – am-br**	189
41	**Ammonium carbonicum – am-c**	190
42	**Ammonium causticum – am-caust**	194
43	**Ammonium iodatum – am-i**	196
44	**Ammonium muriaticum – am-m**	197
45	**Anacardium orientale – anac**	200
46	**Anguilla anguilla – ser-ang**	204
47	**Angustura vera – ang**	207
48	**Anhalonium lewinii – anh**	210
49	**Anthracinum – anthraci**	217
50	**Antimonium arsenicosum – ant-ar**	219
51	**Antimonium crudum – ant-c**	220
52	**Antimonium sulphuratum aurantiacum – ant-s-a**	228
53	**Antimonium tartaricum – ant-t**	229
54	**Apatit – apat**	233
55	**Apis mellifica – apis**	234
56	**Apocynum cannabium – apoc**	241
57	**Aralia racemosa – aral**	244
58	**Aranea diadema – aran**	246
59	**Araninum – aranin**	250
60	**Arctium lappa – lappa**	257
61	**Argentum metallicum – arg-met**	259
62	**Argentum nitricum – arg-n**	262

63	Aristolochia clematis – arist-cl	268
64	Arnica montana – arn	278
65	Arsenicum album – ars	282
66	Arsenicum iodatum – ars-i	289
67	Arum triphyllum – arum-t	292
68	Asa foetida – asaf	294
69	Asarum europaeum – asar	299
70	Asclepias tuberosa – asc-t	304
71	Asterias rubens – aster	306
72	Atropinum sulphuricum – atro	309
73	Aurum colloidale – aur-col	310
74	Aurum iodatum – aur-i	311
75	Aurum metallicum – aur	312
76	Aurum muriaticum – aur-m	318
77	Aurum muriaticum natronatum – aur-m-n	319
78	Aurum sulphuratum – aur-s	320
79	Avena sativa – aven	321
80	Bacillinum – bac	323
81	Badiaga – bad	325
82	Baptisia tinctoria – bapt	328
83	Barium carbonicum – bar-c	331
84	Belladonna – bell	336
85	Bellis perennis – bell-p	344
86	Berberis aquifolium – berb-a	351
87	Berberis vulgaris – berb	353

88	Beryllium metallicum – beryl	356
89	Bismutum subnitricum – bism	358
90	Blatta orientalis – blatta-o	361
91	Boldo – bold	362
92	Borax veneta – bor	364
93	Bothrops lanceolatus – both-l	371
94	Bovista – bov	374
95	Bromum – brom	376
96	Bryonia alba – bry	381
97	Bufo bufo – bufo	389
98	Cactus grandiflorus – cact	393
99	Cadmium metallicum – cadm	396
100	Cadmium sulphuricum – cadm-s	401
101	Cainca – cain	402
102	Caladium seguinum – calad	404
103	Calcium arsenicosum – calc-ars	406
104	Calcium carbonicum Hahnemanni – calc-c	407
105	Calcium causticum – calc-caust	415
106	Calcium fluoricum – calc-fl	416
107	Calcium hypophosphorosum – calc-hp	424
108	Calcium iodatum – calc-i	426
109	Calcium phosphoricum – calc-p	427
110	Calcium picrinicum – calc-pic	431
111	Calcium silicatum – calc-sil	432
112	Calcium stibiato-sulphuratum – calc-st-s	434

113	Calcium sulphuricum – calc-s	435
114	Calendula officinalis – calen	438
115	Camphora monobromata – camph-br	441
116	Camphora naturalis – camph	442
117	Cannabis indica – cann-i	445
118	Cannabis sativa – cann-s	449
119	Cantharis – canth	451
120	Capsicum annuum – caps	455
121	Carbo animalis – carb-an	459
122	Carbo vegetabilis – carb-v	465
123	Carboneum sulphuratum – carbn-s	471
124	Carcinosinum – carc	474
125	Carduus marianus – card-m	478
126	Castor equi – castor-eq	481
127	Castoreum – castor	483
128	Caulophyllum thalictroides – caul	485
129	Causticum Hahnemanni – caust	487
130	Ceanothus americanus – cean	495
131	Cedron – cedr	497
132	Cenchris contortrix – cench	499
133	Cerium oxalicum – cer-ox	501
134	Chamomilla recutita – cham	503
135	Chelidonium majus – chel	507
136	Chenopodium anthelminticum – chen-a	511
137	Chimaphila umbellata – chim	513

138	China officinalis – chin	515
139	Chininum arsenicosum – chinin-ar	522
140	Chininum ferro-citricum – chin-ferr-cit	523
141	Chininum salicylicum – chinin-sal	524
142	Chininum sulphuricum – chinin-s	525
143	Chionanthus virginica – chion	528
144	Cholesterinum – chol	532
145	Cicuta virosa – cic	533
146	Cimex lectularius – cimx	537
147	Cimicifuga racemosa – cimic	539
148	Cina maritima – cina	546
149	Cinnabaris – cinnb	551
150	Cistus canadensis – cist	553
151	Clematis erecta – clem	556
152	Cobaltum metallicum – cob	560
153	Cobaltum nitricum – cob-n	563
154	Cocculus indicus – cocc	567
155	Coccus cacti – coc-c	573
156	Coffea cruda – coff	576
157	Colchicum autumnale – colch	579
158	Collinsonia canadensis – coll	585
159	Colocynthis – coloc	587
160	Comocladia dentata – com	591
161	Conchiolinum – conch	593
162	Conium maculatum – con	594

163	Convallaria majalis – conv	601
164	Copaiva – cop	605
165	Corallium rubrum – cor-r	608
166	Corticotropinum – cortico	610
167	Cortisonum – cortiso	613
168	Corydalis cava – cory-c	617
169	Corydalis formosa – cory	620
170	Crataegus oxyacantha – crat	621
171	Crocus sativus – croc	625
172	Crotalus horridus – crot-h	629
173	Croton tiglium – crot-t	632
174	Cubeba officinalis – cub	635
175	Cundurango – cund	637
176	Cuprum aceticum – cupr-acet	639
177	Cuprum arsenicosum – cupr-ar	640
178	Cuprum metallicum – cupr	641
179	Cuprum sulphuricum – cupr-s	646
180	Curare – cur	647
181	Curcuma xanthorrhiza – curc	650
182	Cyclamen europaeum – cycl	651
183	Cyripedium pubescens – cypr	654
184	Cytisus laburnum – cyt-l	656
185	Damiana aphrodisiaca – dam	660
186	Dichapetalum cymosum – dicha	661
187	Dictamnus albus – dict	663

188	Digitalis purpurea – dig	665
189	Dioscorea villosa – dios	671
190	Dolichos pruriens – dol	673
191	Doryphora decemlineata – dor	674
192	Drosera rotundifolia – dros	676
193	Dulcamara – dulc	678
194	Echinacea angustifolia – echi	682
195	Eichhornia crassipes – eich-c	685
196	Elaps corallinus – elaps	687
197	Elaterium – elat	692
198	Equisetum hyemale – equis	694
199	Erigeron canadensis – erig	696
200	Eucalyptus globulus – eucal	700
201	Eupatorium perfoliatum – eup-per	701
202	Eupatorium purpureum – eup-pur	703
203	Euphorbia resinifera – euph	704
204	Euphrasia officinalis – euphr	706
205	Fabiana imbricata – fab	709
206	Fagopyrum esculentum – fago	711
207	Fel tauri – fel	713
208	Ferrum aceticum – ferr-acet	714
209	Ferrum arsenicosum – ferr-ar	715
210	Ferrum carbonicum – ferr-c	716
211	Ferrum citricum – ferr-cit	717
212	Ferrum colloidale – ferr-col	718

213	Ferrum iodatum – ferr-i	719
214	Ferrum metallicum – ferr	720
215	Ferrum muriaticum – ferr-m	726
216	Ferrum phosphoricum – ferr-p	727
217	Ferrum picrinicum – ferr-pic	729
218	Ferrum sulphuricum – ferr-s	730
219	Ficus religiosa – fic	731
220	Flor de Piedra – flor-p	733
221	Formica rufa – form	736
222	Fraxinus americana – frax	738
223	Fucus vesiculosus – fuc	739
224	Galphimia glauca – galph	741
225	Gambogia – gamb	745
226	Gaultheria procumbens – gaul	747
227	Gelsemium sempervirens – gels	748
228	Gentiana lutea – gent-l	755
229	Geranium maculatum – ger	757
230	Ginseng – gins	759
231	Glonoinum – glon	761
232	Gnaphalium polycephalum – gnaph	764
233	Gossypium herbaceum – goss	766
234	Graphites naturalis – graph	767
235	Gratiola officinalis – grat	774
236	Grindelia robusta – grin	777
237	Guajacum officinale – guaj	779

238	**Gunpowder – gunp**	781
239	**Hamamelis virginiana – ham**	782
240	**Harpagophytum procumbens – harp**	785
241	**Hecla lava – hecla**	787
242	**Hedera helix – hed**	789
243	**Helleborus niger – hell**	796
244	**Heloderma suspectum – helo-s**	801
245	**Helonias dioica – helon**	806
246	**Hepar sulphuris – hep**	808
247	**Hirudo medicinalis – hir**	814
248	**Histaminum – hist**	817
249	**Hura brasiliensis – hura**	822
250	**Hydrangea arborescens – hydrang**	824
251	**Hydrastis canadensis – hydr**	825
252	**Hydrocotyle asiatica – hydrc**	829
253	**Hydrophis cyanocinctus – hydroph**	831
254	**Hyoscyamus – hyos**	833
255	**Hypericum perforatum – hyper**	838
256	**Iberis amara – iber**	842
257	**Ignatia amara – ign**	846
258	**Iodoformium – iodof**	851
259	**Iodum purum – iod**	852
260	**Ipecacuanha – ip**	862
261	**Iris versicolor – iris**	865

Anschriften

Herausgeberin

Ulrike Fröhlich
Willy-Brandt-Allee 8
65197 Wiesbaden
Deutschland

Mitarbeiter

Jan Bauer
Schulstr. 7
64823 Groß-Umstadt
Deutschland

Angelica Bingenheimer
Silvanerstr. 2a
55270 Jugenheim
Deutschland

Dr. med. Kerstin Julia van den Dool
Praxis für klass. Homöopathie
Meistersingerstr. 18
14471 Potsdam
Deutschland

Dr. med. Birgit Lochbrunner
Willibald-Alexis-Str. 22
10965 Berlin
Deutschland

Dr. med. Frank Zimmermann-Viehoff
Universitätsmedizin Berlin Campus Benjamin Franklin, Abteilung Psychosomatik und Psychotherapie Charité
Hindenburgdamm 30
12200 Berlin
Deutschland

Pharmazie

Arzneibücher Das Deutsche Arzneibuch DAB ist neben dem Homöopathischen Arzneibuch HAB und dem Europäischen Arzneibuch Ph. Eur. Teil des Arzneibuchs nach § 55 des Arzneimittelgesetzes (AMG). Die Regeln des Arzneibuchs werden nach § 55 Abs. 2 und 6 des Arzneimittelgesetzes von der Europäischen Arzneibuch-Kommission oder der Deutschen Arzneibuch-Kommission oder der Homöopathischen Arzneibuch-Kommission beschlossen. Das Ph. Eur wird sukzessive die nationalen Arzneibücher Europas ersetzen.

Alle drei Werke, DAB, HAB und Ph. Eur., liegen in jeder Apotheke vor.

Homöopathische Pharmazie Der pharmazeutische Umgang mit den Ausgangsmaterialien für homöopathische Zubereitungen ist im HAB unter dem Abschnitt H 5.2 und im Ph. Eur. unter Homöopathische Zubereitungen, Praeparationes homoeopathicae, Ph. Eur. 2014: 2057, beschrieben.

Ausgangsstoffe Das Europäische Arzneibuch Ph. Eur. unterteilt in Ausgangsstoffe natürlichen oder synthetischen Ursprungs. Es präzisiert für tierische und humane Ausgangsstoffe, dass geeignete Maßnahmen getroffen werden, die das Risiko durch vorhandene infektiöse Agenzien, einschließlich Viren, in den homöopathischen Zubereitungen minimieren. So wie es auch im DAB und HAB geregelt ist, fordert es, dass die Arzneimittel aus Material tierischer oder humaner Herkunft zum einen den Monographien Homöopathische Zubereitung und zum anderen den Anforderungen der Allgemeinen Monographie für Produkte mit dem Risiko der Übertragung von Erregern der spongiformen Enzephalopathie tierischen Ursprungs (Producta cum possibili transmissione vectorium enkephalopathiarum spongiformium animalium) entsprechen.

Das Homöopathische Arzneibuch HAB unterteilt die Ausgangssubstanzen in Pflanzen H 5.2.2, Drogen H 5.2.3, Tiere H 5.2.4, Nosoden H 5.2.5 und Ausgangsstoffe mineralischer Herkunft, anorganische und synthetische Ausgangsstoffe H 5.2.6.

Ausgangsstoffe pflanzlichen Ursprungs (Ph. Eur.) Sie entsprechen den Anforderungen der Monographie „Pflanzliche Drogen für homöopathische Zubereitungen" (Plantae medicinales ad praeparationes homoeopathicas). Pflanzliche Drogen für homöopathische Zubereitungen schließen nach dem Europäischen Arzneibuch Algen, Pilze und Flechten ein.

Ausgangsstoffe tierischer Herkunft (Ph. Eur. und HAB) Tierische Ausgangsstoffe müssen den lebensmittelrechtlichen Anforderungen an die Gesundheit von Tieren entsprechen, die für den Verzehr bestimmt sind. Bei der Verarbeitung lebender Tiere sind die geltenden Vorschriften zum Tierschutz zu beachten.

Ausgangsstoffe humanen Ursprungs (Ph. Eur. und HAB) Spender von Ausgangsstoffen humanen Ursprungs müssen den Anforderungen entsprechen, die für Blutspender und gespendetes Plasma (Plasma humanum ad separationem) gelten.

Nosoden (HAB H 5.2.5) Nosoden sind Zubereitungen aus Krankheitsprodukten von Mensch oder Tier, aus Krankheitserregern oder deren Stoffwechselprodukten oder aus Zersetzungsprodukten tierischer Organe. Sie sind ausschließlich nach Vorschrift 43, 44, 58a oder 58b herzustellen, mit Ausnahme von Verreibungen, die nach der Vorschrift 6 hergestellt werden.

Ausgangsstoffe für Nosoden können operativ entfernte, pathologisch veränderte Organe beziehungsweise Organteile von Mensch oder Tier sein (Herstellung nach Vorschrift 6 und 43).

Ausgangsstoffe für Nosoden können abgetötete Kulturen von Mikroorganismen oder Zersetzungsprodukte tierischer Organe oder Körperflüssigkeiten, die Krankheitserreger beziehungsweise Krankheitsprodukte enthalten, wie beispielsweise Blut oder Liquor oder Punktionsflüssigkeit, sein (Herstellung nach Vorschrift 44).

Ausgangsstoffe für die Nosoden können abgetötete Kulturen von geeigneten Bakterien oder

Protozoen oder inaktivierten Influenza-Virus-Präparationen sein (Herstellung nach Vorschrift 58a und 58b).

Die Identität der Ausgangsstoffe ist durch fachärztlichen Befund des Operationsmaterials oder durch den Befund eines in geeigneter Weise spezialisierten Laborarztes zu belegen.

Die Ausgangsstoffe müssen die entsprechenden Anforderungen des Ph. Eur. sowie des DAB hinsichtlich der Herstellung von Arzneimitteln aus Material tierischer oder menschlicher Herkunft beziehungsweise aus Mikroorganismen oder der Monographie Homöopathischer Zubereitungen Ph. Eur. sowie Produkte mit dem Risiko der Übertragung von Erregern der spongiformen Enzephalopathie tierischen Ursprungs Ph. Eur. erfüllen, weiterhin die Anforderungen der geltenden Richtlinien der zuständigen Behörden und der EU.

Die Ausgangsstoffe, erforderlichenfalls in Glycerol 85 % suspendiert, sind 20 Minuten im Dampfsterilisator mit gespanntem gesättigtem Wasserdampf bei einem Druck von 3×10^2 kPa bei einer Kerntemperatur von 133 °C zu sterilisieren. Vor der weiteren Bearbeitung ist zu belegen, dass die wie vorhergehend angegeben behandelten Ausgangsstoffe den Anforderungen auf Prüfung der Sterilität (2.6.1 Ph. Eur.) entsprechen.

Kulturen von Mikroorganismen sind, falls in der Monographie nicht anders angegeben, vor dem Sterilisieren bei 133 °C auf 10^7 Mikroorganismen (KBE) je Gramm einzustellen; im Falle von Viruspräparationen erfolgt die Einstellung abweichend davon auf einen bestimmten Titer ($ZKID_{50}$/ml oder HA Unit).

Ausgangsstoffe mineralischer Herkunft, anorganische und synthetische Ausgangsstoffe H 5.2.6 Hier sind alle Ausgangsstoffe zusammengefasst, die keiner der Gruppen H 5.2.2, H 5.2.3, H 5.2.4 und H 5.2.5 angehören. Sie müssen den Anforderungen der „Allgemeinen Vorschriften" (H 1) und Monographien des HAB entsprechen.

Alle Ausgangsstoffe und ihre Zubereitungen sind den Vorschriften des Ph. Eur., des DAB sowie den Richtlinien der zuständigen Behörden sowie der EU entsprechend einer Risikobeurteilung zu unterziehen, die glaubhaft erweist, dass die darin enthaltenen Forderungen erfüllt sind. Die Eignung der eingesetzten Behandlungs-, Verarbeitungs- und Prüfverfahren für das zu lösende Problem ist jeweils zu belegen.

Herstellung Homöopathische Zubereitungen werden nach einer Vielzahl von Herstellungsvorschriften produziert, die in den Vorschriften zur Herstellung homöopathisch konzentrierter Zubereitungen und zur Potenzierung (Via Praeparandi stirpes homoeopaticas et potendificandi) im Ph. Eur. festgelegt sind.

Zubereitungen Flüssige Zubereitungen sind Urtinkturen und Lösungen sowie deren flüssige Verdünnungen (Dilutionen).

Feste Zubereitungen sind Verreibungen und deren feste Verdünnungen (Triturationen).

Konzentrierte Zubereitungen Konzentrierte Zubereitungen sind Substanzen, Stoffe oder Zubereitungen, die als Ausgangsmaterialien für die Herstellung konzentrierter homöopathischer Zubereitungen eingesetzt werden.

Ausgangsmaterial chemischen oder mineralischen Ursprungs ist die Substanz selbst.

Ausgangsmaterial pflanzlichen, tierischen und humanen Ursprungs ist in der Regel eine Urtinktur oder ein Glycerolmazerat.

Urtinkturen ⌀ Urtinkturen haben das Kurzzeichen ⌀. Dabei handelt es sich um Mischungen pflanzlicher Presssäfte mit Ethanol der angegebenen Konzentration oder um Auszüge aus frischen oder getrockneten Pflanzenteilen oder Pflanzenbestandteilen oder um Tiere und Teilen von Tieren sowie deren Absonderungen mit den genannten flüssigen Arzneiträgern oder um Nosoden.

Glycerolmazerate Dabei handelt es sich um flüssige Zubereitungen, die durch Einwirkenlassen von Glycerol oder einer Mischung aus Gycerol mit Ethanol oder einer Mischung aus Glycerol und Natriumchlorid-Lösung auf Ausgangsstoffe pflanzlichen, tierischen oder humanen Ursprungs erhalten werden.

Darreichungsform H 5.1 Als Darreichungsformen homöopathischer Zubereitungen gelten:

Es gibt flüssige und feste Zubereitungen. Als Arzneistoffe der Darreichungsformen homöopathischer Zubereitungen gelten Dilutionen (Verdünnungen) und Triturationen (Verreibungen). Diese Darreichungsformen werden unter Verwendung geeigneter Hilfsstoffe hergestellt. Die verschiedenen Konzentrationen (Verdünnungsgrade) dieser Zubereitungen werden durch Potenzierung erhalten. Die Prüfung „Gleichförmigkeit des Gehaltes einzeldosierter Arzneiformen (2.9.40)" ist nicht anwendbar.

Verreibung Die Herstellungsvorschriften werden im Abschnitt Verreibungen im Ph. Eur., Vorschrift 4.1.1, festgelegt. Sie werden durch Hand- oder Maschinenverreibung hergestellt.

Dezimalverreibung Die erste Dezimalverreibung wird aus 1 Teil des Ausgangsstoffes und 9 Teilen des Arzneiträgers hergestellt. Die folgenden Dezimalverreibungen (D_n) werden wie für die D 1 beschrieben hergestellt, mit 1 Teil der vorherigen Verreibung (D_{n-1}).

Centesimalverreibung Die erste Centesimalverreibung wird aus 1 Teil des Ausgangsstoffes und 99 Teilen des Arzneiträgers hergestellt. Die folgenden Dezimalverreibungen (C_n) werden wie für die C 1 beschrieben hergestellt, mit 1 Teil der vorherigen Verreibung (C_{n-1}).

Potenzierung Die Herstellungsvorschriften werden im Abschnitt Potenzierung im Ph. Eur., Vorschrift 4.2.1, festgelegt.

Durch Potenzierung nach einer homöopathischen Verfahrenstechnik werden aus konzentrierten Zubereitungen Dilutionen (Verdünnungen) und Triturationen (Verreibungen) hergestellt; das bedeutet stufenweise Verdünnungen und Verschüttelungen oder stufenweise, geeignete Verreibungen oder eine Kombination beider Verfahren.

Dezimal-Potenzen D Jeweils eine Potenzierungsstufe wird im Dezimal-Verhältnis hergestellt, das sind 1 Teil konzentrierte Zubereitung und 9 Teile Trägersubstanz. Diese Potenzierungsstufe wird mit D, DH oder X bezeichnet.

Centesimal-Potenzen C Jeweils eine Potenzierungsstufe wird im Centesimal-Verhältnis hergestellt, das sind 1 Teil konzentrierte Zubereitung und 99 Teile Trägersubstanz. Diese Potenzierungsstufe wird mit C oder CH bezeichnet.

Quinquagintamillesimal-Potenzen Q Die Herstellungsanweisungen bei der Q-Potenzierung finden sich im § 270 *Organon,* 6. Aufl. Sie bestimmen Globuli der Größe 0 zur Verwendung, wovon 100 Globuli 0,062 g wiegen. Zunächst erfolgt ein passiver Verdünnungsschritt im Verhältnis 1 : 500 durch Imprägnierung ohne Potenzierung. Davon wird ein Globulus dann in 100 Tropfen konzentrierter Alkohollösung gelöst und mit 100 kräftigen Schüttelschlägen potenziert. Die so entstandene nächsthöhere Potenzstufe wurde also $1/500 \times 1/100 = 1/50\,000$ verdünnt und einmal mit 100 Schüttelschlägen potenziert.

Die Herstellungsanweisung soll als Vorschrift 59 Q-Potenzen in das HAB aufgenommen werden (Stand: 10/2016).

1/50 000er-Potenzen LM Die Herstellungsanweisungen dazu finden sich in der Vorschrift 17 des Kapitels 5.4.4 des HAB. Zubereitungen der Vorschrift 17 sind Streukügelchen, die ausgehend von einer C 3-Verreibung durch Potenzieren von jeweils 1 Teil konzentrierter Zubereitung mit 50 000 Teilen Arzneiträger hergestellt werden, oder Lösungen solcher Streukügelchen in Ethanol 15 % (m/m).

Kennzeichnung Die Anzahl der Potenzierungsstufen bestimmt den in der Bezeichnung anzugebenden Verdünnungsgrad. Eine D 3 oder 3 DH oder 3 X bedeutet die dritte Potenzierungsstufe im Dezimalsystem. Eine C 3 oder 3 CH oder 3 C bedeutet die dritte Potenzierungsstufe im Centesimal-System. Zubereitungen nach Vorschrift 17 tragen in der Bezeichnung nach der Angabe „LM" die Anzahl der Potenzierungsschritte in römischen Ziffern.

Durch Potenzierung nach einer homöopathischen Verfahrenstechnik werden aus konzentrierten Zubereitungen Dilutionen (konzentrierten Zubereitungen) und Triturationen (Verreibungen) hergestellt; das bedeutet, stufenweise Verdünnungen und Verschüttelungen oder stufenweise, geeignete Verreibungen oder eine Kombination beider Verfahren.

Globuli Streukügelchen sind feste Zubereitungen deren Herstellung in Vorschrift 10 HAB 5.4.4 beschrieben ist. In der Regel wird als Träger Saccharose verwendet. Auch Lactose-Monohydrat und andere geeignete Hilfsstoffe sind zugelassen (Ph. Eur. 8.0 2153). Es handelt sich um Streukügelchen der Größe 3, von denen 110 bis 130 1 g wiegen. 100 Teile Streukügelchen werden mit 1 Teil konzentrierter homöopathischer Zubereitung in einem geschlossenen Gefäß imprägniert und anschließend luftgetrocknet. Die Globuli werden mit dem Verdünnungsgrad beschriftet, der der verwendeten konzentrierten homöopathischen Zubereitung entspricht. Die imprägnierten Globuli erfüllen die Anforderungen der Monographie „Imprägnierte homöopathische Kügelchen (Streukügelchen/Globuli, Granula homoeopathica imbuta)". Sie sind zur oralen Anwendung bestimmt.

In Sonderfällen können auch die Größen 1, 2, 4 bis 10 verwendet werden:

Größe Nr.	Anzahl	Masse g
1	470–530	1
2	220–280	1
3	110–130	1
4	70–90	1
5	40–50	1
6	22–28	1
7	10	etwa 1
8	5	etwa 1
9	3	etwa 1
10	2	etwa 1

Literatur

[1] Amtliche Ausgabe. Deutsches Arzneibuch 2015 (DAB 2015). 5. Aufl. Stuttgart: Deutscher Apotheker Verlag; 2015

[2] Amtliche Ausgabe. Homöopathisches Arzneibuch 2015 (HAB 2015). Bd. 1. 7. Aufl. Stuttgart: Deutscher Apotheker Verlag; 2015

[3] Amtliche Ausgabe. Homöopathisches Arzneibuch 2015 (HAB 2015). Bd. 2. 7. Aufl. Stuttgart: Deutscher Apotheker Verlag; 2015

[4] Amtliche deutsche Ausgabe. Europäisches Arzneibuch 8. Ausgabe. Stuttgart: Deutscher Apotheker Verlag; 2014

[5] Hahnemann S. Organon der Heilkunst. Aude sapere § 270. 6. Aufl. Heidelberg: Haug; 2002

[6] Luft B, Wischner M, Hrsg. Organon-Synopse §§ 265–271. Heidelberg: Haug; 2001

[7] Seiler H. Q- und/oder „LM"-Potenzen. Allgemeine Homöopathische Zeitung 2015; 260 (3): 13–18

Posologie

Hahnemann berichtet im § 128 ab *Organon* 5 von der Verwendung der C 30 zur Aufspürung der Arzneikraft während der homöopathischen Arzneimittelprüfung:

> *Die neuern und neuesten Erfahrungen haben mich gelehrt, daß die Arzneisubstanzen in ihrem rohen Zustande, wenn sie zur Prüfung ihrer eigenthümlichen Wirkungen von der Versuchs-Person eingenommen worden, lange nicht so den vollen Reichthum der in ihnen verborgen liegenden Kräfte äußern, als wenn sie in hohen Verdünnungen durch gehöriges Reiben und Schütteln potenzirt zu dieser Absicht eingenommen worden; durch welche einfache Bearbeitung die in ihrem rohen Zustande verborgenen und gleichsam schlafend gelegenen Kräfte bis zum Unglaublichen entwickelt und zur Thätigkeit erweckt werden. So erforscht man jetzt am besten. Selbst die für schwach gehaltenen Substanzen in Hinsicht auf ihre Arzneikräfte, wenn man 4 bis 6 feinste Streukügelchen mit der 30sten Potenz einer solchen Substanz von der Versuchs-Person täglich, mit ein wenig Wasser angefeuchtet oder vielmehr in einer größern oder geringern Menge Wasser aufgelöst und wohl zusammengeschüttelt, nüchtern einnehmen und dieß mehrere Tage fortsetzen läßt.*

Nach seiner Beobachtung wird die heilende Potenz der Arznei erst durch gehöriges Reiben und Schütteln erschlossen.

Ab § 246 ff. geht er im *Organon der Heilkunst* auf seine Beobachtungen und Handlungsvorschriften dezidiert ein (Hahnemann 1921: 225). Die Organon-Synopse, in der sechs Organon-Auflagen sechsspaltig nebeneinander dargestellt sind, gibt die Möglichkeit, die Entwicklung dieser Handlungsvorschriften chronologisch nachzuvollziehen (Hahnemann 1810–1842: 703).

Diese Beobachtungen Hahnemanns und die getreuen und vollständigen Aufzeichnungen seiner über 50-jährigen klinischen Tätigkeit sind bei der Frage der Dosierung zuerst ins Auge zu fassen. Hahnemann verwendete die nach der Mehrglasmethode potenzierten Arzneien.

Ab 1832 wurden dann auch homöopathische Arzneimittel nach der Einglasmethode hergestellt, die sogenannten Korsakov-Potenzen, die von den Praktizierenden ebenfalls als wirksam beobachtet wurden. Ihre Herstellung war deutlich materialsparender und damit preiswerter.

In der ersten Hälfte des 20. Jahrhunderts zeichneten sich in Deutschland zwei Richtungen ab mit gleichermaßen überzeugter Anhängerschaft.

Die eine Richtung, die sich in der Hauptsache der Hochpotenzen bedient und sich an die Anschauungen des älteren Hahnemann anschließt, bezeichnet sich als die klassische Homöopathie.

Die andere Richtung, die sich hauptsächlich der Tiefpotenzen bedient und – ohne Vernachlässigung der psychischen Symptome, der Leitsymptome und funktionellen Störungen – den klinischen Befund in den Vordergrund stellt, bezeichnet sich als klinische Homöopathie.

Aufgrund des naturwissenschaftlich ausgerichteten Studiums ist es zunächst für den Lernenden einfacher und nachvollziehbarer, niedere Potenzen anzuwenden. Bei der klinischen Richtung der Homöopathie geben klinische Indikationen dem Lernenden Hilfestellungen bei der Verordnung. Die Frage, die ihn hinsichtlich der Dosierung am meisten beschäftigt, wird die folgende sein:

Wenn nach dem Vergleichen mit den Arzneimittelbildern das für einen bestimmten Fall passende Simile gefunden ist, **wie muss nun die Dosis** gewählt werden, damit die Umkehrwirkung erzielt wird?

Die erste Antwort, mit der wir uns an die richtige Dosis herantasten, wird lauten: Das nach der Ähnlichkeit gewählte Mittel ist in einer solchen Dosis zu wählen, dass der erkrankte Organismus von diesem Reiz nicht überwältigt wird, sondern mit der gewünschten Gegen- oder Heilwirkung antworten kann. Notwendigerweise bleibt man außerhalb der Zone, die bei stark toxischen Stoffen durch die D 3 gebildet wird, zum Beispiel Aconitum napellus, Arsenicum album, Apisinium, Atropinium, Cocculus indicus, Conium maculatum, Mercurius solubilis Hahnemanni, Selenum amorphum und andere. Bei weniger toxischen kann man bis zu D 2 herabgehen, zum Beispiel Belladonna, China officinalis, Bryonia alba, Chelidonium majus, Arnica montana, ohne die Reaktionsfähigkeit zu überfordern. Bei ungiftigen Stoffen kann auch die Tinktur gebraucht werden, beispielsweise Crataegus oxyacantha, Carduus marianus, Hamamelis macrophylla. Besonders giftige Stoffe wie die Schlangen- und Spinnengifte sollten nicht unter der D 6 verordnet werden.

Wenn diese Linie die untere Grenze der anzuwendenden Dosis darstellt, so darf deshalb diese Dosis nicht als die beste, weil molekular am stärksten, erklärt werden. Die Heilreaktion darf also nicht als Funktion der Stärke des gesetzten Reizes angesehen werden. Vielmehr soll damit nur dargelegt werden, dass man sich mit noch stärkeren Gaben in den toxischen Bereich begibt, bei dem man keine Heilwirkung, sondern oft eine Schädigung, besonders bei länger fortgesetzter Darreichung, gewärtigen muss. Es schließt sich also die nächste Frage an: **Welche von den oberhalb dieser Grenze liegenden Potenzen ist die beste, das heißt am tiefsten wirkende** und wie kann man am besten eine unangenehme Erstreaktion vermeiden? Die Gesichtspunkte, nach denen man sich in der Potenzenskala an niedrigere oder höhere Potenzen hält, sind folgende:

Wenn man den lokalen, organgebundenen Krankheitsprozess bei der Wahl des Simile in erster Linie ins Auge fasst, so werden tiefere Potenzen, und diese in verhältnismäßig häufigen Gaben, gewählt. Wenn man dagegen die Symptome unter Berücksichtigung des **ganzen** Patienten auswählt, das heißt, wenn sich eine weitgehende Übereinstimmung des Patienten und des Arzneimittelbildes bis in die feineren Reaktionen (psychische Symptome, Leitsymptome, Modalitäten) ergibt, so sind die höheren Potenzen vorzuziehen. Was unter höheren und tieferen Potenzen von den verschiedenen Richtungen verstanden wird, darüber gehen allerdings die Ansichten weitgehend auseinander. Es ist jedoch ein empfehlenswertes Vorgehen, wenn der Neuling sich auf die Potenzen unterhalb der D 12 oder D 15 beschränkt und, wenn er damit Erfahrungen gesammelt und sich ein Urteil gebildet hat, was er mit diesen Potenzen erreichen kann, seine Versuche auch auf Hochpotenzen ausdehnt. Nur eine ruhige Gelassenheit der Beobachtung, fern von jedem eifernden Fanatismus und jeder unwissenschaftlichen Voreingenommenheit, wird das richtige Urteil treffen lassen. Die Frage der Hochpotenzen kann heute wissenschaftlich noch nicht entschieden werden. Es bleibt daher dem einzelnen Homöopathen nicht erspart, sich sein Urteil durch Versuche in der Praxis selbst zu bilden.

Als **Hochpotenzen** werden im Allgemeinen alle Stufen über der Loschmidt'schen Zahl verstanden; diese Grenze liegt bei der D 23 und bei der Centesimalskala entsprechend zwischen der C 11 und C 12. Sie werden bei chronischen Krankheiten am besten nur alle 3 bis 4 Wochen wiederholt und dann wird bei bestehender Notwendigkeit auf eine höhere Potenz übergegangen. Die Erfahrung hat gelehrt, dass eine weitere Steigerung der Wirkung erzielt wird, wenn man dann einen Sprung auf eine wesentlich höhere Potenz vornimmt, also zum Beispiel von einer D 30 oder C 30 auf eine D 200 beziehungsweise C 200. Eine weitere Wiederholung desselben Arzneistoffes ist, wenn man eine solche Gabe hat ausklingen lassen, selten notwendig. Die gebräuchlichsten Potenzstufen der Hochpotenzen sind D 30 oder C 30, 200, 500, 1000.

Hochpotenzen werden sehr häufig und im Ausland fast stets nach der Centesimalskala hergestellt. Mittlerweile haben sich die 50 000er-Potenzen, das letzte Vermächtnis Hahnemanns aus der 6. Auflage des *Organon*, viele Freunde erworben. Sie werden nach dem Verhältnis 1 : 50 000 (von einer Potenzstufe zur anderen) hergestellt. Die gebräuchlichsten Stufen dieser Skala sind LM 6, 12, 18, 30. Sie können nach Hahnemann in kürzeren zeitlichen Abständen wiederholt werden, ohne den Verlauf der Kur zu gefährden. Auch hier gilt die Regel, dass die nächstfolgende Gabe höher verdünnt wird als die vorhergehende.

Es kann auch bei gut gewähltem Simile manchmal eine Heilreaktion ausbleiben. In diesem Falle tut man gut, die Potenz zu ändern. Oft wird die erfolgreiche Potenz eine höhere sein, manchmal wird man mit einer tieferen Potenz besser durchdringen.

Im Allgemeinen ist die **Erstreaktion**, wenn diese in Erscheinung tritt, als Bestätigung einer guten Arzneimittelwahl anzusehen und lässt eine günstige Auswirkung der Verordnung erwarten.

Es sollen nun die wichtigsten Regeln, nach denen die Hochpotenzen verordnet werden, dargelegt werden.

Man muss bei der Wahl des Simile wohl die Gesamtverfassung des Patienten zugrunde legen, es ist jedoch undenkbar, alle Symptome des Patienten mit denen des Arzneimittels zur Deckung zu bringen. Dies ist weder notwendig noch zweckmäßig. Es kommt vielmehr darauf an, aus der Vielzahl der Krankheitssymptome die wichtigen und für die Arzneimittelwahl entscheidenden auszuwählen. Nach ihrem Wert werden die Symptome eingestuft in allgemeine, besondere und gewöhnliche Symptome.

Unter die **allgemeinen Symptome** werden gerechnet:

1. In vorderster Reihe die **Gemütssymptome,** wie die Einflüsse psychischer Art, zum Beispiel Folgen von Ärger, Kummer, Schreck, Enttäuschung; Charaktereigentümlichkeiten, wie Streitsucht, Eifersucht, Geschwätzigkeit, Gleichgültigkeit, Depression. Es erfordert dies ein sehr vorsichtiges Explorieren, um diese psychische Haltung und Neigung in Erfahrung zu bringen, denn der Patient berichtet diese meist nicht von selbst, er kennt seinen Charakter ja oft genug selbst nicht und sieht auch nicht ein, was dies mit seinem Kranksein zu tun hat.

Besonders sind es psychische Abweichungen von seltener Ausprägung, die für die Arzneimittelwahl entscheidende Bedeutung haben. So hat eine Gedrücktheit und Depression allgemeiner Art weniger Bedeutung, wie etwa: „Gleichgültigkeit gegen ihren Mann und ihre Kinder" oder „weint, wenn sie von ihrer Krankheit berichtet" oder „kann von sexuellen Gedanken nicht loskommen" usw.

Diesen Symptomen aus der Gemütssphäre sind nachgeordnet und von etwas geringerem Wert Störungen der Intelligenz und des Gedächtnisses, wie Unbesinnlichkeit, Benommenheit, Stupor, Delirien, Überwachheit, Steigerung oder Herabsetzung der geistigen Aktivität, hastiges Wesen, Folgen von geistiger Überanstrengung, Fehler beim Sprechen und Schreiben, Mangel an Konzentration, Nachlassen des Gedächtnisses.

2. **Symptome, die sich auf das gesamte Körpergefühl beziehen**. Der Patient spricht von diesen, indem er sagt: **ich** fühle mich so und so: zum Beispiel „ich bin so kalt"; „ich bin so durstig"; „ich habe Ekel vor Fleisch"; „ich habe ein riesiges Verlangen nach Süßigkeiten"; „ich könnte immer essen". Diese Symptome stehen zwar in Beziehung zu Organstörungen, aber es sind Auswirkungen auf das Allgemeinbefinden, die hier in Frage kommen. Hierher gehören ferner Verschlimmerungen oder Besserungen des Gesamtbefindens durch Wetter, Gewitter, Kälte und Nässe, Sonne, Jahreszeit, Seeaufenthalt, Tageszeit, Schlaf, Speisen oder Getränke.

Wenn für ein Mittel Brennschmerzen oder herumziehende Schmerzen oder stechende Schmerzen usw. charakteristisch sind, also an verschiedenen Stellen gleichmäßig auftreten, so ist diese Eigenschaft unter diese allgemeinen Symptome zu zählen.

Als **besondere Symptome**, die den allgemeinen Symptomen im Rang nicht nachstehen, aber doch von maßgebender Wichtigkeit sein können, sind solche Symptome zu zählen, die infolge ihrer Ungewöhnlichkeit auffallen und sowohl bei den Patienten als auch in den Arzneimittelbildern Seltenheitswert besitzen. Sie sind daher auch meist unter den Leitsymptomen zu finden. Als Beispiele sind zu nennen: Besserung durch Rückwärtsbeugen; Verschlimmerung im Stehen; will den Bauch unbedeckt halten trotz Kältegefühles; Gefühl von Eisnadeln unter der Haut.

An letzter Stelle dieser Wertung sind zu nennen die **gewöhnlichen Symptome**, die uns bei vielen Mitteln begegnen, wie Verstopfung und Durchfall, Schwäche, Schweiß, Schlaflosigkeit, Fieber, Nervosität. Sie gewinnen aber an Bedeutung, wenn ihre Umstände eine eigentümliche Prägung aufweisen, wie zum Beispiel Schweißausbruch im Augenblick des Einschlafens; Schwächegefühl nach dem Stuhl; Zittern vor einem Gewitter; Appetitlosigkeit am Morgen; Durchfall, der morgens aus dem Bett treibt.

Hier sind auch die **gewöhnlichen** diagnostischen Symptome einer Krankheit als weniger hoch zu bewerten, aber doch noch hervorhebenswert unterzubringen, beispielsweise Druckempfindlichkeit und Röte bei einer phlegmonösen Entzündung, Darmtenesmus bei Diarrhö, Besserung von Magendruck durch Aufstoßen, Schmerzen beim Atmen bei einer Pleuritis. Der Grund für diese Zurückstellung der zur Diagnose gehörenden und für diese typischen Symptome hinter die vorerwähnten Symptomengruppen ist darin zu sehen, dass man bei dieser Verordnung von Hochpotenzen das Ziel im Auge hat, die gesamte Reaktionslage des Organismus, wie sie schon vor dem Auftreten der vorliegenden Krankheit bestanden hat, also im prämorbiden Stadium, zu erfassen. Wenn diese durch das Mittel bereinigt werden kann, so wird der Krankheit selbst die Grundlage entzogen. Dieses Vorgehen bewährt sich daher gut bei chronischen Krankheiten, während bei akuten Krankheiten eine Verordnung nach dem klinischen Befund, mindestens zu Anfang, erforderlich ist.

Eine eingehende Darstellung der Verordnung nach Hochpotenzen wird dem Lernenden zum Studium dringend nahegelegt, da hier nur das Notwendigste aufgezählt werden konnte.

Literatur

[1] Spring B. Verlaufsbeurteilung in der Homöopathie. Krankheitsdynamik und Patientenführung. Stuttgart: Haug; 2009

Arzneimittelprüfungen homöopathisch (hAMP)

Vorbemerkung

Mit der Ausgabe der *Allgemeinen Homöopathischen Zeitung 219, 1974, Heft 4: 137* startete Julius Mezger eine Artikelserie über 4 Hefte, in der er seine Erfahrungen mit homöopathischen Arzneimittelprüfungen darstellt, die zu einem Klassiker der Arzneimittelprüfungen seiner Zeit geworden sind. Seine Beobachtungen haben uneingeschränkt Gültigkeit.

Anders verhält es sich mit den theoretischen und pharmakodynamischen Erklärungsmodellen, die er zur naturwissenschaftlichen Erklärung der beobachteten Phänomene heranzog. Diese wurden, wo sie in diesem Abdruck weggelassen wurden, durch das Zeichen (…) kenntlich gemacht. Die Inhalte können in der Originalpublikation eingesehen werden.

Vorbemerkung zur Arbeit von Julius Mezger

Die Arzneimittelprüfungen von Julius Mezger liegen zwischen seinem 41. und 68. Lebensjahr. Danach folgt eine Nachbeobachtung von 14 Jahren, bevor er seine Erfahrungen mit den Arzneimittelprüfungen bekannt gegeben hat. Es sind also die mittleren und höheren Jahre dieses Lebens, die sich fast ununterbrochen, wie ich bestätigen kann, mit diesen Problemen beschäftigten. Dadurch entstand im Laufe von 41 Jahren eine Tiefe der Verbindung mit diesem Problem, die wohl wenige von den homöopathischen Ärzten erreicht haben. Schon aus diesem Grund halte ich die nachfolgenden Ausführungen für bedeutungsvoll.

In Zusammenarbeit mit den Kollegen aus Wien haben wir unsere Art, die homöopathische Medizin zu lehren, überprüft und modernisiert. Ein zentraler Gedanke in diesem Zusammenhang ist die Schule. Diese Schule sollte sich unbedingt auch mit den Arzneimittelprüfungen in einer überdachten und modernen Weise beschäftigen. Gerade die Art, wie Julius Mezger seine Arzneimittelprüfungen aufgebaut hat, der dabei notwendige ständige Kontakt mit den Prüfern, die Änderung der Dosis und das Eingehen auf den einzelnen Prüfer wie auch auf die Eigenart der Arznei lässt sich weit besser an einer Schule oder an einem Institut verwirklichen.

Dabei können wir von Julius Mezger sowohl die behutsame Einstellung gegenüber allen beobachteten Symptomen wie auch die kritische und scharfe Einstellung gegenüber den Fehlermöglichkeiten übernehmen. Einen großen Teil der Arbeit an den Arzneimittelprüfungen hat er in den Nächten durchgeführt. So können wir uns ein Bild von der Intensität der Zuwendung zum Stoff einer Arzneimittelprüfung machen. Dadurch hat Julius Mezger die Möglichkeit, auf eine Vielfalt von Beobachtungen zurückzugreifen, was ein jüngerer Mensch nicht haben kann. Bei der Durchsicht der gesammelten Erfahrungen mit den Arzneimittelprüfungen wird der Leser feststellen, dass Kritik und Genauigkeit des Denkens in vollem Umfang erhalten geblieben sind.

Wir können die vorliegende Arbeit zu den klassischen Arbeiten auf dem Gebiet der homöopathischen Medizin rechnen. Jeder Prüfungsleiter sollte sie aufs Sorgfältigste studieren, womöglich auch jeder Prüfer und Arzt sie kennen.

Ich schließe mit dem Dank an Julius Mezger, dass er dieses Arbeitsgebiet für uns alle durchgeackert hat und uns nun die Früchte seiner Arbeit in der ihm eigenen Bescheidenheit vorlegt.

Dr. Hans Martin Stübler (1915–1989)

Über meine Erfahrungen mit Arzneimittelprüfungen

„Es ist übrigens eine eigene Sache mit solchen Arzneimittelprüfungen, sie sind nicht so leicht wie sie aussehen."

(Hartmann, einer der ersten Schüler und Teilnehmer der Prüfungsgesellschaft Hahnemanns, in AHZ. Bd. 38, 1850: 307)

Nachdem ich in meinem Leben zwischen 1932 und 1959 etwa 15 Arzneimittelprüfungen mit Prüfergruppen durchgeführt und bearbeitet habe, und bei einer weiteren Anzahl im Auftrag des DZVhÄ beratend tätig war, möchte ich in den folgenden Ausführungen meine Erfahrungen niederlegen. Es soll ein Beitrag sein zur Diskussion über den Wert unserer Arzneimittelprüfungen, welche nicht nur von außerhalb der Homöopathie stehenden Ärzten geführt wird, sondern auch innerhalb der Homöopathie wachgehalten werden muss.

Ursprünge und Selbstversuch Was mich ursprünglich zur Vornahme eigener Arzneimittelprüfungen bewogen hat, war das Staunen und die Verwunderung über die vielfachen und eigenartigen Symptome, die der Mensch als Versuchsobjekt unter der Einwirkung der Arzneistoffe nach Angabe der homöopathischen Arzneimittellehren hervorgebracht hat – oder ich möchte vielmehr sagen, da ich ihre Richtigkeit keineswegs vorauszusetzen geneigt war, – hervorgebracht haben soll. Es war die Neugier, die jeder wissenschaftlichen Tätigkeit zugrunde liegt, dies selbst zu beobachten und beobachtend zu erleben, verbunden mit einer gehörigen Portion Skepsis, ob und wie weit diese Beobachtungen auf kritischer Beobachtung beruhen, und welche Fehlerquellen sich hier einschleichen könnten. Wenn diese Angaben richtig sein sollten, so müssen die Versuche nachvollziehbar sein, soweit die Variabilität der Prüfpersonen und der Umwelt dies erlaubt.

Zuerst prüfte ich als reiner Autodidakt an mir selbst verschiedene bekannte und unbekannte Arzneistoffe vor allem pflanzlicher Natur. Das Ergebnis war vollkommen verwirrend. Bei den verschiedenartigen Stoffen ergab sich bei mir selbst fast immer ein übereinstimmendes Bild. Es dominierten stets Magen-Darm-Beschwerden der gleichen Art, wie sie auch sonst bei mir infolge einer erheblichen Labilität meines Verdauungssystems zutage traten. Das hatte zur Folge, dass mindestens an mir selbst keine arzneispezifischen Zeichen erzielt werden konnten. Diese Erfahrungen waren nicht geeignet, mich von der Methode der Arzneimittelprüfung als Grundlage einer Therapie nach der Ähnlichkeitsregel zu überzeugen.

Erst sehr viel später kam es zu meiner Kenntnis, dass eine derart festgelegte Reaktionsweise schon sehr früh beobachtet wurde. So weist der eingangs erwähnte Hartmann darauf hin, dass Stapf, ebenfalls ein prominenter Schüler Hahnemanns und Teilnehmer an dessen Arzneimittelprüfungen (AMP) u. a. an sexuellen Schwierigkeiten litt und darum auch bei seinen Versuchen mit unterschiedlichen Arzneien verwandte Symptome produzierte.

Prüfergruppe Aber nun setzte ich meine Versuche an anderen Prüfpersonen fort. Ich bin heute noch den Angehörigen der homöopathischen Laienvereine von Stuttgart und Umgebung dankbar, dass sie sich mit Freude und Bereitwilligkeit auf Anregung ihres Vorstandes, Herrn Oberreallehrer I. Wolf, für diese Aufgabe zur Verfügung gestellt haben. Die Unterrichtung, wie man bei Arzneimittelprüfungen zu verfahren habe, entnahm ich den Berichten über AMP früherer Jahre.

Ich fand dort sehr wenig über eine etwaige Problematik, der man sich dabei gegenübergestellt sieht. Man gewann den Eindruck, dass die Symptomatik, wenn man sich an die Hahnemann'schen Vorschriften im *Organon* hält, sich ganz eindeutig und ohne einem Zweifel Raum zu geben, einstellen würde.

Wenn der **Pharmakologe** einen Tierversuch unternimmt, so sucht er sich eine bestimmte Tierart aus und wählt nicht nur eine bestimmte Spezies, sondern auch eine bestimmte Rasse mit möglichst gleichem Stammbaum, gleichem Alter und gleichem Ernährungszustand aus. Er regelt genauestens die äußeren Verhältnisse, die „Umwelt", unter denen der Versuch abläuft. So ist das pharmakologische Experiment in der Lage, eine **einzelne** Frage zu stellen und zu beantworten. Es stellt die Bedingungen der Isolierung von fremden Umwelteinflüssen, der Konstanz und der Wiederholbarkeit und bedient sich des Tieres oder gar nur eines einzelnen Organs oder Gewebestücks. Alle Bedingungen haben gleich zu bleiben mit Ausnahme eines Faktors, des Arzneistoffes, dessen Wirkung geprüft werden soll.

Dagegen **nichts davon in der Homöopathie.** Ihre Fragestellung bei der AMP wendet sich an die Ganzheit des hochdifferenzierten und hoch organisierten menschlichen Organismus, der das seelisch-geistige Gebiet einschließt. Männer, Frauen und Jugendliche, die durch die verschiedenen Erbeigenschaften wie durch die Umwelteinflüsse und die Beanspruchung ihres vorausgehenden Lebens sowie durch frühere Krankheiten verändert und geprägt sind, nehmen daran teil. Der Mensch ist ständig physiologischen Reizen seiner Umwelt ausgesetzt und empfängt psychische Reize und sendet solche aus. Sein Empfinden, Wahrnehmen, Denken und Wollen prägt ihn als Person. Einen **genormten** Menschen, wie man sich ihn als Versuchsobjekt wünschen könnte, gibt es nicht. Der Mensch ist nicht zu denken als Mensch ohne persönliche Prägung. Es ist daher gar nicht möglich, den Menschen zum Zweck der pharmakologischen Forschung aus seiner Umwelt herauszulösen und ihn damit seiner Persönlichkeit zu entkleiden. H. Unger hat in seinen grundlegenden Aufsätzen über den Stand der AMP innerhalb der medizinischen Wissenschaften darauf hingewiesen, wie sehr das individuelle Verhalten in der Anthropologie, der Psychologie und der Verhaltensforschung Beachtung findet und Grote zitiert, der den **Begriff der Normalität als reine Gedankenkonstruktion** bezeichnet und den treffenden Ausdruck „persönliche Responsibilität" geprägt hat. „Den Menschen als ursprüngliches Abstraktum gibt es nicht." ([12]: 3)

Wir können daher bei der AMP nicht anders vorgehen, als den Menschen in seinen verschiedenen genotypischen Ausprägungen und als umweltbedingte geschichtliche Person mit allen seinen individuellen Eigenarten dem Versuch zu unterwerfen. Je verschiedenartiger die Teilnehmer einer AMP in ihren persönlichen Abwandlungen sind, um so besser sind die Voraussetzungen für ihre Vollständigkeit. Dazu gibt gerade die individuell-menschliche Erlebnisfähigkeit uns auch das Hauptwerkzeug in die Hand, die Wirkung des Arzneimittels in seinen Feinheiten und seiner Vielgestaltigkeit zu charakterisieren.

Bei der großen Verschiedenartigkeit unserer Prüfer können wir im Experiment **keine einheitliche Reaktion** erwarten, sondern es erfolgt eine breite Streuung der Symptome. Wenn man also mit dem Wunsch an eine solche Prüfung herantritt, einen regelmäßigen Ablauf der Prüfung anzutreffen, so ist man alsbald enttäuscht. Dieser Vorgang ist nicht besser zu schildern als durch die Worte Hahnemanns selbst in § 134 des *Organon* (6. Aufl.). Es heißt dort: „... doch kommen nicht alle, einer Arznei eigenen Symptome schon bei einer Person, auch nicht alle sogleich, oder bei demselben Versuch zum Vorscheine, sondern bei der einen Person diese, bei einem 2. und 3. Versuch wieder andere, bei einer anderen Person diese oder jene Symptome vorzugsweise hervor; doch so, dass vielleicht bei der zweiten, vierten, achten, zehnten usw. Person wieder einige oder mehrere von den Zufällen sich ereignen, die etwa schon bei der zweiten, sechsten, neunten usw. Person sich zeigten; auch erscheinen sie nicht jedesmal zur gleichen Stunde wieder."

Es soll hier noch hinzugefügt werden, dass auch die Reihenfolge, in der die verschiedenen Systeme des Organismus ergriffen werden, keineswegs die gleiche ist. Es kann beispielsweise bei einem Prüfer zuerst der Magen, bei einem anderen zuerst die Muskulatur, bei einem dritten zuerst der Rachen oder die Haut oder das Zentralnervensystem ansprechen.

Auch brauchen wir uns nicht bei der Frage aufzuhalten, ob eine Arznei zuerst hemmend oder zuvor erregend auf eine Funktion oder einen Organismus einwirkt. Sie tut beides: Ihre Stoßrichtung ist neben der Stärke der angewandten Dosis von der Ausgangslage, in der sie den einzelnen Organismus trifft, abhängig.

Fehlerquellen in der Beobachtung – Dauer des Prüfungsversuchs Zu Beginn einer AMP kann man nicht selten die Beobachtung machen, dass die Prüfer alsbald mit lebhaften Symptomen aufwarten. Nach einigen Tagen werden dann die Beschwerden spärlicher und zurückhaltender. Wenn man den Prüfern in dieser Zeit Scheinarznei gereicht hat, ist es klar, dass die Prüfer in der gespannten Erwartung: „jetzt passiert was", allerlei an sich zu beobachten geglaubt haben. Es hat sich offenbar um einen suggestiven Einfluss gehandelt. Diese Beobachtung zu Beginn einer Prüfung auftretender Symptome, von mir **Erwartungssymptome** genannt, wurden unabhängig von mir auch von H. Schoeler gemacht, der sie als Initialsymptome bezeichnet hat ([11]: 148). Auch bei einem Arzneiversuch, bei dem zu Beginn des Versuchs Prüfstoff gereicht wurde, werden solche Erwartungssymptome nicht selten beobachtet: deshalb sind diese anfänglichen Symptome einer besonders kritischen Beobachtung zu unterziehen. Es ist dienlich, in solchen Fällen, eine Scheinarznei einzulegen und später dann den gleichen Arzneistoff in einem neuen Fläschchen zu reichen.

Als Beispiel dieser Möglichkeit der Täuschung mag folgende Beobachtung dienen:

Ein Prüfer (Arzt), der sehr zu cholerischen Ausbrüchen geneigt war, hatte schon einige Zeit vor der Prüfung sein Allgemeinbefinden sehr gehoben und seinen aggressiven Gemütszustand durch eine strenge Diät (Vollwertkost) unter Kontrolle gebracht und geglaubt, diesen Zustand, in dem er sowohl mit seinen Angestellten als auch mit seinen Patienten zusammengestoßen war, überwunden zu haben. Er nahm nun an einer AMP mit Anacardium or. teil. Gleich zu Beginn traten diese Gemütsexplosionen in scharfer Form wieder auf, er vertrug sich nicht mit seinem Personal und legte sich wieder mit seinen Patienten an. „Wunderbar", dachte ich – „schöner kann sich das Arzneibild von Anacardium nicht bestätigen." Wie ich nachsah, was er in dieser Phase bekommen hatte, war es 40 % Alkohol, 3-mal täglich 5 Tropfen.

Solche Erfahrungen lehren uns, dass solche schon länger zurückliegende Symptome, die geheilt erscheinen, auch ohne Prüfstoff erneut, also aus der Eigengesetzlichkeit solcher latent verlaufender pathologischer Zustände heraus wieder auftreten können. Sie treten aus dem reichen Repertoire der Eigensymptome, die zeitweilig in den Untergrund gegangen sind, wieder an die Oberfläche.

Um solchen Fehlern in der Selbstbeobachtung vorzubeugen, habe ich es als zweckmäßig gefunden, die Prüfer vor Beginn der Prüfung auf die Möglichkeit hinzuweisen, dass sie Placebo erhalten können. Sie werden dann entschieden selbstkritischer. Die Einschaltung oder Vorschaltung von Placebo halte ich bei **jedem** Prüfer für erforderlich, um ein Urteil zu bekommen über die Stichhaltigkeit seiner Symptome. Ein Vergleich der Symptome eines Prüfers während des Gebrauchs von Placebo mit den Symptomen während der Prüfstoffeinnahme ist mindestens so aufschlussreich wie das Nebenherlaufenlassen einer Prüfergruppe nur mit Placebo.

Gesundheit der Prüfer Nach Hahnemann sollen sich nur gesunde Prüfer an den Prüfungen beteiligen. Wenn wir dieser Forderung nachkommen wollen, so müssen wir uns zunächst klar werden, wie wir den Begriff „Gesundheit" in Bezug auf die Erfordernisse der Arzneimittelprüfung fassen wollen. Denn rundweg und einwandfrei gesund an Leib und Seele ist keiner unserer Prüfer. Gesundheit im vollen Sinne des Wortes ist ein Idealzustand, der nur annähernd erreichbar ist. Die Prüfer sollen, wie es aus § 135 des *Organon* hervorgeht, die Forderungen erfüllen, dass alle Erscheinungen früherer Krankheitszustände an ihnen nicht mehr wahrnehmbar sein sollen. Wenn sich derartige Beschwerden beim Arzneiversuch wiederholen, so zeigt dies nach Hahnemann nur an, „daß dieser Mensch vermöge seiner besonderen Körperbeschaffenheit, vorzüglich aufgelegt ist, zu dergleichen erregt zu werden."

Diese Veränderungen sind als Wirkung des Arzneistoffes zu betrachten.

Diese einschränkende Feststellung Hahnemanns ist in der Tat für die Praxis der AMP sehr bedeutungsvoll. Sehr oft sind es gerade solche Prüfer, welche schon an derartigen Erscheinungen gelitten haben, die nun wegen dieser besonderen Labilität und Anfälligkeit die deutlichsten Symptome liefern. **Es ist darum folgerichtig, auf derartige Prüfer nicht zu verzichten, sondern sogar wünschenswert, so stigmatisierte Menschen an unseren Prüfergruppen teilnehmen zu lassen.** Jedoch müssen wir fordern, dass sich die Prüfer vor Beginn der Prüfung im **funktionellen Gleichgewicht** befinden. Denn, so sagte Hahnemann, „alle Beschwerden, Zufälle und Veränderungen des Befindens der Versuchspersonen während der Wirkungsdauer einer Arznei … rühren bloß von dieser her und müssen, als deren eigentümlich zugehörig, als ihre Symptome angesehen und aufgezeichnet werden."

Da wir auf einem absoluten Gesundheitszustand unserer Prüfer gar nicht zu bestehen brauchen, ja dies sogar, wie eben ausgeführt, gar nicht durchweg wünschenswert ist, so habe ich den Begriff des **funktionellen Gleichgewichts** der Prüfer für treffend und zweckentsprechend gehalten.

Und doch, schleicht sich hier nicht bereits ein Zweifel ein? Ist es denn so sicher, dass die schon früher einmal vorhandenen Symptome beim Wiederauftreten während einer Arzneiprüfung „bloß von dieser herrühren" und als ihr eigentümliche und zugehörige Symptome angesehen werden müssen? Es ist doch denkbar, dass solche Symptome ganz spontan, aus einem latent vorhandenen Krankheitszustand wieder an die Oberfläche kommen, ohne dass die Wirkung des Arzneistoffes dabei beteiligt ist. So wertvoll die Teilnahme derart stigmatisierter Prüfer am Arzneiversuch auch sein mag, weil sie eben bevorzugt ansprechen, so geben die von ihnen gelieferten Symptome uns keine absolute Sicherheit. Ihre Zugehörigkeit zum Arzneibild ist fraglich. **Sie bedürfen einer weiteren Bestätigung in der therapeutischen Arbeit** dessen, der sich bei der Arzneiwahl auf sie stützt.

Gesundheitliche Verfassung unserer heutigen Prüfer Wie steht es aber mit den Symptomen, welche die Prüfer **schon in die Prüfung miteinbringen?** Eine sehr große Anzahl von Menschen lebt mit diesen und jenen Beschwerden, sie hat sich mit ihnen abgefunden, weil sie ihnen keine größere Bedeutung beilegen. Diese Beschwerden setzen ihre Leistungsfähigkeit nicht wesentlich herab und stören ihren Lebensgenuss nicht erheblich. Oft haben diese Menschen sich auch darauf eingestellt, diese Beschwerden mit allerlei Stimulanzien zu überwinden; sei es Tabak, Kaffee oder Alkohol. Zu diesen treten, von Jahr zu Jahr mehr, eine Unzahl von pharmakologischen Präparaten, mit denen körperliche Missempfindungen oder seelische Verstimmungen aller Art verdrängt werden können, und mit denen man sich von einer Umstellung der Lebensweise loskaufen will. Es sei nur die kritiklose Anwendung des von Tag zu Tag wachsenden Heeres der Psychopharmaka und Analgetika erwähnt.

Dazu kommt die wachsende Getriebenheit und Gejagtheit der Menschen in unserem mechanisierten und technisierten Zeitalter, die ständige Vergiftung unserer Luft und unserer Nahrung und unseres Wassers durch zahllose Chemikalien, durch Herbizide, Insektizide, durch radioaktivverseuchte Luft usf. Es genügt, mit einigen Stichworten auf diese schwersten Probleme unseres Zeitalters hinzuweisen. Die Folge ist ein Heer von halbgesunden oder halbkranken Menschen, ferner eine Unzahl von Allergikern, deren Zahl sich ständig steigert.

H. Schoeler, der zuerst diese Probleme diskutiert hat, weist außerdem besonders noch auf die Verunsicherung der Menschen durch den Verlust der religiösen Mitte und einer gesicherten Lebensanschauung hin ([11]: 148). Wenn ein so erfahrener Arzneimittelprüfer zu dem Ergebnis kommt, dass bei der heutigen Situation „die AMP im Rahmen der traditionellen Methodik praktisch nicht mehr durchführbar sind", so sollte dies Veranlassung geben, die Situation der AMP, wie sie für uns heute gegeben ist, kritisch zu überdenken.

Schoeler hat offenbar vor dem 2. Weltkrieg in Leipzig bei seinen Prüfern eine Lage vorgefunden, die denselben eine klare Eigenbeobachtung möglich machte.

Und doch wäre es m. E. nicht richtig, wollte man annehmen, dass zu Zeiten Hahnemanns und seiner frühen Nachfolger nicht mit dem Vorhandensein von reichlichen Störungen zu rechnen gewesen wäre. Man bedenke, dass die durchschnittliche Lebenserwartung damals nicht die Hälfte der heutigen betrug. Wenn man die hohe Säuglingssterblichkeit der damaligen Zeit, welche die durchschnittliche Lebensdauer sehr stark herabsetzte, einmal außer Betracht lässt, so müsste man trotzdem annehmen, dass der Gesundheitszustand nicht gut sein konnte. Man denke an die schlechten Wohnverhältnisse, die ungenügenden hygienischen Zustände, die Folgen der Inzucht infolge einer geringen Wanderungsbewegung der Bevölkerung, die enorme Häufigkeit von Infektionskrankheiten wie Diphtherie, Ruhr, Typhus, Pocken usw., die grassierende Tuberkulose und auch die venerischen Krankheiten, wie sie im Gefolge von Kriegszügen (napoleonische Kriege) in Erscheinung traten. Auch nach Überwindung der akuten Krankheitszustände blieb nicht selten ein Siechtum zurück, was Hahnemann zur Aufstellung seines Konstituionsbegriffes der Psora, Sykosis und Syphilis veranlasste. Wenn man die krassen Fälle dieser Halbgesunden auch von den Prüfungen ausschaltete, so blieb doch ein Heer von Gezeichneten, von Stigmatisierten übrig, die mit ihren Beschwerden zu leben gewohnt waren. Die Folge war das Auftreten einer Vielzahl von Krankheitsresten und neurovegetativen Fehlregulationen, wie sie überall zu finden sind.

Die Angriffe auf den Gesundheitszustand im vergangenen Jahrhundert, bis zum Beginn des 1. Weltkrieges waren jedoch weithin anderer Natur als in den allerersten Jahrzehnten. Infektionen spielten damals eine größere Rolle als heute, andererseits war die Beanspruchung des Nervensystems durch Dauerreize und die chemische Verseuchung wesentlich geringer als heute. **Im ganzen sind die Verhältnisse für die Vornahme einer AMP heute sicher wesentlich schlechter geworden.**

Wir müssen uns deshalb **kritisch die Frage** stellen, ob wir heute trotzdem zu brauchbaren Ergebnissen der AMP kommen können. Dass dies bis in die letzten Jahrzehnte noch möglich war, zeigt einmal die Tatsache, dass man bei neuen AMP schon längst bekannter Arzneimittel weitgehend übereinstimmende Ergebnisse erzielt hat; ich erwähne aus meinen persönlichen Erfahrungen Calc. fluoratum oder Asarum europaeum, ebenso die Magnesium-Salze, ferner die Tatsache, dass man auch bei Neuprüfungen zu Arzneibildern gekommen ist, die sich gut in der therapeutischen Praxis bewährt haben. Hier sei Mandragora und Aristolochia genannt.

Es sind im Wesentlichen 2 Faktoren, die eine AMP in unserer Zeit erschweren. Dies ist einmal der Mangel an innerer Ruhe und Sammlung, dadurch Erschwerung der Eigenbeobachtung der Prüfer, zum anderen die Vielzahl der Eigensymptome, welche die Prüfer durch die geschilderte Stresssituation mit in die Prüfung einbringen. Dass die Unmöglichkeit, sich mit Abstand von sich selbst zu beobachten, häufig dazu führt, dass die Ärzte, die gewillt sind, eine AMP an sich durchzuführen, sich daran gehindert sehen, konnte ich oft bei der Durchführung der AMP im DZVhÄ beobachten. Sie sahen sich genötigt, den Beginn der AMP immer wieder hinauszuschieben und manchmal sie auch ganz aufzugeben.

Der andere Gesichtspunkt, die Vielzahl der Eigensymptome, ist mir seit Beginn meiner AMP (1932) sowohl von Laienprüfern als auch bei Ärzten als sehr störend aufgefallen. Soweit es Laienprüfer waren, handelte es sich z. T. um Menschen, denen infolge von Anfälligkeit ihre Gesundheit zum Problem geworden war und die sich aus diesem Grunde in diesem Verein für „Homöopathie und Lebenspflege" zusammenschlossen. Bei den Ärzten waren es meist die Teilnehmer an den Kursen zur Einführung in die Homöopathie am Robert-Bosch-Krankenhaus in Stuttgart (Dir. Dr. Dr. Leeser) und die Mitglieder des Deutschen Zentralvereins homöopathischer Ärzte.

Diese hatten zum großen Teil am 2. Weltkrieg an den Fronten teilgenommen, hatten vielfach schwere Infektionskrankheiten wie Ruhr, Typhus, Paratyphus und Hepatitis durchgemacht und hatten in der Gefangenschaft unter schwersten Entbehrungen mit Dystrophie gelitten.

Nach der Durchführung der gesundheitlichen Untersuchung der Prüfer einschließlich der Anamnese sowohl der Laien als der Ärzte, hatte ich selten die Feststellung machen können, ein eindeutiges Experimentierfeld vor mir zu haben, das Fehlerquellen ausschließt. Ob dies bei Hahnemann der Fall war, möchte ich bezweifeln, Hartmann berichtet, dass Hahnemann bei Symptomen, die durch ihre Heftigkeit einen beunruhigenden Eindruck machten, „immer einen Zweifel darein zu setzen schien, ob dies auch wohl die Wirkung der Arznei und nicht vielmehr eine eigene Krankheit sein könne" ([3]: 307). Hahnemann hat also auch bei „gesunden" Prüfern mit solchen Symptomen gerechnet, die er einem latenten Krankheitszustand zuschreiben musste. Aus solchen Gründen sah ich mich schon bei meiner ersten AMP veranlasst, die Dauer der AMP möglichst zu verlängern, um Gelegenheit zu haben, den Prüfstoff auszusetzen und nach Abklingen der Symptome erneut einzusetzen, oder, was auf das Gleiche hinauslief, Placeboperioden einzuschalten. Dadurch hatte ich Gelegenheit, mich der Zugehörigkeit der beobachteten Symptome zum Prüfstoff zu versichern. Mehrfach habe ich die Dauer auf 3 bis 4 Monate ausgedehnt.

Dauer der Arzneimittelprüfungen Die Wahrscheinlichkeit der Echtheit der Symptome wird erhöht, wenn man bei wiederholtem Einsatz eines Prüfstoffes erneut die gleichen Symptome auftreten sieht, die man zuvor beobachtet hat. Dies erneute Auftreten der Symptome ist aber nicht immer zu beobachten, denn es kann der Fall eintreten, dass der Prüfer sich an den Prüfstoff gewöhnt, sodass die Erscheinungen bei längerem oder wiederholtem Einnehmen verstummen. In solchen Fällen hat der Organismus Gegenregulationen in Gang gebracht. Ein erneutes Auftreten der Symptome spricht also für die Echtheit der Symptome, ihr Ausbleiben jedoch nicht unbedingt gegen diese. Auch ist zu beobachten, dass eine Arznei das anfängliche Reaktionsfeld wechselt und ein anderes Organsystem oder eine andere Körperpartie erfasst.

Manche der Prüfer haben berechtigterweise ihre Eigensymptome bei der Aufzeichnung eliminiert, sodass sie bei der Zusammenstellung nicht mehr in Erscheinung traten. Meist erforderte aber ihr Auftreten eine Rücksprache mit dem Prüfungsleiter, besonders wenn die dem Prüfer bekannten Symptome sich in der Qualität veränderten, verstärkten oder verminderten.

Man muss damit **rechnen, dass ein Prüfstoff manchmal auch einige Zeit** braucht, um sich gegen die Ordnungskräfte des Organismus durchzusetzen. Denn diese Kräfte widersetzen sich dem Angriff des arzneilichen Prüfstoffes und werden erst durch den eine Anzahl von Tagen fortgesetzten, rhythmisch wiederholten Angriff ins Wanken gebracht. Nur einige Stunden auf den Eintritt der Wirkung zu warten, wie es Fr. Hartmann von Hahnemann berichtet, halte ich für ganz ungenügend.

Bei den Beobachtungen über den weiblichen Zyklus genügen kurze Beobachtungen keineswegs. Wie soll man Verschiebungen des weiblichen Zyklus feststellen, wenn man nur einige Tage prüft! Und gerade auf diesem Gebiet sind die Angaben in unseren Arzneimittellehren aus Mangel an weiblichen Prüferinnen oft recht dürftig.

Es ist notwendig, dass man die Prüfer den **Beanspruchungen des gewöhnlichen Lebens** aussetzt, um den Einfluss verschiedener Umstände, z. B. des Wetters, verschiedener Nahrungsmittel und Genussmittel, der Tageszeiten, seelischer und geistiger Anforderungen usw. zu beobachten. Auch dies erfordert entsprechende Zeit.

Die Konturen aller Symptome treten deutlicher in Erscheinung, wenn man Gelegenheit hat, die Prüfer längere Zeit zu beobachten. Diese sind ja oft Anfänger in der Homöopathie und verstehen oft nicht, die Symptome in der nötigen Griffigkeit darzustellen. Alle diese Dinge erfordern die Möglichkeit **längerer Beobachtungszeiten,** ebenso wie die Kontrolle durch den Prüfungsleiter.

Wertigkeit der Symptome Wenn man sich bewusst ist, welche zahlreichen Konstellationen von Erbeigenschaften und erworbenen Eigenheiten jeder Mensch darstellt, so kann man nicht in den Fehler verfallen, als habe man es bei der AMP mit dem genormten Menschen zu tun. Der Rahmen, in dem sich die Symptome einer AMP halten, wird sehr weit gesteckt sein müssen, und die Symptome jedes einzelnen Prüfers werden sich von denen des anderen in individueller Weise unterscheiden.

Aus diesem Grund wird man auch nicht die Ansicht vertreten, bei einer Prüfergruppe müsse man alle Symptome, die **nicht mehrmals** auftreten, als unecht ansehen, wie dies mitunter geschehen ist. Gewiss, ein Symptom, das sich nicht ohne Weiteres in den Rahmen der übrigen Symptome einer AMP einfügt, **kann** zwar durch einen fremden Einfluss entstanden sein. Es kann aber auch der Fall vorliegen, dass gerade dieser **eine Prüfer** nur in der Lage war, durch die besondere Konstellation seines Wesens dieses in Frage gestellte Symptom hervorzubringen. Dieses Symptom kann sogar die Eigenart des Prüfstoffes besonders treffend kennzeichnen.

Es kann jedoch auch sein, dass ein solches Symptom nicht durch den Prüfstoff erzeugt wurde und also gar nicht zu Recht in das AMB hereingehört. In diesem Fall sind wir auch nicht in der Lage, das Symptom bei der therapeutischen Verordnung auszuscheiden. Denn gesetzt den Fall, wir stützen uns bei der therapeutischen Verordnung auf dieses unechte Symptom und haben dann keinen Erfolg, so können wir aus diesem ausbleibenden Erfolg nicht folgern, dass das Symptom nicht in das AMB hereingehöre. Denn es könnte sich bei einem zweiten, dritten und weiteren therapeutischen Versuch doch bewähren. Das Symptom wird zwar bei ausbleibendem Erfolg in seiner Wertung in unseren Repertorien mehr und mehr zurücktreten. Aber es auszuscheiden, haben wir noch immer kein Recht.

Wenn man behauptet, wie es merkwürdigerweise geschehen ist, die Symptome der höchsten Wertung seinen bei den AMP bei **sämtlichen Prüfern** in Erscheinung getreten – obwohl dies überhaupt noch nie geschehen ist und obwohl sich jeder, der auch nur eine einzige Prüfung mit einer Prüfergruppe durchgeführt hat, vom Gegenteil überzeugen kann –, so beruht diese völlig irrige Ansicht mancher Homöopathen ebenfalls auf der Meinung, wir hätten unsere AMP mit dem genormten Menschen durchgeführt. Alle Menschen sind Individuen in psychischer und somatischer Hinsicht und alle Menschen zwischen Geburt und Tod haben ihre Defekte erlitten, von denen sie geprägt sind. Daher wird auch jeder Prüfer individuell reagieren, innerhalb des Rahmens, der durch den Prüfstoff gesteckt ist.

Es handelt sich bei der AMP – das darf man nicht aus den Augen verlieren – um einen Individualitätsprüfungsversuch [13]. Der doppelte Blindversuch mit statistischer Auswertung setzt dagegen eine völlige Gleichartigkeit der Prüfer voraus ([5]: 563–570).

Auftreten von Infekten während der AMP Nicht geringe Mühe hat mir bei meinen Prüfungen das Auftreten von Infekten gemacht. Es war erstaunlich, wie oft solche Infekte banaler Art, selten ernster Natur, meist der oberen Luftwege, aber auch im Magen-Darm-Kanal während der AMP beobachtet wurden. Es hat sich dabei zunächst die Frage aufgedrängt, ob das Auftreten dieser Infekte durch das Einnehmen des Prüfstoffes begünstigt worden ist, also eine Verminderung der Widerstandskraft eingetreten sein könnte. Es ist dann sehr vorteilhaft, wenn man unter den Prüfern Phasen mit Scheinarznei eingeschaltet hat, oder nebenher Prüfer mit Scheinarznei laufen ließ. Dabei hat sich meist schon ergeben, dass auch diesen Placeboversuchen in vergleichbarer Zahl solche Infekte eingestreut waren. Eine statistische Auswertung, ob bei Placeboprüfern die gleiche Anzahl von Infekten bei der jeweiligen AMP in einer signifikant größeren Zahl vorhanden war, konnte bei der zu geringen Anzahl der Prüfer nicht aussichtsreich erscheinen. Es müsste also die Frage einer vermehrten Anfälligkeit der Prüfer unter dem Einfluss des Prüfstoffes offen bleiben.

Eine andere Frage ist die, ob das Syndrom, das man als Infekt anzusprechen geneigt ist, auch tatsächlich ein solches ist, oder ob es als ein Effekt des Prüfstoffes zu betrachten sei. In der Mehrzahl der Fälle waren sich die Prüfungsleiter und Prüfer klar, dass ein Infekt vorliegt. Denn in den Ablauf der länger dauernden Prüfung hat sich ein solcher Infekt klar abgegrenzt eingeschoben und war von den sonstigen Symptomen zu trennen. Schon schwieriger war die Frage zu beantworten, wie lange die Prüfer noch unter der Nachwirkung der Infektion standen, als welche man Beschwerden wie Schlappheit und Abgeschlagenheit, aber auch präzisere Symptome wie Myalgien und Arthralgien, Verschleimung und Schwellung regionärer Lymphknoten als geläufigste Symptome kennt.

Hier musste man die Symptome als ungewiss bezeichnen und mit einem Fragezeichen versehen. Die Fortsetzung des Arzneiversuchs sollte erst nach völligem Abklingen des Infektes erfolgen.

Man müsste auch mit der Möglichkeit rechnen, dass sich solche Infekte in sehr verschleierter Form und wenig abgegrenzt gegenüber den übrigen Beobachtungen der Prüfer zeigten, sodass keine Sicherheit über die Zugehörigkeit der Symptome zu gewinnen war. Wenig virulente Infektionen, so kann man vermuten, können auch als solche unerkannt bleiben oder können unter dem Einfluss des Prüfstoffes ihre Verlaufsform und die Modalitäten ändern. Es wäre in diesem Fall nicht richtig, letztere Symptome auszuscheiden. Die Beobachtung ähnlicher Symptome bei anderen Prüfern kann dann möglicherweise weiteren Aufschluss über die Zugehörigkeit geben. Doch ist die Sicherheit, mit der wir die Symptome dem Prüfstoff zuschreiben können, daran gebunden, **dass wir vor der Prüfung uns einen genauen Status der Funktionsstörungen der Prüfer machen,** und auch während der Prüfung im Gespräch mit den Prüfern ständig einen Vergleich der auftretenden Symptome mit dem Zustand **vor** der Prüfung vornehmen. Das Vorhandensein von Symptomen mit einem chronischen und gleichbleibenden Verlauf **vor** der Prüfung soll kein Hindernis für die Teilnahme an einer Prüfung sein. Die Voraussetzung ist jedoch, dass sie vor Beginn der Prüfung beobachtet wurden und eine genaue Funktionsanamnese erhoben werden konnte. Ein Kontakt zwischen Prüfer und Prüfungsleiter ist unerlässlich, wenn man beim Gesundheitszustand der uns heute zur Verfügung stehenden Prüfer nicht überhaupt auf neue Prüfungen verzichten will.

Man muss sich einmal vor Augen halten, was die kritiklose Hereinnahme solcher zufällig eintretender Infektionen in die Register unserer Arzneimittel bedeutet. Wenn wir davon ausgehen, dass unsere umfangreichen geprüften Arzneimittel im Lauf der Zeit von einigen Dutzend oder Hunderten von Prüfern geprüft wurden, und wenn wir die Tage, während welcher sich die Prüfer dem Experiment unterworfen haben, zusammenzählen, so kommen wir auf mehrere tausend Prüfungstage. Wenn man andererseits wiederum bedenkt, wie häufig die Prüfer von solchen interkurrenten Infekten nach den gemachten Erfahrungen befallen werden, so kommt man zu dem Ergebnis, dass unsere **Arzneimittelregister mit hoher Wahrscheinlichkeit die Symptome dieser Infekte der Luftwege und des Magen-Darm-Kanals enthalten müssen.** Praktisch werden wir also veranlasst, alle diese Mittel als Similia bei der Therapie dieser Erkrankungen heranzuziehen. Alle diese Arzneistoffe, die vielleicht überhaupt keinen Hinweis auf katarrhalische Veränderungen dieser Organe aufweisen, werden damit zu Husten-, Schnupfen-, Angina- und Durchfallmitteln.

Es ist mir nicht bekannt, dass irgendwo in unserer Literatur auf diese Möglichkeit einer Fehlbeurteilung hingewiesen wurde. **Es muss also angenommen werden, dass nicht wenige Symptome dieser Art in unseren Symptomenregistern mitgeschleppt werden.** Wahrhaft ein ernstes Kapitel zum Nachdenken.

Es ist unter den homöopathischen Ärzten die Ansicht verbreitet, dass die Vornahme und Aufstellung einer AMP etwas sehr Einfaches und Unzweideutiges sei. Einem Verfechter dieser Ansicht möchte ich vorschlagen, einmal die Prüfungsprotokolle einer AMP vorzunehmen und zu bearbeiten. Es ist mir wiederholt begegnet, dass mir die Kollegen die Protokolle, die sie bearbeiten sollten, wieder zurückgegeben haben, da sie sich außerstande sahen, diese Arbeit durchzuführen. Bei den drastischen Mitteln, Hahnemann hat sie heroisch genannt, ist diese Aufgabe zweifellos einfacher, als bei weniger durchschlagenden Prüfstoffen.

Sicher ist die Aufgabe aus den genannten Gründen heute noch schwieriger geworden als früher. Aber wenn man sich der Schwierigkeit bewusst ist und sich Rechenschaft über die einzelnen Fehlermöglichkeiten gibt, so glaube ich doch, dass man vor dieser Aufgabe auch heute nicht verzweifeln muss. Es genügt jedoch nicht, wenn man mit statistischem Blick an diese Aufgabe herangeht, sondern dazu gehört ärztliches Unterscheidungsvermögen und genaueste Beobachtung bei der homöopathischen Fallaufnahme. Dass mit der statistischen Auswertung des Prüfungsergebnisses kein brauchbares Arzneibild zu erzielen ist, haben die Arbeiten von Piertkin ([9], [10]) gezeigt.

Ob eine solche Aufgabe nicht über die Kraft einzelner Kollegen als Liebhaberei und Nebenbeschäftigung hinausgeht, sondern institutionelle Einrichtungen geschaffen werden müssen, wird zu überlegen sein.

Rolle der Beobachtung Die Anwendung des „doppelten Blindversuchs" in der AMP ist dadurch erschwert, dass sich die AMP nicht an den genormten Menschen, sondern an eine Gruppe von Menschen wendet, deren „Responsibilität" von Person zu Person durch Verschiedenheit des Erbguts und durch seine Vergangenheit in pathologischem Sinn verschieden ist. Die Symptome, welche sinngemäß bei einer AMP übereinstimmen, sodass sie statistisch zu erfassen sind, werden nur einen kleinen Teil des Prüfungsergebnisses ausmachen. Bestenfalls kann man damit einen gewissen Kern oder Skelett des AMB festlegen. Dass aber damit die vielen Symptome, die in einer geringen Zahl oder gar nur ein einziges Mal beobachtet wurden, erfasst werden können, ist dem Wesen des doppelten Blindversuchs nach unmöglich. Und gerade diese sind es doch, die das einzelne Mittel von einer ganzen Anzahl verwandter Mittel zu unterscheiden ermöglichen. Man könnte also bestenfalls feststellen, in welche Gruppe symptomenverwandter Mittel das geprüfte Mittel gehört und damit auch aussagen, dass an der Methodik der AMP „etwas dran" ist, aber nie eine Feinsymptomatik herausmodellieren, mit der man etwas anfangen kann.

So stehen wir im Wesentlichen noch auf dem gleichen Boden wie Hahnemann und sind verpflichtet, uns an die genaueste kritische Beobachtung der Prüfer zu halten. Das ganze Lebenswerk Hahnemanns durchzieht die Forderung nach genauester Beobachtung. Geradezu beschwörend wendet er sich an seine Kollegen, in gewissenhafter Weise die Fähigkeit zu genauester Beobachtung und schärfster Differenzierung planmäßig und systematisch auszubilden, wozu ihm vor allem auch die Vornahme von AMP an sich selbst zweckmäßig erschien. Aufs entschiedenste verwarf er es, sich mit verallgemeinernden Ausdrücken wie „Schweiße, Hitze, Fieber, Kopfschmerz, Halsweh, Mangel an Appetit, üble Verdauung, Engbrüstigkeit, Seitenstechen, Hüftweh …" usw. zu begnügen. Diese Beobachtung ist geradezu als Fundament der Homöopathie zu betrachten. Sie will er nicht nur bei der Exploration der Patienten, sondern genauso beim Arzneiprüfer angewendet sehen. Am ausführlichsten entwickelt er seine Ansichten darüber in der Einleitung des 4. Teils der *Reinen Arzneimittellehre*, 2. Aufl., S. 22–26.

Nochmals zum Blindversuch Es wurde darauf hingewiesen, dass jede Prüfperson ihre personelle Eigenart und ihre von der Norm abweichende Eigensymptomatik mitbringt. **Mit welcher Kontrollperson soll nun jede einzelne Prüfperson verglichen werden, um die Arzneisymptome von den Eigensymptomen zu trennen?** Die Antwort muss m. E. lauten: Sie muss **mit dem eigenen Zustand verglichen werden außerhalb der Prüfstoffeinverleibung,** entweder durch den Gebrauch eines so weit wie möglich indifferenten Placebos **vor** Beginn der Prüfstoffzufuhr, oder in angemessenem Abstand **nach** der Prüfung. Sobald man fremde Personen zum Vergleich heranzieht, wird man wieder einer Anzahl von Eigensymptomen gegenübergestellt, die mit der Prüfung nichts zu tun haben. Möglicherweise eliminiert man dann sogar echte Prüfstoffsymptome, wenn diese zufälligerweise bei den fremden Kontrollpersonen vorkommen.

Gewiss, auch in der Phase der Einnahme von Placebo vor der Prüfstoffzufuhr ist der Prüfer in gewisser Weise nicht derselbe, wie während der Zeit der Prüfstoffzufuhr. Dasselbe gilt auch in der Placebozeit **nach** der Prüfstoffzufuhr. Man denke zum Beispiel nur an das Auftreten eines Infektes oder eines ungewohnten Stresses. Kein Mensch steigt zweimal in den gleichen Fluss. Doch der Prüfer selbst außerhalb der Prüfungszeit ist das Beste von allen Vergleichsobjekten. Bei meinen Prüfungen bin ich meist in dieser Weise verfahren. Das Verfahren, den Prüfer außerhalb der Prüfungszeit zu veranlassen, seine Symptomatik **ohne** Gebrauch von Placebo festzuhalten, halte ich für weniger gut, da ich beobachtet zu haben glaube, dass die Prüfer dazu neigen, zu glauben: „dabei kann ja doch nichts herauskommen" und dann ihre Symptome nicht zuverlässig notieren.

Auf diese Weise gelangen wir bei jedem Prüfer zu einem **Individualitätsprüfungsversuch.** Die Summe aller bei der Gesamtzahl der Prüfer gewonnenen Symptome kann dann als vorläufiges Symptomenregister des Prüfstoffes betrachtet werden – vorläufig deshalb, weil nach Hahnemann ein Symptomenregister erst dann als vollständig anzusehen ist, wenn bei keiner Neu-Prüfung neue Symptome herauskommen. Dieses Ziel wird aber nur annäherungsweise zu erreichen sein, da die individuellen Spielarten unbegrenzt sind. Auch die Ergänzung der Arzneimittelbilder durch die sogenannten klinischen Symptome ist ja von größtem Wert.

„Macht der Arznei" Hahnemann hat von der Stärke der Arzneikräfte, in besonderem Maße der durch Potenzierung gesteigerten Arzneikräfte eine sehr hohe Vorstellung gehabt, wie dies aus manchen Stellen seiner Werke hervorgeht. So schreibt er im § 33 des *Organon*, „daß die krankhaften Schädlichkeiten" (er meint die Schädlichkeiten der natürlichen Krankheiten), „nur eine untergeordnete und bedingte, oft sehr bedingte, die Arzneikräfte aber eine absolute, unbedingte, jene weit überwiegende Macht besitzen, das menschliche Befinden krampfhaft umzustimmen".

Nun ist ja noch nie jemand durch eine vorsichtig angestellte AMP trotz dieser von Hahnemann behaupteten absoluten und unbedingten Macht zu bedrohlichen Schäden gekommen, wohl aber wird das Leben durch die natürlichen Krankheiten schwer gefährdet, und meist pflegen die Menschen auch an diesen natürlichen Krankheiten zu sterben. So hat Hahnemann der Ansicht zugeneigt, dass bei einem Arzneiversuch der Organismus stark unter das Gesetz des Prüfstoffes gestellt werde, sodass natürliche Krankheiten daneben nicht aufkommen könnten. Diese Ansicht wird heute wohl niemand mehr vertreten. In dem Fall, wo eine nach der Ähnlichkeitsregel gewählte Arznei die Krankheit überwindet, ist es nicht die Macht der Arznei, sondern die durch die arzneiliche Steuerung erzielte Korrektur der natürlichen Lebensfunktionen, welcher die Heilung zu verdanken ist.

Wie schon bemerkt, kann eine AMP manchmal zu einer Besserung eines vor der AMP vorhandenen Krankheitssyndroms führen, dann nämlich, wenn zufälligerweise der Arzneistoff ein Simile dafür war. Weiterhin ist manchmal ein Krankheitssymptom während einer AMP verschwunden, aber nach Beendigung derselben in der alten Form wieder aufgetreten. So sah ich mehrfach Dermatosen verschwinden und nachher in alter Form wieder auftauchen. Hier handelte es sich nicht um echte Heilungen, man könnte sie als Verdrängung bezeichnen.

Hahnemann meinte, dass der Prüfer durch wiederholte Vornahme einer AMP dem „seinem Körper feindlichen gegenüber geübter", gleichsam „abgehärteter" und in seiner Gesundheit „robuster" würde [2].

Zu dieser Beobachtung, in dieser Allgemeinheit gefasst, kann ich keinen zustimmenden Beitrag liefern. Viel eher ist es mir begegnet, dass einzelne Prüfer ihre bei der Prüfung aufgetretenen Symptome nicht aus eigener Kraft verloren haben, und ihr gesundheitliches Gleichgewicht erst durch ärztliches Eingreifen mit homöopathischen Mitteln wieder gewannen, was auch immer gelang.

Beispielsweise bekam ein Prüfer (Arzt) bei der Prüfung mit Mandragora D6 eine Ischialgie heftigster Art mit höllischem Brennschmerz, Verschlimmerung durch Rückwärtsbeugen, wie es typisch ist für Mandragora und Verschlimmerung durch Stehen. Er musste Bettruhe einhalten, bekam vom Kollegen Unseld zuerst Arsen ohne Erfolg, dann Sulfur mit durchschlagender Besserung.

Erstwirkung und Nachwirkung, Wechselwirkung Hahnemann vertritt die Ansicht, dass als Arzneisymptome zu homöopathischem Gebrauch nur diejenigen Symptome zu verwerten seien, welche als Erstwirkung zum Vorschein kommen (§ 137 der 6. Aufl. des *Organon*). Diese allein hält er für den betreffenden Prüfstoff als spezifisch, während er die Nachwirkungen als Gegenwirkung des Lebensprinzips (zur Wiederherstellung des ursprünglichen Zustandes) betrachtet. Man muss sich darüber im Klaren sein, dass es sich bei dieser Ansicht Hahnemanns (§ 112 und 115 des *Organon*) nicht um eine wissenschaftliche Feststellung, sondern um den Versuch handelt, den Ablauf der Wirkung des Prüfstoffes sich zu verdeutlichen. (…)

Wir sehen die Nachwirkung genauso als arzneispezifisch an wie die Erstwirkung. So viel ich sehe, haben die Homöopathen auch weithin in diesem Sinne gehandelt.

Hahnemann unterscheidet ferner noch eine **Wechselwirkung** und sieht in dieser einen Vorgang, der „nicht eigentlich als Nachwirkung oder bloße Gegenwirkung der Lebenskraft" anzusehen ist, „sondern nur den Wechselzustand der verschiedenen Erstwirkungsparoxysmen bilden". Auch hier nimmt Hahnemann seine Zuflucht zu einer Hilfskonstruktion, die uns nicht ganz klar zu sein scheint. „Unter diesen Symptomen gibt es bei einigen Arzneien nicht wenige, welche anderen, teils vorher erschienenen, teils nachher erscheinenden zum Teil oder in gewissen Nebenumständen entgegengesetzt, deswegen jedoch nicht eigentlich als Nachwirkung oder bloße Gegenwirkung der Lebenskraft anzusehen sind, sondern nur den Wechselzustand der verschiedenen Erst-Wirkungsparoxysmen bildet; man nennt sie Wechselwirkung". (§ 115 des *Organon*). Damit sind sie zwar benannt, das Phänomen ist beschrieben. (…)

Ist denn Wechselwirkung nicht viel einfacher zu erklären als ein Hin- und Herpendeln zwischen Erst- und Nachwirkung? Tatsächlich kennt der erfahrene Arzneiprüfer ein solches Hin- und Herpendeln zwischen gegensätzlichen Symptomen.

Ein echtes Problem unserer Arzneimittellehre besteht darin, **was denn als Erst- und was als Nachwirkung zu betrachten sei.** Nach meinen vielfachen Erfahrungen ist es doch oft so, dass dieselbe Erscheinung, die bei dem einen als Erstwirkung in Erscheinung tritt, bei einem anderen Prüfer als Nachwirkung zu beobachten ist. Der eine Prüfer bemerkt bei Iod Appetitlosigkeit, der andere unmäßigen Hunger; der eine bei Belladonna Trockenheit der Schleimhäute, der andere verstärkte Sekretion, der eine bei Opium Apathie und Benommenheit, der andere übermäßige Erregung. (…)

Innerhalb einer **bestimmten starken Dosierung,** etwa der in der Schule üblichen Arzneidosis jedoch kann man sagen: Digitalis bewirkt als Erstwirkung **meist,** aber wie wir wissen, nicht immer, eine Pulsverlangsamung, jedoch manchmal eine Pulsbeschleunigung, oder Belladonna ruft eine Trockenheit der Schleimhäute, ebenfalls nicht immer (sondern manchmal das Gegenteil), hervor. Von Erst- und Nachwirkung als Regelfall zu sprechen, hat m.E. nur einen Sinn, wenn wir uns in diesem eng durch die Dosis begrenzten Gebiet bewegen. Die Nachwirkung liegt in diesem Fall schon meist nahe der toxischen Wirkung. Und im echt toxischen Bereich entgleitet uns vollends oft die gedankliche Führung. Haben wir nicht gerade bei der Tollkirsche hier nebeneinander Raserei und

Betäubung? Und haben wir bei der Digitalis nicht nebeneinander Tachyarrhythmie neben extremer Verlangsamung der Herzaktion? Wir kommen also zu dem Resultat, dass zwar die Ergebnisse unserer AMP bipolar ausgerichtet sind, dass es aber von der individuellen Ausgangslage des einzelnen Prüfers abhängt, nach welcher Richtung die Wirkung ausschlägt. **Es kann im Rahmen unserer AMP nicht festgelegt** werden, ob ein Prüfstoffreiz nach dieser oder der entgegengesetzten Seite ausschlägt.

Bipolarität Verwirrend und verblüffend wirkt auf den Leiter einer AMP die Beobachtung, dass oft eine bipolare Wirkung mit dem gleichen Prüfstoff bei der gleichen Stärke auftritt. Gleich bei meiner ersten AMP (Hedera helix) musste ich feststellen, dass sich bei den einen Prüfern eine erhöhte Leistungsfähigkeit und Frische, bei anderen Prüfern eine verstärkte Müdigkeit, Schlappheit und Reizbarkeit einstellte. Weiter meldete sich bei den einen ein verstärkter Appetit, was bei der jodhaltigen Hedera ja selbstverständlich erscheint, bei den andern eine völlige Appetitlosigkeit. In Wirklichkeit gehört diese gegensätzliche Wirkung zu jedem Arzneibild. Darin ist nichts anderes als die Erst- und Nachwirkung Hahnemanns zu erblicken. Überrascht konnte ich darüber nur sein, weil dieses lebendige Wechselspiel in manchen unserer gängigen Arzneimittellehren oft nicht erwähnt wird, sondern einer mir nicht zulässig scheinenden Kürzung zum Opfer gefallen ist. (…)

Aber sehen wir einmal ab von den toxischen Dosen und halten uns an solche Gaben, die der Organismus noch mit dem wechselnden Spiel seiner Funktionen beantworten kann. Hier schiebt sich sofort die derzeitige Ausgangslage des Prüfers in das Blickfeld. Es war für mich ein eindrucksvolles Erlebnis, als ein Prüfer bei Mandragora D 6 [4] eine auffallende Verminderung der Sensibilität der Haut und der Schleimhäute entwickelte, also ein Ereignis, das man eigentlich erst mit toxischen Gaben erwartet hätte. Er berichtete bereits am 2. und 3. Tag mit 3-mal täglich 5 Tropfen: Überempfindlichkeit gegen Berührung im Bereich der linken Temporal- und Stirngegend, starker Druck erleichtert etwas. Vom 5. Tag ab zeigte sich ein Taubheits- und Fremdheitsgefühl an den Armen und Beinen und am Kopf und Gesicht einschließlich der Schleimhäute. Am 9. Tag wurde über ein ausgesprochenes Taubheitsgefühl am harten Gaumen berichtet, das den Eindruck einer kleinen Lokalanästhesie erweckte. Am 11. Tag wurden die Hände als nicht mehr körpereigen empfunden. Gegenstände, die man in der Hand hielt, konnten mit dem Tastsinn nicht mehr identifiziert werden. Man hatte den Eindruck, dass die Tiefensensibilität gestört war (bei Schreiben). Dieser Wahrnehmung von Abstumpfung beziehungsweise Herabsetzung der Funktion ging, wie erwähnt, am 2. und 3. Tage eine Überempfindlichkeit (bei Berührung) voraus. Also bei gleicher Dosierung, jedoch längerer Einwirkung gegensätzliche Wirkung.

Nach Ablauf der Experimente am toxikologischen Präparat ist man geneigt, anzunehmen, dass der spezifische Reiz auf die Sensibilität sich zuerst in einer Überempfindlichkeit der sensiblen Nerven zeigen müsse, welcher als Nachwirkung eine Lähmung folgen werde. Tatsächlich war das bei diesem Prüfer der Fall.

Bei zwei anderen Prüfern jedoch trat primär ein Taubheitsgefühl der Haut beziehungsweise der Schleimhaut (des Mundes) auf, ohne vorausgehende Hypersensibilität. Eine solche folgte auch später nicht.

Diese Beobachtung sei als Modellversuch für viele andere angeführt. Aus der Varianz der menschlichen Personen lässt sich ein gleichgerichteter zeitlicher Ablauf der Reaktion, wie wir es bei den künstlichen Bedingungen der tierischen Präparate kennen, nicht festlegen.

Ich bin geneigt zu sagen: eine AMP, welche diese Bipolarität nicht erkennen lässt, ist nicht vollständig und bedarf weiterer Prüfungen. Dann wird sich herausstellen, dass wir mit der AMP im schwach dosierten Bereich beide Pole der Wirkung finden. Bei Arsen werden wir nicht nur eine roborierende, sondern auch eine entkräftende Wirkung, bei Jod nicht nur Hitzegefühle, sondern auch ewig frierende Prüfer finden, jeweils nach der individuellen Lage des Prüfers. (…) Ich sehe keinen Widerspruch darin, wenn zum Beispiel im Kent'schen Repertorium unter der Rubrik „Appetit fehlt" und „Heißhunger" vielfach die gleichen Arzneimittel, sogar im höchsten Grad stehen, zum Beispiel Ars., Calc. c., Chin., Ferr., Lycop., Natr. mur., Nux vom., Phos., Sil., Sulf. (…)

Dosisfrage bei der AMP Die homöopathische Arzneimittellehre baut sich auf den Beobachtungen der psychischen und somatischen Veränderungen, hervorgerufen durch planmäßige Arzneimittelprüfungen, wie sie Hahnemann eingeführt hat, auf. Diese wurden schon von Anfang an ergänzt durch Ergebnisse der Toxikologie bei absichtlichen und unbeabsichtigten Vergiftungen. Der nicht geringe Teil der Symptome unserer AML, der bei der Therapie mit homöopathischen Mitteln durch die Heilwirkung gesichert wurde, oder der Symptome, die bei der Behandlung mit solchen Mitteln neu gleichsam als Nebenwirkung auftraten, kann hier außer Betracht bleiben.

Wie Fr. Hartmann (1850) berichtet, ließ Hahnemann die pflanzlichen Arzneistoffe als Essenz oder Tinktur, die anderen in erster oder zweiter Verreibung nehmen. Er bestimmte für jeden Prüfer die Anzahl der Tropfen oder Grane, die in einer möglichst großen Menge von Wasser gemischt morgens nüchtern zu nehmen seien. „Zeigten sich nach 3–4 Stunden gar keine Befindensänderungen, so mußten wir einige Tropfen mehr, auch wohl die doppelte Gabe nehmen." Ebenso wurde das Mittel zum dritten Mal wiederholt, wenn sich keine Wirkung zeigte. „Brachte es nach 3-maliger Wiederholung keine erheblichen Veränderungen hervor, so nahm Hahnemann an, der Organismus sei für dieses Mittel nicht empfänglich und ließ deshalb bei dem Subjekte keine weiteren Versuche damit machen, sondern nach mehreren Tagen von derselben Person ein anderes Mittel prüfen." Auf diese Weise wurden von Hahnemann in Leipzig von ihm an sich selbst, seiner Familie und dem aus 10 angehenden Ärzten und einem Zahnarzt bestehenden Prüferverein Arzneimittel geprüft. Er gab seinen Schülern auch den Namen der Arznei bekannt. Dies waren die Anfänge seiner Prüfungen, bis er im Alter immer höher und höher steigend, die C 30 auch für die AMP empfahl. Es ist uns aber nicht bekannt, dass er mit Letzterer auch noch Prüfungen durchgeführt hätte, denn die Zeit, in der er über eine Prüfergruppe verfügt hatte, lag schon sehr weit zurück. Eine strenge Regel über die Durchführung der AMP bezüglich der anzuwendenden Dosis gibt es nicht. Eine Grenze war dadurch gesetzt, dass man Schädigungen der Prüfer zu vermeiden hatte. Während ich in meinen ersten Prüfungen meist von den tiefen Verdünnungsstufen ausging, stieg ich dann zu mittleren Potenzen auf, wobei ich zwischen die einzelnen Phasen verschiedener Potenzen meist eine Pause von etwa 2 Wochen einlegte, um die Symptome abklingen zu lassen.

Um festzustellen, ob auch Potenzen im mittleren Bereich (etwa D 5 bis D 12) wirksam sind, ließ ich später mit den mittleren Potenzen beginnen und – wenn nötig – zu tieferen absteigen. Diese Anordnung nahm ich vor, da man bei umgekehrter Reihenfolge mutmaßen konnte, dass die späteren Symptome Spätfolgen der zuvor verabreichten tiefen Potenzen sein könnten.

Es zeigte sich jedoch, dass nicht nur diese mittleren Potenzen arzneitypische Symptome hervorbrachten, sondern sogar, dass, wenn man anschließend noch tiefe Potenzen reichte, sich die Zahl und der Umfang der Symptome nicht vermehrte. So ließ ich ganze Prüfergruppen allein mit der D 12 prüfen. Soweit es sich dabei um schon bekannte Arzneimittel handelte, war der Erfolg überzeugend. In einzelnen Fällen prüfte ich D 15 mit positivem Ergebnis.

Mit Hochpotenzen verfüge ich über keine Erfahrungen. (…)

Empfehlungen über das Vorgehen bei einer AMP Der Prüfungsleiter muss sich vor der Prüfung außer durch klinische Untersuchung und Anamnese ein genaues Bild machen über die Eigensymptome der Prüfer, um diese von den durch den Prüfstoff bedingten Symptomen abgrenzen zu können. Diese Eigensymptome nehmen einen bedeutenden Umfang bei unseren heutigen Prüfern an. Auch während der Prüfung müssen sich Prüfer und Prüfungsleiter ständig Rechenschaft ablegen, ob die auftretenden Symptome vor der Prüfung schon vorhanden waren, und wenn ja, ob sie sich gegenüber der Zeit vor der Prüfung in der Art ihres Auftretens und ihrer Stärke verändert haben. Dies ist eine unabdingbare Forderung.

Der Prüfungsleiter muss über die Möglichkeit des Auftretens von Erwartungssymptomen, die besonders bei Beginn einer Prüfung von den Prüfern beobachtet werden, Bescheid wissen und sie durch Placeboversuche als solche festlegen. Auch die Prüfer sind über diese suggestiven Einflüsse zu unterrichten, um sie zu distanziertem Beobachten anzuhalten.

Von Placebo ist möglichst bei jedem Prüfer durch Zwischen- oder Vorschaltung Gebrauch zu machen. Auch Einlegen von Pausen zum Zweck des Abklingenlassens der Symptome und Wiedereinsetzen des Prüfstoffes nach Abklingen der Symptome ermöglicht eine kritische Prüfung der Symptome auf ihre Echtheit.

Je länger eine Beobachtung dauert, je mehr hat man Gelegenheit, die Reaktion des Prüfers kennenzulernen. Die Dynamik eines Prüfstoffes vermag sich nicht selten erst nach längerem Einnehmen zu entwickeln. Man denke auch daran, dass die verschiedenen Lebensumstände wie Einflüsse der Nahrungsmittel, der Genussmittel, des wechselnden Wetters, geistige und körperliche Anstrengung, der Wechsel der Tageszeit erst bei längeren Beobachtungszeiten Gelegenheit bekommen, klar heraustreten. Der in monatlichen Rhythmen ablaufende weibliche Zyklus erfordert besonders entsprechend längere Beobachtung. Eine Dauer von wenigstens 2 Monaten einschließlich der Nachbeobachtung sollte in Ansatz gebracht werden.

Im Falle des Auftretens eines akuten Infektes entspricht der Prüfer nicht den Anforderungen, die an eine Prüfperson gestellt werden müssen. Er ist aus der Prüfung auszusondern, oder muss die Prüfung für die Dauer der interkurrenten Erkrankung unterbrechen. Während der Zeit eines akuten Infektes ist der Organismus überwiegend von diesem beherrscht, sodass die Symptomatik des Prüfstoffes sich nicht genügend durchsetzen kann. Die Voraussetzung, die an die Gesundheit des Prüfers zu stellen ist, ist demnach nicht vorhanden.

Es ist zu empfehlen, zum Zweck eines leichteren Überblicks über den Verlauf der Prüfung von den Prüfern eine kurzgefasste Zusammenfassung über die einzelnen Phasen der Prüfung zu verlangen. Gegenüber den täglichen Eintragungen in das Protokoll erleichtert dieses Vorgehen dem Prüfungsleiter eine oft sehr schwer zu gewinnende Übersicht über den Ablauf der Prüfung und gibt dem Prüfer nochmals Gelegenheit, das besonders Bemerkenswerte und Auffallende hervorzuheben.

Die Prüfer sind anzuhalten, während der Prüfung keine sonstigen Arzneimittel einzunehmen. Wenn dies nicht zu umgehen ist, bedeutet es eine Unterbrechung der Prüfung über einen Zeitraum, welcher der Wirkung des Arzneimittels entspricht.

Um unscharfe Beobachtungen der Prüfer zu klären und die Besonderheit der Symptome mit ihren Modalitäten festzulegen, ist auf einen engen Kontakt des Prüfungsleiters mit den Prüfern Wert zu legen. Der Prüfungsleiter hat es zu vermeiden, die Prüfer in ihren Aussagen suggestiv zu beeinflussen.

Zum Schluss noch eine technische Bemerkung:

Die Bearbeitung der handgeschriebenen Protokolle von oft nicht geringem Umfang wird infolge ihrer schweren Lesbarkeit meist zu einer großen und zeitraubenden Mühsal. Manch eine Arzneiprüfung ist schon unbearbeitet liegen geblieben, weil sich niemand fand, der sich dieser Mühe unterzog. Mein Vorschlag ist darum, dass jeder Arzneiprüfer sein Protokoll maschinengeschrieben einreicht. Für den Prüfer bedeutet dies eine vergleichsweise geringe Arbeit, für den Bearbeiter der Prüfung ist es eine bedeutende Erleichterung und Zeitersparnis.

8 Zusammenfassung

Der Verfasser berichtet über seine Erfahrungen bei mehr als 15 Arzneimittelprüfungen mit Arzneistoffen, die er in den Jahren 1932 bis 1957 vorgenommen hat. Diese wurden unter den Gesichtspunkten der verschiedenen Fehlermöglichkeiten, die dabei auftreten können, durchgeführt und die Frage erörtert, ob außer den von Hahnemann und seinen unmittelbaren Nachfolgern aufgestellten Vorsichtsmaßregeln und dem Einsatz von Placebo gegen Beobachtungsfehler weitere kritische Gesichtspunkte beachtet werden müssen. Besonders wurde die Frage untersucht, ob bei der gesundheitlichen Verfassung der heutigen Menschen, wie sie durch die psychische und somatische Stresssituation gegeben ist, noch stichhaltige Arzneimittelbilder aufgestellt werden können. Es ist zu fordern, dass die Arzneiprüfer nicht nur gesund im klinischen Sinn sind, sondern dass bei jedem Prüfer zuvor ein Funktionsbild aufgestellt wird, wie es bei der homöopathischen Fallaufnahme üblich ist. Soweit die Prüfer beim Eintritt in die Prüfung nicht symptomfrei waren, was in der Mehrzahl der Fälle zutreffen dürfte, können dadurch diese schon vorher vorhandenen Symptome ausgeschieden werden. Nur dieses bei jedem Prüfer persönlich gefärbte Bild seines Funktionalismus kann uns in die Lage versetzen, eine echte kritikfeste Funktionssymptomatik eines Arzneistoffes aufzustellen.

Bei neueren AMP, soweit es sich um auch schon früher geprüfte Stoffe handelt, ist in der Gegenüberstellung mit den alten Prüfungen eine weitgehende Übereinstimmung festzustellen, und bei bisher ungeprüften Stoffen konnte ein AMB aufgestellt werden, das sich in der Therapie bewährt hat.

Die mitgeteilten Erfahrungen mögen als Grundlage bei künftigen AMP verwertet werden.

Literatur

[1] Hahnemann S. Reine Arzneimittellehre. Bd. 4. 2. Aufl. Dresden: Arnold; 1825: 22–26

[2] Hahnemann S. Organon der Heilkunst. Aude sapere § 270. 6. Aufl. Heidelberg: Haug; 2002: 245–250

[3] Hartmann F. Meine Erlebnisse und Erfahrungen in der Homöopathie. Allgemeine Homöopathische Zeitung 1850; 38 (20): 307

[4] Mezger J. Eine AMP mit der Alraunwurzel. In: Dr. Dr. Leeser, Hrsg. Archiv der Homöopathie. Bd. 1. Stuttgart: Hippokrates; 1953: 41

[5] Mezger J. Woher stammen die Symptome unserer AML. Deutsche Homöopathische Monatsschrift 1958: 563–570

[6] Mezger J. Über meine Erfahrungen mit Arzneimittelprüfungen. Allgemeine Homöopathische Zeitung 1974,1975; 219, 220 (4, 5, 6, 1): 137,185–192, 233–237, 9–13

[7] Möllinger H, Schneider R. Homöopathie: mehr als nur Placeboeffekt? Ergebnisse einer randomisierten, dreiarmigen, placebokontrollierten Doppelblindstudie zum Vergleich der Effekte von Verum und Placebo bei einer homöopathischen Arzneimittelprüfung. Allgemeine Homöopathische Zeitung 2007; 252 (2): 72–76

[8] Möllinger H, Schneider R, Löffel M et al. A double-blind randomized homeopathic remedy proving with healthy individuals, Comparing two high potencies. Forsch Komplementmed 2004; 11 (5): 274–280

[9] Pirtkien R. Eine Arzneimittelprüfung mit Bryonia. Stuttgart: Hippokrates; 1962

[10] Pirtkien R. Eine Arzneimittelprüfung mit Belladonna. Stuttgart: Hippokrates; 1963

[11] Schoeler H. Zur Frage der Arzneimittelprüfung in unserer Zeit. Allgemeine Homöopathische Zeitung 1968; 213: 148

[12] Unger H. Über die akzidentielle Natur der homöopathischen Arzneimittellehre. Deutsche Homöopathische Monatsschrift 1956: 3

[13] Unger H. Über die wissenschaftliche Dignität der Arzneimittelprüfung. Deutsche Homöopathische Monatsschrift 1959; 11: 1

[14] Walach H. Does a highly diluted homoeopathic drug act as a placebo in healthy volunteers? Experimental study of Belladonna 30C in double-blind crossover design – a pilot study. Journal of Psychosomatic Research 1993; 37 (8): 851–860

1 Abies canadensis – abies-c

lt.: Abies canadensis, syn.: Tsuga canadensis, dt.: Schierlingstanne, engl.: hemlock spruce

1.1 Substanz

Plantae – Pinaceae (Kieferngewächse) **– Tsuga canadensis**

Es handelt sich um einen immergrünen Baum, der eine maximale Höhe von 20 bis 30 m erreicht. Die Blütezeit ist im Mai, die Samen reifen im Herbst. Die Pflanze bildet eiförmige, ca. 2 cm lange Zapfen aus. Sie ist in Nordamerika heimisch und wurde auch in Europa in Parkanlagen eingeführt.

Homöopathische Verwendung finden die frische Rinde und die jungen Zweigspitzen mit Blättern.

1.2 Pharmakologie und Toxikologie

Als wesentlicher Bestandteil findet man ein ätherisches Öl, dessen Hauptbestandteil Monoterpenkohlenwasserstoffe (α-Pinen, β-Pinen), Bornylacetat und Cardinine (α- und β-Canadinolsäure) sind. Daneben Bitterstoffe.

1.3 Anwendung

Volksmedizinische Anwendung bei Infekten der oberen Luftwege.

Homöopathische Anwendung findet die Zubereitung bei Dyspepsie und Gastroptose (nach Kommission D).

Als besonders charakteristisch ist es zu bezeichnen, dass durch Abies canadensis die atonischen Funktionsstörungen im Epigastrium und den weiblichen Beckenorganen in funktionellen Zusammenhang gebracht und damit einer arzneilichen Behandlung zugänglich gemacht werden.

Atonische Zustände im Epigastrium bei konstitutioneller Atonie mit Heißhunger und Abmagerung, mit Magenatonie bei allgemeiner Enteroptose (Unger in: [3]).

Erschlaffung des ligamentären Befestigungsapparats des Uterus und der Adnexe sowie des muskulären Beckenbodens mit Herabdrängen der Portio (Elong. colli) sowie des Beckenbodens (Zystozele) bei gleichzeitigem Hochdrängen des schmerzempfindlichen Fundus uteri, dabei Drang zum Liegen und Anziehen der Beine.

1.4 Arzneimittelprüfung

Obwohl die AMP Ch. F. Milspaugh an nur zwei Personen vorgenommen wurde, hat sich ein klar umrissenes Wirkungsbild ergeben [4].

1.5 Arzneimittelbild

Leitsymptome: ⊙ **langes Stehen und Sitzen<** Frostige Naturen.
Gegendruck > (Senkungsgefühl im Unterleib).
Anziehen der Beine >.

Geist und Gemüt: Geist ruhig, sorglos – reizbar. Ein beschwipstes Gefühl im Kopf.

Magen: Großer Appetit, mit Rumpeln in Magen und Gedärm nach dem Essen. **Großes Verlangen nach Fleisch, Gepökeltem und anderen kräftigen oder säuerlichen Speisen**, mit nagendem Hunger in der Magengegend. Neigung, mehr zu essen, als dem Magen bekömmlich ist. Kloßgefühl im Magen. Magen aufgetrieben, brennend, mit verstärkter Herztätigkeit. **Schwächegefühl im Magen.**

Dyspepsie funktionell mit Herzbeschwerden
Gastritis
Ulcus ventriculi et duodeni

Abdomen:

Leberzirrhose

Rektum und Stuhl: Obstipation. Brennen im Rektum.

Blase: Uriniert häufig bei Tag und Nacht. ☉ **Harninkontinenz beim Pressen und Lachen.**

Geschlechtsorgane:
- weiblich: **Gefühl von Schwäche im Becken.** Wundheitsgefühl im Fundus uteri, besser durch Druck.

Rücken: Gefühl, als ob kaltes Wasser den Rücken hinunterriesele.

Extremitäten: Hände kalt, schrumpelig. **Liegt mit angezogenen Beinen.**

Frost und Frösteln: Kälteschauer überall; Gefühl, als ob das Blut sich in Eiswasser verwandle.

1.6 Vergleichsmittel

- Pinaceae: Abies nigra, Terebinthinae oleum.
- Senkungsgefühl: Asterias rubens, Conium maculatum, Helonias dioica, Kreosotum, Lac caninum, Podophyllum peltatum, Sepia succus.
- Dyspepsie bei gesteigertem Appetit: Lycopodium clavatum, Nux vomica.

1.7 Literatur

[1] Allen TF. Abies nigra. Encyclopedia of pure Materia Medica. Bd. 1, 10. New York: Boericke & Tafel; 1874–1880: 2–3; 241

[2] Clarke JH. Abies nigra. Dictionary of practical Materia Medica. Bd. 1. London: Homoeopathic Publishing Company; 1900–1902: 2–3

[3] Leeser O. Lehrbuch der Homöopathie. Spezieller Teil: B, Pflanzliche Arzneistoffe, Teil 1. Heidelberg: Haug; 1973: 335

[4] Millspaugh CF. American Medicinal plants. an illustrated and desriptive guide to the American plants used as homoeopathic remedies; 1887: 164–164-3

[5] Voisin H. Materia medica des homöopathischen Praktikers. 3. Aufl. Heidelberg: Haug; 1991: 1–2

2 Abies nigra – abies-n

lt.: Resina piceae, dt.: Schwarzfichte, engl.: black spruce

2.1 Substanz

Plantae – Pinaceae (Kieferngewächse) – **Resina piceae**

Es handelt sich um immergrüne, monözische[2] Nadelbäume, die eine Höhe bis 15 m erreichen können. Blütezeit ist von Mai bis Juni. Fichtenöl hat einen angenehmen, mentholartigen Geruch. Heimisch ist die Kiefernart in Nordamerika.

Homöopathische Verwendung findet das Harz der Schwarzfichte.

2.2 Pharmakologie und Toxikologie

Inhaltsstoffe sind Monoterpenkohlenwasserstoffe, wie Pinene, Phellandren, Camphen, Myrcen und Limonen. 60 bis 70 % α-Pinen, ein bizyklisches ungesättigtes Monoterpen, und 1 bis 5 % Bornylacetat.

2.3 Anwendung

Homöopathische Anwendung findet die Zubereitung bei Dyspepsie des Magens (nach Kommission D).

Von Bedeutung am ehesten mit den Durand'schen Terpentintropfen vergleichbar, insbesondere die Magensymptome. Es findet Anwendung bei **Dyspepsie**.

2.4 Konstitution

Empfohlen bei Kaffee- und Teetrinkern sowie Rauchern mit einem Fremdkörpergefühl in Magen und Kardia (Voisin 1991).

2.5 Arzneimittelbild

Geist und Gemüt: Sehr niedergeschlagen. Nervöse Reizbarkeit. Heftige Kopfschmerzen.

Innerer Hals: Erstickungsgefühl im Schlund, den Atem versetzend.

Magen: Hungrig und schlaflos bei Nacht. Völliger Verlust des Appetits am Morgen, dagegen Heißhunger mittags und abends, ☉ **mit Verlangen nach Fleisch und gewürzten Speisen.** Quälender Magenschmerz nach dem Essen. ☉ **Magenschmerz nach dem Essen mit saurem Aufstoßen und Speiseerbrechen.** Fremdkörpergefühl, als ob ein Klumpen vor dem Magenausgang liege.

> *Dyspepsie, funktionell durch übermäßigen Tee- und Tabakgenuss*
> *Reflux gastroösophageal*
> *Gastritis*
> *Hiatushernie*

Abdomen: Blähungen und Flatulenz verursachen Herzbeschwerden.

> *Gastrokardialer Symptomenkomplex*
> *Leberzirrhose*

2.6 Dosierung

Verwendung gegen Dyspepsie mit dem letztgenannten Symptom in D 3 üblich.

---

[2] einhäusig, weibliche und männliche Blüten befinden sich an einem Individuum.

2.7 Vergleichsmittel

Druckgefühl im Magen nach dem Essen: Antimonium crudum, Bryonia alba, Carbo vegetabilis, China officinalis, Lycopodium clavatum, Magnesium carbonicum, Pulsatilla pratensis, Sulphur lotum.

2.8 Literatur

[1] Allen TF. Abies nigra. Encyclopedia of pure Materia Medica. Bd. 1, 10. New York: Boericke & Tafel; 1874–1880: 2–3, 241

[2] Clarke JH. Abies nigra. Dictionary of practical Materia Medica. Bd. 1. London: Homoeopathic Publishing Company; 1900–1902: 2–3

[3] Hughes R. Abies nigra. Cyclopaedia of Drug Pathogenesy. Bd. 1. London: Gould; 1886–1891: 1–2

[4] Millspaugh CF. American Medicinal plants. an illustrated and descriptive guide to the American plants used as homoeopathic remedies; 1887: 163–163-4

[5] Voisin H. Materia medica des homöopathischen Praktikers. 3. Aufl. Heidelberg: Haug; 1991: 2–3

3 Abrotanum – abrot

lt.: Artemisia abrotanum, dt.: Eberraute, engl.: southernwood

3.1 Substanz

Plantae – Asteraceae (früher Compositae; Korbblütengewächse) **– Artemisia abrotanum**

Bei dieser Pflanze handelt es sich um einen bis zu 1 m hohen, dichtästigen Halbstrauch mit blassgelben Blüten und einem erfrischenden, aromatischen, zitronenähnlichen Geruch. Man findet die Pflanze in Asien sowie in Ost- und Südosteuropa (dort vermutlich eingeschleppt). Der Anbau erfolgt hauptsächlich in Mittel- und Südeuropa. Das Kraut wird von Juni bis August gesammelt.

Homöopathische Verwendung finden die frischen, jungen Triebe und Blätter.

3.2 Pharmakologie und Toxikologie

Enthält ätherisches Öl mit der Hauptkomponente 1,8-Cineol[3], einem Sesquiterpen, das expektorative Wirkung hat. Daneben Fenchen, Sabinen, Caryophyllen und Humulen.

Für die in der Droge enthaltenen Flavonole wurde eine spasmolytische Wirkung nachgewiesen [2].

Auch findet sich das Flavonglycosid Rutin[4], das pharmakologisch bei kapillären Hämorrhagien angewendet wird. Im Besonderen bei jenen, die mit einer erhöhten Gefäßpermeabilität und -fragilität[5] einhergehen. Heute werden pharmakologisch synthetische Derivate, wie Troxerutin und Monoxerutin, für Venenerkrankungen oder Durchblutungsstörungen eingesetzt.

Das ätherische Öl ist als Repellent wirksam [8].

3.3 Anwendung

Verwendung als Repellent.

In der volkstümlichen Anwendung wird es zum Anregen des Appetits und zur Verdauungsförderung eingesetzt, sowie bei Dysmenorrhö und Helminthiasis.

Homöopathische Anwendung findet es besonders bei Entwicklungsstörungen und Abmagerung bei Kindern. Daneben setzt man es bei chronischen Entzündungen, Exanthemen, Erkrankungen des rheumatischen Formenkreises und bei Gicht ein (nach Kommission D).

Es besteht eine starke Beziehung zu den Lymphknoten. Diese Beziehung hat zur erfolgreichen Verwendung bei Schwellungen der Mesenteriallymphknoten und der Hiluslymphknoten geführt. Führend dabei ist eine Abmagerung bei Heißhunger oder ein ungenügender Appetit. Empirisch hat sich gezeigt, dass ein Exsudat bei Mesenterialdrüsentuberkulose ebenfalls damit zu beseitigen ist (von Stiegele klinisch bestätigt).

Auch bei **Pleuritis exsudativa** findet es Verwendung. Bei **Exsudaten des Peritoneums** wurde es gleichfalls empfohlen.

Leitsymptome des Magen-Darm-Traktes sind schlechter Appetit, Abmagerung trotz Heißhunger, hartnäckige *Enteritis* mit Diarrhö oder Obstipation, mit ständigem Wechsel derselben, wie es bei *Kolitis* beobachtet wird. Bei *Helinthiasis*, besonders durch **Askariden,** zeigt die Abrotanumtinktur häufig Wirkung. Zur Nachbehandlung bei bestehender Verdauungsschwäche mit Weichleibigkeit nach akuter Diarrhö sehr geeignet.

Von den exsudativen Prozessen werden noch **Ranula, Ovarialzysten** und **Hydrozele** beeinflusst. Bei Letzterer blieben nach Stockebrand die Erfolge aus. Doch hat er bei **Peritonitis carcinomatosa** Besserung gesehen.

---

3 Findet sich ebenso im Eucalyptusöl aus Eucalyptus globulus, Myrtaceae.

4 Ein Glykosid des Quercetins mit Rutinose, kommt in vielen Pflanzenarten, häufig in Begleitung von Vitamin C, vor.

5 Wurde früher auch als Antipermeabilitätsfaktor oder auch Vitamin P bezeichnet.

Beschwerden wie heraufdrängendes Gefühl vom Herzen her, „Wehegefühl in der linken Brust, Lastgefühl in der ganzen Brust mit dem Bedürfnis, tief zu atmen" aus der Stockebrand'schen Prüfung legen einen Versuch beim **gastrokardialen Symptomenkomplex** nahe.

In sämtlichen Gebieten treten Beschwerden aus dem *rheumatoiden Formenkreis* auf, aus welchen die Rückenschmerzen in der Schulterblattgegend nach Stärke und Häufigkeit hervorstechen. Auch *Ischialgien* werden angegeben. Aus den alten Prüfungen wird Wechselverhältnis von rheumatischen mit infektiösen Erscheinungen berichtet.

Es besteht ein Bezug zu den Kapillaren. Bei Kleinkindern zeigen sich auf den Wangen blaurote, fleckige Verfärbungen, nicht erhaben, unscharf begrenzt, in ihrem Bereich ist feinste Venenzeichnung sichtbar. Ferner stecknadelkopfgroße, weiße, derbe Knötchen.

Stockebrand sieht eine verwertbare Ähnlichkeit zur **Acne rosacea** bzw. deren erstem Stadium (Stadium erythematosum), das mit pathologischen Prozessen an den Gefäßen beginnt und bei längerem Bestand zu einer Bindegewebshypertrophie führt. (Später kommt es bei der Rosacea auf der geröteten Haut zu bindegewebigen, lebhaft roten oder blauroten Knötchen, die manchmal von einer Pustel gekrönt sind (Stadium papulosum). Weiter bildet sich in vielen Fällen eine Erweiterung oberflächlicher Venen aus (Teleangiektasien). Die mitgeteilten Heilungen bei solchen Zuständen ermuntern zum Gebrauch bei *Varikosis*.

Weit verbreitet und bewährt ist der Gebrauch bei **Perniones**[6] und anderen Frostschäden. Heilungen von **Hämangiomen** wurden beobachtet.

3.4
Arzneimittelbild

Leitsymptome: Tiefgreifende Wirkung auf die Lymphknoten, den Magen-Darm-Kanal und die serösen Häute des Peritoneums und der Pleura. Starke Beziehung zu den Kapillaren.

☉ **Abmagerung trotz guten Appetits, besonders an den Beinen.** ☉ **Gesicht bei Kindern runzlig, bleich, hohläugig; kann den Kopf nicht vom Kissen heben.**

☉ **Kontinuierliches Fieber, bei Drüsen- und Schleimhauterkrankungen.**

Vikariierende Beschwerden, zum Beispiel rheumatische Beschwerden statt Hämorrhoiden oder ☉ **Blutungen aus Nase und Nieren bei zurückgetretener Gicht oder rheumatische Beschwerden statt einer Schleimhautsekretion.**

☉ **Kälte <, Nässe < und Nebel <.**

Geist und Gemüt: Ängstlich und traurig, verstimmt und reizbar, heftig. Unfähigkeit zu denken, wie wenn alle körperliche und geistige Kraft geschwunden wäre.

Kopfschmerz: Zahlreiche Schmerzen im Kopf, besonders im Hinterkopf oder an der Stirne hin und her ziehend.

Gesicht: ☉ **Gesicht bei Kindern runzlig und hohläugig; kann den Kopf nicht vom Kissen heben.**

Rosacea
Hämangiom

Mund:

Ranula[7]

Innerer Hals: Schluckbeschwerden in den Tonsillen mit Schneiden und Stechen.
Kratzen in der Kehle; Gefühl, als ob man heiße Luft einatmen würde.

Magen: Wenig Appetit oder grabender Hunger; Aufstoßen von großen Mengen Luft; saures Aufstoßen; Sodbrennen im Magen; Hitzegefühl und Schmerzen im Magen bei Nacht; Gefühl, als ob der Magen herabhinge oder im Wasser schwimme.

Appetitlosigkeit
Pädatrophie[8]
Gastroenteritis subakut und chronisch
gastrokardialer Symptomenkomplex

---

6 Frostbeulen.

7 Mundbodenzyste.
8 Auszehrung bei Kindern.

Abdomen: Gedärme derart gebläht, dass er kaum gehen oder sich kaum bücken kann; kolikartige Leibschmerzen; Stuhl verstopft oder durchfällig; ständiger Wechsel von Verstopfung und Durchfall.

Peritonitis

Rektum und Stuhl: Stuhl verstopft oder durchfällig; ständiger Wechsel von Verstopfung und Durchfall.
Hämorrhoiden erscheinen und werden schlimmer, während gleichzeitig die rheumatischen Beschwerden zurückgehen; entzündete Hämorrhoiden.

Hämorrhoiden
Helminthiasis, besonders Askariden
Kolitis

Geschlechtsorgane:
- weiblich:

Ovarialzysten

- männlich:

Hydrozele

Brust: Druck und Wehtun in der Herzgegend, zum Teil so, dass die Kleider gelockert werden müssen; Stiche in der Herzgegend und Herzklopfen; herauf drängendes Gefühl vom Herzen her; wehes Gefühl in der linken Brust; Lastgefühl auf der ganzen Brust mit dem Bedürfnis, tief zu atmen.

Pleuritis

Schweiß: Hitzegefühl in den Händen wie von Feuer; nachts heftiges Schwitzen am ganzen Körper.

Haut: Jucken am Körper; Ausschlag von kleinen Bläschen mit wässerigem Inhalt. Beim Kleinkind derbe weiße dichtstehende kleinste Knötchen auf Stirn und Wangen, außerdem an beiden Wangen, besonders rechts, blaurote fleckige Verfärbung, nicht erhaben, unscharf begrenzt, in ihrem Bereich feinste Venenzeichnung sichtbar; viel Juckreiz (an Acne rosacea im 1. Stadium erinnernd). Bei einem anderen Kind kleinste feste Pöckchen im Gesicht, rotblaue Venenzeichnung am linken Oberlid, flohstichartige Hauterscheinungen. Furunkel sowie pustulöse Ausschläge.

Ekzeme
Hämangiom
Rosacea
Perniones
Erythema nodosum

Allgemein: ☉ **Abmagerung trotz guten Appetits**, besonders an den Beinen.

3.5
Dosierung

Bis jetzt wurden niedere Verdünnungen bis zur Tinktur gebraucht. Auch hohe Potenzen sind zu empfehlen, umso mehr, als die von Stockebrand mitgeteilten Prüfungen selbst noch mit D 30 deutliche Wirkungen zeigten [6].

3.6
Vergleichsmittel

- Asteraceae: Absinthium, Arctium lappa, Arnica montana, Bellis perennis, Calendula officinalis, Carduus marianus, Chamomilla recutita, Cina maritima, Echinacea angustifolia, Erigeron canadensis, Eupatorium perfoliatum, Eupatorium purpureum, Gnaphalium polycephalum, Grindelia robusta, Millefolium, Lactuca virosa, Senecio aureus, Senecio fuchsii, Siegesbeckia orientalis, Solidago virgaurea, Taraxacum officinale, Tussilago petasites, Wyethia helenoides.
- Abmagerung trotz guten Appetits: Acidum fluoricum, Hedera helix, Iodum purum, Natrium muriaticum.
- Kann den Kopf nicht vom Kissen heben: Calcium phosphoricum.
- Adenopathie: Arsenicum album, Arsenicum iodatum, Calcium carbonicum, Calcium fluoratum, Calcium phosphoricum, Iodum purum, Sulphur iodatum, Silicea terra, Tuberculinum.

- Enteritis, chronisch: Arsenicum album, Calcium phosphoricum, Psorinum, Sulphur lotum.
- Mesenterialtuberkulose mit Aszites: Arsenicum iodatum, Sulphur iodatum.
- Pleuritis: Asclepias tuberosa, Bryonia alba, Carbo animalis, Sulphur iodatum, Sulphur lotum.
- Hämangiome: Acidum fluoricum, Bellis perennis, Calcium fluoratum, Carbo animalis, Carbo vegetabilis, Ferrum phosphoricum.
- Gefäßbeziehung vgl. Arnica montana, Bellis perennis, Calendula officinalis, Carbo vegetabilis, Chamomilla recutita, Millefolium.
- Perniones und andere Frostschäden, wo es mit Petroleum crudum und Agaricus muscarius neben konstitutionellen Mitteln wie Pulsatilla pratensis, Aristolochia clematis, Sulphur lotum usw. konkurriert.

3.7 Literatur

[1] Allen TF. Abrotanum. Encyclopedia of pure Materia Medica. Bd. 1, 10. New York: Boericke & Tafel; 1874–1880: 558, 357–360

[2] Bergendorff O, Sterner O. Spasmolytic Flavonols from Artemisia abrotanum. Planta Medica 1995; 61 (4): 370–371

[3] Clarke JH. Abrotanum. Dictionary of practical Materia Medica. Bd. 1. London: Homoeopathic Publishing Company; 1900–1902: 3–4

[4] Hughes R. Abrotanum. Cyclopaedia of Drug Pathogenesy. Bd. 1. London: Gould; 1886–1891: 471–473

[5] Stiegele A. Die arzneilichen Eigenschaften der Eberraute (Artemisia Abrotanum). Hippokrates 1936 (32): 858–864

[6] Stockebrand F. Abrotanum. eine homöopathische Arzneimittelprüfung. Hippokrates 1947; 18 (25/32): 315–320

[7] Swoboda F. Abrotanum. Documenta Homoeopathica 1985; 6: 225–237

[8] Tabanca NN, Demirci B, Blythe EK et al. Composition of Artemisia abrotanum and A. pontica Essential Oils and Their Repellent Activity against Aedes aegypti. Planta Medica 2011; 77 (12): 1305

4 Absinthium – absin

lt.: Artemisia absinthium, dt.: Wermut, engl.: common wormwood

4.1 Substanz

Plantae – Asteraceae (früher Compositae; Korbblütler) **– Artemisia absinthium**

Der Wermut ist eine ausdauernde krautige Pflanze, die bis zu 1 m hoch werden kann. Sie hat gräulich grüne, gefiederte, behaarte Blätter und riecht stark aromatisch. Die gestielten, hängenden, gelben Blüten bilden bis zu 30 cm lange Rispen. Die Früchte sind bis 1,5 mm lang. Heimisch ist die Pflanze in Europa, Nordafrika, Teilen von Asien sowie Nord- und Südamerika.

Homöopathische Verwendung finden die frischen, oberen Sprossteile, Blätter und Blüten.

4.2 Pharmakologie und Toxikologie

Aus der Droge wurden eine Reihe von Sesquiterpenlactonen (Absinthin, Anabsinthin, Artabsin, Matracin) isoliert, die für den bitteren Geschmack verantwortlich sind.

Die ätherischen Öle in den oberirdischen Pflanzenteilen bestehen aus vier Hauptbestandteilen, die je nach Herkunft stark variieren: (+)-Thujon (β-Thujon, Isothujon), *cis*-Epoxyocimen, *trans*-Sabinylacetat und Chrysanthenylacetat.

Absinthium ist wegen des Gehalts an β-Thujon gesundheitsschädlich. Chronischer Abusus führt zu Schädigungen des Nervensystems, die sich in psychischen, motorischen und sensiblen Symptomen, bis zu epilepsieähnlichen Krämpfen, zeigen können, weshalb seine Herstellung in Deutschland ab 1923 verboten worden war. Heute kann durch Hochdruckextraktion eine quantitative Entfernung des Thujons aus der Droge erreicht werden, die für diesen Symptomenkomplex, den sogenannten Absinthismus, verantwortlich ist, sodass Absinth seit 1988 als Bitterspirituose in der Europäischen Union bis zu einem Thujon-Gehalt von 35 mg/kg zugelassen ist.

Exkurs: Als wohl berühmtestes Beispiel für den sogenannten Absinthismus gilt der Maler van Gogh. Ob seine klinische Symptomatik allerdings tatsächlich durch den hohen Gehalt an β-Thujon hervorgerufen wurde, ist unklar. Da Absinthlikör früher auch erhebliche Mengen an Kupfersulfat, Antimonchlorid, Indigo und weitere Zusatzstoffe enthielt, ist die Ätiologie der van Gogh'schen Symptomatik unklar. Auch könnte sein klinisches Krankheitsbild auf eine Digitalisintoxikation hinweisen oder auf eine Lösungsmittelintoxikation.

Daneben finden sich Flavonoide in Form von hydrophilen *O*-Glykosiden wie Kämpferol und Quercetin und in Form lipophiler *O*-Methylether, welche besonders in den wachsartigen oder harzigen Blattüberzüge zu finden sind.

4.3 Anwendung

Volksmedizinische Anwendung findet die Droge bei Gastroenteropathien, Hepatopathien, Flatulenz, Anämie, Dysmenorrhö, Malaria, Appetitlosigkeit, Helminthiasis. Äußerliche Behandlung bei Wunden, Geschwüren, Ekzemen und Insektenstichen.

Homöopathische Verwendung findet die Droge bei Erregungszuständen und Epilepsie sowie bei Gastritis (nach Kommission D).

Klinisch hat sich Absinthium bei Reizerscheinungen des Gehirns mit *Tremor*, Zuckungen an den Gliedern und des Gesichtes, bei *Epilepsie (Grand Mal, Petit Mal)* bewährt.

4.4 Arzneimittelbild

Geist und Gemüt: Große Ruhe, fühlt sich beglückt wie in einem wundervollen Traum; darauf Apathie, blöder Blick, idiotisches Benehmen, es ist ihr gleichgültig, ob sie stirbt oder nicht. **Fällt nach rückwärts.** Konvulsivische Zuckungen aller Art. Tremor. Pochender Herzschlag.

Epileptische Anfälle, die im Gegensatz zur Alkoholvergiftung zu den Frühsymptomen gehören: Das Aussehen wird blass, der Vergiftete verliert das Bewusstsein, fällt manchmal nieder mit einem Schrei, Gesicht verzerrt; darauf folgen klonische Krämpfe mit tetanischer Starre der Glieder und des Rumpfes, dann klonische Konvulsionen. Das Gesicht wird violett und zyanotisch, die Atmung rasch, unregelmäßig, stertorös, Schaum aus dem Mund und Blut infolge Zungenbiss, zuletzt ein komatöser Zustand von kürzerer oder längerer Dauer. Nach dem Erwachen erscheint er benommen und **kann sich an nichts erinnern**. Manchmal ist der Anfall nicht voll ausgebildet, sondern besteht nur aus **Schwindel oder vorübergehender Geistesabwesenheit**. Die Anfälle wiederholen sich oft sehr rasch hintereinander. **Tremor**. Große Erschlaffung, will mit dem Kopf tief liegen.

> *Tic*
> *Krämpfe tetanisch und psychogen*
> *Epilepsie Grand Mal und Petit Mal*

Mund: Zunge wie geschwollen, drängt sich aus dem Mund heraus.

Magen: Kein Appetit, lehnt jede Speise ab. Speisen liegen schwer im Magen. Kältegefühl im Magen.

Abdomen: Magen und Bauch aufgebläht.

Urin: Harn orangefarben, von scharfem pferdeähnlichem Geruch.

4.5 Dosierung

D 2 bis D 12.

4.6 Vergleichsmittel

- Asteraceae: Abrotanum, Arctium lappa, Arnica montana, Bellis perennis, Calendula officinalis, Carduus marianus, Chamomilla recutita, Cina maritima, Echinacea angustifolia, Erigeron canadensis, Eupatorium perfoliatum, Eupatorium purpureum, Gnaphalium polycephalum, Grindelia robusta, Lactuca virosa, Millefolium, Senecio aureus, Senecio fuchsii, Siegesbeckia orientalis, Solidago virgaurea, Taraxacum officinale, Tussilago petasites, Wyethia helenoides.
- Epilepsie mit Tremor: Argentum nitricum.
- Epileptische Zustände mit Zyanose und Kreislaufkollaps. Getränke gurgeln durch Schlund und Magen: Acidum hydrocyanicum, Cuprum metallicum.
- Epilepsie mit Spasmen: Cuprum metallicum.
- Meningeale Reizung, spastische und choreatische Bewegungen, besonders bei Kindern: Cina maritima.
- Affektionen des Zentralnervensystems mit Konvulsionen und Spasmen. Kopf, Nacken und Wirbelsäule werden nach rückwärts gekrümmt: Cicuta virosa.
- Bei Konvulsionen von Kindern, jungen Mädchen, Epilepsie und Petit Mal wird ähnlich Absinthium empfohlen: Artemisia vulgaris.

4.7 Literatur

[1] Allen TF. Absinthium. Encyclopedia of pure Materia Medica. Bd. 1, 10. New York: Boericke & Tafel; 1874–1880: 2–3, 242–244

[2] Baumann IC, Glatzel H, Muth HW. Studies on the effects of wormwood (Artemisia absinthium L.) on bile and pancreatic juice secretion in man. Zeitschrift für Allgemeinmedizin 1975; 51 (17): 784–791

[3] Clarke JH. Absinthium. Dictionary of practical Materia Medica. Bd. 1. London: Homoeopathic Publishing Company; 1900–1902: 5–6

[4] Haehl E. Acalypha indica. Fortschritte der Medizin 1936; 54: 324

[5] Hughes R. Absinthium. Cyclopaedia of Drug Pathogenesy. London: Gould; 1886–1891: 473–475

[6] Leeser O. Lehrbuch der Homöopathie. Spezieller Teil. B: Pflanzliche Arzneistoffe. Teil 1. Heidelberg: Haug; 1973: 885

5 Acalypha indica – acal

lt.: Acalypha indica, dt.: Indisches Brennkraut, engl.: Indian nettle

5.1 Substanz

Plantae – Euphorbiaceae (Wolfsmilchgewächse) **– Acalypha indica**

Es handelt sich um ein 1-jähriges, zartes, leicht welkendes Kraut von 30 bis 60 cm Höhe, aufrechtem Wuchs und nesselartigem Aussehen. Die Blätter sind wechselständig, langgestielt. In den Blattachseln stehen die ährenförmigen Blütenstände. In seiner Heimat ist es ganzjährig blühend. Die dunklen Früchte sind ca. 1 mm im Durchmesser. Heimisch in Vorder- und Hinterindien, Südchina, Äthiopien und den Tropen der Alten Welt. Eingeführt in die warmen Gebiete der Neuen Welt.

Verwendung in der Homöopathie finden die zur Blütezeit gesammelten frischen oberirdischen Teile.

5.2 Pharmakologie und Toxikologie

Der Kontakt mit dem Latex ist stark haut- und schleimhautreizend. Es kann zu Blasenbildung und Nekrosen kommen. Augenkontakt kann zur Erblindung führen. Bei Inkorporation kommt es zu Magenschmerzen, Krämpfen, Diarrhöen, Arrhythmien, Vertigo. Eine kokarzinogene Wirkung wird über die Aktivierung der Proteinkinase C bewirkt. Diese Irritationen und die tumorpromovierende Wirkung finden sich bei vielen Euphorbiaceaen und werden durch die Diterpenester Tiglian, Ingenan, Daphnetoxin hervorgerufen. Das Glycosid Acalyphin gehört zu den cyanogenen Verbindungen, durch Spaltung entsteht Cyanwasserstoff. Daneben findet sich ein hoher Gehalt an Kalziumsalzen. Dieser hohe Gehalt an Kalziumsalzen soll für die in vitro beobachtete Beschleunigung der Blutgerinnung verantwortlich sein.

Im Agardiffussionstest zeigt die Substanz eine starke antibakterielle Wirkung besonders gegen grampositive Bakterien und Enterobakterien inklusive Salmonella typhi.

5.3 Anwendung

In der volkstümlichen Anwendung wird die Pflanze bei Gastropathien und bei Obstipation (Suppositorien lösen bei Kindern Sphinkterkontrakturen aus), als Emetikum (der Pflanzensaft löst zuverlässig wie Ipecacuanha-Saft Erbrechen aus), bei Helminthiasis (in Verbindung mit Knoblauch), bei bakteriellen Enteropathien eingesetzt. In kleinen Dosen soll der Blattsaft die Expektoration fördern und wird so bei Bronchitis verwendet. Äußerlich findet der Pflanzensaft Anwendung bei Dermatitiden, bei Otalgien, Ophthalmopathien sowie bei Schnittverletzungen und anderen offenen Wunden, auch Schlangenbissen. Der Blattsaft, mit Öl oder Leim gemischt, als Umschlag bei rheumatischer Arthritis. Getrocknetes Blattpulver bei Dekubitus. Lösungen zum Gurgeln bei Zahnschmerzen und Halsinfektionen.

Homöopathische Anwendung findet das Arzneimittel bei Hämopthyse und Enterorrhagie (nach Kommission D).

Sie hat sich bewährt am Kranken bei **Hämoptysis** mit dunklen Blutungen und bei **trockenem krampfartigem Husten.** Diese Verwendung geht auf Tonnere in Kalkutta zurück. R. Haehl hat sie bei **Hämoptysis bei *Tuberkulose*** sehr empfohlen. Eine Prüfung durch einige indische Ärzte soll nach Clarke (Encyclopedy) eine Anzahl von Symptomen der Verdauungsorgane wie Brennen, Gefühl von Schwere im Magen und spritzende *Diarrhö* ergeben haben.

5.4 Arzneimittelbild

Husten und Expektoration: Trockener Hustenanfall, nachher Blutspucken. ⊙ **Früh reines Blut, abends dunkle Klumpen geronnenen Blutes; nachts sehr heftige Hustenanfälle.**

Hämoptysis

5.5 Dosierung

Von den Ärzten, welche diese Erfahrungen gesammelt haben, wurde es in C 6 bis C 10 gegeben. R. Haehl empfiehlt die D 1 bis D 3.

5.6 Vergleichsmittel

- Euphorbiaceae: Croton tiglium, Euphorbia resinifera, Hura brasiliensis, Mancinella hippomane, Stillingia silvatica.
- Hämoptysis: China officinalis, Erigeron canadensis, Hamamelis virginiana, Ipecacuanha, Kreosotum, Millefolium, Phosphorus, Sanguinaria canadensis, Trillium pendulum.

5.7 Literatur

[1] Anshutz EP. Acalypha indica. New, old and forgotten remedies. 2. Aufl. Philadelphia: Boericke & Tafel; 1917: 1–4

[2] Allen TF. Acalypha indica. Encyclopedia of pure Materia Medica. Bd. 1. New York: Boericke & Tafel; 1874–1880: 3

[3] Clarke JH. Acalypha indica. Dictionary of practical Materia Medica. Bd. 1. London: Homoeopathic Publishing Company; 1900–1902: 6

6 Acidum aceticum – acet-acet

lt.: Acidum aceticum, dt.: Essigsäure, engl.: glacial acetic acid

6.1 Substanz

Mineralia – Organica – Acida aliphatica – Ethansäure – $C_2H_4O_2$

Mit zwei Kohlenstoffatomen steht die Essigsäure in der Reihe der organischen Karbonsäuren nach der Ameisensäure an zweiter Stelle. Essigsäure wird durch Oxidation von Alkohol, beispielsweise auf der Grundlage von Wein hergestellt (engl. Wort *vinegar* von franz. *vin aigre* = saurer Wein). Typisch ist der charakteristische, stechende Geruch. Die Essigsäure gehört zu den schwachen Säuren. Im Organismus entsteht Essigsäure beispielsweise beim Abbau von Pyrimidinnukleotiden oder Ethanol. Acetat wird zu Wasser und Kohlendioxid weiter verstoffwechselt. Als Lebensmittelzusatzstoff wird es unter der Bezeichnung E260 deklariert.

Homöopathische Verwendung findet Ethansäure.

6.2 Pharmakologie und Toxikologie

Die als Acetyl-CoA, ein Thioester, aktivierte Form der Essigsäure ist zentrales Stoffwechselprodukt, welches die Protein-, Kohlenhydrat- und Fettstoffwechselwege miteinander verbindet.

Ethansäure ist Augen, Haut und Schleimhaut reizend. Bereits 1 %ige Lösungen sind schleimhautreizend, 10- bis 20 %ige Lösungen ätzen die Epidermis.

Bei Ingestation entstehen Reizungen der Schleimhäute des Magen-Darm-Kanals mit Schluckbeschwerden, Speichelfluss, Bauchschmerzen und Durchfällen. Es kann zur Hämolyse mit folgender Anämie und Ikterus kommen. Auch Thrombosen wurden beschrieben. Nierenschädigung mit Hämaturie. Hämorrhagische Pneumonie.

Ferner können bei chronischer Inhalation von Ethansäuredämpfen Blässe, Abmagerung, Kraftlosigkeit, schwacher Puls und Luftnot bestehen. Auch Ödeme an den Beinen werden berichtet. Starke Schweißbildung ist bemerkenswert.

6.3 Anwendung

Um bei fieberhaften Erkrankungen Schweißbildung zu provozieren reibt man den ganzen Körper mit Acidum aceticum dilutum so lange ein, bis Schweißausbruch erfolgt. Ein wertvolles Mittel, wie ich mich selbst überzeugen konnte.

Homöopathische Anwendung findet die Zubereitung bei Diarrhö, Anämie, Fieber- und Schwächezuständen (nach Kommission D).

Man gebraucht es bei *Marasmus* mit *Ödemen* und blasser, wachsartiger Haut. Ein solcher Zustand zusammen mit den profusen Schweißen erinnert sehr an das finale Stadium der *Lungentuberkulose*, wo es als Palliativum in Frage käme. Angewendet wird das Mittel auch bei Beschwerden des oberen Verdauungstraktes wie *Gastritis* oder *Refluxösophagitis* mit Übersäuerung und nagenden, brennenden Schmerzen. Dass es bei *Diabetes mellitus* hilfreich sein soll, wie empfohlen wird, kann auch nur bei dem geschilderten Gesamtzustand in Erwägung gezogen werden.

Wie bei anderen Säuren finden sich erschöpfte, nervöse und frostige Menschen. Die Erschöpfung resultiert häufig aus dem Verlust von Körpersekreten (Blut, Schweiß etc.), gleichzeitig können großer Durst und *Ödeme* im Körper bestehen. Typisch sind *Dyspepsien* mit konsekutiver Abmagerung. Kinder vertragen die Muttermilch nicht, wollen nicht am Kopf berührt werden, schreien nachts oder fallen aus dem Bett. Bei Frauen bestehen häufig Beschwerden während Schwangerschaft und Stillzeit wie *Hyperemesis gravidarum* oder *Mastitis*. *Folgen von Schock, Blutverlust, Operationen* und *Narkosen*.

6 – Acidum aceticum – acet-acet

6.4 Konstitution

Wie bei anderen Säuren finden sich erschöpfte, nervöse und frostige Menschen.

6.5 Arzneimittelbild

Geist und Gemüt: Teils gedrückt, teils reizbar. Große Angst. Voller Sorgen. Verwirrung der Gedanken, vergisst Worte beim Sprechen.

Kopf: Erweiterung der Temporalgefäße mit Hitze des Kopfes. Gesicht bleich und wachsartig.

Kopfschmerz: Dumpfe Kopfschmerzen.

Gesicht: Helle Röte und Hitze im Gesicht mit Schweiß auf der Stirne.

Magen: Verminderter Appetit. **Heftiger Durst.** Durstlosigkeit. Übelkeit und Erbrechen. **Heftiges Sodbrennen.**

Dyspepsie psychogen
Gastritis
Reflux gastroösophageal

Abdomen: Brennen im Bauch. Kolikartige Bauchschmerzen wie bei sich ankündigendem Durchfall. Schmerzen besser durch Liegen auf dem Bauch. Auftreibung des Leibs.

Rektum und Stuhl: Wässriger Durchfall.

Urin: Harnmenge vermehrt und von heller Farbe.

Larynx und Trachea: Reizung des Kehlkopfs und der Bronchien mit Husten und beschleunigter Atmung.

Extremitäten: Ödematöse Schwellung der Füße und Schenkel.

Frost und Frösteln: Frostige Menschen. Hitzeanfälle mit Schweißausbruch.

Fieber: Hektisches Fieber mit Abmagerung, schleichendes Fieber.

Schweiß: Reichlicher Schweiß, wie in Schweiß gebadet. Nachtschweiße.

Haut: Blässe der Haut, wachsartig.

Allgemein: Schwinden der Kräfte. Schwächeanfälle. Blutungen. Anämie. Reichliche Ausscheidungen (Schweiße, Urin, Erbrechen, Diarrhö, Auswurf) bei großem Durst.

Puls schwach und klein, beschleunigt oder verlangsamt.

Diabetes mellitus
Anämie
Folgen von Operationen
Kachexie mit Schweißen und Ödemen

6.6 Dosierung

Es kommen Potenzen von D 3 bis D 6 in Frage.

6.7 Vergleichsmittel

- Acida organica:
  – aliphatica: Acidum formicicum, Acidum lacticum, Acidum oxalicum, Acidum sarcolacticum.
  – aromatica: Acidum benzoicum, Acidum carbolicum, Acidum picrinicum, Acidum salicylicum.
- Acida anorganica: Acidum fluoricum, Acidum hydrocyanicum, Acidum muriaticum, Acidum nitricum, Acidum phosphoricum, Acidum sulphuricum.
- Verlust von Körpersekreten: Carbo animalis.
- Kachexie mit Ödemen und Diarrhö, Diabetes mellitus: Arsenicum album.
- Entkräftung mit Schweißen: China officinalis.
- Erschöpfung, reichliche Schweiße, Diabetes mellitus: Acidum phosphoricum.

- Gedeihstörungen bei Kindern mit saurem Erbrechen und Unverträglichkeit von Muttermilch: Magnesium carbonicum.

6.8 Literatur

[1] Allen TF. Acetic acid. Encyclopedia of pure Materia Medica. Bd. 1. New York: Boericke & Tafel; 1874–1880: 4–5

[2] Gerhartz H. Über die Leiberveränderung bei einer Essigsäure-Vergiftung und ihre Bedeutung für die zeitliche Bemessung von Leberregeneration und cirrhotischer Narbenbildung. Virchows Archiv 1949; 316 (3–4): 456–475

[3] Hering C. Beiträge zur Mater. med. Allgemeine Homöopathische Zeitung 1852; 43 (5): 74

[4] Hughes R. Acidum aceticum. Cyclopaedia of Drug Pathogenesy. Bd. 1. London: Gould; 1886–1891: 2–3, 742

7 Acidum benzoicum – benz-ac

lt.: Acidum benzoicum, dt.: Benzoesäure, Phenylameisensäure, engl.: benzoic acid

7.1 Substanz

Mineralia – Organica – Acida aromatica – Benzencarbonsäure – $C_7H_6O_2$

Benzencarbonsäure ist die einfachste aromatische Carbonsäure und besteht aus einem Benzolring und einer Carboxylgruppe (-COOH). Es handelt sich um eine sehr oxidationsbeständige, farb- und geruchlose Substanz. Sie findet sich häufig als Endprodukt oxidativer Prozesse.

Natürlich findet man die Substanz im Benzoeharz aus indonesischen und südostasiatischen Styrax-Arten (nicht zu verwechseln mit Styrax-Balsam, gewonnen aus Liquidambra-Arten), als Wehrsekret von Wasserkäfern (Dytiscus spez.) und als Phytoalexin[9] zum Beispiel im Apfel, Heidelbeere und Himbeeren. Sie ist der Salizylsäure (o-Hydroxybenzensäure) strukturverwandt. Industriell wird sie durch Oxidation von Toluol über Benzaldehyd hergestellt. Sie findet in der Lebensmittel und Kosmetikindustrie als Konservierungsmittel Anwendung. Als Lebensmittelzusatzstoff trägt sie die Bezeichnung E210. Ihre Struktur wurde 1832 von Liebig und Wöhler aufgeklärt.

Homöopathische Anwendung findet Benzencarbonsäure.

7.2 Pharmakologie und Toxikologie

Akut ist Benzencarbonäure gering toxisch. Sie wirkt lokal haut- und schleimhautreizend, kann Kontaktekzeme verursachen und eine Urtikaria auslösen. Oral inkorporiert wird sie enteral resorbiert und nach Reaktion mit Glycin renal als Hippursäure ausgeschieden.

---

[9] Niedermolekulare Verbindungen, die postinfektiös von Pflanzen zur Abwehr der Schadorganismen im befallenen Gebiet gebildet werden.

7.3 Anwendung

Homöopathische Anwendung findet die Zubereitung bei Erkrankungen des rheumatischen Formenkreises, Gicht und degenerativen Arthropathien, Ganglien sowie Harnwegserkrankungen (nach Kommission D).

Enuresis mit übelriechendem Harn – „scharfer Geruch des Harns, wie Pferdeharn" – gilt als bewährte Indikation.

Benzencarbonsäure wird von jeher bei **Hyperurikämie** gebraucht. Die Wirkung bei fokalinfektiösen **Polyarthritiden** kann als erwiesen gelten, sowohl bei rheumatischen Erkrankungen der Gelenke und Muskeln subakuter und chronischer Art als auch bei den begleitenden Herzaffektionen. Bei **Ganglien** und **Tendovaginitis**.

7.4 Arzneimittelbild

Leitsymptome: ⊙ **Harn dunkel und hochgestellt, von scharfem Geruch wie Pferdeharn, alkalische Reaktion.**

Schmerzen in Muskeln und Gelenken wandernd, ⊙ angeblich von rechts nach links, von oben nach unten gehend.

⊙ **Bewährte Beziehung zum Sehnen- und Gelenkkapselgewebe bei Sehnenscheidenentzündung und Ganglien.**

Gleichzeitiges Vorliegen von Gelenk- und Harnwegsaffektionen mit innerlichem Brennen.

Schmerzen wandern, Beschwerden an unterschiedlichen Organen wechseln sich ab.

Die Patienten sind verfroren und reagieren empfindlich auf Wetterumschwünge.

körperliche und geistige Erschöpfung mit starker Schweißneigung.

Hypochondrische Befürchtungen und Gesundheitssorgen sind ausgeprägt.

Kinder wollen getragen werden, lassen sich nicht hinlegen.

Kopfschmerzen, Schwindel, Übelkeit und Erbrechen infolge zentraler Wirkung, Schwäche und viele Schweiße.

Geist und Gemüt: Traurige, ernste Gemütsstimmung, Hypochondrie, unruhiger Schlaf, Angstgefühl beim Schwitzen; kindisches Verhalten. Verlangen getragen zu werden, er lässt Worte aus beim Sprechen oder Schreiben.

Kopfschmerz: Druckartige Kopfschmerzen.

Ohren:

> Tinnitus

Gesicht:

> Trigeminusneuralgie

Innerer Hals: Kratzen im Hals.

Magen: Gastrische Erscheinungen leichten Grades.

Rektum und Stuhl: ☉ **Übelriechende, mäßige Durchfälle von weißlicher Farbe bei auffallend dunkelrotem Harn von scharfem Geruch.**

Blase: ☉ **Schmerzen über der Blase und Brennen beim Harnlassen, Harndrang.**

> Zystitis
> Urethritis
> Harnblasenpapillom

Niere: ☉ **Dumpfe Schmerzen in der Nierengegend.**

> Hyperurikämie
> Urolithiasis

Urin: Dunkelrot mit scharfem Geruch, Eiweißausscheidung. ☉ **Harn dunkelgefärbt;** strenger, abstoßender Geruch, wie Pferdeharn, durchdringender Geruch der mit Urin beschmutzten Kleider. Alkalische Reaktion. ☉ **Vermehrte Ausscheidung von Harnsäure.**

Husten und Expektoration: Husten mit Absonderung von Schleim.

> Bronchitis

Brust: Herzklopfen, beschleunigte Herztätigkeit, aussetzender Herzschlag.

> Endo-, Myo- und Perikarditis bei Polyarthritis

Rücken: Kältegefühl am Rücken.

Extremitäten: Rheumatoide Symptome in den verschiedensten Gelenken und Muskeln, besonders in den Knien und Achillessehnen, in den **Fingern, Zehen und Zehenballen.** ☉ Bei der Verwendung am Kranken soll ein flüchtiger Charakter der Schmerzen und ein Wandern von links nach rechts und von oben nach unten aufgefallen sein.

> Tendovaginitis
> Ganglien
> Arthropathie
> Fibromyalgie

Schlaf: Erwacht nachts mit starker innerer Hitze und Pulsieren der Arterien.

Haut: Jucken und rote Flecken, Erytheme, ☉ **makulopapulöse Ausschläge.**

7.5
Dosierung

Wapler, der damit bei arthritischen Beschwerden viele Erfolge gehabt hat, verwendet die D 2 in Verreibung. Stauffer nennt die D 1 bis D 6. Äußerlich Benzoeglycerinlösung 1 : 10 (1 Teil Acidum benzoicum, 10 Teile Glycerin) bei Ganglien und Sehnenscheidenentzündung. Bei Behandlung lokaler Gelenkprozesse tiefe Potenzen.

7.6 Vergleichsmittel

- Acida organica:
  - aliphatica: Acidum aceticum, Acidum formicicum, Acidum lacticum, Acidum oxalicum, Acidum sarcolacticum.
  - aromatica: Acidum carbolicum, Acidum picrinicum, Acidum salicylicum.
- Acida anorganica: Acidum fluoricum, Acidum hydrocyanicum, Acidum muriaticum, Acidum nitricum, Acidum phosphoricum, Acidum sulphuricum.
- Übelriechender Harn: Acidum nitricum (chronische Pyelonephritis und Nephritis, präurämische Zustände), Chimaphila umbellata (Zystitis), Lycopodium clavatum, Psorinum, Sepia succus, Sulphur lotum.
- Harnkonkremente: Acidum oxalicum, Berberis vulgaris, Calculi renales, Equisetum hyemale, Lycopodium clavatum, Silicea terra.
- Karditis: Kalmia latifolia, Spigelia anthelmia.
- Ganglion: Ammonium carbonicum, Calcium fluoratum, Rhus toxicodendron, Ruta graveolens.
- Exanthem maculopapulös: Acidum salicylicum.
- Schwäche mit viel Schweiß: Acidum salicylicum.

7.7 Literatur

[1] Allen TF. Benzoic acid. Encyclopedia of pure Materia Medica. Bd. 2. New York: Boericke & Tafel; 1874–1880: 132–139

[2] Hering C. Die Benzoesäure (Acidum benzoicum). Amerikanische Arzneiprüfungen und Vorarbeiten zur Arzneilehre als Naturwissenschaft. Leipzig: Winter; 1857: 704–736

[3] Hughes R. Acidum benzoicum. Cyclopaedia of Drug Pathogenesy. Bd. 1. London: Gould; 1886–1891: 3–4, 742

[4] Pétroz. Acide benzoique (Pathogénésie). Bulletin de la Société Homoéopathique de Paris 1847; 5 (2): 60–64

[5] Pétroz. Prüfungen der Benzoe-Säure. Pathogenie. Allgemeine Homöopathische Zeitung 1849; 37 (8): 126–128

[6] Schoeler H. Arzneiprüfungsbild von Acidum benzoicum. Allgemeine Homöopathische Zeitung 1937; 185 (1): 1–9

8 Acidum carbolicum – carb-ac

lt.: Acidum carbolicum, dt.: Benzenol, Phenol, Karbolsäure, engl.: phenol, carbolic acid

8.1 Substanz

Mineralia – Organica – Acida aromatica – Benzenol – C_6H_6O

Benzenol bildet makroskopisch farblose Kristallnadeln, die sich an der Luft rötlich verfärben. Die Luftfeuchtigkeit senkt den Schmelzpunkt so stark, dass sie zerfließen. Es hat einen beißenden Geruch und scharfen Geschmack. Die Dämpfe bilden mit Luft explosive Gemische. In seiner chemischen Grundstruktur ist sie die einfachste Verbindung der Stoffgruppe der Phenole. Die Substanz besteht aus einem Kohlenstoffring mit sechs Kohlenstoffen und einer Hydroxy-Gruppe. Durch die Mesomerie des cyclischen Kohlenstoffrings wird das Phenolat-Anion so stabilisiert, dass es nur noch als schwache Säure mit einem pK_a 9,75 reagiert. Durch Akzeptor-Substituenten am Kohlenstoffring kann die Azidität stark beeinflusst werden[10].

Natürlich findet man die Substanz in Kiefern, in Form des Phenolsulfates im Urin vegetarischer Lebewesen und im Steinkohlenteer, wo es durch die thermische Zersetzung sauerstoffhaltiger fossiler Pflanzenstoffe entsteht.

Friedlieb Ferdinand Runge gab der sauren Fraktion des Steinkohlenteers[11] 1834 den Namen Kohlenölsäure. Steinkohlenteer entsteht als Nebenprodukt bei der trocknen Destillation der Steinkohlen. 1865 fand es, in Form einer 5 % Lösung, durch Joseph Lister als Antisept erstmals Anwendung in der Chirurgie. Seine Herstellung erfolgt heute synthetisch.

Zur Arzneimittelherstellung der homöopathischen Zubereitung verwendet man Benzenol.

8.2 Pharmakologie und Toxikologie

Die Substanz wirkt bakteriostatisch durch seine starke proteoplasmatische Toxizität. Sie ist kanzerogen und mutagen. Inkorporiertes Phenol wird rasch glukuroniert oder sulfatiert und renal ausgeschieden. Leber- und Nierenschäden mit Ikterus und Dunkelgrünfärbung des Urins sind möglich. Stark ätzende Wirkung bei Kontakt mit den Augen. An der Haut wirkt die Substanz ebenfalls reizend und kann resorbiert werden, weshalb sie als Antisept nur kurz Verwendung fand. Es kommt zu Verätzungen und Nekrosen. Bei Inhalation kann es zu Atemlähmung, Delirien, bis zum Herzstillstand kommen. Chronische Exposition führt zu Nierenschäden. Oral inkorporiertes Phenol führt zu Verätzungen des Verdauungstraktes. Bei akuten Vergiftungen kann es zu Zyanose, Kollaps und Hypothermie kommen.

8.3 Anwendung

Aufgrund seiner bakteriziden Eigenschaften wurde Phenol als Antiseptikum bei Wundinfektionen angewandt. Diese Praxis wurde aufgrund der stark Haut reizenden Wirkung jedoch bald wieder verlassen.

Bis heute kommen lokale Phenolanwendungen beispielsweise in der Behandlung des Sinus pilonidalis zum Einsatz [3], während Phenolinjektionen für Nervenblockaden genutzt werden [4].

Homöopathische Anwendung findet die Zubereitung bei septischen Entzündungsprozessen, Eiterungen und Ulzerationen an der Haut, Aphten des Mundes, des Pharynx und des Magen-Darm-Kanals sowie bei Pruritus senilis (nach Kommission D).

Besonders bewährt hat sich die Zubereitung bei schweren septischen Infektionen und schweren allergischen Reaktionen. Typisch ist faulig stinkende Sekretion.

---

10 Siehe Acidum picrinicum mit einem pK_a von 0,38.
11 Historische Namen von Zubereitungen aus Steinkohlenteer sind auch Kreosotöl, Imprägnieröl, Carbolineum.

8 – Acidum carbolicum – carb-ac

8.4 Arzneimittelprüfung

Bei Arzneimittelprüfungen kam es zu ausgeprägtem Jucken an einzelnen Partien oder ausgedehnten Hautflächen, zu Ameisenlaufen, zu Anästhesie; ferner zu Bläschen- und Pusteleruptionen an allen Teilen.

8.5 Arzneimittelbild

Leitsymptome: Scharfe, ätzende, übelriechende Absonderung aus den Schleimhäuten. Menses verstärkt und dunkel.

Geist und Gemüt: Geistige Verwirrung, Unfähigkeit zu geistiger Arbeit, Abneigung gegen geistige Arbeit, Geistesabwesenheit, Zittern, Gedächtnisverlust, Bewusstlosigkeit.

Kopf: Hitze im Kopf. Kopfschmerz zum Zerspringen; wie wenn ein Gummiband um den Kopf gezogen wäre. Verschlimmerung der Kopfschmerzen durch geistige Arbeit. Schmerzen im rechten N. supraorbitalis, plötzlich kommend und verschwindend.

> *Supraorbitalneuralgie rechts*

Augen: Die Gegenstände scheinen vor den Augen zu verschwinden.

Ohren:

> *Tinnitus*

Nase: Geruchssinn verschärft. Nase verstopft, blutiger Schleim wird ausgeschnäuzt.

Gesicht: Bleich und livide, mit kaltem Schweiß bedeckt.

Innerer Hals: ☉ **Stinkende Membranen aus Mund und Nase, pseudomembranöse Prozesse im Rachen.** Verschleimung im Rachen, Brennen in Rachen und Speiseröhre, krampfhaftes Zusammenschnüren der Speiseröhre.

> *Ulzera*
> *Karzinom*

Magen: Verlust des Appetits; Verlangen, alle paar Minuten zu trinken. Brennen und Schmerzen in Magen und Darm.

> *Hyperemesis gravidarum*
> *Gastritis*
> *Alkoholkrankheit*

Abdomen: Rumpeln und Blähungen.

Rektum und Stuhl: Diarrhö.

Blase: Reichlicher Harnabgang, häufiger Harndrang, Harn dunkelgrün, olivgrün.

> *Ulzerationen mit scharfen, stinkenden Sekreten*

Geschlechtsorgane:
- weiblich: Menses verstärkt und dunkler als gewöhnlich. ☉ **Scharfe, übelriechende Leukorrhö.**

Extremitäten: Steifigkeit und mannigfache Schmerzen in Muskeln und Gelenken. Muskeln völlig erschlafft, Muskelkrämpfe.

Fieber:

> *Sepsis*

Haut: Eruption von Bläschen an den Händen und über den ganzen Körper, welche heftig jucken; besser durch Reiben, jedoch einen brennenden Schmerz hinterlassend. Vielfaches Jucken an verschiedenen Stellen der Haut.

> *Pruritus*
> *Exanthem vesikulär*
> *Nekrosen*

Allgemein: Zittern am ganzen Körper. Große Erschöpfung, Sensibilität aufgehoben.

8.6 Dosierung

Zu empfehlen D 6 bis Hochpotenzen.

8.7 Vergleichsmittel

- Acida organica:
  - aliphatica: Acidum aceticum, Acidum formicicum, Acidum lacticum, Acidum oxalicum, Acidum sarcolacticum.
  - aromatica: Acidum benzoicum, Acidum picrinicum, Acidum salicylicum.
- Acida anorganica: Acidum fluoricum, Acidum hydrocyanicum, Acidum muriaticum, Acidum nitricum, Acidum phosphoricum, Acidum sulphuricum.

Menses protrahiert und dunkel: Kreosotum.
Ätzende, nekrotisierende Wirkung stärker als bei Kreosotum.

8.8 Literatur

[1] Allen TF. Carbolic acid. Encyclopedia of pure Materia Medica. Bd. 2. New York: Boericke & Tafel; 1874–1880: 590–604

[2] Hughes R. Acidum carbolicum. Cyclopaedia of Drug Pathogenesy. Bd. 1, 4. London: Gould; 1886–1891: 4–15, 742, 465–469

[3] Olmez A, Kayaalp C, Aydin C. Treatment of pilonidal disease by combination of pit excision and phenol application. Techniques in Coloproctology 2013; 201–206, DOI: 10.1007/s10151-012-0903-9

[4] Zafonte RD, Munin MC. Phenol and alcohol blocks for the treatment of spasticity. Physical medicine and rehabilitation clinics of North America 2001; 12 (4): 817–832

9 Acidum fluoricum – fl-ac

lt.: Acidum hydrofluoricum, dt.: Flusssäure, Fluorwasserstoffsäure, engl.: hydrofluoric acid

9.1 Substanz

Mineralia – Anorganica – Acida – Fluorwasserstoffsäure – HF

Im Periodensystem der Elemente steht Fluor an erster Stelle innerhalb der Gruppe der Halogene mit der Ordnungszahl 9. Fluor ist ein gelbliches Gas und liegt aufgrund seiner hohen Reaktivität (Fluor ist das elektronegativste Element) in der Natur ausschließlich in gebundener Form vor. Geologisch kommt es als Flussspat (CaF_2) und als Kryolith vor. In den Tierkörper kommt es durch das Wasser und durch die Vermittlung der Pflanzen. Den höchsten Gehalt an Fluor haben die Knochen und die Zähne (99 %), in diesen ist es wiederum der Schmelz, welcher am stärksten fluorhaltig ist. In zweiter Linie bezüglich des Fluor-Gehaltes stehen Haut, Haare und Nägel, schließlich Blut, Muskeln und Gehirn. Auffallend ist es, wie reich die Stützsubstanz des Körpers an Fluor ist. Man kann annehmen, dass der reichliche Gehalt an Fluor auch auf eine bedeutungsvollere Rolle des Fluors in dem betreffenden Gewebe hinweist.

Flusssäure ätzt Glas und ist die einzige Säure, die Quarz aufzulösen vermag. Gold und Platin werden hingegen nicht angegriffen. Industriell wird Flusssäure durch Erhitzen von Calciumfluorid mit konzentrierter Schwefelsäure hergestellt.

Homöopathische Verwendung findet Fluorwasserstoffsäure.

9.2 Pharmakologie und Toxikologie

Fluorwasserstoffsäure ist ein starkes Kontaktgift. Obwohl es sich nur um eine mittelstarke Säure handelt, dringt es aufgrund seiner hohen Fettlöslichkeit rasch und tief in das Gewebe ein und kann sogar zu Knochenzerstörung führen. Verätzung führt zu starken Schmerzen, die durch zentrale Analgetika nur schwer zu beeinflussen sind, da Fluorwasserstoffsäure die Nerven direkt schädigt. Es bilden sich hartnäckige Ulzera mit schlechter Heilungstendenz. Bei Inhalation ergeben sich Irritationen der Atemwege bis hin zum toxischen Lungenödem.

Bemerkenswert ist die Wirkung von Fluor auf Knochen, Bänder und Zähne: Bei Weidevieh, das in der Nähe einer Fabrik, welche fluorhaltige Chemikalien verwendete, weidete, wurde ein vollständiges Bild der klassischen Osteomalazie festgestellt: Entkalkung des ganzen Skelettsystems, Druckschmerzhaftigkeit der langen Röhrenknochen, zahlreiche Spontanfrakturen und Exostosenbildung. Dazu noch eine Abmagerung und Kachexie sowie Muskelunruhe.

Bei experimentellen Vergiftungen mit Fluor wurde gefunden: Die Knochen sahen porös aus und waren enorm brüchig. Die mazerierten Knochen hatten infolge geringen Fettgehaltes ein weißes Aussehen. Die Markräume waren auf Kosten der Compacta verbreitert. Letztere war sehr dünn und leicht mit dem Finger eindrückbar. Starke Abnützung an den Zähnen, Karies, am Kiefer Eiterungen und Sequesterbildung, Periostitis und Nekrosen sind weitere Erscheinungen dieses Experiments.

An den Zähnen werden fleckförmige Defekte am Schmelz der Kronen beobachtet, wenn das Trinkwasser mehr als 2 mg/kg Fluor enthält.

9.3 Anwendung

In der konventionellen Medizin wird Fluor zur Kariesprophylaxe sowie in der Behandlung von Osteoporose eingesetzt. Zahlreiche Medikamente wie Antibiotika (Fluorchinolone), Narkosemittel (Enfluran), Antidepressiva (Fluoxetin) und Chemotherapeutika (Fluoruracil) enthalten Fluor.

Homöopathische Anwendung findet die Zubereitung bei Eiterungen, Fisteln, Entzündungen und Entkalkungen der Knochen, Knochenhaut- und

Gelenkentzündungen, Bindegewebsschwäche wie Varikosis, venösen Ulzera, bei Gastroptose, Thyreopathien, Dermatosen, Agitationen, Dysthymien (nach Kommission D).

Gestützt auf das Ergebnis der Arzneimittelprüfung AMP habe ich in breitem Umfang **Thyreopathien** mit Fluor-Arzneien (besonders Calcium fluoratum und Magnesium fluoratum) behandelt und konnte mich immer wieder von der Wirkung überzeugen. Fluor gehört zu den wertvollsten Heilmitteln solcher Krankheitszustände.

Weniger gesichert, aber schon immer vermutet, ist eine Beziehung des Fluors zur **Glandula parathyroidea** und über diese zum **Knochenstoffwechsel**.

Bei verzögerter Heilung von **Knochenfrakturen** ist Fluor, besonders Calcium fluoratum, ein wertvolles Unterstützungsmittel für die Kallusbildung.

Bei *Arthrose* infolge konstitutioneller Schwäche des Gelenkapparates wird es bereits seit langem gebraucht. *Osteochondrose* der Wirbelsäule kann bei passendem Gesamtbild eine wichtige Anzeige für Fluor werden.

Tuberkulöse und syphilitische Knochenerkrankungen erscheinen ebenfalls als Heilanzeige sowie **Cholesteatom** und **Ostitis** anderer Genese.

Fluorverbindungen können verwendet werden bei *Varikosis, Thrombophlebitis* und *Thrombose.* Nach längerer Behandlung verengen sich die Gefäße und erlangen einen besseren Tonus ihrer Wandung.

Senkungen innerer Organe infolge Versagens des Bandapparates finden eine geeignete Anwendung in Fluor-Arzneien. Das Auftreten von Erstverschlimmerungen in Form von Kolikschmerzen bei deren Behandlung hat mir einen überzeugenden Eindruck von dieser Wirkung gemacht. Sie haben desgleichen guten Ruf gegen Verwachsungen nach Entzündungen oder Verletzungen, zum Beispiel nach Laparotomien, sowie gegen **Narbenstrikturen**.

Interstitielle Entzündungen, ausgehend vom Stützgewebe der Organe, sind weiterhin ein besonderes Indikationsgebiet, also beispielsweise **zirrhotische *Tuberkulose* der Lungen, *Bronchiektasien*, *Leberzirrhose*,** narbig harte **Adenopathien.** Deutliche Wirkung lässt sich fernerhin erkennen auf die kleinen Blutgefäße bei *Teleangiektasien.* Die Eiterabsonderungen bei *Fisteln* und *Ulcus cruris* sind meist ätzend, übelriechend und dünnflüssig.

Besondere Bedeutung gewinnt Fluor als ein wichtiges Mittel zur Bekämpfung der **Tumoren.** Es wirkt sehr tief auf *Drüsentumoren* (zum Beispiel *Ovarialzysten*) aller Art, einschließlich der von Drüsen ausgehenden *Karzinome*, soweit eine arzneiliche Behandlung in Frage kommen kann (beispielsweise bei inoperablen Fällen), ferner auf *Hämangiome* und das *Sarkom*. Die Heilung von *Hämangiomen* gehört zu den eindrucksvollsten Arzneiwirkungen überhaupt. **Fibroadenome** der Brustdrüse habe ich wiederholt damit heilen sehen. Der Sekundant von Fluor ist Silicea terra, welches immer einzusetzen ist, wenn Fluor nicht mehr wirkt, und umgekehrt setzt es die gute Wirkung von Silicea terra fort, wenn dieses zu wirken aufgehört hat. Dabei möge man sich daran erinnern, dass die Fluorwasserstoffsäure die einzige Säure ist, welche Glas und andere Silikate anzugreifen vermag.

Bezüglich der Haut ist charakteristisch ein Jucken, das nach Abkühlung verlangt. Wir finden dabei ganz ähnlich Sulphur lotum ein Bedürfnis, zur Abkühlung nachts die Füße aus dem Bett zu strecken. Die Haut bekommt ein trockenes und rissiges Aussehen, *Narben* und *Clavi* fangen an zu jucken und schmerzen. Schweiße bilden sich reichlich und sind übelriechend. **Ödeme** der Unterschenkel werden mit Fluor erfolgreich behandelt, einschließlich der auf dieser Grundlage entstandenen *Ulzera* oder *Mykosen* (Wundheit zwischen den Zehen). Auch der **Pruritus senilis** weist manchmal auf Fluor hin.

Als Eiterungsmittel ist Fluor in Vergleich zu setzen mit Silicea terra. Der Eiter, den Acidum fluoricum heilt, ist meist übelriechend und wundmachend. Wir verordnen es, wenn sich Silicea terra in seiner Wirkung erschöpft hat, und als Zwischenmittel zu Silicea terra. **Osteomyelitis** und **Fisteln, Ulcus cruris** und andere langwierige Eiterungen kommen dafür in Betracht.

Bei chronischen Schleimhautinfekten, wie zum Beispiel bei **Sinusitis**, besonders bei stockender und krustiger Sekretion und bei **Rhinopharyngitis**, ist die Flusssäure eines der wirksamsten Arzneimittel. Ein bemerkenswertes Verhältnis besitzen Fluor und seine Salze zur **Syphilinie**. Miasma, bei dem das innere und äußere Erleben des Individuums der Zerstörung (Destruktion) entspricht. Ein Miasma ist eine Zustandsbeschreibung des Individuums, die auf verschiedenen Betrachtungsebenen ähnlich charakterisiert werden kann. Die Miasmatik ist die Theoriebildung zur **Dynamik** des Verlaufs chronischer Erkrankungen. Die Missbildungen der Zähne, die Knochenprozesse, die *Periostitis*, die *Ulzera*, wie man sie bei der *hereditären Syphilis* findet, ebenso entsprechende Prozesse bei der erworbenen Syphilis machen Fluor zu einem geschätzten Mittel. Als Zwischenmittel kann dabei Syphilinum empfohlen werden.

Die psychischen Störungen bestehen in einer ungewöhnlichen Heiterkeit und Erhebung als Erstwirkung, die später umschlägt in Ärgerlichkeit und Gereiztheit gegenüber der Umgebung oder in Angst vor der Zukunft. Die Konzentrationsfähigkeit lässt nach, das Gedächtnis wird schlecht. Es bildet sich eine Abneigung gegen jede Arbeit aus: Fluor gehört zu unseren Mitteln bei *Affektlabilität* und *vegetativer Dysfunktion*.

9.4
Arzneimittelprüfung

Bei der AMP des Verfassers mit Fluorcalcium ist einwandfrei beobachtet worden, dass eine **organotrope Beziehung zur Schilddrüse** besteht, indem Beengungsgefühle an der Schilddrüse und hyperthyreotische Erscheinungen sich einstellten, ganz ähnlich wie bei Iodum purum.

Infolge der Beziehung zur Schilddrüse ist ein besonderer Einfluss auf den Wärmehaushalt selbstverständlich. Bei der AMP hat sich ein vermehrtes Wärmegefühl mit Bedürfnis nach Abkühlung deutlich herausgestellt, in ähnlicher, wenn auch nicht in derselben temperamentvollen Weise wie bei Iodum purum. Die Patienten können ein warmes Zimmer nicht ertragen und reißen das Fenster auf, wenn es anderen Personen eben recht temperiert ist. Wenn auch die Gegenphase zu diesem überhitzten Zustand bei der recht unvollständigen AMP wenig in Erscheinung tritt, möchte ich dieser nach eigenen Beobachtungen keine geringe Bedeutung beimessen. Frieren und Frösteln am ganzen Körper infolge einer gegenpolaren Störung der Schilddrüse gehören ebenso zum Arzneimittelbild von Acidum fluoricum [6]. Bei diesen Patienten ist charakteristisch Frieren an den Händen und Füßen mit kalten, feuchten Händen, die sich wie Froschhände anfühlen und dabei von blauroter Farbe sind. Man findet diese Glieder sehr häufig bei jungen Mädchen und Frauen. Auch die übrigen Akren, zum Beispiel die Nasenspitze sowie die Ohrläppchen, sind kalt und blau. Dieser Befund legt die Verordnung von Fluor und seiner Salze oder von Iod und Iod-Arzneien nahe und ist, wie ich aufgrund einer vieljährigen Erfahrung versichern kann, von bestem Erfolg gekrönt. Die Unterscheidung zwischen Fluor und Iod ist dabei nicht leicht zu treffen, da sie sich in beinah allen Zügen weitgehend ähneln. Doch kann man sagen, dass Iodum purum die temperamentvollere Schwester der beiden ist, was sich sowohl an der Psyche (Angst, Unruhe, innere Getriebenheit und Hast), stärkerem Gewichtsabfall und der Blutzirkulation (nervöse Herzbeschwerden) und allgemein größerer Erregung feststellen lässt. Daraus ergibt sich nicht selten, dass man die Behandlung mit Iodum purum oder Hedera helix beginnt und später Fluor folgen lässt, wenn eine Beruhigung eingetreten ist.

Die Beziehung von Acidum fluoricum zum **Pankreas** wird aus der Beobachtung von Fettstühlen geschlossen, die sich bei der AMP von Calcium fluoratum deutlich gezeigt haben.

Eine **venöse Stase** in den Beinen hat sich bei der AMP mit Acidum fluoricum deutlich, bei der AMP mit Calcium fluoricum des Verfassers sogar bis zur Ausbildung von Varizen und entsprechenden Beschwerden, wie Schwere in den Beinen mit Anschwellung, gebessert durch Hochlegen, Bedürfnis, die Beine nachts aus dem Bett zu strecken usw., erzeugen lassen.

9.5
Konstitution

Meist infolge schlechten Tonus der Haut und des Bindegewebes alt aussehende Menschen, die sich ständig müde fühlen und sich infolge Senkungsgefühl der inneren Organe gerne flach legen. Alle Krankheiten, für die es in Frage kommt, besitzen chronischen Charakter; dies gilt für Knochenleiden, Eiterungen, Erschlaffung der elastischen Fasern mit ihren vielerlei Folgezuständen, wie Senkungen der inneren Organe oder Venenerweiterung, für Drüsenprozesse oder Tumoren oder Hautausschläge. Kraftlosigkeit der Muskulatur, auch kachektischer Allgemeinzustand gehören zum Bilde von Acidum fluoricum. Für Altersleiden besteht eine besondere Beziehung, der Pruritus senilis kann manchmal für Fluor führend sein.

Im Allgemeinen kann der Fluor-Patient wegen seines schwach entwickelten Bindegewebes als zart und schmalwüchsig, mit dünner Haut und feinen Knochen gelten. Die Fingernägel sind oft rissig und brechen leicht. Die Zähne werden kariös oder zeigen Schmelzdefekte.

Der Einfluss der Schilddrüse beim Fluor-Typus macht sich geltend durch Struma und durch Beeinflussung des vegetativen Systems auf diesem Wege. Der Tonusverlust im Gefäßsystem (Venen) und in der Muskulatur wird zum guten Teil auf diese Weise hervorgerufen, wie auch die Abmagerung trotz guten Appetits, der Tremor, überhaupt eine hyperthyreotische Gesamtsituation.

9.6 Arzneimittelbild

Das Arzneibild gründet sich auf 20 Prüfer, darunter nur 1 weibliche Person, und einige Beobachtungen von Vergiftungen. Eine Vervollständigung dieser Prüfung wäre wünschenswert, da sie offenbar nicht vollständig ist, wie man aus der AMP von Calcium fluoricum schließen kann.

Leitsymptome: Kraftlosigkeit der Muskulatur und Kachexie trotz übermäßigen Appetits.

Unruhe, die zu ausgiebiger Bewegung nötigt. Voller Unruhe und Hast; ⊙ **die Arbeit kann ihm nicht schnell genug gehen (eigene Beobachtung).**

Erhöhte Leistungsfähigkeit der Muskulatur; ist zu großen Leistungen fähig, ohne zu ermüden.

Zuckungen und Fibrillieren der Muskeln, Muskelspasmen, Zittern.

Hitzegefühle mit Verlangen nach Abkühlung und frischer Luft – oder Kälte am ganzen Körper, besonders aber kalte, blasse, schwitzende Hände und Füße.

⊙ **Streckt zur Abkühlung nachts die Füße aus dem Bett.**

⊙ **Abmagerung trotz guten Appetits.**

Reizmittel, wie Alkohol und Kaffee <, schwüles Wetter <, leerer Magen <.
Aber auch Kälte wird schlecht ertragen.

⊙ **Verschlimmerung, wenn chronische Sekretionen, wie z. B. chronische Sinusitis ins Stocken kommen.** Acidum fluoricum kann sie wieder in Fluss bringen.

Abkühlen >, Waschen und Baden in kaltem Wasser >, Gehen im Freien >.
Essen >.

Geist und Gemüt: Ungewöhnlich heitere Stimmung am Morgen. Fühlt sich vollkommen glücklich durch und durch. Ist über alles in hohem Grad erfreut. Die ganze Natur scheint ihm zu lachen am Morgen; alles ist gut.

⊙ **Sehr lebhaft mit großem Bewegungsdrang.** Arbeitet mit höchstem körperlichen Einsatz, ohne zu ermüden.

⊙ **Kinder rennen immer umher und können nicht stillsitzen.** ⊙ **Geistig sehr aktiv und unternehmungslustig und aufnahmefähig.**

Abneigung gegen seine Arbeit.

Abstoßende Vorstellungen über Personen seiner Umgebung; er möchte alle seine Diener entlassen, die Kinder sollen außer Haus gehen, eine Verlobung soll abgebrochen werden, eine Ehe soll geschieden werden usw. ⊙ **Abneigung gegen seine Familie.**

Neigung zu ängstlichen Gedanken, häufig in einem solchen Grad, dass Schweiß ausbricht. Gefühl, als ob ihm eine Gefahr bevorstünde.

Übelgelaunt, sehr reizbar gegen die Menschen, selbst bis zum größten Hass; wenn er diesen gegenübertritt, ist jedoch alles vergessen.

Nicht zu beherrschende Angst, was ihm zustoßen könnte. Am Abend ist er **sehr missvergnügt, er sieht alles von der schlechtesten Seite an**; am Morgen nach einer ruhelosen Nacht ist seine Stimmung heiter und vergnügt.

Er hat große Schwierigkeiten, seine Gedanken auf eine Sache zu richten. Vergesslichkeit, er kann sich nicht an die gewöhnlichen Dinge erinnern.

Kopf: Blutandrang zum Kopf, mit Hitze in der Stirne.

Gefühl, als würde er von einem Schlaganfall getroffen; eine Art von Blutdrang zum Kopf und Ver-

lust des Bewusstseins. Ein Gefühl von Schütteln im Kopf, besonders bei jeder kurzen Bewegung, beim Aufrichten, Drehen und beim Gehen.
  Druck auf beiden Seiten occipital.
  Starker Ausfall des Kopfhaares.
  ⊙ **Knochenverdickung über der Glabella.**

Kopfschmerz: Kopfschmerzen mit Übelkeit und Schwindel. Druck im Kopf von innen nach außen oder von unten nach oben. Kopfschmerzen vom Nacken nach oben, durch die Mitte des Kopfes zur Stirne.
  Scharfer, schießender Schmerz vom oberen Rande des Parietalbeines zum Processus mastoideus neuralgisch.
  ⊙ **Kopfschmerz, wenn dem Harndrang nicht nachgegeben wird.**

Augen: Brennen und Jucken der Augen, Sandgefühl. Klarere Gesichtswahrnehmung als gewöhnlich. Abends nach dem Schließen der Augen wie sich kreuzende Blitze vor den Augen oder wie rotes Funkensprühen in allen Richtungen.

Nase: Schnupfen mit ständig fließender Nase und Verstopfung derselben, besonders am Tage nach Genuss von Wein oder Bier.

Sinusitis chronisch

Gesicht: Faltig, knittrig und gealtert aussehend. Die Gesichtsmuskeln befinden sich in ständiger Bewegung.

Thyreideopathie

Mund: Ausgeprägter Speichelfluss.

Zähne: Zähne kariös, Defekte im Schmelz der Zähne, Zahnschmerzen, auch in Zähnen, „die längst gezogen sind" (Phantomschmerz).

Zahnkaries

Innerer Hals: Rachen schmerzhaft beim Schlucken, Zusammenschnürungsgefühl im Hals.

Rhinopharyngitis

Magen: Steigerung des Appetits bis zur Gefräßigkeit. Elendes, hungriges Gefühl im Magen, **könnte immer essen, oder schlechter Appetit mit Verlangen nach Pikantem.** Reichliches Aufstoßen und zahlreiche Blähungen, die ihn sofort erleichtern, aber nur vorübergehend.

Abdomen:

Enteroptose
Ileus paralytisch
Adhäsionen nach Peritonitis
Pankreasinsuffizienz
Leberzirrhose

Rektum und Stuhl: ⊙ **Fettstühle, Durchfall nach Fettgenuss.**

Rektumprolaps

Harnröhre: Brennen in der Harnröhre beim Harnlassen. **Nach einem reichlichen Harnabgang fühlt er sich elastisch** mit gesteigertem Wohlgefühl.

Urin: Harn scharf, widerlich riechend, dunkelrot gefärbt.

Geschlechtsorgane:

Ovarialtumoren
Lymphstauung des Armes nach Mamma-Ca-Operation

- männlich: Erhöhte geschlechtliche Erregung der Männer mit gesteigertem Geschlechtsgenuss. Libido vermindert.

Extremitäten: Erhöhtes Kraftgefühl; auch bei starker Anstrengung keine Ermüdung oder Gefühl von **lähmiger Schwäche und Müdigkeit** mit Übelkeit; Schmerzen in den Knochen und Gelenken. ⊙ **Venen gestaut und erweitert. Klopfempfindlichkeit und ziehende Schmerzen** entlang den Knochen. Heiße Hände und Füße.
  Zuckungen, Zittern, Fibrillieren in den Muskeln; „die Gesichtsmuskeln sind in ständiger Bewe-

gung". **Krämpfe in allen Muskeln** der Glieder oder des Kiefers. Einschlafen der Glieder, auch wenn man nicht auf denselben liegt.

Heiße Hände und heiße Füße. **Ausgeprägte venöse Stase**.

> Varizen
> Ulcus cruris venös mit hartem Rand
> Arthrose besonders des Knies
> Tendovaginitis
> Periostitis chronisch
> Osteonekrose

Frost und Frösteln: Hitziger Zustand mit Verlangen nach Abkühlung und kalten Bädern und Abwaschungen. Hände und Füße heiß, ☉ **streckt die Füße aus dem Bett**.

Seltener, jedoch klinisch sehr wichtig ist die Gegenphase, Frösteln und Frieren.

☉ **Frieren am ganzen Körper, besonders aber kalte, feuchte, blaue Hände (Froschhände) und ebensolche Füße (Beobachtung des Verfassers).**

Schweiß: **Übelriechende Schweiße**, Schweiße an Händen und Füßen. Saure und klebrige Schweiße.

Haut: Heftiges Jucken der ganzen Haut, besser durch Abkühlung. Bildung von Bläschen und Pusteln mit Jucken, in der Wärme schlimmer; ☉ **Ekzem, das sich schon vor Eintritt der Warmwetterperiode verschlimmert und durch Jucken bemerkbar macht (Dorcsi). Alte Narben entzünden sich**, werden rot und bedecken sich mit Bläschen.

Erweiterungen der kleinen, oberflächlich gelegenen Blutgefäße; warzenartige und feuermalähnliche Bildungen entstehen.

☉ **Oberhaut faltig, dünn, knitterig wie Zigarettenpapier.** Der Turgor der Haut verringert sich, ☉ **die Venen auf dem Handrücken sind geschlängelt und gestaut, sie treten unter der welken, dünnen Haut stark hervor (Verfasser).**

Jucken der Kopfhaut mit Ausfall der Haare. Haut rau und trocken; Haare trocken und brüchig, verfilzen sich. Wachstumsstörung der Nägel: beschleunigtes Wachstum, ☉ **aber spröde und brüchig;** Wundheit zwischen den Zehen. Haarausfall.

> Pruritus
> Ekzeme, besonders senilis
> Verrucae vulgares
> Fibrom
> Hämangiom
> Adenopathie hart
> Dekubitus

9.7 Dosierung

Die Verordnung der tiefen Verdünnungen halte ich nicht für zweckmäßig. Man tut gut daran, Verdünnungen von D 6 an aufwärts zu verwenden oder, wenn man tiefe Verdünnungen für notwendig hält, Calcium fluoricum zu verordnen. D 2 bis D 5 muss in Guttaperchaflaschen abgegeben werden. Bis D 6 wird mit Aqua destillata potenziert. Hohe Potenzen sehr wirksam.

9.8 Vergleichsmittel

- Fluor-Arzneien: Calcium fluoratum, Magnesium fluoratum, Natrium fluoratum.
- Acida anorganica: Acidum hydrocyanicum, Acidum muriaticum, Acidum nitricum, Acidum phosphoricum, Acidum sulphuricum.
- Acida organica:
  - aliphatica: Acidum aceticum, Acidum formicicum, Acidum lacticum, Acidum oxalicum, Acidum sarcolacticum.
  - aromatica: Acidum benzoicum, Acidum carbolicum, Acidum picrinicum, Acidum salicylicum.
- Frakturen: Calcium fluoratum, ein wertvolles Unterstützungsmittel für die Callusbildung
- Verdickung des Periosts: Aurum iodatum, Aurum metallicum, Calcium fluoricum, Calcium phosphoricum, Hecla lava, Iodum purum, Iod-Verbindungen, Mercurius solubilis Hahnemanni.
- Chronische Eiterung: Angustura vera (Knochenfisteln), Calcium fluoricum, Calcium phosphoricum, Phosphorus, Silicea terra.

- Knochenfisteln, Periostitis: Angustura vera, Asa foetida, Kalium iodatum, Mercurius solubilis Hahnemanni, Phosphorus, Silicea terra, Symphytum, Syphilinum.
- Alte Narben werden schmerzhaft und entzünden sich: Asterias rubens, Calcium fluoricum, Carbo animalis, Carcinosinum, Silicea terra.
- Epilepsie, Tetanie und Eklampsie: Natrium fluoratum in nahezu giftiger Dosierung.
- Tetanus als persönliche Erfahrung: Fluor (als Acidum fluoricum, Calcium fluoratum) wirksam.
- Bei Adenopathien, chronischen Eiterungen, Fisteln, chronischen Schleimhautinfekte besteht ein komplementäres Verhältnis zu Silicea terra in der Weise, dass bei nachlassender Wirkung von Acidum fluoricum die Ansprechbarkeit durch Zwischengaben von Silicea terra wieder aufgefrischt wird und umgekehrt.
- Varizen: Aesculus hippocastanum, Aristolochia clematis, Arnica montana, Hamamelis macrophylla, Lachesis muta, Magnesium-Verbindungen, Melilotus officinalis, Pulsatilla pratensis, Sulphur lotum.
- Hämangiom: Abrotanum, Bellis perennis, Carbo animalis, Carbo vegetabilis, Ferrum phosphoricum.
- Struma: Carbo animalis, Carboneum sulphuratum, Conium maculatum, Hedera helix, Hydrastis canadensis, Iodum purum, Iod-Arzneien, Spongia tosta.
- Pankreasinsuffizienz: Calcium fluoratum.
- Hyperthyreose, vegetative Dysfunktion mit hyperthyreotem Charakter: Arsenicum album, Hedera helix, Iodum purum, Magnesium fluoratum, Phosphorus.
- Abmagerung trotz guten Appetits: Abrotanum, Calcium fluoricum, Hedera helix, Iodum purum, Natrium muriaticum.
- Gefräßigkeit: Iodum purum.
- Sinusitis und Rhinopharyngitis chronisch: Antimonium tartaricum, Cinnabaris, Hydrastis canadensis, Luffa operculata, Kalium bichromicum, Silicea terra, Stannum metallicum, Zincum metallicum.
- Streckt bei Nacht wegen Hitze die Füße aus dem Bett: Calcium fluoricum, Medorrhinum, Psorinum, Sanguinaria canadensis, Sulphur lotum, Tuberculinum.
- Kalte, feuchte, blaurote Hände und Füße: Hedera helix, Iodum purum.
- Schwitzende Hände und Füße: Hedera helix, Iodum purum.
- Kinder rennen immer umher und können nicht stillsitzen: Calcium fluoratum.
- Geistig sehr aktiv und unternehmungslustig und aufnahmefähig: Calcium fluoratum.

9.9 Kasuistik

9.9.1 Koloptose

Ein Patient, 52 Jahre, mit Koloptose und dadurch bedingter Darmträgheit, allgemeiner Entkräftung und Kraftlosigkeit trotz genügend entwickelter Muskulatur, mit chronischer Gastritis, klagte über starkes Hautjucken, ganz besonders an den Beinen, über lästige Kälte der Füße. Wenn dieselben nachts im Bett nach langer Zeit und Zufuhr äußerer Wärme warm geworden sind, empfindet er ein Hitzegefühl mit Rötung in diesen, das ihn am Schlafe hindert. Dadurch ist er genötigt, die Füße aus dem Bett zu strecken oder noch besser, kalt abzuduschen oder ein kaltes Fußbad zu nehmen. Mit Acidum fluoricum D 6, 2-mal täglich, trat sofort eine allgemeine Besserung ein, der Stuhlgang regelte sich, die Müdigkeit und Kraftlosigkeit hob sich. Besonders aber besserte sich alsbald ein Frösteln und Frieren, das oft so stark war, dass er im warmen Zimmer von Frost geschüttelt wurde (Verfasser).

9.9.2 Hämangiom

Ein 8 Monate alter Knabe wird mit einem doppeltwalnussgroßen Hämangiom in der linken Supraklavikulargrube zu mir gebracht, nachdem der Chirurg nach einer Probepunktion die Operation abgelehnt hatte. Nach der Probepunktion, welche Blut ergeben hatte, hatte sich der Tumor langsam wieder gefüllt. Pulsation war nicht feststellbar. Der Ernährungszustand des Kindes war gut, doch machte es einen etwas gedunsenen, wenig frischen Eindruck und war in seinen Bewegungen unlebendig und träg. Die Verordnung bestand in Acidum fluoricum D 6, morgens und abends 2 Tropfen, ferner Silicea terra D 12, jeden 2. Tag mittags 2 Tropfen. Nach 14 Tagen bei der ersten Nachschau deutliche Verkleinerung des Tumors und frischeres Aussehen des Kindes. Nach insgesamt 2 Monaten war der Tumor im Wesentlichen beseitigt, es ist nur noch eine knopfartige Verdickung zu tasten, die anscheinend auch etwas schmerzt. Nach weiteren 4 bis 6 Wochen war auch dieser Rest völlig beseitigt. Das Kind war im Verlauf der Behandlung sehr frisch und aufgeweckt geworden. Ein Rückfall ist nach 4 Jahren nicht eingetreten. Es erübrigt sich zu sagen, dass irgendwelche Maßnahmen anderer Art einschließlich Radiumbestrahlungen nicht zur Anwendung kamen (Verfasser).

9.10 Literatur

[1] Allen TF. Fluoricum acidum. Encyclopedia of pure Materia Medica. Bd. 4. New York: Boericke & Tafel; 1874–1880: 332–354

[2] Dorcsi M. Der Wert toxikologischer Daten der Arznei am Beispiel von Acidum fluoricum. Allgemeine homöopathische Zeitung, 1997; 222 (4): 133–137

[3] Hering C. Flußspatsäure (Acidum fluoricum). Neues Archiv für die homöopathische Heilkunst 1845/46; 2 = 22 (1): 100–185

[4] Hughes R. Acidum fluoricum. In: Hughes R, Hrsg. Cyclopaedia of Drug Pathogenesy. Bd. 1, 4. London: Gould; 1886–1891: 16–20, 744; 487

[5] Kühnen W. Acidum fluoricum. Documenta Homoeopathica 1987; 8: 217–224

[6] Mezger J. Altes und Neues über Jod und Fluor. Allgemeine Homöopathische Zeitung 1962; 207 (7): 399–417

10 Acidum formicicum – form-ac

lt.: Formicicum acidum, dt.: Ameisensäure, Methansäure, engl.: formic acid

10.1 Substanz

Mineralia – Organica – Acida aliphatica – Methansäure – H_2CO_2

Mit nur einem Kohlenstoffatom ist Ameisensäure die einfachste Carbonsäure.

Homöopathische Anwendung findet Methansäure.

10.2 Pharmakologie und Toxikologie

Ameisensäure kommt im Intermediärstoffwechsel des Menschen physiologischer Weise vor und spielt in Gegenwart von Folsäure eine Rolle im Aminosäuremetabolismus und bei der Purinsynthese. Ameisensäure ist für den Menschen ungiftig.

10.3 Anwendung

Homöopathische Anwendung findet die Zubereitung bei Allergien, Ekzemen und Erkrankungen des rheumatischen Formenkreises (nach Kommission D).

Die Wirksamkeit des Arzneimittels erstreckt sich auf alle **Erkrankungen des rheumatischen Formenkreises**, besonders auf die **Hyperurikämie**, sowie auf die **allergischer Diathese**.

Akute und chronische **Arthropathien**, besonders auch im Klimakterium und bei *Hyperurikämie*, *Fibromyalgie*, *Neuralgie*, radikuläre Syndrome wie die *Lumboischialgie* haben sich bewährt.

Nach H. Ritter wird auch die *Endocarditis rheumatica*, während oder nach der Gelenkerkrankung, durch die Ameisensäure erfolgreich angegangen. Selbst für bereits ausgebildete, alte Vitien (*Mitralstenose*) mit Schmerzsensationen am Herzen kommt sie in Frage.

An der Haut zeigt die Arznei Wirkung auf *seborrhoische Ekzeme*[12], auf *atopisches Ekzem*[13], auf *Intertrigo*, sonstige *Ekzeme, Urtikaria, Psoriasis*. Ebenso bei *rezidivierenden Infekten* und *Tonsillitiden*.

Asthma bronchiale und *Dermatosen* werden nach Reuter günstig beeinflusst, wenn mit der allergischen Diathese eine *Infektneigung* verbunden ist. Bei kindlichem *Asthma bronchiale* ist es eines unserer wertvollsten Mittel. Auch die *Urtikaria* spricht gut an.

Hyperazidität, Magenulkus, funktionelle Dyspepsie.

Chronische Nephritis, Urolithiasis, jedoch nicht Schrumpfniere.

Parodontitis.

Ovarialzysten, Adnexitis, unspezifisch und auf der Grundlage von Gonorrhö. In der Behandlung des Krebses hat es die darauf gesetzten Hoffnungen nicht erfüllt.

Tuberkuloseverdächtige Lungeninfektionen, erster Beginn tuberkulöser Lungenerkrankungen. Schwerere Erkrankungen können sich verschlimmern und sind von der Behandlung damit auszuschließen. **Tuberkulose der Drüsen, der Knochen und Gelenke mit Fisteln, der Nieren. Nervöse Erschöpfung** und **Neurasthenie**, organische Rückenmarksleiden wie *Multiple Sklerose*.

10.4 Konstitution

Geeignet für Patienten mit allergischer Diathese. Auffällig ist der starke Bewegungsdrang trotz Verschlechterung der Schmerzen durch Bewegung. Die Patienten sind äußerst empfindlich gegenüber

---

12 Umgangssprachlich Kopfgneis, ein früh post partum auftretendes weichschuppiges Ekzem, welches nicht juckt.

13 Crusta lactea, umgangssprachlich Milchschorf, um den 3. Monat post partum auftretendes, hartschuppiges Ekzem mit sehr starkem Pruritus. Indikator für eine allergische Diathese.

Kälte und Nässe, gleichzeitig besteht eine Neigung zu profusen Schweißen. Der Gemütszustand ist gekennzeichnet durch gute Stimmung und allgemeine Zufriedenheit, solange der Patient beschäftigt ist. Kummer und Erinnerungen an vergangene Kränkungen treten hingegen in der Ruhe auf. Die bei allen Säuren vorhandene körperliche und geistige Erschöpfung darf nicht nach außen hin gezeigt werden.

10.5
Arzneimittelbild

Leitsymptome: Allgemeine Schwäche und Leistungsunfähigkeit. ☉ **Allgemeines Umstimmungsmittel.**

Rheumatische Gliederschmerzen, beginnen links und wandern nach rechts, sie gehen in umgekehrter Richtung wieder zurück.

Große Empfindlichkeit gegen Kälte und Nässe, Kaltbaden, Verschlimmerung dadurch.

Plötzliches Auftreten der rheumatischen Beschwerden, hexenschussähnlich.

Bewegung <, trotzdem Drang nach Bewegung. Druck >.

Geist und Gemüt: Stimmung sehr wechselnd und reizbar; heiter – dann niedergeschlagen und mürrisch, hält sich an altem, längst überstandenem Ärger und Gram auf. Angstgefühl, als ob ein Unglück geschehen müsste. Dieser depressiven Phase ging bei verschiedenen Prüfern eine Zeit gesteigerter Arbeitsfähigkeit, große Lebendigkeit und Lebensfreudigkeit voraus.

Unfähigkeit, abends lange zu studieren. Geistige Trägheit. Intellektuelle Fähigkeiten sehr beeinträchtigt. Gehirnmüde, gedächtnisschwach und schläfrig.

Neurasthenie

Kopf: Blutandrang zum Kopf.

Alopezie
Multiple Sklerose

Kopfschmerz: Drückende, anhaltende Schmerzen im Kopf, stechende Schmerzen in der Stirne, dabei Schwindel und Übelkeit.

Ohren:

Tinnitus

Nase: Katarrhalische Erscheinungen der Luftwege mit Schnupfen, Heiserkeit und Husten.

Mund: Zahnfleisch entzündet.

Innerer Hals: Starke Rötung des Rachens und Gaumens, Schmerzen im Gaumenbogen beim Schlucken.

Abdomen: Gastroenteritis mit den typischen Beschwerden und reichlichen Blähungen.

Gastroenteritis
Ulcus ventriculi

Blase: Reichlicher Harndrang.

Niere:

Nephritis
Urolithiasis

Urin: Hämaturie mit drückenden Schmerzen in der Harnröhre und im Damm. Harn blutig und eiweißhaltig, stinkender Harn.

Geschlechtsorgane:
- weiblich: Menses tritt 8 Tage zu früh ein, ist spärlich und blass mit Herunterpressen in der Gebärmutter.

Ovarialzyste
Adnexitis

- männlich: Pollution und wollüstige Träume.

Husten und Expektoration: Heftige Anfälle von Husten mit Erbrechen. Atemnot mit Drang nach frischer Luft.

> Bronchitis
> Asthma bronchiale

Brust: ☉ Weh und stechende Schmerzen am **Herzen** (nach H. Ritter).

> Carditis rheumatica

Rücken:

> Lumbalgie

Extremitäten: Auffallende Muskelschwäche (mitunter ungewöhnliche Kraft und Ausbleiben der Ermüdung). **Rheumatoide Schmerzen in allen Gliedern:** Steifigkeit, schießende Schmerzen, Summen der Hände; krampfhaftes Zucken und Zusammenziehen einzelner Muskelgruppen. Hexenschussartige Schmerzen im Kreuz. Dabei **Verschlimmerung durch Einwirkung von Kälte und Nässe; Drang nach Bewegung trotz vermehrter Schmerzen;** Besserung durch Druck.

> Arthropathie akut und chronisch
> Arthritis urica
> Myositis
> Karpaltunnelsyndrom

Haut: Jucken am behaarten Kopf, an der Haut des Rumpfes und der Glieder; Haarausfall.

> Ekzem chronisch
> Neurodermitis
> Urtikaria
> Psoriasis

Allgemein: Neigung zu Erkältung.

Gesteigerte Arbeitsfähigkeit, große Lebendigkeit und Arbeitsfreudigkeit. – Starkes Schwächegefühl und Müdigkeit bis zu Ohnmachtsanwandlungen.

Häufiges Gähnen und Gliederstrecken mit großer Müdigkeit.

10.6 Dosierung

Meist gebraucht werden D 5 bis D 30. Bei chronischen Fällen D 200 sehr wirksam.

10.7 Vergleichsmittel

- Acida organica:
  - aliphatica: Acidum aceticum, Acidum lacticum, Acidum oxalicum, Acidum sarcolacticum.
  - aromatica: Acidum benzoicum, Acidum carbolicum, Acidum picrinicum, Acidum salicylicum.
- Acida anorganica: Acidum fluoricum, Acidum hydrocyanicum, Acidum muriaticum, Acidum nitricum, Acidum phosphoricum, Acidum sulphuricum.
- Rheumatoide Erkrankungen der Muskeln und Gelenke, Neuritis und Arthrose: Apis mellifica, Araninum, Rhus toxicodendron, Viscum album.
- Asthma bronchiale: Antimonium arsenicosum, Arsenicum album, Hedera helix, Kalium carbonicum, Kalium bichromicum, Viscum album.

10.8 Literatur

[1] Leeser O. Lehrbuch der Homöopathie. Spezieller Teil. Arzneimittellehre. C: Tierstoffe. Ulm: Haug; 1961

11 Acidum hydrocyanicum – hydr-ac

lt.: Acidum hydrocyanicum, dt.: Blausäure, Cyanwasserstoff, Cyanwasserstoffsäure, engl.: hydrocyanic acid

11.1 Substanz

Mineralia – Anorganica – Acida – Cyanwasserstoff – HCN

Es handelt sich um eine schwache Säure. Die stark toxische, farblose und flüchtige Flüssigkeit bildet mit Luft explosive Gemische. Ihr Geruch wird von Menschen unterschiedlich wahrgenommen. Die Wahrnehmungen gehen von zartem Bittermandelgeruch, über scharf und dumpf, zu gar keinen Geruchswahrnehmungen. Als schwache Säure wird die Substanz bei Luftkontakt durch Kohlensäure ausgetrieben.

Karl Wilhelm Scheele entdeckte die Substanz 1782. Der Name Blausäure leitet sich von der Herstellung aus Eisenhexacyanoferrat (Berliner Blau) ab.

Cyanogene Glycoside sind in der Pflanzenwelt verbreitet. Man findet sie besonders in Leguminosen, Rosaceae, Poaceae, Araceae, Asteraceae, Euphorbiaceae und Passifloraceae. Insbesondere in den Kernen von Steinobst, wie Mandeln, Aprikosen, Pfirsichen, Kirschen, Zwetschgen und Apfelkernen.

Im Nationalsozialismus wurde Cyanwasserstoff (Zyklon B) in den Gaskammern der Konzentrationslager verwendet. Bis 1999 fanden in den USA Hinrichtungen durch Cyanwasserstoff statt. Häufig wurde es auch für Suizide benutzt (Zyankali-Kapseln).

Heute wird Cyanwasserstoff noch zur Schädlingsbekämpfung, in der industriellen Herstellung von Farbstoffen, Kunststoffen, Cyaniden und Chelat-Bildnern eingesetzt.

Die homöopathische Zubereitung wird aus Cyanwasserstoff hergestellt.

11.2 Pharmakologie und Toxikologie

Blausäure ist stark toxisch und bereits in Dosen ab 1 mg CN^-/kg Körpergewicht oder ab einer Konzentration von 5 µg CN^-/ml Blut tödlich.

Die Substanz wird sowohl oral als auch respiratorisch, sowie transcutan resorbiert. Als schwache Säure kommt es bei Anwesenheit von Körperflüssigkeiten zur Protonenaufnahme, womit das Molekül seine Ladung verliert und dann Lipidmembranen durchdringen kann. Cyanid hat eine größere Bindungsaffinität als Sauerstoff. Dabei bindet das Cyanid irreversibel an das zentrale Eisen(III)-Ion des Häm-a_3-Kofaktors der Cytochrom-c-Oxidase, die Bestandteil der Atmungskette innerhalb der Mitochondrien ist und blockiert diese. Dadurch bleibt der Sauerstoff an das Hämoglobin gebunden und es kommt zur sogenannten inneren Erstickung bei arterialisiertem, sauerstoffreichem Blut. Es bilden sich hellrote Leichenflecken.

Antidotierend wird primär 4-Dimethylaminophenol infundiert (4-DMAP), welches über die Bildung von Cyan-Methämoglobin freie Cyanid-Ionen bindet. Danach infundiert man Natriumthiosulfat, das dann mit Hilfe des Enzyms Thiosulfat-Schwefel-Transferase das noch verbliebene Cyanid in das ungefährliche Thiocyanat umwandelt. Auch kann Hydroxycobalamin (Vit B_{12b}[14]) antidotierend wirken, indem es unter Bindung von CN-Ionen in Cyanococalamin (Vit B_{12}) übergeht.

Die beim Rauchen aufgenommenen Cyan-Konzentrationen sind toxikologisch unbedenklich. Der Verzehr manch pflanzlicher glykosidisch gebundener Cyanide kann zu Vergiftungen führen.

---

14 Vitamin B_{12} ist eine Sammelbezeichnung für eine Gruppe von Vitaminen, die bei ihrer Substitution zu einem Verschwinden von Vitamin B_{12}-Mangelerscheinungen führen. Bestandteil all dieser Verbindungen ist unter anderem ein Corrin-Gerüst mit Kobalt als Zentralatom, dessen 6. Bindungsstelle mit unterschiedlichen Substituenten ligiert sein kann. Cyanocobalamin (B_{12}) R = -CN, Hydroxocobalamin (B_{12b}) R = -OH, Nitrocobalamin (B_{12c}) R = -NO_2, Methylcobalamin (Methyl B_{12}) R = -CH_3.

Die akute Vergiftung mit Blausäure kann in wenigen Sekunden unter plötzlichem Niederstürzen mit einem lauten Schrei und krampfhaft-schnappender Inspiration sowie verlängerter Exspiration, Trismus, Tetanus und Erbrechen zum Tode führen. Bei etwas langsamer verlaufender Vergiftung zeigen sich Zusammenschnürungsgefühl im Hals und Beengung der Atmung, Kopfschmerzen und Schwindel, Delirien und Tinnitus, Übelkeit und Erbrechen, kleiner Puls, sehr verlangsamte Atmung mit langen Pausen und rascher Inspiration und langer Exspiration; ferner Krämpfe, wie Opisthotonus, Trismus, Anstieg des Blutdrucks mit folgendem plötzlichem Abfall; Kollapserscheinungen, wie schweißige, eiskalte Haut, unregelmäßige, langsame oder beschleunigte Herztätigkeit, Sinken der Körpertemperatur, Ausfließen schaumigen oder blutigen Speichels aus dem Mund, Koma. Der Tod erfolgt durch Atemstillstand. In der Leber kann sich das Bild einer akuten gelben Leberatrophie mit Ikterus einstellen, ferner Hämaturie, kapilläre Blutungen in Haut und inneren Organen, Entzündung des zentralen Nervensystems, Veränderung an den Blutgefäßen mit Thrombenbildung. Ferner werden Atem- und Vasomotorenzentrum zuerst erregt, wobei die Atmung und Herztätigkeit sich verlangsamt, der Blutdruck ansteigt, dann erfolgt terminal plötzliche Senkung des Blutdrucks und Lähmung der Atmung. Die Herztätigkeit bleibt verhältnismäßig lange verschont.

Die krampfhafte Atmung mit Zusammenschnüren auf der Brust und im Hals und kurzer Einatmung und verlängerter Ausatmung lässt den krampfartigen Charakter des Mittels erkennen, der sich auch an den Skelettmuskeln in tonischen und klonischen Krämpfen, die bis zum Tetanus anwachsen können, äußert.

Das Arzneimittelbild stammt aus Vergiftungssymptomen und aus Prüfungen an Gesunden.

11.3
Anwendung

Medizinische Anwendung fand Blausäure früher als Sedativum. So wurde beispielsweise Aqua amygdalanum amarum (Bittermandelwasser) und Aqua Laurocerasi (Kirschlorbeerwasser) bei Reizhusten und als allgemein sedierendes Mittel bei schmerzhaften Prozessen, zum Beispiel Nachwehen oder Gastralgien, ferner als Adjuvans für Morphinlösungen, verordnet.

Homöopathische Anwendung findet die Zubereitung bei verschiedenen Krampfzuständen, Epilepsie, Angina pectoris, Asthma bronchiale, Niereninsuffizienz und Darmkoliken, Paresen nach Apoplex, Herz- und Kreislaufversagen sowie respiratorische Insuffizienz (nach Kommission D).

In der Homöopathie ist Acidum hydrocyanicum besonders angezeigt bei plötzlich einsetzenden, lebensbedrohlichen Zuständen, bei Kreislaufkollaps und drohender respiratorischer Insuffizienz, bei Asthma cardiale und schweren Anfällen von Asthma bronchiale. Spasmen in allen Teilen, zum Beispiel Epilepsie, Krampf der Bronchialmuskulatur, des Zwerchfells, und die Gegenphase, nämlich Kollaps des Kreislaufs und Lähmung der Atmung, stellen die Indikationen dar. Zyanose ist klinisch ein markantes Leitsymptom, obwohl die Intoxikation zu einer rosigen Hautfarbe führt.

11.4
Arzneimittelprüfung

Eine Arzneimittelprüfung mit 5 Prüfern veranstaltete Jörg [3]. Bei Allen und bei Hughes finden sich noch zahlreiche Fälle von Überdosierungen und Vergiftungen.

11.5
Arzneimittelbild

Leitsymptome: Eiseskälte der Haut, kalter Schweiß, Gesicht blass bis zyanotisch. Blutandrang zum Kopf mit Zyanose. Gefühllosigkeit der Haut.

Plötzlicher Kollaps durch schlagartige Lähmung der Atmung, des Kreislaufs oder des Gehirns.

Zusammenschnüren in der Kehle, auf der Brust, mit Angstgefühl und aussetzender Atmung.

Krämpfe, tonisch und klonisch, an allen Muskeln. Flüssigkeiten gurgeln hörbar durch die Speiseröhre (Spasmen).

Essen bessert das Gesamtbefinden.

Geist und Gemüt: Ohnmacht und plötzliches Zusammenbrechen mit lautem Schrei.

Synkope
Asthma cardiale
Asthma bronchiale
Höhenkrankheit

Kopf:

Apoplex
Sonnenstich
Epilepsie mit blitzartigem Stoß vom Kopf zu den Füßen

Kopfschmerz: Blutwallungen und wogende Kopfschmerzen mit Betäubung und Lähmung des Gehirns.

Augen: Krampf der Augenlider.

Gesicht: Heftig kongestioniert, zyanotisch. Venen gestaut und weit vortretend. Zuckungen der Gesichtsmuskeln, Kinnbackenkrampf.

Innerer Hals: Krampf in Schlund, Speiseröhre und Magen. Flüssigkeiten rollen hörbar die Speiseröhre hinab.

Magen: Magenkrampf, Erbrechen und Durchfälle mit folgendem Kollaps.

Rektum und Stuhl: Heftige und plötzliche Durchfälle.

Diarrhö

Blase: Harndrang und Harnverhaltung, unwillkürlicher Harnabgang.

Harninkontinenz
Urämie
Diabetes mellitus

Urin: Albuminurie.

Brust: Stürmisches Herzklopfen, Angst und Atemnot, aussetzende Atmung, drohende Lungenlähmung. Kratzen in Hals und Kehlkopf mit trockenem, krampfhaftem Kitzelhusten; Zusammenschnüren im Hals und auf der Brust. Atmung sehr mühsam und verlangsamt, röchelnd.

Extremitäten: Krämpfe in allen Gliedern, Zuckungen der einzelnen Muskeln, Lähmungen. Glieder blass und eiskalt.

Krämpfe tetanisch

Schweiß: Eiskalte Schweiße mit Herzkollaps.

Haut: Haut zyanotisch.

Allgemein: Schwäche des Herzens mit elendem und kleinem Puls.

11.6
Dosierung

D 6 und höhere Verdünnungen, mehrmals täglich. **Kalium cyanatum** hat die gleichen Anzeichen wie Acidum hydrocyanicum. Wird außerdem gegen Zungenkrebs empfohlen.

11.7
Vergleichsmittel

- Acida anorganica: Acidum fluoricum, Acidum hydrocyanicum, Acidum muriaticum, Acidum nitricum, Acidum phosphoricum, Acidum sulphuricum.
- Acida organica:
  - aliphatica: Acidum aceticum, Acidum formicicum, Acidum lacticum, Acidum oxalicum, Acidum sarcolacticum.
  - aromatica: Acidum benzoicum, Acidum carbolicum, Acidum picrinicum, Acidum salicylicum.
- Laurocerasus officinalis.
- Kalium cyanatum, welches auch bei Zungenkarzinom empfohlen wird.

- Kreislauf: Camphora, Carbo vegetabilis, Lachesis muta, Tabacum, Veratrum album.
- Spastischer Husten: Cuprum metallicum (Kalt trinken >).
- Getränke gurgeln hörbar durch die Speiseröhre: Cina maritima, Cuprum metallicum.
- Apoplektischer Zustand und drohende Apoplexie: Glonoinum.
- Kopfkongestion mit dunkelrotem Gesicht und Benommenheit, Apoplexie: Opium.

11.8
Literatur

[1] Allen TF. Hydrocyanic acid. Encyclopedia of pure Materia Medica. Bd. 5, 10. New York: Boericke & Tafel; 1874–1880: 1–13, 543

[2] Hughes R. Acidum hydrocyanicum. Cyclopaedia of Drug Pathogenesy. Bd. 1, 2. London: Gould; 1886–1891: 21–36; 722–724

[3] Jörg JC. Materialien zu einer künftigen Heilmittellehre. Blausäure (Acidum hydrocyanicum). Bd. 1. Leipzig: Cnobloch; 1825: 118–127

[4] Lewin L. Blausäure. Gifte und Vergiftungen. Lehrbuch der Toxikologie. 6. Aufl. Heidelberg: Haug; 1992: 497–510

12 Acidum lacticum – lac-ac

syn.: Lacticum acidum, 2-Hydroxypropansäure, dt.: Milchsäure, engl.: lactic acid

12.1 Substanz

Mineralia – Organica – Acida aliphatica – 2-Hydroxypropionsäure – Milchsäure – C_3H_6O

Milchsäure ist eine schwache organische Säure. Sie besteht aus Propansäure mit 3 Kohlenstoffatomen, an die eine Hydroxygruppe gebunden ist. In tierischen und pflanzlichen Organismen entsteht Milchsäure beim Abbau von Zucker im Rahmen der Milchsäuregärung. Natürliche Milchsäure findet sich in zwei optischen Isomeren. Die rechtsdrehende L-(+)=(S)-Milchsäure=α>0 wird im Körper sehr gut verdaut. Das zweite Isomer, die linksdrehende D-(-)=(R)-Milchsäure=α<0, welche durch das Enzym Lactat-Racemase in rechtsdrehende überführt wird, bevor sie verstoffwechselt werden kann. Für Säuglingsnahrung ist die rechtsdrehende L(+)-Milchsäure zugelassen. Acidum lacticum stellt das 1 : 1-Racemat beider Formen dar und stammt aus Sauermilchprodukten wie Joghurt, Buttermilch oder Kefir.

Homöopathische Verwendung findet das Milchsäureracemat.

12.2 Pharmakologie und Toxikologie

Milchsäure ist für den menschlichen Organismus nicht toxisch. Die rechtsdrehende Form (Acidum sacrolacticum, siehe dort) ist für den Menschen physiologisch und wird schneller abgebaut. Die Metabolisierung erfolgt nach Oxidation zu Pyruvat durch Weiterverstoffwechselung im Citrat-Zyklus oder durch Neusynthese von Glukose in der Leber (Gluconeogenese).

12.3 Anwendung

Volksheilkundliche Anwendung findet saure Milch als Heilmittel bei Enteritis, Arterioklerose und bei Darmfloradysbalancen (Kefir, Joghurt). Auch bei der Behandlung von schweren Phlegmonen werden Quark- oder Sauermilchumschlägen angewandt.

Homöopathische Anwendung findet die Substanz bei Erkrankungen des rheumatischen Formenkreises und bei diabetogenem Marasmus (nach Kommission D).

Daneben hat es sich bei Störungen des Glucose-Stoffwechsels wie *Hypoglykämie* und *Diabetes mellitus* sowie bei *rheumatoider Arthrose* bewährt, insbesondere beim gleichzeitigen Vorkommen beider Anwendungsbereiche.

12.4 Arzneimittelprüfung

Bei 2 Diabetikern, die wegen ihres Diabetes 80 bis 100 Tropfen einer etwa 10 bis 15 % Milchsäurelösung erhalten hatten, trat ein volles Bild eines akuten rheumatischen Fiebers mit Schmerzen auf, Schwellung und Rötung an vielen Gelenken mit reichlichem Schweiß und Fieber. Verschlimmerung der Schmerzen bei Bewegung. Nach Absetzen der Lösung gingen die Schmerzen zurück, wiederholten sich aber nach erneutem Einnehmen.

12.5 Arzneimittelbild

Leitsymptome: Rheumatisch-gichtische Konstitution.

Erschöpfung, Essen >.
Übelkeit, Essen >.
Übelkeit und Tracheobronchialinfekt durch Tabakrauchen <.

12 – Acidum lacticum – lac-ac

Geist und Gemüt: Erregter Zustand des Gehirns und der einzelnen Sinne; Gedächtnis gebessert. Klarer Geisteszustand, alles erscheint sehr klar.

Alle Erlebnisse längst vergangener Zeiten, besonders solche gefühlsmäßiger Natur, stehen äußerst gegenwärtig und mit höchster Klarheit vor Augen, Schlaf daher unmöglich (eigene Beobachtung des Verfassers).

Fast unfähig, fehlerlos zu schreiben, lässt Worte aus und verschreibt sich. Gedächtnis geschwächt, kann sich nach einer Stunde nicht mehr erinnern, was vorgefallen ist.

Kopf: Blutandrang zum Kopf, Gesicht gerötet, kongestive Kopfschmerzen.

Augen: Pupillen erweitert, Protrusion des Bulbus. Auseinandersprengender Schmerz in den Augen, schlimmer beim ständigen Blicken auf einen Gegenstand.

Nase: Wundheit in den Nasenlöchern. Absonderung aus der Nase schleimig, wässerig oder dickgelb. Blutige Absonderung. Trockenheitsgefühl und Brennen in der Nase.

Gesicht: Schmerzen in den Glandulae submaxillaris und parotis.

Mund: Wundheitsgefühl am Zungenrand, Zunge dick weiß oder gelb belegt. Rachen trocken mit dem Bedürfnis, ständig zu schlucken. Große Mengen von Speichel werden abgesondert, welche am Morgen graue Klümpchen zu enthalten scheinen, später war der Auswurf gelblich und salzig. Geschmack scharf, metallisch wie Kupfer.

Innerer Hals: Gefühl eines Klumpens im Hals wie von einem Ball, das ihn am Schlucken hindert. Zusammenschnüren im Hals. Feste Speisen können nur mit Anstrengung geschluckt werden.

Magen: Appetit gering, schnell gesättigt. Reichliches Aufstoßen nach dem Essen. Aufstoßen einer heißen, scharfen Flüssigkeit, welche vom Magen bis zum Schlund brennt, schlimmer durch Tabakrauchen. Übelkeit, besonders morgens früh, aber auch tagsüber, besser durch Essen. Übelkeit mit Würgen und Sodbrennen. Brennen und Druck im Magen, schlimmer durch Rauchen.

Abdomen: Kolik in den unteren Darmpartien.

Rektum und Stuhl: Durchfälle mit Leibschneiden nach dem Stuhl. Hämorrhoiden treten vor mit heftigen Schmerzen.

Blase: Wundheitsgefühl in der Blase, das sich durch Vornüberbeugen bessert. Häufiger Harndrang bei Tag und Nacht mit vermehrten Harnmengen. Der Versuch, den Harn zurückzuhalten, verursacht Schmerzen.

Geschlechtsorgane:
- weiblich: Die Menses tritt spärlich, schwach und 17 Tage verspätet ein.

Larynx und Trachea: Heftige Hustenanfälle infolge eines zusammenschnürenden Gefühls im Kehlkopf, schlimmer durch Tabakrauchen.

Brust: Scharfe Schmerzen in den Brüsten, bis in die Achselhöhlen ziehend. Die Achselhöhlen sind bei Betasten schmerzhaft.

Extremitäten: Lebhafte Schmerzen in den Muskeln und Gelenken am ganzen Körper, schlimmer bei Bewegung. Die Schmerzen am Stamm rufen mitunter den Eindruck einer pleuritischen Reizung oder einer Angina pectoris hervor.

Heftiges Zucken in den Muskeln, Krämpfe in verschiedenen Muskeln, das Essen und Schreiben erschwerend.

Schlaf: Kann weder still liegen noch schlafen.

Frost und Frösteln: Gefühl von Kälte und Schauder. Schaudern überall mit Krämpfen in den Muskeln. Kalte Füße; rechte Hand, linke Hand heiß. Hitzegefühl mit Blutandrang zum Kopf.

Schweiß: Reichlicher heißer Schweiß. Ungewöhnliche Schweiße an Händen und Füßen, nicht übelriechend.

Haut: Jucken am ganzen Körper durch Kälte. Jucken und Rötung der Haut, jedoch nicht an den unbedeckten Teilen.

Allgemein: Erschöpfungsgefühl, besser durch Essen. Puls beschleunigt.

12.6 Dosierung

Am meisten üblich sind D 3 bis D 12. Über Injektionen bei Erkrankungen des rheumatischen Formenkreises siehe bei Acidum sarcolacticum.

12.7 Vergleichsmittel

- Acida organica:
  - aliphatica: Acidum aceticum, Acidum formicicum, Acidum oxalicum, Acidum sarcolacticum.
  - aromatica: Acidum benzoicum, Acidum carbolicum, Acidum picrinicum, Acidum salicylicum.
- Acida anorganica: Acidum fluoricum, Acidum hydrocyanicum, Acidum muriaticum, Acidum nitricum, Acidum phosphoricum, Acidum sulphuricum.

12.8 Literatur

[1] Allen TF. Lactic acid. Encyclopedia of pure Materia Medica. Bd. 5. New York: Boericke & Tafel; 1874–1880: 478–487

[2] Hughes R. Acidum lacticum. Cyclopaedia of Drug Pathogenesy. Bd. 1. London: Gould; 1886–1891: 36–38

13 Acidum muriaticum – mur-ac

lt.: Acidum hydrochloricum, dt.: Salzsäure, engl.: muriatic acid

13.1 Substanz

Mineralia – Anorganica – Acidam – Acidum hydrochloricum – HCl

Es handelt sich um Salzsäure (E507), eine klare, fast farblose, an der Luft rauchende Flüssigkeit stechenden Geruchs. Chlorwasserstoffsäure ist eine starke Mineralsäure. In Lösung ist sie fast vollständig dissoziiert und leitet Strom sehr gut.

Der Name „acide muriatique" (dt. = Salzlake) wurde von Antoine Laurent de Lavoisier eingeführt, der sich im Namen muriatische Quellen für NaCl-haltige Quellen und in der amerikanischen Bezeichnung „muriatic acid" erhalten hat.

Homöopathische Verwendung findet Acidum hydrochloricum.

13.2 Pharmakologie und Toxikologie

In 0,1 bis 0,5 % Konzentration liegt Salzsäure im Magen vor. Der Magensaft hat einen pH von 0,9 bis 2,3. Salzsäure unterstützt die proteolytisch wirkenden Enzyme (Pepsin) und wirkt hemmend auf das Bakterienwachstum. Die Inhalation von Salzsäuredämpfen kann zu toxischen Pneumonien führen, bei Anätzung der Alveolen auch zu Hämorrhagien der Lunge. Zahnschmelzläsionen werden beobachtet. Bei akzidenteller Inkorporation kommt es zu Verätzungen des oberen Verdauungstraktes, später beobachtet man Dysphonie, Dyspnoe, Herzinsuffizienz und Synkopen. Eine Vergiftung kann tödlich enden (MAK 3 mg HCl/m^3). Bei Intoxikation wirkt säurebindend Milch, Proteinlösung, Magnesiumoxid. Als physikalische Methode eignet sich das Auspumpen des Magens. Externe Exposition führt zu Hautrötungen bis zu Verätzungen. Gegenmaßnahmen sind Abspülen mit reichlich Wasser, anschließend verdünntes Hydrogencarbonat, Sodalösung oder Ähnliches.

13.3 Anwendung

Homöopathische Anwendung findet die Zubereitung bei Erschöpfungssyndrom, Appetitlosigkeit, Hämorrhoiden, Schleimhautulzera und hämorrhagischer Diathese (nach Kommission D).

Der klinische **Gebrauch** beschränkt sich auf entzündliche **Erkrankungen der Mundschleimhäute**, *Dyspepsie* und *Gastritis* sowie **Hämorrhoiden**. Ferner wurde die Salzsäure bei **schweren Infektionskrankheiten** mit **schleichenden Fiebern**, sogenannten adynamischen Fiebern, und großer Schwäche bei *Sepsis* angewendet. Aus neuerer Zeit fehlen jedoch Bestätigungen für die letztere Anwendung.

Bei *Gastropathien* und *Gastritis* besteht ein Widerwille gegen Fleisch. Im Mund beobachtet man entzündlichen Veränderungen, verbunden mit *Hypersalivation* und *Aphthen*. Der Reizzustand des Darms gibt sich besonders in *Flatulenz* und *Hämorrhoiden* zu erkennen.

Um zu verstehen, dass das Herz und die Blutzirkulation durch die Salzsäure geschädigt werden, erinnern wir uns an den manchmal verhängnisvollen Einfluss des Chlors auf das Herz, wie es sich am deutlichsten bei der Chloroform-Narkose äußert. Der Herzmuskel kann bei Letzterem fettig entarten, im Gefäßsystem kann es durch Tonusverlust zum Kollaps kommen, nach vorübergehender Erregung der Blutzirkulation. An Heftigkeit lässt sich die Wirkung der Salzsäure zwar nicht mit der des Chloroforms vergleichen, doch beobachtet man ein Pulsationsgefühl in den Arterien, einen Wechsel von Hitze und Kälte in der Haut, **kongestive** *Zephalgien*, ab und zu mit *Epistaxis*, *Palpitationen* und *Arrhythmie*.

Auch am Nervensystem findet man eine abgeminderte Wirkung des Chlors. Durch Einatmen von Chlor-Dämpfen wurde narkotische Wirkung beobachtet (wir werden hier an die noch verstärkte Wirkung des Chloroforms erinnert), ferner *Gedächtnisverlust*, besonders für Namen, und Furcht, verrückt zu werden. Die Gedächtnisschwäche finden wir noch ausgeprägter bei dem Halogen Brom. Bei der Salzsäure wird in der Arzneiprüfung gefunden: Mattigkeit und Schläfrigkeit bei Tage, Unlustigkeit und Reizbarkeit des Gemütszustands. Überempfindlichkeit aller Sinne. Die wohl ex usu in morbis stammende Anzeige: „Der Kranke ist so schwach, dass er gegen das Fußende des Bettes herabrutscht oder im Sitzen einschläft, wobei ihm der Unterkiefer herabsinkt", lässt an einen gewissen Mangel an geistiger Kontrolle über seinen Zustand schließen.

13.4 Arzneimittelbild

Leitsymptome: Die Absonderungen sind von üblem, faulem Geruch, scharf und wundmachend.
Neigung zu Blutungen aus den Schleimhäuten, durch den destruktiven Charakter der Säure bedingt. Große allgemeine Schwäche bis zur Benommenheit.
⊙ **Der Kranke ist so schwach, dass er im Bett herunterrutscht; er schläft im Sitzen ein, der Unterkiefer sinkt herab.** Stuhl und Harn gehen unwillkürlich ab.
Schmerzen in Kopf und Gliedern, vielfach und verschiedener Art und ohne besondere Eigenart.
Entzündliche Reizung und Neigung zu ulzerösen Prozessen an allen Schleimhäuten, mit Neigung zu Blutung und blutigen Sekreten.

Geist und Gemüt: Unwillig und in sich gekehrt, traurig und verdrossen. Leicht aufzuregen und reizbar. Mürrisch und kurzsilbig. Lebhafte, ängstliche Träume, voll Sorge und Furcht, mit starkem allgemeinem Schweiß; auch wollüstige Träume.

Kopfschmerz: Kopfschmerzen mit Nasenbluten.

Augen: Rötung und Entzündung des äußeren Auges mit Stechen und Brennen. Entzündung der Augenlider. Pupillen erweitert oder verengt. Halbsichtigkeit, bei der er nur die eine Hälfte der Dinge senkrecht von der anderen abgeschnitten sieht.

Ohren: Schmerz in den Ohren. Singen und Klingen in den Ohren. Ohrensausen. Sehr empfindlich gegen Geräusch. Blütenausschlag an der Ohrmuschel.

Nase: Schnupfen mit Jucken und Niesen. Schnupfengefühl mit lästiger Trockenheit. Schnupfen mit scharfem wundfressendem Wasser oder mit dicker Schleimabsonderung. Verstopfungsgefühl oben in der Nase, und wie trocken, doch viel Schleimabsonderung.

Gesicht: Der Kiefer fällt vor Schwäche herunter.

Mund: Wundheit im Munde, Trockenheit und festsitzender Schleim, sodass er kaum reden kann. ⊙ **Zunge rasselt im Mund, trocken wie Leder. Speichelfluss**, Mund voller Speichel. **Bläschen und Geschwüre auf** Zunge und Gaumen. Zunge von dunklem Grund. Zunge bläulich und geschwollen. Zahnfleisch entzündet und geschwollen, schmerzhaft. Übler Geschmack im Mund wie nach ranzigem Fett oder faulen Eiern.

Aphthen
Stomatitis
Soor

Zähne: Schmerzen in den Zähnen durch kalte Speisen und Getränke.

Innerer Hals: Rau und heiser im Hals. Kratzen im Hals.

Magen: Reichliches Aufstoßen von faulem Geschmack, starkes Glucksen. Neigung zu Erbrechen. Leerheitsgefühl in der Speiseröhre und im Magen, nicht besser durch Essen.

Maldigestion
Dyspepsie
Gastritis

Abdomen: Auftreibung des Bauches mit Blähungsbeschwerden. Durchfall.

Rektum und Stuhl: Stuhl geht unversehens beim Harnlassen ab. **Stuhl und Harn gehen unwillkürlich** ab. Dünne, wässrige Stühle mit heftigem Brennen am After; **geschwollene, blaurote Hämorrhoiden mit Jucken und Brennen,** ⊙ **sehr berührungsempfindlich, entzündet, blutend.**

Hämorrhoiden

13 – Acidum muriaticum – mur-ac

Blase: Polyurie. Unwillkürlicher Harnabgang.

Harnröhre: Schneiden beim Harnlassen in der Harnröhre.

Urin: Reichlich wasserheller Urin oder trüb wie Milch.

Geschlechtsorgane:
- weiblich: Menses 6 Tage und 10 Tage zu früh.
- männlich: Vermehrte Erektionen.

Husten und Expektoration: Husten heftig mit Wundheit auf der Brust. Trockener Husten. Lockerer Husten. Bluthusten.

Brust: Anfallsweise auftretendes Herzklopfen.

Schlaf: Schläfrigkeit tagsüber. Schlaf sehr unruhig, kann wegen Hitzewallungen und Übelkeit schwer einschlafen. Öfter Erwachen, weil bald dieser, bald jener Teil schmerzt.

Frost und Frösteln: Viel Frieren und Schaudern, kann nicht warm werden, auch Hitzegefühle und Schweiße;

Haut: Geschwüre und Bläschen auf der Haut, schlecht heilend und von üblem Geruch. Bei Verätzung mit Salzsäure bilden sich pseudomembranöse Schleimhautnekrosen von grauweißer Farbe und Geschwüre mit dunklem Grund.

Allgemein: Widerwille gegen alle Nahrung, besonders gegen Fleisch. Pulsieren in den Arterien, Puls aussetzend, jeder dritte Schlag setzt aus. ☉ **Der Kranke ist so schwach, dass er im Bett herunterrutscht, er schläft im Sitzen ein, der Unterkiefer sinkt herab.**

13.5
Dosierung

D 1 und D 2 nicht unverdünnt einnehmen. Parenterale Verwendung erst ab D 4.

Meist D 2 bis D 6, bei Typhus wird D 1 oder einige Tropfen Acidum hydrochloricum dilutum in Wasser gegeben. Bei **hypazider Gastritis** kann man mit kleinen Dosen, die durch ihren chemischen Effekt nicht ins Gewicht fallen, wie D 3, D 2, eine anregende Wirkung auf die Magenfunktion ausüben, sodass man nicht die Substitutionstherapie mit größeren Salzsäuremengen benutzen muss. Manche meiner Patienten haben nach diesen Tropfen immer wieder verlangt, wenn sie sie einmal bekommen haben. Bewährt hat sich bei mir jedoch D 6 und höhere Potenzen.

13.6
Vergleichsmittel

- Acida anorganica: Acidum fluoricum, Acidum hydrocyanicum, Acidum muriaticum, Acidum nitricum, Acidum phosphoricum, Acidum sulphuricum.
- Acida organica:
  - aliphatica: Acidum aceticum, Acidum formicicum, Acidum lacticum, Acidum oxalicum, Acidum sarcolacticum.
  - aromatica: Acidum benzoicum, Acidum carbolicum, Acidum picrinicum, Acidum salicylicum.
- Bei Hämorrhoiden, blutend, sehr berührungsempfindlich: Acidum nitricum, Acidum sulphuricum.
- Stupor und Betäubung, lässt Harn und Stuhl unter sich gehen (bei Infektionskrankheiten): Baptisia tinctoria.

13.7
Literatur

[1] Allen TF. Muriaticum acidium. Encyclopedia of pure Materia Medica. Bd. 6. New York: Boericke & Tafel; 1874–1880: 415–430

[2] Hahnemann S. Die chronischen Krankheiten, ihre eigenthümliche Natur und homöopathische Heilung. Vierter Theil. Antipsorische Arzneien. 2. Aufl. Düsseldorf: Schaub; 1938: 270–296

[3] Hahnemann S. Acidum muriaticum. In: Lucae C, Wischner M, Hrsg. Gesamte Arzneimittellehre. Bd. 2. Stuttgart: Haug; 2007: 1265–1286

[4] Hughes R. Acidum muriaticum. Cyclopaedia of Drug Pathogenesy. Bd. 1. London: Gould; 1886–1891: 38–39

[5] Kurtz. Zur Pharmakodynamik von Acidum muriaticum. Zeitschrift für homöopathische Klinik 1854; 3 (21)

14 Acidum nitricum – nit-ac

lt.: Acidum nitricum, dt.: Salpetersäure, Hydrogennitrat, engl.: nitric acid

14.1
Substanz

Mineralia – Anorganica – Acida – Hydrogennitrat – HNO_3

Es handelt sich um eine hydrophile, klare, farblose bis gelbliche Flüssigkeit von charakteristischem Geruch. Salpetersäure ist eine der stärksten Mineralsäuren und liegt in wässriger Lösung fast vollständig dissoziiert vor. Sie ist ein starkes Oxidationsmittel. Sie bildet Salze (Nitrate) und Ester (Salpetersäureester). Hauptsächliche Verwendung findet die Substanz in der Düngemittelindustrie (80 % der Produktion) und bei der Herstellung von Sprengstoffen.

Homöopathische Verwendung findet Hydrogennitrat.

14.2
Pharmakologie und Toxikologie

Salpetersäure führt bei Kontakt mit Haut und Wolle zu dauerhaften Gelbfärbungen[15]. Die Säure wirkt ätzend und führt an Haut, Schleimhaut und Auge zu schlecht heilenden Wunden. Bei Inhalation toxischer stickstoffoxidhaltiger Gase kann es zu Bronchitis, Pneumonie, Verätzungen der Alveolen, Methämoglobinbildung kommen. Inkorporation führt zu Verätzungen des Verdauungskanales, stört bereits in hohen Verdünnungen die Verdauungstätigkeit und führt zu Verätzungen der Zähne. Bei wiederholtem Einreiben verdünnter Lösungen der Salpetersäure in die Haut entsteht eine Entzündung und Gelbfärbung der Haut, später Blasenbildung.

Bei Vergiftung durch Selbstmordversuche werden beobachtet: zuerst Weißfärbung, dann Gelbfärbung der betroffenen Schleimhäute, Entzündung derselben und Schwellung. Nach Abstoßen der nekrotischen Schleimhaut bilden sich Geschwüre mit Blutungen in Mund, Speiseröhre, Magen und Darm. Auch Perforationen in Magen und Darm kommen vor. Die Darmerscheinungen gehen mit Verstopfung oder Durchfall einher. Am Urogenitalsystem kann es bis zur Anurie kommen. Der Harn enthält Blut, Eiweiß, Zylinder und Epithelien. Bei längerem Einnehmen von Salpetersäure zum Zweck der Fruchtabtreibung wurden beobachtet: ikterische Verfärbung der Skleren, auffallende Blässe der Haut und der Schleimhäute und Abort in der Hälfte der Fälle.

14.3
Anwendung

Homöopathische Verwendung findet die Substanz bei Entzündungen der Haut- und Schleimhäute mit Neigung zu Rhagaden, Ulzera, Tumoren, Gewichtsverlust, Depression (nach Kommission D).

Salpetersäure ruft im Arzneiversuch auf den Schleimhäuten eine scharfe, übelriechende Sekretion hervor, die zu *Ulzera*, auch hämorrhagischen, führen kann. Tief sitzende **chronische Schleimhautinfekte** sind eine Hauptanzeige für Hydrogennitrat. Das umfasst schwere und ulzeröse Schleimhautentzündungen sowohl der Atmungsorgane als auch der Verdauungsorgane, der Harnwege und Genitalien. Diese können damit erfolgreich behandelt werden. Typisch ist der Befall der Haut-Schleimhaut-Übergänge an Mund und After, aber auch Nase und Vulva. Die Mundwinkel sind entzündet, es bildet sich eine **Stomatitis**. Bei **Ulzera** in **Magen** und **Duodenum** von besonders hartnäckigem Charakter, selbst bei den schwer zu beeinflussenden Formen von **Ulcus pepticum,** bei **chronischer Enteritis** und bei blutenden und schmerzhaften **Hämorrhoiden** mit entzündlicher Reizung der Umgebung des Afters. Bei **Analfissuren, Analulzera** und **Analfisteln** werden stechende Schmer-

---

15 Xanthoprotein-Reaktion: dabei werden die aromatische Aminosäuren Tryptophan, Tyrosin und Phenylalanin am aromatischen Ringsystem nitriert, was zur Gelbfärbung führt. In der Chemie dient diese Reaktion zum qualitativen Nachweis aromatischer Aminosäuren.

zen geklagt. Splitterschmerz ist ein charakteristisches Zeichen der Salpetersäure. Er zeigt sich am After beim Durchtritt des Stuhls und hält nachher noch stundenlang an. Doch kann diese Schmerzform sich auch an einem anderen beliebigen Körperorgan ausprägen.

Die Drüsen neigen zu Entzündungen wie bei **Lymphadenitis, Tonsillitis, Sialadenitis, Hepatitis** und **Prostatitis**, bei welchen die Behandlung mit Salpetersäure indiziert sein kann.

Bei schwerer **Lungentuberkulose** mit blutigem Sputum und heftigen und übelriechenden Schweißen, auch im aktiven Stadium, bei **Asthma bronchiale**, bei **chronischer Bronchitis**, bei **chronischer Rhinitis** und **chronischer Sinusitis** findet die Zubereitung Anwendung.

Am Urogenital-System gehört sie zu den bewährtesten Mitteln bei **chronischer Nephritis** (auch im Spätstadium mit übelriechendem Harn), **Pyelonephritis**, **Urethritis** und Reizung der Harnwege. Wie alle Absonderungen ist auch der Harn von üblem Geruch und nimmt auch den Geruch des Pferdeharns an.

Die Knochen und Gelenke werden von Schmerzen befallen, welche zur Anwendung bei syphilitischen Knochenprozessen, wie **Ostitis** und **Periostitis,** sowie bei **Erkrankungen des rheumatischen Formenkreises** führt.

Der Schwerpunkt der Wirkung liegt überwiegend auf den Schleimhäuten und der Haut. An der Haut werden übelriechende **Schweiße** und Entzündungserscheinungen verschiedensten Grades mit **Erythem, Ekzem, Furunkel** und **Ulzera** beobachtet. Bevorzugter Sitz ist die Stirn-Haar-Grenze sowie der Übergang der Haut in die Schleimhäute und der Gehörgang. Die krankhafte Sekretion der Schleimhäute kann unterdrückt und die Krankheit „nach innen geschlagen" sein. In diesem Fall äußert sich die Sykose, Miasma[16], bei dem das Erleben der inneren und äußeren Dynamik des Individuums dem Überfluss (Exzess) entspricht in einer toxischen Schwächung des Nervensystems oder in chronisch rheumatischen Leiden. Die syphilitische oder gonorrhoische Genese bei chronischen Leiden bestimmt oft die Wahl von Acidum nitricum, bei zum Beispiel syphilischer Periostitis oder gonorrhoischer chronischer **Urethritis, Vesiculitis seminalis, Prostatitis, Endometritis** und **Cervicitis**. Die Interpretation einer Erkrankung als Folge einer früheren gonorrhoischen Infektion muss oft aus den Umständen erschlossen werden. Wenn die entsprechenden Schleimhautabsonderungen, eine chronische **Adnexitis** bei Frauen, eine **chronische Prostatitis** und „Tripperfäden" im Urin bei Männern, zu finden sind oder auch wenn eine **chronische rheumatische Arthropathie** vorhanden ist, so gehört Acidum nitricum in die engere Wahl. Man wird bei diesen Menschen leicht auch die Frostigkeit und die nervöse Gereiztheit finden.

Wie bei anderen anorganischen Säuren ist eine bemerkenswerte Schwäche mit Zittern vorhanden. Auch die Neigung zu Blutungen und zu Schweißen stimmt mit derjenigen der anderen anorganischen Säuren überein.

14.4
Arzneimittelprüfung

Bezüglich des Arzneibildes sind wir überwiegend auf die von Hahnemann beobachteten Prüfungssymptome und die von ihm zusammengetragenen Beobachtungen anderer Autoren angewiesen. Dabei wurde jedoch auch eine Anzahl von Erscheinungen mit aufgenommen, welche von anderen Autoren bei der Verordnung der Salpetersäure an Kranken bemerkt und der Wirkung des Arzneimittels zugeschrieben wurden. Wie Hughes festgestellt hat, stammt ein Teil der Symptome von an Syphilis Erkrankten, nämlich die von Blair und Ferriar zitierten Symptome, die hier weggelassen sind [4].

14.5
Konstitution

Hahnemann schildert den Typus folgendermaßen: „Doch wird man finden, dass diese Arznei mehr für Kranke von straffer Faser (Brünette), aber weniger auf die von schlaffer (Blondine) wohltätig wirkt. [...] Fast bloß für solche Kranken eignet sie sich, welche sehr zu weichen Stuhlgängen geneigt

---

16 Ein Miasma ist eine Zustandsbeschreibung des Individuums, die auf verschiedenen Betrachtungsebenen ähnlich charakterisiert werden kann. Die Miasmatik ist die Theoriebildung zur **Dynamik** des Verlaufs chronischer Erkrankungen.

sind, bei zu Leibverstopfung aufgelegten Kranken ist sie seltener anwendbar." ([3], S. 1343).

Clarke schreibt zu dieser Empfehlung Hahnemanns bei Durchfall: „Nach meiner Erfahrung ist dies absolut falsch. Verstopfung, entsprechend den Symptomen des Arzneibildes, ist eine hervorragende Indikation für Nitri acidum, und ich habe fast so viele Fälle mit diesem Mittel kuriert als mit irgendeinem anderen. Ich habe überhaupt gefunden, wenn ich Gelegenheit hatte, dies zu erproben, dass Hahnemanns positive Hinweise durchaus zuverlässig sind, aber seine negativen Hinweise sind ebenso oft falsch als richtig." [2]

Die Salpetersäure äußert ihre Wirkung in sehr betonter Weise in Reizbarkeit und Schwäche des Zentralnervensystems. Die Gemütsstimmung befindet sich in einem Zustand von schwermütiger Bedrückung und Angst, Hoffnungslosigkeit und Verzweiflung. Der Verlust des seelischen Gleichgewichts zeigt sich aber besonders in einer Neigung zu Ärger über die geringste Veranlassung. Es kommt zu Wutausbrüchen mit heftigen Flüchen. Dieses streitsüchtige Gehabe ist aber keineswegs ein Ausdruck von Kraft, sondern es kommt dabei zu Zittern an allen Gliedern. Die Salpetersäure ist eines der Mittel, die am ausgeprägtesten diese Neigung zu Zornausbrüchen und Ausfälligkeiten besitzt.

Der Acidum-nitricum-Patient ermangelt in außerordentlicher Weise der Eigenwärme. Er friert und fröstelt, wenn er der geringsten Kälte ausgesetzt ist. Es kommt aber doch leicht zu Schweißen und Hitzewallungen, besonders nachts treten starke und übelriechende Schweiße auf. Auch an den Händen werden starke Schweiße beobachtet.

Acidum nitricum ist ein bevorzugtes Mittel für die Sykose[17] Hahnemanns, rangiert gleich nach Thuja und Medorrhinum. Aber auch für die Syphilis[18] und Psora[19] kann es von Bedeutung sein.

Ob Acidum nitricum besonders „für Kranke von straffer Faser (Brünette), aber weniger für die von schlaffer Faser (Blondine) wohltätig wirkt", wie Hahnemann angibt, möchte ich nicht entscheiden. Jedenfalls sollte man sich nicht davon abhalten lassen, Acidum nitricum auch bei Blonden und Hellhaarigen zu verordnen.

14.6 Arzneimittelbild

Leitsymptome: Allgemeine Schwäche, besonders aber Schwäche des Nervensystems mit ärgerlicher Gereiztheit und Neigung zu Wutausbrüchen. ⊙ **Ärgerlich, gehässig, rachsüchtig, halsstarrig.**

Entzündungen der Schleimhäute mit scharfer, übelriechender Absonderung und Neigung zu Ulzerationen und Blutungen. Bevorzugter Sitz der Affektionen ist der Übergang der Schleimhäute in die äußere Haut an Mund, Nase, Harnröhre, Vulva und After. Hautausschläge, Geschwüre, Fissuren. Frostigkeit und Kälte in allen Teilen, Neigung zu Erkältung.

Splitterschmerz in den erkrankten Teilen (bei Berührung oder Bewegung).

Reichliche übelriechende Schweiße.

Neigung zu Blutungen aus allen Organen.

Besserung durch Fahren[20] allgemein und besonders bei Schwerhörigkeit.

Kälte < ⊙ **und Nässe** <, bei Wetterwechsel <.

⊙ **Reiten** >.

Geist und Gemüt: Gedrücktes, niedergeschlagenes Gemüt. Heftige Schwermut und Ängste. Sehr leicht gerührt und zum Weinen geneigt.

Ängstlichkeit, als lebe er in einem beunruhigenden Prozesse oder Streite.

Hoffnungslosigkeit und Verzweiflung. Lebenssatt. Bildet sich ein, bald zu sterben. Wortkarg und verschlossen bei Traurigkeit.

Ärgerlichkeit mit Traurigkeit und störrischer Laune. **Ärgerlichkeit über die geringste Kleinigkeit, auch über sich selbst. Anfälle von Wut und**

---

17 Sykose, Miasma, bei dem das Erleben der inneren und äußeren Dynamik des Individuums dem Überfluss (Exzess) entspricht.

18 Syphilis, Miasma, bei dem das Erleben der inneren und äußeren Dynamik des Individuums der Zerstörung (Destruktion) entspricht.

19 Psora, Miasma, bei dem das innere und äußere Erleben des Individuums dem Mangel (Defekt) entspricht.

20 Diese Besserung durch Fahren habe ich in einem Fall von schwerer **Arthritis deformans** aller Hauptgelenke des Körpers – die Dame konnte nicht mehr ohne Hilfe gehen – bestätigt gefunden. Es äußerte sich in der Weise, dass ihr Fahren im Auto sehr gut bekam, jedoch nicht das mehr erschütterungsfreie Reisen im Zug mit Polsterklasse. Acidum nitricum brachte eine Besserung des Zustands.

Verzweiflung, mit Flüchen und Verwünschungen. Bei Streitigkeiten Zittern an allen Gliedern.

Auffallende Abnahme des Gedächtnisses, zugleich mit überhandnehmender Körperschwäche. Vermindertes Denkvermögen; oft vergehen ihm die Gedanken und seine Ideenreihe verschwindet.

Schwindel: Schwindel, schlimmer bei Lagewechsel.

Kopf: Blutandrang und Hitze im Kopf, schlimmer beim Bücken. Schorfiger, nässender, juckender Ausschlag in den Kopfhaaren. Starker Haarausfall.

Kopfschmerz: Kopfschmerz mit Bandgefühl um den Kopf. **Schmerzhafte Empfindlichkeit der Kopfhaut**, selbst der Druck des Hutes ist schmerzhaft. Kopfschmerz bei Wagengerassel und lautem Auftreten.

Zephalgie bei chronischer Syphilis

Augen: Nebel und Schleier vor den Augen. Schwarze Flecken vor den Augen. Röte und Brennen der Augen. Feuerfunken; es wird schwarz vor den Augen, 1 Stunde lang, 4-mal.

Keratitis
Uveitis[21]

Ohren: Die Ohren fallen zu. Gehör abgestumpft. Nachhall in den Ohren vom eigenen Sprechen. Brennen, Sausen und Knallen in den Ohren.

Seromukotympanum

Nase: Schnupfen mit wundmachendem, übelriechendem Schleim, Stock- und Fließschnupfen. Wundheit der Nase, Wundheit und Schorfe im Innern der Nase. Bluten der Nase mit dunklem Blut.

Rhinitis chronisch
Sinusitis chronisch

Gesicht: Blassgelb und elendes Aussehen, kleine Pusteln an der Stirne, an der Haargrenze und an den Schläfen. Bläschen auf den Lippen. **Wundheit der Mundwinkel.**

Mund: Stomatitis, Aphthen. **Fauler Geruch aus dem Mund. Wundheit, Geschwüre in der Schleimhaut des ganzen Mundes und des Zahnfleisches, mit Neigung zu bluten.** Trockenheit in Mund und Hals mit großem Durst. Zunge weiß belegt. Reichlicher Speichelfluss, zum Teil blutig.

Saurer oder bitterer Geschmack im Mund. Fettes und Schwarzbrot machen Säure im Mund.

Innerer Hals: Halsweh beim Schlucken, wie Geschwulst im Hals und wie rot und geschwürig. Gefühl von Zusammenschnüren im Hals. Beim Essen kommen Teile der Speise durch die Nase herunter.

Äußerer Hals: Anschwellen der Lymphknoten.

Magen: Appetit fehlt, muss beim Essen trinken. Starker Durst. Nach dem Essen alsbald Übelkeit und Erbrechen. Drücken im Magen, besser durch Essen.

Gastritis
Ulcus ventriculi et duodeni
Hepatopathie

Abdomen: Stechende, schneidende Leibschmerzen mit viel Blähungen.

Anschwellung der Leistenlymphknoten.

Rektum und Stuhl: Beim Stuhl Schmerz, als ob im Mastdarm etwas zerrissen würde. Nach dem Stuhl Stechen und Kratzen im After. Gefühl, als ob noch mehr kommen müsste. **Schründen, mehr im Mastdarm als im After, gleich nach dem Stuhl, 2 Stunden lang.**

---

21 Ophthalmia scrophulosa ist gekennzeichnet durch Konjunktivitis, Blepharitis, Entzündung der Tunica conjunctiva bulbi (mehrschichtiges unverhorntes Plattenepithel mit wenigen Becherzellen) und der Glandulae tarsales (Maibom'sche Drüsen). Die skrophulösen Augenentzündungen lassen sich klinisch leicht an der extrem ausgeprägten Photophobie und der Modalität morgens<, abends> (entgegen aller anderen Augenentzündungen) ohne viel Mühe diagnostizieren (Weiß 1837). Uveitis subsummiert Iritis, Iridozyklitis, intermediare Uveitis (Pars planitis), Chorioretinitis.

Stuhl hart, schafkotartig, unter viel Pressen und Schleim dabei. Erfolgloser Drang zum Stuhl.

Durchfall mehrmals täglich. Stuhl aus bloßem Schleim bestehend. Faulig riechender Stuhl und faulig riechende Winde. Dünner, gelblichweißer Stuhl.

Brennen und Jucken im After. **Hämorrhoidalknoten mit Bluten.**

Enteritis chronisch
Hämorrhoiden
Analfissur
Analfistel

Blase: Häufiger Harndrang.

Niere:

Pyelonephritis

Harnröhre: Schrunden in der Harnröhre und Brennen.

Urin: Harn übelriechend oder wie Pferdeharn. Aussetzende Harnabsonderung; Harn blutig, eiweißhaltig, mit Zylindern. ☉ **Urin wird kalt gefühlt in der Harnröhre.**

Urethritis

Geschlechtsorgane:
- weiblich: Übelriechende Leukorrhö, fleischfarben. Die Menses ist verfrüht. An den Schamlippen Jucken, Brennen und Entzündung.
- männlich: Krampfhafte, anhaltende, unangenehme Erektionen. Der Beischlaf, in zu kurzer Zeit wiederholt, erregt allgemeine Schwäche und erneuert alte, vergangene Beschwerden. An der Vorhaut und Eichel Bläschen und Geschwüre, blutiger Ausfluss aus der Harnröhre. Schmerz in den Hoden, ziehend, brennend wie gequetscht. Starke, geschwollene, wulstige, dunkelrote Harnröhrenmündung.

Leukorrhö

Sprache und Stimme: Heiserkeit.

Atmung: Atemnot beim Gehen und beim Husten.

Asthma bronchiale

Husten und Expektoration: Heftiger Husten, besonders bei Nacht; **blutig gefärbter Auswurf.**

Hämoptysis

Brust: Stiche in der Brust und Beklemmung. Herzklopfen mit starker Beschleunigung bei der geringsten Anstrengung, mit großer Schwäche und Angstgefühl; Puls schwach, beschleunigt, auch unregelmäßig, einzelne Schläge setzen aus.

Extremitäten: Gelenke steif, krachend bei Bewegung und schmerzhaft. ☉ **schlimmer bei Wetterwechsel.** Schmerzen in den Knochen, ☉ **besonders die Tibia ist schmerzhaft bei Berührung.**

Gelenkschmerzen wie nach einer Anstrengung, schlimmer durch Berührung, Bewegung verschlimmert teilweise die Schmerzen, teilweise bessert sie. Ziehende Schmerzen bei Nacht. Sichtbare Venen auffallend gefüllt.

Erkrankungen des rheumatischen Formenkreises
Periostitis
Ostitis

Schlaf: Schlaf sehr unruhig und häufig unterbrochen.

Erwacht nachts alle ½ Stunde. Liegt nur wie im Halbschlaf. Erwacht um 2 Uhr oder um 4 Uhr und kann dann nicht wieder einschlafen.

Frost und Frösteln: Kälte der Haut des ganzen Körpers. Frösteln selbst im warmen Raum und im warmen Bett. Kälte der Hände und Füße. Frostbeulen.

Schweiß mit kalten Händen und blauen Nägeln.

Schweiß: Schweiß vermehrt nach körperlicher Anstrengung, beim Essen.

Häufige Nachtschweiße von üblem Geruch. Saure, übelriechende Schweiße. Schweiße, wie Pferdeharn riechend.

Heiße Schweiße an den Händen, mit Hitze im Gesicht. Reichliche Schweiße an den Fußsohlen;

dadurch Wundheit der Zehen und Fußballen, mit stechenden Schmerzen, als ob er auf Nadeln ginge.

Haut: Kleine Pickel an der Stirn-Haar-Grenze, an der Schläfe; Bläschen im Gesicht, um den Mund und am ganzen übrigen Körper. Häufige Furunkel. ⊙ **Haut trocken, neigt zu Einrissen und Schrunden.** ⊙ **Neigung zu Geschwüren, wie rohes Fleisch aussehend, leicht blutend, mit Splitterschmerz.**

Alte Warze auf der Oberlippe fängt an zu schmerzen, schmerzt bei Berührung, blutet beim Waschen.

Jucken und Stechen in den Hautwarzen.

Schlechte Heilungstendenz der (durch Verätzung) entstandenen Geschwüre. Schmutzig-gelbes Hautkolorit.

> Verrucae vulgares
> Acne vulgaris
> Perniones ulzerös
> Furunkel

Allgemein: Große körperliche Mattigkeit, Zerschlagenheit und Elendigkeit mit Zittern und hochgradiger Überreiztheit der Nerven.

Abmagerung am ganzen Körper.

Übler Geruch der Ausscheidungen. Erkältungsneigung.

Häufige, ziehende Schmerzen in fast allen Teilen des Körpers, plötzlich kommend und verschwindend. Klopfen in den Blutgefäßen im oberen Teil des Körpers.

Abneigung gegen Fleisch und Süßigkeiten. Verlangen nach Hering, nach Fettem, ⊙ **nach unverdaulichen Speisen wie Erde, Kalk und Kohle.** ⊙ **Milch wird nicht vertragen.**

14.7
Dosierung

Es werden mittlere Potenzen zwischen D 4 und D 12 gebraucht. Hochpotenzen sind bewährt.

Die Dosierung der Nosoden Medorrhinum und Syphilinum als Zwischenmittel hat sich sehr bewährt: 1 Gabe D 30, nach 2 bis 3 Wochen D 200.

14.8
Vergleichsmittel

- Acida anorganica: Acidum fluoricum, Acidum hydrocyanicum, Acidum muriaticum, Acidum phosphoricum, Acidum sulphuricum.
- Acida organica:
  - aliphatica: Acidum aceticum, Acidum formicicum, Acidum lacticum, Acidum oxalicum, Acidum sarcolacticum.
  - aromatica: Acidum benzoicum, Acidum carbolicum, Acidum picrinicum, Acidum salicylicum.
- Fluchen, Schimpfen, aggressives Verhalten: Anacardium occidentale, Hepar sulphuris, Lycopodium clavatum, Nux vomica, Staphysagria.
- Kältegefühl und Frösteln insgesamt oder an einzelnen Teilen: Medorrhinum, Natrium muriaticum, Natrium sulphuricum, Psorinum, Thuja occidentalis.
- Hämorrhoiden, nässend und blutend, mit Rhagaden: Acidum muriaticum, Acidum sulphuricum, Paeonia officinalis, Sulphur lotum, Thuja occidentalis.
- Kondylome: Medorrhinum, Staphysagria, Thuja occidentalis.
- Übler Geruch des Harns: Acidum benzoicum, Lycopodium clavatum, Sepia succus, Sulphur lotum.
- Leukorrhö, scharf, ätzend: Hedera helix, Hydrastis canadensis, Iodum purum, Kreosotum, Mercurius iodatus ruber, Mercurius solubilis Hahnemanni, Sepia succus, Sulphur lotum, Thuja occidentalis.
- Schmerz wie von Splittern: Argentum nitricum, Hepar sulphuris.
- Stomatitis: Acidum carbolicum, Acidum muriaticum, Lachesis muta, Mercurius solubilis Hahnemanni.
- Chronische Folgen von Gonorrhö (Sykosis): Aristolochia clematis, Medorrhinum, Natrium sulphuricum, Pulsatilla pratensis, Selenium amorphum, Sulphur lotum, Thuja occidentalis.
- Schlechte Heilung äußerer Geschwüre; mit übelriechender Absonderung: Acidum fluoricum, Acidum muriaticum, Acidum sulphuricum, Arsenicum album, Asa foetida, Kreosotum.

- Bei syphilitischer oder gonorrhoischer Anamnese Syphilinum oder Medorrhinum als Zwischenmittel.
- Die Verwandtschaft des Arzneibildes der Salpetersäure und des Quecksilbers gibt das Verständnis sowohl für die Anwendung bei Syphilis, die früher üblich war, als auch als Antidot bei Quecksilberintoxikation[22].
- Bei den Affektionen des Magens und Darmes: Argentum nitricum.
- Komplementär zu Acidum nitricum scheint in vielen Fällen von Lungentuberkulose, Asthma bronchiale, Nephropathie und Magenulzera der Phosphor zu sein. Man kann ihn in Zwischengaben oder einige Tage Acidum nitricum und einige Tage Phosphor im Wechsel geben.

14.9 Kasuistik

14.9.1 Analfissur

59-jährige Patientin, vor 9 Jahren war bei ihr der After wegen einer linksseitigen Fissur mit Erfolg gedehnt worden, und jetzt war nach hartem Stuhlgang ein Rezidiv eingetreten, das trotz Salben, Sitzbädern und Laxanzien nicht heilen wollte. Die Patientin sprach nicht von einem stechenden Schmerz, wie er oft für die Salpetersäure oder deren Silbersalz gefordert wird, sondern vom Rasiermesserschmerz, dem der Befund einer nicht allzu großen klaffenden Fissur, wie mit dem Rasiermesser über einen welken Hämorrhoidenknoten gezogen, entsprach. Stauffer spricht von einem Glasscherbenschmerz, Acidum nitricum D 6, dil. 10,0 brachte sehr bald Heilung.

14.9.2 Analfistel

Ein weitsichtig denkender, auf internationalen Märkten erfolgreicher Kaufmann und Jurist, ließ seine Analfistel operieren. Nach nicht allzu langer Zeit trat ein Rezidiv ein, und erneut unterzog er sich einer Operation, die wieder erfolglos blieb. Auf dringende Bitten seiner Frau, deren Familie unserer Methode sehr zugetan war, erklärte er sich zu einer homöopathischen Behandlung bereit. Der Befund war erheblich, in einem vernarbten und verzogenen Gebiet mündeten 2 tiefe Fisteln. 10 gr. Acidum nitricum D 6 dil. gab ihm die ersehnte Heilung. Nachbeobachtung 10 Jahre.

14.9.3 Sinus pilonidalis

Eine 37-jährige schlanke Patientin mit festem Turgor und roten Wangen, überfordert durch 4 Kinder und einen großen Geschäftshaushalt, leidet seit rund 12 Jahren an einer Fistel rechts neben dem oberen Ansatz des Steißbeines. Unter praller, schmerzhafter Anschwellung der Umgebung öffnet sich die Fistel, entleert Eiter und schließt sich für einige Wochen. Ein regelmäßiger Rhythmus ist nicht festzustellen, auch keine Bindung an den Zyklus. Da die Familie tuberkulös belastet ist und eine Schwester schon als Kind an Knochentuberkulose starb, lag der Gedanke an eine Tuberkulinie nahe. Auch die frühere Erkältungsanfälligkeit, das familiäre Vorkommen des Bettnässens in der Aszendenz – nicht bei ihr selbst –, die ausgeprägte Vorliebe für Fleisch (Kent, [3]) ließen an Tuberkulin bei der Mittelwahl denken. Das Bettnässen und die auffallende Fleischvorliebe, fast als Heißhunger, waren auf 2 Kinder vererbt. In dem Hunger auf Fleisch wird aber auch der Phosphor sichtbar, als Phosphor selbst oder besser noch als Acidum phosphoricum oder Calcium phosphoricum. Bei der Patientin waren die Phosphorzeichen, namentlich im Bereich des Nervensystems und des Vegetativums, prägnanter als die Symptome des Tuberkulins, und ich erinnere daran, dass Phosphor ein bewährtes Ergänzungsmittel zur Salpetersäure ist. In der Erschöpfbarkeit, in der Frostigkeit und in der Erkältungsanfälligkeit treffen sich die 3 Mittel: Tuberkulin, Phosphor und Acidum nitricum.

Die Patientin hatte sich schon zur Fisteloperation entschlossen, konnte aber durch Acidum nitricum D 6, 2-mal 10,0 dil., davor bewahrt werden. Die Fistel verheilte zum Erstaunen der Patientin und wurde anfangs nur noch einmal durch eine Angina tonsillaris provoziert. Die anschließende Phosphorbehandlung mit D 15 hob den Kräftezustand und damit die Leistungsfähigkeit erheblich, wozu die Beseitigung der eiternden Fistel natürlich beigetragen hat.

---

22 Früher Mercurialismus.

Vogt weist darauf hin, dass in seinen Fällen die für Acidum nitricum als typisch hervorgehobene psychische Verfassung nicht beobachtet wurde, also nicht als Conditio sine qua non zu gelten habe. [5]

14.10
Literatur

[1] Allen TF. Nitricum acidum. Encyclopedia of pure Materia Medica. Bd. 7. New York: Boericke & Tafel; 1874–1880: 10–48

[2] Clarke JH. Nitricum acidum. Dictionary of practical Materia Medica. Bd. 2. London: Homoeopathic Publishing Company; 1900–1902: 587–599

[3] Hahnemann S. Nitricum acidum. In: Lucae C, Wischner M, Hrsg. Gesamte Arzneimittellehre. Bd. 2. Stuttgart: Haug; 2007: 1343–1372

[4] Hughes R. Acidum nitricum. Cyclopaedia of Drug Pathogenesy. Bd. 1. London: Gould; 1886–1891: 39–43, 744

[5] Vogt P. Acidum nitricum. Allgemeine Homöopathische Zeitung 1973; 218 (5): 209–215

[6] Weiß LS. Die Augenheilkunde und die Lehre der wichtigsten Augenoperationen. Quedlinburg und Leipzig: Basse; 1837

[7] Willson. Praktische Micellen aus lleopathischen Schriften. Salpetersäure. Allgemeine Homöopathische Zeitung 1835; 7 (17): 257

[8] Wunderlich. Acidum nitricum. Allgemeine Homöopathische Zeitung 1835; 7: 257

15   Acidum oxalicum – ox-ac

lt.: Acidum oxalicum, dt.: Ethandisäure, Oxalsäure, Kleesäure, engl.: oxalic acid

15.1
Substanz

Mineralia – Organica – Acida aliphatica – Ethandisäure – $C_2H_2O_4$

Mit zwei Kohlenstoffatomen mit jeweils einer Säuregruppe ist Oxalsäure die einfachste Dicarbonsäure und zählt zu den starken Säuren. Im Körper entsteht Oxalsäure als Endprodukt des Aminosäurestoffwechsels (Alanin, Serin). Sie findet sich unter anderem in Sauerklee, als saures Kaliumsalz in Rhabarber und Sauerampfer. Die intestinale Resorption wird durch Calcium gehemmt. Seinerseits hemmt Oxalat die intestinale Eisenresorption. Oxalsäure wirkt als Reduktionsmittel unter Bildung der Reaktionsprodukte CO_2 und H_2O.

Homöopathische Verwendung findet Ethandisäure.

15.2
Pharmakologie und Toxikologie

Die Bildung von Oxalsäure im menschlichen Organismus ist physiologisch bei Verstoffwechselung von Glycin, Ascornbinsäure und Xylitol. Täglich werden 15 bis 50 mg renal eliminiert. Erhöhte Ausscheidungswerte bezeichnet man als Oxalurie. Oxalsäure bildet mit Calciumionen Calciumoxalate. Über die Hälfte der Nierensteine sind Calciumoxalatsteine. Die Substanz wirkt ätzend auf Haut und Schleimhaut. Orale Intoxikationen treten bei Aufnahme von 1 bis 5 g auf und führen zu Erbrechen, Diarrhö, Niereninsuffizienz, Krämpfen, Koma bis zum Tode (5 bis 15 g). Man beobachtet alle Grade der Gastroenteritis bis zu geschwürigen Prozessen. Am Nervensystem beobachtet man eine starke Erregung mit folgender Bewusstlosigkeit. An den peripheren Nerven treten neuralgische Symptome mit Schmerzen an kleinen Stellen der Haut auf, ferner allerlei Parästhesien wie Taubheit, Kribbeln, Kältegefühl und Jucken, Spasmen und Tremor. Die Reflexe sind gesteigert. An Herz und Kreislauf kommt es zu schweren Kollapserscheinungen mit kalter, blauer Haut und klebrigen Schweißen. Der Puls ist meist verlangsamt. Ferner können Angina-pectoris-artige Brustschmerzen bestehen. Die nephrotoxische Wirkung kann sich in Hämaturie, Anurie oder Polyurie äußern. An den Geschlechtsorganen werden ebenfalls Neuralgien in Gestalt von Schmerzen in den Hoden und Samensträngen hervorgerufen.

15.3
Anwendung

Neuralgien und Erkrankungen des rheumatischen Formenkreises, psychogene Kardiopathien, Nephrolithiasis, Paresen und Dysthymien (nach Kommission D).

Denken an die Beschwerden verschlechtert diese oder ruft sie hervor. Hierdurch kommt es auch zur Verschlimmerung der Beschwerden im Bett, zum Beispiel Schlaflosigkeit durch Herzklopfen. Schmerzen finden sich an kleinen, umschriebenen Stellen und sind von heftiger Natur. Viele Beschwerden stehen im Zusammenhang mit der Nahrungsaufnahme, insbesondere Obst, Süßigkeiten und Wein werden nicht vertragen.

15.4
Konstitution

Wir finden häufig hyochondrische Patienten mit nervöser Erschöpfung. Acidum-oxalicum-Patienten sind kälteempfindlich, Seeluft führt zu Besserung der Beschwerden.

15.5
Arzneimittelbild

Leitsymptome: Allgemeine nervöse Erregung. Erneuerung aller Symptome durch Darandenken wurde bezüglich der Schmerzen beobachtet, klinisch aber auch bei anderen Beschwerden bewährt.

Herzklopfen, Hinlegen <.
Neuralgien an kleinen Stellen.
Rheumatoide Schmerzen, Bewegung <. Intermittierendes Auftreten der Beschwerden.
Die Linksseitigkeit halte ich nicht für genügend gestützt.
Entzündliche Erscheinungen der Schleimhaut vom Mund bis After mit gastroenteritischen Beschwerden.
Nesselsucht, Darandenken <.

Geist und Gemüt: Große Erregung und Lebhaftigkeit wie infolge Alkohol; Unruhe und Angst; kann seine Gedanken nicht konzentrieren; mag nicht sprechen und nicht arbeiten.

Burnout-Syndrom

Kopf: Schmerzen an kleinen Stellen, sehr heftig mit Berührungsempfindlichkeit.

Blase: Starker Harndrang mit Abgang von großen Mengen Harn.

Niere: Heftige Schmerzen in den Nieren; Brennen in der Harnröhre beim Harnlassen.

Oxalurie
Nephrolithiasis

Urin: Harn enthält reichlich Oxalate.

Geschlechtsorgane:
- männlich: Heftige Schmerzen in den Hoden, den Samensträngen entlang schließend; Steigerung der Libido.

Sprache und Stimme: Heiserkeit und Schwäche der Stimme.

Brust: Krampfhaftes Zusammenschnüren im Kehlkopf und in der Brust erschwert das Atmen. Scharfe, schießende Schmerzen in der Herzgegend mit Enge auf der Brust. Herzklopfen, das sofort auftritt nach dem Niederlegen. ⊙ **Herz setzt aus beim Darandenken.**

Kardiopathie psychogen
Angina pectoris

Rücken: Kraftlosigkeit besonders in den Rückenmuskeln.

Extremitäten: Kollaps mit kalten Gliedern, kalter, livider Haut und klebrigen Schweißen. Paralytische Schwäche der Muskeln, kann kaum die Treppe steigen; Parästhesien wie Taubheit, pelziges Gefühl, Kribbeln, Kältegefühl und Jucken in der Haut; schießende Schmerzen; kleine umschriebene Stellen der Haut schmerzen heftig und sind berührungsempfindlich; rheumatoide Schmerzen in allen Gliedern mit Verschlimmerung durch Bewegung und durch Darandenken. Fingernägel dunkel. Blässe, Kälte und fast völlige Lähmung der Beine.

Neuralgie
Erkrankungen des rheumatischen Formenkreises

Schweiß: Klebrige Schweiße.

Haut: Rote Flecken oder Petechien der Haut. Roseola-ähnliche Flecken, oder makulöse wie bei Typhus auf der ganzen Haut.

Allgemein: Puls sehr beschleunigt und hart, später schwach und kaum fühlbar.

15.6
Dosierung

Empfohlen werden D 6 und höhere Potenzen. Bei Oxalatsteinen der Nieren scheinen sich die Rezidive zu verringern, wenn fortlaufend genommen (D 12).

15.7 Vergleichsmittel

- Acida organica:
  - aliphatica: Acidum aceticum, Acidum formicicum, Acidum lacticum, Acidum sarcolacticum.
  - aromatica: Acidum benzoicum, Acidum carbolicum, Acidum picrinicum, Acidum salicylicum.
- Acida anorganica: Acidum fluoricum, Acidum hydrocyanicum, Acidum muriaticum, Acidum nitricum, Acidum phosphoricum, Acidum sulphuricum.
- Schmerzen an kleinen Stellen: Kalium bichromicum.
- Verschlimmerung durch Darandenken: Ambra grisea.
- Burnout-Syndrom: Acidum phosphoricum, Acidum picrinicum.
- Kardiopathie psychogen: Acidum phosphoricum, Aconitum napellus, Argentum nitricum, Gelsemium sempervirens, Iodum purum.
- Herzklopfen nach dem Hinlegen: Araninum.

15.8 Literatur

[1] Allen TF. Oxalicum acidum. In: Allen TF, Hrsg. Encyclopedia of pure Materia Medica. Bd. 7. New York: Boericke & Tafel; 1874–1880: 258–276

[2] Balázs J. Oxalsäure-Vergiftungen. (Selbstmorde.). Archives of Toxicology 1934; 5 (1): 31–42

[3] Hering C. Die Oxalsäure (Acidum oxalicum). In: Hering C, Hrsg. Amerikanische Arzneiprüfungen und Vorarbeiten zur Arzneilehre als Naturwissenschaft. Bd. 1. Leipzig: Winter; 1857: 525–584

[4] Hughes R. Acidum oxalicum. In: Hughes R, Hrsg. Cyclopaedia of Drug Pathogenesy. Bd. 1, 4. London: Gould; 1886–1891: 45–58; 471–472

[5] Reil W. Die Oxalsäure. Homöopathische Vierteljahrschrift 1851; 2 (3): 305–356

16 Acidum phosphoricum – ph-ac

lt.: Acidum phosphoricum, dt.: Phosphorsäure, Orthophosphorsäure, engl.: phosphoric acid

16.1 Substanz

Mineralia – Anorganica – Acida – Trihydrogenphosphat – H_3PO_4

Bei der Phosphorsäure handelt es sich um eine mittelstarke anorganische Säure. Sie ist zähflüssig, farblos, wasserlöslich und wenig ätzend. Als Lebensmittelzusatzstoff trägt sie die Nummer E338. Synthethisch hergestellte Phosphate kommen unter anderem als Düngemittel und Konservierungsstoffe zur Anwendung.

Die homöopathische Arznei wird aus Trihydrogenphosphat hergestellt.

16.2 Pharmakologie und Toxikologie

Phosphorsäureester haben vielfältige Bedeutung in den Stoffwechselvorgängen des menschlichen Organismus. Beispielsweise der Energieübertragung in Form von Adenosintriphosphat, als Baustein verschiedener Coenzyme und des menschlichen Genoms. Toxikologisch gehört sie zu den Ätzmitteln. Nach oraler Intoxikation kommt es zu kaffeesatzartigem Erbrechen und Diarrhö. Bei Inhalation kommt es zum toxischen Lungenödem.

16.3 Anwendung

Homöopathische Anwendung findet die Zubereitung bei geistiger und körperlicher Erschöpfung, Knochenstoffwechselstörungen, sowie Diarrhö (nach Kommission D).

Bei Patienten im Acidum-phosphoricum-Zustand finden wir häufig eine Form von *Traumatisierung* als Auslöser der Beschwerden. Dies können Verlusterfahrungen, kräftezehrende Erkrankungen oder chronische körperliche und geistige Überforderungssituationen wie *Burnout* sein. Die für Acidum phosphoricum typische Reaktion ist ein Zustand der Teilnahmslosigkeit und *Apathie*. Die Patienten sind geistig erschöpft, schweigsam, antworten nur widerwillig und meist einsilbig. Häufig wird derselbe Satz ständig wiederholt („Ich kann nicht mehr", „Ich will nicht mehr leben"). Die Patienten sind schwach und zittrig, schlafen unter Umständen beim Reden mitten im Satz ein. Geistige Anstrengung verschlechtert, während ein kurzer Schlaf erfrischt.

16.4 Konstitution

Wie für die Säuren typisch finden wir abgemagerte, frostige Menschen mit übermäßiger Schweißneigung. Auffällig ist ein Verlangen nach sauren, erfrischenden Nahrungsmitteln. Neben den Beschwerden im geistigen und emotionalen Bereich sind der Bewegungsapparat (Knochen) sowie der Urogenitaltrakt am häufigsten betroffen.

16.5 Arzneimittelbild

Leitsymptome: Große Schwäche und Erschöpfung des Körpers und Geistes. Teilnahmslosigkeit und Schlummersucht, dagegen nachts schlaflos. ☉ **Erschöpfungszustand mit Schwäche und Schweißen, Kreuz- und Rückenschwäche bei überanstrengten Menschen, bei jungen Leuten, die zu schnell gewachsen sind.** ☉ **Folge von Säfteverlusten aller Art: durch Samenergüsse, infolge Stillens, Blutungen, Durchfälle usw., ganz allgemein von schwächenden Krankheiten. Unfähigkeit zu geistiger Arbeit und Gedächtnisschwäche.** ☉ **Folgen von geistigen Anstrengungen, von Kummer und Sorge. Kurzer Schlaf bessert die Schwäche und Kopfschmerzen. Neigung**

zu Blutungen der Schleimhäute mit auffallender Schwäche und Schweißen. Kälte und Zugluft <, Wärme >. Sinneseindrücke wie Licht <, Lärm <, Musik <. Nachts <.

Geist und Gemüt: Gleichgültig und apathisch; voller Sorgen und Kummer; traurig und mutlos. **Ständige Kopfmüdigkeit und Benommenheit der Gedanken, kann seine Gedanken nicht sammeln** und die Verbindung der Gedanken nicht in gehöriger Weise herstellen. Beim Nachdenken tritt Schwindel ein. Beim Lesen kamen ihm tausenderlei Gedanken in den Kopf, und er konnte das Gelesene nicht begreifen. Auf Altbekanntes musste er sich mühsam besinnen. **Schlummersucht und Tagesschläfrigkeit**; schläft mitten im Schreiben oder beim Sprechen ein; wie bewusstlos, ⊙ **antwortet aber klar, wenn er angesprochen wird.** Abneigung und Unlust zu sprechen, mag nicht angeredet werden. **Kurzer Schlaf erquickt**; nachts schlaflos. Schlaf durch Träume gestört. Morgens ist er nicht aus dem Schlaf zu ermuntern. Heimweh. Erschöpfung nach geistiger oder seelischer Überanstrengung, nach sexuellen Exzessen und in der Rekonvaleszenz.

Erschöpfung, kognitiv
Depression
Burnout-Syndrom
Demenz

Schwindel: Kopfschmerz mit Schwindel. Gefühl, als ob der Stuhl, auf dem er sitzt, sich erhebe. Schwindel beim Stehen und Gehen.

Kopf: ⊙ **Haarausfall und frühzeitiges Ergrauen.**

Alopecia

Kopfschmerz: Kopfschmerz mit Schwindel und **Blutandrang** zum Kopf bei Bewegung und der geringsten geistigen Anstrengung, nach Streit, durch Geräusch. Kopfschmerzen bei zu schnellem Wachsen.

Augen: Überempfindlichkeit gegen Licht. Sehkraft geschwächt.

Ohren: Widerhallen der Geräusche im Ohr. Musik kann nicht ertragen werden. Geräusche im Ohr.

Mund: Zahnfleisch blutet leicht. Trockenheit im Mund und Gaumen ohne Durst mit klebrigem Speichel.

Magen: Alle Erscheinungen von Magenreizung mit viel Durst, saurem oder bitterem Erbrechen, vielen Gasen; Magenbluten mit großer Schwäche und Schweißen.

Gastritis

Abdomen: Blähungen und Auftreibung des Leibes.

Gastroenteritis
Diabetes mellitus et insipidus

Rektum und Stuhl: Schmerzlose Durchfälle.

Gastroenteritis
Diarrhö

Blase: Viel Harndrang und Brennen beim Wasserlassen.

Urin: Harn wasserhell oder milchig.

Phosphaturie

Geschlechtsorgane: Erregter Geschlechtstrieb trotz Schwäche, Pollutionen aus Schwäche, Erschlaffung der Geschlechtsteile, erektile Dysfunktion, mangelnde Erektion. ⊙ **Kreuzschmerzen und Depression nach dem Koitus.**

erektile Dysfunktion nach Exzessen
Pollutionen
Masturbation

Sprache und Stimme: Heiserkeit.

16 – Acidum phosphoricum – ph-ac

Husten und Expektoration: Husten infolge Kitzel auf der Brust, Husten mit schleimigem Auswurf.

> *Bronchitis*
> *Hämoptysis*

Brust: Schwäche und Druck auf der Brust, kann kaum sprechen und atmen. Empfindlichkeit gegen Kälte. Erregbare Herztätigkeit mit **Herzklopfen** und Kurzatmigkeit, Stiche durch das Herz.

> *Herzinsuffizienz*

Rücken: Schmerzen in Rücken und Kreuz, große Zerschlagenheit, Kribbeln, Einschlafen und Ameisenlaufen im Rücken und in den Gliedern.

> *Dorsalgie psychosomatisch*

Extremitäten: Große Schwäche in den Gliedern. Unsicherheit beim Gehen, stolpert leicht. Schmerzen in den Knochen, Gelenken und Muskeln. Neuralgische Schmerzen in den Armen und Schultern, besser durch Bewegung und schlimmer durch alles, was die Blutzirkulation behindert.

> *Rachitis*
> *Periostitis*
> *Osteomyelitis*

Frost und Frösteln: Kältegefühl mit innerem Frieren.

Schweiß: Hitze bei Nacht und reichliche Schweiße. Neigung zu reichlichen Schweißen am ganzen Körper.

Allgemein:

> *Störungen bei zu schnellem Wachsen*

16.6 Dosierung

Wird meist in niederen Verdünnungen D 1 bis D 3 gegeben.

16.7 Vergleichsmittel

- Acida anorganica: Acidum fluoricum, Acidum hydrocyanicum, Acidum muriaticum, Acidum nitricum, Acidum sulphuricum.
- Acida organica:
  - aliphatica: Acidum aceticum, Acidum formicicum, Acidum lacticum, Acidum oxalicum, Acidum sarcolacticum.
  - aromatica: Acidum benzoicum, Acidum carbolicum, Acidum picrinicum, Acidum salicylicum.
- DD Phosphorus: der Unterschied ist in erster Linie in der durch Phosphorsäure bewirkten Schlummersucht und Apathie zu sehen, während wir beim Phosphor-Fall Erregung und Überreizung erwarten.
- China officinalis hat große Ähnlichkeit mit Acidum phosphoricum. Letzteres hat mehr Schlummersucht, erholt nach kurzem Schlaf im Gegensatz zu China officinalis, das besonders auch nach Säfteverlusten angezeigt ist, mit lange anhaltendem Schwächezustand.
- Erschöpfung kognitiv: Acidum picrinicum.
- Burnout-Syndrom: Argentum nitricum, Acidum picrinicum, Ferrum picrinicum, Kalium phosphoricum, Strychninum phosphoricum, Zincum metallicum, Zincum picrinicum.
- Überangestrengte Kopfarbeiter: Argentum nitricum, Kalium phosphoricum.
- Bei Störungen des Knochenwachstums: Calcium phosphoricum.

16.8 Literatur

[1] Allen TF. Phosphoricum acidum. Encyclopedia of pure Materia Medica. Bd. 7. New York: Boericke & Tafel; 1874–1880: 346–365

[2] Hartlaub CC, Trinks CF. Phosphor. Reine Arzneimittellehre. Bd. 1 + 2. Leipzig: Brockhaus; 1828–1831: 201–245, 307–314

[3] Hartlaub CC, Trinks CF. Acidum phosporicum. Annalen der homöopathischen Klinik; Bd. 2. Leipzig: Fleischer; 1831

[4] Heinigke. Fragment zur physiologischen Prüfung von Acidum phosphoricum. Beitrag zum Arzneibild. Allgemeine Homöopathische Zeitung 1869; 79 (20): 157–158

[5] Hughes R. Acidum phosphoricum. In: Hughes R, Hrsg. Cyclopaedia of Drug Pathogenesy. Bd. 1. London: Gould; 1886–1891: 59–61

[6] Schelling JJ. Arzneiprüfungen und Beobachtungen. Acid. phosph. und Ruta graveolens. Allgemeine Homöopathische Zeitung 1872; 84 (6): 43–45

17 Acidum picrinicum – pic-ac

lt.: Acidum picrinicum, dt.: Pikrinsäure, Pikringelb, engl.: picric acid

17.1 Substanz

Mineralia – Organica – Acida aromatica – 2,4,6,-Trinitrophenol – $C_6H_3N_3O_7$

Es handelt sich um hellgelbe, bitter schmeckende, orthorhombische Blättchen. Acidum picrinicum gehört zu den aromatischen Karbonsäuren mit einem $pK_a = 0{,}38$. Sie bildet an der Luft gelbliche Kristalle. Beim Entzünden an Luft brennt Pikrinsäure unter starker Rußbildung vollständig ab. Unter Anwesenheit bestimmter Katalysatoren kann es zu Detonationen kommen. Die Substanz gilt als Explosivstoff. Sie besitzt ein starkes Fällungsvermögen für Proteine.

Industriell wird Pikrinsäure heute in der Farbstoffindustrie verwendet. Die Substanz färbt Seide, Wolle, Leder, menschliche Haut und andere Eiweißstoffe leuchtend hellgelb. Von Soldaten im 1. Weltkrieg wurde es wegen dieser Eigenschaft zur Vortäuschung eines Ikterus verwendet.

Die homöopathische Zubereitung erfolgt aus 2,4,6,-Trinitrophenol.

17.2 Pharmakologie und Toxikologie

Physiologisch findet sich keine Pikrinsäure im menschlichen Körper. Pikrinsäure ist toxisch und kann an der Haut starke allergische Reaktionen auslösen.

Bei oraler Intoxikation kann es zu gelblichem bis rötlichem Erbrechen und Diarrhöen kommen. Ferner werden Schwindel, Kopfschmerzen sowie Dysurie mit rötlichem oder braunem Urin beschrieben. Tierexperimentell konnten, neben anderen Veränderungen, auch schwere organische Schädigungen des Rückenmarks hervorgerufen werden.

17.3 Anwendung

Homöopathische Anwendung findet die Zubereitung bei Burnout-Syndrom, zerebrovaskulären Durchblutungsstörungen, sexueller Dysfunktion, Otitis externa und Acne vulgaris (nach Kommission D).

Pikrinsäure ergibt ein vollkommenes Bild einer Erschöpfung, wie es sich beim *Burnout-Syndrom* findet. Hauptangriffspunkt ist Gehirn und Rückenmark, worin das Hauptanwendungsgebiet in der Homöopathie liegt. Außerdem wird das Urogenitalsystem lokal gereizt und geschädigt.

17.4 Arzneimittelbild

Leitsymptome: Alle Erscheinungen von Erschöpfung des Gehirns und Rückenmarks. Verschlimmerung durch jede Anstrengung, vor allem geistige, ☉ **durch Kummer und Sorge**.

Starke geschlechtliche Erregung mit Priapismus.
Hitze <, heißes Wetter <.
Frische Luft >, kaltes Wasser >, fester Druck > (Kopfweh), Niederlegen >.

Allgemeine Müdigkeit, kann die Glieder kaum bewegen; muss sich niederlegen. Bei geringer Anstrengung gleich erschöpft. Großes Bedürfnis zu liegen.

Geist und Gemüt: Jede geistige Arbeit ermüdet ungemein; Gehirnmüdigkeit, die Gedanken können nicht mehr gesammelt werden.

Erschöpfung: Entschlussunfähigkeit, Versagen der Willenskraft, Gemütsverstimmung, mit Kopfschmerz und Schwindel infolge Überanstrengung oder Schlafmangel.

> Burnout-Syndrom
> Durchblutungsstörung zerebral

Schwindel: Schwindel und Ohrensausen.

Kopf: Hitzegefühl im Kopf.

Kopfschmerz: Kopfweh zum Bersten in allen Teilen des Kopfes, Stirn, Schläfen, Hinterhaupt, in den Augenhöhlen. Kopfweh, das im Nacken beginnt und sich nach vorne zu den Augen ausbreitet. Halbseitiger Kopfschmerz von einer Seite zur anderen ziehend. **Das Kopfweh verschlimmert sich durch Bewegung, von jeder Anstrengung, von geistiger Beschäftigung, von grellem Licht, von Bewegung der Augen. Es bessert sich durch festes Binden, frische Luft und Kühle und ruhiges Liegen.**

Augen: Gefühl von Trockenheit in den Augen, wie Sand, Tränenfluss. Lider gerötet und geschwollen, morgens verklebt. Gerstenkörner. Große Schwere in den Augenlidern, kann sie kaum offen halten.

Ohren:

Otitis externa
Tinnitus

Gesicht:

Acne vulgaris

Mund: Speichel schaumig und strähnig, hängt in langen Strähnen auf den Boden.

Innerer Hals: Wundheit im Hals mit dickem, zähem Schleim. Pflockgefühl.

Magen: Appetit gesteigert oder vermindert. Großer Durst. Viel Übelkeit. Gefühl von Druck oder eines Gewichts im Magen.

Abdomen: Rumpeln und kolikartige Schmerzen im Bauch.

Rektum und Stuhl: Stühle hell und durchfällig, ölig, mit Brennen im After.

Blase: Harndrang und Harnzwang, Brennen beim Harnlassen.

Niere: Nierenerkrankung mit ausgeprägter geistiger Erschöpfung.

Nephritis

Prostata:

Prostatahyperplasie

Urin: Harn reichlich oder spärlich, unterdrückt, eiweiß- und zuckerhaltig, Zylinder und Epithelien im Harn.

Geschlechtsorgane:
- männlich: Erektionen heftigster Art bei Tag und Nacht, erleichtert durch Waschen mit kaltem Wasser, mit Pollutionen. Reizzustände der männlichen Geschlechtsorgane: Pollutionen, Geschlechtstrieb äußerst erregt, Priapismus. ☉ **Kälte des Hodensacks und Penis.** ☉ **Nachdem er in der Kälte gearbeitet hat, tritt ein Schmerz in der Prostata auf mit häufigem und plötzlichem Harndrang, sodass es oft nicht auf die Toilette reichte.**

erektile Dysfunktion
Sexuelle Reizung bei organischer Rückenmarkserkrankung

Rücken: Schwäche und Schmerzen im Rücken, Brennen und Hitzegefühl längs des Rückenmarks.

Dorsalgie funktionell

Extremitäten: Taubheits- und Schwächegefühl in den Beinen und Armen. Krämpfe in den Muskeln. Gefühl wie Blei in den Gliedern.

Schreibkrampf

Schlaf: Schlaf unterbrochen, mit viel Träumen. Erwacht mit heftigen Erektionen.

Frost und Frösteln: Kalte Glieder. Hände und Füße kalt, mit kaltem, klebrigem Schweiß.

Schweiß: Kalte, klebrige Schweiße.

Haut: Jucken der Haut, am meisten nachts im Bett. Pusteln und kleine Furunkel in Gesicht und Nacken.

> *Verrucae vulgares*

Allgemein:

> *Hypotonie (Voisin)*

17.5 Dosierung

D 6 bis D 30, bei organischen Veränderungen die tieferen, bei funktionellen Störungen die höheren Potenzen.

17.6 Vergleichsmittel

- Acida organica:
  - aliphatica: Acidum aceticum, Acidum formicicum, Acidum lacticum, Acidum oxalicum, Acidum sarcolacticum.
  - aromatica: Acidum benzoicum, Acidum carbolicum, Acidum picrinicum, Acidum salicylicum.
- Acida anorganica: Acidum fluoricum, Acidum hydrocyanicum, Acidum muriaticum, Acidum nitricum, Acidum phosphoricum, Acidum sulphuricum.
- Pikrinsäure-Verbindungen: Calcium picrinicum, Ferrum picrinicum, Zincum picrinicum.
- Acne facialis: Calcium picrinicum.
- Otitis externa circumscripta: Calcium picrinicum carcinosinum.
- Verrucae: Ferrum picrinicum.
- Burnout-Syndrom: Argentum nitricum, Acidum phosphoricum, Ferrum picrinicum, Kalium phosphoricum, Strychninum phosphoricum, Zincum metallicum, Zincum picrinicum.

- Libido übersteigert: Agnus castus, Camphora, Cannabis indica, Cantharis, Hyoscyamus niger, Nux vomica, Phosphorus, Platinum metallicum, Staphysagria.
- Prostata: Conium maculatum, Magnesium carbonicum, Magnesium iodatum, Populus tremuloides, Sabal serrulatum, Staphysagria.
- Prostatahyperplasie: Ferrum picrinicum. Wird bei Prostatahyperplasie meist der Säure vorgezogen. Es hat sich hier gut bewährt. Neigung zu Harnverhaltung durch periodisch auftretende akute Prostataschwellung, nicht aber bei der ausgesprochenen chronischen Prostatahyperplasie [3].
- Zerebrale Durchblutungsstörung mit Kopfschmerzen, Schwindel, Gedächtnisschwäche: Araninum, Barium carbonicum, Conium maculatum, Phosphor, Strontium metallicum.

17.7 Literatur

[1] Allen TF. Picricum acidum. Encyclopedia of pure Materia Medica. Bd. 7. New York: Boericke & Tafel; 1874–1880: 519–535

[2] Hughes R. Acidum picricum. Cyclopaedia of Drug Pathogenesy. Bd. 1. London: Gould; 1886–1891: 61–70

[3] Janert. Beeinflussung des Kardiovaskularsystems durch die Prostatahypertrophie. Allgemeine Homöopathische Zeitung 1934; 182: 279

[4] Leeser O. Lehrbuch der Homöopathie. Spezieller Teil. Arzneimittellehre. A: Die mineralischen Arzneimittel. Heidelberg: Haug; 1968

[5] Oehme FG. Auslese aus amerikanischen Journalen; Picrinicum acidum. Allgemeine Homöopathische Zeitung 1876; 93 (5): 37–38

18 Acidum salicylicum – sal-ac

lt.: Acidum salicylicum, dt.: Salicylsäure, 2-Hydroxybenzoesäure, Spirsäure, engl.: salicylic acid

18.1
Substanz

Mineralia – Organica – Acida aromatica – 2-Hydroxybenzoesäure – $C_7H_6O_3$

Salicylsäure zählt zu den aromatischen organischen Säuren. Chemisch besteht sie aus einem Phenolring, an den eine Hydroxygruppe sowie eine Carboxylgruppe gebunden sind. Von der verwandten Karbolsäure unterscheidet sie sich lediglich durch die Carboxylgruppe, von der Benzoesäure lediglich durch die Hydroxygruppe. Sie bildet feine, farb- und geruchlose, kratzend süß-säuerlich schmeckende Kristalle mit unangenehmem Nachgeschmack.

Der Name Salicylsäure stammt von der früheren Gewinnung aus Salicin, welches in der Rinde mancher Weidenarten (lat. Salix) enthalten ist. Die Säure wurde früher auch aus dem Saft der Spiraea ulmaria (Mädesüß) gewonnen, daher leitet sich auch der Name Spirsäure ab. Daneben findet man sie in Sennes, Viola tricolor und Chamomilla recutita. Ihre Ester und Glycoside finden sich in den ätherischen Ölen verschiedener Pappel-, Gaultheria- und Polygala-Arten. Salicylsäure wird heute überwiegend synthetisch aus Kohlendioxid und Natriumphenolat hergestellt.

Die homöopathische Zubereitung wird aus 2-Hydroxybenzoesäure hergestellt.

18.2
Pharmakologie und Toxikologie

Salicylsäure wirkt analgetisch und antipyretisch. Sie besitzt eine Reiz- bis Ätzwirkung bei Kontakt mit Haut und Schleimhäuten. Bei Vergiftung treten in geringen Dosen Übelkeit und Erbrechen, auch Magenschleimhautreizungen bis hin zu erosiven Gastritiden auf. Bei höheren Dosierungen kommt es zu Tinnitus, Hypakusis und Schädigung des Gleichgewichtssinns. Neurologische Störungen treten in Form von Kopfschmerzen und deliranten Zuständen auf. Ferner können durch hohe Dosen Leber und Niere geschädigt werden.

18.3
Anwendung

Volksmedizinische Anwendung finden Aufgüsse aus Mädesüß-Blüten gegen Kopfschmerzen und zur Fiebersenkung.

Medizinische Anwendung findet die Substanz als Derivat in Form der Acetylsalicylsäure ($C_9H_8O_4$). Indikationen sind die analgetische Wirkung, sowie die Hemmung der Thrombozytenaggregation unter anderem in der Sekundärprophylaxe von Herzinfarkt und Schlaganfall. Reine Salicylsäure wird aufgrund ihrer keratolytischen Wirkung in der Dermatologie topisch bei Dermatosen wie Akne oder Warzen verordnet.

Homöopathische Anwendung findet die Zubereitung bei Erkrankungen des rheumatischen Formenkreises, Magen-Darm-Störungen, Hämorrhagien sowie Tinnitus (nach Kommission D).

Häufige Indikationen in der Homöopathie bilden *Erkrankungen des rheumatischen Formenkreises* sowie der *Morbus Menière*. Auch werden Beschwerden durch unterdrückten Fußschweiß als Indikation genannt.

18.4
Arzneimittelbild

Leitsymptome: Blutwallungen, Schwindel, Ohrensausen, auch Sehstörungen und Flimmern vor den Augen, oft von Übelkeit begleitet.

Bemerkenswert starke Schweißausbrüche. Hitze. Nesseln, Quaddeln, Petechien.

Neigung zu Blutungen aus allen Schleimhäuten.

Gelenkschmerzen bei Bewegung.

Nachts <, Bewegung <, Berührung <.

Schweiße bessern die Gelenkschmerzen, sind aber von Schwäche gefolgt.

18 – Acidum salicylicum – sal-ac

Geist und Gemüt: Blutandrang zum Kopf mit heftigen Wallungen. Manische Erregung mit Halluzinationen oder depressive Gedrücktheit. Rausch wie nach Alkohol. Delirien. Benommenheit, Gedanken können nicht konzentriert werden.

Schwindel: Neigung nach links zu fallen.

Kopfschmerz: Schmerzen in der Stirne oder im ganzen Kopf, drückend, reißend, bohrend oder klopfend, mit Blutandrang zum Kopf mit Schwindel, dabei Neigung, nach links zu fallen. Verschlimmerung der Kopfschmerzen und des Schwindels bei Bewegung. Im Gebiet des Trigeminus oder im ganzen Kopf Nervenschmerzen.

Morbus Menière
Tinnitus

Augen: Vermindertes Sehvermögen, Flimmern vor den Augen, Funkensehen. Netzhautblutungen. Einengung des Gesichtsfelds.

Ohren: Ohrensausen, Schwerhörigkeit, Gehörschwindel, Taubheit.

Tinnitus

Nase: Nasenbluten.

Gesicht:

Trigeminusneuralgie

Magen: Übelriechendes Aufstoßen, Auftreibung des Magens und Darms mit Kolikschmerzen. Erbrechen, Magendruck, Verlust des Appetits.

Urin: Harnabsonderung ist angeregt, die Ausscheidung von Harnsäure steigt an, Ausscheidung von Eiweiß und Blut.

Brust: Schwäche des Herzens bis zur Synkope.

Extremitäten: Schmerzen in den verschiedensten Muskeln und Gelenken sowie aus den peripheren Nerven. Schmerzen bei Bewegung der Gelenke.

Erkrankungen des rheumatischen Formenkreises
Arthropathie
Fibromyalgie
Neuralgie
Neuritis

Frost und Frösteln: Schüttelfrost mit Hitzegefühl und Ansteigen der Körpertemperatur bis 41°C in einzelnen Fällen (als Nebenwirkung der Therapie).

Schweiß: Starke Schweißabsonderung mit sehr reichlichen Schweißen.

Haut: Nesselsucht, Papeln, Bläschen und Quaddelbildung, Erythem wie bei Scharlach und Masern, auch Dermatitis bullosa, Pemphigus.

Allgemein: Ansteigen der Pulszahl oder auch Senkung der Herzfrequenz.

18.5
Dosierung

Verwendet werden bei ähnlichen Fällen die D 1 bis D 3. Häufig wird die verwandte Benzoesäure vorgezogen.

Ein sehr brauchbares Mittel ist die Verbindung der Salizylsäure mit Chinin, Chininum salicylicum (Kap. 137).

18.6
Vergleichsmittel

- Acida organica:
  - aliphatica: Acidum aceticum, Acidum formicicum, Acidum lacticum, Acidum oxalicum, Acidum sarcolacticum.
  - aromatica: Acidum benzoicum, Acidum carbolicum, Acidum picrinicum, Acidum salicylicum.
- Acida anorganica: Acidum fluoricum, Acidum hydrocyanicum, Acidum muriaticum, Acidum nitricum, Acidum phosphoricum, Acidum sulphuricum.
- Gaultheria procumbens, Spiraea ulmaria.

- Rheumatische Erkrankungen mit reichlichen Schweißen, sehr empfindlich gegen Kälte: Acidum lacticum, Bryonia alba, China officinalis.
- Verschlimmerung nachts und morgens, durch Schlaf, Schüttelfrost, Schweißausbrüche: Lachesis muta.

18.7 Literatur

[1] Allen TF. Salicylicum acidum. Encyclopedia of pure Materia Medica. Bd. 8, 10. New York: Boericke & Tafel; 1874–1880: 473–475, 630

[2] Hughes R. Acidum salicylicum. Cyclopaedia of Drug Pathogenesy. Bd. 4. London: Gould; 1886–1891: 12–26, 472–473

[3] Kühnen W, Lesigang H. Acidum salicylicum. Documenta Homoeopathica 1990; 10: 255–264

[4] Lewin L. Salizylsäure. In: Lewin L, Hrsg. Gifte und Vergiftungen. Lehrbuch der Toxikologie. 6. Aufl. Heidelberg: Haug; 1992: 546–550

[5] Öhm. Acidum salicylicum. Allgemeine Homöopathische Zeitung 1876; 93: 37

19 Acidum sarcolacticum – acet-ac

lt.: Acidum sarcolacticum, dt.: Fleischmilchsäure, engl.: dextrorotary lactic acid

19.1 Substanz

Mineralia – Organica – Acida aliphatica – L-(+)-2-Hydroxypropionsäure – Milchsäure rechtsdrehend L-(+) = (S)- Milchsäure = α > 0

Die rechtsdrehende Form der Milchsäure kommt in Muskel, Blut, Schweiß, Niere, Galle und Speichel vor. Erythrozyten besitzen keine Mitochondrien und sind daher hinsichtlich ihres Energiestoffwechsels auf die Milchsäuregärung angewiesen. Im Darm sowie in der Vagina entsteht Milchsäure beim anaeroben Abbau von Zucker durch Bifidobakterien.

Homöopathische Verwendung findet L-(+)-2-Hydroxypropionsäure.

19.2 Pharmakologie und Toxikologie

Unter anaeroben Bedingen, z. B. bei starker Muskelanstrengung, wird Milchsäure im Organismus im Verlauf der Glykolyse gebildet. Der Laktatgehalt im Blut kann hierbei um das 20-Fache ansteigen. Um Energie in Form von NAD^+ zu gewinnen, baut der Organismus Pyruvat mithilfe der Laktat-Dehydrogenase zu Milchsäure ab. Auch bei ischämischen Zuständen steigt der Laktatspiegel an und kann bis zu einer metabolischen Azidose führen.

19.3 Anwendung

Homöopathische Anwendung findet die Zubereitung bei Muskelschmerzen (nach Kommission D).

Besonders bewährt hat sich die Arznei bei **schweren *grippalen Infekten*** mit Erbrechen und starker Schwäche.

19.4 Arzneimittelprüfung

Prüfung von W. Griggs, Philadelphia, mit 11 Personen unter Verwendung von D 4, D 6, D 15, D 30 mehrere Wochen lang [2] und von W. Quilisch mit Injektionen von D 15 und D 12 [3]. Die therapeutischen Indikationen gründen sich auf die Arbeit von Quilisch und von Griggs.

19.5 Arzneimittelbild

Leitsymptome: Rheumatoide Erscheinungen mit Verschlimmerung durch jede Bewegung. Muskelschmerzen, Müdigkeit und Zerschlagenheit am ganzen Körper mit großer Schwäche.

Gastritische Störungen mit Neigung zu Sodbrennen, Erbrechen und sauren Stühlen; Abgang von Blähungen erleichtert.

Infektionen der Luftwege mit trockenem Reizhusten.

Herzstörungen mit beschleunigtem Puls; Angina pectoris.

Kalte Glieder, allgemeine Frostigkeit.

Geist und Gemüt: Faules, gehemmtes Gefühl, hat zu nichts Lust. Nervensystem müde und erschöpft; Schlaf sehr unruhig und oberflächlich, schweres Einschlafen; Ruhelosigkeit nachts; morgens müde und unausgeschlafen. Reizbar, leicht beleidigt.

Nase: Schnupfen, blutig gefärbter Schleim wird ausgeschnaubt.

Rhinitis

Innerer Hals: Im Hals ein Gefühl von Trockenheit, Rauheit und Kitzeln. Gefühl der Enge und des Zusammenschnürens im Hals. Schlundkrampf.

Magen: Ausgesprochene **Übelkeit, Erbrechen, Druck und Schmerzen im Epigastrium**, es wird alles erbrochen, viel **Magensäure**.

Hyperazidität
Gastritis
Karzinom palliativ

Abdomen: Abgang reichlicher Blähungen mit dem Gefühl der Befriedigung. In den Leistengegenden heftiges Drängen, wie wenn ein Bruch austreten wollte. Leistendrüsen angeschwollen.

Rektum und Stuhl: Stuhl zu Durchfall neigend, sauer riechend.

Hämorrhoiden

Urin: Urin hell mit Spuren von Eiweiß. Nachts dauernd sehr reichlicher Harn.

Polyurie
Nykturie
Diabetes mellitus

Larynx und Trachea:

Laryngitis

Atmung:

Dyspnoe kardial

Husten und Expektoration: Trockener, schmerzhafter, krupppartiger Husten, der sich nachts zu langanhaltenden Hustenanfällen steigert.

Bronchitis

Brust: Im Gebiet des oberen Drittels der rechten Lunge erhebliche Schmerzen, die bei Atmung und Bewegung sich verstärken. Nach Anstrengung plötzlich ein schmerzhaftes Zusammenschnüren in der Aortengegend.

Pleuritis
Kardiopathie rheumatisch

Rücken: Muss krumm gehen wegen Kreuzschmerzen.

Extremitäten: Starkes, schmerzhaftes Müdigkeitsgefühl in der Muskulatur, besonders der Schenkel und Waden und im Rücken, **das sich bei jeder, auch der geringsten Anstrengung zu anhaltenden Schmerzen oder zu Muskelkrämpfen steigert**; Müdigkeit, Schwäche, Lähmigkeit und Schmerzen in den Gliedern, die kraftlos sind und teilweise den Dienst versagen. Wadenkrampf, Kraftlosigkeit der Arme.

Frost und Frösteln: Die Hände und Füße bleiben stundenlang kalt. Die rechte Hand ist durch äußere Wärme nicht zu erwärmen. Heftiges Frieren wie sonst noch nie. Sehr starke Frostigkeit im Bett.

Erkrankungen des rheumatischen Formenkreises
Ischialgie

Fieber:

Infekt grippal schwer mit Schwäche und Erbrechen

Haut: Starkes Jucken am ganzen Körper, besser durch Kühle.

Gefäßspasmen
Akrozyanose
Raynaud-Syndrom
Purpura Schoenlein-Henoch

Allgemein: Körper und Geist gleichermaßen ermüdet und erschöpft, sodass auch jede geistige Initiative fehlt. Äußerste Schwäche bei Anstrengung, z. B. Treppensteigen. Schneller Puls, nach geringer Anstrengung bis 120 ansteigend.

19.6 Dosierung

Im Allgemeinen wird man sich bei oralen Gaben zwischen D 3 und D 12 halten. Bei der Behandlung der Psoriasis sind starke Dosen erforderlich.

19.7
Vergleichsmittel

- Acida organica:
  - aliphatica: Acidum aceticum, Acidum formicicum, Acidum lacticum, Acidum oxalicum.
  - aromatica: Acidum benzoicum, Acidum carbolicum, Acidum picrinicum, Acidum salicylicum.
- Acida anorganica: Acidum fluoricum, Acidum hydrocyanicum, Acidum muriaticum, Acidum nitricum, Acidum phosphoricum, Acidum sulphuricum.
- Rheumatische Schmerzen, Bewegung <: Bryonia alba.
- Saure Dyspepsie: Acidum sulphuricum, Capsicum annuum, Carbo vegetabilis, Natrium phosphoricum, Robinia pseudacacia, Sulphur lotum.
- Zerschlagenheitsgefühl: Arnica montana.
- Infekte grippal mit Erbrechen: Arsenicum album, Eupatorium perfoliatum.

19.8
Literatur

[1] Boericke W. Sarcolacticum acidum. Handbuch der homöopathischen Materia medica. 9. Aufl. Heidelberg: Haug; 1992: 677–678

[2] Griggs WB. Arzneimittelprüfung von Acidum sarcolacticum. Zeitschrift für Klassische Homöopathie 1967; 11 (3): 97–102

[3] Quilisch W. Milchsäure als Heilmittel. Deutsche Zeitschrift für Homoeopathie und deren Grenzgebiete 1943; 59 (10/11): 195–211

20 Acidum sulphuricum – sulc-ac

lt.: Acidum sulphuricum, dt.: Schwefelsäure, Dihydrogensulfat, engl.: sulphuric acid

20.1 Substanz

Mineralia – Anorganica – Acida – Dihydrogensulfat – H_2SO_4

Schwefelsäure ist eine farb- und geruchlose, ölige, starke anorganische Säure. Als Lebensmittelzusatzstoff trägt es die Nummer E513. Sie ist die beständigste Säure des Schwefels und eine der wichtigsten Grundstrukturen in der chemischen Industrie. Sie findet in großen Mengen Verwendung in der Düngemittelindustrie. Ökologische Bedeutung hat die Substanz als Bestandteil des sauren Niederschlags[23], wo sie durch Oxidation von Schwefeldioxid und Stickstoffoxiden aus fossilen biogenen Energieträgern entsteht.

Homöopathische Verwendung findet Dihydrogensulfat.

20.2 Pharmakologie und Toxikologie

Schwefelsäure wirkt als starke anorganische Säure stark ätzend auf biologische Gewebe. Sie führt zu heftig brennenden, schlecht heilenden Verätzungen.

Orale Intoxikation führt zu Würgen, Erbrechen von schwarzen blutig-schleimigen Massen. Die Reaktionszeit bis zum Auftreten dieser Symptome unterliegt einer großen individuellen Schwankbreite. Das Erbrechen wird zunehmend schwarz und blutig. Diese Symptome gleichen denen anderer anorganischer Säuren. Bei den toxikologischen Symptomen handelt es sich also zu einem erheblichen Grad ganz einfach um Säurewirkung. Dies trifft besonders zu auf das allgemeine Schwächegefühl und die Kachexie mit reichlichen Schweißen, die Neigung zu Blutungen an allen Organen, die wir in ähnlicher Form sowohl bei der Salzsäure, der Salpetersäure, der Phosphorsäure wie der Schwefelsäure wiederfinden.

20.3 Anwendung

Homöopathische Anwendung findet die Zubereitung bei Gastropathien, Koagulopathien, bei Erschöpfungssyndrom, Dermatosen und Varikosis (nach Kommission D).

Die Schwefelsäure hat starke Beziehungen zum Nervensystem und zum Blut. Sie ruft bei fortgesetzter Darreichung kleiner Mengen, welche die lokalen Reizerscheinungen an Magen und Darm vermeiden, eine Veränderung des Blutes hervor, die sich in einer Neigung zu Blutungen von dunklem, dünnflüssigem Blut aus allen Schleimhäuten und unter die Haut äußert. Die Blutzirkulation nimmt an dieser Veränderung teil mit Kongestionen und Hitzegefühl und einer bedeutenden Beschleunigung der Herztätigkeit. Am Zentralnervensystem wird eine Reizbarkeit und Ärgerlichkeit sowie ein Gefühl der Hast, dass man alles nicht schnell genug tun kann, als typisch angesehen.

Am Hauptangriffspunkt der Schwefelsäure, den Schleimhäuten des ganzen Körpers, zeigen sich *Infekte*, wobei der ätzende, wundmachende Charakter, den wir von der lokalen Anwendung kennen, sich an der blutigen Beimengung des Schleimes zeigt.

Eines besonderen Hinweises bedarf es für die Ergriffenheit der Atemwege. Hierfür wurde die Schwefelsäure seither noch wenig gebraucht, vielleicht, weil bei den Prüfungen Hahnemanns und seiner Schüler sich eine geringe Ergiebigkeit herausgestellt hat. Diese Dürftigkeit steht aber sehr im Gegensatz zu den Befunden bei den zahlreichen Vergiftungen, wie sie bei Allen zusammengestellt sind und durch die ein sehr bemerkenswertes Bild gezeichnet wird. Man kann diese Symptome nicht dadurch entwerten wollen, dass man einwirft, es handle sich um lokale Wirkun-

---

23 Saurer Regen.

gen, denn diese Vergiftungen sind durch Verschlucken der Säure in der Mehrzahl der Fälle entstanden und sind also erst mittelbar zur Wirkung an den Bronchien und Lungen gekommen. Es tritt ein rasselnder *Husten* mit erschütternden Hustenanfällen bis zur Erschöpfung auf, auch die Atmung ist rasselnd und pfeifend. Selbst **Bronchopneumonien** können auftreten. Ganz besonders bemerkenswert ist die fast regelmäßig beobachtete Kurzatmigkeit mit Beengung auf der Brust und mühsamem Atmen. Auch bei **Asthma bronchiale** wurden Effekte beschrieben.

Man wird die Schwefelsäure bei der Behandlung der Erkrankungen der Atemwege und speziell des *Asthma bronchiale* im Auge behalten müssen, umso mehr als Natrium sulphuricum, sein Natriumsalz, bereits einen gesicherten Platz bei seiner Therapie hat. Nach einer allerdings vereinzelten Bemerkung in den Prüfungsprotokollen gilt diese Anfälligkeit gegen kaltes und feuchtes Wetter auch für die Säure selbst. Als führend kann eine kalte, schlecht durchblutete Haut und eine große Empfindlichkeit gegen Kälte angesehen werden.

Bei den Verdauungsorganen hat sich die Schwefelsäure schon länger eingebürgert. An den Schleimhäuten des Mundes zeigen sich **Aphthen** und Wundheit, es besteht ein übler *Foetor ex ore, Hypersalivation* gehört ebenfalls zum Bilde, mit Anschwellung der Speicheldrüsen. Im Magen sind alle obligaten Zeichen einer **Gastritis** zu verzeichnen, dabei saures und bitteres Aufstoßen und *Sodbrennen*. Die Zähne sind stumpf vor Säure. Es wird ein Gefühl von Kälte im Magen beobachtet, alle kalten Getränke, die nicht Alkohol enthalten, erkälten im Magen. Es herrscht ein Gefühl von Schlaffheit im Magen, welches nach Anregungsmitteln verlangen lässt. Auf diesen Symptomen beruht die Verwendung bei **Gastritis** bei *Alkoholkrankheit*, die schon in der vorhomöopathischen Zeit bekannt wurde. Es besteht eine **Laktoseunverträglichkeit** mit *Flatulenz*. Nach dem Essen verschlimmern sich alle Magenerscheinungen, insbesondere wird der Patient von einem Gefühl von Schlaffheit mit kalten Schweißen und einer unbehaglichen Beengung beherrscht. Die dabei zutage tretenden Schweiße sind oft kalt. Die Stühle sind oft weißgelblich, mit Schleim und Blut vermischt. Auch die durch Schwefelsäure bedingte **Obstipation** zeigt blutige und schleimige, meist schwarze Stühle wie verbrannt oder schafkotartig. Ein übler Geruch wird hervorgehoben. Es zeigen sich juckende und stechende **Hämorrhoiden** mit **Hämorrhagien**.

An der Niere findet man anfänglich eine **Polyurie**, später **Oligurie**. Es besteht ein vermehrter Harndrang. Der Harn enthält neben einer vermehrten Ausscheidung von Sulfaten und Eiweiß auch Zylinder und Blutkörperchen. Bei den Geschlechtsorganen werden bei Männern Erektionen ohne erotische Gedanken und Samenerguss ohne Wollust genannt. Es werden Symptome erwähnt, die auf eine Schwellung der Prostata zu beziehen sind: starkes Drücken auf den Blasenhals, als sollte alles herausdringen, durch Beischlaf gebessert. Der Patient litt an Schmerzen hinter der Symphyse, häufigem Drang zum Urinieren und schneidenden Schmerzen beim Urinieren. Der Katheter stieß an ein Hindernis in der Gegend des Blasenhalses, welches bei Rektaluntersuchung als eine geschwollene und äußerst empfindliche Prostata festgestellt wurde. Meines Wissens wurde von diesem Symptom therapeutisch noch kein Gebrauch gemacht.

Die Erscheinungen an den weiblichen Geschlechtsorganen weisen auf Katarrh der Schleimhäute und Ulzerationen hin, indem ein ätzender, wundmachender, selbst blutiger Schleim entleert wird. Die Menses sind zu früh oder zu spät und, wie sich aus der therapeutischen Praxis ergeben hat, auch zu stark. Zusammengenommen mit der bemerkenswerten Schwäche des Mittels, welche es mit den anderen Säuren gemein hat, und den vasomotorischen Störungen, wie Wallungen und Schweißen zugleich mit Kältegefühlen, wird die Schwefelsäure zu einem sehr brauchbaren Mittel für Beschwerden des **Klimakteriums** einschließlich von **Menorrhagien**. Stiegele schreibt darüber: Es gibt klimakterische Frauen verschiedener Art: alle leiden unter dem klimakterischen Gefäßsturm, aber die einen empfinden den ausbrechenden Schweiß als wohlige Entspannung, die anderen sind nach dem Ablauf dieser vasomotorischen Dramatik „einfach fertig". Diese letzteren Frauen mit ihrer allgemeinen Schwäche benötigen Acidum sulphuricum D 3 oder D 6 [7]. Die Schwefelsäure gehört ferner zu den nicht zahlreichen Mitteln, bei denen eine Steigerung der Libido und ein großes Bedürfnis nach Koitus bei Frauen hervorgerufen wird.

Es werden weitgehende Besserungen bis zur Symptomenfreiheit beobachtet, auch bei manchmal sehr schweren *Arthrosen*, **Koxarthrosen** und *Spondylosis deformans*.

Erkrankungen des rheumatischen Formenkreises mit Rucken und Zucken und krampfartigen Schmerzen finden durch Acidum sulphuricum Linderung. Als besonders typisch werden Schmerzen angesehen, die langsam einsetzen und plötzlich abbrechen. Auch Zittern und ein Gefühl von Zittern, ohne dass man es sieht, werden genannt. Von den Gelenken scheinen diejenigen der Hände und Füße deutlich stärker betroffen zu sein. Herabhängenlassen der Hände ruft Schmerzen hervor (Stauung). Neben die Wirkung des elementaren Schwefels mit seiner Venosität und Blutstauung tritt bei der Säure eine größere Erregung der Blutzirkulation mit Wallungen und Schweißen, mit fieberhafter Erregung der Herztätigkeit und des Blutkreislaufs. Beim Fieber besteht ein Kältegefühl mit kalten Schweißen oder eine äußere Kälte trotz innerer Hitze. Eine Kapillarschädigung mit Blutentmischung und mit Blutungen unter der Haut und blutigen Sekreten der Schleimhäute gibt Veranlassung zur Verordnung bei **Hämorrhagien**, selbst bei **Koagulopathien**, wo sich manch guter Erfolg berichten lässt, sogar bei Purpura Schoenlein-Henoch. Die Blutstauungen, welche dem Mittel eigen sind, prägen sich aus in Symptomen wie Reißen in den **Varizen**, in **Hämorrhoiden** und Schmerzen in der Hand beim Herabhängen der Arme.

Die Schwäche, die allen Säuren eigen ist, wird auch hier in hervorragendem Maße angetroffen, sie ist oft mit den typischen Schweißen verbunden.

An der Haut findet man ein Gefühl von Wundheit, wie unterschworen[24], bläuliche Stellen, wie blutunterlaufen, sezernierende *Ekzeme, Furunkel* und *Abszesse* sowie *Ulzera*. Pruritus der Haut gehört wesentlich zum Arzneimittelbild. Die Haut des ganzen Körpers ist schmerzhaft bei jeder Berührung.

---

24 auch unterköthig; Gefühl, wie wenn sich unter einer Effloreszenz oder Wunde Eiter befindet (nach [4]: 2016).

20.4
Konstitution

Wie bei anderen Säuren finden wir schwache, erschöpfte und kälteempfindliche Patienten mit ausgeprägter Schweißneigung. Feuchtes und kaltes Wetter wird nicht gut vertragen und führt zu Verschlechterung aller Beschwerden. Auffallend ist die große Eiligkeit, die Patienten müssen alles schnell tun und sind sehr ungeduldig. Acidum sulphuricum ist sehr nervös und wird leicht zornig, wenn Dinge nicht schnell genug erledigt werden. Die Beschwerden bessern sich durch schnelles Gehen. Ein weiteres auffallendes Symptom ist das Gefühl inneren Zitterns, ohne dass dies äußerlich sichtbar ist. Wie bei Sulphur lotum leiden die Patienten meist unter Verdauungsbeschwerden und Hautproblemen.

20.5
Arzneimittelbild

Leitsymptome: Ungewöhnliche Mattigkeit, Erschöpfung und Schwäche mit Zittern. Zittern und Zucken am ganzen Körper – als typisch gilt: Zittern, ohne dass man es sehen kann.

Hitze mit Wallungen und vielen Schweißen, sauer und klebrig.

Hitze mit Schwäche und kalten Schweißen.

Entzündungen aller Schleimhäute mit blutigen Sekreten.

Neigung zu Blutungen an Haut und Schleimhäuten.

Ulzerationen der Haut. Auffallende Schmerzhaftigkeit der Haut gegen Berührung.

Schmerzen, die langsam beginnen und plötzlich aufhören. Rheumatische Schmerzen, besonders der kleinen Gelenke.

Kaltes und feuchtes Wetter < und beim Herannahen desselben. Frischen Luft < und Kälte < .

Besserung durch Wärme.

Geist und Gemüt: Reizbar und sehr angegriffen, üble Laune mit Heftigkeit und großer Ungeduld. **Alles geht ihm nicht schnell genug**, befindet sich in ständiger Hast. Niedergeschlagen und weinerlich.

20 – Acidum sulphuricum – sulc-ac

Kopf: Gefühl, als wäre das Gehirn locker.

Kopfschmerz: Beim Kopfschmerz stechende und reißende Schmerzen. **Allmählicher Beginn und plötzliches Aufhören der Schmerzen**. Äußerlicher Schmerz über den ganzen Kopf wie von einer Eiterung, auch bei Berührung.

> *Migräne*

Nase: Schnupfen mit anhaltendem Niesen. Flüssiger Schnupfen oder Schnupfen mit Verstopfung der Nase. Nasenbluten

Gesicht: Gefühl wie von getrocknetem Eiweiß im Gesicht. Aknepusteln. Anschwellung der Speicheldrüsen. Kalter Gesichtsschweiß beim Essen von Warmem.

Mund: Geschwüre und Wundheit der Mundschleimhäute, Speichelfluss und übler Mundgeruch.

> *Stomatitis*

Zähne: Die Zähne sind stumpf vor Säure bei hyperazider Gastropathie. Zahnfleisch geschwollen, leicht blutend und geschwürig.

Innerer Hals: Stechende Schmerzen, Brennen und Wundheit im Schlund beim Schlingen.

Magen: Der Magen zeigt alle üblichen Erscheinungen einer Gastritis, dabei Neigung zu saurem oder bitterem Aufstoßen und Sodbrennen. Die Magenbeschwerden verschlimmern sich alsbald nach dem Essen. **Magen schlaff mit Gefühl von Kälte; verlangt nach Anregungsmitteln. Jedes Getränk, welches nicht Alkohol enthält, erkältet den Magen.** Krampfhaftes Aufstoßen. Nach dem Essen Beengung und außerordentliche Mattigkeit, bei Genuss von Warmem kalter Schweiß, besonders im Gesicht.

> *Refluxösophagitis*
> *Gastritis*
> *Ulcus ventriculi et duodeni*

Abdomen: Magenbeschwerden der Alkoholkrankheit ist eine altüberlieferte Anzeige. Milchgenuss macht Blähungen.

> *Hepatomegalie*

Rektum und Stuhl: Stuhl verstopft, wie Schafkot, und schwarz, wie verbrannt, **Durchfälle oft tonfarben oder mit Blut vermischt mit nachfolgendem Schwächegefühl** im Bauch. Schleimabgang mit Blut bei den Durchfällen. **Juckende und stechende Hämorrhoidalknoten mit Blutungen.**

> *Diarrhö bei Alkoholkrankheit*
> *Diarrhö bei Thyreopathien*
> *Hämorrhoiden hämorrhagisch*

Blase: Harndrang vermehrt. Vermehrte Harnabsonderung, später vermindert.

Urin: Hohes spezifisches Gewicht. Satz aus Schleimbeimengung, weißlich oder lehmig, mit Eiweiß, Zylindern und roten Blutkörperchen. Sulfate im Harn vermehrt.

Geschlechtsorgane:
- weiblich: Menses zu früh oder zu spät, ☉ **zu stark**. Leukorrhö ätzend und wundmachend. Heftiges Verlangen nach Beischlaf.

> *Menorrhagie*
> *klimakterische Beschwerden*

- männlich: Samenerguss ohne Wollustgefühl, Erektionen ohne erotische Gedanken. Prostata geschwollen und sehr schmerzhaft. Starkes Drücken auf den Blasenhals, als sollte alles herausdringen, durch Beischlaf gebessert.

> *Prostatitis*

Larynx und Trachea: Heiserkeit, Kehlkopf sehr druckempfindlich.

Atmung: Schwächegefühl auf der Brust, dass das Sprechen sehr schwer fällt. Atmung kurz, mühsam und sehr erschwert, Beengung und Atemnot treten auffallend oft in Erscheinung.

Husten und Expektoration: Ermüdender und erschütternder Reizhusten mit rasselnder und pfeifender Atmung und reichlichem, lockerem Auswurf. ☉ **Bluthusten.** Verschlimmerung des Hustens im Freien.

Bronchitis
Asthma bronchiale

Brust: Herztätigkeit beschleunigt, Heftige Stiche durchs Herz, bei Tag und Nacht, mit Wundheitsschmerz bald darauf.

Extremitäten: Zittern und Zucken. **Zitterndes Gefühl ohne sichtbares Zittern.** Zuckungen mit Sehnenhüpfen, zittrige Schwäche mit Zittern und Abnahme der Muskelkraft und mit Schweißen. Rheumaartige Schmerzen im ganzen Körper, stechend, schneidend, ziehend, reißend, brennend, mit dem Gefühl von Eingeschlafenheit, krampfartiges Zusammenziehen. Die Gelenke der Hände und Füße sind stärker betroffen. **Herabhängenlassen des Armes ruft Schmerzen in der Hand hervor.** – Reißen in den Varizen des Ober- und Unterschenkels.

Erkrankungen des rheumatischen Formenkreises

Frost und Frösteln: Ständig fröstelnde, kalte, livide Hände und Füße mit zyanotischen Nägeln.

Fieber: Fieber mit Hitze und vollem, hartem, beschleunigtem Puls, **hohes Fieber mit Frieren, wechselnd mit Hitze.**

Schweiß: Haut kalt, mit klebrigem Schweiß bedeckt. Hitzegefühl mit reichlichem Schweiß wechselnd mit Frieren, Hitze zum Kopf mit kaltem Schweiß, mit kalten Händen und Füßen.

Haut: Heftiges Jucken am ganzen Körper wie von wollener Kleidung. Ausschlag auf der Kopfhaut mit Jucken. Gefühl in der Haut wie unterschworen[25]. **Blaue Stellen wie blutunterlaufene Haut.** Nässende Ausschläge auf der Haut. Heftige Geschwüre. – Anfallsweise auftretendes heftiges Stechen in der Gegend der unteren Rippen und in den Lenden, vergleichbar einer Interkostalneuralgie, mit großer Überempfindlichkeit gegen Berührung im Gebiet dieser Neuralgie. Die leichteste Berührung verursacht lautes Schreien. Diese Hyperästhesie breitet sich über die ganze Körperhaut aus.

Höchste innere Hitze mit innerem Frieren und großer Erschöpfung. Heftige Hitze des Körpers mit kalten Füßen und Händen.

Ekzem bei Diabetes mellitus
Furunkulose
Perniones
Koagulopathie
Purpura Schönlein-Henoch

Allgemein: Puls sehr beschleunigt und voll, später schwach, fadenartig und verlangsamt.

20.6 Dosierung

Bei hypazider Gastropathie und Hämorrhagien werden die niederen Verdünnungen D 1 bis D 3 bevorzugt. Bei Hyperazidität D 4 bis D 6. Bei Thyreopathien und klimakterischen Beschwerden sind D 3 bis D 12 angezeigt.

20.7 Vergleichsmittel

- Acida anorganica: Acidum fluoricum, Acidum hydrocyanicum, Acidum muriaticum, Acidum nitricum, Acidum phosphoricum.
- Acida organica:
  - aliphatica: Acidum aceticum, Acidum formicicum, Acidum lacticum, Acidum oxalicum, Acidum sarcolacticum.
  - aromatica: Acidum benzoicum, Acidum carbolicum, Acidum picrinicum, Acidum silecylium.
- Gastropathie hyperacid: Capsicum annuum, Iris versicolor, Magnesium carbonicum, Magnesium muriaticum, Magnesium sulphuricum, Nux vomica, Robinia pseudacacia.

---

25 auch unterköthig; Gefühl, wie wenn sich unter eine Effloreszenz oder Wunde Eiter befindet (nach [4]: 2016).

20 – Acidum sulphuricum – sulc-ac

- Folgen von Alkoholgenuss: Carbo vegetabilis, Kalium bichromicum (Bier), Ledum palustre, Mandragora officinarum, Nux vomica, Selenium amorphum, Sulphur lotum.
- Verlangen nach Alkohol: Nux vomica, Hepar sulphuris, Kalium bichromicum (Bier), Syphilinum.
- Hämorrhoiden, juckend, stechend, mit Blutungen: Acidum nitricum, Aesculus hippocastanum, Aloe socotrina, Magnesium carbonicum.
- Hitzewallungen im Klimakterium mit Menorrhagie: China officinalis, Crotalus horridus, Lachesis muta, Sanguinaria canadensis, Sabina officinalis (hellrote Blutungen).

20.8 Literatur

[1] Allen TF. Sulfuricum acidum. Encyclopedia of pure Materia Medica. Bd. 9. New York: Boericke & Tafel; 1874–1880: 417–442

[2] Attomyr J. Neues Archiv für homöopathische Heilkunst. Bd. 1. Teil. 1:178

[3] Baumann H. Zur intrakutanen Injektionsbehandlung chronischer Gelenkerkrankungen mit hochverdünnter Schwefelsäure. Hippokrates 1948; 19: 246

[4] Hahnemann S. Acidum sulfuricum. In: Lucae C, Wischner M, Hrsg. Gesamte Arzneimittellehre. Bd. 3. Stuttgart: Haug; 2007: 1907–1919

[5] Hughes R. Acidum sulphuricum. Cyclopaedia of Drug Pathogenesy. Bd. 1. London: Gould; 1886–1891: 70–71, 744–747

[6] Stapf JE. Schwefelsäure. (Acidum sulphuricum). Archiv für die Homöopathische Heilkunst 1829; 8: 190–204

[7] Stiegele A. Klinische Homöopathie. Homöopathische Arzneimittellehre. Stuttgart: Hippokrates; 1941: 211

21 Aconitum napellus – acon

lt.: Aconitum napellus, dt.: Sturmhut, Eisenhut, engl.: wolfsbane

21.1 Substanz

Plantae – Ranunculaceae (Hahnenfußgewächse) – **Aconitum napellus**

Es handelt sich um eine mehrjährige krautige Staude von 50 bis 150 cm Höhe mit knolliger Wurzel, aus der die kräftigen Stängel aufrecht heraustreiben. Die fünf- bis siebenfach tief geteilten Laubblätter stehen wechselständig. Sie bilden von Juni bis Oktober dichtstehende, aufrechte traubige Blütenstände in kräftig leuchtendem Blau aus. Anzutreffen in den Hoch- und Mittelgebirgen Europas sowie in Asien und Nordamerika.

Homöopathische Verwendung findet die frische, zur Zeit der Blüte gesammelte Pflanze mit Wurzelknolle.

21.2 Pharmakologie und Toxikologie

Der pharmakologisch wirksame Inhaltsstoff ist Aconitin, $C_{34}H_{47}NO_{11}$. Man kann ihn mit einer alkoholischen Lösung aus den Blättern extrahieren.

Bei Intoxikationen kommt es zu Angstzuständen, Brady-Arrhythmien und Blutdrucksenkung bis zur Synkope. An der Atmung nimmt man Trachealrasseln, Ortho- und Dyspnoe wahr. Die Körpertemperatur sinkt, steigt jedoch durch höhere Gaben wieder an. Ein Kältegefühl im Körper wird beschrieben und man beobachtet kalten klebrigen Schweiß. Die tödliche Dosis liegt bei 1 bis 2 mg. Arzneimittel dürfen maximal 0,2 mg der Reinsubstanz enthalten.

Lokale Applikation führt zu Brennen, Kribbeln und Jucken, später Anästhesie, eventuell mit erythematösem, bullösem Exanthem.

21.3 Anwendung

Historisch medizinisch fanden Salben bei Erkrankungen des rheumatischen Formenkreises Anwendung. Durch die außerordentliche Giftigkeit des Sturmhuts war sein therapeutischer Einsatz stark eingeschränkt. Erst der homöopathische Arzneimittelversuch am Gesunden mit seinem zeitlupenartig verlangsamten Ablauf der Wirkung unter feindosierten Gaben macht heute die Verwendung dieser wertvollen Arznei möglich.

Homöopathische Anwendung findet die Zubereitung bei hochakuten entzündlichen Erkrankungen, schmerzhaften Neuralgien, hochakuten Kardiopathien, organisch wie psychosomatisch mit Angstzuständen (nach Kommission D).

Aconitum napellus ist ein Mittel ersten Ranges für *akute Entzündungen*. Es ist jedoch nicht angezeigt für jedes akute Fieber schlechthin, sondern wenn heftige Erregung im arteriellen System mit lebhaftem, ängstlichem Herzklopfen und großer Ruhelosigkeit mit heißem, rotem Gesicht und trockener Haut gefunden wird. Wenn das *akute Fieber* sich bereits in Schweiß Luft gemacht hat und die trockene Hitze und angstvolle Erregung sich zu legen beginnt, ist Aconitum napellus nicht mehr am Platze. In besonderem Maße ist die angstvolle Unruhe, ja *Todesangst* in Verbindung mit akuten Fieberzuständen, führend für Aconitum napellus. Die Entzündung, welche das Fieber verursacht, ist meist noch nicht lokalisiert. Diesen stürmischen Charakter des Fiebers wird man am häufigsten bei kräftigen und vollblütigen Menschen antreffen, selten bei schwächlichen Patienten. Die große *Angst*, welche den Fieberpatienten beherrscht, spitzt sich manchmal zu bis zu Todesahnungen. Es kann dabei vorkommen, dass der Kranke seinen vermeintlichen Tod auf einen bestimmten Tag und Stunde voraussagt. Die Wirkung von Aconitum napellus ist kurz und stürmisch. Die Krankheitsphase, in welcher das Arzneimittel angezeigt ist, geht meist schnell vorüber, und dann kommen Folgearzneien, wie zum Beispiel Apis mellifica und andere. Aconitum napellus hilft uns nicht mehr weiter, wenn die Entzündung schon festen Fuß gefasst hat. In selteneren Fällen, besonders bei Zugegensein der prägnanten *Todesangst*, kann Aconitum napellus auch in späteren Fieberstadien zu entscheidenden Erfolgen führen. Es hat sich gezeigt, dass Erkältungsfieber als Folge von kalten Ostwinden eine gute Indikation für Aconitum napellus sind.

Die wichtigsten Beziehungen des Sturmhuts sind auf den Kreislauf, die peripheren Nerven und die Schleimhäute gerichtet. Die Arzneimittelprüfungen ergeben unter Mitverwertung der Intoxikationen folgendes Bild:

Lebhafte, zu Heftigkeit sich steigernde Erregung der Blutzirkulation mit Beschleunigung der Herztätigkeit, kräftigem, vollem und beschleunigtem Puls, wobei Kongestion zum Kopf mit Röte des Gesichts, Hitzegefühl und *Kopfschmerzen* einhergehen. Diese rasch einsetzende, stürmische Erregung der Blutzirkulation ist verbunden mit Frösteln und Schaudern, mit dem Gefühl von trockener Hitze oder auch mit Schweißausbruch. Dieser Gefäß-Sturm geht rasch vorüber und weicht dann einer großen Erschöpfung und Schwäche. Sie kann in schweren Fällen in eine **Synkope** mit kaltem Schweiß und Tod übergehen. Typisch für Aconitum napellus ist, dass diese Erscheinungen begleitet werden von großer Beengung und Bangigkeit, selbst von großer *Angst*, welche sich bis zu **Todesahnung** und **Todesangst** steigern kann. Große Ruhelosigkeit und tödliche *Angst*, Heftigkeit und Plötzlichkeit dieser Anfälle kennzeichnen den Ablauf der Aconit-Wirkung. Mit Aconitum napellus ist hier kein anderes Mittel vergleichbar, und wenn wir einen solchen Patienten antreffen, meint Kent, so kann es sich nur um einen an einer Aconit-Intoxikation im Sterben Liegenden handeln, oder er braucht Aconitum napellus. Die Herztätigkeit ist stark von seelischen Einflüssen wie **Schreck** und *Angst* abhängig. Daher ist Aconitum napellus ein erfolgreiches Heilmittel bei **Kardiopathien**, die auf *Schreck* oder *Angst* zurückzuführen sind.

Die Schleimhäute des ganzen Körpers nehmen teil an der allgemeinen Kongestion, sie sind blutüberfüllt und hellrot. Die Absonderung derselben ist heiß und wässrig, es handelt sich um das erste Stadium von Entzündung. Eine schleimige oder gar eitrige infektiöse Entzündung ist für Aconitum napellus nicht hinweisend. Die Kongestion führt nicht selten zu Blutaustritten aus den Schleimhäuten, also zu **kapillaren Hämorrhagien**. Ein Gefühl von Hitze und Trockenheit im Mund ruft einen bemerkenswerten Durst hervor, der besonders gern mit kaltem Wasser befriedigt wird. „Alles schmeckt bitter, außer Wasser." Es tritt plötzlich eine *Konjunktivitis* auf, heftig gereizt mit krankhaftem Lidschluss und heißen Tränen. Oder plötzliche, heftige **Otalgien**, oder heftige, plötzliche **Gastritis** und **Enteritis** mit schneidenden Schmerzen, oder plötzlich eine **akute Zystitis** mit Harnverhalt. Auslösend sind für diese Erscheinungen häufig Erkältung durch kalte, trockene Winde, besonders also Ostwind, oder Erkältung bei schwitzendem Körper. Die Reaktion auf diese tritt nach einigen Stunden, meist in der darauffolgenden Nacht mit großer Heftigkeit auf. Der Intoxikierte ist von *Angst* und Schreckhaftigkeit beherrscht. Die Folgen von Schreck und einer durchgemachten *Angst* führen nicht selten zu solchen Zuständen, die mit Aconitum napellus gut angegangen werden können, zum Beispiel **Diarrhö**, **Panikattacke** mit **Palpitationen** des Herzens und des arteriellen Systems mit **Insomnie**.

Beginnende fieberhafte Affektionen der Atmungswege, wie **Bronchitis** und **Pneumonie**, bringen oft das Bild von angstvoller Beklemmung und Kongestion hervor, das beinahe zwangsläufig zu der Verordnung von Aconitum napellus führt. Es hilft dann den anfänglichen Fiebersturm, der meist mit trockener Hitze verbunden ist, durch Erzeugung eines Schweißes schneller überwinden und beugt damit einer Lokalisation der Erkrankung bis zu einem gewissen Maße vor. Vollblütige Menschen sind von Haus aus eher geneigt, ein Fieber vom Aconit-Typus zu erzeugen. Gegenüber einer gedankenlosen Empirie muss immer wieder darauf hingewiesen werden, dass Aconitum napellus nur bei solchen Fiebern zweckvoll sein kann, die dem genannten Bild entsprechen. Die Affinität zum Herzen und zum arteriellen System, welche man für Aconitum napellus aufstellen kann, hat nicht nur ihre Geltung bei Fiebern und bei psychosomatischer Genese der Erscheinungen an Herz und Gefäßen, sondern darf auch bei einer Entzündung in diesen Organen nicht übersehen werden. Bei **Endokarditis** und **Perikarditis**, wenn sie von den typischen funktionellen Störungen der *Angst* und der Unruhe mit nächtlicher Steigerung begleitet sind, muss zuerst an Aconitum napellus gedacht werden. Bei *Angina pectoris* und *Herzinfarkt*, *koronarer Herzkrankheit* oder auch *Aortenaneurysma* kann man in geeigneten Fällen eine Regulierung der Funktion erzielen.

Bei vielen Herzkranken kann der Sturmhut ein sonst nötiges Sedativum ersetzen, indem es der nächtlichen *Angst* und Unruhe solcher Patienten vorbeugt. Wenn ein Kranker der Nacht mit Bangigkeit entgegensieht, gewissermaßen an Angst vor der Angst, die auf ihn in der Nacht wartet, leidet, so prüfe man den Fall, ob in ihm nicht das Aconitum-Arzneimittelbild herausblickt.

Neben den oben erwähnten Indikationen für Aconitum napellus gibt es noch einen Bezug zu **Neuralgien**. Stechende und brennend-stechende Schmerzen, die bei Nacht unter nervöser Unruhe und Angst zur Unerträglichkeit anwachsen, sowie die *Parästhesien* und *Anästhesien* geben den Hinweis auf Aconitum napellus. Wenn ein kalter Luftzug als äußere Ursache anzusehen ist, vertieft dieser Hinweis die Anzeige für die Arznei. Bei *Trigeminusneuralgie* und *Brachialgie* sowie bei *Ischialgie* hat die Wahl von Aconitum napellus zu manch gutem Erfolg geführt. Aber auch andere Anlässe schließen die Artnei nicht aus. So hat Wittrin Erfolge gesehen bei *Schwangerschaftsneuritis* (D 3) und bei hartnäckigen *Neuralgien* des Kreuzbeins nach kastrierenden Operationen (D 10). Ein Gefühl wie Eis oder ein Brennen in der betroffenen Körperpartie, plötzlich einsetzendes Reißen, ein unbeständiger Charakter der Schmerzen und Gefühlstäuschungen in Bezug auf Wärme und Kälte, wie schon erwähnt, und eine Verschlimmerung durch Kälte und in der Nacht charakterisieren den Fall. Aconitum napellus wird hier nicht nur im akuten Fall, sondern auch bei chronischen Fällen hilfreich sein. Es bestehen Hitzegefühle, sodass äußere Wärme gemieden wird. Aufdecken erleichtert die Hitze, Wärme ruft Frösteln hervor. Aconitum napellus erzeugt **Kopfschmerz** mit Schwindel und Steigerung des Schmerzes bei jeder Bewegung des Kopfes, besonders auch beim Aufrichten. Aufenthalt in geschlossenen Räumen und heißes Wetter werden nicht ertragen, während im Freien Besserung eintritt. Dies verhindert nicht, dass Kopfschmerzen neuralgischer Art durch Wärme verschlimmert werden. Bei *Trigeminusneuralgien* gehört Aconitum napellus zu den meist empfohlenen Mitteln, wobei die linke Seite mehr betroffen zu sein scheint. Die *Kopfschmerzen* kongestiver Natur finden ihr therapeutisches Gegenstück dagegen für die Folgen übermäßiger Besonnung und bei **Sonnenstich**.

21.4
Arzneimittelprüfung

Die erste Prüfung am Menschen wurde von Anton Störck, Professor und Hofmedicus am österreichischen Hofe, vorgenommen. Dieser 1731 bei Sulgau bei Rottweil (Württemberg) geborene Arzt kann als ein Vorläufer Hahnemanns gelten, da er zur Erforschung der Arzneimittelqualitäten die Prüfung am gesunden Menschen anwandte, zugleich aber auch die geprüften Pflanzen teilweise nach dem Ähnlichkeitsprinzip gebrauchte. Die Schrift, in der er über Aconit berichtete, erschien im Jahre 1762 unter dem Titel „Libellus, quo demonstratur Stramonium, Hyoscyamum, Aconitum" [7].

Eine eingehende Prüfung hat Hahnemann vorgenommen. In seiner Hand hat Aconitum napellus eine wichtige Rolle gespielt im Kampf gegen die Aderlasswut seiner Zeit bei plethorischen[26] und fieberhaften Zuständen.

Eine wichtige Prüfung wurde von der österreichischen Prüfergesellschaft vorgelegt [3]. Aconitin wurde von Schroff geprüft (Schroff 1859).

21.5
Konstitution

Die für Aconitum napellus typischen stürmischen Fieber können sich besonders bei kräftigen und vollblütigen, dabei aber leicht erregbaren Menschen entwickeln. Der Aconit-Typus entspricht also einem solchen Habitus.

---

26 vollblütigen.

21 – Aconitum napellus – acon

21.6
Arzneimittelbild

Leitsymptome: Führend sind die große Angst und die Ruhelosigkeit mit Umherwerfen. Todesangst, ⊙ **der Kranke gibt seine Todesstunde an.**

Heftiges und beschleunigtes Herzklopfen mit trockener Hitze und arterieller Kongestion. Puls voll und hart.

Überempfindlichkeit der Sinne, besonders gegen Licht und Geräusche, auch gegen Gerüche.

⊙ **Folgen von Schreck und Angst.**

Fieber mit Frieren und Schüttelfrost und trockener Hitze, nachher Schweiß. (⊙ **Ursache des Fiebers sind Erkältungen und akute Entzündungen, während bei Fieber bei den sogenannten Infektionskrankheiten meist Ferrum phosphoricum angezeigt ist.**) Großer Durst auf kaltes Wasser.

Brennende, reißende Schmerzen, Ameisenlaufen und Taubheitsgefühl. Schmerzen unerträglich infolge der nervösen Erregung. Überempfindlichkeit gegen den geringsten Luftzug und Folgen von Erkältung, ⊙ **durch kalten Wind, besonders trockenen Nordostwind, durch plötzlich unterdrückten Schweiß.**

⊙ **Folgen von unterdrückten Absonderungen wie Schnupfen, Schweiß, Menses. Berührung <.**

Warmes Wetter < und warmes Zimmer <.

Abends < und nachts <.

⊙ **Eintritt von reichlichem heißem Schweiß >.**

Geist und Gemüt: Große Ruhelosigkeit und Angst, tut alles in größter Hast. Fürchtet, sterben zu müssen, ⊙ **gibt seine Todesstunde an.** Furcht vor allem Möglichen, Wahnideen, Delirium mit großer Angst. ⊙ **Große Ängstlichkeit nach einem heftigen Schreck.** Große Überempfindlichkeit der Sinne, besonders gegen Licht und Geräusche. Überempfindlichkeit der Haut gegen Berührung: **Große Schreckhaftigkeit.** Verwirrung der Gedanken, Gedächtnis gestört. Schlaflosigkeit infolge Ruhelosigkeit, fiebrige Erregung mit trockener Hitze und Herzklopfen. Angstvolle Träume, Aufschrecken aus dem Schlaf, Alpdrücken.

Kopf: Kongestion zum Kopf mit heftigem Hitzegefühl. Stirnkopfschmerz, als sollte der Schädel auseinandergepresst werden, Kopfschmerz schlimmer bei Licht und Geräusch, ⊙ **besser bei reichlicher Harnabsonderung.** Schwindel, bei Licht und Geräusch <, beim Erheben des Kopfes < und beim Aufrichten aus dem Liegen <.

Zephalgie durch Sonnenstich

Augen: Lichtempfindlich, gerötet, entzündet. Brennender und schießender Schmerz im Augapfel, starkes Tränen. Farbensehen und Flimmern; vorübergehende Erblindung.

Konjunktivitis akut

Ohren: Überempfindlich gegen Geräusch. Ohrensausen.

Otitis media akut

Nase: Trocken oder mit wässrigem, scharfem Schnupfen. Hellrotes Nasenbluten. Außerordentlich empfindlich gegen Gerüche.

Rhinitis akut

Gesicht: Rot und heiß, gedunsen, Gefühl wie vergrößert, oder blass und livid; ⊙ **tödlich blass beim Aufrichten.** Kribbeln und Schmerz im Gesicht, Zucken in den Gesichtsmuskeln, Taubheitsgefühl im Gesicht, an den Lippen.

Trigeminusneuralgie

Mund: Trockenheitsgefühl und Röte in Mund und Hals. Zunge weiß belegt und geschwollen, fader Geschmack, **alles schmeckt bitter, außer Wasser. Heftiger Durst**, trockener Mund oder Speichelfluss.

Innerer Hals: Rötung von Gaumen und Rachen mit Brennen, Stechen und Zusammenschnüren.

Pharyngitis akut

Magen: Würgen und Erbrechen mit Angst und Schweiß, Verlangen nach kaltem Wasser. Brennen und heftige, schneidende Schmerzen in Magen und Gedärm mit Unruhe, weiß nicht, wie er sich legen soll, und wirft sich umher.

Gastritis akut nach Erkältung
Cholezystitis

Abdomen: Schmerz bei Berührung des Bauches.

Enteritis
Appendizitis
Peritonitis

Rektum und Stuhl: Stühle schleimig, blutig, grün oder weiß mit viel Drang.

Blase: Urin spärlich mit Schmerz und Zwang. Erschwerter Harnabgang mit Angst und ruhelosem Umhergehen. Reichlicher Harnabgang.

Ischurie

Geschlechtsorgane:
- weiblich: Starke Menses. ☉ **Menses ausgeblieben durch Schreck.** Die Menses, welche durch ein kaltes Bad unterdrückt worden war, kehrt wieder (Prüfungssymptom?). ☉ **Lochien unterdrückt;** drohender Abort mit Frost und Hitze, Kongestionen und Angst.

Menorrhagie
Menses oder Lochien supprimiert
Abortus imminens durch Schreck

Larynx und Trachea: Kehlkopf empfindlich beim Berühren, schmerzt beim Husten.

Laryngitis akut
Pseudokrupp

Husten und Expektoration: Husten trocken und heiser, dabei Stiche in der Brust und Zusammenschnürungsgefühl. Auswurf schwer löslich, auch blutig (hellrot), dabei Angstzustände. ☉ **Der Husten verschlimmert sich durch Ausatmung (Causticum).**

Hämoptoe

Brust: Herzklopfen und beschleunigter, kräftiger Puls, dabei Angst und Todesfurcht. Neigung zu Ohnmacht. Stechende Schmerzen am Herzen, ☉ in die linke Schulter und den linken Arm ziehend. Neigung zu Herzschwäche und Atembeklemmung, ☉ **kann deshalb kaum atmen und muss aufsitzen, Puls schnell, voll und kräftig oder fadenförmig, bei Vergiftungen nach anfänglicher Beschleunigung meist stark verlangsamt.**

Bronchitis
Pneumonie
Pleuritis
Tachykardie
Angina pectoris
Endo- und Perikarditis

Extremitäten: Ziehende und schießende, krampfartige Schmerzen mit Taubheitsgefühl in allen Gliedern, Ameisenlaufen. ☉ **Gefühl von Kälte wie Eis oder wie von heißen Drähten.** Steifheit, Lähmigkeit und große Erschöpfung und Kraftlosigkeit der Muskeln. Schmerzen in den Muskeln und Gelenken, ziehend, schießend, meist von kurzer Dauer. Tetanische Krampfanfälle am ganzen Körper. Schmerzen nicht zum Aushalten.

Erkrankungen des rheumatischen Formenkreises
Neuritis
Neuralgie

Frost und Frösteln: Frösteln, Frost und Hitze mit Durst auf kaltes Wasser, dabei Ungeduld und Angst mit körperlicher Unruhe und Umherwerfen, Schüttelfrost.

Fieber: Initiale Fieber infolge Erkältung und Entzündung. Die Wirkung bei Fieber ist gebunden an die ängstliche Erregung, die Unruhe und trockene Hitze. Wo diese Kennzeichen nicht zutreffen, da wähle man nicht Aconitum napellus.

Fieber hochakut trocken

Schweiß: ☉ **Mit dem Eintritt des Schweißes erfolgt Besserung.**

21 – Aconitum napellus – acon

☉ **Eintritt des Schweißes bringt Erleichterung. Kälte des ganzen Körpers mit kalten Schweißen.**

Haut: Trocken und heiß, Gefühl von Brennen oder Kältegefühl mit Schaudern und Frösteln. Feine stechende oder stechendbrennende Schmerzen in der Haut. Taubheitsgefühl auf der Haut, in den Fingern und Zehen (Handschuhgefühl). Der ganze Körper ist empfindlich gegen Berührung.

Haut rotfleckig. Bildung von Papeln und Pusteln, Taubheit, Erstarrungen.

Allgemein: Gefühl von Wärme und Hitze, vor allem am Kopf und in den oberen Teilen des Körpers. Inneres Hitzegefühl bei äußerer Kälte. Der geringste kalte Luftzug wird unangenehm empfunden. Gefühl von Schwellung am ganzen Körper.

Dysregulation orthostatisch

21.7 Dosierung

Im Allgemeinen D 3 bis D 6 in häufigen Gaben bei Fieber, bis Schweiß eintritt. Bei Neuralgien werden auch die Tinktur in einzelnen Tropfen und niedere Verdünnungen verwandt oder Aconitin, das reine Alkaloid (D 4 bis D 6). Auf Aconitum napellus folgt Apis mellifica, beim Pseudokrupp Spongia tosta.

Bei Folgen von Furcht und Schreck hohe Potenzen in einzelnen Gaben.

21.8 Vergleichsmittel

- Ranunculaceae: Actaea spicata, Adonis vernalis, Cimicifuga racemosa, Clematis erecta, Helleborus niger, Hydrastis canadensis, Paeonia officinalis, Pulsatilla pratensis, Ranunculus bulbosus, Ranunculus sceleratus, Staphysagria.
- Fieber, klopfende Karotiden, hochrote Farbe des Gesichts und der Schleimhäute, Trockenheit in Mund und Hals ohne Durst, neuralgische Schmerzen kommen und gehen plötzlich: Belladonna.
- Wärme < in jeder Form. Akute Schleimhautinfekte von hellrotem Aussehen, oft ödematös: Apis mellifica.
- Infektiöse Fieber mit hoher Temperatur und Schüttelfrost. Schüttelfrost trotz hohem Fieber: Pyrogenium. Kopfkongestion mit Benommenheit und starken Kopfschmerzen, Schläfrigkeit. Die Augenlider sinken herab. Spezifikum bei akuter Sinusitis: Gelsemium sempervirens.
- Puls weich und langsam; Fieber schwächend: Ferrum phosphoricum.
- Folgen von Schreck und Angst: Carcinosinum, Hyoscyamus niger, Ignatia amara, Opium.
- Gefühl von Eiskälte: Agaricus muscarius, Heloderma suspectum.
- Husten, Ausatmen < : Causticum Hahnemanni.

21.9 Kasuistik

21.9.1 Hypotonie mit Synkope

Ein 42-jähriger Kaufmann erkrankte in Afghanistan, wo er bei einer Baufirma beschäftigt war, an plötzlich auftretenden Synkopen. Er wurde einige Wochen lang in einem englischen Hospital behandelt. Nachdem er dort entlassen war, versuchte er wieder zu arbeiten, doch war ihm dies wegen der anfallartig auftretenden Schwächezustände nicht möglich. Er kehrte nun nach Deutschland zurück, wurde hier wieder genau fachärztlich untersucht und dann mit tonisierenden und sedierenden Arzneien in den Schwarzwald zur Erholung geschickt. Da man keinen Fokus finden konnte, wurde der Zustand als psychogen angesehen. Der Aufenthalt im Schwarzwald brachte ebenfalls keinen durchgreifenden Erfolg. Obwohl der Blutdruck, der anfänglich sich unter 100 mm/Hg gehalten hatte, auf RR 115/75 angestiegen war, blieben die synkopalen Ereignisse nicht aus. Als er in meine Behandlung eingetreten war, erhielt er zuerst Lachesis muta und dann Veratrum album, womit vorübergehend eine Besserung zu verzeichnen war; doch war diese nicht von Dauer. Nun erst eröffnete er mir, dass er von einer großen Angst befallen sei, dass er in einem solchen Anfall sterben müsse, und dass er während der Anfälle von heftiger Todesangst ergriffen sei. Nun erhielt er Aconitum napellus D 12, morgens und abends 5 Tropfen.

Damit endet die Krankengeschichte, denn der Patient wurde damit völlig hergestellt, wie ich mich in späteren Jahren überzeugen konnte. (Verf.)

21.9.2 Myocarditis rheumatica

50-jähriger Patient. 1 Jahr vor der Einweisung Tonsillektomie neben gelegentlichen Gelenkbeschwerden im Bereich der linken Schulter, manchmal auch rechts. Es bestand jedoch völlige Arbeitsfähigkeit und keine wesentliche Behandlungsnotwendigkeit. 2 Tage vor der Einweisung – es war an einem Novembertag – stand der Patient in einem überfüllten Straßenbahnwagen und war während der ganzen Fahrt einem heftigen, kalten Wind ausgesetzt. In der darauffolgenden Nacht plötzlich auftretende Herzbeschwerden mit Angstzuständen, Gelenkschwellungen im Bereich der oberen mittleren Extremitätengelenke. Es handelte sich um eine Myokarditis bzw. Pancarditis rheumatica, in Verbindung mit einer akuten Polyarthritis der oberen Extremität. Im EKG zeigte sich eine absolute Arrhythmie mit Vorhofflattern und erheblicher Störung der Erregungsrückbildung. Der Blutdruck war 160/85, die BKS mit 25/53 erhöht, das Weltmannband[27] verkürzt. Sofortige Behandlung mit Aconitum napellus D 4. Nach 10 Minuten subjektive Besserung, nach 1 Stunde normale Rhythmik, die sich nach einer späteren Rezidivierung gehalten hat. Der Blutdruck ist dabei auf 125/85 abgesunken. Besserung des Gesamtbefindens. Entlassung nach 5 Wochen in geheiltem Zustand.

21.9.3 Arrhythmie

56-jähriger Patient, der mit 15 Jahren an einem Gelenkrheumatismus erkrankt war, seit dieser Zeit Herzbeschwerden hatte, die sich nie mehr völlig zurückgebildet haben. In den letzten beiden Jahren ging es ihm angeblich vonseiten des Herzens gut. 2 Monate vor der Einweisung auffälliges Schlechterwerden der Sehkraft mit konvulsivem Tic, Trigeminusneuralgie linksseitig, im Anschluss an Motorradfahren aufgetreten. Am Herzen fand sich eine absolute Arrhythmie, eine Linksverbreiterung, ein RR von 180/100, die Leber war leicht gestaut. Zunächst war die Herzrhythmik kompensiert. Die Trigeminusneuralgie, die wir uns auch neurologisch bestätigen ließen, da ein angiospastischer Insult differenzialdiagnostisch möglich war, wurde entsprechend der Ätiologie mit Aconitum napellus behandelt. Bereits nach wenigen Tagen gab der Patient neben der sichtbaren Besserung seiner Neuralgie eine auffällige subjektive Besserung seines Herzens an. Eine neuerliche EKG-Untersuchung fand unsere Vermutung bestätigt, dass sich die Arrhythmie nach offenbar jahrelangem Bestehen in einem normalen av.-Rhythmus zurückverwandelt hat. [9]

21.10 Literatur

[1] Allen TF. Aconitum napellus. Encyclopedia of pure Materia Medica. Bd. 1. New York: Boericke & Tafel; 1874–1880: 6–45

[2] Clarke JH. Aconitum napellus. Dictionary of practical Materia Medica. Bd. 1. London: Homoeopathic Publishing Company; 1900–1902: 15–25

[3] Gerstel H. Der Sturmhut, Aconitum Napellus. Oesterreichische Zeitschrift für Homöopathie 1844; 1 (1): 2–253

[4] Hahnemann S. Aconitum napellus. In: Lucae C, Wischner M, Hrsg. Gesamte Arzneimittellehre. Bd. 1. Stuttgart: Haug; 2007: 23–39

[5] Hughes R. Aconitum napellus. Cyclopaedia of Drug Pathogenesy. Bd. 1, 4. London: Gould; 1886–1891: 72–116, 747, 474–476

[6] Stapf JE. Aconitum napellus. In: Gypser K, Waldecker A, Hrsg. Gesammelte Arzneimittelprüfungen aus Stapfs „Archiv für die homöopathische Heilkunst" (1822–1848). Bd. 4 Ergänzungsband. Heidelberg: Haug; 1991–1994: 3–6

[7] Störck von A. Libellus, quo demonstratur Stramonium, Hyoscyamus, Aconitum. Wien; 1762

[8] Weltmann R. Serumkoagulationsreaktion – eine einfache Probe von bedeutendem klinischen Wert. Acta Medica Scandinavica 1945; 122: 360–380

[9] Zimmermann W. Herzrhythmusstörungen und Homöopathie. Zeitschrift für Klassische Homöopathie 1963; 7 (1): 1–16

---

27 Überholter Laborparameter zur Differenzierung akuten von chronischen Erkrankungen. Bei Zunahme der α- und β-Globuline zeigt sich ein verkürztes Weltmannband.

22 Actaea spicata – act-sp

lt.: Actaea spicata, dt.: Christophskraut, engl.: baneberry

22.1 Substanz

Plantae – Ranunculaceae (Hahnenfußgewächse) – **Actaea spicata**

Bei dieser Pflanze handelt es sich um eine ausdauernde Staude von 30 bis 60 cm Höhe und starkem Wurzelstock. Die Blätter riechen beim Zerreiben nach Schwefelhölzern. Sie bilden von Mai bis Juli gelblichweiße Blütentrauben. Die Früchte sind zunächst grüne, später glänzend schwarze, ca. 1 cm lange Beeren. Verwechslungen mit anderen Actaea- oder Cimicifuga-Arten sind möglich. Der kräftige Wurzelstock ähnelt dem von Helleborus niger sehr, aber sonst unterscheiden sich beide Pflanzen stark voneinander. Heimisch ist die Pflanze in Mittel- und Nordeuropa, in Nordamerika ist sie eingebürgert. Sie ist ein Element des südlichen mitteleuropäischen Laubwaldes, von der Ebene bis zu den südalpinen Stufen, besonders häufig in submontanen und montanen Stufen der Kalkgebiete.

Verwendung in der Homöopathie finden die frischen, nach dem Austrieb der Sprossen, aber vor der Blüte gesammelten unterirdischen Pflanzenteile.

22.2 Pharmakologie und Toxikologie

Als Inhaltsstoffe finden sich Alkaloide wie Magnoflorin[28] und Corytuberin[29], organische Säuren, Saponine, Aromatoffe und Flavonoide. Actaea spicata akkumuliert im Gegensatz zu anderen Ranunculaceae keine acyclischen Polyole. Als giftige Pflanzenteile gelten die Samen und Beeren, als toxische Inhaltsstoffe wird das Magnoflorin angeführt. Die oberirdischen Pflanzenteile sollen bei Hautkontakt Rötungen und Blasenbildung hervorrufen. Die Einnahme der Wurzel führt zu Übelkeit, Erbrechen, Gastroenteritis mit hämorrhagischen Durchfällen und starken Koliken. Bei Einnahme der Beeren sind Delirien beobachtet worden.

In vitro zeigt die Urtinktur ab einer Verdünnung von 1 : 160 eine wachstumshemmende Wirkung auf Mycobacterium tuberculosis.

22.3 Anwendung

Homöopathische Anwendung findet die Zubereitung bei rheumatischen Symptomen der kleinen Gelenke (nach Kommission D).

Empfohlen wurde das Mittel ausschließlich bei deformierenden **Gicht- bzw. Rheumaschmerzen der kleinen Gelenke (Hand- und Fingergelenke)**. Verschlimmerung schon bei geringer Beanspruchung. Schmerzen von lähmiger Schwäche in den Händen. Finger starr und farblos. Schmerzen auch in den übrigen Gelenken. Die Art der Schmerzen ist vor allem reißend.

22.4 Dosierung

Empfohlen wird die Tinktur und niedere Potenzen.

22.5 Vergleichsmittel

Ranunculaceae: Aconitum napellus, Adonis vernalis, Cimicifuga racemosa, Clematis erecta, Helleborus niger, Hydrastis canadensis, Paeonia officinalis, Pulsatilla pratensis, Ranunculus bulbosus, Ranunculus sceleratus, Staphysagria.

---

28 Wirkt schwach curarisierend und hypotensiv.
29 Bedingt tonische Konvulsionen und stimuliert die Sekretion von Speichel und Tränen. Es verlangsamt den Puls durch Vaguswirkung und steigert den Blutdruck während der Konvulsionen.

22.6 Literatur

[1] Allen TF. Actaea racemosa. Encyclopedia of pure Materia Medica. Bd. 1. New York: Boericke & Tafel; 1874–1880: 45

[2] Clarke JH. Actaea racemosa. Dictionary of practical Materia Medica. Bd. 1. London: Homoeopathic Publishing Company; 1900–1902: 25–29

23 Adonis vernalis – adon

lt.: Adonis vernalis, dt.: Adonisröschen, engl.: pheasant's eye

23.1 Substanz

Plantae – Ranunculaceae (Hahnenfußgewächse) – **Adonis vernalis**

Sie gehört zu den ausdauernden (Sectio consiligo) Adonisarten, ist 10 bis 40 cm hoch und hat einen kräftigen Wurzelstock. Die Stängel der blühenden und nicht blühenden Sprossen wachsen aufrecht, einfach (selten verzweigt) und an ihrem Ende finden sich einzelne Blüten im Durchmesser von 4 bis 7 cm von zitronengelber Farbe. Es handelt sich um eine sibirisch-osteuropäische Steppenpflanze, die nördlich bis zum Zentralural und Südostschweden, über Zentraleuropa bis nach Südwesteuropa (selten) verbreitet ist. In Zentraleuropa gehen die Bestände stetig zurück, obwohl sie hier fast ausnahmslos unter Naturschutz steht. Hier findet sie sich hauptsächlich in den Stromgebieten von Weichsel, Oder bis hin zu Rhein und Main. Sie liebt Trockenrasen und warme und trockene Kalkböden. Die Sammlung erfolgt aus Wildbeständen. Hauptlieferländer für die Droge sind Bulgarien, Russland, Ungarn. Für die Wildbestände besteht Artenschutz.

Homöopathische Verwendung finden die zur Blütezeit gesammelten, getrockneten, oberirdischen Pflanzenteile.

23.2 Pharmakologie und Toxikologie

Die Substanz ist apothekenpflichtig. Hauptinhaltsstoffe sind herzwirksame Glykoside vom Cardenolidtyp[30]. Cardenolide wurden aus zahlreichen Pflanzenarten der Liliaceen, Ranunculaceen, Asclepiadaceen, Apocynaceen und Scrophulariaceen isoliert. Besonders wichtige und charakteristische Vertreter sind Digitoxigenin und Strophanthidin.

Der Gehalt an Cardenolidglycosiden unterliegt starken Schwankungen. Er ist in den Blüten am stärksten. Je nach Herkunft, Trocknung (sollte möglichst rasch erfolgen, da die Droge eine β-Glukosidase enthält, die Adonivernidase, die nach der Ernte zu einem partiellen Abbau der herzwirksamen Glykoside führen kann) und Lagerung beträgt der Cardenolidglycosidgehalt zwischen 0,2 und ca. 0,8 %.

Seit der Isolierung von Cymarin (Strophanthidin-3-0-β-D-cymarosid) als erster kristalliner, herzwirksamer Verbindung sind mittlerweile 27 Cardenolide isoliert und in ihrer Struktur aufgeklärt worden.

Neben k-Strophanthidin (5-OH,19-oxo-Digitoxigenin) wichtigstes Genin ist das gattungsspezifische, isomere Adonitoxigenin (16-OH,-19-oxo-Digitoxigenin). Neben den ebenfalls bisher ausschließlich innerhalb der Gattung Adonis nachgewiesenen Geninen Strophadogenin = 16-Hydroxystrophanthidin (5,16beta-diOH,19-oxo-Digitoxigenin) und Adonitoxiligenin (16beta,19-diOH-Digitoxigenin) ist mit k-Strophanthidol (5,19-diOH-Digitoxigenin) ein weiteres bereits früher aus Strophantus-Arten beschriebenes Aglykon im Glycosidspektrum vertreten.

Am Herzen findet man – verursacht durch eine Hemmung der Natrium-Kalium-ATPase – eine Steigerung der Kontraktionskraft (positiv inotrope Wirkung), Verlangsamung der Schlagfrequenz (negativ chronotrope Wirkung), Verzögerung der Erregungsleitung (negativ dromotrope Wirkung) und eine Steigerung der Erregbarkeit (positiv bathmotrope Wirkung). Die Folgen hiervon sind eine bessere Entleerung der Herzkammern, eine Verkleinerung des insuffizienten Herzmuskels und eine Abnahme der Herzfrequenz. Gleichzeitig wird die Füllung der Herzkammer gesteigert, wodurch das ausgeworfene Blutvolumen erhöht und der diastolische Blutdruck gesenkt wird. Bei Überdosierung können die Herzglycoside Herzrhythmusstörungen auslösen, die bei starker Überdosie-

---

[30] Gruppenbezeichnung für Verbindungen mit steroider Grundstruktur mit *cis*-Verknüpfung der Ringe A u. B (5 βH) u. C u. D (14 βH) sowie eine 17 β-ständige, 20 (22)-ungesätt. γ-Lacton-Gruppierung.

rung zum Herzstillstand führen können. Des Weiteren können Störungen des zentralen Nervensystems (Farbsehen, Benommenheit, Schwindel, Sehfeldstörungen) sowie Übelkeit und Erbrechen auftreten. Die einzelnen Herzglycoside unterscheiden sich entsprechend ihrer Lipophilie nur in Resorption, Wirkungsbeginn, -maximum und Elimination.

Bei Vergiftungen mit Adonis vernalis, mitunter auch schon bei arzneilichen Dosen, treten Reizerscheinungen an Magen und Darm, wie Erbrechen, Enteritis und Erregungszustände, auf. Die Kranken klagen über eine lang anhaltende Nausea und einen scharfen Geschmack.

Cave bei einer Kombination mit Digitalispräparaten, bei Hypokaliämien, bei Chinidin, Calcium, Saluretika, Laxanzien und chronischem Corticoidgebrauch.

23.3
Anwendung

Volkstümliche Anwendung findet die Droge bei kardialen Erkrankungen mit Ödemen, bei Konvulsionen, bei Fieber und Dysmenorrhö.

Homöopathische Verwendung findet die Substanz bei Herzinsuffizienz (nach Kommission D).

Indikationen sind **Herzinsuffizienz mit leichten Dekompensationssymptomen** mit **Arrhythmie**. Die Herzaktion wird bei *Tachykardie* deutlich verlangsamt, weshalb Adonis vernalis bei **hyperthyreoten** und **psychosomatischen Kardiopathien** Verwendung findet. Auch bei **fieberhaften Infekten** mit Tachykardie macht man von Adonis vernalis mit Erfolg Gebrauch. In der Stiegele'schen Klinik wurde sie zum Beispiel bei **Pneumonie** gegeben, wenn eine Kreislaufunterstützung bei vorhandener Tachykardie notwendig erschien oder nach **grippalem Infekt** oder *Pneumonie*, wenn eine toxische Schädigung des Herzens mit Tachykardie zurückblieb. Diese Verwendung zeigt an, dass für den Gebrauch von Adonis vernalis nicht wie bei Digitalis eine Herzdilatation die Voraussetzung ist. Neben der Beziehung zu Herz und Kreislauf kennt man von Adonis vernalis eine **sedative Wirkung**, die sich nicht nur in einer Verlangsamung der Herztätigkeit und in der bei Herzleiden auftretenden Angst und Unruhe zu erkennen gibt, sondern gelegentlich auch zur Behandlung der *Epilepsie* und der *Chorea minor* sowie der *Pertussis* geführt hat.

23.4
Konstitution

Es handelt sich um einen adipösen Menschen mit Erkrankungen des rheumatischen Formenkreises mit Hypertonie und tachycardem Puls. Häufig finden sich die Symptome mit einer ängstlichen Unruhe vergesellschaftet. In der linken Hand besteht ein lähmiges Gefühl mit Ameisenlaufen und Druck auf der Brust.

23.5
Arzneimittelbild

Leitsymptome: Leichte Formen der Herzinsuffizienz mit rheumatischer Disposition.

Diuretische Wirkung bei kardialen Ödemen, Aszites und Pleuritis.

Bei Herz-Kreislauf-Dekompensation nach Grippe und Pneumonie.

Sedative Wirkung bei Tachykardien unterschiedlichster Genese wie bei Hyperthyreose, Chorea minor, Epilepsie, Pertussis, funktionellen Neurosen.

Herzinsuffizienz tachykard
Ödem
Agitationen psychogen mit Tachykardie

Eher linksseitiges Mittel.
Blase:
Pollakisurie bei geringer Harnmenge.
Geschlechtsorgane:
- männlich: Fraglicher Nutzen bei Prostatahyperplasie.

23.6
Dosierung

Meist werden bei leichterer Dekompensation und bei nervösen Herzstörungen 3-mal täglich 5 bis 10 Tropfen der Tinktur gegeben. Bei stärkerer Dekompensation, Ödem und Aszitis können diese Dosen überschritten werden (3-mal 20 Tropfen).

23.7 Vergleichsmittel

- Ranunculaceae: Aconitum napellus, Actaea spicata, Cimicifuga racemosa, Clematis erecta, Helleborus niger, Hydrastis canadensis, Paeonia officinalis, Pulsatilla pratensis, Ranunculus bulbosus, Ranunculus sceleratus, Staphysagria.
- Herzbezug: Apocynum cannabium, Convallaria majalis, Crataegus oxyacantha, Digitalis purpurea, Helleborus niger, Iberis amara, Kalmia latifolia, Laurocerasus, Oleander, Prunus spinosa, Sarothamnus scoparius, Scilla maritima, Strophantus gratus, Strophantus hispidus.
- Tachykarde kardiale Insuffizienz: Kalmia latifolia mit ebenfalls rheumatischem Bezug, Oleander mit Ekzemen, Enteritis, Spasmen, Unruhe, Spigelia anthelmia, Valeriana officinalis und Sarothamnus scoparius bei Hypothyreose, Lycopus virginicus bei nervöser Herzunruhe, Taraxacum officinale bei Schweißneigung mit trockener Haut, Iberis amara bei Angina pectoris.
- Bradykarde Herzinsuffizienz: Digitalis purpurea, Apocynum cannabium, Convallaria majalis mit stärkerer Gefäßwirkung, Laurocerasus bei Morbus coeruleus mit schwerer Atemnot, Scilla maritima wirkt vorwiegend diastolisch, stärker diuretisch als Digitalis purpurea und ähnlich wie Adonis vernalis antiarrhythmisch, Crataegus oxyacantha, Strophantus gratus.
- Arryhthmie: Scilla maritima, Crataegus oxyacantha.

23.8 Literatur

[1] Clarke JH. Adonis vernalis. Dictionary of practical Materia Medica. Bd. 1. London: Homoeopathic Publishing Company; 1900–1902: 30

[2] Diez S. Adonis vernalis. Documenta Homoeopathica 1999; 19: 156–181

[3] Hughes R. Adonis. Cyclopaedia of Drug Pathogenesy. Bd. 4. London: Gould; 1886–1891: 476–477

[4] Kautsch A. Adonis vernalis. Allgemeine Homöopathische Zeitung 1968; 213: 488–494

[5] Mohr C. Adonis vernalis. Zeitschrift des Berliner Vereines Homöopathischer Ärzte 1889; 8 (8): 81

24 Aesculus hippocastanum – aesc

lt.: Aesculus hippocastanum, dt.: Rosskastanie, engl.: horse chestnut

24.1 Substanz

Plantae – Sapindaceae (Seifenbaumgewächse) **– Aesculus hippocastanum**

Die Rosskastanie ist ein sommergrüner Baum, der sich zu einer maximalen Höhe von 25 bis 35 m entwickeln kann. Er hat eine dichte, gewölbte Krone mit zuletzt überhängenden Außenzweigen.

Mit der „echten Kastanie", auch Esskastanie, Edelkastanie oder Marone (Castanea vescal-sativa) aus der Familie der Fagaceae (Buchengewächse) ist sie nur auf Ebene der äußerlichen Ähnlichkeit der Frucht zu verwechseln.

Heimisch ist sie in den Gebirgen von Nordgriechenland, Thessalien und Epirus, Bulgarien, wohl auch im Kaukasus, Nordindien und Himalaya. Durch Kultur ist sie mittlerweile in Europa weit verbreitet bis hin zu den Britischen Inseln, Dänemark, Skandinavien, Russland bei Narva und Sankt Petersburg.

Homöopathische Verwendung finden die frisch geschälten Samen.

24.2 Pharmakologie und Toxikologie

Als Hauptinhaltsstoffe finden sich Aescin, ein Gemisch aus ca. 30 verschiedenen Saponinen mit permeabilitätshemmender Wirkung auf Blutkapillare und kanzerostatischen Eigenschaften. Isoliertes Aescin hat antiinflammatorische und antiödematöse Effekte bei entzündungsbedingten Ödemen. Dabei ist die ödemprotektive Wirkung stärker, als die venentonisierende. Die derzeitige pathophysiologische Arbeitshypothese arbeitet mit der Vorstellung, dass Rosskastaniensamenextrakt die Konzentration der lysosomalen Enzyme im Blut hemmt, sodass diese ihre Mucopolysacharid zerstörende Wirkung im Kapillargebiet deutlich vermindert entfalten. Dadurch verringert sich der Einstrom von Wasser aus dem Gefäßsystem in den Extravasalraum und peripher bedingte Ödeme entstehen nicht so rasch unter hämodynamischer Belastung bzw. bestehende Ödeme können durch Senkung der transkapillären Filtrationsrate rascher beseitigt werden.

Es ist nicht auszuschließen, dass es bei isolierten Aescin-Gaben zu einer Wirksteigerung von Antikoagulanzien kommt.

Das Aesculetin aus der Gruppe der Cumarine (welches sich auch in den Pflanzen Atropa belladonna, Datura stramonium und Digitalis purpurea nachweisen lässt), das neben seine antifungiziden Aktivität zusammen mit Aescin eine permeabilitätshemmende Wirkung auf die Kapillaren zeigt, lässt sich in den in der Homöopathie verwendeten Samen nicht nachweisen.

24.3 Anwendung

Die therapeutische Wirksamkeit ist bezüglich der Ödemprotektion und der Besserung der subjektiven Beschwerden bei chronisch venöser Insuffizienz belegt.

Volksmedizinisch wird Rosskastaniensamenextrakt bei Verletzungen und Verstauchungen, bei Blutergüssen, bei Schmerzsyndromen der Wirbelsäule und bei Ödemen eingesetzt.

Medizinische Anwendung findet das Rosskastaniensamenextrakt oder auch isoliertes Aescin (möglichst in retardierter Form wegen der sonst häufig zu beobachtenden Magenbeschwerden) bei folgenden Indikationen: Varizen, Hämorrhoiden, Ulcera cruris, präoperative und geburtshilfliche Thromboseprophylaxe, Thrombose, Thrombophlebitis, Brachialgia paraesthetica nocturna, Stumpfbeschwerden, Koronarinsuffizienz, Migräne, Dysmenorrhö, Frühbehandlung der Apoplexie, cerebrale Durchblutungsstörung, traumatische Hirnschäden, Erkrankungen des rheumatischen Formenkreises, sämtliche Prozesse, die auf Ödembildung und mangelhafte Kapillarresistenz zurückgehen.

24 – Aesculus hippocastanum – aesc

Homöopathische Verwendung findet die Droge bei venösen Stauungsbeschwerden mit Folgekrankheiten wie Hämorrhoiden, bei Lumbalgie und Ischialgie (nach Kommission D).

In der Homöopathie findet es wegen seiner **ödemhemmenden Wirkung** und seiner Steigerung auf die **Kapillarresistenz** Anwendung. Seit der Arzneimittelprüfung von Buchmann findet die Zubereitung Anwendung bei *Hämorrhoiden* und *Varizen* [3]. Außerdem wurde es gegen *Pharyngitis* mit Brennen und dunkelrotem Aussehen verwendet. Die **venöse Stauung** im Becken begünstigt die Entstehung von Schmerzen im Kreuz und in der Lendengegend. Sie lässt sich durch das ganze Prüfungsbild verfolgen.

24.4 Arzneimittelbild

Leitsymptome: Trockene Infekte, besonders im Nasen-Rachen-Raum von dunkelrotem Aussehen und brennendem Gefühl, ☉ **nicht selten mit Venenzeichnung**.

Venöse Stauung im kleinen Becken mit Hämorrhoiden.

Rheumatische Beschwerden mit bevorzugtem Sitz in der Gegend des Kreuzbeins und der Lenden.

Nase: Fließschnupfen mit ätzender, wässriger Absonderung. Trockenheit und Gefühl von Schwellung in der hinteren Nase.

Mund: Weißer oder gelblicher Belag auf der Zunge. Süßlicher Geschmack im Mund. Reichlicher Speichelfluss.

Innerer Hals: Trockenheitsgefühl und Gefühl von Brennen im Rachen mit Zusammenschnüren und Drang zum Schlucken. Trockenheit, Kitzeln und Brennen in Kehlkopf und Luftröhre mit trockenem Husten. Chronische Angina tonsillaris mit Venenektasien.

> *Rhinopharyngitis*
> *Angina tonsillaris*

Magen: Heftiges Würgen und Erbrechen zäher, schleimiger Massen. Völle, Druck und brennender Schmerz im Magen.

Abdomen: Dumpfe Schmerzen in der rechten Unterrippengegend, Schmerzen in der Leber nach der rechten Schulter ziehend. Kolikschmerzen im Bauch und schneidende Mastdarmschmerzen, Kollern und Auftreibung des Leibes.

Rektum und Stuhl: Durchfall oder Verstopfung mit Stuhldrang und schwierigem Abgang harten Stuhls. Stuhl tonartig.

Gefühl wie von kleinen Fremdkörpern im Mastdarm, brennende und schneidende Schmerzen im After. Schleimabgang aus dem After. **Hämorrhoidalknoten**, brennend, dunkelrot, treten hervor. Gefühl, als sei der After prolabiert.

> *Hämorrhoiden*

Geschlechtsorgane:

> *Leukorrhö*

Rücken: Ständige Rückenschmerzen in der Gegend des Kreuzbeins, der Lenden und der Hüften, durch Gehen und Bücken verschlimmert.

Extremitäten: Rheumatische und neuralgische Schmerzen in allen Gliedern. – Die Füße schwellen beim Gehen an. ☉ **Venenstauung der Beine mit schmerzhaften Krampfadern und Thrombose der Krampfadern.**

> *Varizen*
> *Ulcus cruris*
> *Brachialgia paraesthetica nocturna*
> *Koxalgie*

24.5 Dosierung

Im Gebrauch sind meist D 1 bis D 3, etwa 2- bis 3-mal täglich.

24.6 Vergleichsmittel

- Varikosis: Acidum fluoricum, Aristolochia clematis, Calcium fluoratum, Carboneum sulphuratum, Hamamelis macrophylla, Magnesium fluoratum, Mandragora officinarum, Pulsatilla pratensis, Sepia succus, Sulphur lotum, Zincum metallicum.
- Thrombophlebitis chronisch: Acidum fluoricum, Aristolochia clematis, Magnesium-Arzneien, besonders Magnesium fluoricum, Lachesis muta, Pulsatilla pratensis, Sulphur lotum, Vipera berus.
- Hämorrhoiden: Acidum muriaticum, Acidum nitricum, Acidum sulphuricum, Aloe socotrina, Carbo animalis, Collinsonia canadensis, Lycopodium clavatum, Magnesium carbonicum, Nux vomica, Sulphur lotum, Syphilinum.

24.7 Literatur

[1] Aebly J. Aesculus hippocastanum. Eine fragmentarische Arzneimittellehre. Allgemeine Homöopathische Zeitung 1927; 175 (2): 81–92

[2] Allen TF. Aesculus Hippocastanum. Encyclopedia of pure Materia Medica. Bd. 1. New York: Boericke & Tafel; 1874–1880: 48–58

[3] Buchmann OA. Prüfung von Aesculus Hippocastanum. Homöopathische Vierteljahrschrift 1859; 10: 1–7

[4] Clarke JH. Aesculus hippocastanum. Dictionary of practical Materia Medica. Bd. 1. London: Homoeopathic Publishing Company; 1900–1902: 32–34

[5] Hale EM. Aesculus hippocastaneum. (Horse Chestnut.). New Remedies. Bd. 1. 5. Aufl. Philadelphia: Boericke & Tafel; 1897: 20–27

[6] Hughes R. Aesculus hippocastanum. Cyclopaedia of Drug Pathogenesy. Bd. 1. London: Gould; 1886–1891: 130–136

25 Aethiops antimonialis – aethi-a

lt.: Hydrargyrum stibiato-sulphuratum, Mercurius antimoniatus, dt.: Spießglanzmohr, Grauspießglanz, engl.: aethiops antimonialis aydrargyrum

25.1 Substanz

Mineralia – Anorganica – Mixtura – 12. Gruppe[31] **und 15. Gruppe**[32]

Seine Herstellung erfolgt auf Grundlage von Antimon, einem Halbedelmetall der 15. Gruppe (Stickstoffguppe) des Periodensystems in der 5. Periode (unter dem Arsen 4. Periode), und Quecksilber (Hydrargyrum) aus der 12. Gruppe des Periodensystems. Es handelt sich um ein feines schwarzes Pulver. Die innere Anwendung von Antimon-Präparaten geht auf Paracelsus zurück.

Die homöopathische Zubereitung wird hergestellt aus einer Verreibung von gleichen Teilen an Antimonium(III)-sulfid (Sb_2S_3, dem Antimonium crudum) und schwarzem Quecksilber(II)-sulfid (α-HgS, dem Aethiops mineralis).

25.2 Anwendung

Homöopathische Anwendung findet das Medikament bei Colitis, Fisteln, auch nach Darmoperationen, Entzündungen und Ulzerationen von Kornea und Konjunktiva, Perforation bei Otitis media (nach Kommission D).

Homöopathische Indikation wie bei Aethiops mineralis und zusätzlich *Rektalfisteln, Fistel nach Bauchoperationen,* **Colitis mucosa**.

Bei Patienten mit rezidivierenden *Atemwegsinfekten, Rhinitis* mit ätzendem Sekret, collarer *Adenopathie, Tonsillenhypertrophie* sowie rezidivierenden Augenentzündungen von ätzendem Charakter, **Keratitis** und **Uveitis**[33], hat sich besonders Aethiops antimonialis bewährt. A. Stiegele schreibt ihm eine spezifische Heilwirkung bei der *Colitis mucosa* zu. Derselbe hat auch gute Heilerfolge bei *Eiterfisteln* der Bauchdecken nach *Appendizitis* gesehen. Auch bei *Analfisteln*.

25.3 Dosierung

Stiegele empfiehlt es gegen Colitis mucosa in D 2 bis D 4, sonst bis zur D 6 [2].

25.4 Vergleichsmittel

- Antimonium-Präparate: Antimonium arsenicosum, Antimonium crudum, Antimonium sulphuratum aurantiacum, Antimonium tartaricum.
- 12. Gruppe Periodensystem der Elemente: Aethiops mineralis, Cadmium metallicum, Cadmium sulphuricum, Cinnabaris, Mercurius iodatus flavus, Mercurius iodatus ruber, Mercurius dulcis, Mercurius chromicus oxydulatus, Mercurius solubilis Hahnemanni, Mercurius sublimatus corrosivus, Mercurius vivus, Zincum metallicum, Zincum aceticum, Zincum cyanatum, Zincum oxydatum, Zincum phosphoricum, Zincum picrinicum, Zincum sulphuricum, Zincum valerianicum.
- 15. Gruppe Periodensystem der Elemente: Ammonium carbonicum, Ammonium bromatum, Ammonium causticum, Ammonium iodatum, Ammonium muriaticum, Antimonium arsenicosum, Antimonium crudum, Antimonium sulphuratum, Antimonium tartaricum, Arsenicum album, Arsenicum iodatum, Bismutum subnitricum, Phosphorus.

---

31 Zink-Gruppe: Zink Zn, Cadmium Cd, Quecksilber Hg, Copernicum Cn.,

32 Stickstoffgruppe: Stickstoff N, Phophor P, Arsen As, Antimon Sb, Bismut Bi, Ununpentium Uup.

33 Uveitis subsummiert Iritis, Zyklitis, Iridozyklitis, intermediäre Uveitis (Pars planitis), Chorioretinitis.

25.5 Literatur

[1] Clarke JH. Aethiops antimonialis. Dictionary of practical Materia Medica. Bd. 1. London: Homoeopathic Publishing Company; 1900–1902: 35

[2] Stiegele A. Aethiops antimonialis. Deutsche Zeitschrift für Homoeopathie und deren Grenzgebiete 1927; 44 (1): 46–50

26 Aethiops mineralis – aethi-m

syn.: Mercurius sulphuratus niger, Hydrargyrum sulfuratum nigrum, dt.: schwarzes Quecksilber(II)-sulfid, Quecksilbermohr, engl.: black sulfide mercury

26.1 Substanz

Mineralia – Anorganica – Composita – 12. Gruppe – schwarzes Quecksilber(II)-sulfid – α-HgS[34]

Die homöopathische Zubereitung erfolgt aus gleichen Teilen Hydrargyrum metallicum (hauptsächlich Quecksilber(II)sulfid) und feinverteiltem Schwefel, die in einem Mörser so lange verrieben werden, bis die Mischung gleichmäßig schwarz geworden ist und Quecksilberkügelchen mit der Lupe nicht mehr erkennbar sind.

26.2 Anwendung

Homöopathische Anwendung findet die Substanz bei krustöser Dermatitis und Blepharitis (nach Kommission D).

Aethiops mineralis findet Anwendung bei *Ophthalmie*, *Otorrhö* und *Dermatosen*.

26.3 Dosierung

D 3 bis D 6.

26.4 Vergleichsmittel

- Quecksilberpräparate sind Aethiops antimonialis, Cinnabaris, Mercurius chromicus oxydulatus, Mercurius cyanatus, Mercurius dulcis, Mercurius iodatus flavus, Mercurius iodatus ruber, Mercurius solubilis Hahnemanni, Mercurius sublimatus corrosivus, Mercurius vivus.
- 15. Gruppe Periodensystem der Elemente: Aethiops antimonialis, Ammonium carbonicum, Ammonium bromatum, Ammonium causticum, Ammonium iodatum, Ammonium muriaticum, Antimonium arsenicosum, Antimonium crudum, Antimonium sulphuratum aurantiacum, Antimonium tartaricum, Arsenicum album, Arsenicum iodatum, Bismutum subnitricum, Phosphorus.

---

[34] Zink-Gruppe: Zink Zn, Cadmium Cd, Quecksilber Hg, Copernicum Cn.

27 Aethusa cynapium – aeth

lt.: Aethusa cynapium, dt.: Hundspetersilie, engl.: fool's parsley

27.1
Substanz

Plantae – Apiaceae (früher Umbelliferae, Doldengewächse) – **Aethusa cynapium**

Aethusa cynapium ist eine ein- oder zweijährige krautige Pflanze von meist 60 cm Höhe. Diese giftige Pflanze ähnelt in ihrem Aussehen stark der glattblättrigen Gartenpetersilie (Petrosilinum crispum), mit der es immer wieder zu Verwechslungen kommt. Aethusa cynapium hat jedoch weiße Blütenstände von Juni bis Oktober, während Petrosilinum crispum grüngelbliche Blütenstände von Juni bis August bildet. Darüber hinaus findet man an den Blütendolden dornartig nach unten stehende Hüllblättchen zur Unterscheidung und beim Zerreiben von Aethusa cynapium wird ein entfernt knoblauchähnlicher Geruch wahrgenommen. Die Pflanze wächst in Europa, besonders im nördlichen und mittleren Teil, Westasien und eingeschleppt in Nordamerika. Sie findet sich in Acker-Unkrautfluren, auf Schuttplätzen, an Zäunen, Waldrändern und Bächen, im Gebirge bis zu 1800 m. Die Sammlung erfolgt aus Wildvorkommen.

Homöopathische Verwendung finden die getrockneten oberirdischen Teile von Aethusa cynapium.

27.2
Pharmakologie und Toxikologie

Als toxische Inhaltsstoffe gelten die in den oberirdischen Pflanzenteilen in stark variierender Menge vorkommenden C_{13}-Polyine Aethusin, Aethusanol A und B.

Polyine sind zentral angreifende Krampfgifte. Die erregende Wirkung erstreckt sich entsprechend dem Hauptangriffsort an der Medulla oblongata auch auf das Atem- und Vasomotorenzentrum. Der erregenden Wirkung folgt in Abhängigkeit von der Dosis eine Lähmung der lebenswichtigen Zentren. Der Tod erfolgt meist innerhalb einiger Stunden durch zentrale Atemlähmung. Das Vergiftungsbild ähnelt dem von Cicuta virosa. In toxischen Dosen kommt es zu Sehstörungen, Mydriasis, Brennen im Mund, Erbrechen, blasser Haut, kaltem Schweiß, beschleunigtem Puls, Auftreibung des dunkelverfärbten Leibes, Krämpfen, aufsteigender Lähmung, Somnolenz, Atemlähmung bis hin zum Tod.

27.3
Anwendung

Volksmedizinische Indikationen sind gastrointestinale Beschwerden bei Kindern, Sommerdiarrhöen und Konvulsionen.

Homöopathische Verwendung findet die Substanz bei akuter Gastroenteritis, Pylorusspasmen, Milchunverträglichkeit des Kindes und Konzentrationsschwäche (nach Kommission D).

27.4
Arzneimittelbild

Leitsymptome: Unfähigkeit, sich zu konzentrieren. Milch wird erbrochen bald nach dem Trinken, nach dem Erbrechen sofort wieder Hunger.

Neigung zu Krämpfen.

Heftigkeit der Erscheinungen: des Erbrechens, der Krämpfe, der Schmerzen, des Deliriums. Ausgeprägter Schwächezustand.

Viele Kältegefühle. Die meisten Beschwerden bessern sich im Freien.

Geist und Gemüt: Unfähigkeit, zu denken und sich zu konzentrieren. Verlust des Verstandes; wie wenn eine Schranke zwischen den Sinnen und den äußeren Dingen wäre. Große Angst und Ruhelosigkeit, Reizbarkeit, Delirium, sieht Katzen und Hunde. Versucht, sich aus dem Fenster zu stürzen. Epileptische Anfälle.

Konzentrationsschwäche
Lernleistungsschwäche der Schüler

Kopf: Hitze steigt zum Kopf. Kopf verwirrt, Schwindel mit Schläfrigkeit. Kann den Kopf nicht heben oder aufsitzen vor Schwäche.

Kopfschmerz: Kopfschmerzen, besonders beim Erwachen, gebessert durch Abgang von Blähungen.

Gesicht: Gesichtszüge haben den Ausdruck von Angst. Sieht sehr verdrießlich und ernsthaft aus und spricht nicht gerne während der Kopfhitze. Gesicht blass oder rotfleckig oder gerötet.

Magen: Milch wird nicht vertragen, sie wird bei Kindern erbrochen, fast sobald sie geschluckt ist. Sie ist geronnen und wird plötzlich und heftig erbrochen. Dann **Schläfrigkeit vor Schwäche**. Tiefe Mund-Nasen-Falten und ein Ausdruck von Angst im Gesicht.

Das Gefühl im Magen, wie wenn sich etwas umgewendet hätte, dann aufsteigendes brennendes Gefühl bis in die Brust.

☉ **Nach dem Erbrechen sofort wieder Hunger**, nach erneutem Milchgenuss wiederholt sich das Erbrechen. Entleerung von Schleim aus Mund, After, blutfarbig, mit heftigen Schmerzen.

Heftige Magenkrämpfe. Kältegefühl des Bauches, subjektiv und objektiv. Leib aufgetrieben, gespannt. Durchfälle mit Tenesmus. Verstopfung.

Milchunverträglichkeit
Pylorospasmus
Gastroenteritis

Atmung: Atmung sehr schwer und kurz, infolge Spannungsgefühl in der Brust.

Husten und Expektoration: Husten, einen betäubenden Schmerz im Kopf hervorrufend, krampfartig, trocken.

Frost und Frösteln: Viel Kältegefühle am ganzen Körper; Kälte mit rotem Gesicht. Aber auch Hitze und Schweißausbrüche. Kann beim Schweiß nicht unbedeckt liegen.

Allgemein: Puls voll und rasch oder klein und rasch. Unregelmäßig.

27.5
Dosierung

D 4 bis D 12, etwa 3-mal täglich, bei hochakuter Gastroenteritis auch noch öfter. Hochpotenzen, besonders bei Störungen im geistigen Bereich.

27.6
Vergleichsmittel

- Apiaceae: Asa foetida, Cicuta virosa, Conium maculatum, Hydrocotyle asiatica, Oenanthe crocata, Petroselinum crispum, Phellandrinum aquaticum, Sumbulus moschatus.
- Pylorospasmus mit Milcherbrechen der Säuglinge: Nux vomica.
- Hunger gleich nach dem Erbrechen, jedoch ohne erneutes Erbrechen: Mandragora officinarum, Tabacum, Petroleum crudum.
- Pädatrophie mit Diarrhö und Milcherbrechen: Calcium carbonicum, Magnesium carbonicum.
- Gastroenteritis akut: Acidum sarcolacticum, Arsenicum album, Acidum carbolicum, Cuprum metallicum, Dulcamara, Ipecacuanha, Phosphorus, Podophyllum peltatum, Veratrum album.

27.7
Kasuistik

27.7.1 Umbilikalhernie

Am 01.07.1988 wurde mir ein um drei Wochen zu früh geborener Säugling vorgestellt. Er war das erste Kind, unauffällig entwickelt und hatte ein Geburtsgewicht von 2500 g. Von Geburt an schrie das Kind laut die ganze Nacht. Nichts konnte das Kind beruhigen. Die Milch wurde nach dem Stillen erbrochen und lief auch aus der Nase. Die Defäkation war von starken Blähungen begleitet und der Stuhl manchmal diarrhöisch. Der Nabel trat hervor und spannte. Calcarea carbonica und Syphilinum brachten kurze Unterbrechungen, jedoch persistierte das Schreien den größten Teil der Nacht. Bei der Folgekonsultation am 16.07.1988 schrie das

Kind wie zuvor, der Stuhl spritzte mit Flatus heraus, der Nabel war ca. 3 cm hervorgetreten. Am 23.07.1988 erhielt das Kind eine Gabe Jalapa, welches auch nur für einen Tag eine Besserung brachte. Die Mutter berichtete jetzt, dass das Erbrochene manchmal ziemlich geronnen war und dass das Kind nach jedem Stillen erbrach. Nach Applikation von Aethusa cynapium M erfolgte eine durchgreifende Besserung. Das Schreien hörte auf. Das Kind erbrach in der Folge nur noch selten und die Nabelhernie bildete sich zurück.

Weinen und Erbrechen von Muttermilch waren die Keynotes des Verschreibers und Aethusa half, obwohl die Somnolenz fehlte [8].

27.8 Literatur

[1] Allen TF. Aethusa. Encyclopedia of pure Materia Medica. Bd. 1, 10. New York: Boericke & Tafel; 1874–1880: 59–68, 262–278

[2] Attomyr J. Pharmakodynamische Fragmente. (aus Kolbani's „Gifthistorie". Wien, 1807. 2. Auflage). Aethusa Cynapium. Liu. Archives of Internal Medicine 1844; 21 (1): 179–180

[3] Brugmans. Verschiedenes. Allgemeine Homöopathische Zeitung 1866; 72 (7): 56

[4] Clarke JH. Aethusa cynapium. Dictionary of practical Materia Medica. Bd. 1. London: Homoeopathic Publishing Company; 1900–1902: 35–38

[5] Hartlaub CC, Trinks CF. Hundsdillgleiss (Aethusa cynapium) (Vom Safte der frischen Pflanze). Annalen der homöopathischen Klinik. Leipzig: Fleischer; 1830–1833: 113–124

[6] Hughes R. Aethusa. Cyclopaedia of Drug Pathogenesy. Bd. 1, 4. London: Gould; 1886–1891: 136–138, 477

[7] Nenning. Symptome von Aethusa cynapium. Praktische Mittheilungen der Correspondierenden Gesellschaft Homöopathischer Ärzte 1828; 3 (1): 13–16

[8] Srinivasan KS. Umbilikalhernie – Aethusa cynapium. Zeitschrift für Klassische Homöopathie 1989; 33 (1): 12–13

[9] Zwemke H. Aethusa cynapium. Zeitschrift für Klassische Homöopathie 2011; 55 (2): 99–103

28 Agaricus muscarius – agar

syn.: Amanita muscaria, dt.: Fliegenpilz, engl.: fly agaric

28.1 Substanz

Fungi – Amanitaceae (Wulstlingsverwandte) – **Amanita muscaria**

Der Fliegenpilz gehört zur Familie der Wulstlinge (Amanita) und tritt in Mitteleuropa hauptsächlich von Juni bis Oktober in Erscheinung. Am auffälligsten ist der leuchtendrote Hut mit seinen weißen Tupfen und weißen Lamellen. Der Stiel erreicht eine Länge von bis zu 20 cm, die Stielknolle ist mit weißlichen Warzen besetzt. Der Fliegenpilz bevorzugt saure Böden in gemäßigten Klimazonen, wo er vor allem unter Fichten und Birken anzutreffen ist.

Homöopathische Verwendung findet der frische oberirdische Fruchtkörper.

28.2 Pharmakologie und Toxikologie

Inhaltsstoffe sind Ibotensäure[35], Muscimol, welches durch Decarboxylierung aus Ibotensäure hervorgeht, und das zur Ibotensäure isomere Oxazol Muscazon. Der Inhaltsstoff Muscarin wird lediglich in einer Menge von 0,0003 % im Fliegenpilz nachgewiesen und ist in dieser Menge nicht für Todesfälle verantwortlich. Interessant ist noch der 400-fach erhöhte Nachweis von Vanadium, 5. Gruppe Periodensystem, im Fliegenpilz. Dieses bildet das Zentralatom des 8-fach koordinierten blauen Amavadin-Fliegenpilzfarbstoffes. Daneben finden sich noch Muscarufine, die Fliegenpilzfarbstoffe.

Orale Intoxikationen des rohen Pilzes zeigen eine psychotrope Wirkung und lediglich eine sehr leichte Giftwirkung. Diese werden durch Kochen gänzlich zerstört. Roh verzehrt verursachen 1 bis 4 mittelgroße Pilze Schläfrigkeit und Schwindel, bei 5 bis 10 roh verzehrten Pilzen beobachtet man muskuläre Zuckungen, Verwirrung, Erregungszustände und lebhafte Halluzinationen. Mehr als 10 sollen tödlich sein.

Für die halluzinogene Wirkung der Fliegenpilze sind die Oxazol-Derivate verantwortlich. Diese scheinen agonistisch über GABA-Rezeptoren zu wirken. Das Muscazon dagegen interagiert mit den exzitatorischen Aminosäure-Rezeptoren vom Kainat-Typ.

Typisch für die Fliegenpilz-Halluzinationen sind Fehlempfindungen in der Einschätzung von Entfernungen und Größenverhältnissen. Zu Beginn des Fliegenpilzrausches kommt es durch das in Spuren vorhandene sehr giftige Muscarin zu Übelkeit und Erbrechen. Das Vergiftungsbild ist ähnlich dem von Belladonna, Tollkirsche oder Stramonium, Stechapfel. Mit einer Latenz von 30 Minuten bis 2 Stunden treten zunächst Benommenheit, Gleichgewichts- und Koordinationsstörungen sowie Schläfrigkeit auf. Dieses Stadium wird gefolgt von psychomotorischer Erregung, mit Veränderung der Stimmung (Euphorie, Ängste oder depressive Verstimmung) sowie akustischen und visuellen Halluzinationen. Müdigkeit und Erregung können sich mehrfach abwechseln. Die Körpertemperatur ist erhöht, die Schleimhäute sind trocken, das Gesicht gerötet und die Pupillen erweitert. Übelkeit und Erbrechen treten häufig auf, seltener kommt es zu vermehrtem Schwitzen und Speichelfluss. Bei schwereren Vergiftungen treten tonisch-klonische Anfälle, Bewusstlosigkeit und Koma auf. Im Extremfall kann es zu lebensbedrohlichen Kreislauf- und Atemstörungen kommen. Die Symptome halten in der Regel nur wenige Stunden an.

Pilze rücken aufgrund ihrer potenziellen antimikrobiellen, immunmodulatorischen und Anti-Tumor-Wirkung zunehmend in das Interesse der pharmakologischen Forschung.

---

[35] α-Amino-3-hydroxy-5-isoxazolessigsäure, $C_2H_5N_2O_2$.

28.3 Anwendung

Der Fliegenpilz wird bis in die heutige Zeit als potentes Psychostimulanz gebraucht. Von den Wikingern wurde es zur Steigerung der Kampfeskraft eingesetzt, seine Verbreitung als Rauschmittel reichte von Mexiko über Sibirien bis nach Ostasien. Einer Hypothese zufolge soll der vedische „Soma-Trunk" ebenfalls auf einer Fliegenpilz-Zubereitung beruhen. Als Volksmittel wird Agaricus in Sibirien gegen wässrige Diarrhö gebraucht. Slawische Völker wiederum verwendeten ethanolischen Fliegenpilzextrakt zur lokalen Entzündungshemmung bei rheumatischen Erkrankungen, Verletzungen oder Insektenstichen.

Homöopathische Anwendung findet die Zubereitung bei Erregungszuständen, auch bei Verminderung der Erregbarkeit des Nervensystems, Folgen von Drogen- und Medikamentenmissbrauch, Verwirrtheitszuständen, Epilepsie sowie bei Blasen- und Darmentleerungsstörung (nach Kommission D).

Motorik und Koordination der willkürlichen Muskulatur wird in deutlicher Weise gestört in der Art, wie wir es bei der *Chorea minor* beobachten, für die Agaricus muscarius ein Hauptmittel ist. *Strabismus, Nystagmus, Schreibkrampf* und ähnliche Bewegungsstörungen stellen ein Indikationsgebiet des Fliegenpilzes dar. Zuckungen und Sehnenhüpfen zeigen sich im Gesicht und an anderen Teilen, daher die bewährte Verwendung bei *Tic-Störungen*.

Ganz allgemein kann man eine Verwirrung der sensorischen Wahrnehmung beobachten, wie man sie zum Beispiel auch bei den Schweißen mit Kältegefühl und dem Kältegefühl trotz feststellbarer Wärme der Haut beobachtet. **Koordinationsstörungen** und **Krämpfe** mit folgender lähmungsartiger Schwäche sind die Charakteristika des Fliegenpilzes sowohl bei der quergestreiften als auch glatten Muskulatur. Es besteht eine Besserung des Allgemeinzustandes nach Abgang von Stuhl. Nach eigener Beobachtung hat man ein Recht, auch eine Besserung durch Entleerung der vollen Harnblase anzunehmen.

Am **Zentralnervensystem** beobachtet man *Schwindel* mit Benommenheit des Kopfes, ähnlich dem Alkoholrausch. Die Betroffenen lachen, singen, tanzen, rennen ausgelassen umher, schwatzen in einem fort, reden unvernünftig und unzusammenhängend. Es bildet sich ein rauschartiger, manisch-ekstatischer Zustand aus. Es können gewaltsame Impulse mit dem Drang, sich oder anderen Gewalt anzutun, beobachtet werden. Es werden Verzückungen beobachtet, in denen gedichtet und prophezeit wird. Die Körperkräfte sind enorm gesteigert, es können ungewöhnliche Lasten getragen werden. Gegenstände erscheinen viel zu groß. Es wurde beobachtet, wie Konsumenten über kleine Gegenstände mit hohen Schritten steigen, als wären es Baumstämme. Eine kleine Vertiefung erscheint wie ein schrecklicher Abgrund, ein Teelöffel Wasser wie ein riesiger See. In der Gegenphase werden Ängstlichkeit, schweigsame Verstimmung, Stumpfheit und Betäubung beobachtet. Sonneneinwirkung ruft Kopfweh hervor. Diese an Alkoholeinwirkung erinnernden Zustände werden durch Alkoholgenuss verschlimmert, zum Teil gebessert.

Von großem Wert ist der Einfluss des Fliegenpilzes bei **Blasen-** und **Mastdarmlähmung** im Verlauf **organischer Nervenkrankheiten** wie bei *Tabes dorsalis* und *multipler Sklerose*. Bei Letzterer hat es sich besonders oft bewährt. Auch gegen Muskelspasmen kann es hier (in niederer Verdünnung) versucht werden. Man gewinnt den Eindruck, dass die Remissionen beim Gebrauch des Fliegenpilzes häufiger sind als ohne diesen. Die **Enuresis nocturna** kann damit beeinflusst werden, wenn es sich um unruhige Kinder mit hastigem Wesen handelt und wenn die Blase durch Kälte und Aufregung beeinflussbar ist.

Eine Empfehlung von Agaricus muscarius bei **koronarer Durchblutungsstörung** geht auf Mössinger zurück [9]. Er hat den Fliegenpilz bei *Bradykardie* und eher *hypotoner Kreislaufsituation* und wenn die Herzbeschwerden in Ruhe (Sitzen und Liegen) auftreten und sich bei Bewegung und mäßiger körperlicher Anstrengung deutlich bessern, mit Erfolg verwendet (D 3 bis D 4). Auch eine Besserung nach Entleerung des Darmes und der Blase könnte einen Hinweis abgeben. Die subjektiven Beschwerden der Patienten bestehen nach Mössinger in einem Druckgefühl, Stechen oder in einer als unbestimmter Schmerz in der Herzgegend beschriebenen Empfindung. Diese Sensationen können zu Hals oder linkem Schulterblatt ausstrahlen.

Die für schwere pektanginöse Beschwerden typischen Krampfzustände wurden nie vorgebracht.

Psychosomatische Herzstörungen fallen ebenfalls unter den Wirkungsbereich von Agaricus muscarius, wenn wir eine Verschlimmerung morgens und Besserung durch Bewegung beobachten. Diese können thyreotoxisch bedingt sein. Spannungsgefühle in der Schilddrüse weisen darauf hin, dass dieses Organ in das Wirkungsfeld einbezogen ist. Jedoch auch Störungen des Herzens im Sinne des *gastrokardialen Symptomenkomplexes* mit Besserung durch Aufstoßen, Abgang von Winden und von Stuhl lassen sich damit erfolgreich behandeln.

Ich behandelte eine Frau mit *chronischer Bronchitis* erfolgreich mit Agaricus muscarius D 10. Sie litt viel unter Kältegefühlen, sie wurde selbst im Bett bei wärmster Bedeckung und nachdem sie zuerst warm gewesen war, wieder kalt. Die Haut fühlte sich – besonders im Rücken – objektiv kalt an. Bei Nacht bekam sie heftige, *krampfartige Hustenanfälle* bis zu völliger Erschöpfung, die nicht nachließen, bis sie die gespannte Blase entleerte. Eine Reihe anderer Mittel hatte vorher versagt.

Das **Kältegefühl in der Haut** bei sich warm anfühlender Haut oder objektiver Kälte der Haut mit Frieren bei geringster Kälteeinwirkung ist von großer Wichtigkeit. Dazu gehören **Parästhesien** infolge schlechter Durchblutung. Besonders typisch ist das Gefühl wie Eisnadeln unter der Haut. In diesem Syndrom zeigt sich am meisten die Verwandtschaft mit dem ebenfalls den Pilzen zugehörigen Secale cornutum, bei dem das Gefühl von Ameisenlaufen und die Empfindung von Kälte und Unverträglichkeit von warmer Bedeckung trotz dieser Kälte gefunden werden.

Kälteschäden (akut und chronisch), auch **Brandwunden,** bilden eine wertvolle, oft bewährte Indikation für Agaricus muscarius. Heiße rote Hände zeigen die Störung der Kapillaren an.

Agaricus muscarius besitzt eine gewisse Bedeutung bei *gastrointestinalen Erkrankungen*, wobei das Symptom „Besserung des Allgemeinbefindens durch Abgang von Stuhl und Blähungen" von Wert sein dürfte. J. Bergmann berichtet einen Fall von Ruhr, den er mit Agaricus muscarius geheilt hat. Auch psychogen bedingte *Diarrhö* fällt unter die Heilkraft dieser Arznei.

Der Vollständigkeit halber sei noch erwähnt, dass dem Fliegenpilz die Besserung eines inoperablen Uteruskrebses zugeschrieben wurde. Im Rheinland gelten Fliegenpilze, als Gericht genossen, als Heilmittel gegen Krebs.

28.4
Konstitution

Angezeigt für unruhige zerrüttete Menschen jeden Alters. Agaricus-Menschen sind von überlebendiger, hastiger Beweglichkeit, die sich im Extrem bis zu veitstanzähnlichen Bewegungen steigert. Ihre Bewegungen haben den Charakter des Unbeherrschten und Ruhelosen und unterliegen in ungenügender Weise dem Willen. Die Menschen geraten leicht in Ekstase, ihre Kraftäußerungen sind übernormal. Da aber wenig vitale Kraft dahinter steht, erfolgt leicht ein Umschlag in Kraftlosigkeit und Apathie. Geistig sind sie sehr beweglich, springen von einem Gegenstand zum andern, sind heiterer, ausgelassener Stimmung, doch ohne Ausdauer, ein Umschlag in Depression und Melancholie lässt nicht lange auf sich warten.

Durch Kongestion zum Kopf haben die Patienten nicht selten ein gerötetes Gesicht und täuschen ein gesundes Aussehen vor.

Ein spastischer Zustand zeigt sich im Gedärm, durch Abgang von Stuhl und Blähungen tritt eine Lockerung des gesamten gespannten Zustandes der Nerven ein. Krampfartig sind die Hustenanfälle, das häufige Niesen, die Anfälle von Gähnen. Die Vorgänge des Geschlechtslebens, wie die Menses oder der Geschlechtsverkehr, stellen eine unerträgliche Belastung dar. Der Tic findet im Fliegenpilz oft einen therapeutischen Gegenspieler.

Kinder sind durch ihre große Unruhe und ihr im wahrsten Sinne „zappeliges" Wesen eine große Geduldsprobe für die Eltern. Beim Spiel sind sie wild und ausgelassen und unglaublich beweglich. In der Schule versagen sie durch flatterhaftes Wesen trotz vorhandener Begabung. Sie haben kein „Sitzfleisch" infolge körperlicher und geistiger Unruhe. Sie springen von einem Gegenstand zum andern und können sich kaum konzentrieren. Mit den Händen sind sie infolge ihrer Fahrigkeit ungeschickt und lassen Gegenstände fallen, sodass es nie an Scherben fehlt. Im Bett wippen sie rhythmisch mit dem Gesäß oder rollen mit dem Kopf. Beim Veitstanz war es mir immer das zuverlässigste Mittel. Agaricus-Kinder leiden nicht selten an Bettnässen, besonders nach lebhaftem Spiel oder Aufregung, auch durch Kälteeinwirkung. Agaricus muscarius wird jedoch auch bei geistig zurückgebliebenen Kindern, wenn die genannten motorischen Störungen vorhanden sind, empfohlen.

Der Agaricus-Patient ist widerstandslos gegen äußere Kälte. Er wird nie warm, leidet an kalten Händen und Füßen. Seine Infekte sind sehr empfindlich gegen Kälte (Bronchitis, Enteritis, Enuresis, Dysurie).

28.5 Arzneimittelbild

Leitsymptome: Rauschartig angeheiterter Zustand mit ekstatischen Bewegungen und gesteigerter Muskelkraft.

Veitstanzartige, diskoordinierte Gliederbewegungen, die durch Willensanstrengung nicht unterdrückt werden können. Spasmen der willkürlichen und unwillkürlichen Muskeln, später lähmungsartige Schwäche und Kraftlosigkeit. Zuckungen und Rucken der Muskeln in Gesicht, Hals und Gliedern. Grimassieren des Gesichts.

Lacht, singt und tanzt, rennt im Spiel wild umher, ohne Zeichen von Ermüdung. Durch keine Willensanstrengung zu beherrschender Bewegungsdrang und Ruhelosigkeit.

Gewaltsame Impulse, will sich selbst oder anderen Gewalt antun, oder heitere, ausgelassene Stimmung, springt von einem Gegenstand zum anderen mit großer Geschwätzigkeit; auch apathisch und schweigsam, man kann kaum einige Worte aus ihm herausbringen.

Nervöse oder anginöse Herzsensationen, besser durch Bewegung oder Aufstoßen und Blähungsabgang.

Gefühl von Kälte unter der Haut „wie von Eisnadeln" bei objektiv warmer Haut, Brennen, Jucken, Ameisenlaufen (Parästhesien).

Brennen, Jucken und Röte der Haut, besonders an allen Akren „wie erfroren". Große Empfindlichkeit am ganzen Körper gegen Kälte.

Geistige Anstrengung und seelische Aufregung verschlimmern.

Vorgänge des Geschlechtslebens wie die Menses oder Geschlechtsverkehr bringen Verschlimmerung.

Abgang von Stuhl oder von Blähungen erleichtern den Gesamtzustand durch Entspannung. ⊙ Entleerung der Blase scheint ebenso zu wirken.

Alkoholgenuss <, Tabak <.

Nach dem Essen <.

Wie bei andern vagotonischen Mitteln sind alle Beschwerden morgens und nachts gegen Morgen schlimmer.

Leichter Berührung < und Druck >.

Kälte <, aber auch durch Sonne <. Schwüles Wetter < und vor einem Gewitter <.

Bewegung >, im Freien >, im Schlaf > (Zuckungen).

Aufmerksamkeits-Defizit-Hyperaktivitäts-Syndrom

Geist und Gemüt: Heitere, rauschartige Stimmung, fühlt sich unnatürlich munter und gehoben, mit Steigerung des Selbstbewusstseins. **Nervöse Überlebendigkeit der Kinder mit psychischer und motorischer Unruhe, lacht, singt, tanzt und rennt ausgelassen umher.** ⊙ **Verlangsamte und späte Entwicklung der Kinder** (spätes Sprechen- und Gehenlernen, ungeschickte Bewegungen).

Halluzinationen und Delirium, ist dabei wütend, rasend und gewalttätig. Die körperlichen und geistigen Kräfte sind gesteigert. Spricht unzusammenhängend, springt von einem Gegenstand zum anderen, mit großer **Schwatzhaftigkeit. Exaltierte Phantasien**: ein kleines Loch erscheint wie ein schrecklicher Abgrund, ein Löffel Wasser wie ein See. Abneigung zu sprechen, man kann kaum einige Worte aus ihm herausbringen. Apathie, Benommenheit des Kopfes, Betäubung und Ängstlichkeit.

Gedächtnis schwach; er ist in Verlegenheit, die Worte zu finden, die er verwenden will; der Gedankengang verwirrt sich leicht.

Geistige Verwirrung. Stumpfsinn. Gleichgültigkeit mit Abscheu vor allen Arbeiten, besonders geistigen, sehr ärgerlich, verdrießlich und reizbar.

Parkinson-Syndrom
Demenz
Delirium tremens

28 – Agaricus muscarius – agar

Kopf: Schwindel, taumelt beim Gehen wie beim Alkoholrausch.

Kopfschmerz: Kopfschmerzen drückend und dumpf oder ziehend und reißend, besonders der Stirn. **Kopfschmerz mit einem Gefühl wie Eis unter der Haut.** Kopfschmerzen durch Sonnenhitze. Kopfschmerzen, besser durch Stuhl- oder Blähungsabgang.
☉ **Kopfschmerzen, besser durch Harnlassen. Kopf fortwährend in Bewegung**, ständig hin- und herschwingend. Schütteln des Kopfes so sehr, dass er sich auf die Zunge beißt. Krämpfe in der Kopf- und Nackenmuskulatur.
Zucken der Gesichtsmuskeln, Röte des Gesichts und der Nase, mit Hitzegefühl und Pulsieren im Kopf.

Zephalgie
Sonnenstich
Tics der mimischen Muskulatur
Jactatio capitis nocturna[36]
Enzephalitis und Folgen von

Augen: Brennen der Augen. Jucken, zum Reiben nötigend. Pupillen erweitert oder verengt. Lidkrampf, Zucken der Augenlider. **Die Augen pendeln hin und her.** Störungen der Farbwahrnehmungen und der Größenwahrnehmungen. Große Kurzsichtigkeit. Trübsichtigkeit wie durch Nebel.

Nystagmus bei Multipler Sklerose

Ohren: Die Ohren sind rot, brennen und jucken, wie erfroren.

Nase: Fließschnupfen mit abwechselnd rechts und links verstopftem Nasenloch. Wässriger Schnupfen, Nasenbluten. Nasenspitze blau. Heftiger, krampfhafter Reizhusten, der mit folgendem Niesen endigt, oder Husten und Niesen zugleich.

Rhinitis

Gesicht: Stechen in der Parotis und in der Submandibulardrüse.

Mund: Speichelfluss, Mundschleimhaut wund, Zunge belegt, übler Mundgeruch, Trockenheit. ☉ **Zunge zittert und ist ungeschickt, undeutliches Sprechen und Sprachstörungen.**

Innerer Hals: Zusammenschnüren und Kratzen im Rachen ☉ **und in der Speiseröhre.**

Ösophagus-Motilitätsstörung

Äußerer Hals: Spannungsgefühl in der Schilddrüse, Gefühl als sei das Halstuch zu eng.

Magen:

Gastropathie psychogen

Abdomen: Übelkeit und Völle, Drücken, Erbrechen. Geschmack übel, bitter, süßlich, metallisch, Speichelfluss. Anfälle von Heißhunger mit Zittern der Glieder bald nach dem Essen; er isst mit großer Hast und Gier. Gähnen. Hungergefühl ohne Appetit. Sehr viel Durst, reichliches Aufstoßen mit dem Geruch nach faulen Eiern. Abgang reichlicher Blähungen, Rumpeln im Bauch. Harte Stühle oder heftiger Durchfall mit viel Blähungen. **Blähungsabgang bessert die Leibschmerzen, Stuhlgang die Kopfschmerzen. Erbrechen bessert die krampfhaften Magenschmerzen, verbunden mit Angst.**

Gastroenteritis

Rektum und Stuhl: Durchfall mit schleimigen, manchmal auch grünen Stühlen.

Darmatonie neurogen mit Defäkationsstörungen bei organischen Neuropathien wie Apoplexie Multiple Sklerose

Blase: Harndrang und Harnträufeln, kann den Harn nicht halten. Der Harnstrahl setzt plötzlich aus und stockt, um später wieder zu fließen. Harn fließt nur beim Niedersitzen. Harn tröpfelt nach.

---

[36] Bewegungsstereotypien während des Schlafes, meist bei Kindern.

Der Harn fließt langsam und mit ganz schwachem Strahl, muss sich niederbeugen, um den Harnabgang zu erleichtern. Enuresis nocturna schlimmer durch Kälte.

Enuresis nocturna
Blasenkrämpfe
Blasenlähmung bei Tabes dorsalis und Multipler Sklerose (oft bewährt)

Harnröhre: Kältegefühl in der Harnröhre beim Harnlassen.

Geschlechtsorgane:
- weiblich: Verschlimmerung des nervösen Zustandes während der Menses und nach dem Geschlechtsverkehr. Jucken an den Schamteilen. ⊙ **Vermehrte geschlechtliche Erregung.**

Klimakterium

- männlich: Sexuelle Schwäche des Mannes bei starker Erregung. Verlangen nach Geschlechtsverkehr bei schlaffem Glied. Pollutionen mehrere Nächte hintereinander. Nach dem Verkehr mehrere Tage auffallend geschwächt, ⊙ **niedergeschlagen und Verschlimmerung aller Beschwerden.** Auch völlige geschlechtliche Gleichgültigkeit.

erektile Dysfunktion
Pollutionen

Sprache und Stimme:

Stottern klonisches bei Parkinson-Syndrom

Husten und Expektoration: Anfälle von **krampfhaftem Husten**, der den ganzen Körper erschüttert, wie wenn er ersticken wollte. Muss aufsitzen, um Luft zu bekommen. Krampfhafte Hustenanfälle, die mit Niesen endigen. Der Husten ist meist trocken, tritt besonders nachts und morgens auf. ⊙ **Husten hört nicht auf, bis die volle Blase entleert wird.** In andern Fällen reichlicher Auswurf von dünnen, gelatineartigen oder stärkebreiähnlichen durchsichtigen Klumpen von Schleim. Der Husten verschlimmert sich beim Essen, durch Tabakrauchen.

Brust: Engegefühl und Zusammenschnüren der Brust, muss tief Atem holen.

Hartes, heftiges Herzklopfen, zuerst beschleunigte, später verlangsamte und schwache Herztätigkeit, unregelmäßiges Schlagen mit **viel Bangigkeit und Angst.** Herzklopfen morgens beim Erwachen. Heftiges Stechen am Herzen.

⊙ **Herzklopfen und nervöse Herzsensationen, besser durch Bewegung** und durch Aufstoßen oder durch Abgang von Winden oder Stuhlgang. Venen geschwollen bei kalter Haut. ⊙ **Nervöse Erregung des Herzens**, schlimmer nach Kaffee, Tee oder Alkohol, bei schwülem Wetter.

Bronchitis
Kardiopathie psychogen
koronare Herzkrankheit

Rücken: Schmerzhaftigkeit entlang der Wirbelsäule beim Bücken. Brennen und schießende Schmerzen im Rückgrat; ⊙ **schlägt aus bei Berührung der Wirbelsäule oder wird zum Lachen gereizt.** Ischialgie mit Kältegefühl.

Extremitäten: Unsicherheit des Ganges. Beim Gehen ein plötzlicher, heftiger Stich im Kreuz, sodass er keinen Schritt mehr gehen konnte.

Muskelzuckungen. Veitstanzähnliche Gliederbewegungen, die durch keine Willensanstrengung unterdrückt werden können.

Die Hände **brennen, jucken und stechen und sind sehr gerötet, wie wenn sie erfroren wären**, dabei heiß und geschwollen. Kalte Hände.

Zittern der Hände, ist deshalb ungeschickt, lässt Gegenstände fallen. Unregelmäßigkeit, übereilte Bewegungen der Arme. Zucken der Muskeln und Sehnen, krampfhaftes Zusammenziehen, elektrische Schläge durch die Glieder.

Beine zitternd; Zucken und krampfhaftes Zusammenziehen der Muskeln der Beine. Schmerzen in den Hüften, Glutaeen und Beinen, besser werdend oder vergehend beim Gehen. Claudicatio intermittens.

Zehen brennen, jucken und sind gerötet, wie wenn sie erfroren wären; Schwäche und Kraftlosigkeit der Beine, kalte Füße. Die Art der Gliederschmerzen ist brennend, durchbohrend, krampfartig ziehend, wie elektrische Schläge, stechend.

28 – Agaricus muscarius – agar

Muskelkraft stark herabgesetzt, besonders in den Beinen, oder besonders zu Beginn auffallend gesteigert. Große Müdigkeit.

Ischialgie
Claudicatio intermittens

Schlaf: Schlecht und unerquicklich; trotz vorhandenem Schlafbedürfnis kann er keinen Schlaf finden. Ungewöhnliche Schläfrigkeit. Schlaf oft unterbrochen. **Häufiges Gähnen**, 2- oder 3-mal in der Minute.

Frost und Frösteln: Häufiges Frösteln, friert viel und erkältet sich leicht. Sehr empfindlich gegen kühle Luft, die geringste Berührung mit kalter Luft erzeugt eine Gänsehaut. Gefühle von innerer Kälte; Schüttelfrost. **Große Empfindlichkeit am ganzen Körper gegen jede Kälte.**

Schweiß: Ausbrüche von Schweiß bei Tag und Nacht, beim geringsten Anlass. Allgemeine Erschöpfung mit kaltem, klebrigem Schweiß.

Haut: Heftiges Jucken der Haut, mit Ausbruch kleiner Pickel. Jucken der Haut. Prickeln der Haut, Stechen wie mit Nadeln, Brennen, Ameisenlaufen. **Gefühl von Kälte, wie von Eis** auf dem Kopf, obwohl er sich zu warm anfühlt. ⊙ **Gefühl wie von Eisnadeln unter der Haut.** Alle Teile sind sehr schmerzempfindlich; bei leichtem Druck hält der Schmerz eine gute Zeit an.

Verbrennung
Erfrierung
Perniones

Allgemein: Erhöhtes Wärmegefühl. **Unnatürliche Steigerung der Muskelkraft, als Folge ebensolche Kraftlosigkeit.** Ruhelosigkeit mit fahrigen Bewegungen, Zittern und Krämpfen. Viel krampfhaftes Gähnen. Allgemeine Erschöpfung mit kalten, klebrigen Schweißen, Kreislaufkollaps. Abneigung gegen gebratenes Fleisch.

Dysregulation orthostatisch
Hypotonie
Entwicklungsstörung infantil
Tetanie latent?
Chorea minor
Krämpfe der Kinder nach Schreck oder Bestrafung

28.6 Dosierung

D 6, auch höhere Verdünnungen, besonders bei funktionell-nervösen Störungen, sind sehr bewährt. Stiegele verwandte D 3.

Die Wirkung ist nicht lang anhaltend, wie aus Vergiftungen bekannt ist.

28.7 Vergleichsmittel

- Fungi: Bovista, Secale cornutum, Ustilago maydis.
- Choreatische Zustände: Arsenicum album (mit Entkräftung und Abmagerung), Mygale lasiodora, Stramonium, Tarantula hispanica, Zincum metallicum.
- Tic-Störungen: Gelsemium sempervirens, Hyoscyamus niger, Magnesium-Arzneien, Stramonium, Tarantula hispanica, Zincum metallicum.
- Unruhe, Hyperaktivität und aggressives Verhalten bei Kindern und Jugendlichen: Belladonna, Hyoscyamus niger, Stramonium, Staphysagria, Tarantula hispanica, Tuberculinum.
- Alkoholismus: Carboneum sulphuratum, Nux vomica, Staphysagria, Stramonium.
- Multiple Sklerose: Alumina oxydatum, Araninum, Kreosotum, Secale cornutum, Zincum metallicum.
- Wirbelsäule überempfindlich gegen Berührung, Zucken der Zunge: Lachesis muta.
- Akren (Nase, Hände, Füße) blau und kalt wie erfroren: Abrotanum, Acidum fluoricum, Hedera helix, Iodum purum.
- Diarrhö mit vielen Blähungen: Aloe socotrina, China officinalis, Natrium sulphuricum, Nux moschata.
- Verspätetes Gehen- und Sprechenlernen der Kinder: Asterias rubens, Barium carbonicum,

Calcium carbonicum, Calcium fluoricum, Calcium phosphoricum, Causticum Hahnemanni, Silicea terra, Sulphur lotum.
- Geschwächt nach Koitus: Acidum phosphoricum, Agnus castus, Conium maculatum.
- Rhinitis mit abwechselnd rechts und links verstopftem Nasenloch: Lac caninum.

28.8 Kasuistik

28.8.1 Insomnie

63-jähriger Direktor einer Fabrik, die in schweren geschäftlichen Schwierigkeiten steckte und mit dem drohenden Konkurs kämpfte, leidet seit mehreren Jahren an Schlafstörungen. Er erwacht morgens etwa um 3 Uhr mit Herzstechen und Herzbeklemmung, die ihn zwingen, herumzugehen. Er ist auch schon dabei ohnmächtig zu Boden gestürzt. Der Zustand dauert schon mehrere Jahre und wurde von mehreren Ärzten behandelt. Einmal wurde ein Herzinfarkt angenommen, wofür aber objektiv kein Befund zu erheben war. Die homöopathische Behandlung hat ihm vorübergehend öfter geholfen. Er hatte von mir Mittel bekommen, die im Rahmen eines Roemheld-Syndroms[37] angezeigt waren. Ein länger andauernder Erfolg blieb jedoch versagt, was auch kein Wunder war bei den anhaltenden geschäftlichen Belastungen, wobei auch persönliche Anfeindungen eine Rolle spielten. Als er mir einmal berichtete, dass die anginösen Beklemmungen in der Nacht aufzuhören pflegten, wenn sich Blähungen lösten, bekam er von mir Agaricus muscarius D 12, morgens und abends 5 Tropfen. Damit hatte er monatelang Ruhe von den vorher nächtlich auftretenden Beklemmungen.

Als nach längerer Pause wieder einmal ein Anfall auftrat, wobei er auf dem Weg zur Toilette ohnmächtig zu Boden stürzte, und er auch tagsüber taumelig war, bekam er Asarum europaeum D 6. Nun sah ich ihn erst monatelang später mit Herpes zoster. Die Schlaflosigkeit und anginösen Zustände waren völlig ausgeblieben. In seinen Ferien hatte er hochalpine Touren durchgeführt (Beobachtung des Verfassers).

28.8.2 Epilepsie

Beobachtung an einem 2-jährigen Jungen, der wegen Epilepsie in meine Behandlung kam.

Hubert W., 2 Jahre, 1 Monat; mit 10 Monaten bekam er Diphtherie und war dann etwa ½ Jahr Bazillenträger. Mit 16 Monaten gehen gelernt. Von der Di. ab bekommt er epileptiforme Krämpfe in mehrwöchentlichem Abstand. Er wird blau im Gesicht, steif an den Gliedern, bewusstlos. Kein Zungenbiss. Es folgen sich mehrere Anfälle hintereinander. Besserung erfolgt, wenn er sich erbricht. Wenn kein Erbrechen eintritt, ist mit Wiederholung des Anfalles zu rechnen. Bei fieberhaften Erkrankungen häufen sich die Anfälle. Er hat eine Zwillingsschwester, die ihn in der Entwicklung bedeutend überflügelt hat. Er kann noch wenig sprechen und ist sehr schüchtern. Gegen andere Kinder ist er reizbar und schlägt nach ihnen. Nachts im Schlaf oft „Gichter"[38], verdreht auch tagsüber die Augen. Agaricus muscarius D 12.

Nach einem Monat kann er besser sprechen, ein leichter Anfall. Nach weiteren 6 Wochen wurde eine durchgemachte Grippe berichtet, bei der er 5 Anfälle hintereinander erlitt. Nachher Gesicht und Zunge gedunsen. Dies waren seine letzten Anfälle. Das seelische Verhalten wird zunehmend normal. Er holt im Sprechen auf und verliert seine Schüchternheit. Die Heilung ist von Dauer (A. Stiegele).

28.8.3 Chorea minor

15-jähriger Junge aus einer Familie von schlanken hochgewachsenen Menschen wird aus dem Internat nach Hause geschickt wegen Verdachts auf Chorea minor. 2 Monate zuvor hatte er einen leichten Gelenkrheumatismus mit Fieber und Herzklappenaffektion. Seine Bewegungen sind derart ataktisch, dass er den Löffel nicht allein zum Munde bringen konnte. Die Bewegungen der Beine hat er glücklicherweise besser in der Gewalt. Die linke Hand besitzt geringere Kraft als die rechte. Sprachstörungen und eine auffallende Schüch-

---

37 gastrokardiales Syndrom, bei dem es durch starke abdominelle Blähungen reflektorisch zu kardialen Beschwerden kommt.

38 Krämpfe.

ternheit vor allen Menschen außer denen der engsten Familie. Auf Agaricus muscarius D 6 bereits in der ersten Nacht Temperaturanstieg auf 38,3 und Gliederschmerzen. Vorher ist die Temperatur normal gewesen. Die Unruhe hat dann noch einige Tage in verstärktem Maße angehalten und sich dann bedeutend gemildert. Nach dreiwöchigem Gebrauch wird zu Cuprum arsenicosum übergegangen, worauf sich alle Erscheinungen wieder verschlimmerten. Die Angehörigen setzten daher Cuprum arsenicosum auf eigene Faust wieder ab und kehren zu Agaricus muscarius zurück. Er kräftigt sich nun unter starker Gewichtszunahme erheblich und geht ohne Unterbrechung der Genesung entgegen. Seine Schüchternheit hat sich wieder behoben. Bis zur völligen Wiederherstellung sind 3½ Monate verflossen. Für den positiven Einfluss von Agaricus muscarius spricht hier die ziemlich starke Erstverschlimmerung mit darauf folgender Besserung, sowie der Rückfall nach Absetzen der Arznei (eigene Beobachtung).

28.8.4 Neurasthenie

Neurasthenie mit Spasmen des Magens und Darms: ein 49-jähriger Beamter ist im Jahre 1934 und 1935 zweimal an Grippe erkrankt, anschließend wurde er wegen chronischer Mandelentzündung tonsillektomiert. 1936 erkrankte er zweimal an nervösem Zusammenbruch. Wegen Verdachts fokaler Infektion wurden einige Zahngranulome entfernt. Da er sich trotzdem nicht erholen konnte und vor allem an Magen- und Darmstörungen litt, wurde er 4 Wochen lang klinisch eingehend untersucht, wobei ein nervöses Magen- und Darmleiden als Ursache der Beschwerden angegeben wurde. Nachdem er 6 Monate lang dienstunfähig war, waren seine Beschwerden die folgenden: Er erwacht nachts an Kälte und Gefühllosigkeit im linken Bein, dabei stellen sich Zuckungen ein, an denen dann bald auch der linke Arm teilnimmt. Dabei auch Druck im linken Oberbauch und Magen. Das Herz setzte öfters aus, große Angst und Beklemmung. Schließlich vergehen die Beschwerden, nachdem einige Blähungen sich gelöst haben. Tagsüber geht es ihm besser, doch macht ihm eine große Überreizung der Sinnesnerven Beschwerden. Er kann selbst die eigene Stimme schlecht ertragen. Er bekam in längerer Behandlung Spigelia anthelmia, Kali carbonicum und Argentum nitricum, ohne Besserung. Auch ein langer Aufenthalt im Sanatorium und in einem Krankenhaus brachte keinen Umschwung. Erst auf Agaricus muscarius D 12, zweimal täglich, sofortige Besserung der nächtlichen Zustände, sodass er bald seinen Dienst wieder aufnehmen konnte und dabei genügende Leistungsfähigkeit besaß. Führend für Agaricus waren die Kälteempfindungen und Zuckungen, sowie die Besserung durch Abgang von Blähungen. Eine völlige Heilung ist allerdings nicht erfolgt (eigene Beobachtung).

28.9 Literatur

[1] Allen TF. Agaricus muscarius. Encyclopedia of pure Materia Medica. Bd. 1, 10. New York: Boericke & Tafel; 1874–1880: 69–125, 278

[2] Biziulevičius GA, Vaitkuvienė A. Taking advantage of the experience in ethnomedicinal use of mushrooms: Anti-inflammatory and related pharmacological activities of fly agaric (Amanita muscaria) ethanolic extract deserve a modern evaluation. Medical Hypotheses 2007; 69 (4): 946–947

[3] Clarke JH. Agaricus muscarius. Dictionary of practical Materia Medica. Bd. 1. London: Homoeopathic Publishing Company; 1900–1902: 39–43

[4] Hahnemann S. Agaricus muscarius. In: Lucae C, Wischner M, Hrsg. Gesamte Arzneimittellehre. Stuttgart: Haug; 2007: 39–56

[5] Hartlaub CC, Trinks CF. Fliegenpilz. Reine Arzneimittellehre. Bd. 3. Leipzig: Brockhaus; 1828–1831: 167–175

[6] Helbig. Agaricus muscarius. Heraklides; 9: 41

[7] Hughes R. Agaricus. Cyclopaedia of Drug Pathogenesy. Bd. 1. London: Gould; 1886–1891: 138–201

[8] Minder P. Agaricus. Materia medica revisa homoeopathiae. Glees: Gypser; 2008

[9] Mössinger P. Das persönliche Rezept. Ulm: Haug; 1962: 207

[10] Satora L, Pach D, Butryn B et al. Fly agaric (Amanita muscaria) poisoning, case report and review. Toxicon 2005; 45 (7): 941–943

[11] Schröder, Stapf JE. Symptome von Agaricus muscarius. Praktische Mittheilungen der Correspondierenden Gesellschaft Homöopathischer Ärzte 1828; 3 (3): 41–48

29 Agnus castus – agn

lt.: Vitex agnus castus, dt.: Mönchspfeffer, engl.: chaste tree

29.1 Substanz

Plantae – Labiatae (gleich Lamiaceae, Lippenblütengewächse) – **Vitex agnus castus**

Vitex agnus castus ist ein 1 bis 6 m hoher Strauch oder Baum mit vierkantigen, graufilzigen jungen Zweigen. Der Geschmack ist scharf pfefferartig und beim Zerreiben entsteht ein salbeiartiger Geruch. Er ist im gesamten Mittelmeergebiet bis Westasien verbreitet. In Küstengebieten und an Flussufern bildet er dichte Bestände. Die Sammlung erfolgt aus Wildvorkommen. Hauptlieferländer sind Albanien und Marokko.

Homöopathische Verwendung finden die reifen getrockneten Früchte von Vitex agnus castus.

29.2 Pharmakologie und Toxikologie

Als Hauptinhaltsstoffe der Früchte finden sich die Iridoid-Glycoside Agnusid und Aucubin. Aucubin findet sich daneben besonders in der Familie der Scophulariaceae und im Spitzwegerich (Plantago lanceolata). Des Weiteren wurden das Flavonoid Casticin, ätherische und fette Öle sowie Bitterstoffe nachgewiesen.

Pharmakodynamische Studien am Menschen zeigen eine prolaktininhibitorische Wirkung, weshalb es bei Stillstörungen kontraindiziert ist. Außerdem kann es zu rascherem Auftreten ovulatorischer Zyklen führen. Auch positive Effekte bei Fertilitätsstörung aufgrund einer Gelbkörperinsuffizienz konnten gezeigt werden ([9], [5]).

Unerwünschte Wirkungen treten gelegentlich in Form eines juckenden, urtikariellen Exanthems auf, das nach Absetzen reversibel ist.

29.3 Anwendung

Homöopathische Anwendung findet die Droge bei sexuellen Störungen bei Männern, bei Laktationsstörungen sowie Dysthymien (nach Kommission D).

Die Anwendung gegen übermäßige Erregung des Geschlechtstriebs ist altbekannt. Agnus castus wurde zur Minderung des Geschlechtstriebs bei Männern gebraucht, woher der Name Mönchspfeffer stammt.

Bei Frauen findet die Droge Anwendung bei Dysmenorrhö infolge primärer oder sekundärer Gelbkörperinsuffizienz, bei prämenstruellem Syndrom, bei Mastodynie, klimakterischen Beschwerden und Laktationsstörungen (nach Kommission E).

Die **Verwendung in der Homöopathie** bezieht sich durchwegs auf *funktionelle Störungen der Sexualfunktion*. Bei Männern vorwiegend **erektile Dysfunktion**, besonders begleitet von einer depressiven Verstimmung mit Todesgedanken. Weiterhin wurden gute Ergebnisse bei **ovariellen Zyklusstörungen** mit dem umfassenden Leitsymptom der abnormen Blutung festgestellt. Regulierende Wirkungen konnten bei Menstruationsstörungen aller Art, von *Amenorrhö* bis zu starker bis stärkster *Menorrhagie*, als auch auf *Zyklusstörungen* gesehen werden. Sowohl Verspätung wie auch zu frühes Eintreten der Menses und Dauerblutung fallen unter den Einfluss des Mönchspfeffers. Bei **Myomblutungen** wird ebenfalls eine starke Beeinflussung beobachtet. Es wird nicht nur eine Normalisierung der *Hypermenorrhö* und *Menorrhagie* in vielen Fällen beobachtet, sondern es kam auch zu einer eindrucksvollen Involution des Uterus bis zur Normalgröße. Bei **prämenstruellem Syndrom** mit Unterfunktion des Corpus-luteum-Hormons an extragenitalen Organen, z. B. *Mastodynie* oder *prämenstruellem Ekzem* oder *Ödemen, Stomatitis aphtosa, Acne vulgaris, Herpes simplex* wird berichtet.

29 – Agnus castus – agn

29.4 Arzneimittelbild

Geist und Gemüt: Traurig und verzagt, mag nichts unternehmen, Unzufriedenheit mit sich selbst, die Gedanken beschäftigen sich gern mit dem Tod.

Schwere und Betäubungsgefühl im Kopf, Schwindel, Schwäche der geistigen Funktionen, kann sich nicht konzentrieren, große Schläfrigkeit am Tag, nachts schlaflos und unruhige, ängstliche Träume.

An **allen Schleimhäuten** katarrhalische Erscheinungen.

> *Depression bei sexueller Erschöpfung*

Blase: Vermehrter Drang zum Harnen und vermehrte Harnabsonderung; nach Harnlassen unangenehme Empfindung im hinteren Teil der Harnröhre.

Geschlechtsorgane:
- weiblich: Keine Prüfungssymptome vorhanden. Die Empfehlung bei Milchmangel der Stillenden fußt auf klinischer Erfahrung.

> *Hypogalaktie*

- männlich: Schlaffheit und Kälte der Teile. Der Penis ist so erschlafft, dass selbst wollüstige Gedanken keine Erregung verursachen. **Verminderter Trieb. Ungewöhnlich erhöhter Trieb**, mit anhaltenden Erektionen. Häufige Erektionen, bei welchen der Penis größer als gewöhnlich wird. Abgang von Prostatasekret. Absonderung von gelblicher Flüssigkeit in der Harnröhre. Ziehen und Drücken im Hoden und im Samenstrang.

> *Erektile Dysfunktion*
> *Libido übersteigert*
> *Libido vermindert*
> *Folgen von sexueller Ausschweifung und Gonorrhö*

Extremitäten: Rheumatoide Schmerzen in allen Bewegungsorganen.

29.5 Dosierung

Bei Dysmenorrhö wird die Tinktur aus Keulschlammfrüchen morgens 40 Tropfen in Wasser über längere Zeit gegeben. Bei sexueller Überreizung war mir mein Hund (ein Dackelrüde) ein unbestechliches Experimentierobjekt. Das Tier, welches das ungewöhnliche Alter von 18 Jahren erreichte, jammerte und heulte alle Nächte, wenn in der Nachbarschaft sich eine läufige Hündin aufhielt. Auf einige Körnchen Agnus castus D 6 hat er sich alsbald beruhigt. Dieses Experiment konnte ich öfters anstellen. Ich probierte es auch mit D 1 – auch damit schon in der nächsten Nacht völlige Beruhigung.

Bei Zuständen von erektiler Dysfunktion ist bei mangelhaftem Erfolg mittlerer Potenzen auch die Tinktur heranzuziehen.

29.6 Vergleichsmittel

- Labiatae: Collinsonia canadensis, Leonurus cardiaca, Lycopus virginicus, Ocimum canum, Origanum majorana, Orthosiphon stamineus, Salvia officinalis, Scutellaria lateriflora, Teucrium marum verum, Teucrium scorodonia.
- Amenorrhö sekundär: Aristolochia clematis, Pulsatilla pratensis.
- Dysfunktion sexuell: Acidum phosphoricum, Acidum picrinicum, Conium maculatum, Lycopodium clavatum, Nux vomica, Staphysagria, Selenium amorphum.
- Hypogalaktie: Galega officinalis als Tee. Lac caninum.

29.7 Literatur

[1] Allen TF. Agnus castus. Encyclopedia of pure Materia Medica. Bd. 1, 10. New York: Boericke & Tafel; 1874–1880: 127–132

[2] Clarke JH. Agnus castus. Dictionary of practical Materia Medica. Bd. 1. London: Homoeopathic Publishing Company; 1900–1902: 46–48

[3] Hahnemann S. Agnus castus. In: Lucae C, Wischner M, Hrsg. Gesamte Arzneimittellehre. Stuttgart: Haug; 2007: 56–61

[4] Hughes R. Agnus castus. Cyclopaedia of Drug Pathogenesy. Bd. 1, 4. London: Gould; 1886–1891: 201–204, 723

[5] Huntley A, Ernst E. A systematic review of the safety of black cohosh. Menopause 2003; 10 (1): 58–64

[6] Leeser O. Lehrbuch der Homöopathie. Spezieller Teil. B: Pflanzliche Arzneistoffe. Teil 1. Heidelberg: Haug; 1973: 585

[7] Stapf JE. Keuschlamm (Vitex agnus castus). In: Gypser K, Waldecker A, Hrsg. Gesammelte Arzneimittelprüfungen aus Stapfs „Archiv für die homöopathische Heilkunst" (1822–1848). Heidelberg: Haug; 1991: 1–12

[8] Theobald RM. Vitex agnus castus/Agnus castus. Homoeopathic Heritage 1992; 17 (11): 709

[9] Wuttke W, Jarry H, Christoffel V et al. Chaste tree (Vitex agnus-castus) – pharmacology and clinical indications. Phytomedicine 2003; 348–357, DOI: 10.1078/094 471 103 322 004 866

30 Agraphis nutans – agra

lt.: Hyacinthoides non-scripta, dt.: Sternhyazinthe, engl.: bluebell

30.1 Substanz

Plantae – Asparagaceae (Spargelgewächse) – **Hyacinthoides non-scripta**

Es handelt sich um eine ausdauernde krautige Pflanze, die eine Zwiebel als Überdauerungsorgan ausbildet. Es hat sich aus Kulturen über ganz Europa ausgewildert und bildet im Frühjahr üppige blaue Blütenteppiche.

Homöopathische Verwendung findet das frische blühende Kraut.

Es wurde von Cooper[39] in den homöopathischen Arzneischatz eingeführt.

30.2 Pharmakologie und Toxikologie

Als Inhaltsstoffe wurden Saponine und Fructane nachgewiesen.

30.3 Anwendung

Homöopathische Anwendung findet die Zubereitung bei Rhinitis, adenoiden Vegetationen, Pharyngitis (nach Kommission D).

Hauptindikationen sind **Schwellungen** der **Tonsilla palatina** und der **Tonsilla pharyngea** nach Cooper. Dieser Empfehlung schließen sich auch Clarke und A. Stiegele an.

Außerdem wird es mit Nutzen bei *Infekten*, *chronischer Rhinitis* mit vergrößerten *Tonsillen* und *Adenoiden*, auch begleitet von *Hypakusis*, sowie *Enteritis* eingesetzt. Eine weitere Anzeige ist *schleimige Diarrhö*, verursacht durch Erkältung bei kaltem Wind.

30.4 Dosierung

D 3 und niedere Verdünnungen, einschließlich der Tinktur.

30.5 Vergleichsmittel

- Asparagaceae: Ornithogalum umbellatum, Scilla maritima.
- Adenoiden, Tonsillenhypertrophie: Barium carbonicum, Barium iodatum, Calcium iodatum, Calcium phosphoricum, Carbo animalis, Lac caninum, Luffa operculata, Magnesium iodatum, Magnesium fluoricum, Mercurius iodatus ruber, Staphysagria.
- Verschlimmerung durch Frieren und durch kalte Winde: Bellis perennis, Calcium carbonicum, Calcium fluoratum, Conium maculatum, Hepar sulphuris, Magnesium metallicum, Silicea terra, Thuja occidentalis.

30.6 Literatur

[1] Clarke JH. Agraphis nutans. Dictionary of practical Materia Medica. Bd. 1. London: Homoeopathic Publishing Company; 1900–1902: 48

[2] Cooper RT. Arborivital medicine. Hahnemannian Monthly 1893; 28 (8): 517–519

---

39 Robert Thomas Cooper 1844–1903, Arzt, Mitglied des Londoner Cooper-Club zusammen mit James Compton-Burnett, John Henry Clark, Thomas Skinner.

31 Ailanthus glandulosa – ail

lt.: Ailanthus glandulosa, dt.: Götterbaum, engl.: tree of heaven

31.1 Substanz

Plantae – Simarubaceae (Bitterholzgewächse) **– Ailanthus glandulosa**

Ailanthus glandulosa ist ein bis zu 30 m hoher Baum mit bis zu 75 cm langen, unpaarig gefiederten Laubblättern.

Ursprünglich war er nur in China beheimatet. Durch Auspflanzung und Auswilderung findet man ihn mittlerweile im tropischen und subtropischen Ostasien sowie in den nördlichen gemäßigten Gebieten Europas und Nordamerikas.

Homöopathische Verwendung finden die frische Rinde junger Triebe und frische gut entwickelte Blüten.

31.2 Pharmakologie und Toxikologie

Der arzneilich wirksamste Bestandteil ist ein Bitterstoffgemisch, dessen wichtigster Vertreter das Quassin ist. Quassin ist parenteral verabreicht toxisch und bewirkt eine Herzfrequenzsenkung, führt zu Muskelzittern und zu Lähmungserscheinungen. Es gibt Hinweise auf eine antiplasmoidale, antivirale, zytotoxische, antiinflammatorische und amöbiozide Wirkung der Quassinoide, denen auch das Quassin angehört.

Akute Toxizität beim Menschen findet sich nur in sehr hohen Dosen und zeigt sich dann in einer abführenden Wirkung, in Schwindel, Übelkeit, Schwäche, kaltem Schweiß, heftigen Kopfschmerzen, Rückenschmerzen und Parästhesien der Extremitäten.

In Tierversuchen wird eine Lähmung des Gehirns und Rückenmarks festgestellt, wobei die Lähmung von den hinteren Extremitäten aufsteigt. Die Herztätigkeit wird nach anfänglicher Beschleunigung verlangsamt, der Puls ist klein und schwach. Die Atmung wird herabgesetzt, der Tod wird durch Atemlähmung herbeigeführt.

31.3 Anwendung

In der chinesischen Medizin findet die Droge Anwendung bei Leukorrhö, Diarrhö und pathologischen Metrorrhagien.

In der afrikanischen Medizin wird es zusätzlich zu diesen Indikationen bei Krämpfen und Epilepsien eingesetzt, außerdem bei Atemwegserkrankungen und bei Helminthiasis.

In der homöopathischen Anwendung liegt der Schwerpunkt auf der Anwendung bei schweren Infekten mit Übergang in eine Sepsis (nach Kommission D).

Infektionskrankheiten mit bösartigem, schleichendem Verlauf, zum Beispiel bei *Diphtherie, Scharlach, Masern, Typhus* und *Dysenterie*, wenn große Schwäche und Neigung zu Kollaps besteht. Die Erfolge werden nicht gleichmäßig günstig beurteilt.

31.4 Arzneimittelbild

Leitsymptome: Geistige Verwirrung und Stupor, kongestive Kopfschmerzen.

Gesicht stark gerötet oder blass und livide.

Hochgradige allgemeine Schwäche mit Neigung zu Kollaps.

Organotrope Beziehung zum Rachenring mit Entzündung desselben und Schwellung der Lymphdrüsen.

Dunkle Rötung der Haut mit frieselartigem Ausschlag.

Geist und Gemüt: Gleichgültigkeit, was auch geschieht, Verstimmung des Gemüts, Ruhelosigkeit mit Angst.

31 – Ailanthus glandulosa – ail

Unfähigkeit, sich zu konzentrieren, Verwirrung der Gedanken, Gedächtnisschwäche, murmelnde Delirien. Stupor.

Kopf: Völle und Schwere des Kopfes mit dumpfem Kopfschmerz, Schwindel beim Bücken. Heftige Schmerzen im Nacken und oberen Rücken.

Augen:

Konjunktivitis

Nase: Wundheit der Nase und verstopft. Hellrotes Nasenbluten aus der geschwollenen Nase.

Gesicht: Blass und schlaff mit dunkelblauen Rändern um die Augen. **Heißes, rotes Gesicht** oder dunkelrote Flecken. Aufgedunsenes, erysipelatöses Gesicht.
Ohrspeicheldrüse schmerzhaft geschwollen.

Parotitis

Mund: Bluten der Mundschleimhäute und des Zahnfleisches.

Innerer Hals: Rachen trocken, geschwollen, rau und kratzend. Schlucken bereitet Wundheitsgefühl. Rachen und Tonsillen gerötet und mit beginnenden Geschwüren besetzt. Starke Verschleimung des Rachens.

Äußerer Hals: Schilddrüse schmerzhaft und geschwollen.

Rektum und Stuhl: Viel Übelkeit, gastroenteritische Erscheinungen. Wässrige Entleerung mit Kolikschmerzen, blutige Stühle.

Gastroenteritis

Atmung: Wundheitsgefühl und scharfe Stiche in den Lungen beim Atmen, asthmatische Beengung auf der Brust.

Husten und Expektoration: Hartnäckiger Husten mit schwer löslichem Schleim.

Fieber: Frost mit folgendem Fieber, dabei große Schwäche und drohender Kollaps, schlechter Puls. Kann nicht aufsitzen vor Schwäche. Kalte Schweiße.

Sepsis
Scharlach

Haut: Aufschießen von Frieselbläschen, zuerst im Gesicht und auf der Stirn, dann am ganzen Körper, von dunkler, meist auch von bläulicher Farbe. Gesicht geschwollen, erysipeloid.

31.5 Dosierung

D 1 bis D 6.

31.6 Vergleichsmittel

- Simarubaceae: Cedron, Quassia amara.
- Schwäche, Stupor, Halsaffektionen: Baptisia tinctoria.
- Erysipel: Acidum carbolicum, Apis mellifica, Graphites naturalis, Rhus toxicodendron.
- Sepsis: Acidum carbolicum, Anthracinum, Arnica montana, Baptisia tinctoria, Carbo vegetabilis, Carboneum sulphuratum, Chininum arsenicosum, Carcinosinum, Crotalus horridus, Echinacea angustifolia, Lachesis muta, Pyrogenium, Siegesbeckia orientalis.

31.7 Literatur

[1] Allen TF. Ailanthus. Encyclopedia of pure Materia Medica. Bd. 1, 10. New York: Boericke & Tafel; 1874–1880: 133–137, 282

[2] Clarke JH. Ailanthus glandulosa. Dictionary of practical Materia Medica. Bd. 1. London: Homoeopathic Publishing Company; 1900–1902: 49–51

[3] Hale EM. The characteristics of the New Remedies. 3. Aufl. Detroit, Mich.: Lodge; 1873: 23–27

[4] Hughes R. Ailanthus. Cyclopaedia of Drug Pathogenesy. Bd. 1. London: Gould; 1886–1891: 204–210

32 Aletris farinosa – alet

lt.: Aletris farinosa, dt.: Bittergras, engl.: true unicorn root

32.1
Substanz

Plantae – Nartheciaceae (früher Melanthiaceae, davor Liliaceae) **– Aletris farinosa**

Die Pflanze wurde früher der Familie der Melanthiaceae und davor den Liliaceae zugerechnet. Es handelt sich um ein perennierendes Kraut mit einem waagerechten kurzen Rhizom. Aus diesem treiben grundständig rosettenartig lange lanzettliche grüngelbe Laubblätter. In ihrer Blütezeit von Mai bis Juni bildet sie einen bis zu 1 m langen, aufrechten Blütenstängel aus, an dessen Ende sich ein ähriger weißer Blütenstand ausbildet, dessen Einzelblüten glockig sind. Molekulargenetische Untersuchungen zeigen, dass sie unter die Ordnung der Dioscoreales zu subsummieren sind. Die Pflanze ist im östlichen Nordamerika heimisch.

Zur homöopathischen Essenz wird der knolligzylindrische Wurzelstock verarbeitet.

32.2
Pharmakologie und Toxikologie

Die Pflanze (Bittergras) enthält ein Saponin mit Diosgenin[40] als Aglykon, ein Harz als laxierenden Bestandteil.

32.3
Anwendung

Homöopathische Anwendung findet die Zubereitung bei Dyspepsie sowie gynäkologischen Erkrankungen mit Erschöpfung (nach Kommission D).

Hale nennt das Mittel „das bittere Tonikum der Gebärmutter", auch als „China des weiblichen Geschlechtsorgans" wurde sie bezeichnet, womit auf den Wirkungskreis hingewiesen ist. In den Organen des kleinen Beckens bildet sich eine venöse Stase mit Erschlaffung. Auch die Atmungsorgane und der Magen-Darm-Kanal befinden sich in einem Reizzustand.

Stauffer empfiehlt sie mit folgenden Worten: „Ich habe das Mittel mit Erfolg gegeben bei *anämischen Frauen* mit *ätzendem Fluor*, wenn sie sich bei Lageveränderungen des Uterus sehr schwach und elend fühlten und nach dem *Wochenbett* und *Abortus* nicht erholen konnten. Die begleitende lästige *Verstopfung* nebst begleitenden *Kopfschmerzen* sind gute Hinweise."

32.4
Arzneimittelbild

Schwindel: Bemerkenswerter Schwindel und Übelkeit, gefolgt von Erbrechen und Durchfall, Schläfrigkeit und Betäubung. Häufige Anfälle von Schwäche mit Schwindel.

Magen: Starke Zunahme des Appetits. **Schwangerschaftserbrechen**, hartnäckige Magenschwäche mit großer Schwäche, Übelkeit, Widerwille gegen Speisen, die geringste Nahrungsaufnahme verursacht Magenbeschwerden.

Hyperemesis gravidarum

Abdomen: Leibschmerzen besser von Rückwärtsbeugen. Blähungskolik bei schwachen, erschöpften Personen.

Rektum und Stuhl: Verstopfung infolge Atonie des Mastdarms. Scharfe, durchfällige Stühle mit Tenesmus.

Obstipation

---
40 Ist auch in Dioscorea villosa, Helonias dioica und Trillium pendulum enthalten.

Geschlechtsorgane:
- weiblich: **Kolik im Unterleib, vorzeitige und starke Regelblutung mit wehenartigen Schmerzen**, mit dunklem, klumpigem Blut. Schmerzen, Druck und Gewichtsgefühl in der Gebärmuttergegend. **Habitueller Abort** bei schwachen Personen mit schlaffer Faser und Anämie. **Drohender Abort**, auch wenn bereits Blut aufgetreten ist. **Gebärmuttervorfall** bei Muskelschwäche, Gebärmuttersenkung mit Kreuzschmerzen. **Subinvolution** nach Entbindung. **Leukorrhö**, zäh, weiß.

Abortus imminens
Descensus uteri

Husten und Expektoration: Andauernder krampfhafter, trockener, harter Husten, sofort besser, sobald die Menses eintritt, mit unwillkürlichem Harnabgang.

Schlaf: Andauernde Schläfrigkeit mit Schwäche.

Allgemein: Große Mattigkeit und Schwäche. **Folge von Säfteverlust** und Unterernährung. Elendigkeitsgefühl morgens, besser durch Essen. Übelkeit besser durch Kaffee.

32.5
Dosierung

D 1 bis D 3.

32.6
Vergleichsmittel

- Schwäche nach Blutverlusten, nach dem Puerperium, Menorrhagie: Carbo animalis, China officinalis.
- Descensus uteri: Asterias rubens, Conium maculatum, Fraxinus americana, Helonias dioica, Kreosotum, Lac caninum, Podophyllum peltatum, Sepia succus.
- Abort, habituell: Kalium carbonicum.
- Erschöpfte Frauen mit Uteropathie, Ischialgie und Senkungsgefühl: Helonias dioica.

32.7
Literatur

[1] Allen TF. Aletris farinosa. Encyclopedia of pure Materia Medica. Bd. 1. New York: Boericke & Tafel; 1874–1880: 146

[2] Clarke JH. Aletris farinosa. Dictionary of practical Materia Medica. Bd. 1. London: Homoeopathic Publishing Company; 1900–1902: 51–53

[3] Hale EM. Aletris farinosa. (Stone Grass, Unicorn root.). New Remedies. Bd. 1. 5. Aufl. Philadelphia: Boericke & Tafel; 1897: 39–41

[4] Hughes R. Aletris. Cyclopaedia of Drug Pathogenesy. Bd. 1, 4. London: Gould; 1886–1891: 210–212, 477–478

33 Alfalfa – alf

lt.: Medicago sativa, dt.: Luzerne, engl.: california clover

33.1 Substanz

Plantae – Leguminosae (gleich Fabaceae; früher Papilionaceae) **– Medicago sativa**

Es handelt sich um eine immergrüne, winterharte Nutzpflanze, die als Viehfutter sehr geschätzt wird. Sie hat eine Wuchshöhe von bis zu einem Meter und ein extrem ausgedehntes Wurzelsystem, das es ihr ermöglicht, auch ausgeprägte Dürreperioden zu überstehen. Sie vegetiert in Symbiose mit Knöllchenbakterien, gramnegativen Bakterien aus der Familie der Rhizobiacea, und ist so zur Stickstofffixierung befähigt, was ihren Einsatz bei der Gründüngung in Form der Drei-Felderwirtschaft begründet. Sie ist in ganz Europa und Asien verbreitet.

Homöopathische Verwendung findet das frische blühende Kraut.

33.2 Pharmakologie und Toxikologie

Die Pflanze enthält reichlich Saponine, pflanzliche Östrogene und relativ viel Proteine, weshalb man sie auch zur Gewinnung von sogenanntem LPC (leaf protein concentrate) heranziehen kann, das als menschliche Nahrung geeignet ist.

Sie ist reich an dem Spurenelement Mangan[41]. Dieses scheint für den blutzuckersenkenden Effekt der Substanz verantwortlich zu sein. Mit 5 bis 10 mg Manganchlorid (oral) konnte dieselbe Wirkung erzielt werden. Entsprechend steigt die Kohlenhydrattoleranz an. Intravenös bewirkten 20 µg Manganchlorid, innerhalb 1 Stunde gegeben, einen Abfall des Blutzuckers von 726 auf 216 mg % [1].

33.3 Anwendung

Volksmedizinisch findet es Anwendung bei Hypercholesterinämie, bei Dyspepsie, zur Diurese und zur Anregung des Appetits.

Homöopathische Anwendung findet die Zubereitung bei verzögerter Rekonvaleszenz (nach Kommission D).

Bewährt hat sich die Zubereitung bei Mangelernährung infolge *Appetitlosigkeit*, bei *Dyspepsie*, bei *Burnout-Syndrom*, bei *Insomnie* und bei *Depressionen*. Auch bei *Laktationsstörungen* und bei *Dysurie* findet es Anwendung.

33.4 Arzneimittelprüfung

Alfalfa wurde von 17 Personen geprüft mit der Tinktur bis zu D 30, wobei mit Potenzen über D 3 keine Symptome beobachtet wurden (Anshutz 1917).

33.5 Arzneimittelbild

Geist und Gemüt: Hell und klar. Wirkt gut gegen den Missmut, den es während des Gebrauchs zu verhindern scheint. Macht Freude am Leben. – Gefühl von Schlaffheit, Schläfrigkeit, Stumpfheit, ferner Gereiztheit, schlimmer am Abend.

Burnout-Syndrom
Depression

Kopf: Schmerz in der linken Kopfseite. Dumpfes, schweres Gefühl, beginnend um 14 Uhr und ansteigend bis 18 Uhr, im Hinterkopf. Gesicht erhitzt.

Ohren: Die Eustachische Röhre scheint bei Nacht verstopft und klar am Morgen.

---

41 Manganhaltige Lebensmittel sind Leguminosen, Nüsse, Vollkornprodukte, getrocknete Früchte und Tee.

33 – Alfalfa – alf

Magen: Der Appetit ist bedeutend vermehrt, und die Nahrung scheint gut verdaut zu werden. Immerfort hungrig, isst lebhafter als zuvor; könnte immerfort essen. Zuweilen gieriger Hunger. Obwohl sehr reichlich gegessen wird, wird alles ohne Beschwerden verdaut.

> Dyspepsie

Abdomen: Bauch aufgetrieben von Blähungen, Schmerz längs des Kolons. Scharfe Schmerzen 3 Stunden nach dem Essen.

Rektum und Stuhl: Diarrhö schmerzlos, gelb, dabei Abgang von Blähungen.

Blase: Steigerung der Harnmenge.

> Dysurie bei Prostatahyperplasie

Urin: Vermehrte Ausscheidung von Indikan[42] und von Phosphaten. Anstieg des spezifischen Gewichts und der Harnstoffausscheidung.

> Phosphaturie

Geschlechtsorgane:
- weiblich: Bei stillenden Müttern wird die Milchmenge vermehrt und die Qualität verbessert.

> Laktationsstörung

Schlaf: Besser als gewöhnlich, besonders am frühen Morgen.

Allgemein: Verlangen nach Süßem.

33.6 Dosierung

5 bis 10 Tropfen mehrmals am Tage, bis der tonische Effekt eintritt.

33.7 Vergleichsmittel

- Leguminosae: Baptisia tinctoria, Copaiva, Cytisus laburnum, Dolichos pruriens, Lathyrus sativus, Ononis spinosa, Lespedeza sieboldii, Melilotus officinalis, Physostigma venenosum, Robinia pseudacacia, Senna, Sarothamnus scoparius, Trifolium pratense.
- Appetitlosigkeit bei entkräfteten Menschen: Alumina oxydatum, Arsenicum album, China officinalis, Chininum arsenicosum.
- Hypogalaktie stillender Frauen: Galega-officinalis-Tee, Lac caninum.
- Insomnie: Avena sativa.

33.8 Literatur

[1] Rubenstein AH, Levin NW, Elliott GA. Manganese-induced hypoglycæmia. The Lancet 1962; 280 (7 270): 1348–1351

---

42 Entsteht beim Tryptophanabbbau und findet sich in geringen Mengen physiologisch im Urin, wo die Substanz mit der Obermeyer'schen Reaktion nachgewiesen werden kann. Erhöhte Indikanbildung findet sich zum Beispiel bei Darmfäulnisprozessen, wie sie beim Ileus auftreten können.

34 Allium cepa – all-c

lt.: Allium cepa, dt.: Küchenzwiebel, engl.: onion

34.1
Substanz

Plantae – Alliaceae (Lauchgewächse) – **Allium cepa**

Es handelt sich um ein ausdauerndes, in Kultur 2-jähriges Kraut mit doldenförmig angeordneten grünlich weißen Blüten sowie einer unterirdischen Zwiebel (Bulbus) als Speicherorgan. Als Heimat werden die Steppengebiete des westlichen Asiens angenommen. Seit mehr als 5000 Jahren werden Zwiebeln als Heil- und Küchenpflanzen kultiviert. Zur Essenz wird die frische Zwiebel verarbeitet.

Homöopathische Anwendung findet die frische Zwiebelknolle von Allium cepa.

34.2
Pharmakologie und Toxikologie

Charakteristische Inhaltsstoffe sind schwefelhaltige Aminosäuren und ihre Derivate. Beim Zerkleinern der Küchenzwiebel wird durch die Gewebeverletzung das Enzym Alliinase aktiviert, welches die Umwandlung von (+)-S-((E)-1-Propenyl)-L-cystein-(R)-sulfoxid(I) in (Z)-Propanthialoxid(II), mit Hilfe des Coenzyms Pyridoxal-5-phosphat, katalysiert. Diese Struktur ist für die schleimhautreizende Wirkung der Küchenzwiebel verantwortlich.

Für das Aroma der rohen Zwiebel ist Alkylthiosulfonat(III) verantwortlich, während jenes der gekochten Zwiebel vor allem durch Propyl- und Propenyldisulfid(IV) und Propenyltrisulfid hervorgerufen wird. Bei gerösteten Zwiebeln dominieren Dimethylthiophene.

Das Enzym Alliinase überführt auch Alliin in Allicin, eine instabile schwefelhaltige Aminosäure, die für den typischen Geruch von Zwiebeln (Allium cepa), Bärlauch (Allium ursinum) und Knoblauch (Allium sativum) verantwortlich ist. Allicin zeigt antimikrobielle, antivirale, immunmodulierende und antiproliferative Eigenschaften. Die Substanz hemmt die Thrombozytenaggregation. Über eine Hemmung der Acetyl-CoA-Synthase und der 5-Lipoxygenase greift sie in den Cholesterin und Fettstoffwechsel ein.

Als weitere Inhaltsstoffe finden sind ätherische Öle, Peptide und Flavonoide, u. a. Quercitin. Ernsthafte Vergiftungen oder Wechselwirkungen sind beim Menschen nicht bekannt. Auch wurde eine günstige Wirkung auf Keloide nachgewiesen, sowie tierexperimentell eine antidepressive Wirkung.

34.3
Anwendung

Als überlieferte therapeutische Anwendung gilt die Verwendung als Diuretikum, bei Amputationsneuralgien, bei Meteorismus, bei Helminthiasis, Bronchitis und Insektenstichen. Zwiebelumschläge werden ferner bei Otitis media eingesetzt.

Homöopathische Anwendung findet die Zubereitung bei Rhinitis, Entzündung der Atemwege, Blähungskoliken sowie Neuralgien (nach Kommission D).

Daneben wird die homöopathische Arznei bei *Rhinitis* mit ätzendem Sekret, mit der typischen Besserung im Freien, bei *Laryngitis, Bronchitis* und dergleichen angewendet. In Bezug auf die akute Otitis media schreibt Kent: „Mit Pulsatilla, Chamomilla und Allium cepa kann man die meisten Fälle von Ohrenschmerzen heilen."

Auch der Gebrauch gegen *Neuralgien in Amputationsstümpfen* wird erwähnt. Ob bei dieser Anzeige des öfteren Erfolge gezeitigt wurden, vermag ich nicht anzugeben.

34 – Allium cepa – all-c

34.4
Arzneimittelbild

Leitsymptome: Schnupfen und Husten, Wärme <, im Freien > und in der Kälte >.

Ätzendes Nasensekret bei milden Tränen.

Reichlicher Harn und übelriechende Blähungen sind eine Begleiterscheinung bei Cepa-Fällen.

Geist und Gemüt: Verwirrung der Sinne und Gemütsverstimmung.

Kopf: Kopfschmerzen bei Sinusitis; die Augen sind lichtempfindlich und brennen. **Reichlicher Tränenfluss, der jedoch im Gegensatz zum Nasenfluss die Augen nicht wund macht.**

Ohren: Schmerz von Hals in die Ohren ziehend.

Otitis media

Nase: Reichlicher, wässriger Schnupfen, die Nasenlöcher wundmachend. Sinusitis mit Stirnkopfschmerz. **Kopfschmerzen und Schnupfen bessern sich sofort im Freien und in kalter Luft.**

Rhinitis
Pollinosis
Sinusitis akut

Magen: Übelkeit und Aufstoßen.

Abdomen: Blähungskoliken, übelriechende Blähungen.

Rektum und Stuhl: Durchfälle, ⊙ **besonders nach Salat und Gurken**.

Blase: Harndrang mit reichlichem rotem und heißem Urin.

Larynx und Trachea: Rauheit des Kehlkopfes und Gefühl von Zusammenschnüren.

Laryngitis

Husten und Expektoration: Reizhusten bellend und sehr schmerzhaft, ⊙ **wie wenn es den Kehlkopf spalten oder zerreißen würde**. ⊙ **Kinder halten beim Husten den Hals vor Schmerz.**

Brust: ⊙ **Atemnot mit schwerem Schleimrasseln.**

Bronchitis
Asthma bronchiale

Extremitäten: Rheumatische Schmerzen. ⊙ **Neuralgien mit Schmerzen wie ein Faden,** ⊙ **Fersenschmerz.**

Amputationsneuralgien

34.5
Dosierung

D 2 bis D 6.

34.6
Vergleichsmittel

- Amaryllidaceae: Allium sativum.
- Otitis media: Belladonna (klopfend in Anfällen), Chamomilla recutita (rasend machender Schmerz), Ferrum phosphoricum, Mercurius solubilis Hahnemanni (beginnende eitrige Exsudation, Tonsillen hypertrophisch, dickschleimige Sekretion), Pulsatilla pratensis (nachts <, in Bettwärme <).
- Rhinitis, im Freien > : Hedera helix, Iodum purum.
- Rhinitis, ätzend: Arsenicum album, Arsenicum iodatum.
- Laryngitis mit bellendem, schmerzhaftem Husten, im Freien > : Iodum purum, Hedera helix, Bryonia alba.
- Rhinitis, ätzendes Sekret, milde Lakrymation: Allium cepa DD Euphrasia officinalis umgekehrt.

34.7 Kasuistik

34.7.1 Rhinitis rezidivierende

Schon Jahre lang war ich als Student und junger Arzt immer wieder auf Heilungen durch homöopathische Ärzte gestoßen, die ich nicht gut anders als eben als Kunstheilungen ansehen musste. Eine solche unwissenschaftliche Methode – so musste ich die Homöopathie damals ansehen – sollte solch Auffallendes zustande bringen? Nun litt ich selbst an einem üblen rezidivierenden Schnupfen, der mich in meiner Berufsausübung sehr belästigte. Wie ich einmal wieder damit geplagt war, machte ich bei einem für die Pflege des homöopathischen Gedankens hochverdienten Manne, dem in Württemberg sehr bekannten Oberreallehrer Immanuel Wolf[43], einen Besuch. Ich fragte ihn spöttisch, ob er nichts gegen meinen Schnupfen wisse. Er stellte einige Gegenfragen und gab mir dann einige Tropfen von Allium cepa. Von dem Hause dieses Verwandten hatte ich einen Weg von ½ Stunde zurückzulegen. Dass es mir dabei, also im Freien, wohler war, verwunderte mich nicht. Wie ich aber dann im Hause meine Sprechstunde abhalten konnte, ohne dauernd den Kampf gegen den herabtropfenden Schnupfen führen zu müssen, war für mich ein aufregendes Erlebnis. Der Schnupfen war mit einem Schlage weg; auch die Veranlagung zu diesem Schnupfen wurde tatsächlich dann sehr schnell mit Allium cepa beseitigt. – Dies und andere derartige Erlebnisse ließen mir keine Ruhe, und nach wenigen Monaten, während deren ich mich leidenschaftlich in die Literatur vertieft hatte, hatte ich mich mit Überzeugung der homöopathischen Lehre zugewandt. – So stand die Behandlung mit Allium cepa am Beginn meiner homöopathischen Laufbahn. (Verfasser)

34.8 Literatur

[1] Allen TF. Allium cepa. Encyclopedia of pure Materia Medica. Bd. 1. New York: Boericke & Tafel; 1874–1880: 146–159

[2] Clarke JH. Allium cepa. Dictionary of practical Materia Medica. Bd. 1. London: Homoeopathic Publishing Company; 1900–1902: 53–56

[3] Haehl R. Samuel Hahnemann; sein Leben und Schaffen. Lepzig: Schwabe; 1922

[4] Hering C. Die gemeine Zwiebel. Allium cepa. Amerikanische Arzneiprüfungen und Vorarbeiten zur Arzneilehre als Naturwissenschaft. Leipzig: Winter; 1857: 423–490

[5] Hosnuter M, Payasli C, Isikdemir A et al. The effects of onion extract on hypertrophic and keloid scars. Journal of wound care 2007; 16 (6): 251–254

[6] Hughes R. Allium cepa. Cyclopaedia of Drug Pathogenesy. Bd. 1. London: Gould; 1886–1891: 213–216, 748

[7] Murota K, Hotta A, Ido H et al. Antioxidant capacity of albumin-bound quercetin metabolites after onion consumption in humans. Journal of Medical Investigation 2007; 54 (3,4): 370–374

[8] Sakakibara H, Yoshino S, Kawai Y et al. Antidepressant-Like Effect of Onion (Allium cepa L.) Powder in a Rat Behavioral Model of Depression. Bioscience, Biotechnology, and Biochemistry 2008; 72 (1): 94–100

---

43 Mitarbeiter bei der Hahnemann-Biographie Richard Haehl [3], ab 1911 Schriftleitung der „Homöopathischen Monatsblätter" und Leitung des homöopathischen Laienvereins. Hahnemannia, heute Dachverband, gegründet 1868 in Stuttgart.

35 Allium sativum – all-s

lt.: Allium sativum, dt.: Knoblauch, engl.: garlic

35.1 Substanz

Plantae – Alliaceae (Lauchgewächse) **– Allium sativum**

Knoblauch gehört wie Zwiebel, Lauch und Bärlauch (Allium ursinum) zur Familie der Alliaceae. Es handelt sich um eine mehrjährige Pflanze, welche eine Höhe bis zu 90 cm erreicht. Die Blätter sind bläulich-grün, die dreizähligen Blüten sind weiß oder rosafarben. Die unterirdische Zwiebel besteht aus einer Hauptzehe, um die etwa 5 Nebenzehen angeordnet sind.

Als Heimat des Knoblauchs wird wie bei der Speisezwiebel das innerasiatische Steppenland angesehen, von wo er schon im frühen Altertum seinen Weg in die Kulturländer des Orients genommen hat. Dass die alten Ägypter dem Knoblauch höchste Wertschätzung beimaßen, zeigt sich daran, dass er den Göttern als Opfergabe geweiht wurde. Auch in Germanien war er schon vor der Römerzeit bekannt.

Homöopathische Verwendung findet die frische Knoblauch-Brutzwiebel von Allium sativum.

35.2 Pharmakologie und Toxikologie

Wie bei Allium cepa (Küchenzwiebel) und Allium ursinum (Bärlauch) finden sich auch hier typischer Weise schwefelhaltige Aminosäuren und ihre Derivate. Beim Zerkleinern der Brutzwiebeln entsteht aus dem geruchlosen Alliin, einer schwefelhaltigen Aminosäure, unter Katalyse des dadurch aktivierten Enzyms Alliinase Allicin. Dieses hat eine bakteriostatische Wirkung. Daneben ist das Extrakt reich an Vitamin C und B_1.

Pharmakologisch wurde eine Thrombozytenaggregationshemmung, antihypertensive und eine kardiovaskulär protektive, antikarzinogene, antimikrobielle, antioxidative Wirkung nachgewiesen. Das Extrakt ist gegen Hefen und Pilze wirksam und wird im Pflanzenschutz eingesetzt.

Inhalation kann Asthmaanfälle auslösen. Überdosierung führt zu Übelkeit und Erbrechen. Allergische Reaktion auf das Extrakt wurde beobachtet. Der unangenehme Mund- und Körpergeruch ist ein wohlbekannter Begleiteffekt. Wechselwirkungen sind nicht bekannt.

35.3 Anwendung

Wurde früher bei Epidemien eingesetzt. Auch bei Oxyurien – nicht gegen Askariden (Spulwürmer) und Cestoden (Bandwürmer), lokale Applikation bei Bisswunden (Hund und Schlange) und Ulzera. Enteritiden infektiöser und psychogener Ätiologie, Dyspepsien, Meteorismus. Nephrolithiasis, Zystitis. Wegen seiner sekretolytischen Eigenschaften findet es Anwendung als Expektorans.

Homöopathische Anwendung findet die Zubereitung bei Entzündungen der Atemwege, bei Dyspepsie sowie rheumatischen Beschwerden im Hüftbereich (nach Kommission D), bei *Flatulenz*, mit Beklemmung und Schwere im Kopf, *Speichelfluss, Diarrhö, Hämorrhoiden*. Teste hat *chronische Dyspepsie* bei alten, fleischigen Personen geheilt, deren Gedärme durch die leichteste Unregelmäßigkeit der Kost aus der Ordnung kamen, ferner *chronische Bronchitis* mit reichlicher Expektoration; *periodisches Asthma, rheumatoide Beschwerden* der *Hüfte* und Schwellung der Brüste beim *Abstillen*. Auch bei *Diabetes mellitus* kam es zur Anwendung.

35.4 Arzneimittelprüfung

Die nicht sehr umfangreiche Prüfung geht auf Pétroz und Teste zurück [1].

Es zeigten sich reichlicher, süßlicher Speichelfluss, Kopfschmerzen im Zusammenhang mit Störungen der Magen- und Darmverdauung, was sich während der Menses bessert; Gefühl eines Haares auf der Zunge; die Verdauung ist bei der geringsten Abweichung von der gewohnten Diät aus der Ordnung gebracht; Wundheit der Vulva während der Menses; Brüste geschwollen und empfindlich; zähe, schwer lösliche Expektoration der Bronchien; rheumatische Schmerzen im M. iliopsoas, schlimmer durch die geringste Bewegung.

35.5
Konstitution

Die Patienten sind wohlgenährt, von dunkler Konstitution, von festem Fleisch, manchmal zu Fettsucht geneigt. Der Allium-sativum-Patient speziell sei mehr ein Gourmet als ein Fresser; er esse mehr als er trinke. Teste ist der Ansicht, dass der homöopathische Gebrauch von Allium sativum besonders bei reichlichem Fleischgenuss und üppiger Lebensweise angezeigt sei. Es soll sich für fleischige Personen mit Dyspepsie und katarrhalischen Erscheinungen besonders eignen. Es passe bei reichlichem Fleischgenuss und bei Exzessen im Essen.

35.6
Arzneimittelbild

Geist und Gemüt: Ruhelosigkeit und Ungeduld. Angst, fürchtet, vergiftet zu werden.

Schwindel: Schwindel.

Kopf: Schwere im Kopf.

Kopfschmerz: Dumpfer Schmerz im Hinterkopf am Morgen. Kopfschmerzen, die während der Menses aussetzen und nachher wiederkehren.

Nase: Schnupfen, ziemlich trocken, dann flüssig, mit drückendem Schmerz oberhalb der Nasenwurzel.

Mund: Gefühl eines Haares auf der Zunge. Außerordentlich reichlicher Fluss von süßlichem Speichel nach den Mahlzeiten und bei Nacht. Die Mundsymptome verschlimmern sich während des Lesens.

Innerer Hals: Ansammlung von Schleim im Hals.

Magen: Gieriger Appetit. Reichlicher Durst. Aufstoßen brennend nach dem Essen.

Dyspepsie

Abdomen: Druck im Oberbauch, besser durch zusammengekrümmtes Sitzen und durch Gegendruck der Hände, schlimmer beim Gehen. Rumpeln im Bauch.

Rektum und Stuhl: Reichliche, übelriechende Blähungen. Durchfall mit Kolikschmerzen. Verstopfung mit fast ständigem, dumpfem Schmerz in den Gedärmen. Hämorrhoiden.

Urin: Wasserheller, sehr reichlicher Urin oder scharfer, dunkler Urin.

Geschlechtsorgane:
- weiblich: Menses 5 Tage zu spät. Eitrige Pickel an der Vulva während der Menses. Hellrote Stellen an der Innenseite der großen Schamlippen und am Scheideneingang, mit Jucken und Schmerzen.

Larynx und Trachea: Kratzen im Kehlkopf, trockenen Husten erregend.

Husten und Expektoration: Fast ständiges Schleimrasseln in den Bronchien. Morgenhusten mit außerordentlichem, reichlichem Auswurf von Schleim. Große Schwierigkeit im Heraufbringen eines klebrigen Schleims. Der Husten verschlimmert sich durch Beugen des Kopfes, nach dem Essen und beim Gehen in der freien Luft.

chronische Bronchitis

Brust: Schwellung beider Brüste, mit Empfindlichkeit bei Berührung. Ausbruch von roten Blasen zwischen den Brüsten und um die Brustwarzen.

Extremitäten: Fast unerträglicher Schmerz in der Sehne des Musculus iliopsoas, nur wenig spürbar in der Ruhe, sehr verschlimmert bei der geringsten Bewegung, könnte schreien beim Kreuzen der Schenkel. Gliederschmerzen verschlimmern sich bei Temperaturwechsel und bei feuchter Hitze.

Myalgien des M. iliopsoas

35.7
Dosierung

D 3 bis D 6.

35.8
Vergleichsmittel

Dyspepsie bei Heißhunger: Abies canadensis, Abies nigra, Lycopodium clavatum.

35.9
Literatur

[1] Allen TF. Allium sativum. Encyclopedia of pure Materia Medica. Bd. 1. New York: Boericke & Tafel; 1874–1880: 160–163

[2] Büchner. Ausländische Journalistik. Allgemeine Homöopathische Zeitung 1853; 45: 183–188

[3] Clarke JH. Allium sativum. Dictionary of practical Materia Medica. Bd. 1. London: Homoeopathic Publishing Company; 1900–1902: 56–59

[4] Hughes R. Allium sativum. Cyclopaedia of Drug Pathogenesy. Bd. 1. London: Gould; 1886–1891: 216

[5] Münch W. Alli uni cepa (Küchenzwiebel). Allium sativum (Knoblauch), Allium ursinum (Bärenlauch) und ihre Bedeutung für die Therapie. Allgemeine Homöopathische Zeitung 1966; 211 (1): 8–14

[6] Pétroz. Allium sativum. Allgemeine Homöopathische Zeitung 1853/54; 47: 21

[7] Pétroz. Die Misère eines alten Arztes. Knoblauch und Bruchband. Allgemeine Homöopathische Zeitung 1871; 83 (25, 26): 184–185

[8] Pittler MH, Ernst E. Clinical effectiveness of garlic (Allium sativum). Mol Nutr Food Res 2007; 51: 1382–1385

[9] Teste A, Hrsg. The Homeopathic Materia Medica, arranged systematically and practically. Philadelphia: Rademacher & Sheek; 1854

36 Aloe socotrina – aloe

lt.: Aloe, dt.: Aloe, engl.: Barbados aloe

36.1
Substanz

Plantae – Asphodelaceae (Affodillgewächse Zuordnung umstritten, klassisch Liliaceae)

Es handelt sich um stammlose, kurzstämmige oder baumförmige, mehrjährige Blattsukkulenten. Das Blatt ist lanzettlich, ganzrandig, oft gezähnt und die Blattfläche mit Stacheln besetzt, häufig gefleckt, grün bis bläulich gefärbt. Die Pflanze wächst an trockenen, schattigen oder auch feuchten Standorten von Küstenebenen bis zum Hochgebirge. Heimisch ist sie auf dem afrikanischen Festland, Madagaskar, der arabischen Halbinsel. Mittlerweile findet man sie auch im Mittelmeergebiet, in Amerika und Asien.

Bei der Droge Aloe handelt es sich um den durch Trocknung eingedickten Saft der Blätter verschiedener Aloe-Arten, vor allem Aloe ferox und seiner Hybriden, die auch unter dem Namen KAP-Aloe im Handel sind. Eine taxonomische Gliederung der Gattung Aloe bei Wildsammlungen ist aufgrund der Artenfülle, der leichten Hybridbildung zwischen den Arten und der ähnlichen Verbreitung ihrer Inhaltsstoffe schwierig. Lediglich bei Aloe vera handelt es sich um den eingedickten Saft aus Aloe barbadensis, da diese in Kultur gewonnen wird. Seine Zubereitungen werden wegen ihres hohen Wassergehaltes in der Kosmetikindustrie als Pflegemittel eingesetzt.

Homöopathische Verwendung findet der eingetrocknete Saft der Blätter von KAP-Aloe.

36.2
Pharmakologie und Toxikologie

Hauptinhaltsstoff ist Anthranoid, überwiegend vom Aloe-Emodin-Typ. Diese Struktur findet man auch in Rheum- und Rumex-Arten.

Zur laxierenden Wirkung kommt es durch die Hemmung der stationären und die Stimulation der propulsiven Dickdarmmotilität. Im Darm erfolgt durch bakterielle Enzyme die Synthese von Aloe-Emodianthron. Dieses führt zu einer Verringerung der Flüssigkeitsrückresorption mit der Folge von Elektrolytverlusten.

Sie hat neben der beschriebenen laxierenden außerdem noch eine antileukämische Wirkung. Anthranoide dienen als Ausgangsstoffe für die Synthese der Anthracyclin-Antibiotika. Diese Verbindungen können sich mit ihrem Chromophorteil zwischen zwei Basenpaare der DNA-Doppelhelix schieben (Interkalation) und die DNA- und RNA-Polymerase, sowie die Topoisomerase II hemmen.

36.3
Anwendung

In der Volksheilkunde wird es äußerlich bei vielen Arten von Verletzungen aufgetragen.

Homöopathische Anwendung findet die Zubereitung bei Magen-Darm-Störungen, Stuhlinkontinenz sowie Hämorrhoiden (nach Kommission D).

Die häufigste Verwendung findet Aloe bei *Obstipation* als drastisches Abführmittel, das die Motilität des Magens und Dünndarms nicht beeinflusst, sondern seine Wirkung auf den Dickdarm beschränkt. Die Kontraktion der Haustren verstärkt sich, sodass der Dickdarminhalt im Röntgenbild in kleine Ballen zerlegt erscheint. Bei Gebrauch von Aloe als Abführmittel werden häufig Hämorrhoiden hervorgerufen. Auch *Hämaturie* und *Menorrhagien* führt man auf Aloe zurück. Ferner ist eine Aloe-*Nephritis* mit dem typischen Bild einer Tubulonephritis bekannt; im Harn findet sich dabei Protein, Blut und Zylinder. In kleinen Mengen findet Aloe Verwendung bei chronischen Schwächezuständen der Verdauungsorgane: *Dyspepsie*, *Helminthiasis*, *Flatulenz*, *Ikterus*, Gallenstockung bei *Gicht* und *Hypochondrie*. Die emmenagoge Wirkung wird auch hervorgehoben.

Äußerlich wird Gebrauch gemacht gegen schlecht heilende *Wunden*; Brandwunden, Sonnenbrand selbst nach Röntgenverbrennung, heilen damit aus. Im Arzneimittelbild besteht eine auf-

36 – Aloe socotrina – aloe

fallende Ähnlichkeit mit Sulphur lotum, weshalb Aloe auch der „vegetabilische Schwefel" genannt wurde.

36.4 Arzneimittelbild

Leitsymptome: Venöse Stauung im ganzen Körper, die durch Pfortaderstauung Abdominalplethora hervorgerufen wird.
 Hämorrhoiden, traubenartig vordrängend, sehr empfindlich und wund.
 Kolitis mit Unsicherheitsgefühl im After infolge Sphinkterschwäche, morgens <.
 Wärme <.
 Abkühlung und frische Luft >.

Geist und Gemüt: Entmutigt und ängstlich. Abneigung gegen jede körperliche und geistige Betätigung, frühzeitige Ermüdung bei geistiger Arbeit – oder ärgerlich und streitsüchtig, große Ruhelosigkeit, Mattigkeit wechselnd mit großer Umtriebigkeit. Menschenscheu. Verwirrung des Kopfes. Schlaf schlecht.

Kopf: Drückende und spannende Kopfschmerzen mit Kongestion zum Kopf. Kopfweh und Schmerzen in der Stirn, muss die Augen halb schließen. Schmerzen tief in den Augenhöhlen. Die Kopfschmerzen werden besser durch Abkühlung und an der frischen Luft und schlimmer durch Bücken und Bewegung.

Mund: Lippen röter als gewöhnlich. Bitterer oder saurer Geschmack im Mund oder bitteres und saures Aufstoßen.

Magen: Gieriger Hunger bald nach dem Essen.

Kolitis subakut und chronisch mit Leberbeteiligung und Sphinkterschwäche

Abdomen: Auftreibung mit Völle, Schwere und Hitze im Leib. In der Lebergegend Unbehagen, Spannen, Hitze und dumpfe Schmerzen. Blähsucht und Wehtun im ganzen Leib. Gefühl von Hitze und Brennen im Mastdarm. Heftiges Brennen und Jucken am After. **Traubenartig vorgetriebene und abgeschnürte Hämorrhoiden mit Blutungen, heftig brennend und stechend**. Kalte Umschläge bessern.

Rektum und Stuhl: Mit dem Stuhl gehen reichlich übelriechende Blähungen ab. Gefühl, wie wenn ein Pflock zwischen Symphyse und Steißbein stecken würde. **Gefühl von Unsicherheit im After, sodass beim Abgang von Blähungen Stuhl austritt oder dass beim Harnlassen zugleich auch Stuhl abgeht**. Drängen im After nach dem Stuhl, als wäre der Mastdarm nicht entleert. **Durchfall besonders frühmorgens.** Unfreiwilliger Abgang des Stuhls. Der Stuhlgang erfolgt ohne jeden Druck, er fällt gewissermaßen heraus. Gelbe, dünne, schleimige Stühle mit vielen Blähungen und Brennen an After und Rektum. Verstopfung mit Schwere und Druck im Mastdarm.

Diarrhö mit Stuhlinkontinenz
Hämorrhoiden bei Proktitis

Harnorgane: Häufiger Harndrang. Harn dunkel. Beim Harnlassen droht unwillkürlich Stuhl auszutreten.

Geschlechtsorgane:
- weiblich: Gefühl von Schwere und Abwärtsdrängen im Unterleib. Die Menses erfolgt zu früh und ist zu stark.

Rücken: Kreuzschmerzen mit Schwere und Druck, besser durch Bewegung. Hexenschuss abwechselnd mit Kopfweh. Rheumatoide Schmerzen in den Gliedern.

Lumbalgie
Iliosakralfugensyndrom

Haut:

Dermatitis solaris

Allgemein: Verlangen nach Stimulanzien.

36.5 Dosierung

D 4 bis D 12. Die D 3 dürfte, wie Stiegele [5] angibt, in manchen Fällen von Kolitis verschlimmern.

36.6 Vergleichsmittel

- Stuhlinkontinenz: Acidum carbolicum, Apis mellifica, Arnica montana, Baptisia tinctoria, Carboneum sulphuratum, Conium maculatum, Mandragora officinarum, Phosphorus, Ruta graveolens, Secale cornutum, Staphysagria, Veratrum album.
- Diarrhö frühmorgens: Podophyllum peltatum, Rumex crispus, Sulphur lotum.
- Hämorrhoiden extern: Acidum muriaticum, Acidum nitricum, Acidum sulphuricum, Aesculus hippocastanum, Carbo animalis, Nux vomica, Sulphur lotum, Syphilinum.
- Lippen auffallend rot: Sulphur lotum.

36.7 Kasuistik

36.7.1 Stuhlinkontinenz

Ein Junge von 8 Jahren wird mir von seiner Mutter gebracht. Er ist geistig und körperlich gut entwickelt. Jedoch hat er noch nicht den Stuhlabgang zu beherrschen gelernt. Er war aus diesem Grund bei zahlreichen Ärzten, darunter mehreren Kinderärzten, in Behandlung gestanden ohne jeden Erfolg. Auch ein mehrwöchiger Aufenthalt in einer Kinderklinik brachte keine Besserung. Auch psychotherapeutische Behandlung, zu der man seine Zuflucht genommen hatte, blieb erfolglos. Die Sache wurde noch peinlicher, als der Junge nun zur Schule gehe und meist mit „vollen Hosen" heimkomme. Was blieb schließlich übrig, als dass man bei der Homöopathie, über die die aufgeklärten Eltern immer gelächelt hatten, Hilfe suchte. Ich gab dem Jungen Aloe D 12, 2-mal täglich 5 Tropfen, mit der Anweisung, mit dem Einnehmen auszusetzen, sobald sich Besserung zeige. Dann hörte ich nichts mehr von dem Jungen. Erst 1 Jahr später kam die Mutter mit einer Schwester des Jungen wieder, ebenfalls mit einem Leiden, mit dem die seither behandelnden Ärzte nicht Herr geworden waren. Meine erste Frage war nach dem Befinden des Jungen. Die Mutter berichtete mir, dass er die Tropfen etwa 1 Woche genommen habe und von da an völlig normale Stuhlentleerung habe. (Beobachtung des Verf.)

36.8 Literatur

[1] Allen TF. Aloe. Encyclopedia of pure Materia Medica. Bd. 1. New York: Boericke & Tafel; 1874–1880: 163–192

[2] Clarke JH. Aloe. Dictionary of practical Materia Medica. Bd. 1. London: Homoeopathic Publishing Company; 1900–1902: 60–64

[3] Hering C. Die Aloe: 1846–1849. Amerikanische Arzneiprüfungen und Vorarbeiten zur Arzneilehre als Naturwissenschaft. Bd. 1. Leipzig: Winter; 1857: 764–862

[4] Hughes R. Aloe. Cyclopaedia of Drug Pathogenesy. Bd. 1. London: Gould; 1886–1891: 216–232

[5] Stiegele A. Aloe socotrina. Eine homöopathische Arzneimittelstudie. Hippokrates 1934; 5 (12): 443–450

37 Alumen – alumn

lt.: Alumen, dt.: Alaun, engl.: common potash

37.1
Substanz

Mineralia – Anorganica – Composita – 1. Gruppe[44] **– Kalium-Aluminium-Sulfat – KAl (SO$_4$)$_2$**

Alaun wurde ursprünglich durch Rösten und Auslaugen aus Alaunschiefer gewonnen. Bis Mitte des 15. Jahrhunderts lag die Hauptlieferstätte bei Smyrna in Kleinasien. Mitte des 15. Jahrhunderts entdeckte man große Alaunlager bei Rom, und die Europäer wurden von den türkischen Einfuhren unabhängig. Seit dem 19. Jahrhundert erfolgt die Synthese über Schwefelsäure aus Aluminiumsulfat.

Besondere Verwendung findet die Substanz in Gerberei und Färberei. Wegen seiner proteinfällenden und adstringierenden Wirkung nutzt man ihn heute noch als Rasierstein sowohl für Trocken- als auch Nassrasuren. Alaun ist die Substanz, die die eigentlich rosa blühende Hortensie blau färbt, einen ausreichend sauren Boden vorausgesetzt.

Homöopathische Verwendung findet Kalium-Aluminium-Sulfat.

37.2
Pharmakologie und Toxikologie

Kalium-Aluminium-Sulfat besitzt adstringierende Eigenschaften. Die Substanz ist für die Augen, Haut und Schleimhaut reizend.

37.3
Anwendung

Homöopathische Anwendung findet die Zubereitung bei chronischer Bronchitis, Obstipation und Krämpfen des Magen-Darm-Traktes (nach Kommission D).

Sie besitzt im Vergleich zu Alumina oxydatum, mit dem sie in den Grundzügen übereinstimmt, eine stärkere Hinwendung zu den Schleimhäuten, auf denen sie neben dem Gefühl der Trockenheit reichliche, schleimige Absonderungen hervorruft. Der infektiöse Prozess geht in die Tiefe, sodass auch *Hämorrhagien* und entzündliche, ulzeröse Prozesse der Mukosa, besonders in Mund und Darm, dort vor allem mit **Hämorrhoiden** entstehen. Heftige, anfallsweise auftretende *Gastralgien* und *Darmkoliken* zum Zusammenkrümmen mit Leichenblässe, großer Schwäche und Kältegefühl treten auf. Die Infekte dehnen sich auch auf die Atmungsorgane bis zu den Bronchien aus.

Es lässt sich sowohl die Verkrampfung (besonders in Magen und Darm) als auch die Gegenphase, also die Erschlaffung der Hohlorgane, erkennen (Stimmlosigkeit, Erschlaffung der Gefäße mit Auflaufen der Venen, Herzklopfen beim Stehen, Elendigkeit und Erschlaffung in Magen und Bauch).

Eine ängstliche Grundstimmung und eine auffallende Magenübelkeit scheinen die Dominante des Mittels zu sein. Erfolge werden berichtet bei **chronischer hämorrhagischer *Diarrhö*** und schmerzhaften Entleerungen im Rektum, bei **chronischer *Bronchitis*** bei geriatrischen Patienten mit reichlichem Sputum. **Obstipation** mit harten, trockenen Stühlen und Schmerzen bei und nach dem Stuhl ist wohl die häufigste Indikation.

Dass die Wirkung sich in geeigneten Fällen ausdehnen soll auf *Karzinome*, möchte ich nicht von der Hand weisen. Bösartige Verhärtungen der Zunge, das Rektum und Uterus mit geschwürigem Zerfall und mit Blutungen werden genannt.

37.4
Arzneimittelprüfung

Die Arzneimittelprüfung, welche nicht so umfangreich ist wie die von Alumina oxydatum, stammt in der Hauptsache von C. Hering [3]. Die Encyclo-

---

44 Alkalimetalle: Wasserstoff H, Lithium Li, Natrium Na, Kalium K, Rubidium Rb, Caesium Cs, Francium Fr.

pädien von Allen und Hughes enthalten Prüfungen von Barthez und Woodward und einige Vergiftungen.

37.5
Arzneimittelbild

Leitsymptome: Magen- und Darmkrämpfe mit Schwächeanfällen und großer Übelkeit.
Trockene Verstopfung mit Schmerz im Rektum bei und nach der Entleerung.
Enteritis mit Blutungen aus dem Darm.
Bronchitis mit Kratzen unter dem Sternum.
Neigung zu Trockenheit der Schleimhäute.
Kälte <.
morgens <.
Die Beschwerden sind von viel Übelkeit und ängstlicher Stimmung begleitet.
Darandenken < (Herzklopfen).

Geist und Gemüt: Sehr gedrückt und traurig; könnte immerfort weinen; ängstlich, es ist der Patientin wie ein Stein auf der Brust, mit Bedürfnis, einen tiefen Atemzug zu tun.
Große Angst, Unruhe und Erregung.
Wenn sie an ihre Krankheit denkt, fühlt sie ihr Herz klopfen.

Schwindel: Sobald sie die Augen öffnet. Schwindel mit Kopfschmerz, der sich bessert beim Niederlegen.

Kopf: Plötzlich einsetzender Blutandrang zum Kopf mit Kopfschmerzen.

Kopfschmerz: Kopfschmerz wie von einem schweren Gewicht auf dem Scheitel, begleitet von Übelkeit und dem Gefühl, als ob kaltes Wasser den Rücken hinunter fließen würde. Erwachen am Morgen mit Kopfschmerzen über den Augen, besser durch Trinken von kaltem Wasser.

Nase: Große Trockenheit in der Nase.

Gesicht: Aussehen blass, bleich wie der Tod. Lippen blau.
Chronische Bronchitis.

Mund: Sehr trocken. Ansammlung von Speichel im Mund mit Gefühl von Trockenheit der Zunge. Brennen und Gefühl wie geschabt auf der Zunge.

Innerer Hals: Der untere Teil des Zäpfchens hängt herab wie eine Beere, die an einer Schnur am oberen Teile hängt.
Dicker Schleim im Rachen und am Gaumendach. Morgens nach dem Aufstehen wird ein Klumpen geronnenes Blut ausgeworfen. Die Trockenheit, mit ständigem Bedürfnis zu trinken, dehnt sich bis in die hintere Nase und den Hals aus.

Magen: Appetit vermehrt oder verringert. Durst mit Hitze im Magen, gebessert durch Trinken von kaltem Wasser. Morgens früh plötzlicher Anfall von heftigem Schmerz im Magen mit Übelkeit, mit einem krampfhaften Ziehen im Magen, ähnlich der tödlichen Übelkeit bei Schwangerschaftserbrechen. Gefühl von Völle und Schwere im Magen, Auftreibung des Leibs. Gefühl von Elendigkeit im Magen, von Erschlaffung im Bauch. Brennen im Bauch.

Rektum und Stuhl: ⊙ **Stühle so hart wie Stein; tagelang kein Stuhldrang.** In starken Dosen ist Alaun ein Abführmittel.
⊙ **Durchfall mit schleimigen Stühlen und reichlichem, heftigem Tenesmus; beim Abgang des Stuhls heftige Schmerzen im Rektum.** Blutabgang mit dem Stuhl; Hämorrhoiden nach dem harten Stuhl. Klopfen im Anus nach dem Stuhl. ⊙ **Schmerzen im Anus und Rektum nach dem Stuhl; so heftig, dass sie kaum zu ertragen sind.**

Darmkolik
Obstipation
Hämorrhoiden blutend mit Obstipation

Larynx und Trachea: Schmerzhaft kratzendes Gefühl von Rauigkeit im Kehlkopf mit Auswurf von viel klarem Schleim.

Sprache und Stimme: Heiserkeit. Verlust der Stimme. Zeitweise ist der Klang der Stimme tief. Sprechen verschlimmert die Heiserkeit.

Husten und Expektoration: Husten infolge Kitzels im Kehlkopf, hervorgerufen durch Sprechen. ☉ **Husten unmittelbar nach dem Aufstehen infolge eines Kitzels im Hals.** ☉ **Husten mit Kratzen unter dem Sternum und reichlichem Auswurf: Hustenanfälle morgens.**

Brust: Sobald sie an ihre Krankheit denkt, fühlt sie das Herz hart schlagen, als wollte es die ganze Brust bewegen. Rasches und heftiges Herzklopfen, sobald sie auf der rechten Seite liegt. Hartes Herzklopfen und starke Pulsation durch den ganzen Körper, wenn er einige Zeit auf einem Platz steht. Herzklopfen durch eine plötzliche Erregung.

Rücken: Gefühl, als ob der Rücken abbrechen wollte, kann sich kaum aufrecht halten.

Extremitäten: Plötzlich einsetzender Schmerz im rechten Arm, als ob ein Strick um diesen geschnürt würde, mit großer Schwäche des Armes, mit aufgelaufenen Venen, anfallsweise auftretend, ähnlich im rechten Unterschenkel. Schmerzhaftigkeit der Fußsohlen beim Gehen.
  Nervöser Tremor. Zucken der Glieder, krampfhafte Bewegungen.

Schlaf: Sehr unruhiger Schlaf, wirft sich hin und her. Angstvolle Träume von Toten und dergleichen. Erwacht vom geringsten Geräusch.

Frost und Frösteln: Sehr zu Frostigkeit geneigt, kalte Hände und Füße. Gefühl, als ob kaltes Wasser den Rücken hinunterliefe.

Allgemein: Hitzewallungen zum Kopf, welche am Einschlafen hindern.

37.6
Dosierung

Von D 5 bis zu hohen Potenzen.

37.7
Vergleichsmittel

- 1. Gruppe Periodensystem der Elemente: Causticum Hahnemanni, Kalium arsenicosum, Kalium bichromicum, Kalium bromatum, Kalium carbonicum, Kalium chloricum, Kalium iodatum, Kalium muriaticum, Kalium nitricum, Kalium phosphoricum, Kalium sulphuricum, Kalium sulphuricum chromicum, Lithium carbonicum, Natrium carbonicum, Natrium fluoratum, Natrium muriaticum, Natrium nitricum, Natrium phosphoricum, Natrium sulphuricum.
- Obstipation: Aluminium oxydata, Plumbum metallicum.
- Bronchitis: Kalium bichromicum, Stannum metallicum.
- Enterorrhagie mit Hämorrhoiden: Aloe socotrina, Acidum nitricum, Magnesium carbonicum.
- Karzinome: Alumina oxydatum.

37.8
Literatur

[1] Allen TF. Alumen. Encyclopedia of pure Materia Medica. Bd. 1, 10. New York: Boericke & Tafel; 1874–1880: 192–206, 284–285

[2] Clarke JH. Alumen. Dictionary of practical Materia Medica. Bd. 1. London: Homoeopathic Publishing Company; 1900–1902: 65–67

[3] Hering C. Materia medica. New York: Boericke & Tafel; 1873: 1–40

[4] Hughes R. Alumen. Cyclopaedia of Drug Pathogenesy. Bd. 1. London: Gould; 1886–1891: 232–236

38 Alumina oxydatum – alum

lt.: Alumina oxydatum, dt.: Tonerde, Aluminiumoxid, engl.: pure clay argilla

38.1
Substanz

Mineralia – Anorganica – Composita – 13. Gruppe[45] – Aluminiumoxid – Al_2O_3

Der historische Name der Verbindung lautet Tonerde. Aluminium gehört zur 13. Gruppe des Periodensystems in die Bor-Gruppe. Aluminiumoxide treten in den Modifikationen von α-Aluminiumoxid, β-Aluminiumoxid, γ-Aluminiumoxid und anderen vor. Kommt es zu Einschlüssen von Chromoxid (Cr_2O_3) in α-Aluminiumoxid entsteht durch Allochromasie ein roter Kristall, der Rubin, ein Edelstein. Bei Einschlüssen von Eisen (Fe^{2+}) und Titan (Ti^{4+}) entsteht der bläulich schimmernde Saphir. Aluminiumoxid wird hauptsächlich zur elektrolytischen Synthese von Aluminium verwendet. Aluminium macht etwa 7 % der Erdrinde aus und ist besonders in Gesteinen in Form von komplexen Silikaten vorhanden; ebenso ist es in Ton- und Lehmböden reichlich enthalten. In der Tier- und Pflanzenwelt gilt Aluminium als ein notwendiger Bestandteil, der das Wachstum anregt. Bei Abwesenheit von Aluminium können Samen nicht keimen. Andererseits kann ein zu großer Reichtum an Aluminium in der Bodenlösung das Wachstum der Pflanzen beeinträchtigen.

Die homöopathische Zubereitung wird aus Aluminiumoxid hergestellt.

38.2
Pharmakologie und Toxikologie

Der Aluminiumgehalt des menschlichen Körpers beträgt 30 bis 50 mg/kg. Im Serum liegt es zu 90 % an Transferrin gebunden vor. Die intestinale Resorption von Aluminium ist gering und wird durch Chelatbildner wie Citrate erhöht.

---

[45] Borgruppe: Bor B, Aluminium Al, Gallium Ga, Indium In, Thallium Tl, Unutrium Uut.

Aluminium hat eine geringe Toxizität. Die Substanz kann in Knochen akkumulieren. Im Darm kann es durch Bindung an Phosphor zu einer Hypophosphatasie mit Störungen des Calcium-Phosphat-Stoffwechsels führen. Eine Akkumulation kann durch chronische Überdosierung mit Antazida zu einer Osteomalazie führen. Es wirkt obstipierend. Die Elimination erfolgt überwiegend renal.

Eine neutotoxische Wirkung konnte in Tierversuchen nachgewiesen werden. Da Aluminium in der Substantia nigra akkumuliert bei Parkinson-Patienten gefunden wurde, wird ein Einfluss auf diese Erkrankung diskutiert. In den Plaques bei Alzheimer-Patienten konnte ebenfalls Aluminium nachgewiesen werden. Die Inzidenz an dieser Erkrankung bei beruflich stark exponierten Berufsgruppen konnte statistisch jedoch nicht gefunden werden.

Alaun und Tonerde rufen auf den Schleimhäuten des Verdauungskanals, wenn sie oral einverleibt werden, Entzündungserscheinungen hervor, die bis zu Verätzung gehen. Am stärksten wirkt in dieser Hinsicht Alaun, abgeschwächt Tonerde, auch essigsaure Tonerde kann zur Verätzung führen. Es entstehen Speichelfluss, Erbrechen, Magen- und Leibschmerzen sowie Durchfall.

38.3
Anwendung

Homöopathische Anwendung findet die Zubereitung bei trockenen Ekzemen, chronischen trockenen Schleimhautentzündungen, Paralyse, Obstipation, Voralterung (nach Kommission D).

Die Wirksamkeit von Alumina oxydatum zeigt sich an den Schleimhäuten in einer Verstärkung der Sekretion, die eine Verstärkung oder – und dies ist besonders typisch – eine Eindickung und Verkrustung der Absonderung erfährt. Es bilden sich Zustände aus, wie zum Beispiel eine *Laryngitis* mit schwer löslichem, verkrustetem Schleim und *Dysphonie*. An den **Verdauungsorganen** beobachtet man eine gestörte Motorik. Beim Schlucken

38 – Alumina oxydatum – alum

kommt es zu Schlingbeschwerden infolge eines Gefühls wie zusammengeschnürt. Es finden sich kolikartige Zustände im Darm, spastischer, kleinknolliger Stuhl, der unter großer Anstrengung der Bauchpresse abgesetzt wird.

Es besteht eine *Obstipation*, die zum einen durch eine echte Atonie bedingt ist, zum anderen jedoch auch durch einen **gesteigerten Tonus der Darmmuskulatur** hervorgerufen wird. Bei Letzterem wird der Stuhl zurückgehalten und die Stuhlpresse bleibt unwirksam. Deutlich ist auch ein frustraner Drang beobachtet worden. Der Stuhl ist knollig, oft kleinknollig, wie aus kleinen Kugeln oder Kaffeebohnen bestehend, dazu dunkel und trocken. Bei dem durch das langanhaltende Drängen erzwungenen Durchtritt durch den Anus entstehen Schmerzen am Anus. Es ist damit bei der Trockenheit des Gewebes die Voraussetzung zur Entstehung von *Analfissuren* gegeben, ebenso, durch die Gefäßschwäche begünstigt, von *Hämorrhoidalblutungen*. **Nach** dem Stuhl werden im After, im Rektum und im Bauch teilweise Schmerzen angegeben.

In einer den wirklichen Verhältnissen nicht gerecht werdenden Einseitigkeit wurde seither fast immer nur eine atonische Verstopfung als kennzeichnend für Alumina oxydatum angenommen. Diese Annahme widerspricht klar den berichteten Symptomen, welche mit Sicherheit, sogar noch deutlicher neben der Atonie eine spastische Verfassung des Darms erkennen lassen. Auch Praxis-Erfahrungen haben mir das bestätigt, in Übereinstimmung mit Kent, der als klinisches Symptom einen kleinknolligen harten Stuhl, „wie Murmeln", als charakteristisch für Alumen hält.

Die Atonie des Darms zeigt sich in einem Gefühl völliger Untätigkeit des Mastdarms. Auch weicher Stuhl geht nur unter starkem Pressen ab.

Der spastische Charakter der Darmtätigkeit hat Veranlassung gegeben, Alumina oxydatum als Heilmittel bei Blei-Intoxikation zu verwenden.

Zusammen mit den motorischen Störungen der Verdauungsorgane stellt sich ein Reiz- und Entzündungszustand der Verdauungsschleimhäute ein: Wundheit der Mundschleimhaut, Anschwellung des Zahnfleisches, Trockenheitsgefühl im Mund oder die Gegenphase mit Speichelfluss, zähe Verschleimung im Rachen. Stärkereiche Nahrung, besonders Kartoffeln, machen Magenbeschwerden. Was es mit dieser oft angegebenen Verschlimmerung durch Genuss von Kartoffeln auf sich hat, vermag ich nicht zu sagen. Eine Bestätigung durch die Praxis kann ich nicht beibringen. Voisin ist der Ansicht, dass dieses Symptom von der Trockenheit der Kartoffel herrühre, welche Schwierigkeit beim Schlucken und beim Passieren des Magen-Darm-Kanals hervorruft [7]. Auch *Diarrhö* wird angegeben.

Es entsteht das zwingende Bedürfnis, sich niederzulegen, Stehen macht unendlich schlapp und müde, während Bewegung in der frischen Luft eine erfrischende Anregung bringt. Atonie des Magens und Darmes macht sich im Stehen lästig bemerkbar. Die sichtbaren Venen sind gestaut und treten hervor. Als ein klinisches Symptom hat sich mir ergeben: „Muss nachts die Füße wegen Hitzegefühl aus dem Bett strecken", und „Verstopfung mit Stühlen wie Kaffeebohnen, dabei Wadenkrämpfe".

Man beobachtet *Tremor* der Glieder, *Krämpfe* und klammartige Empfindungen, Unsicherheit beim Gehen, besonders beim Gehen im Dunkeln, wenn die Kontrolle des Auges entfällt, Neigung zu stolpern. Auch hier handelt es sich um mangelhafte Koordination der Bewegungsimpulse, verbunden mit gesteigertem oder verringertem Tonus und Übergang zu lähmungsartigen Zuständen und *Ataxie*.

Diese Zeichen können sowohl auf eine schlaffe Lähmung als auch auf einen spastischen Zustand der Glieder hinweisen. Wir müssen wie im Verdauungskanal auch hier eine gegenpolare Wirkung annehmen. Ein Versuch bei organischen Nervenleiden wie *Paralysis progressiva* und *multipler Sklerose* kann sich lohnen, doch wird man seine Hoffnungen hier nicht zu hoch stellen dürfen. Doch habe ich entschiedene Besserungen in mehreren Fällen von *multipler Sklerose* mit Hochpotenzen in seltenen Gaben beobachtet. Alumina gehört in den engeren Kreis der bei dieser Krankheit zu verwendenden Mittel.

Im Bereich der Psyche ergibt sich ein Zustand von Angst mit dem Gefühl, als ob man ein schlechtes Gewissen hätte oder als ob ein Unglück bevorstände oder als ob er unheilbar krank wäre. Auch ein mürrisch-ärgerlicher Gemütszustand ist vorhanden. Besonders kennzeichnend für Alumina ist eine unbeherrschbare Hast, alles geht ihm nicht schnell genug. Dabei besteht ein Zwang, sich ständig zu bewegen, wodurch eine Fahrigkeit und Zappeligkeit entsteht.

Es besteht eine motorische Unruhe mit Drang, die Füße zu bewegen, die venöse Stase und die **Unverträglichkeit der geringsten Menge Alkohol** zeigen eine nahe Verwandtschaft mit Zincum metallicum auf. Der Patient muss sich immer beschäftigen und stets bewegen, wobei er sich wohler fühlt. Er wird von einer ständigen inneren Hast getrieben und kann nicht untätig sein. Auch der Magen ist in diese Nervosität einbezogen, es besteht eine zittrige Schwäche bei leerem Magen. Der Prüfer zittert in der Erwartung auf das Essen

Auf der Haut entsteht eine ähnliche Veränderung wie auf den Schleimhäuten. Sie neigt zu Trockenheit und Rissigkeit. Unter heftigem Jucken, das sich in der Bettwärme vermehrt, entstehen trockene Hautausschläge.

Eine häufige Anwendung findet Alumina oxydatum bei chronischen Retronasalinfekten einschließlich **Sinusitis** und *Pharyngitis*. Es wird gern verwendet bei „der Heiserkeit magerer Kanzelredner", wie sie in didaktischer Weise formuliert wird. Die *Laryngitis* ist schlimmer am Morgen. Nach einigem Räuspern bessert sich die Heiserkeit.

Bewährt ist die Anwendung der Zubereitung bei **Leukorrhö**, wenn die Sekretion sehr reichlich und flüssig zugleich, auch wundmachend ist. Entsprechend der Tendenz zu Trockenheit der Schleimhäute bei Alumina oxydatum wird man es jedoch auch bei trockenen Scheidenaffektionen verwenden können, obwohl sich die entsprechenden Symptome bei der Arzneiprüfung nicht ergeben haben.

Selbst beim *Krebs* habe ich es in geeigneten Fällen wirksam gesehen, indem es den Fall gefördert und die *Kachexie* aufgehalten hat. Es kommt nicht nur bei *Schleimhautkrebsen*, sondern auch bei *Drüsenkrebs* in Frage.

38.4 Arzneimittelprüfung

Arzneimittelbild von Alumina gründet sich auf homöopathischen Arzneiprüfungen von Dr. Samuel Hahnemann [3] und von Dr. Hartlaub und Dr. Trinks [4].

38.5 Konstitution

Der **Alumina-Typus** kann folgendermaßen umschrieben werden:

Die vorwaltende Trockenheit, die an den Schleimhäuten beobachtet wird, kann auf den Gesamtzustand ausgedehnt werden, sodass eine allgemeine Magerkeit des Alumina-Patienten nicht selten ist.

Es besteht ein Mangel an Eigenwärme; äußerer Kälte hat er nichts entgegenzusetzen und friert daher leicht.

Er ist voll innerer Unruhe und muss sich ständig bewegen. Er findet sich in ständiger Hast, auch wenn keine Eile Not tut. Es tritt jedoch bald Ermüdung ein mit einem unbezwinglichen Drang, sich niederzulegen.

Das Nervensystem ist in einem Zustand reizbarer Schwäche, die zu einer missmutigen, verdrießlichen und ängstlichen Stimmung führt. Es besteht Zittrigkeit, es stellen sich Koordinationsstörungen ein mit Ataxie der Gliedmaßen, er verspricht sich leicht, verschreibt sich, lässt Gegenstände fallen und ist unsicher beim Gehen. Die Hastigkeit des Wesens verhindert ein zusammenhängendes Denken.

In besonderer Weise zeigen sich die Alumina-Zeichen am Magen-Darm-Kanal. Hier führt der zwischen Krampf und Lähmung schwankende Zustand entweder zu Obstipation mit sehr schwierigem Abgang von kleinknolligem Stuhl; oder aber auch weicher Stuhl geht nur unter starker Anwendung der Bauchpresse ab. Der Stuhl ist verstopft wegen Untätigkeit des Darms. Es findet sich also eine Verstopfung auf der Grundlage von Darmspasmen wie von Atonie des Dickdarms. Spastische Obstipation, verbunden mit nächtlichen Muskelkrämpfen, hat sich mir als bewährte Indikation ergeben.

38.6 Arzneimittelbild

Leitsymptome: ⊙ Langsame, aber tiefgreifende Wirkung, findet fast nur Anwendung für chronische Leiden.

⊙ Meist schwächliche, magere und trockene Menschen mit lähmungsartiger Müdigkeit.

38 – Alumina oxydatum – alum

Trockenheit der Haut mit Neigung zu Rissigkeit und trockenen Ausschlägen.

Trockener Schleimhautinfekte.

Lähmige Schwäche sowohl wie spastische Zustände der glatten als auch der quergestreiften Muskulatur.

Erschöpfung nach geringer Anstrengung, aber trotzdem motorische Unruhe, muss sich immerfort bewegen und kann nicht untätig sein.

Die geringste Menge Alkohol wird nicht vertragen.

Alle Verdauungsbeschwerden werden schlimmer nach dem Essen.

Allgemein morgens nach dem Erwachen < und nach dem Aufstehen <.

Frostigkeit und Mangel an Eigenwärme, Kälte <.

Kartoffeln < (konnten weder Verfasser, noch Herausgeberin beobachten).

Trocken-kaltes Wetter <.

Samenerguss <.

Vor und nach der Menses <.

Geist und Gemüt: Ängstlichkeit, lebt immer in einer gewissen Furcht, als hätte er ein Verbrechen begangen oder als stände ihm ein Unglück bevor. Angst, nicht mehr gesund zu werden.

Missmutig und verdrießlich; höchst ärgerlich und eigensinnig.

Meint, mit seinem Bewusstsein außerhalb seines Körpers zu sein; wenn er etwas sagt, meint er, ein anderer hätte gesprochen; wenn er etwas sieht, meint er, mit eines anderen Augen gesehen zu haben.

Sehr schreckhaft, fährt zusammen, wenn das Geringste hinunterfällt.

Wird von einer inneren Hast getrieben, kann nicht untätig sein, kann nichts schnell genug tun; die Zeit vergeht ihm zu langsam.

⊙ **Verschreibt sich leicht. Verspricht sich stets** und wählt andere Worte, als er will. Sprechen ermattet sehr.

Unvermögen, zusammenhängend zu denken. Anhaltende große Gedächtnisschwäche. **Kann kein Blut sehen, kein Messer liegen sehen ohne grässliche Anwandlungen, zum Beispiel als sollte er Selbstmord begehen.**

Schwindel, es dreht sich alles im Kreise. **Selbst das schwächste geistige Getränk berauscht ihn.**

Schwindel: Mit Übelkeit morgens, alles dreht sich im Kreise.

Kopf: Drücken äußerlich am Kopf, mag keinen Hut tragen; Jucken am Kopf. Haare trocken, fallen leicht aus. Kopfschuppen.

Alopecia

Kopfschmerz: Kopfschmerz, besonders morgens und nach dem Essen, besser beim Niederlegen.

Augen: Brennen und Schmerzen, Bindehaut gerötet. Muss die Augen ständig reiben. Nachts sind die Lider verklebt, **Lider halb gelähmt**, sie wollen zufallen, Schielen der Augen. Schwäche der Augen nach langem Sehen.

Konjunktivitis chronisch
Blepharitis

Nase: Übertrieben scharfer Geruch oder Geruchssinn herabgesetzt. Ständige Neigung zu Schnupfen. Absonderung von wässrigem oder dickem zähem Schleim oder von trockenen, harten **Krusten in der Nase**. Trockenheitsgefühl in der Nase. Wundheit der Nasenlöcher und der Scheidewand.

Rhinitis chronisch

Gesicht: Die Gesichtshaut ist um die Augen herum wie gespannt, als wenn Eiweiß darauf eintrocknete; Gesicht wie geschwollen. – Die Backen sind kupferrot. Lippen bläulich. – Blässe des Gesichts.

Mund: Aufgesprungene trockene Lippen. Zahnfleisch geschwollen, leicht blutend, Wundheit in der Mundschleimhaut, fauler Mundgeruch. Trockenheit des Mundes und Halses oder andauernder Speichelfluss. Geschmack im Munde fad oder bitter oder süßlich oder säuerlich.

Zähne: Zähne schmerzen beim Kauen, Gefühl, als seien die Zähne zu lang.

Innerer Hals: Angeschwollene Mandeln, Halsweh beim Schlingen.

Hat Schwierigkeit zu schlucken, infolge **Zusammenschnürung in der Speiseröhre**. Speiseröhrenlähmung und -krampf. Dicker, zäher Schleim im Hals. Gefühl von **Trockenheit im Schlund mit Zwang zu räuspern**.

Pharyngitis

Magen: Gieriger Hunger, zittert auf das Essen; hat fast stets Hunger, könnte immer essen. Oder Appetitmangel. Übelkeit mit ohnmachtartiger Schwäche und Schwindel in Anfällen. Magendrücken und Aufstoßen, Sodbrennen.

Gastritis

Abdomen: Kolikartige Leibschmerzen mit heftigem Stuhlzwang, wobei öfter Kot abgeht, so dass der After stechend schmerzt.
Der Bauch scheint schwer hinunter zu hängen.
Kartoffeln machen Magenbeschwerden. ☉ **Verlangen nach unverdaulichen Dingen wie Kalk, Kohle und dergleichen.** Nach dem Essen verschlimmern sich alle Beschwerden.
Vergebliches Drängen zum Stuhl, muss stark drücken und pressen zum Stuhl, der sehr fest, knotig und sehr wenig ist. **Nach der unvollständigen Stuhlentleerung lassen die Bauchschmerzen nicht nach.** ☉ **Kleinknolliger Stuhl wie kleine Kugeln oder wie Kaffeebohnen**, dabei nächtliche Wadenkrämpfe (Beobachtung des Verfassers).
Vor dem Stuhlgange, der bald fest, bald weich, stets aber sehr wenig ist, Grimmen im Bauch. Nach schwierigem Abgange harten, lorbeerartigen Stuhles unter schneidenden Schmerzen im After, als wäre derselbe zu eng.

Enteritis chronisch
Bleikolik (Hauptmittel)

Rektum und Stuhl: Blutabgang in einem Strahl mit nachgängigen beißenden Wundheitsschmerzen im After und den Mastdarm hinauf. Der Mastdarm ist untätig, als mangele ihm die Kraft, den Kot auszudrücken, und die peristaltische Bewegung; **der Stuhl ist weich und dünn geformt und kann trotzdem nur durch große Anstrengung der Bauchmuskeln entleert werden. Durchfälliger Stuhl in kleinen Mengen. Schleimhaltige Stühle.**
Blutabgang nach dem Stuhl und Vergrößerung der Afterknoten. Jucken und Brennen im After. Stechen im After nach dem Stuhl wie Nadelstechen.

Obstipation spastisch und atonisch
Obstipation im Kindesalter
Analfissur

Blase: Schwäche und Spasmen der Muskulatur. Urin fließt sehr langsam in dünnem Strahl, ☉ **will nur abgehen beim Drängen zum Stuhl.** ☉ **Muss zum Stuhl pressen, um Harn lassen zu können.** Unwillkürlicher Harnabgang, wenn er sich anschickt, zu Stuhl zu gehen.
Schmerzen brennend beim Harnlassen. Häufiger Harndrang.

Urin: Setzt weißen oder roten Satz ab.

Geschlechtsorgane:
- weiblich: **Leukorrhö zäh, klebrig, scharf oder reichlich und flüssig, läuft die Schenkel hinab, mit Wundheit an der Vulva.** Menses zu schwach und blass, zu früh oder verspätet. **Nach der Menses körperlich und geistig sehr ermattet,** ☉ **ebenso auch vor der Menses.**

Leukorrhö mit Obstipation

- männlich: Unfreiwillige Samenverluste mit großer Mattigkeit nachher. Lebhaft gesteigerter Geschlechtstrieb oder Herabsetzung desselben. Verschlimmerung aller Beschwerden nach dem Samenerguss.

Larynx und Trachea: Laryngitis mit Trockenheit und zäher Absonderung. Heiserkeit früh nach dem Erwachen, später nachlassend.

Laryngitis
Dysphonie durch Überanstrengung

Husten und Expektoration: Hustenreiz mit andauerndem trockenem, hackendem Husten mit

38 – Alumina oxydatum – alum

Erbrechen und Atemversetzung. Husten mit reichlichem Auswurf. Husten morgens, nachts, ☉ **beim Sprechen**.

Bronchitis chronisch

Rücken: Rückenschmerz, wie wenn ein heißes Eisen durch die untersten Wirbel gestoßen würde[46]. Ein Ruck durch Kopf und Glieder wie ein elektrischer Schlag. Brennende, stechende Schmerzen im Rücken. Kreuz- und Rückenschmerzen wie zerschlagen.

Extremitäten: Schmerzen in allen Muskeln und Gelenken rheumatischer Art. Wadenkrampf und klammartige Empfindung wie zu kurz. Einschlafen der Glieder.

☉ **Nächtliche Muskelkrämpfe in den Beinen, die sich bessern durch gewaltsames Strecken, verbunden mit kleinknolligem, hartem Stuhl.** Abgang des harten Stuhls bessert. (Beobachtung des Verfassers)

Venen angelaufen. ☉ **Füße und Unterschenkel heiß, muss nachts die Füße aus dem Bett strecken oder kalt abduschen.** Angelaufene Adern an den Händen. **Schmerzen in den Fußsohlen beim Gehen.**

Zittrige Schwäche des ganzen Körpers, lähmungsartiger Zustand. **Unsicheres Gehen, stolpert leicht**, da er seine Muskeln nicht in der Herrschaft hat. **Unsicherer Gang im Dunkeln. Kann sich kaum schleppen vor Müdigkeit der Beine**, unwiderstehliche Neigung zu liegen.

Ataxie
Multiple Sklerose

Schlaf: Unruhig und unterbrochen, wirft sich unruhig im Bett herum, kann wegen Hitzegefühl nicht schlafen. Angstvolle Träume, morgens unausgeschlafen und niedergedrückt, ohne helles Bewusstsein.

Frost und Frösteln: Innerer Frost und Schaudern, mit Verlangen nach dem warmen Ofen. Frostig in freier Luft. Hitze, wechselnd mit Schüttelfrost. Nachtschweiß.

Haut: Trockenheit der Haut mit Neigung aufzuspringen, brüchige Nägel. **Unerträgliches Hautjucken, besonders beim Warmwerden im Bett.**

Bläschen und Pusteln zeigen sich. Furunkelbildung.

Sprödigkeit der Fingernägel, brechen, wenn man sie schneiden will. Eine alte Narbe fängt an zu jucken. Die Fußsohlen schmerzen beim Auftreten, als wären sie zu weich und geschwollen.

Kleine Verletzungen entzünden sich.

Ekzem trocken rissig
Abszess

Allgemein: Zittrige Aufgeregtheit des Nervensystems.

Unruhe, muss die Hände und Füße immerzu bewegen und herumgehen.

Große Erschöpfung, besonders beim Sprechen.

Nach Gehen im Freien große Müdigkeit und Abspannung. **Unüberwindliche Neigung, sich niederzulegen.**

Ekel vor Fleisch.

38.7 Dosierung

Da es sich immer um konstitutionelle Leiden handelt, habe ich die höheren Verdünnungen, etwa D 12 und Hochpotenzen, mit gutem Erfolg gegeben. Andere bevorzugen die tiefen Verdünnungen D 6 bis D 3, besonders wenn die lokale Wirkung (speziell Verstopfung) ins Auge gefasst wird.

38.8 Vergleichsmittel

- 13. Gruppe Periodensystem: Borax veneta, Thalium metallicum.
- Laryngitis und Rhinitis mit trockener Absonderung: Argentum nitricum, Causticum Hahnemanni, Hedera helix, Iodum purum, Kalium bichromicum.

---

46 Dieses merkwürdige, nicht weiter erklärbare Symptom habe ich in Eigenversuchen an mir selbst ebenfalls wahrgenommen.

- Laryngitis am Morgen < : Causticum Hahnemanni (Räuspern bessert sich bei beiden die Heiserkeit, auch in der Trockenheit und Hagerkeit sind sich beide Arzneien ähnlich), Argentum nitricum (beide Gefühl innerer Unruhe und Hast, Alumina hat die größere Trockenheit der Schleimhäute).
- Trockene, rissige Hautausschläge: Causticum Hahnemanni, Graphites naturalis, Natrium muriaticum, Petroleum crudum, Psorinum, Ruta graveolens, Sepia succus, Sulphur lotum.
- Hastiges Wesen, kann nicht untätig sein, Zeit vergeht zu langsam: Alumina oxydatum, Ambra grisea, Argentum nitricum, Iodum purum, Medorrhinum.
- Motorische Unruhe mit Drang, die Füße zu bewegen, die venöse Stase und die Unverträglichkeit der geringsten Menge Alkohol zeigen eine Ähnlichkeit zu Zincum metallicum.
- Erkrankungen des Zentralnervensystems mit Spasmen: Cuprum metallicum, Plumbum metallicum, Zincum metallicum.
- Lähmungsartige Zustände: Causticum Hahnemanni, Zincum metallicum.
- Gieriger Hunger, zittert auf das Essen, hat fast stets Hunger: Acidum fluoricum, Calcium fluoricum, Graphites naturalis, Iodum purum, Lycopodium clavatum, Natrium muriaticum.
- Kachexie: Conium maculatum.
- Verstopfung infolge Untätigkeit des Rektums: Conium maculatum, Graphites naturalis, Opium.
- Verstopfung spastisch: Belladonna, Mandragora officinarum, Nux vomica, Plumbum metallicum.
- Stuhl trocken: Bryonia alba, Lycopodium clavatum, Magnesium muriaticum, Natrium muriaticum.
- Leukorrhö, profus, ätzend: Acidum nitricum, Iodum purum, Kreosotum, Lilium tigrinum, Mercurius solubilis Hahnemanni, Sepia succus, Thuja occidentalis.
- Stehen macht unendlich schlapp und müde: Sulphur lotum.
- Antidot ist Plumbum metallicum.
- Wundheilung verzögert, Reizung alter Narben, Fußsohlenschmerz beim Gehen: Acidum fluoricum, Silicea terra.
- Sulphur lotum. Jucken der Haut in der Bettwärme ist beiden Mitteln eigentümlich. Sulphur lotum hat die Verschlimmerung beim Stehen, bei Alumina oxydatum haben wir ein unüberwindliches Bedürfnis, sich niederzulegen. Die klinische Beobachtung zeigte, dass ein Hitzegefühl in den Beinen, das besonders nachts beklagt wurde und Veranlassung gab, dass der Patient die Beine aus dem Bett streckte oder diese kalt abduschte, sich beim Gebrauch von Alumina oxydatum behob, auch Calcium fluoricum.

38.9 Kasuistik

38.9.1 Aluminium-Intoxikation chronische

Ein Ingenieur klagt über eine chronische atonische Verstopfung mit fortschreitender Abmagerung, Frostigkeit und allgemeiner Schwäche.

Er ist ein Mann von 40 Jahren, groß, mager und ausgetrocknet, von bekümmertem und ängstlichem Aussehen.

Nach seinen Worten kann er niemals schwitzen (seine Haut ist rau und trocken), sein Mund ist ständig trocken; bei jedem Stuhlgang muss er große Anstrengungen machen, selbst bei einem weichen Stuhl.

Voisin, der diesen Fall in seinem Werk „Die vernünftige, kritische Anwendung der Homöopathie" [7] schildert, sagt zu dem bei ihm hospitierenden Kollegen: „Alumina". Der Kranke springt überrascht hoch: „Sind Sie denn Hellseher? Woher wissen Sie, dass ich in einem Aluminiumwerk arbeite?"

„Es war dies kein Kunststück. Es genügte dazu die Kenntnis der chronischen Aluminium-Intoxikation und der homöopathischen Arzneimittellehre. Die erste gibt die Natur der von Aluminium hervorgerufenen Störungen an, die zweite präzisiert ihre besonderen Modalitäten."

38.9.2 Obstipation spastische

Ein anderer Patient aus meiner eigenen Beobachtung kennzeichnet die spastische Form der für Aluminium kennzeichnenden Obstipation.

Ein älterer Herr von hagerer, trockener Konstitution wird von mir seit vielen Jahren beobachtet. Von Zeit zu Zeit kommt er zu mir mit Verdauungsbeschwerden. Der Stuhl setzt oft aus und ist zusammengesetzt aus vielen kleinen Knöllchen, nicht viel größer als Kaffeebohnen. Dabei ist häufiger Drang vorhanden, wobei jedoch sich nur eine Anzahl dieser kleinen Knöllchen entleeren. Das Colon descendens ist spastisch kontrahiert zu tasten. Die Nase ist trocken und mit trockenen Krusten besetzt. Beim Treppenabwärtsgehen hat er oft das Gefühl, dass er die Stufe verfehlt oder dass er die Füße verwechselt. Er muss sich sehr auf das Treppengehen konzentrieren, um keinen Fehltritt zu tun. Beim Schreiben lässt er oft Buchstaben aus, beim Sprechen verspricht er sich oft, indem er Silben auslässt oder ins Stottern kommt.

In diesem Zustand habe ich ihm mehrfach Alumina oxydatum D 15 verordnet mit jeweils sofortigem Erfolg: am nächsten Tage ging der Stuhl in völlig normaler Form und die geschilderten nervösen Beschwerden haben sich deutlich gebessert (Verfasser).

38.10 Literatur

[1] Allen TF. Alumina. In: Allen TF, Hrsg. Encyclopedia of pure Materia Medica. New York: Boericke & Tafel; 1874–1880: 206–238

[2] Clarke JH. Alumina. In: Clarke JH, Hrsg. Dictionary of practical Materia Medica. London: Homoeopathic Publishing Company; 1900–1902: 67–74

[3] Hahnemann S. Alumina. In: Lucae C, Wischner M, Hrsg. Gesamte Arzneimittellehre. Stuttgart: Haug; 2007: 61–91

[4] Hartlaub CC, Trinks CF. Alumina. Annalen der homöopathischen Klinik 1831; 2: 159

[5] Hughes R. Alumina. In: Hughes R, Hrsg. Cyclopaedia of Drug Pathogenesy. London: Gould; 1886–1891: 236

[6] Viera G. Alumina. Europäisches Journal für klassische Homöopathie 1998; 7

[7] Voisin H. Die vernünftige kritische Anwendung der Homöopathie. Ulm: Haug; 1960: 13

[8] Voisin H. Materia medica des homöopathischen Praktikers. 3. Aufl. Heidelberg: Haug; 1991: 105–110

39 Ambra grisea – ambr

lt.: Ambra ambrosiaca, dt.: Amber, engl.: ambergris

39.1 Substanz

Animalia – Physeteridae (Pottwale) **– Physeter catodon gleich Physeter macrocephalus**

Ambra ambrosiaca ist ein physiologisches Stoffwechselprodukt des Pottwals (Physeter catodon, auch macrocephalus), das sich nur bei ca. 1 % der Tiere findet. Es wird bei Darmverletzungen als Wundverschluss gebildet und nach dem Abheilen der Verletzung ausgeschieden, wo man es dann im Meer schwimmend auffindet.

Man verwendet es als Fixateur bei schweren Parfüms.

Homöopathische Anwendung findet Ambra ambrosiaca.

39.2 Pharmakologie und Toxikologie

Ambra ist sensorisch aktiv. Die Geruchsqualitäten werden mit erdig, exotisch holzig, animalisch und kampferartig umschrieben. Dieser sensorische Anteil wird aus Ambrein-Metaboliten unter Einfluss von Licht und Sauerstoff treibend auf dem Meer gebildet.

Ambra-Riechstoffe können heute synthetisch hergestellt werden.

39.3 Anwendung

Es wurde schon seit dem Mittelalter von arabischen Ärzten als wertvolles Nervinum geschätzt.

Homöopathische Anwendung findet die Zubereitung bei Agitationen und Erschöpfung, Insomnie, Fehlsteuerungen des vegetativen Nervensystems, Depression, Arteriosklerose, Voralterung (nach Kommission D).

Die Hauptwirkung geht auf funktionelle Störungen des zentralen und vegetativen Nervensystems mit hochgradiger Überempfindlichkeit und Überreizung. Nerventonikum auf dem Boden sexueller Erschöpfung.

Die zwischen Psyche und körperlichen Funktionen normalerweise bestehende Schranke ist teilweise aufgehoben. Der Patient ist verlegen und schüchtern, er bekommt Hustenanfälle in Gegenwart anderer. Kinder und Kranke können nicht zu Stuhl gehen, wenn andere Menschen im Zimmer sind. Alle geistige Arbeit, auch lebhaftes Sprechen und Unterhaltung, greift sehr an und hat Schlaflosigkeit zur Folge. Musik ruft Rührseligkeit und Weinen hervor und verschlimmert den ganzen Zustand. Wenn der Patient sich in Gedanken mit seinen Beschwerden beschäftigt, werden diese schlimmer. Umgekehrt beeinflusst die Verdauungstätigkeit die geistige Verfassung, macht Kopfdruck und Benommenheit.

Die Peristaltik der Verdauungsorgane ist spastisch gesteigert, es tritt Globusgefühl im Hals, Bauchgrimmen und Rumpeln im Bauch auf; im Unterleib wird ein Gefühl von eisiger Kälte angegeben.

Die Libido ist überreizt. Ein heftiges Jucken der Schamteile bei beiden Geschlechtern. Bei Frauen zeigt sich nach Anstrengung oder mühsamem Stuhlgang Abgang von Blut.

39.4 Arzneimittelbild

Leitsymptome: Die geringste Beanspruchung der Nerven und alle äußeren Eindrücke greifen sehr an und verschlimmern alle Beschwerden.

Die Gegenwart anderer Personen <
⊙ **beim Denken an seine Beschwerden <**
morgens nach dem Erwachen <
nach dem Essen <
bei warmer Temperatur <
⊙ **durch Bewegung im Freien >**, aber auch bald erschöpft.
Musik <

39 – Ambra grisea – ambr

Geist und Gemüt: Gedrückte und verzweifelte oder ärgerliche Stimmung; ⊙ **trostlos, Musik ruft Weinen hervor.**
  Angstgefühl nach dem Essen.
  Gleichgültig gegen Freud und Leid. Will allein sein.
  Große innere Hast und Unruhe mit Zittern.
  ⊙ **Schüchternheit, errötet leicht; fühlt sich in Gegenwart anderer gestört.**
  ⊙ **Beim Denken an seine Beschwerden wird alles schlimmer.** Sprechen und Unterhaltung greift sehr an, und sie kann dann nicht schlafen. Sie sprach ungewöhnlich viel und wurde dadurch sehr angegriffen.
  Gedanken und Gedächtnisschwäche, muss alles mehrere Male lesen und nimmt den Sinn doch nicht auf.
  Ängstliche Gedanken steigen in ihm auf. Der Phantasie bemächtigen sich Zerrbilder, Fratzen, Teufelsgesichter; die Phantasie beschäftigt sich mit vielen geilen Bildern.

> *Chronic-Fatigue-Syndrom*
> *Agitationen*
> *Belastungsstörung posttraumatisch*

⊙ **Schlaflosigkeit infolge unangenehmer Gedanken.**
  Unruhiger Schlaf infolge lebhafter **Träume mit aufgeregten Phantasien.**
  Erwachen an Übelkeit und starkem Druck im Oberbauch, durch Liegen auf dem Leib gebessert.

Kopf: Kopfschmerzen mit Blutandrang zum Kopf. Musik ruft Wallungen hervor. Haarausfall.

Ohren: Gehör herabgesetzt oder überempfindlich.

Nase: Nasenbluten durch Wallungen.

Mund: Übler Mundgeruch. Früh beim Erwachen große Trockenheit des Mundes mit Durstlosigkeit.

Innerer Hals: Nach dem Essen Globusgefühl im Hals.

Magen: Saures Aufstoßen, Sodbrennen.

Abdomen: Druckgefühl und Auftreibung des Leibs, besonders nach dem Essen, besser durch Aufstoßen. **Kältegefühl im Unterleib.**
  Leibschmerzen und Rumpeln im Bauch.

Rektum und Stuhl: Öfter Drang zum Stuhl, jedoch ohne Erfolg; das macht sie sehr bänglich, wobei ihr die Nähe anderer Menschen unerträglich wird.
  Stuhl kann in Gegenwart anderer nicht verrichtet werden. Jucken im After.

> *Obstipation*

Blase: Gefühl, als ob einige Tropfen Harn austreten würden.

Urin: Harn trüb, rotbrauner Satz schon vor dem Erkalten.

Geschlechtsorgane:

> *Leukorrhö*
> *Menorrhagie nach Anstrengung oder Erregung*

- weiblich: **Heftiges Jucken der Scham mit Wundheit.** Menses zu früh. ⊙ **Gebärmutterblutung auf geringfügige nervöse Anlässe, Blutabgang nach Gehen und bei hartem Stuhlgang.**
- männlich: Geschlechtstrieb all zu leicht erregbar. ⊙ **Herzklopfen und Verstimmung nach dem Geschlechtsverkehr.**

Husten und Expektoration: Heftiger, krampfhafter Husten begleitet von Aufstoßen ⊙ oder endigend mit Aufstoßen. ⊙ **Verlegenheitshusten in Gegenwart anderer.** ⊙ **Husten schlimmer durch Essen.** ⊙ **Husten schlimmer durch Musik.**
  Herzklopfen mit Druck in der Brust und dann Gefühl eines Klumpens, ⊙ **durch nervöse Eindrücke.**

> *Asthma bronchiale psychogen*

Extremitäten: Absterben der Finger.

Raynaud-Syndrom

Schlaf:

Insomnie

Haut: Gefühl von Taubheit der Haut, besonders morgens.

Allgemein: Krämpfe und Zuckungen der Muskeln, Wallungen und Pulsation im ganzen Körper, besonders nach Gehen im Freien.
Pulsieren durch den Körper wie das Ticken einer Uhr.

39.5
Dosierung

D 2 bis D 3, auch C 3.

39.6
Vergleichsmittel

- Denken an seine Beschwerden <: Acidum oxalicum.
- Gegenwart anderer Personen <: Barium carbonicum (Husten), Natrium muriaticum (Urinieren).
- Schlaflosigkeit wegen lebhafter Gedanken und Herzklopfen: Coffea cruda.
- Metrorrhagie, Kältegefühl im Bauch: Bovista lycoperdon.
- Überempfindlichkeit gegen Musik: Carcinosinum, Crocus sativus, Graphites naturalis, Ignatia amara, Natrium carbonicum, Phosphorus.
- Überempfindlichkeit aller Sinnesnerven, Globusgefühl: Valeriana officinalis.
- Erschöpfung durch Sorgen und Kummer: Avena sativa, Acidum phosphoricum, Cocculus indicus, Ignatia amara.

39.7
Kasuistik

39.7.1 Dermatose

Eine 75-jährige, schlanke Frau, die bereits nach kurzem Gespräch einen nervenschwachen, sehr gewissenhaften und ordentlichen Eindruck hinterlässt, ist seit 8 Jahren meine Patientin. Die häufigsten Beschwerden sind Palpitationen, sobald sie etwas Unangenehmes zu erledigen hat. Objektivierbar findet sich immer wieder ein tachykarder Puls um 100/min.

Die Patientin war bereits mit 42 Jahren in die Menopause gekommen, im 60. Lebensjahr war eine Lymphangitis nach einer Stichverletzung ausgetreten. Zu Beginn meiner Behandlung war häufiger ein Morbus Raynaud aufgetreten. Rezidivierende Klagen über kalte Füße und gelegentliche leichtere anginoide Herzbeschwerden finden sich im Krankenblatt. Im 72. Lebensjahr wurde ein Herpes zoster mit überwiegenden brennenden Schmerzen mit Mezereum D 6 behandelt. In der Folge zeigte sich ein sehr hartnäckiges Zungenbrennen. Im 73. Lebensjahr eine Dermatitis bullosa nach einem Arnika-Externum. Dieses wurde innerlich mit Cantharis vesicatoria D 6 und Sulphur lotum D 6 behandelt und äußerlich mit Hametumsalbe. Im darauf folgenden Jahr finde ich viele dyspeptische Beschwerden mit viel Aufstoßen gleich nach dem Essen, auch bereits morgens nach dem Frühstück. Hier verordnete ich die Stiegele'schen Doppelmittel Hydrastis canadensis ∅ und Carduus marianus ∅. Für die Herzbeschwerden bekam sie, je nach Symptomatik Aconitum napellus D 6, Araninum D 12 und Cactus grandiflora D 2.

Dann erscheint im Januar des darauf folgenden Jahres (1973) ein trockenes, stark juckendes Ekzem der Unterschenkel und ein trockener pustulöses Exanthem an den Oberarmen. Es erfolgte die Verschreibung von Arsenicum album wegen der tachykarden Palpitationen. Zur Verschreibung hatte ihre gewissenhafte, ja pedantische Art geführt, die Ängstlichkeit, der häufig brennende Charakter ihrer Beschwerden und die passenden Temperaturmodalitäten. Der starke Juckreiz ließ sie regelmäßig gegen 22.30 Uhr erwachen. Arsen brachte keine Erleichterung. Das Ekzem war scharf begrenzt, kreisrund und begann zu nässen. Es befand sich nahe der Achillessehne. Auch Mercurius solubilis Hahnemanni und Lycopodium clavatum brachten nichts. Im April hatten sich auf dem Ekzem zwei große flüssigkeitsgefüllte Bullae gebildet. Im Kent'schen Repertorium, Bd. II, S.176, findet sich unter Blasen wie verbrannt: Ambra grisea, Aurum metallicum, Belladonna, Cantharis vesicatoria, Carbo animalis, Clematis erecta, Lycopodium, Natrium carbonicum, Phosphorus, Sepia succus, Sulphur lotum (Kent'sches Repertorium Bd. II, S.176).

Ambra grisea war mir während der gesamten Behandlungszeit eigentümlicher oder bezeichnender Weise nicht in den Sinn gekommen, obwohl es doch so gut passt: die alte nervöse Dame mit dem Herzklopfen und dem dyspeptischen Aufstoßen. Wegweiser war das eigentümliche Hautsymptom. Von dieser Seite dürfte das Mittel den wenigsten Homöopathen bekannt sein.

Drei Tage nach der Verordnung berichtet die Frau über eine deutliche Erstreaktion. Sie sei deutlich unruhiger geworden und die Haut hätte sich verschlechtert.

9 Tage später sehe ich eine völlig veränderte Frau mit entspannten Gesichtszügen in meinem Sprechzimmer. Die nervöse Spannung ist gewichen, die Haut ist sehr viel besser. Sie könne jetzt ausgezeichnet schlafen, auch den Föhn habe sie nicht mehr gespürt. Die Pulsfrequenz liegt bei 80/min. Die Verordnung war Ambra grisea Dil D 3, dreimal täglich 10 Tropfen.

39.8 Literatur

[1] Allen TF. Ambra. Encyclopedia of pure Materia Medica. Bd. 1. New York: Boericke & Tafel; 1874–1880: 238–249

[2] Braun A. Ambra grisea bei einer trophisch-allergischen Dermatose. Allgemeine Homöopathische Zeitung 1973; 218(6): 271–273

[3] Clarke JH. Ambra grisea. Dictionary of practical Materia Medica. Bd. 1. London: Homoeopathic Publishing Company; 1900–1902: 74–79

[4] Hahnemann S. Ambra grisea. In: Lucae C, Wischner M, Hrsg. Gesamte Arzneimittellehre. Bd. 1. Stuttgart: Haug; 2007: 91–103

[5] Hughes R. Ambra grisea. Cyclopaedia of Drug Pathogenesy. Bd. 1. London: Gould; 1886–1891: 236

[6] Krassnig K. Ambra. Documenta Homoeopathica 1986; 7: 249–267

[7] Mitscher D. Ambra grisea. Materia medica revisa homoeopathiae. Glees: Gypser; 2013

40 Ammonium bromatum – am-br

lt.: Ammonium bromatum, dt.: Ammoniumbromid, engl.: ammonium bromide

40.1 Substanz

Mineralia – Anorganica – Composita – 15. Gruppe[47] – Ammoniumbromid – NH_4Br

Bei Ammoniumbromid handelt es sich um ein hydrophiles, farbloses, kristallines Pulver.

Die Substanz findet Verwendung als Beruhigungsmittel, zur Herstellung von Fotoplatten und Filmen, zum Gravieren in der Lithographie.

Die homöopathische Zubereitung erfolgt aus Ammoniumbromid.

40.2 Pharmakologie und Toxikologie

Medizinischer Einsatz als Sedativum.

40.3 Anwendung

Homöopathische Verwendung findet die Zubereitung bei Atemwegsinfekten (nach Kommission D)

Ammoniumbromid wird gewählt, um die Reizwirkung des Broms (S. 376) auf den Kehlkopf und die Luftröhre mit der des Ammoniaks zu verbinden. Verwendung bei **nächtlichem *Reizhusten, Dysphonie, Laryngitis, Asthma bronchiale, Diphtherie.***

Trockener, krampfartiger *Reizhusten*, vom Kehlkopf und der Luftröhre ausgehend, schlimmer nachts (besonders um 3 Uhr durch Ammoniumanteil), durch Niederliegen, *Heiserkeit*. Wird bei *infektiösen Erkrankungen* der oberen Luftwege dem elementaren Brom wegen besserer Haltbarkeit vorgezogen.

40.4 Dosierung

Verordnung meist D 2 und D 3 oder als Verreibung.

40.5 Vergleichsmittel

15. Gruppe Periodensystem der Elemente: Aethiops antimonialis, Ammonium carbonicum, Ammonium causticum, Ammonium iodatum, Ammonium muriaticum, Antimonium arsenicosum, Antimonium crudum, Antimonium sulphuratum aurantiacum, Antimonium tartaricum, Arsenicum album, Arsenicum iodatum, Bismuthum subnitricum, Phosphorus.

40.6 Literatur

[1] Allen TF. Ammonium bromatum. Encyclopedia of pure Materia Medica. Bd. 1, 10 Suppl. New York: Boericke & Tafel; 1874–1880: 256–259, 285–286

[2] Clarke JH. Ammonium bromatum. Dictionary of practical Materia Medica. Bd. 1. London: Homoeopathic Publishing Company; 1900–1902: 82–84

[3] Hughes R. Ammonia. Cyclopaedia of Drug Pathogenesy. Bd. 1. London: Gould; 1886–1891: 241–250

---

47 Stickstoffgruppe: Stickstoff N, Phosphor P, Arsen As, Antimon Sb, Bismut Bi, Ununpentium Uup.

41 Ammonium carbonicum – am-c

lt.: Ammonium carbonicum, dt.: Hirschhornsalz, engl.: sal volatile

41.1 Substanz

Mineralia – Anorganica – Composita – 15. Gruppe[48] **– Ammoniumcarbonat – $(NH_4)_2CO_3$**

Bei Ammoniumcarbonat (E503) handelt es sich um nach Ammoniak riechende, ätzend schmeckende, gesundheitsschädliche, farblose, glänzende, säulenartige Kristalle. Diese sublimieren[49] unter Erwärmung direkt und vollständig in Ammoniak (NH_3), Kohlendioxid (CO_2) und Wasser (H_2O).

Verwendung findet die Substanz als Beize, Fleckenentfernungsmittel, als CO_2-Bildner bei Feuerlöschern, in Schaumstoffen, Haarbehandlungsmitteln, als Backtriebmittel für scharf durchgebackene, flache Backwaren, aus denen bei einer Temperatur über 60 °C das entstehende Ammoniakgas über die Krume vollständig entweichen kann.

Homöopathische Verwendung findet Ammoniumcarbonat.

41.2 Pharmakologie und Toxikologie

Ammoniak entstehen im menschlichen Organismus in großen Mengen beim Proteinabbau. In wässriger Lösung liegt die Substanz dissoziiert im Gleichgewicht mit ihrem Ammoniumion ($NH_3 + H^+ \rightleftharpoons NH_4^+$). Da die Substanz hochtoxisch ist, wird sie in der Leber mit in etwa äquimolaren Mengen Bicarbonat (HCO_3) rasch zu Harnstoff ($2NH_4^+ + 2\ HCO_3 \rightleftharpoons NH_2(=O)-NH_2 + CO_2 + 3\ H_2O$) umgebaut, der dann renal ausgeschieden werden kann.

Dieser Stoffwechselweg ist bei Bicarbonat-Mangel eingeschränkt, wie zum Beispiel bei einer nicht respiratorischen Azidose.

---

48 Stickstoffgruppe: Stickstoff N, Phosphor P, Arsen As, Antimon Sb, Bismut Bi, Ununpentium Uup.

49 Direkter Übergang eines festen Stoffes in einen gasförmigen Aggregatzustand ohne flüssige Phase.

41.3 Anwendung

Früher fand Ammoniak medizinische Anwendung als Riechmittel.

Homöopathische Verwendung findet die Substanz bei Infektionskrankheiten mit Kreislaufschwäche, bei Entzündungen der Mundhöhle und der Atemwege, sowie bei Herz- und Kreislaufschwäche (nach Kommission D).

Ammonium-Arzneien haben Bezug zu den Atmungsorganen und zum Gefäßsystem. Hier beobachtet man *synkopale Reaktionen*, einen zarten, verlangsamten Puls, Blässe und Zyanose der Haut mit kalten Schweißen und Sinken der Körperwärme. Ammonium carbonicum findet Verwendung bei **Pneumonie** mit Benommenheit und Apathie bei niedrigem *Fieber*, wenn der Patient den Schleim wegen Schwäche nicht hochbringt, oder bei *Scharlach*, wenn der Ausschlag infolge mangelnder Reaktionskraft nicht recht zur Entwicklung kommt. Bei **septischen**, auch **skorbutischen** Zuständen mit Blutungen. Bei septisch-infektiösen Krankheiten wie *Erysipel, Scharlach, Bronchiolitis* usw. ist eine Voraussetzung für die Anwendung das Vorhandensein der Kreislaufinsuffizienz, durch welche die septische Entwicklung hervorgerufen wird.

Auch bei Neigung zu *Synkope*, bei *Dysphonie* und bei *Husten*, besonders *Reizhusten*. Der Husten hat eine Verschlimmerung in den Morgenstunden (3 Uhr früh) und beim Eintritt in einen warmen Raum.

41.4 Konstitution

Die für Ammonium carbonicum typische Neigung zu Kreislaufschwäche mit Atemnot und Herzklopfen bei geringer Anstrengung, mit Verschlimmerung bei äußerer Wärme (warmer Raum, schwüles Wetter) finden wir besonders häufig bei **korpulenten Frauen** mit schlaffem, kraftlosem Gewebe bzw. schlaffer Faser. Die Haut ist livid oder zyanotisch verfärbt. Der Kreislauf befindet sich in einem Zustand von Lähmung. Von Ammonium carbonicum soll man jedoch nicht nur bei akutem Kreislaufversagen, sondern auch bei chronischer Kreislaufschwäche Hilfe erwarten. Kälte und Nässe werden bezüglich des Allgemeinbefindens nicht vertragen, selbst beim Waschen des Gesichts entsteht Nasenbluten. Die Reaktionsfähigkeit ist langsam und schlecht.

41.5 Arzneimittelbild

Leitsymptome: Herzschwäche bei schlaffem und schwachem Herzmuskel und durch Kollaps der Vasomotoren. ☉ Herztonikum bei chronischer Herzmuskelschwäche.
  Hauptbeziehung geht auf die Atmungsorgane: Großblasiges Rasseln auf der Brust mit Kreislaufschwäche.
  Neigung zu dunklen Blutungen aus den Schleimhäuten, besonders Uterus.
  Bei rauem, nasskaltem Wetter < und Wetterwechsel <.
  Kaltwaschen und Baden < (Nasenbluten, Herzbeschwerden).
  Schlaf <.
  Warmer Raum < (Husten und Kreislaufschwäche).
  Während der Menses < (Zahnschmerz, Durchfälle und dergleichen).
  Morgens 3 bis 4 Uhr <.

Geist und Gemüt: Anfall von großer Angst, als müsse sie sterben, und kalter Schweiß. ☉ **Synkope, Präsynkope mit Todesangst, Herzklopfen und kaltem Schweiß**, unwillkürlichem Tränenfließen.
  Depressiv und ängstliche, traurige Stimmung. Verstimmt bei trübem Wetter; weinerlich, auch gereizt.
  Vergesslichkeit, verliert beim Sprechen den Gedankenfaden, gebraucht falsche Buchstaben und Zahlen beim Schreiben.

Schwindel: Benommenheit und Schwindel.

Kopfschmerz: Kopfschmerz nach dem Erwachen, ☉ **vor und während der Menses.**

Nase: Mäßige scharfe Absonderung aus der **Nase. Stockschnupfen, besonders nachts** ist die Nase verstopft. Nasenbluten durch Kaltwaschen.

Rhinitis chronisch

Gesicht: Gesicht erhitzt.

Mund: Mund und Gaumen schmerzhaft und gerötet mit Bläschen. Übermäßige Speichelbildung. Bläschen auf der Zunge und im Mund.

Stomatitis
Skorbut

Zähne: Zähne locker und ausfallend, Zahnschmerzen schlimmer durch Wärme.

Periodontitis

Innerer Hals:

Scharlach
Diphtherie

Magen: Katarrhalischer Zustand des Magens.

Abdomen: Katarrhalische Zustände des Darms mit dünnen Stühlen ohne besondere Kennzeichen.

Rektum und Stuhl: Juckende Hämorrhoiden.

Blase: Häufiges Harnen, starkes Drängen zum Harnen; unwillkürlicher Harnabgang nachts gegen Morgen bei einem Knaben.

Geschlechtsorgane:
- weiblich: **Menses dunkel, klumpig, scharf und wundmachend, tritt zu früh ein.** Starke Leukorrhö mit heftigem Jucken und Wundheit. **Vielerlei Beschwerden während der Menses**: Erschöpfung des ganzen Körpers, besonders in den Oberschenkeln, Zahnschmerzen, Kreuzschmerzen, Frösteln, ☉ **Kopfschmerzen, Durchfall.**

41 – Ammonium carbonicum – am-c

Menorrhagie
Dysmenorrhö
Leukorrhö

- männlich: ziehende Schmerzen in den Hoden und Samensträngen. Erektionen ohne Veranlassung oder Mangel an Geschlechtstrieb. Pollutionen häufig.

Larynx und Trachea: Heiserkeit und Wundheit im Kehlkopf.

Sprache und Stimme: Heiserkeit.

Laryngitis

Atmung: ⊙ **Dyspnoe im Moment des Einschlafens.** ⊙ **Erstickungsgefühl, fährt damit aus dem Schlaf auf.** Schleimrasseln auf der Brust. Asthma bronchiale, unerträglich im warmen Raum, besser in der frischen Luft.

Asthma bronchiale

Husten und Expektoration: Husten nachts, trocken, mit Erstickungsgefühl.
Auswurf schleimig, blutig, ⊙ **bläulich, schieferfarbig.**
Wärme reizt zum Husten. Brennen und Wundheit auf der Brust.
Husten nachts 3 Uhr verschlimmert.

Bronchitis
Pneumonie

Brust:

Kreislaufinsuffizienz bei akuten Krankheiten
Herzinsuffizienz
Myokarditis chronisch

Rücken: ⊙ **Kältegefühl zwischen den Schulterblättern.**

Extremitäten: Erweiterung der Venen und blaue Hände nach dem Waschen mit kaltem Wasser.
Schmerzen in einem Ganglion der Hand.
Schmerzen in allen Muskeln und Gelenken, Reißen in den Nerven. Zerschlagenheits- und Mattigkeitsgefühl mit Zittern. Große Schlaffheit und Müdigkeit, lähmige Schwäche der Glieder.
Lähmung der Beine (Vergiftungssymptom).
Rote geschwollene Fußballen oder Brennen und Schwellung der Zehen wie bei Frostbeulen.

Erkrankungen des rheumatischen Formenkreises
Ganglion der Hand
Ischialgie

Schlaf: ⊙ **Erstickungsgefühl, fährt damit aus dem Schlaf auf.**
Ausgesprochene Schläfrigkeit, Schlummersucht mit Aufschrecken aus dem Schlafe, ängstliche Träume.

Frost und Frösteln: Viel Frieren, Frösteln und kalte Glieder. Frostigkeit und Empfindlichkeit gegen Kälte und Nässe, trotzdem kann Wärme (wegen der erschlaffenden Wirkung) nicht ertragen werden. Frost im Freien. Schüttelfröste. Auch Fiebergefühl und Hitze, doch überwiegt das Kältegefühl.

Schweiß: Bei Nacht Schweiße im Schlaf.

Haut: Papeln, Pusteln, Bläschen, Furunkel. Herpesartige Ausbrüche, scharlachartiges Exanthem. ⊙ **Ausschläge kommen wegen Schwäche nicht richtig heraus bei Scharlach, Masern.**

Exanthem mit Kreislaufschwäche

Allgemein: Puls beschleunigt und schwach, hörbares Herzklopfen. **Atemnot und Herzklopfen bei jeder Anstrengung.**
Große Schlaffheit und Müdigkeit.

Scharlach
Sepsis

41.6 Dosierung

Niedere Potenzen und Verreibungen, D 2 bis D 6, werden bevorzugt, die wegen der kurzdauernden Wirkung öfters zu wiederholen sind – bei akuten Schwächeanfällen bis zu ¼ stündlich, bei alten Fällen 2-mal täglich.

Bei chronischer Kreislaufschwäche auch Hochpotenzen, Wiederholung erst, wenn die Wirkung nachzulassen beginnt.

41.7 Vergleichsmittel

- 15. Gruppe Periodensystem der Elemente: Aethiops antimonialis, Ammonium bromatum, Ammonium causticum, Ammonium iodatum, Ammonium muriaticum, Antimonium arsenicosum, Antimonium crudum, Antimonium sulphuratum aurantiacum, Antimonium tartaricum, Arsenicum album, Arsenicum iodatum, Bismutum subnitricum, Phosphorus.
- Frostigkeit und Empfindlichkeit gegen Kälte und Nässe, depressive Gemütsverfassung, allgemein Menses <, morgens <: 1. Gruppe Periodensystem der Elemente: Alumen, Kalium bromatum, Causticum Hahnemanni, Kalium bichromicum, Kalium bromatum, Kalium carbonicum, Kalium chloricum, Kalium iodatum, Kalium muriaticum, Kalium nitricum, Kalium phosphoricum, Kalium sulphuricum, Kalium sulphuricum chromicum, Lithium carbonicum, Natrium carbonicum, Natrium fluoratum, Natrium muriaticum, Natrium nitricum, Natrium phosphoricum, Natrium sulphuricum.
- Kreislaufbeschwerden durch Wärme <, Neigung zu septischen Zuständen und zu Blutungen sowie die Neigung zu Synkopen: Lachesis muta.
- Heiserkeit mit Stimmbandparese: Causticum Hahnemanni.
- Bronchopneumonie und Bronchiolitis mit Kreislaufinsuffizienz: Antimonium arsenicosum, Antimonium tartaricum, Carbo vegetabilis.
- Kreislaufinsuffizienz bei Infektionskrankheiten, Schlaf <: Lachesis muta.
- Herz- und Kreislaufinsuffizienz mit Neigung zu Synkope: Aconitum napellus, Camphora, Carbo vegetabilis, Lachesis muta, Veratrum album.
- Chronische Kreislaufinsuffizienz: Carbo vegetabilis, Crotalus horridus, Lachesis muta, Naja tripudians, Veratrum album.
- Kältegefühl zwischen den Schulterblättern: Ammonium muriaticum, Capsicum annuum.
- Ganglion: Acidum benzoicum, Acidum fluoratum, Calcium fluoratum, Rhus toxicodendron, Ruta graveolens.
- Dysphonie und Husten beim Eintritt in ein warmes Zimmer <: Ammonium bromatum, Ammonium iodatum.

41.8 Literatur

[1] Allen TF. Ammonium carbonicum. Encyclopedia of pure Materia Medica. Bd. 1, 10. New York: Boericke & Tafel; 1874–1880: 259–283, 286

[2] Blaufuss CWA. Arzneimittelprüfungen. Homöopathische Vierteljahrschrift 1859; 10: 67

[3] Clarke JH. Ammonium carbonicum. Dictionary of practical Materia Medica. Bd. 1. London: Homoeopathic Publishing Company; 1900–1902: 84–89

[4] Hahnemann S. Ammonium carbonicum. In: Lucae C, Wischner M, Hrsg. Gesamte Arzneimittellehre. Bd. 1. Stuttgart: Haug; 2007: 103–123

[5] Hartlaub CC. Ammonium, Flüchtiges Laugensalz; (Ammonium carbonicum). In: Hartlaub CC, Trinks CF, Hrsg. Reine Arzneimittellehre. Bd. 2, 3. Leipzig: Brockhaus; 1828–1831: 177–206, 124–125

[6] Hughes R. Ammonium carbonicum. Cyclopaedia of Drug Pathogenesy. Bd. 1, 2. London: Gould; 1886–1891: 241–250, 725

[7] Müller D. Ammonium carbonicum. Materia medica revisa homoeopathiae. Glees: Gypser; 2013

42 Ammonium causticum – am-caust

lt.: Ammonium causticum, dt.: Salmiakgeist, engl.: ammonium causticum

42.1 Substanz

Mineralia – Anorganica – Composita – 15. Gruppe[50] – Ammoniumhydroxid – NH_4OH

Die offizinelle Ammoniaklösung Ammonii hydroxidi solutio 10 per centum (alte lateinische Bezeichnung: Liquor ammonii caustici) enthält nach DAB (10. Auflage) mindestens 9,7 bis 10,3 Gewichts-Prozent Ammoniak. Ammoniak NH_3 liegt in wässriger Lösung als Ammoniumhydroxid NH_4OH vor und dissoziiert in geringer Menge als NH_4^+ und OH^-. Es wirkt somit basisch.

Handelsübliche Ammoniaklösung, auch Ätzammoniak genannt, hat eine Ammoniakkonzentration von 25 bis 32 % NH_3.

Homöopathische Verwendung findet Ammonii hydroxidi solutio 10 per centum.

42.2 Pharmakologie und Toxikologie

Salmiakgeist ist eine wässrige Ammoniaklösung, die in Konzentrationen zwischen 5 und 10 % als reizend, in Konzentrationen über 10 % als ätzend gilt. Ammoniakdämpfe wirken bereits in geringen Mengen reizend. Durch die Warnwirkung des stechenden Geruchs sind Vergiftungen selten. Als Antidote eignen sich schwache Säuren wie Essig-, Wein-, Zitronensäure, da Säure mit Ammoniak Ammonium-Salze bildet.

Das beim Menschen entstehende Ammoniak wird als Harnstoff ausgeschieden.

42.3 Anwendung

Homöopathische Anwendung findet die Substanz bei Laryngitis (nach Kommission D).

Ammonium causticum gleicht weithin Ammonium carbonicum, besitzt jedoch einen wesentlich akuteren Charakter und wird dementsprechend bei akutesten Zuständen verwendet; bei *Synkopen* und bei *Hämorrhagien*; bei akuter *Pharyngitis* und *Laryngitis* mit Schwellung und reichlichem Schleim und *Laryngospasmus*.

42.4 Arzneimittelbild

Leitsymptome: Große **Schwäche**, kollapsartig. Blutungen aus allen **Körperöffnungen**, mit Schwäche.

Nase: Nase verstopft, wässrige Flüssigkeit rinnt herab.

Gesicht: Gesicht sehr bleich mit leidendem Ausdruck.

Innerer Hals: Großer Durst, aber unfähig zu schlucken; Trockenheit der Speiseröhre. Brennen und Kratzen im Hals. Die ganze Rachengegend ist tiefrot und schmerzhaft beim Schlucken.

Pharyngitis

Abdomen: Epigastrium geschwollen und schmerzhaft. Leib aufgetrieben, empfindlich.

Rektum und Stuhl: After brennend. Dünne blutige Stühle.

Geschlechtsorgane:
- weiblich: Menses 14 Tage zu früh und sehr stark.

---

50 Stickstoffgruppe: Stickstoff N, Phosphor P, Arsen As, Antimon Sb, Bismut Bi, Ununpentium Uup.

Larynx und Trachea:

Laryngitis akut

Sprache und Stimme: Stimme rau, heiser und schwach, Sprechen ermüdet sehr.

Atmung: Rasseln auf der Brust beim Atmen; Atmung sehr mühsam.

Husten und Expektoration: Krampfhafter Husten mit reichlichem, lockerem Schleim, Trinken ruft Hustenreiz hervor.

Extremitäten: Krämpfe der Beugemuskeln. Große Muskelschwäche. Zittern der Glieder bei der geringsten Anstrengung.

Allgemein: Puls klein, schwach, schnell, kaum fühlbar. Haut heiß und trocken, später feucht.

42.5
Dosierung

D 3 bis D 6.

42.6
Vergleichsmittel

- 15. Gruppe Periodensystem der Elemente: Aethiops antimonialis, Ammonium bromatum, Ammonium carbonicum, Ammonium iodatum, Ammonium muriaticum, Antimonium arsenicosum, Antimonium crudum, Antimonium sulphuratum aurantiacum, Antimonium tartaricum, Arsenicum album, Arsenicum iodatum, Bismuthum subnitricum, Phosphorus.
- Arum triphyllum, Iodum purum, Phosphor, Senega officinalis, Spongia tosta.

42.7
Literatur

[1] Allen TF. Ammonium causticum. Encyclopedia of pure Materia Medica. Bd. 1, 10. New York: Boericke & Tafel; 1874–1880: 283–286, 286–289

[2] Clarke JH. Ammonium causticum. Dictionary of practical Materia Medica. Bd. 1. London: Homoeopathic Publishing Company; 1900–1902: 90–91

[3] Hughes R. Ammonia. Cyclopaedia of Drug Pathogenesy. Bd. 1. London: Gould; 1886–1891: 241–250

43 Ammonium iodatum – am-i

lt.: Ammonium iodatum, dt.: Ammoniumjodid, engl.: iodide of ammonia

43.1 Substanz

Mineralia – Anorganica – 15. Gruppe[51] – Ammoniumiodid – NH_4I

Es handelt sich um ein farbloses, hygroskopisches Kristallpulver. Es findet Verwendung in der Fotoindustrie.

Homöopathische Verwendung findet Ammoniumjodid.

43.2 Anwendung

Medizinische Anwendung als Expektorans.

Homöopathische Anwendung findet die Substanz bei Entzündungen der Atemwege (nach Kommission D).

Anwendung bei **Bronchiolitis** der Kinder und bei **Bronchopneumonie** mit großer Schwäche und rasselnder Atmung, wenn der Kranke den Schleim nicht herausbringen kann. Drohendes *Lungenödem*. Ammonium iodatum besitzt den akutesten Charakter von allen Ammonium-Arzneien und wird bevorzugt, wenn schnellste Hilfe erforderlich ist.

43.3 Dosierung

Verordnung meist D 2 bis D 4 (Dilutio oder Verreibung). Cave: Iodüberempfindlichkeit ab D 4.

43.4 Vergleichsmittel

- 15. Gruppe Periodensystem der Elemente: Aethiops antimonialis, Ammonium bromatum, Ammonium carbonicum, Ammonium causticum, Ammonium muriaticum, Antimonium arsenicosum, Antimonium crudum, Antimonium sulphuratum aurantiacum, Antimonium tartaricum, Arsenicum album, Arsenicum iodatum, Bismuthum subnitricum, Phosphorus..
- Bei schweren Lungenerkrankungen: Antimonium tartaricum, Antimonium arsenicosum.

43.5 Literatur

[1] Allen TF. Ammonium iodatum. Encyclopedia of pure Materia Medica. Bd. 10. New York: Boericke & Tafel; 1874–1880: 289

[2] Hughes R. Ammonia. Cyclopaedia of Drug Pathogenesy. Bd. 1. London: Gould; 1886–1891: 241–250

---

51 Stickstoffgruppe: Stickstoff N, Phosphor P, Arsen As, Antimon Sb, Bismut Bi, Ununpentium Uup.

44 Ammonium muriaticum – am-m

lt.: Ammonium chloratum, dt.: Salmiak, engl.: ammonium chloride

44.1 Substanz

Mineralia – Anorganica – Composita – 15. Gruppe[52] – Ammoniumchlorid – NH_4CL

Salmiak konnte bereits im antiken Ägypten durch Erhitzen aus Kamelmist gewonnen werden. Die darin enthaltenen Amino-Verbindungen sublimierten mit Kochsalz (NaCl) und bildeten einen weißlichen Rauch aus NH_4Cl. Das Wort Salmiak geht zurück auf das Sal ammoniacum, das Salz der Oase Ra Ammon (dabei handelt es sich jedoch um NaCl). Die Substanz wird der Lakritze als Geschmacksstoff zugegeben und bewirkt den scharfsalzigen Geschmack.

Homöopathische Verwendung findet Ammoniumchlorid.

44.2 Pharmakologie und Toxikologie

Ammoniumchlorid kann zur Behandlung der metabolischen Alkalose eingesetzt werden. Bei Aufnahme größerer Mengen an Lakritze kann es, besonders bei Kindern, zur Beeinflussung des Wasser- und Mineralstoff-Gleichgewichtes kommen.

44.3 Anwendung

Ammoniumchlorid findet Anwendung als Expektorans.

Homöopathische Verwendung findet die Substanz bei subakuten und chronischen Entzündungen der Atemwege, bei Ischialgie und bei Neuralgie (nach Kommission D).

In Abgrenzung zu Ammonium carbonicum sind die Symptome der **Atmungsorgane** bei Ammonium muriaticum zwar ähnlich, jedoch findet sich nicht die für Ammonium carbonicum typische Herz- und Kreislaufschwäche. Die Reizung ist daher einfacher infektiöser Natur. Es besteht eine verstärkte Neigung zu *periodisch auftretendem Fieber*. Die Erregung im Kreislauf ist stärker als bei Ammonium carbonicum, bei welchem die Schwäche stärker hervortritt.

44.4 Konstitution

Menschen mit schlaffer Faser und Kraftlosigkeit. Es fehlt jedoch die Verschlimmerung durch Nässe und Kälte, wie bei Ammonium carbonicum, und ebenso ist die Verschlimmerung um 3 Uhr nicht erkennbar.

44.5 Arzneimittelbild

Geist und Gemüt: Verdrießlich und in sich gekehrt, ängstlich und sorgenvoll.

Nase: Wässriger oder schleimiger Schnupfen, der den Naseneingang und die Lippen wundmacht. Verstopfung der Nase beim Schnupfen. Nasenbluten.

Rhinitis

Mund: Zunge weiß belegt; Bläschen an der Zungenspitze, die wie Feuer brennen. Bitterer oder saurer Geschmack im Mund

Stomatitis

Innerer Hals: Hals rau und wund.

---

[52] Stickstoffgruppe: Stickstoff N, Phosphor P, Arsen As, Antimon Sb, Bismut Bi, Ununpentium Uup.

44 – Ammonium muriaticum – am-m

Magen: Magenbeschwerden ohne besondere Kennzeichen.

Abdomen:

Enteritis
Hepatosplenomegalie

Rektum und Stuhl: Stuhl hart und bröckelig, mit glasigem Schleim bezogen.
Seltener Durchfall.

Geschlechtsorgane:
- weiblich: Die Menses fließt nachts stärker, ⊙ **Menses zu früh, dunkelrot, zu stark.**

Sprache und Stimme: Heiserkeit mit Brennen im Kehlkopf.

Laryngitis

Husten und Expektoration: Harter, trockener Husten fast während der ganzen Nacht mit Kitzel in der Kehle, ohne Auswurf. Erst am Nachmittag löst sich der Schleim. ⊙ **Vermehrte Speichelabsonderung beim Husten.**

Brust:

Bronchitis

Rücken: Steifigkeit des Nackens. **Gefühl von Kälte zwischen den Schulterblättern.**

Extremitäten: Rheumatoide Schmerzen in allen Gliedern.
Hüftschmerzen beim Niedersitzen, besser beim Stehen, ⊙ **vergehend beim Liegen.**
Gefühl in den Sehnen der Beine, als wären sie zu kurz.

Ischialgie
Neuralgie
Phantomschmerzen

Frost und Frösteln: Kältegefühl zwischen den Schulterblättern. Langdauernder Frost, nachher Hitze mit Schweiß, Durst tritt dabei wenig auf.

Fieber: ⊙ **Periodisch auftretende Fieberzustände (alle 7 Tage).**

Infekte fieberhaft mit Rhinopharyngitis
Malaria

Allgemein: Puls klein, schwach und beschleunigt, auch unregelmäßig. Starke Erregung der Blutzirkulation.

44.6 Dosierung

D 2 bis D 6, flüssig oder als Verreibung.

44.7 Vergleichsmittel

- 15. Gruppe Periodensystem der Elemente: Aethiops antimonialis, Ammonium carbonicum, Ammonium bromatum, Ammonium causticum, Ammonium iodatum, Antimonium arsenicosum, Antimonium crudum, Antimonium sulphuratum aurantiacum, Antimonium tartaricum, Arsenicum album, Arsenicum iodatum, Bismutum subnitricum, Phosphorus.
- Ammonium carbonicum hat deutliche Schwächung des Herz-Kreislauf-Systems.
- Husten: Allium cepa, Ammonium bromatum, Belladonna, Causticum Hahnemanni, Spongia tosta.
- Obstipation: Hydrastis canadensis, Magnesium muriaticum, Mandragora officinarum, Natrium muriaticum.
- Gefühl, die Sehnen seien zu kurz: Causticum Hahnemanni, Guajacum officinale.
- Gefühl von Kälte zwischen den Schulterblättern: Ammonium carbonicum.

44.8 Literatur

[1] Allen TF. Ammonium muriaticum. Encyclopedia of pure Materia Medica. Bd. 1, 10. New York: Boericke & Tafel; 1874–1880: 286–305, 289

[2] Clarke JH. Ammonium muriaticum. Dictionary of practical Materia Medica. Bd. 1. London: Homoeopathic Publishing Company; 1900–1902: 91–95

[3] Hahnemann S. Ammonium muriaticum. In: Lucae C, Wischner M, Hrsg. Gesamte Arzneimittellehre. Stuttgart: Haug; 2007: 123–135

[4] Hartlaub CC, Nenning. Salzsaures Ammonium (Ammonium muriaticum). In: Hartlaub CC, Trinks CF, Hrsg. Annalen der homöopathischen Klinik. Bd. 4. Leipzig: Fleischer; 1830–1833: 217–246

[5] Hughes R. Ammonium muriaticum. Cyclopaedia of Drug Pathogenesy. Bd. 1. London: Gould; 1886–1891: 250–255

[6] Knorre. Beobachtungen nebst Bemerkungen aus der homöopathischen Praxis von Dr. Knorre, Stadtphysikus zu Pernau in Liefland. Ammonium muriat. Allgemeine Homöopathische Zeitung 1835; 6 (3): 347

45 Anacardium orientale – anac

lt.: Semecarpus anacardium, dt.: Ostindische Elefantenlaus, ostindischer Tintenbaum, engl.: Bhilawan nut tree

45.1 Substanz

Plantae – Anacardiaceae (Sumachgewächse) – **Anacardium orientale**

Es handelt sich um einen immergrünen 1 bis 10 m hohen Baum mit gestielten, lederartigen, umgedreht eiförmigen Blättern. Er bildet endständige gelbgrünliche Blütenrispen aus welchen sie die orange rote Steinfrüchte entwickeln. Heimisch war die Pflanze ursprünglich in Sub-Himalaja-Gebieten und heißeren Regionen Indiens. Sie wächst in trockenen gebirgigen Wäldern. Aus den Früchten kann eine schwarze unauslöschliche Tinte gewonnen werden.

Hahnemann schrieb: „Die Frucht (zu der Araber Zeiten auf dem Aetna in Sicilien) des jetzt in dürren Waldungen Ostindiens wachsenden hohen Baums (Avicennia tomentosa, semecarpus Anacardium) enthält zwischen der äußeren, schwarzglänzenden, **herzförmigen**, harten Schale und den mit einem dünnen braun-röthlichen Häutchen bekleideten, süßen Kernen, in einem Zell-Gewebe einen dicklichen schwärzlichten Saft, womit die Indianer ihre Wäsche unauslöschlich bezeichnen, und von einer Schärfe, dass Muttermäler damit weggebeizt werden können. Selten bekommen wir diese Früchte noch so frisch, daß dieser Saft noch etwas flüssig, von Honig-Weiche darin befindlich wäre; gewöhnlich ist er trocken. Von diesem wird zur homöopathischen Arznei-Bereitung ein Gran genommen und wie andre trockne Gewächs-Stoffe durch dreistündiges Reiben mit dreimal 100 Gran Milchzucker zur millionenfachen Pulver-Verdünnung gebracht und von da weiter durch Auflösen, Verdünnen und Schütteln dessen Arzneikraft entwickelt und potenziert" ([4], [5]: 136).

Nach dem Homöopathischen Arzneibuch HAB finden Fructus anacardii orientalis, die reifen getrockneten Früchte („Tintennüsse"), Verwendung.

45.2 Pharmakologie und Toxikologie

Hauptinhaltsstoff mit 30 % der Nüsse ist Bhilawanol. Akute Symptome einer Intoxikation sind Dysurie, Hämaturie, braunroter Urin sowie schmerzhafte Stühle. Kontakt mit der Substanz löst Dermatiden aus. Beschrieben ist das Auftreten von schmerzlosen Ulzera nach topischer Anwendung der Nuss bei Vitiligo. Akute orale Intoxikation ruft Koliken hervor.

45.3 Anwendung

Als Abortivum gebraucht.

Homöopathische Anwendung findet die Zubereitung bei Dermatose, Dyspepsie, Ulcus ventriculi et duodeni, Neurasthenie, Depression und Halluzinationen (nach Kommission D).

Die Zubereitung zeigt Wirkung bei heftigen *Dermatiden*, die manchmal den Charakter eines *Erysipels,* welches sich über große Teile des Körpers ausdehnt, annehmen können, in anderen Fällen das Aussehen einer pustulösen *Dermatitis* haben. Letztere gleicht oft auffallend einer Verbrennung zweiten Grades. Innerlich angewendet, werden heftige *Gastroenteritis, motorische Lähmungen* und *Respirationsstörungen* hervorgerufen. Aus den Arzneimittelprüfungen von Anacardium orientale spricht eine organotrope Beziehung zum Zentralnervensystem, die an *psychotische Zustände* erinnern, sowie eine Beziehung zum autonomen Nervensystem, welche sich besonders an den Verdauungsorganen äußert und der direkten Reizung der Schleimhäute parallel geht.

Das Gedächtnis, nachdem es zunächst auffallend klar ist, wird beträchtlich geschwächt. Es bildet sich eine Unfähigkeit zu geistiger Arbeit aus; bei geistiger Betätigung zeigt sich sofort *Kopfschmerz*, die Gedanken sind verwirrt. Die Sinnesorgane sind überempfindlich oder abgestumpft. Es macht sich eine geistige Stumpfheit breit. In auffallender Weise werden die psychischen Funktionen verändert. Es kommt zu einem Zustand von *Angst* mit eingebildeten Sorgen, Angst vor der Zukunft, Angst, die eigenen Leistungen reichen nicht aus. Es werden Stimmen gehört, die eine angstvolle Mitteilung machen. Er meint, unter dem Einfluss von zwei sich widerstreitenden Willen zu stehen. Oder er wird ungewöhnlich reizbar, poltert und schimpft unbeherrscht los, wird gewalttätig. Die beherrschende, Modalität „Besserung durch Essen" macht sich auch hier geltend. Die männlichen Geschlechtsorgane werden zunächst gereizt; es bildet sich dann eine geschlechtliche Gleichgültigkeit aus.

Von großer Bedeutung sind die Reizerscheinungen am Magen-Darm-Kanal mit einer typischen Besserung durch Essen, welche zu einer häufigen und erfolgreichen Verwendung bei *Ulcus duodeni* geführt hat.

45.4 Arzneimittelprüfung

Eine Prüfung mit Anacardium orientale wurde von Hahnemann mit einigen seiner Schüler durchgeführt. Ihre Zahl ist zu gering, um eine abgerundete Prüfung zu bieten. Es hat vor allem an weiblichen Prüfern gefehlt.

Eine neue Prüfung an 19 Personen, darunter 5 Frauen, wurde vom DZVhÄ veranstaltet und von Schmeer bearbeitet. Dabei ergab sich eine weitgehende Übereinstimmung mit den früheren Prüfungsergebnissen. Verwendet wurden D 4, D 6, D 12 [11].

45.5 Arzneimittelbild

Leitsymptome: Hautausschläge mit heftigem Jucken und nervöser Gereiztheit. Magenschmerzen, die sich durch Essen bessern; auch Gesamtbefinden besser durch Essen. Seelische Gereiztheit und Ausfälligkeit bis zum Fluchen, Bewusstseinstrübungen, Gedächtnisschwäche.

Pflockgefühl in den befallenen Teilen.

Psychischer Zustand am Morgen <, Nachmittag > und Abend >.

Geistige und körperliche Anstrengung <.

Ärger <, Folgen von Ärger.

Geist und Gemüt: Abgeschlagen, müde, lustlos, möchte immer sitzen oder liegen.

Psychisch geht die Wirkungsspanne von einer **ungewöhnlichen Heiterkeit**, sodass er **lacht, wenn er weinen sollte**, zu einer **dumpfen Gefühllosigkeit**, oder zu **Angst vor der Zukunft**, zu **Angst vor eingebildeten Gefahren** oder zu einer **ungewöhnlichen Heftigkeit und Gereiztheit mit Ausfälligkeit beim geringsten Anlass**. Neigung zum Widerspruch.

⊙ **Er bricht in Heftigkeit und Gewalttätigkeit aus, flucht und schwört.**

Völlig gleichgültig und uninteressiert gegen alles.

⊙ **Neigung zu Selbstmord durch Erschießen.**

Täuschung der Wahrnehmung, er bildet sich ein, er werde von seiner weit entfernt wohnenden Mutter und Schwester beim Namen gerufen. ⊙ **Halluzinationen; er glaubt, zwei verschiedene Personen oder zwei Willen hätten von ihm Besitz ergriffen, was ihm der eine Wille zu tun befiehlt, wird ihm vom andern untersagt.**

Intellektuell wird, nach einer höchsten Anregung der Phantasie mit einer Fülle von Plänen, eine Stumpfheit und Schwächung der geistigen Leistungen beobachtet. Es fehlt ihm an jeder Idee, er verfällt in eine Art von Geistesabwesenheit. **Unfähigkeit zu geistiger Arbeit**; jeder Versuch zur Arbeit ruft Kopfschmerz hervor.

Das *Gedächtnis* ist zunächst ungewöhnlich scharf, dann aber **sehr geschwächt**, sodass nichts mehr eruiert werden kann und alles sofort wieder vergessen wird. Gedächtnisschwäche für einzelne Namen.

Schreckliche, angstvolle Träume. Träume von Feuersbrunst, von Leichen. Träume, die ihm vorkommen, als sei es im Wachen geschehen.

> *Neurasthenie nach geistiger Überanstrengung*
> *Prüfungsangst*
> *Psychose*

Kopfschmerz: Kopfschmerzen, Zusammenschnüren, pressend, wie ein Band um den Kopf oder wie ein Pflock im Kopf. Kopfschmerzen, sobald er geistig zu arbeiten anfängt. ⊙ **Kopfschmerz infolge leeren Magens.** Nüchternkopfschmerz morgens, besser nach Frühstück.

45 – Anacardium orientale – anac

Kopfschmerzen mit Pflockgefühl

Augen: Druck in den Augen, Schmerz wie von einem Pflock. Pupillen verengt, Kurzsichtigkeit. Optische Täuschungen, das Licht scheint einen Hof zu haben.

Ohren: Ohrgeräusche summend und sausend. Gehör auffallend scharf oder herabgesetzt. Ausschlag stark juckend, nässend, vor, unter, hinter den Ohren.

Nase: Geruchshalluzinationen wie von angezündetem Zunder, wie von Tauben- oder Hühnermist. Verlust des Geruchs. Schnupfen.

Mund: Schleimhaut des Mundes und Gaumens entzündet, Zunge belegt, Bläschen im Mund. Bitterer Geschmack, übler Mundgeruch. Beißt sich immer wieder in die Unterlippe und in die Zunge, in die Wangenschleimhaut. Trockenheit des Mundes, besonders morgens beim Erwachen.

Innerer Hals: Rauheit und Kratzen im Hals.

Magen: Übelkeit und Aufstoßen. Drücken und krampfhafte Schmerzen nach dem Essen. **Drücken und Ziehen im Magen, welches nach einer Mahlzeit vergeht.** Während des Essens verschwinden fast alle Beschwerden, um nach 2 Stunden wiederzukehren.

Ulcus ventriculi et duodeni

Rektum und Stuhl: Gefühl in der Magengegend, als wenn ein dumpfer Pflock in die Gedärme gezwängt wäre. **Zwang zum Stuhl, ohne etwas entleeren zu können.** Auch weicher Stuhl wird mit Mühe entleert. Jucken und Nässen des Afters. ⊙ **Hämorrhoiden mit Pflockgefühl.**

Obstipation

Geschlechtsorgane:
- männlich: Vermehrter Geschlechtstrieb der Männer, besonders am Morgen. Verlust des geschlechtlichen Verlangens. Absonderung von Prostatasekret nach der Harnentleerung.

Hypersexualität

Husten und Expektoration: Husten heftig nach dem Essen und Husten bei Nacht.

Extremitäten: Große Schwäche mit Zittern in allen Gliedern. Ziehende, reißende Schmerzen, mit Steifigkeit. Die geringste Bewegung bringt Erschöpfung. Knie können nicht durchgedrückt werden wegen Schmerz.

Schlaf: Schlaf sehr tief, kann morgens kaum munter werden. Nach dem Erwachen ganz dumm im Kopf, mag nicht sprechen. **Unterbrochener Schlaf und völlige Schlaflosigkeit.** Schlaflosigkeit, unruhiger Schlaf, schreckliche Träume, tags schläfrig.

Haut: Erysipelartige Entzündung der Haut, die sich über große Flächen der Haut ausbreitet. Scharlachartiges Erythem. **Miliaria** ähnlicher Bläschenausschlag. **Dermatitis** vesikulös mit dem Aussehen einer Verbrennung zweiten Grades. **Nässende Ausschläge** mit Krustenbildung, die sich teilweise in warzenartige Erhebungen umwandeln. Die Hände, selbst die Handflächen, sind mit **Warzen** bedeckt. **Fürchterliches Jucken und Brennen**, durch Kratzen sich zum Teil verschlimmernd. ⊙ Juckender Hautausschlag, besser durch Essen.

Ekzem – sezernierend
Verrucae vulgares

Allgemein: Große Neigung zu Frösteln und große Empfindlichkeit gegen Kälte und Zugluft. Körperliche und geistige Anstrengung wird nicht ertragen.

45.6
Dosierung

Bei Ulcus duodeni und parapylorischem Ulcus, wo es zu den am häufigsten gebrauchten und bestbewährten Mitteln gehört, werden mittlere Potenzen D 4 bis D 12 verordnet; in seltenen, schwer ansprechbaren Fällen kann man auf D 3 herabgehen. Häufiger wird man, besonders bei sehr reizbaren, zu Wutausbrüchen und mangelnder Selbstbeherrschung neigenden Patienten und anderen psychotischen Zuständen zu höheren Potenzen D 10 bis D 30 und höher greifen müssen.

45.7
Vergleichsmittel

- Anacardiaceae: Comocladia dentata, Rhus toxicodendron, Rhus venenata.
- Leerer Magen<, Essen>: Chelidonium majus (Leber und Gallenblasenleiden, Schmerz nach rückwärts gegen den unteren Schulterblattwinkel), Graphites naturalis (Verstopfung mit großkalibrigen Stühlen), Hedera helix (am Morgen<, Hitzegefühle oder Kälte mit kalten, blauen, schwitzenden Händen und Füßen, Zittrigkeit, Angst und hastige Betriebsamkeit), Ignatia (Verschlimmerung durch psychische Einflüsse, Kummer, Sorgen, Enttäuschung), Iodum purum, Kalium bichromicum (morgens 3 Uhr<, zähe Rachenverschleimung), Mandragora officinarum (Rückwärtsbeugen>, Trockenheit der Schleimhäute), Phosphorus (abends<, Essen und Trinken>, besonders kaltes Getränk, Phosphorkonstitution), Petroleum crudum.
- Exanthem vesikulär: Apis mellifica, Mezereum, Petroleum crudum, Rhus toxicodendron, Staphysagria. Zornesausbrüche: Nux vomica (morgens<, durch geistige Arbeit überlastete Menschen, gehetzte Menschen).
- Dermatitis: Carbolicum acidum, Carboneum sulphuratum, Graphites naturalis, Rhus toxicodendron.

45.8
Literatur

[1] Allen TF. Anacardium. Encyclopedia of pure Materia Medica. Bd 1, 10. New York: Boericke & Tafel; 1874–1880: 312–329, 297–299

[2] Cade A, Nelson CS. Semacarpus anacardium-induced facial oedema. Br J Dermatol 1996; 135 (2): 338–339, DOI: 10.1111/j.1365-2133 1996.tb01 186.x

[3] Clarke JH. Anacardium orientale. Dictionary of practical Materia Medica. Bd 1. London: Homoeopathic Publishing Company; 1900–1902: 101–107

[4] Fox. Wirkung von Anacardium orientale. Zeitschrift für homöopathische Klinik 1852; 1 (12): 117

[5] Hahnemann S. Anacardium orientale. In: Lucae C, Wischner M, Hrsg. Gesamte Arzneimittellehre. Stuttgart: Haug; 2007: 136–154

[6] Hughes R. Anacardium. Cyclopaedia of Drug Pathogenesy. Bd. 1, 4. London: Gould; 1886–1891: 263–267, 480

[7] Künzel K. Wirkungen von Anacardium orientale. Zeitschrift für homöopathische Klinik 1853; 2 (17): 131

[8] Müller D. Anacardium. Materia medica revisa homoeopathiae. Glees: Gypser; 2012

[9] Reil W. Anacardium- Wirkung. Zeitschrift für homöopathische Klinik 1853; 2 (6): 44–45

[10] S. Wirkung von Anacardium. Zeitschrift für homöopathische Klinik 1852; 1 (12): 117

[11] Schmeer EH. Anarcardium orientale. Allgemeine Homöopathische Zeitung 1972; 217 (1): 18–29

[12] Trinks CF. Wirkungen von Anacardium orientale. Zeitschrift für homöopathische Klinik 1853; 2 (17): 131–132

46 Anguilla anguilla – ser-ang

lt.: Serum anguillae, dt.: Aalserum, engl.: freshwater eel serum

46.1 Substanz

Animalia – Anguillidae – Anguilla anguilla

Der Flussaal hat einen schlangenartigen Körperbau, bei dem die Rücken-, Schwanz- und Afterflosse einen Flossensaum bilden und die Bauchflossen fehlen. In die dicke schleimige Haut sind kleine ovale Schuppen eingebettet. Die Männchen werden 30 bis 50 cm lang und erreichen ein Gewicht um die 200 g. Die deutlich größeren Weibchen werden 1 m, selten bis 1,5 m lang und können bis zu 6 kg wiegen. Heimisch ist er an der atlantischen Küste Nordafrikas und Europas (einschließlich Mittelmeer, Ostsee und Nordsee) sowie in europäischen Flüssen. Als katadromer[53] Wanderfisch verlässt er zum Laichen das Süßwasser und zieht in den Atlantischen Ozean (Saragossasee)[54]. Die sich entwickelnden Larven gelangen nach ca. 3 Jahren in riesigen Schwärmen mit dem Golfstrom an die westeuropäische Atlantikküste, wo sie als sogenannte Glasaale weiter vermarktet werden, was zu einem deutlichen Rückgang der Bestände geführt hat. Seit 1998 steht er auf der roten Liste der gefährdeten Arten.

Homöopathische Verwendung findet das Blutserum des adulten Flussaals.

46.2 Pharmakologie und Toxikologie

Der Flussaal gehört mit einem Fettanteil von über 10 % des verzehrbaren Muskelfleisches zu den Fettfischen und ist reich an ω-3-Fettsäuren, Vitamin A und D. Das Serum enthält Ichthyotoxine mit hämolytischer Wirkung. Es führt bei Säugetieren zu Spasmen, Tachypnoe und Tachykardie. Bei Kontakt mit offenen Wunden kommt es zu deutlich verzögerter Wundheilung.

46.3 Anwendung

Homöopathische Anwendung findet die Substanz bei Herzinsuffizienz und Nephritis (nach Kommission D).

Bei Renopathien (Verfasser).

Aalserum wird in erster Linie bei akutem Auftreten von Nierenstörungen mit *Albuminurie, Oligurie, Anurie* und *Hämaturie* verwendet. Bewährt, wenn sich im Verlauf einer chronischen Herzinsuffizienz **plötzlich eine *Niereninsuffizienz* entwickelt**, besonders bei geringem oder völligem Fehlen von *Ödemen*. Auch bei renaler Affektion, besonders **akuter *Nephritis*, durch Kälteeinfluss**. Bei chronischer *Albuminurie* wird keine Wirkung beobachtet.

Die Herzfrequenz wechselt häufig noch unvermittelt. Schon sehr geringe Anstrengung ruft zunehmende *Tachykardien* hervor.

Nach Jousset fand die Zubereitung Anwendung bei *chronischen Herzklappenfehlern*. Wir haben es bei Fällen von *kardialer Dekompensation* an Stelle von Digitalis purpurea in kleinen und wiederholten Dosen verordnet. Das Aalserum hat dabei seine Wirkung gezeigt durch Steigerung der Diurese und durch Besserung der Pulskurve. Wir haben die 1. Dezimalverreibung, 250 mg in 200 ml Wasser, 3 Esslöffel täglich, verordnet" [2].

46.4 Arzneimittelprüfung

Das Blutserum des Aals wurde von P. Jousset 1906 nach tierexperimentellen Versuchen in die Homöopathie eingefügt. Weitere AMP von Picard (1933) und A. Rohrer [4], [5].

---

53 Katadrome Wanderfische ziehen vom Süßwasser zum Laichen in das Salzwasser und anadrome Wanderfische (Lachse) umgekehrt. Potadrome Wanderfische wandern im Süßwasser.

54 Meeresgebiet östlich von Florida und südlich der Bermudas.

46.5 Arzneimittelbild

Leitsymptome: Nierenmittel mit der Symptomenfolge arterielle Hypertonie – Oligurie – **keine Ödeme**[55]. Bei organischen Herzerkrankungen mit Dyspnoe und Oligurie und belastungsabhängiger Tachykardie bereits beim Aufsitzen, Aufstehen, Belastung.

Geist und Gemüt: Lethargisch und antriebslos, will seine Ruhe haben. Möchte sich zurückziehen, verkriechen.
Geräusche machen nervös und ärgerlich. Die Geräuschempfindlichkeit macht nervös und reizbar. Muss sie abstellen, sonst Wutanfall.
Unternehmungslustig, energiegeladen und fröhlich. Erledigt die Dinge schneller als sonst.
Hat den ganzen Tag nur geredet.
Benommenheit im Kopf als wäre eine Glasscheibe vor den Gedanken. Nachdenken ist nur unter größter Anstrengung möglich. Als ob die Gedanken gelähmt wären.
Ein geräuschloser Traum.
Lebhafte spannende Träume. Von Naturkatastrophen mit Sturm und Überschwemmung. Diese Träume sind nicht beängstigend.

Schwindel: Mit Kollapsneigung bei Anstrengung wie schnellem Aufstehen oder Bücken. Teilweise mit Schwarzwerden vor den Augen oder Funken sehen, alles nur passager.

Kopf: Kopfschmerzen über dem rechten Auge und der rechten Schläfe, vom Hinterhaupt nach vorne ziehend zur rechten Schläfe, teilweise mit leichter Übelkeit. Hitzewallungen von Gesicht und Kopf. Schuppenbildung auf Kopfhaut, Augenbrauen und Nasenwurzel. Unter der Arzneimittelprüfung glättet sich die Gesichtshaut bei einer Prüferin.

Augen: Ein Kältegefühl periokulär, als sei die Haut mit einem ätherischen Öl bestrichen. Sehkraft vermindert mit verschwommenem Sehen. Lichtblitze und Leuchten, plötzlich auftretend, ohne Ängstlichkeit. Bandförmiger Lichtkranz im oberen Gesichtsfeld. Juckreiz der Augäpfel, durch Reiben entsteht Brennen. Zucken des Unterlides.

Ohren: Schuppen im Gehörgang, auf und hinter der Ohrmuschel. Schmerzhaftes Knötchen auf der Innenseite des linken Ohres.

Hyperakusis

Gesicht: Juckendes Knötchen unter dem Kinn.

Mund: Blutgeschmack im Mund.

Magen: Großer Appetit, Heißhunger am Abend. Appetit vermindert, Abneigung gegen Essen. Schmerz im Epigastrium mit leichter Übelkeit. Völlegefühl nach wenigen Bissen. Saures Aufstoßen. Übelkeit mit Kopfschmerzen, morgens, vormittags, teilweise mit Schmerzen im Epigastrium.

Blase: Bauchschmerzen, wenn der Harn verhalten werden musste.

Niere:

Nephritis bei kardialer Präinsuffizienz
Nephritis nach Unterkühlung

Harnröhre: Ziehende Schmerzen im vorderen Drittel der Harnröhre.

Urin: Die Harnmenge ist vermehrt.

Geschlechtsorgane:
- weiblich: Körperliche und seelische Beschwerden werden durch das Einsetzen der Menses>.

Brust: Spürt sein Herz, nicht beunruhigend, passager. Herzangst, Beklemmung, Atemnot beim Treppen steigen.

---

55 In der französischen Schule nach Voisin [6] und Jousset [2] findet die Substanz bei Pathologien Anwendung, bei welchen es noch nicht zu Ödemen gekommen ist. Dorcsi [1] berichtet allerdings von der Anwendung des Aalserums als Ödemmittel durch indische Ärzte bei Stauungsödemen von Karzinompatienten, Lymphödemen nach Ablatio mammae, Aszites bei Herz- oder Nierenversagen, Anasarka und Elephantiasis.

Extremitäten: Starke Unruhe der Beine – muss in Bewegung sein. Gelenkbeschwerden wandern von peripher nach zentral. Alle Gelenke schmerzen. Finger und Zehen können morgens nicht gestreckt werden. Gegenstände fallen aus den Händen. Zerschlagenheitsgefühl des ganzen Körpers mit schlaffem Muskeltonus. Jede Bewegung strengt an. In den Waden Druck und Schwere der Beine.

Frost und Frösteln: Starkes Frösteln bei Müdigkeit und vormittags mit starkem Wärmebedürfnis. Plötzliches Frösteln bis in die Haarspitzen um 11.00 Uhr.

Schweiß: Körperschweiß riecht süßlich.

Haut: Jucken der Rima ani, zwischen den Zehen. Schuppenbildung Kopfhaut, Augenbrauen, Nasenwurzel, äußerer Gehörgang. Haut strafft sich.

Allgemein: Innere Hitze mit dem wohligen Gefühl der Durchblutung der inneren Organe. Sucht kühlere Orte auf. Starkes Wärmebedürfnis. Verlangen Kaffee, der den Kreislauf nicht belebt. Verlangen nach Salzigem und Pikantem.

46.6
Dosierung

Tiefe Potenzen als Verreibung, ab D 8 auch flüssig.

46.7
Vergleichsmittel

- Herzinsuffizienz: Crataegus oxyacantha.
- Herzinsuffizienz mit Ödemen: Digitalis purpurea. Der Puls bleibt arrhythmisch und langsam auch unter Belastung.
- Palpitationen mit Vertigo, scharfe stechende Herzschmerzen, Palpitationen bei Belastung, die zum Ruhen zwingen. Liegen links < : Iberis amara.
- Nephritis mit stärkeren Ödemen: Apocynum cannabium, Helleborus niger.

46.8
Literatur

[1] Dorcsi M. Homöopathie. Bd. 5. Arzneimittellehre. 2. Aufl. Heidelberg: Haug; 1985: 1

[2] Jousset P: Nouvelles Leçons de Clinique medicale, Baillière, Paris 1906, 469.

[3] Leeser O. Lehrbuch der Homöopathie. Arzneimittellehre. C: Tierstoffe. Ulm: Haug; 1961

[4] Rohrer A. Aalserum. Documenta Homoeopathica 1987 (8): 199–216

[5] Rohrer A. Eine Erweiterung der Arzneimittelprüfung von Serum anguillae. Documenta Homoeopathica 1991; 11: 231–244

[6] Voisin H. Materia medica des homöopathischen Praktikers. 3. Aufl. Heidelberg: Haug; 1991: 1101–1103

47 Angustura vera – ang

lt.: Galipea officinalis, syn.: Cusparia officinalis, dt.: Angusturarinde, engl.: bark of galipea cuspariak

47.1 Substanz

Plantae – Rutaceae (Rautengewächse) – **Galipea officinalis**

Es handelt sich um einen 4 bis 5 m hohen verzweigten Strauch oder bis zu 10 m hohen Baum mit grauer, glatter Borke. Die weißen Blüten bilden große zusammengesetzte Rispen, der Kelch ist behaart und glockig. Die Frucht besteht aus fünf Kapseln mit je ein bis zwei kugeligen, schwarzen Samen. Der Baum ist in Südamerika heimisch. Der Name stammt vom Ort Angustura, heute Ciudad Bolivar in Venezuela. Aus ihm wird ein würziger, stark bitterer, hochprozentiger Likör hergestellt, der Angostura-Bitter. Angustura falsa meint die Rinde vom Strychnos nux vomica.

Zur Herstellung des Arzneimittels wird die glatte, graue Rinde verwendet.

47.2 Pharmakologie und Toxikologie

Die Rinde enthält zahlreiche Alkaloide vom Chinolintyp wie das Cusparin und das Galipin. Daneben Tetrahydrochinolin-Alkaloide wie das Galipinin, Cusparein, Galipein und das Angusturein. Ferner ätherische Öle und Bitterstoffe, vor allem das Angusturin. Beim Menschen können bei Einnahme höherer Dosen Übelkeit und Erbrechen auftreten. Im Tierversuch wurden Anstieg von Blutdruck und Atemfrequenz beobachtet. In vitro konnte eine antibakterielle Wirkung nachgewiesen werden. Diese betrifft unter anderem Mycobakterium tuberculosis. Daneben zeigte sich auch eine antiplasmodische Wirkung gegen Chloroquin-resistente Plasmodium-falciparum-Stämme.

47.3 Anwendung

Angustura-Rinde wurde in ihrer Heimat vorwiegend gegen Wechselfieber, Dysenterie und Dyspepsie gebraucht. Es werden tetanusähnliche Erscheinungen hervorgerufen.

Homöopathische Anwendung findet die Zubereitung bei Myalgien, Muskelkrämpfen sowie schmerzhaften Osteopathien (nach Kommission D).

Homöopathisch wird Angustura wie andere Baum-Arzneien vor allem bei Beschwerden der Knochen und Gelenken eingesetzt. Eine bewährte Indikation scheint die Verwendung bei „Karies der langen Knochen" zu sein. Woher diese stammt, konnte ich nicht feststellen, jedenfalls war sie Hahnemann noch nicht bekannt und lässt sich auch nicht aus der AMP erschließen. Dasselbe gilt für das Symptom „heftiges Verlangen nach Kaffee".

47.4 Arzneimittelprüfung

Die AMP wurde von Hahnemann selbst mit seinen Schülern vorgenommen, kann aber keinen Anspruch auf Vollständigkeit erheben. Sie enthält eine tödliche Vergiftung an einem 5½-jährigen Knaben, dabei hat es sich aber nach heutiger Ansicht um eine Nux-vomica-Vergiftung gehandelt [3]. Bei Allen finden sich eine weitere Prüfung durch Lembke sowie eine Prüfung von Schréter an einer weiblichen Person. Diese Beobachtungen von Schréter sind mit Vorsicht zu gebrauchen wegen der phantasievollen Ausdrucksweise. Da es aber offenbar die einzige weibliche Prüfperson ist, werden die Symptome, soweit sie die weiblichen Genitalien betreffen, hier aufgenommen [1].

47 – Angustura vera – ang

47.5 Arzneimittelbild

Leitsymptome: Überempfindlichkeit und Reizbarkeit der Sinne.
◉ **Heftiges Verlangen nach Kaffee.**
Rheumatische Beschwerden mit Knacken in den Gelenken und ständigem Bedürfnis, die Gelenke zu strecken. Die Muskeln und Gelenke längs der Wirbelsäule sind besonders befallen.
◉ **Eiterung der langen Knochen.**

Geist und Gemüt: Er erschrickt leicht und fährt zusammen. Missmut und Verdrießlichkeit. Geringe Beleidigungen erfüllen ihn mit Bitterkeit. Kleinmut. Größte Lebhaftigkeit des Geistes. Gesteigerte Auffassungskraft, lebhafte Tätigkeit der Phantasie. Kann sich aber nicht auf einen bestimmten Gegenstand konzentrieren. Schlaf sehr unruhig, mit verworrenen, schreckhaften Träumen.

Kopf: Krampfhaft nach rückwärts gezogen. Benommenheit des Kopfes.

Kopfschmerz: Kopfschmerzen mit Hitzegefühl, schlimmer beim Bücken. Kopfschmerzen vergehen, sobald er seine Stirn auf den Tisch legt, kehren jedoch zurück, sobald er sich aufrichtet.

Augen: Röte der Augen mit Brennen, Gefühl wie Sand in den Augen. Erweiterung oder Verengerung der Pupillen. Er sieht viel weiter als gewöhnlich (bei einem Kurzsichtigen).

Ohren: Gehör viel schärfer als gewöhnlich. Klingen in den Ohren.

Gesicht: Ziehende Empfindung in den Gesichtsmuskeln. Krampfartiger Schmerz in der Kaumuskulatur, besser beim Öffnen und Schließen des Mundes. Trismus.

Mund: Zäher, fader und übelriechender Schleim im Mund. Große Trockenheit des Mundes, ohne Durst oder auch heftiger Durst. Bitteres Aufstoßen.
◉ **Heftiges Verlangen, Kaffee zu trinken.**

Abdomen: Rumpeln und krampfartiges Zusammenziehen im Bauch.

Rektum und Stuhl: Vordrängendes Gefühl im Mastdarm; viel Drängen zum Stuhl. Durchfälle mit viel Schleim. Beim Stuhlgang Schaudern mit Gänsehaut.

Geschlechtsorgane:
- weiblich: Gefühl von Herabdrängen der Gebärmutter in der Scheide. Milchige Leukorrhö vor der Menses. Im Schlafe gegen Morgen hatte sie eine Pollution (Orgasmus? der Verf.), nachher war sie verstimmt. Die Menses erscheint 2 Wochen zu spät.
- männlich: Jucken an der Spitze der Eichel. Pollutionen.

Brust: Heftiges Herzklopfen, mit einem schmerzhaften Gefühl, als würde das Herz zusammengezogen, beim Liegen auf der linken Seite, beim Sitzen und Vorbeugen.

Extremitäten: Pressende, stechende, ziehende, krampfende Schmerzen in allen Muskeln. **Gelenke wie steif oder wie verrenkt – Knacken in den Gelenken.** Rheumatische Schmerzen in Muskeln und Gelenken. Die Muskeln und Gelenke längs des Rückgrats sind besonders von Schmerzen befallen. **Ständiger Drang, die Gelenke zu strecken.** Starrkrampfähnlicher Zustand mit stärkster Streckung der Glieder und Opisthotonus; Wiederholung solcher Anfälle durch Geräusch und Berührung. ◉ **Karies und schmerzhafte Geschwüre, welche die langen Knochen befallen und sie durchfressen bis ins Knochenmark.**

Dystorsionen
Arthritis rheumatisch
Myalgien

Frost und Frösteln: Kalte Hände und Füße. Kältegefühl im Rücken; Frieren im Bett gegen Morgen. Vermehrtes Wärmegefühl und Schweiße.

47.6 Dosierung

D 6 bis D 12.

47.7 Vergleichsmittel

- Rutaceae: Dictamnus albus, Jaborandi, Ptelea trifoliata, Ruta graveolens, Xanthoxylum fraxineum.
- Tetanische Zustände, ausgelöst durch Geräusch oder Berührung: Nux vomica, Strychninum purum.
- Osteomyelitis: Acidum carbolicum, Acidum fluoricum, Asa foetida, Aurum metallicum, Calcium carbonicum, Calcium phosphoricum, Conium maculatum, Euphorbia resinifera, Graphites naturalis, Hecla lava, Phosphorus, Ruta graveolens, Silicea terra, Staphysagria.
- Aufgrund der Neigung zu krampfartigen Beschwerden, der Überempfindlichkeit der Sinnesorgane sowie der reizbaren Gemütsverfassung bildet Angustura eine wichtige Differenzialdiagnose zu Nux vomica.
- Knochenfisteln, Periostitis: Acidum fluoricum, Asa foetida, Kalium iodatum, Mercurius solubilis Hahnemanni, Phosphorus, Silicea terra, Syphilinum.

47.8 Literatur

[1] Allen TF. Angustura vera. Encyclopedia of pure Materia Medica. Bd. 1. New York: Boericke & Tafel; 1874–1880: 344–357

[2] Clarke JH. Angustura vera. Dictionary of practical Materia Medica. Bd. 1. London: Homoeopathic Publishing Company; 1900–1902: 112–115

[3] Hahnemann S. Angustura vera. In: Lucae C, Wischner M, Hrsg. Gesamte Arzneimittellehre. Bd. 1. Stuttgart: Haug; 2007: 154–165

[4] Hughes R. Angustura. Cyclopaedia of Drug Pathogenesy. Bd. 1. London: Gould; 1886–1891: 267–269

48 Anhalonium lewinii – anh

lt.: Lophophora williamsii, syn.: Anhalonium lewinii, dt.: Peyote-Kaktus, Peyotl, engl.: peyote buttons

48.1
Substanz

Plantae – Cactaceae (Kaktusgewächse) – **Lophophora williamsii**

Der Kaktus besitzt einen kugelförmigen, etwa 10 × 10 cm großen überirdischen Körper sowie eine dicke, fleischige Pfahlwurzel. Anstelle der weichen Stacheln des jungen Kaktus finden sich bei der reifen Pflanze weißliche, pinselartige Wollbüschel auf. Im Sommer entfaltet der Peyote weiße bis rosafarbene Blüten.

Der Peyote-Kaktus ist im Süden der USA sowie in Mexiko heimisch.

Aus dieser Kaktee wird von den Eingeborenen ein berauschendes Getränk mit narkotischer Wirkung hergestellt, welches zur Erzeugung ekstatischer Zustände bei religiösen Zeremonien Verwendung findet und auch heute noch als psychogene Droge angewendet wird. Weitere Alkaloid-Inhaltsstoffe sind Anhalonidin, Anhalonin und Lophophorin sowie Pellotin und Anhalamin. – Lophophora oder Anhalonium willamsii steht dem Anhalonium lewinii botanisch und in der Wirkung außerordentlich nahe, obwohl die Alkaloide nicht ganz übereinstimmen. Möglicherweise handelt es sich nur um eine Standortvarietät von Anhalonium lewinii. Zur Tinktur wird die frische Kaktuspflanze verarbeitet. Da dem Meskalin die Fähigkeit zugeschrieben wird, die Inhalte des unbewussten Traumlebens und auch des übrigen Unterbewusstseins in das Licht des Bewusstseins zu heben, wird es in okkulten Kreisen auch heute noch zu diesem Zweck gebraucht.

Homöopathische Verwendung findet die frische Kaktuspflanze.

48.2
Pharmakologie und Toxikologie

Lophophora lewinii enthält über 50 bekannte Alkaloide, wobei dem Meskalin bezüglich der psychotropen und halluzinogenen Wirkung die größte Bedeutung zukommt. Meskalin ist strukturverwandt mit LSD. Auf der molekularen Ebene entfaltet Meskalin ähnlich wie Psylocybin und LSD seine Wirkung über einen partiellen Agonismus an zentralnervösen Serotonin-Rezeptoren (5-HT 2a-Rezeptor). Eine Dosis von 200 bis 400 mg hat eine lang anhaltende Wirkung, mit einem Maximum nach ca. 2 Stunden und einem langsamen Abklingen über 8 Stunden. Neben sympathomimetischen Effekten treten tiefgreifende Wahrnehmungsveränderungen in Bezug auf das Selbst und die Umwelt, gesteigerte Suggestibilität und Intensivierung von Emotionen auf [3]. Die affektiven Veränderungen reichen von tiefen transzendenten und mystischen Erfahrungen bis zu dysphorischen Zuständen, im Extremfall „Horrortrips". Nach Genuss können initial Schwindel, Übelkeit und Lichtscheu mit nervöser Übererregbarkeit auftreten. Reko beschreibt den eigentlichen Rausch folgendermaßen: „Man sieht alles plötzlich wie an einem frischen Morgen, in prachtvollen Farben, kristallklar und unwahrscheinlich farbig. Schließt man die Augen, so drehen sich bunte Feuerräder, fließen Ströme farbigen Lichts wie bunte Kaskaden. Funken, klar wie Edelsteine vom reinsten Wasser, scheinen herumzuspringen und in der Luft zu schweben. Mitunter hört man eine Musik, so schön, wie Musik nur im Traum sein kann. Bald treten Visionen greifbarer Art auf. Die Versuchsperson spinnt die Erscheinungen und Gestalten, die sie zu sehen vermeint, zu langen Träumen, meist angenehmen Inhalts, zusammen. Nur selten treten schreckhafte und unangenehme Empfindungen auf oder gar Angstgefühle." [6]

Erschwerung des Sprechens, teils infolge Lähmung der Zunge, teils infolge Langsamkeit der Gedanken.

Die Bewegungen sind mangelhaft koordiniert. Höchste Muskelschwäche; mag sich nicht bewegen; der ganze Körper ist erschlafft; unfähig, ohne Hilfe zu gehen oder aufzusitzen.

Die geistige und körperliche Kraft scheint mächtig gesteigert zu sein. Unter dem Einfluss von Peyote überwindet der mexikanische Indianer die steilsten Höhen der Sierra und erträgt Hunger und Durst 5 Tage lang. Teilweise entspricht diesem Kraftgefühl jedoch nicht eine wirkliche Leistungsfähigkeit. Die Gedanken fließen schnell und mühelos. Ein eigentlicher Katzenjammer scheint zu fehlen.

Weiter wird angegeben: Verlust der zeitlichen Orientierung, Gedankenabreißen und Gedankenschwäche. Neben der Euphorie auch Misstrauen und Gereiztheit, Empfindung seelischer Minderwertigkeit oder träge Zufriedenheit. Das Gefühl der Verdoppelung der Persönlichkeit – körperlich und seelisch – wird häufig angetroffen.

Die Herztätigkeit ist verlangsamt, Schmerzen am Herzen; krampfartige Symptome ähnlich denen des verwandten Cactus grantiflorus fehlen jedoch.

Die Atmung ist sehr erschwert, Gefühl von Atemnot, oberflächliche Atmung.

Andauernde Übelkeit, die zum Liegen zwingt und dadurch sich mildert, ebenso wie das Gefühl von Elendigkeit.

Die Halluzinationen verschlimmern sich bei geschlossenen Augen, während sie durch Öffnen derselben zerstreut werden. Die Pupillen sind stark erweitert. Gegenstände werden manchmal als zu klein wahrgenommen, meist aber als zu hell, die Schatten verstärkt, Flackern des Lichts wird gesteigert empfunden.

Im Jahr 1958 wurde von Herbert Unger eine planmäßige Arzneimittelprüfung am Gesunden vorgenommen und veröffentlicht. Es waren 6 Personen, 1 Mann und 5 Frauen, die sich dieser über 1 Jahr hinziehenden Versuchsreihe (mit Pausen von 1 bis 2 Monaten) unterzogen haben. Verwendet wurden D 30, D 12, D 6 und D 3. Er gibt folgende Übersicht über seine Versuchsergebnisse:

1. Zunächst eine vegetative Reaktionssymptomatik (=v. RS.), dann aber eine die gesamte Symptomatik beherrschende zerebrale Reaktionssymptomatik (=c. RS.) mit spezifischen Funktionsstörungen des gesamten optischen Systems, die auch das Gedächtnis für alle optischen Funktionen in der Sehrinde erfasst.

2. Bei zunehmend massiver Dosierung (D 6, D 3) tritt die v. RS. immer mehr in den Vordergrund in Form von sensorischen Funktionsstörungen aller Äste des N. trigeminus, besonders aber des Ramus ophthalmicus im Sinne eines sympathikotonischen okulo-pupillären Erregungssyndroms, unter allmählicher Verdrängung der c. RS. Da in allen 3 Trigeminusästen Bahnen zu den Schweißdrüsen und Blutgefäßen verlaufen, kommt es zu Sekretionsstörungen der Nasenschleimhaut und Tränendrüsen (via N. petrosus superfic. major des N. facialis), der Speicheldrüse (via Chorda tympani) sowie auch zu Geschmacksstörungen des vorderen Drittels der Zunge (zentripetale Geschmacksfasern des N. trigeminus), zu sensiblen Reizerscheinungen vonseiten des Kaumuskels sowie zu Verfeinerung der Hörfähigkeit (Rad. parasympath. n. petrosi superfic. minoris, N. auriculotemporalis, N. trigeminus I). Die Erregungsausbreitung befällt in überwiegendem Maße den Ramus ophthalmicus des N. trigeminus.

3. Die v. RS. ist ein Gemisch von sympathikotonischer und parasympathikotonischer Reaktionsform. Mit zunehmender Vergiftung treten bei tieferer Potenz Pulsverlangsamung, Extrasystolen, Kreislaufstörungen auf mit dem Gefühl „existenzieller Angst". Dieses essenzielle Syndrom charakterisiert sich beim beginnenden Erlebnis der Bewusstseinsspaltung und nicht beeinflussbaren Sehstörungen durch völlige Abgeschiedenheit, Einsamkeit, Verlassenheit und drohenden Verlust jeder Verbindung mit der Außenwelt. Es hat nicht peripheren, sondern vielmehr thalamischen Charakter.

4. Das vorwiegend in den oberen Trigeminusast projizierte Kopfschmerzsyndrom ist pulsierender, kongestiver Natur mit ausgesprochener Tiefenlokalisation, in die Tiefe der Augenhöhle und der vorderen Schädelgrube, von innen nach außen; es hat den Charakter erregender Akuität. Ähnlich dem Horner'schen Symptomenkomplex herrscht Seitenprojektion vor, und zwar mit Vorliebe die linke Kopfseite.

5. Die bei der c. RS. im Vordergrund stehenden Störungen des optischen Systems von den brechenden Medien bis zum sensorischen Gehirnrindenfeld äußern sich besonders in Veränderung des perspektivischen Sehens, des

Bewegungssehens, der Formen und Gestalt und Verdopplung der Gegenstände, in Steigerung der Farbempfindung und Produktion von Visionen, sodass es zuletzt zu einer ganz real wahrgenommenen Auflösung des Raumes und damit einer Veränderung des subjektiven Zeiterlebens kommt.
6. Auch in feinsten Dosen kann eine Spaltung des Bewusstseins erfolgen im Sinne eines Nebeneinandererlebens von mehreren Bewusstseinsstufen und eines gleichzeitigen Nacheinanders von Bewusstseinsphasen: Auf der einen Seite Verlust der Subjekt-Objekt-Schranke im Sinne völliger Verschmelzung des Ichs mit der Umwelt, auf der andern Seite Trennung des personalen Ichs von der Umwelt zu einem reflexiven Selbst hin mit völliger Loslösung von der Außenwelt, Verrückung und Entrückung; hinsichtlich des subjektiven Zeitbegriffes das Erlebnis des Zeitraffers oder der Zeitlupe, sodass Weltraumvisionen sowie mikroskopische Aufhellung der Vergangenheit entstehen.
7. Peyote ist daher ein Mittel zur Aufhellung versunkener Bewusstseinsinhalte, zur Steigerung des gesamten optischen Gedächtnisses und der Erinnerungsfähigkeit.
8. Es bewirkt eine Veränderung des Denkablaufes in Richtung einer Auflösung von Denken und Wollen, sodass bei der erhaltenen selbstkritischen Bewusstseinsklarheit und bei der gleichzeitigen Bereicherung an optischen Wahrnehmungen ein vom Willen nicht mehr bewegtes Denken entsteht, ein Schauen mit Versunkenheit und Apathie.
9. Die Gefühlslage bewegte sich vom manischen über das selbstironisch-anästhetische zuletzt zum depressiven Stadium!
10. Auch in hohen Potenzen bewirkt Peyote eine tiefgreifende und lang anhaltende Erschütterung der existenziellen Persönlichkeit. Es ist daher ein ausgesprochen zerebrales Umstimmungsmittel, das je nach Dosis, Konstitution und Situation erregend oder hemmend, aktivierend oder passivierend, umweltbemächtigend und leistungssteigernd oder umweltfliehend und versenkend, extra- oder introvertierend wirkt.
11. Es erzeugt eine allmähliche Verschiebung der natürlichen Schlaf-Wach-Rhythmik im Sinne völliger Inversion.
12. Peyote verursacht Störungen der Akkommodation.
13. Peyote hat eine dämpfende Wirkung auf die Libido.
14. Modalitäten: Besserung aller Funktionen bei Dunkelheit und ruhigem Liegen; Verschlimmerung bei Licht, Sonnenlicht, besonders mittags, und bei Bewegung.
15. Es existiert kein Antidot für die Droge. Bei starker Agitation können sedierende Psychopharmaka appliziert werden.
16. Unter Peyote-Wirkung kommt es zu einer nachweisbaren, längere Zeit anhaltenden subjektiven Besserung „psychogen getriggerter rheumatischer Syndrome".

48.3
Anwendung

Der Peyote-Kaktus wird von indianischen Völkern in Mexiko und Texas als heilige Pflanze angesehen und im Rahmen religiöser und schamanischer Rituale angewandt.

In der Forschung wird Meskalin zur Induktion experimenteller Psychosen verwendet.

Homöopathische Anwendung findet die Zubereitung bei Erkrankungen mit Übersteigerung der Sinneswahrnehmung und Sinnestäuschung wie bei Psychosen sowie Neuralgien (nach Kommission D).

Homöopathische Wirkungsschwerpunkte liegen erwartungsgemäß auf der Geistes- und Gemütsebene sowie im Bereich des sensorischen und autonomen Nervensystems.

Es finden sich gesteigerte körperliche Kraft, aber auch psychovegetative *Erschöpfungszustände*. Wie bei anderen Drogenmitteln wie Cannabis indica bilden *Angst- und Panikstörungen* eine wichtige Indikation, insbesondere beim Vorliegen von *Derealisation* und *Depersonalisation*. Sinnestäuschungen visueller und auditiver Art, wie sie im Rahmen *psychotischer Erkrankungen* oder *deliranter Zustände* vorkommen, liegen ebenso im Wirkungsbereich. Charakteristisch für den Meskalinrausch sind so genannte Synästhesien, d. h. die Zusammenführung unterschiedlicher Sinneseindrücke („Farben fühlen, Klänge schmecken" etc.). Die Wahrnehmung ist geschärft, es besteht eine verstärkte Empfindlichkeit gegenüber Sinneseindrücken, insbesondere gegenüber Musik[56].

Bei *Schlafstörungen* bis zur vollständigen Umkehrung des Schlaf-Wach-Rhythmus wurde Anhalonium lewinii erfolgreich angewandt.

Anhalonium lewinii kommt ferner bei verschiedenen Schmerzsyndromen in Frage. Hier sind es vor allem die *Trigeminusneuralgie, Phantomschmerzen* nach Amputationen sowie *Migräne* mit visueller Aura in Form von Zickzack-Mustern.

Wie bei den anderen Kakteen finden sich im Arzneimittelbild von Anhalonium lewinii auch *kardiale Symptome* wie thorakale Beklemmung und Herzrasen. Typische krampfartige Beschwerden wie bei Cactus grandiflorus fehlen jedoch.

48.4 Arzneimittelbild

Geist und Gemüt: Einsamkeit, **Schwermut,** Gedrücktheit, Antriebsverlust, Resignation, Gereiztheit, Mangel an Stimmungsfähigkeit, unvermitteltes **schroffes Umkippen der Stimmung,** grundlose **Sprunghaftigkeit.**

Zunehmende Erschütterung mit akuten Ausbrüchen von Erregtheit: **Aufgeregtheit** mit vegetativen Krisen, **Unruhe,** Todesangst; zuletzt eine akute rauschähnliche, unmotivierte, künstliche Aufgipfelung des Lebensgefühls: **Ekstase** (Außersich-Sein) mit dem Erlebnis äußerster Lichtfülle und **Sprengung der Person.**

Abspaltung von der Umwelt, akute triebhafte Entgleisungen, wie motorische Erregung, Redefluss; **Verlust der Anpassungsfähigkeit;** Unsicherheit, Gehemmtsein, Zweifelsucht, Grübeln, **Flucht aus der Wirklichkeit in die nächtliche Traumwelt,** Verzicht auf äußere Werte, **egozentrische Introversion.**

Verlust des Daseinshorizontes: Traum, Resignation, **Ausweglosigkeit** und Hoffnungslosigkeit. Gefühlsverarmung und -lähmung. Ironie, schwindende Erlebnisfähigkeit, Gleichgültigkeit.

Apathie, **Verlust** des Tätigkeitsdranges, *der Selbstbehauptung*; wechselnder Schaffensdrang, Abschließen von der Außenwelt, **Kontaktscheu und -schwäche.** Aufgabe sozialer Bindungen. – **Zerfall aller Strebungen,** der Einheit von Lebensführung und Daseinsgestaltung. Antriebslosigkeit. **Grundhaltung der Indifferenz.** Gefühl der Gefühllosigkeit.

Stufenweise Verschiebung der Schlaf-Wach-Rhythmik bis zur völligen Umkehr:

Zunehmende **Verschattung des Tagesbewusstseins** und wachsende **Aufhellung der nächtlichen Unbewusstheit** in allen Übergängen; **bei Tage:** Ermüdung, Zerschlagenheit, Dösigkeit, Versunkensein, **Dämmerzustände** bis zur Benommenheit, **Absencen;** aber auch Bewusstseinserhöhung mit erleichtertem Gedankenfluss und sorgloser, aber auch gereizter Stimmung; **bei Nacht:** ausgesprochen **langanhaltende Einschlafstörung** durch Nachbilder, Gedankenunruhe und überstürzende Gedankenfülle, **Träume von visionärem Charakter. Erweiterung des Bewusstseins** durch Trugwahrnehmungen (Illusionen), Halluzinationen von optischem Charakter mit sinnhafter Deutlichkeit.

Neigung zu **Bewegungsverarmung,** Automatismen, muskuläre Starre, besonders der Gesichtsmuskulatur. **Durchsichtigwerden der Objekte** und zugleich des eigenen Körpers: **topographische Selbstwahrnehmung des eigenen Körpers** und körperliche Analyse. Gefühl neben dem eigenen Körper zu stehen und ihn zu betrachten.

Geräusche werden farbig empfunden, ebenso Berührungen.

Willenshemmung: Entschlusslosigkeit, Unentschiedenheit, abwartendes Verhalten. **Auflösung innerer Willenskraft:** Widerstandslosigkeit, Haltlosigkeit, Unbeständigkeit, zügellose Hingabe an Illusion, Flucht vor Willensentscheidungen. – Mangel an Initiative, Spannungsbereitschaft. **Verzicht** auf äußere Bewegung und Gestaltung sowie auf innere Erregung. **Abbau des Willens: Passivität.**

Erlahmung der Abstraktionsfähigkeit; Armut an Vorstellungen und an Umweltbeziehungen. **Zerstörung der Denkordnung** und ihrer Vollzugsformen (Begriffs- und Urteilsbild, Schlussführung) infolge überstürzenden Einbruches optischer Wahrnehmung: Denktaumel, motorisierter Denkablauf. Erschwerte Kombination und Zusammen-

---

[56] In der rituellen Anwendung werden Trommeln genutzt, den ekstatischen Zustand weiter zu verstärken.

48 – Anhalonium lewinii – anh

fassung bei zunehmender Unterscheidungsunfähigkeit. – Besetzung abstrakter Vorstellungen mit Bildern („Bewusstseinsillustration"). – Umgestaltung des Denkens zum Schauen und „Hellsehen". – Aus der Dynamik optischer Illusionen und Halluzinationen: Erlebnis des **Zerfalls von Gestalt und Raum. – Auflösung der Beziehungen von Denken und Wollen bei gespannter Aufmerksamkeit, Urteilskraft und erhaltener Umweltorientierung.**

Beziehungslosigkeit und Selbstentfremdung. Verlust des Wirkungsfeldes; Hemmung der Psychomotorik, **Spaltung und Auflösung der Person in Richtung völliger Introvertiertheit.**

Zwei gegensätzliche Erlebnis- und Verhaltungsarten: **Entfernung des vitalen Ich** mit seinen Wahrnehmungen und Antrieben **von Bewusstseinsakten.** Zerfall der Außenprojektion zugunsten einer reflexiven Selbstbeobachtung (egozentrische Mystik). **Verschmelzung des reflexiven Selbst mit der gesamten Umwelt** (kosmische Mystik). Dabei **klares Bewusstsein dieses zwiespältigen Daseins**, Einsicht in die Dramatik abnormer Sehwahrnehmungen, in die Umformung der Erregung des Lebensgefühls; aber keinerlei Willensmöglichkeit einer Beeinflussung dieser nebeneinander erlebten Zustände; sachliche Beobachtung des „Inneren", genaue Kontrolle ohne jeden Willensvollzug.

Wissen von sich, ohne wollen zu können. Bewusstsein existenzieller Grenzsituation und Erlebnis existenzieller Erschütterung.

Auflösung des physiologischen Zeitmaßes und Zerfall des Zeitbewusstseinsstromes in Richtung von **Zeitdehnung (Zeitlupen-Erlebnis)** und von **Zeitverkürzung (Zeitraffer-Erlebnis).** Völliger **Stillstand der Zeit,** Zusammenfall von Augenblick und Ewigkeit. **Steigerung rückwärtsbezogenen Schauens** im Sinne einer biographischen Katamnesis sowie Steigerung zukunftgerichteten Schauens im Sinne von **„Hellsehen".**

Erhaltung des Orientierungsbewusstseins im Umfeld, daher keine Störung der Raumorientierung. Dagegen **Störung der Orientierung in der eigenen Person:** „Man weiß nicht mehr, wer man ist!" – **Verwischung der Orientierung in der aktuellen Situation:** Mangelndes Zurechtfinden, kleine Situationsverkennungen. **Entstellung der Ich-Beziehungen: Identifikation** mit fremden Subjekten und fremden Gegenständen. **Depersonalisation:** Herauslösung subjektiver Ereignisse aus der Ich-Zugehörigkeit. Das Erlebnis wird „freischwebend". **Ich-Verlust:** Bewusstheit ohne Ich. **Störungen der Auffassung** von der einfachen Perzeption bis zur höchsten Integration. Das Aufgefasste wird an unbewusste Komplexe gebunden und mit Affekten besetzt.

Ideenflüchtigkeit, Zerfahrenheit, Stereotypie. **Intrapsychische Hemmung** mit erschwertem, verzögertem, ja ausbleibendem Vollzug eines psychomotorischen Aktes. **Sperrung:** plötzliches Innehalten eines im Gang befindlichen Vorstellungs- und Handlungsablaufes.

Psychisches **Poltersyndrom:** sich überstürzendes Sprechen, Monotonie der Sprachmelodie. Verschlucken von Silben und Worten. Wortfindungsschwäche und -störung.

Allgemeine Steigerung der Erinnerungsfähigkeit (Hypermnesie) ohne jede Lenk- und Beeinflussbarkeit, dagegen mit Störungen des aktuellen „Frischgedächtnisses". Dissoziationsamnesien. Gedächtnisillusionen, -halluzinationen.

Abnorme Steigerung des stereoskopischen Sehens und plastischen Reliefsehens:

Auflösung stofflicher Gesamtstruktur und einzelner Bauelemente. Auflösung der Formenwelt. Deformierung der Gegenstände, Verzerrung der Perspektive. **Verkleinerung und zugleich Vergrößerung der Gegenstände,** besonders der Schrift. **Verdoppelung** der Gegenstände, Vervielfachung. Umformung flächiger Erscheinungen in groteske, komplizierte Gebilde, bizarre Disproportionalität der Gegenstände. **Optische Halluzinationen ohne jeden Affekt. Zunehmende Auflösung der Gegenstandswelt, Entfernung vom Raum:** alles ist kleiner und feiner.

Rasende **Motorisierung aller Gegenstände** in exzentrischen Bewegungen und in verschiedensten Richtungen. **Scheinbewegungen,** einmal aller, dann aber auch nur einzelner Gegenstände. **Nachbilder** von stunden- und tagelanger Dauer. **Visionen,** zunehmende Lokalisation äußerer Erscheinungen hinter den Augenapparat ins „Innere"!

48.4 Arzneimittelbild

Panikattacken mit Depersonalisation und Derealisation
Depression
Psychose
Bewusstseinsstörungen dissoziativ
Delirium

Kopf: Wärme- und Hitzegefühl in der Kopfhaut. Schmerzgefühl in den Haaren.

Kopfschmerz: Erhöhter Kopfinnendruck nur in der vorderen Schädelhöhle.

Trigeminusneuralgie
Migräne mit visueller Aura

Augen: Steigerung des Farbensehens, besonders der Kontrastfarben, Verfeinerung der Farbnuancen, Vorherrschen von Grün-blau, Zurücktreten von Gelb-rot. Farbenfreudige Besetzung farbloser Gegenstände.
Pupillenerweiterung. Glanzauge. Etwas **Exophthalmus.** Trockenheit und Brennen der Augäpfel, besonders der Augenlider. Schmerz auch der Sklera und in der Tiefe der Sehnervpapille, am Sehnerv bis zur Sehnervenkreuzung. **Genaue Lokalisation dieser Schmerzempfindung. Trockenheit der Augenlider und der Sklera.**
Helligkeitsschwankungen: Grelle Helligkeit wie direktes Sonnenlicht; Flimmern, Sehen von Funken, Sternschnuppen, Ringen, Blitzen, Kometen, Fäden, schwarzen Punkten und Gebilden; Scheibenwischersehen, Nebelsehen: die ganze Umgebung ist in Nebel getaucht. Steigerung der Sehfähigkeit, besonders in weiter Entfernung, vor allem bei Sonnenlicht, mittags.

Akkommodationsstörung
Sehstörung

Ohren: Verfeinerung der Gehörsempfindung; Spaltung der Tonempfindung, Geräuschüberempfindlichkeit mit Schmerzauslösung.

Gesicht: Pulsierendes Druckgefühl in der Gesichtshaut, im und hinter dem Auge (Bereich des N. trigeminus).

Blässe der Schleimhaut ebenfalls im Bereich des N. trigeminus. Vorwiegend Befallensein der **linken Gesichtshälfte.**

Plötzlich auftretende Schmerzen, von erregender Akuität, klopfend und pochend, zermürbend, vorwiegend in der linken Gesichtshälfte, besonders in der Tiefe der Augenhöhlen, des Augapfels bis in die vordere Schädelgrube und genau bis zur Sehnervenkreuzung, bis in die Siebbeinzellen, Stirn- und Keilbeinhöhle, aber auch teilweise bis zur Oberkiefer- und Nasenhöhle, bis zum harten Gaumen und bis zum vorderen Anteil der Ohrmuschel. **Schmerzen von der Tiefe nach außen in die Haut strahlend. Besserung des Schmerzes im Liegen und besonders bei Dunkelheit, nachts. Verschlimmerung bei Sonnenlicht, besonders mittags, und bei Bewegung.**

Mund: Kälte- und Schweregefühl der Zunge und der Lippen. Pelzigkeitsgefühl der Zunge, besonders vorn, der Lippen, Taubheitsgefühl, **fader Geschmack.**

Äußerer Hals: Schwellung der Schilddrüse mit **Druckgefühl** und Klopfen.

Magen: Brechreiz, **Speichelfluss** und Hungergefühl trotz reichlicher Nahrungsaufnahme, Erbrechen. **Ekel, Widerwille gegen Nahrungsaufnahme,** Übelkeit.

Blase: Harndrang.

Geschlechtsorgane: Herabgesetzte und erloschene Libido. Absterben erotischer Empfindungen.

Atmung: Beklemmungsgefühl. Drang zum Tiefatmen.

Brust: Brustkorbbeklemmung besonders links. Herzstechen und **Herzangst.** Gefühl der Herzbeengung und des Herzstillstandes.

Herzbeschwerden psychosomatisch

Frost und Frösteln: Inneres Hitzegefühl. Anstieg der Körperwärme. Allgemeines Kältegefühl und Frösteln in der Haut. **Abnorme Temperaturempfindung:** Hitzegefühl, aber vorwiegend Kältegefühl.

Schweiß: Schweißausbrüche an Händen und Füßen. Kalter Angstschweiß.

Haut: Rötung der Haut, gesteigerte örtliche Durchblutung. **Pelzigkeits-, Taubheitsgefühl der Haut und Schleimhäute.**

Allgemein: Gefühl akuter Energiesteigerung. Allgemeine Herabsetzung der peripheren Schmerzempfindung. **Kältegefühl** in den Organen, aber auch im ganzen Körper. Pulsbeschleunigung, -verlangsamung, Herzunregelmäßigkeit. Herzbeschleunigung, Klopfen und Herzpalpitation.

48.5
Dosierung

Je mehr das psychische Gebiet ins Auge gefasst wird, je mehr wird man hohe Potenzen wählen. Die neurovegetativen Störungen wird man zweckmäßigerweise mit mittleren und hohen Potenzen, die organotropen Zustände mit mittleren bis herab etwa zu D 4 angehen.

48.6
Vergleichsmittel

- Cactaceae: Cactus grandiflorus.
- Phantastische Ideen, Illusionen: Cannabis indica, Opium, Veratrum album.
- Trigeminusneuralgie links: Aconitum napellus, Spigelia anthelmia, Staphysagria.
- Sonnenlicht < : Belladonna, Agaricus muscarius, Glonoinum.
- Rauschartige Ekstase: Agaricus muscarius, Belladonna, Cannabis indica conium maculatum, Coffea tosta, Opium, Stramonium.
- Störung des Zeitsinns: Cannabis indica, Lachesis muta, Nux moschata.
- Gegenstände erscheinen zu groß: Cannabis indica, Hyoscyamus niger.

48.7
Literatur

[1] Clarke JH. Anhalonium lewinii. Dictionary of practical Materia Medica. Bd. 1. London: Homoeopathic Publishing Company; 1900–1902: 115–116

[2] Gisevius F. Die Angst in der Homöopathischen Arzneimittellehre! Pyotl. Deutsche Zeitschrift für Homoeopathie und deren Grenzgebiete 1931; 10 (10): 240–248

[3] Halpern JH, Sherwood AR, Hudson JI et al. Psychological and Cognitive Effects of Long-Term Peyote Use Among Native Americans. Biological Psychiatry 2005; 624–631

[4] Leeser O. Lehrbuch der Homöopathie. Spezieller Teil. B: Pflanzliche Arzneistoffe. Teil 1. Heidelberg: Haug; 1973: 536

[5] Orlowski. Über Anhalonium Lewinii als Teil- Antiaphrodisiacum. Deutsche Zeitschrift für Homoeopathie und deren Grenzgebiete 1929; 8 (12): 296–301

[6] Reko VA. Magische Gifte. Rausch- und Betäubungsmittel der neuen Welt. Bd. 6. Reihe Ethnomedizin und Bewusstseinsforschung. Historische Materialien. 2. Aufl. Berlin: VWB; 1996

[7] Unger H. Das Arzneibild Peyotl. Allgemeine Homöopathische Zeitung 1958; 203 (11): 523–535

[8] Unger H. Peyotl, ein Arzneimittelexperiment und seine Deutung. Deutsche Homöopathische Monatsschrift 1958; 9 (6): 257–290

49 Anthracinum – anthraci

lt.: Anthacinum, dt.: Milzbrandnosode, engl.: anthrax nosode

49.1 Substanz

Nosode – Bakterium – Bacillaceae – Bacillus anthracis

Es handelt sich um ein sporenbildendes, aerobes, grampositives, unbewegliches, 5 bis 6 µm langes Stäbchenbakterium. Angezüchtete Bakterien legen sich in Ketten aneinander und erscheinen ähnlich eines Bambusstabes. Im Kulturmedium wachsen sie in Form rauer Kolonien mit lockeren Randausläufern, dem Medusenhaupt. Es ist zur Ausbildung von Endosporen befähigt. Pathogenitätsfaktoren sind die Ausbildung einer Polypeptidkapsel aus D-Glutaminsäure und die Endotoxinbildung. Diese wird über zwei Plasmiden kodiert, das pXO1 und das pXO2. Kommen die Sporen in eine für sie geeignete Umgebung, zum Beispiel Blut, wandeln sie sich in ihre vegetative Form um. Es kommt zur Ausbildung von protektivem Antigen, Letalfaktor und Ödemfaktor. Durch Rekombination dieser Faktoren kommt es zur Ausbildung des Letaltoxins und des Ödemtoxins. Der Erreger wurde 1849 von Alois Pollender entdeckt.

Die homöopathische Zubereitung wird aus dem alkoholischen Extrakt aus der Milz an Milzbrand erkrankter Schafe gewonnen.

49.2 Klinik des Erregers

Es erzeugt die Zoonose Milzbrand, deren Namen sich vom makroskopischen Bild der braunschwarzen, damit stark befallenen Milz, ableitet. Die Toxine führen zu lokaler Ödembildung und nekrotisierender Gewebeschädigung. Je nach Eintrittspforte tritt sie in verschiedenen Formen auf.

Bei direktem Hautkontakt, der häufigsten Form, kann es zum Hautmilzbrand kommen, bei dem es primär zur Bildung eines vesikulär umrandeten Ulkus mit zentraler Nekrose kommt. Gelingt es dem Immunsystem nicht, die Infektion einzudämmen, kann es über Pustelbildung bis hin zum Karbunkel zur Ausbildung einer Sepsis kommen.

Ein Lungenmilzbrand entsteht durch die Inhalation der Sporen. Die Inkubationszeit sind Tage bis zu Wochen. Die Erkrankung beginnt zunächst mit unspezifischen grippeähnlichen Symptomen wie Fieber, Schüttelfrost, dann tritt zunehmend auch Dyspnoe auf. Sie hat eine hohe Letalität. Die Patienten versterben meist innerhalb von 3 bis 6 Tagen unter dem klinischen Bild eines septischen Schocks.

Der Darmmilzbrand kann bei Inkorporation infizierter Nahrungsmittel (Milch, Fleisch) entstehen. Die Inkubationszeit ist Stunden bis 3 Tage. Es kommt zu blutiger Diarrhö und Erbrechen bis hin zum Tod durch septischen Schock.

Eine Übertragung auf den Menschen ist bei hoher Exposition möglich. Sie tritt als Berufskrankheit in Deutschland in der Landwirtschaft und ihr angeschlossenen Betriebe auf. Man findet sie bei Drogenkonsumenten als Injektionsmilzbrand.

Die vegetative Form lässt sich leicht mit Desinfektion abtöten, während die Sporen gegenüber Hitze und Desinfektion hochresistent sind. Eine Infektion mit Bacillum anthracis induziert eine antibiotische Therapie. Chirugische Interventionen sind kontraindiziert. Es besteht Meldepflicht bei Erkrankung und Tod.

49.3 Anwendung

Diese Nosode wurde schon zu Hahnemanns Zeiten von dem Tierarzt Lux eingeführt. Die wichtigste Indikation sind **fortgesetzte *Furunkel* und *Karbunkel*,** auch *Acne vulgaris*, besonders wenn dabei **fürchterliches Brennen** beobachtet wird. Die Nosode wird in solchen Fällen auch gegeben, wenn keine Milzbrandinfektion angenommen wird. Indikationen sind *gangränöses Erysipel*, *Zellulitis*, steinharte Schwellung in der Gegend des Unterkiefers und der Submandibulardrüsen. *Gangränöse Ulzera* von **höchst üblem Geruch**; schmerzhaft geschwollene Drüsen; Verhärtung des Zellgewebes; ***schwarze* oder *blaue* Blasen**; Folgezustände von Furunkeln und Karbunkeln.

49.4 Dosierung

Es werden besonders Hochpotenzen in einzelnen, etwa wöchentlich zu wiederholenden Gaben empfohlen, beginnend etwa mit D 12, ansteigend auf D 30 und D 200.

49.5 Vergleichsmittel

Acidum carbolicum, Arsenicum album, Carbo vegetabilis, Kreosotum, Lachesis muta, Pyrogenium.

49.6 Literatur

[1] Clarke JH. Anthracinum. Dictionary of Practical Materia Medica. Bd. 1. London: Homoeopathic Publishing Company; 1902: 118–119

50 Antimonium arsenicosum – ant-ar

lt.: Antimonium arsenicosum, syn.: Stibium arsenicosum, dt.: Antimonarsenat, engl.: arsenite of antimony

50.1 Substanz

Mineralia – Anorganica – Mixtura – **15. Gruppe**[57] – Antimonpentoxyd + Arsentrioxyd – (Sb_2O_3) AsO_5

Homöopathische Verwendung findet das Gemisch aus Antimonpentoxyd und Arsentrioxyd.

50.2 Anwendung

Homöopathische Anwendung findet die Zubereitung bei Infektionen der unteren Luftwege, bei Asthma bronchiale und bei Emphysem (nach Kommission D).

Daneben hat es sich bei **chronischer Bronchitis, Bronchiolitis** der Kinder, bei **Asthma bronchiale** als Krampf- und Lösungsmittel bei nächtlicher Verschlimmerung, sowie bei *Herzinsuffizienz* bewährt. Bei **Bronchiolitis** der Kinder weist Stauffer auf die günstigen Ergebnisse bei lebensbedrohenden Fällen hin, wenn Antimonium tartaricum versagt.

50.3 Dosierung

Ab D 6.

50.4 Vergleichsmittel

- 15. Gruppe Periodensystem der Elemente: Aethiops antimonialis, Ammonium carbonicum, Ammonium bromatum, Ammonium causticum, Ammonium iodatum, Ammonium muriaticum, Antimonium crudum, Antimonium sulphuratum aurantiacum, Antimonium tartaricum, Arsenicum album, Arsenicum iodatum, Bismutum subnitricum, Phosphorus.
- Arsen-Verbindungen: Arsenicum album, Arsenicum iodatum, Calcium arsenicosum, Chininum arsenicosum, Cuprum arsenicosum, Ferrum arsenicosum.

50.5 Literatur

[1] Allen TF. Antimonium arsenicosum. Encyclopedia of pure Materia Medica. Bd. 1. New York: Boericke & Tafel; 1874–1880: 362

[2] Clarke JH. Antimonium arsenicicum. Dictionary of practical Materia Medica. Bd. 1. London: Homoeopathic Publishing Company; 1900–1902: 121

---

57 Stickstoffgruppe: Stickstoff N, Phosphor P, Arsen As, Antimon Sb, Bismut Bi, Ununpentium Uup.

51 Antimonium crudum – ant-c

lt.: Stibium sulphuratum nigrum, dt.: Schwarzer Spießglanz, engl.: antimony(III)-sulfide

51.1 Substanz

Mineralia – Anorganica – Composita – 15. Gruppe[58] – Antimon(III)-sulfid – Sb_2S_3

Es handelt sich um ein grauschwarzes, glänzendes, sehr feines Pulver.

Die chemische Analyse ergibt in der Hauptsache Antimonium(III)-sulfid. Seine Gewinnung erfolgt aus Stibnit, dem natürlich vorkommenden Grauspießglanz-Erz durch seigern. Dabei werden die Grauspießglanz-Erze so weit erhitzt, dass das Antimon(III)-sulfid, welches einen niedrigen Schmelzpunkt hat, sich abtrennt und auf einer schrägen Unterfläche abfließt. Das so gewonnene Gemisch ist Antimonium crudum, der schwarze Spießglanz, und enthält zu 92–98 % Antimon(III)-sulfid.

Homöopathische Verwendung findet Antimonium crudum.

51.2 Pharmakologie und Toxikologie

Lokale Anwendung führt zu einer Follikulitis und einem pockenähnlichen Ausschlag, gelegentlich auch zu einer Gangrän der Kopfschwarte mit Periostitis und tiefen Geschwüren, ähnlich der Nekrose erzeugenden Wirkung von lokal angewendetem Arsen.

51.3 Anwendung

Antimonium wurde von Paracelsus als ein Heilmittel gegen viele Krankheiten zu Anfang des 16. Jahrhunderts eingeführt. Im 16. und 17. Jahrhundert wurde es als Panacee gegen viele Krankheiten, besonders gegen Syphilis, Lepra, Krebs und Pest, verwendet. Mit der Einführung von Antimonium tartaricum wurde dieses zu Ende des 17. Jahrhunderts in mehr als hundert Rezepten gebraucht, hauptsächlich gegen Pest und andere infektiöse Fieber. In der exanthematischen Therapie wurden Antimon-Präparate als „Pockensalbe" zur Ableitung auf der Haut des behaarten Kopfes gebraucht.

Seine Anwendung von den Pharmakologen wegen seiner Gefährlichkeit heftig bekämpft. Da es unterschiedslos und in starken Dosen verwendet wurde, waren zweifellos viele Todesfälle die Folge, sodass es wieder weitgehend aufgegeben wurde. Medizinische Anwendung findet die Substanz als Antisept und bei Protozoen-Erkrankungen wie bei Trypanosomiasis, Leishmaniosis, Helminthiasis und Bilharziosis.

Homöopathische Anwendung findet die Zubereitung bei Dyspepsie, Dermatosen und Erkrankungen des rheumatischen Formenkreises (nach Kommission D).

Bewährt hat sich das Arzneimittel bei **Dyspepsie**. Führend sind der weiße Zungenbelag, die Unverträglichkeit von saurem Wein und anderen sauren Speisen, die Übelkeit mit Erbrechen, die sich durch Erbrechen nicht bessert, der Wechsel von **Diarrhö** mit **Obstipation** und die abweisende und mürrische psychische Verfassung. Kinder mögen sich nicht berühren, ja nicht einmal ansehen lassen. Nicht selten gibt die Sommerhitze Veranlassung zu den Magenverstimmungen.

Bei **Hepatitis epidemica** mit Erbrechen und Übelkeit und dem entsprechenden weißen Zungenbelag sollte es nicht vergessen werden. Bei 3 Fällen, die unter der Diagnose Salvarsan-Ikterus[59] seit Monaten in einem Kriegslazarett des

---

58 Stickstoffgruppe: Stickstoff N, Phophor P, Arsen As, Antimon Sb, Bismut Bi, Ununpentium Uup.

59 Salvarsan® ist eine organische Arsenverbindung, Arsphenamin, $C_{12}H_{14}As_2Cl_2N_2O_2$, die von Paul Ehrlich zur erfolgreichen Behandlung der Frühsyphilis 1908 entwickelt wurde, nachdem der Erreger, Treponema pallidum ssp. pallidum vom deutschen Zoologen Fritz Schaudin 1905 entdeckt worden war. Klinisch unterschied man einen Frühikterus bis 3 Wochen post iniectionem von einem Spätikterus bis 6 Monate post iniectionem.

2. Weltkriegs lagen, konnte ich mit D 6 einen schnellen Umschwung erzielen.

Bei **Arthritis urica**, die zusammen mit einer **Bronchitis** oder **Gastritis** steht, konnte ich eine überzeugende Wirkung beobachten. Es handelte sich um einen pensionierten Offizier, bei dem dann die Behandlung aus äußeren Gründen unterbrochen werden musste. Er hat sich dann in einem Anfall von Depression erschossen. Ob diese Todesart wohl auch mit seiner Antimon-Bedürftigkeit zusammengehangen hat, wie man nach dem Drang zum Selbstmord durch Erschießen schließen könnte, wie es sich bei der Arzneimittelprüfung ergeben hat, das kann man nur vermuten.

Eine tiefe Beziehung zum Stoffwechsel lässt sich sowohl an der beobachteten Abmagerung als auch am Fettwerden unter dem Einfluss von Antimon-Präparaten erkennen.

Am Kreislauf: Senkung des Blutdrucks durch Lähmung der Blutgefäße, vor allem der Bauchgefäße. An der Haut erscheint kalter Schweiß, besonders beim Erbrechen als Folge der Kreislaufschwäche, Schwäche und Verlangsamung der Herztätigkeit. Es kann zum Kollaps mit Exitus kommen. Leukopenie und Eosinophilie.

Am Hautorgan: auch bei oraler Verabreichung kommt es zu Pustelausschlägen, Rhagaden an der Haut-Schleimhaut-Grenze, varioläähnlichen Exanthemen, juckenden Exanthemen. Kennzeichnend sind eine schwielenartige und schmerzhafte Verdickung der Haut, besonders an den Fußsohlen, ähnlich der Hyperkeratose des Arsenicum album.

An den Bewegungsorganen: Spannen und Reißen in den Gliedern, Steifigkeit und Schwäche.

Am Nervensystem: üble, mürrische Laune, Reizbarkeit.

51.4 Arzneimittelprüfung

Hahnemann hat das Arzneimittelbild in die 2. Auflage der *Chronischen Krankheiten* übernommen und es durch eine Anzahl eigener Symptome sowie durch Angaben aus der Literatur über verschiedenartige Antimon-Präparate ergänzt. Die Arzneimittelprüfung ist meines Erachtens nicht erschöpfend durchgeführt, doch ist das Arzneimittelbild durch reiche klinische Erfahrung gesichert und abgerundet.

Übersicht über die Vergiftungserscheinungen und die Arzneimittelprüfung am Gesunden mit Antimon-Präparaten:

An den Verdauungsorganen: Zusammenlaufen von Speichel im Munde; pappigschleimig belegte Zunge, besonders weißer Zungenbelag! Drücken im Magen, Verlust des Appetits, große Übelkeit und Erbrechen. Unterleib gespannt und bei Berührung empfindlich. Durchfällige Stühle, Wechsel von Durchfall mit Verstopfung. Anschwellung der Leber.

An den Schleimhäuten der Atmungsorgane: Erschwerung der Atmung, vermehrte Sekretion von schwer löslichem, aber reichlichem Schleim, im Tierversuch auch Bronchitis und Pneumonie. Präkordialangst, Dyspnoe, Zyanose.

51.5 Konstitution

Ein Antimonium-crudum-Typus wird besonders bei Kindern herausgestellt. Diese sind meist fett und wohlgenährt und neigen zu Verdauungsstörungen durch saure Früchte und durch Essig. Die Zunge ist weiß belegt. Nach Erbrechen sind sie nicht erleichtert, sondern völlig erschöpft und mit kaltem Schweiß bedeckt. Die Hautausschläge haben impetiginöses Aussehen. Kaltes Baden, besonders in der Sommerhitze, spielt in der Anamnese eine Rolle. Sie sind äußerst mürrisch und übelgelaunt und mögen sich nicht berühren, ja nicht einmal ansehen lassen.

51.6 Arzneimittelbild

Leitsymptome: Charakter störrisch und übelgelaunt, mag nicht reden. ⊙ **Kinder wollen sich nicht berühren, ja nicht einmal ansehen lassen.**

Temperaturextreme <, Erhitzung in der Sonne < und Wärme <, sowie Kälte <, zum Beispiel kaltes Baden oder ⊙ **Eisessen <**. (Dadurch entstehen Magen- und Darmbeschwerden, Kehlkopf- und Luftröhreninfekte, Nasenbluten, rheumatische Erkrankungen).

51 – Antimonium crudum – ant-c

Gefühl im Magen wie überladen. Häufiges Erbrechen, ☉ **das jedoch nicht erleichtert.** Zunge dick weiß belegt, wie angestrichen[60].
Essen <, speziell durch saures Essen und Trinken, durch Wein und Zuvielessen.
Fußsohlen schwielig verdickt und schmerzhaft beim Auftreten. Schmerzhafte Hühneraugen. Kaltes Waschen < und Baden <, ☉ **Abneigung gegen kaltes Waschen und Baden.**
Ruhe >, Liegen > und frische Luft >.
Enorme Schwellung des Körpers, ödematöse Schwellung. Fettwerden. Abmagerung und Erschöpfung.
Große Müdigkeit, will stets liegen, besonders bei heißem Wetter. Befindet sich in der Sommerhitze und warmer Luft schlecht.

Geist und Gemüt: Verstimmt und traurig; Niedergeschlagenheit. Ängstliche Betrachtungen über sich selbst, sein jetziges und künftiges Schicksal.
Üble Laune den ganzen Tag; mürrisch, will mit niemand reden. Verdrießlich und ärgerlich ohne Ursache.
☉ **Kinder sind störrisch und übellaunig, wollen sich nicht berühren und nicht ansehen lassen.**
☉ **Menschenscheu und kontaktarm, verliert die Zuneigung zu seinen Nächsten** (Beobachtung des Verf.).
Sehr zum Erschrecken geneigt bei geringem Geräusch. Entschiedene Neigung, sich zu erschießen, nicht zu einer anderen Art des Selbstmords; es nötigte ihn, aus dem Bett zu steigen, weil er den Gedanken gar nicht loswerden konnte.
Anhaltender Zustand schwärmerischer Liebe und ekstatischer Sehnsucht nach einem idealen, weiblichen Wesen, das seine Phantasie ganz erfüllte, nach einigen Tagen, unter anscheinender Verminderung des Geschlechtstriebs, verschwindend.
Ängstliche, gräßliche oder verdrießliche Träume, voll Zank mit Anverwandten. Wollüstige Träume.

Schwindel: Wie trunken.

Kopf: Kopfschwäche.

Kopfschmerz: Kopfschmerz, als wolle es die Stirn zersprengen. Kopfschmerzen mit Magenstörungen und Übelkeit. Heftiger Kopfschmerz nach Baden im Fluss, ☉ **nach Sonnenbestrahlung.**

Augen: **Röte und Entzündung der Lider** und der Bindehaut.

Konjunktivitis
Keratitis
Uveitis[61]

Nase: Wunde, aufgesprungene Nasenlöcher, Fließ- oder Stockschnupfen mit dickem, gelbem Schleim oder Krusten, Nasenbluten. ☉ **Ziehende Schmerzen in den Stirnhöhlen** (Beobachtung des Verf.).

Rhinitis chronisch
Sinusitis

Mund: Zunge dick weiß belegt, wie angestrichen. Heftiger Durst mit Trockenheit der Lippen. Speichelfluss. Übler Geruch aus dem Munde. Pappiger Geschmack. Das Zahnfleisch klafft von den Zähnen ab und blutet leicht.

Gesicht: Wunde Mundwinkel.

Innerer Hals: Im Halse viel zäher Schleim, Pflockgefühl im Hals. Kratzen am Gaumen mit viel Schleimauswurf durch Räuspern.

Magen: Appetit vermindert oder ganz aufgehoben. Gefühl von Hunger in der Magengrube, aber ohne Appetit, nicht besser nach dem Essen. ☉ **Gefräßiger Appetit. Starkes Hungergefühl,** früh beim Erwachen, ohne Appetit, durch Essen nicht beseitigt. Dabei **unangenehme Leerheitsempfindung** in der Herzgrube und Mangel an Wärme im Körper.
Aufstoßen von Flüssigkeit mit dem Geschmack des Gegessenen, **Übelkeit und Erbrechen,** ständiges Würgen mit Erbrechen der Speisen, später von

---

60 Dieses Symptom ist sicher sehr bezeichnend und oft ein wichtiger Hinweis auf Antimonium crudum. Doch ist das Vorhandensein dieses Zungenbelags kein unbedingtes Erfordernis. Es gibt überhaupt kein einzelnes Symptom bei irgendeiner Arznei, an dessen Vorhandensein die Wirkung einer Arznei gebunden wäre.

61 Uveitis subsummiert Iritis, Zyklitis, Iridozyklitis, intermediäre Uveitis (Pars planitis), Chorioretinitis.

Schleim und Galle, begleitet von Ausbruch kalten Schweißes.
⊙ **Nach dem Erbrechen nicht erleichtert, sondern elender. Magen wie überladen,** viel Aufstoßen, fühlt sich nach dem Essen schlimmer, kein Durst.
Magenbeschwerden nach Wein, ⊙ **sauren Früchten, Essig,** jedoch Verlangen nach Saurem.

Gastropathie
Gastroenteritis

Abdomen: Leerheitsgefühl in den Eingeweiden. Starkes Auftreiben des Unterleibs, vorzüglich nach dem Essen. Nach dem Essen Abgeschlagenheit, zittrige Mattigkeit und Schwere in allen Gliedern, wie aus dem Unterleib, mit Zittern der Hände beim Schreiben und späterem Abgang vieler stinkender Blähungen bei aufgetriebenem Bauche. **Leberschwellung.**

Begleithepatitis mit Erbrechen
Hepatitis A
Hepatosplenomegalie

Rektum und Stuhl: Stühle wässrig oder schleimig, auch mit harten Klumpen, ⊙ **mit großer Erschöpfung.** Auf Essiggenuss sehr dünner Stuhl. ⊙ **Durchfälle abwechselnd mit Verstopfung.** Schleimabsonderung aus dem After; Schmerzen im After beim Stuhlgang. Abgang von Blut aus dem Mastdarm.

Hämorrhoiden

Blase: Öfteres und reichliches Harnlassen.

Niere:

Hepatorenales Syndrom

Geschlechtsorgane:
- weiblich: Pressen in der Gebärmutter. Leukorrhö wässrig, die an den Schenkeln herab Jucken verursacht.
- männlich: Verliebte Phantasie. Wollüstige Träume nachts, mit Pollution. Rückgang des Geschlechtstriebes. Geilheit mit Erektionen, Schwund der Hoden (Vergiftung durch Antimon-Dämpfe).

Larynx und Trachea: Verlust der Stimme. Klagt über außerordentliche Hitze in der Kehle.

Laryngitis

Husten und Expektoration: Trockener und erschütternder Husten mit Kitzeln in der Luftröhre und zähem oder dünnem Schleimauswurf.

Pertussis

Brust: Druck und Schwere auf der Brust, Herzklopfen, Herzschwäche (bei Vergiftungen).

Extremitäten: Gicht mit Verdauungsstörung oder Bronchialkatarrh oder im Wechsel mit diesen. Schmerzen an den Fingern. Rheumatoide Schmerzen der Glieder. Steifheit und Schwäche. Schmerzhafte Schwielen auf der Fußsohle.

Nagelwachstum gestört
Clavus[62]
Myalgie
Lumbalgie

Schlaf: Große Schläfrigkeit am Tage und früh nach dem Erwachen. Nachts unruhiger Schlaf.

Frost und Frösteln: Viel Frost, stets kalte Füße. Schauder über den ganzen Körper. Arger Schüttelfrost, mit starkem Durst nach Bier.

Schweiß: Nachts im Bett wird er ganz heiß und zerfließt in Schweiß.

Haut: Blasenartige Ausschläge, Eiterbläschen, nessel- und frieselartige Ausschläge mit heftigem Jucken. ⊙ **Hornartige Verdickung auf der Fußsohle, Fußsohlenschmerzen beim Auftreten. Hühnerauge wird schmerzhaft.**

---

62 Chronische Verhornungsstörung der Haut auf mechanischen Reiz.

51 – Antimonium crudum – ant-c

Haut sehr empfindlich gegen kaltes Wasser. ☉ **Warzen an den Fingern**, einzeln oder zahlreich, meist flach. ☉ **Hautjucken nach dem Waschen und Baden**.

Impetigo contagiosa
Varizellen
Erythema nodosum

Allgemein: Durch die geringste Bewegung, vorzüglich in der Sonnenhitze, wird er ganz heiß und klagt über außerordentliche Hitze in der Kehle. Verlangsamter und schwacher Puls.

51.7 Dosierung

D 4 bis D 6, bis D 12 in akuten Fällen etwa 2-stündlich, in chronischen 2-mal täglich. Hochpotenzen in chronischen Fällen in seltenen Gaben.

51.8 Vergleichsmittel

- Antimonium-Präparate: Aethiops antimonialis, Antimonium arsenicosum, Antimonium sulphuratum aurantiacum, Antimonium tartaricum.
- 15. Gruppe Periodensystem der Elemente: Aethiops antimonialis, Ammonium carbonicum, Ammonium bromatum, Ammonium causticum, Ammonium iodatum, Ammonium muriaticum, Antimonium arsenicosum, Antimonium sulphuratum aurantiacum, Antimonium tartaricum, Arsenicum album, Arsenicum iodatum, Bismutum subnitricum, Phosphorus.
- Bei den Erkrankungen der Verdauungsorgane wird durchweg Antimonium crudum der Vorzug gegeben, während bei Bronchitis, Pneumonie und Pharyngitis Antimonium tartaricum gewählt wird. Appetitlosigkeit, Magendruck und Völle nach dem Essen mit reichlichem Aufstoßen: Carbo vegetabilis, China officinalis, Magnesium carbonicum, Sulphur lotum.
- Kaltes Baden <, feuchte Kälte < (Erkrankungen des rheumatischen Formenkreises, Diarrhö): Dulcamara.
- Vielessen <, Durcheinanderessen < : Nux vomica, Pulsatilla pratensis.
- Kinder wollen sich nicht ansehen und nicht berühren lassen: Chamomilla recutita, Dulcamara.
- Ärgerlich, wenn er antworten soll: Acidum phosphoricum, Natrium muriaticum, Nux vomica, Phosphorus, Platinum metallicum, Pulsatilla pratensis, Sulphur lotum, Zincum metallicum.
- Lumbalgie: Acidum formicicum, Antimonium tartaricum, Araninum, Nux vomica, Rhus toxicodendron.
- Weiß belegte Zunge: Mandragora officinarum (aber besser durch Essen).
- Erbrechen bessert nicht: Ipecacuanha (jedoch klare Zunge).
- Hitze < : Apis mellifica, Chamomilla recutita, Iodum purum, Lachesis muta, Pulsatilla pratensis, Secale cornutum.
- Arthritis urica: Antimonium tartaricum, Sulphur lotum.
- Auf Antimonium crudum folgt häufig: Lycopodium clavatum, hat gleichfalls die ärgerliche Reizbarkeit.

51.9 Kasuistik

51.9.1 Gastropathie mit Reizbarkeit

„Herr Doktor", sagt mir ein 66-jähriger Patient in der Sprechstunde, „seit Sie mir vor 3 Jahren Antimonium crudum verordnet haben, hat sich meine ganze Wesensart weitgehend verändert. Sie haben es mir verordnet wegen meiner Magenbeschwerden, die in starkem Druckgefühl im Magen nach dem Essen mit einer unüberwindlichen Müdigkeit und Schläfrigkeit, verbunden mit viel Aufstoßen und Blähsucht, bestanden haben. Sie haben damals geäußert, dadurch würde wohl auch ein Teil meiner nervösen Beschwerden gebessert werden. Dass dies in so hohem Maße der Fall sein würde, habe ich nicht für möglich gehalten. Früher bin ich meiner Umgebung und auch ebenso mir selbst zur Last gefallen durch mein unwirsches Wesen, ich war fast immer ärgerlich und verdrossen und mied Gesellschaft. Ich hatte keine Lust zu sprechen, und ärgerte mich, wenn ich von jemand gefragt wurde, da es mich verdross, antworten zu müssen.

Dadurch litt der Kontakt mit meiner Familie und allen Menschen, mit denen ich beruflich zu tun hatte. Es lag wie eine Zone von Unnahbarkeit um mich. Das hat sich weitgehend gebessert, seit ich gegen meine Magenbeschwerden Antimonium crudum nehme. Und ich bedaure nur, dass ich es nicht schon Jahrzehnte früher kennengelernt habe. Denn sowohl die Verdauungsbeschwerden wie die Verstimmung des Gemüts habe ich schon seit meiner Kindheit mit mir geschleppt, und ich war dadurch schon meinen Eltern zur Last gefallen, die viel Geduld mit mir haben mussten wegen meines verdrossenen Wesens."

„Leider", so fügte der Patient noch einschränkend hinzu, „hat es mir nicht auf die Dauer geholfen. Dazu ist das Magenübel wohl schon zu alt. Jedoch immer, wenn die Beschwerden sich wieder melden, diese Verflechtung von seelischer Verstimmung und Magenbeschwerden, greife ich wieder zu Antimonium crudum, und es hat mir seither immer rasch wieder geholfen. Meine Umgebung bestätigt es mir öfter, dass ich seither viel umgänglicher und aufgeschlossener geworden sei."

Aus dem ärztlichen Befund ist noch hinzuzufügen, dass es sich um einen schlanken, grazilen Patienten mit fehlender Magensäure und weitgehendem Mangel aller Verdauungsfermente gehandelt hat. Die Gemütsverstimmung ging so weit, dass seine Verdrossenheit sich bis zum Lebensüberdruss steigerte. Er sah selbst die Krankhaftigkeit dieses Zustandes ein und erkannte wohl, dass es nicht an seinen äußeren Verhältnissen, sondern an ihm selbst liege. Doch konnte er nicht über seinen Schatten springen und sich aus seiner Verstimmung hochreißen. Für ihn bedeutete Antimonium crudum eine Erlösung.

Soweit der Bericht des Patienten.

Wenn ich mich an die übliche Charakterisierung von Antimonium crudum „Appetitlosigkeit mit weißbelegter Zunge, wie angestrichen" gehalten hätte, wäre ich nie auf dieses Mittel gekommen. Denn der Patient hatte nie eine weißbelegte Zunge und litt auch nur selten an Appetitlosigkeit. Vielmehr jedoch bestand ein gieriger Hunger mit zittriger Schwäche, wenn er ihn nicht gleich befriedigen konnte. Nach dem Essen aber trat ein starkes Druckgefühl im Magen mit Aufstoßen und Blähungsabgang und unbedingtem Bedürfnis, zu liegen und zu schlafen, auf. Der gierige Hunger als Gegenpol zur Appetitlosigkeit gehört ebenso zum Antimon-Bild und darf nicht unterschlagen werden (Beobachtung des Verfassers).

51.9.2 Gastritis

Münch berichtet in seinem Aufsatz „Das Arzneimittelbild des Antimonium crudum" über folgenden Fall:

21-jähriger Kaufmann.

Familien-Anamnese: Vater litt früher einmal an zuviel Magensäure.

Eigene Anamnese: Als Kind Masern und Keuchhusten, war immer magengesund, konnte alles essen; vertrug auch kalte Speisen gut. Blieb im September 1934 bei einer Schwimmprüfung etwa 1 Stunde ununterbrochen in 16 bis 18°C kaltem Wasser. 8 Tage später begann ein einige Tage dauernder Durchfall in Verbindung mit starken Blähungen und Kollergeräuschen in den Därmen. Geschmack im Munde fade. Fleisch und Wurst und schwere Speisen wurden nicht gut vertragen. Die Stimmung war in dieser Zeit sehr gereizt. Weihnachten 1934 kam Patient in meine Sprechstunde. Neben obigen Beschwerden hatte er eine stark weiß belegte Zunge. Auf Tropfen hin besserten sich die Beschwerden für einige Zeit. Nach Auftreten eines Rückfalls suchte er einen nicht homöopathischen Kollegen auf, der durch Magenausheberung eine Hyperazidität feststellte und Verdacht auf ein Ulkus schöpfte. Auf eine Behandlung mit Metoclopramid[63], Belladonna und Neutralisationsmitteln trat keine Besserung ein. Eine daraufhin angefertigte Röntgenaufnahme gab keinen Anhaltspunkt für ein Ulkus. Ende September 1935 kam Patient wieder in meine Sprechstunde. Da er eine weiß belegte Zunge hatte mit Anzeichen einer Gastritis und aufgrund der klassischen Anamnese (längeres Baden in kaltem Wasser), verordnete ich in diesem Falle Antimonium crudum D 4. Schon nach wenigen Tagen trat bedeutende Besserung der Beschwerden ein. Ich konnte den Patienten selber nur wenige Tage beobachten, da er zum Arbeitsdienst eingezogen wurde. Es gelang mir noch vorher, ihn in der medizinischen Univer-

---

63 Ein als Antiemetikum und Gastrokinetikum eingesetzter Dopamin-Antagonist.

sitäts-Poliklinik bei Prof. Gänslen untersuchen zu lassen, der mir folgenden Status zusandte: Asthenischer Patient in gutem Allgemeinzustand; Hautfarbe blass; Durchblutung ausreichend: Lunge o. B. Zirkulation: Puls: regelmäßig, 68 pm., RR 120/ 60 mmHg. Herz o. B. Digest: Zunge: feucht, weiß belegt, Gebiss o. B. Abdomen: weich; kein Druckschmerz. Leber, Milz: o. B. Extremitäten: o. B. ZNS o. B., Blutsenkung normal, ⅓ mm nach Westergren. Bei der Magenuntersuchung wurden normazide Säurewerte festgestellt (P. F. 16/60). Stuhlunters.: auf okkultes Blut neg., Hb. 100 %. Diagnose: Magen-Darm-Katarrh.

Mitte Mai 1936 teilte mir der Patient Folgendes mit: „Ich bin am 1. Oktober vor einem Jahr in den Arbeitsdienst eingetreten und habe in den ersten 4 Wochen die von Ihnen verordnete Arznei genommen mit dem Erfolge, dass die mich fast ein ganzes Jahr quälenden Magenschmerzen fast gänzlich verschwunden sind und eine erhebliche Gewichtszunahme erfolgt ist. Zu dieser raschen Gesundung mag vielleicht der dauernde Aufenthalt in der frischen Luft beigetragen haben, aber ausschlaggebend kann das nicht gewesen sein, denn seit meiner Kommandierung zur Arbeitsgauleitung arbeite ich fast ausschließlich in geschlossenen Räumen (Büro), ohne dass sich die früheren Beschwerden bemerkbar gemacht haben. Selbst längeres Schwimmen und kaltes Duschen, worauf sich früher Durchfall einstellte, taten mir nichts mehr. Ich bin glücklich, dass es mir wieder so gut geht." usw. ([8], S. 369).

51.9.3 Dyskeratosis follicularis vegetans (Morbus Darier[64])

Aus einer Hautklinik bekam Stiegele einen Fall von Morbus Darier in Behandlung. Er war dort zuletzt mit Röntgenstrahlen behandelt, aber als unheilbar entlassen worden. Von der Kopfhaut bis zu den Füßen war er übersät von diesen hornartig-warzigen Gebilden, die zum Teil eitrig zerfielen. Der Gestank war so unerträglich, dass der Kranke in ein Einzelzimmer gebracht werden musste. Auf Antimon D 3, 3-mal täglich 1 Tablette, trat nach einigen Wochen eine leichte Besserung ein, die sich durch eine Schrumpfung und Trocknung der eiternden Exkreszenzen und vor allem durch das Verschwinden des unerträglichen Hautfoetors bemerkbar machte. Bei der Fortführung der Behandlung mit dieser Verreibungsstufe traten dann, entgegen der guten Verträglichkeit in anderen Antimon-Fällen, nephrotische Erscheinungen mit leichten Ödemen auf, die nach Absetzen von Antimon rasch wieder verschwanden. Die weitere Abheilung kam aber ins Stocken, und auch der Foetor stellte sich wieder ein. Nun wurde der Versuch mit D 6 weitergeführt. Der Hautgestank verschwand wieder, und die Abheilung der einzelnen Stellen kam wieder in Gang, sodass jetzt das Gesicht nahezu frei von Hauterscheinungen ist. Brust und Rücken zeigen weiteren langsamen Rückgang der keratotischen Stellen und das Erscheinen gesunder Hautinseln. Die erste Wirkung von Antimon zeigte sich im Verschwinden der Keratosen an den Fußsohlen, die mit ihrer hornartigen Form das Gehen fast unmöglich gemacht hatten.

Soweit eine Epikrise über den noch in Beobachtung stehenden und körperlich sehr geschwächten Fall gegeben werden darf, kann gesagt werden, dass auch hier eine spezifische organotrope Beziehung des schwarzen Spießglanzes zur Haut festgestellt werden konnte. Im Gedanken an eine zu hoffende Nachprüfung bei reichlichen, kasuistischen Möglichkeiten dürfte die Mitteilung des noch unfertigen Falles gerechtfertigt sein. (Münch 1959: S. 361).

---

64 Autosomal-dominant vererbte Dermatose mit Verhornungsstörung der Epidermis, der Follikel und der Nägel.

51.10 Literatur

[1] Allen TF. Antimonium crudum. In: Allen TF, Hrsg. The Encyclopedia of pure Materia Medica. A record of the positive effects of drugs upon the healthy human organism. New York: Boericke & Tafel; 1874–1880: 363–376, 300

[2] Clarke JH. Antimonium crudum. In: Clarke JH, Hrsg. A Dictionary of practical Materia Medica. London: The Homoeopathic Publishing Company; 1900–1902: 121–126

[3] Gennerich W. Der Salvarsanikterus. Archiv für Dermatologie und Syphilis 1949; 188: 567–575

[4] Hahnemann S. Antimonium crudum. In: Lucae C, Wischner M, Hrsg. Gesamte Arzneimittellehre. Alle Arzneien Hahnemanns: Reine Arzneimittellehre; Die chronischen Krankheiten und weitere Veröffentlichungen in einem Werk. Stuttgart: Haug; 2007: 165–178

[5] Hartlaub CC, Trinks CF. Schwefel-Spiessglanz (Antimonium crudum, Stibium sulphuratum nigrum). In: Hartlaub CC, Trinks CF, Hrsg. Reine Arzneimittellehre. Leipzig: Brockhaus; 1828–1831: 246–284

[6] Hughes R. Antimonium crudum. In: Hughes R, Hrsg. A Cyclopaedia of drug pathogenesy. London: Gould; 1886–1891: 270–277

[7] Lewin E. Über Experimente auf dem Gebiete des Salvarsanikterus. XII. Mitteilung. Über die Wirkung des Salvarsans auf die Leber. Archiv für Dermatologie und Syphilis 1932; 716–721. DOI: 10.1007/BF02071273

[8] Münch W. Das Arzneibild Antimonium crudum. Deutsche Homöopathische Monatsschrift 1959; 10(8): 355–367

[9] Zierz P. Gibt es einen echten Salvarsanikterus? Archiv für Dermatologie und Syphilis 1950; 190(5): 456–462

52 Antimonium sulphuratum aurantiacum – ant-s-a

lt.: Stibium sulphuratum aurantiacum, dt.: Goldschwefelspießglanz, engl.: golden antimony sulifide

52.1 Substanz

Mineralia – Anorganica – Mixtura – 15. Gruppe[65] und 16. Gruppe[66] – Antimon(V)-sulfid – Sb_2S_5 und Schwefel – S

Es handelt sich um ein wasserunlösliches oranges Pulver.

Homöopathische Verwendung findet ein Gemisch, welches mindestens 55 % und höchstens 65 % Antimon enthält.

52.2 Anwendung

Homöopathische Verwendung findet die Zubereitung bei Emphysem und bei chronischer Bronchitis (nach Kommission D).

Bei *Bronchitis* ist es ein vorzügliches Lösungsmittel bei zähem Schleim.

52.3 Dosierung

D 3 bis D 6.

52.4 Vergleichsmittel

- 15. Gruppe Periodensystem der Elemente: Aethiops antimonialis, Ammonium carbonicum, Ammonium bromatum, Ammonium causticum, Ammonium iodatum, Ammonium muriaticum, Antimonium arsenicosum, Antimonium crudum, Antimonium tartaricum, Arsenicum album, Arsenicum iodatum, Bismutum subnitricum, Phosphorus.
- 16. Gruppe Periodensystem der Elemente: Selenium amorphum, Sulphur lotum, Tellurium metallicum.

52.5 Literatur

[1] Allen TF. Antimonium sulfuratum aurantiacum. Encyclopedia of pure Materia Medica. Bd. 1. New York: Boericke & Tafel; 1874–1880: 377–379

[2] Clarke JH. Antimonium sulphuratum aureum. Dictionary of practical Materia Medica. Bd. 1. London: Homoeopathic Publishing Company; 1900–1902: 127–128

[3] Hughes R. Antimonium sulphuratum. Cyclopaedia of Drug Pathogenesy. Bd. 1. London: Gould; 1886–1891: 270–277

---

65 Stickstoffgruppe: Stickstoff N, Phosphor P, Arsen As, Antimon Sb, Bismut Bi, Ununpentium Uup.

66 Chalkogene Gruppe: Sauerstoff O, Schwefel S, Selen Se, Tellur Te, Polonium Po, Livermorium Lv.

53 Antimonium tartaricum – ant-t

syn.: Tartarus emeticus, Tartarus stibiatus, dt.: Brechweinstein, engl.: tartar emetic

53.1 Substanz

Mineralia – Organica – Composita – 15. Gruppe[67] – Kaliumantimon(III)-oxidtartrat[68] – $K_2Sb_2C_8H_4O_{12} \cdot 3\,H_2O$

Es handelt sich um farblose, giftige Kristalle süßlichen Geschmacks. Antimonium tartaricum, Brechweinstein, ist ein Doppelsalz der Weinsäure.

Homöopathische Verwendung findet Kaliumantimon(III)-oxidtartrat.

53.2 Pharmakologie und Toxikologie

Inkorporation von 20–30 mg führen zu Übelkeit und Erbrechen. Intoxikationen führen zu Leber- und Nierenschädigung.

53.3 Anwendung

Wurde früher häufig als Brechmittel und zur Erzeugung pustulöser Ausschläge (Pockensalbe) gebraucht.

Homöopathische Anwendung findet die Zubereitung bei Entzündungen der unteren Atemwege mit Kreislaufschwäche, Gastroenteritis, Entzündungen der Harnorgane, Dermatosen und Erkrankungen des rheumatischen Formenkreises der unteren Wirbelsäule (nach Kommission D).

Antimonium tartaricum hat sich als wirkungsvolles Heilmittel bei **akuten und chronischen Infekten der oberen Luftwege mit starker Sekretbildung erwiesen** wie bei *Bronchitis, Bronchiolitis, Bronchopneumonie, Pleuropneumonie* und anderen, besonders, wenn diese zusammen mit einer toxischer Kreislaufschädigung entweder in Form einer *Myokarditis* oder eines peripheren *Kreislaufversagens* kompliziert sind. Es ist bei der Behandlung von Kindern und älteren Menschen sehr geschätzt. Die Zeit für den Einsatz des Mittels ist die Phase, in der die Lungen nicht in der Lage sind, das Sekret herauszubefördern, und der Kreislauf darniederliegt. Auch bei *Bronchialinfekten* ist der richtige Zeitpunkt gegeben, wenn nach Überwindung des initialen Fiebers ein Stillstand in der Heilung eintritt und der Fall sich hinschleppen und in ein subakutes oder chronisches Stadium eintreten will. Bei *chronischer Sinusitis* hat es sich mir ebenfalls bewährt. Auch ist es bei *Pertussis* im Stadium catarrhale angezeigt.

Die entzündlichen Erscheinungen an Magen und Darm sind häufige Begleiterscheinungen der Erkrankungen der Atemwege. Falls diese im Vordergrund stehen, wird jedoch meist die Schwefel-Verbindung des Antimons, Antimonium crudum (Sb_2S_3), gewählt, während der Akzent des Antimonium tartaricum auf den **Symptomen der Atmungsorgane mit Kreislaufschwäche** liegt. Im Übrigen besteht eine enge Verwandtschaft zwischen beiden Mitteln.

Weiter findet es oft Verwendung bei Beziehungen zur Haut in Form von pustulösen, pockenähnlichen *Exanthemen*, zum Beispiel bei den *Varizellen* und dem *Erythema nodosum*.

Bei *Erkrankungen des rheumatischen Formenkreises* ist der Brechweinstein wohl zu beachten. Bei *Lumbalgie* und *Ischialgie* habe ich oft Erfolg gehabt. Bei der *rheumatischen Arthritis* sind Antimonium crudum und tartaricum immer in die Wahl zu ziehen. Sie folgen gut auf eine einleitende Behandlung mit Sulphur lotum.

Von den psychischen Symptomen sind besonders charakteristisch die **widersetzliche und ablehnende Haltung anderen gegenüber**: „Kinder wollen sich nicht ansehen und berühren lassen." Ferner ist von Bedeutung die *Somnolenz* im Zusammenhang des septischen Zustandes und der Kreislaufschwäche.

---

[67] Stickstoffgruppe: Stickstoff N, Phosphor P, Arsen As, Antimon Sb, Bismut Bi, Ununpentium Uup.

[68] Tartrate sind die Salze der Weinsäure.

53.4
Arzneimittelbild

Leitsymptome: Große Erschöpfung und schneller Kräfteverfall, Herz- und Kreislaufschwäche, Facies hippocratica. Schläfrigkeit bei zittriger Schwäche und heftige Schweiße. Darniederliegende Reaktion infolge Kreislaufschwäche mit Schleimrasseln in der Luftröhre. Der Schleim erscheint locker, kann aber aus Schwäche doch nicht heraufgebracht werden. Übelkeit und Erbrechen, welches sehr erschöpft, aber dann doch erleichtert. Erschöpfende Durchfälle. Kinder sind sehr widerspenstig, lassen sich nicht anfassen und nicht ansehen. Husten morgens <, durch Niederliegen < (Kali-Komponente), Aufsitzen >. Wärme < (Antimon-Komponente). Brustbeschwerden durch Auswurf >, Magenbeschwerden durch Erbrechen >, ☉ **Bei Kindern und alten Leuten besonders bewährt.**

Geist und Gemüt: Ängstlich und mutlos. Die Angst wächst mit der Übelkeit. Will nicht allein bleiben. Ruhelos, Delirium und Stupor. **Das Kind will sich nicht berühren lassen, weint und schreit, will ständig herumgetragen sein.**

Synkope

Kopfschmerz: Drückende Kopfschmerzen.

Nase: Flüssiger Schnupfen oder Schnupfen mit reichlichem Schleim, Nase verstopft. Wundheit der Nasenlöcher. Nasenbluten. Geruch und Geschmack aufgehoben.

Rhinitis
Sinusitis subakut und chronisch

Gesicht: Gesicht sehr bleich und livid, eingefallene Gesichtszüge.

Mund: Zunge dick weiß oder gelb belegt, oder rot und trocken. Wunde Mundschleimhäute. Schmerz beim Bewegen der Zunge. Speichelfluss. Bitterer oder saurer Geschmack. Durst auf kaltes Wasser nach Bier, großes Verlangen nach Saurem, aber Durchfall auf Saures. Oder Durst fehlt.

Zähne: ☉ **Zahnschmerzen rheumatisch** (Kent).

Innerer Hals: Scharfer Schmerz und Rauheit im Hals, kann nicht schlucken.

Magen: Übelkeit mit Angst, Erbrechen bis zur Erschöpfung mit folgenden unwillkürlichen wässrigen Stühlen, aber Besserung der Magenbeschwerden durch Erbrechen. Druckgefühl im Magen wie mit Steinen angefüllt, obwohl er nichts gegessen hatte und der Bauch nicht hart war, schlimmer beim Bücken. Gefühl, als sei der Magen überladen.

Gastritis

Abdomen: Erwachen nachts um 1 Uhr an heftigen Krämpfen und Grimmen im Leib mit eisiger Kälte am ganzen Rumpf, an Kopf und Armen, mit Ausbruch von reichlichem kaltem Schweiß. Leibschneiden und heftiges Drücken im Leib. Leberschwellung.

Gastroenteritis

Rektum und Stuhl: Schweiß. Brennen, Jucken und Schmerzen im After, besonders beim Stuhl. Hämorrhoiden treten hervor mit Abgang von Blut und Schleim. Leichte Durchfälle. Stühle von üblem Geruch. Schwierige harte Stühle.

Hämorrhoiden

Blase: Reichlicher Harndrang mit Brennen beim Harnlassen. Die letzten Tropfen sind blutig und schmerzen in der Blase.

Urin: Harn dunkel, trüb und übelriechend.

Geschlechtsorgane: Geschlechtliches Verlangen zuerst gesteigert, dann herabgesetzt.

- weiblich: Leukorrhö. Menses 6 Tage verspätet und nur 2 Tage lang.

Husten und Expektoration: Muss husten, obwohl er keine Kraft hat zu husten. **Der Schleim rasselt auf der Brust**, dabei Atembeklemmung. ☉ **Der Schleim kann infolge Schwäche nicht herausgehustet werden**, dabei kalter Schweiß und bläulich-livide Gesichtsfarbe. **Auswurf reichlich,**

weißlich, ⊙ **mundvolle Expektoration**. Schleim leicht auszuhusten, rascher, kurzer Atem. Er erscheint zu ersticken, er kann keine Luft bekommen und muss aufsitzen die ganze Nacht. Durch Sitzen und Auswurf kommt Erleichterung zustande.

Bronchitis akut und chronisch
Pneumonie
Lungenemphysem

Brust: Rasches und heftiges Herzklopfen, hörbar.

Rücken: Schmerzen in Lenden- und Kreuzgegend.

Lumbalgie

Extremitäten: Rheumatoide Schmerzen der Glieder.

Arthralgie akut und chronisch

Schlaf: Große Schläfrigkeit und Schlummersucht. Ruheloser Schlaf. Er ist kaum eingeschlafen, als er wie durch elektrische Schläge hochschreckt.

Frost und Frösteln: Frösteln mit Zittern über den ganzen Körper.

Schweiß: Reichlicher Schweißausbruch. Kalte Schweiße am ganzen Leib. **Kollaps, der ganze Körper bricht in kalten, klebrigen Schweiß aus.**

Haut: Ausschlag von Bläschen und Pusteln, die sich mit Eiter füllen und pockenartiges Aussehen besitzen. Dann trocknen sie ein und bilden Krusten.

Impetigo contagiosa
Varizellen

Allgemein: Puls rasch, schwach, zitternd und unregelmäßig, kaum fühlbar. Große Schwäche und Schlaffheit, muss die Arme sinken lassen.

Kreislaufschwäche bei Infekten der Lunge

53.5
Dosierung

Meist habe ich D 6 bis D 12 mit gutem Erfolg benützt. Bei Pneumonie und Bronchiolitis mit Versagen des Kreislaufs kann man bis zu D 3 heruntergehen.

53.6
Vergleichsmittel

- Antimonium-Präparate: Aethiops antimonialis, Antimonium arsenicosum, Antimonium crudum, Antimonium sulphuratum aurantiacum.
- 15. Gruppe Periodensystem der Elemente: Aethiops antimonialis, Ammonium carbonicum, Ammonium bromatum, Ammonium causticum, Ammonium iodatum, Ammonium muriaticum, Antimonium arsenicosum, Antimonium crudum, Antimonium sulphuratum aurantiacum, Arsenicum album, Arsenicum iodatum, Bismutum subnitricum, Phosphorus.
- Erbrechen bessert nicht: Antimonium crudum, Ipecacuanha.
- Bronchitis, Bronchiolitis, Bronchopneumonie mit Kreislaufversagen: Antimonium arsenicosum, Ammonium carbonicum, Carbo vegetabilis, Lachesis muta.
- Husten mit Rasseln auf der Brust: Ipecacuanha, Phosphorus.
- Husten mit reichlicher Expektoration: Antimonium sulphuratum aurantiacum, Hepar sulphuris, Pulsatilla pratensis, Stannum metallicum, Sulphur iodatum, Sulphur lotum.
- Pustulöse Ausschläge: Antimonium crudum, Cicuta virosa, Cinnabaris, Mercurius solubilis Hahnemanni, Mezereum, Rhus toxicodendron.

53.7
Literatur

[1] Ackermann. Antimonium tartaricum. Allgemeine Homöopathische Zeitung 1854; 48: 18

[2] Allen TF. Antimonium tartaricum. Encyclopedia of pure Materia Medica. Bd. 1, 10. New York: Boericke & Tafel; 1874–1880: 379–400, 301–305

[3] Boecker. Antimonium tartaricum. Beiträge zur Heilkunde. 1849

[4] Buchner JB. Die Antimonialien in physiologisch-therapeutischer Beziehung. Hygea 1843; 18: 270–279

[5] Clarke JH. Antimonium tartaricum. Dictionary of practical Materia Medica. Bd. 1. London: Homoeopathic Publishing Company; 1900–1902: 128–134

[6] Eulenberg. Beiträge zur Arzneimittellehre. Aconit und Tartarus stibiatus. Hygea 1847; 14(6): 322–354

[7] Hahnemann S. Antimonium tartaricum. In: Lucae C, Wischner M, Hrsg. Gesamte Arzneimittellehre. Bd. 1. Stuttgart: Haug; 2007: 178–195

[8] Hartlaub CC, Trinks CF. Braunstein. Reine Arzneimittellehre. Bd. 2. Leipzig: Brockhaus; 1828–1831: 209–218

[9] Heneke K. Antimonium tartaricum. Tartarus emeticus, Tartarus stibiatus. Allgemeine Homöopathische Zeitung 1874; 88 (1–7, 11–16): 5, 6, 13, 14, 21, 22, 27, 28, 36, 37, 43, 44, 52, 53, 85, 86, 93–95, 101–103, 108, 109, 115, 116, 123, 124

[10] Hering C. Tartarus emeticus. Archiv für die Homöopathische Heilkunst 1833; 13 (2): 183–184

[11] Hughes R. Antimon tartaricum. Cyclopaedia of Drug Pathogenesy. Bd. 1, 4. London: Gould; 1886–1891: 278–309, 486–487, 723–725

[12] Lersch. Belege zur Kenntniss von der Einwirkung des Antimon's auf's Gehirn und Nervensystem. Hygea 1845; 20: 289–294

[13] Mayerhofer CJ. Phsiologische, pathologisch-anatomische und pathologisch-chemische Wirkungen der Antimonial-Praeparate auf den gesunden menschlichen und thierischen Organismus. Archiv für physiologische und pathologische Chemie und Mikroskopie mit besonderer Rücksicht auf medizinische Diagnostik und Therapie 1846; 3 (2,3, 4): 97–142, 227–280, 321–356

[14] Nash EB, Wilbrand R. Leitsymptome in der homöopathischen Therapie. 2. Aufl. Stuttgart: Haug; 2009: 238

[15] Noebeling. Antimonium tartaricum. Neue Zeitschrift für Homöopathische Klinik; 14: 80

[16] Sommer. Pharmacodynamische Notizen, aus den Quellen mitgeteilt. Tartarus emeticus. Neues Archiv für die homöopathische Heilkunst 1844; 1 (2): 107–108

[17] Stapf JE. Spießglanz, weinsteinsaures. Antimonium s. Stibium tartaricum. Tartarus stibiatus, Tartarus emeticus, Brechweinstein. In: Gypser K, Waldecker A, Hrsg. Gesammelte Arzneimittelprüfungen aus Stapfs „Archiv für die homöopathische Heilkunst" (1822–1848). Bd. 1. Heidelberg: Haug; 1991–1994: 35–83

[18] Voisin H. Materia medica des homöopathischen Praktikers. 3. Aufl. Heidelberg: Haug; 1991: 141–145

54 Apatit – apat

lt.: Apatitum, dt.: Fluorapatit, engl.: apatite

54.1 Substanz

Mineralia – Anorganica – Mineralia naturales – Fluorapatit – $Ca_5(PO_4)_3F$

Apatit hat die allgemeine Summenformel $Ca_5(PO_4)_3$ X und kommt als Fluorapatit (X = -F), als Chlorapatit (X = -Cl) und als Hydroxylapatit (X = -OH) vor. Es handelt sich um farblose, weiße, weißgraue oder grüne, hexagonale Kristalle mit Glas- oder Fettglanz. 90 % des Apatit besteht aus Calciumfluorphosphat. In dieser Kristallform kommt der Phosphor im Mineralreich und auch vorwiegend im tierischen und menschlichen Organismus vor. Bedeutende Lagerstätten finden sich auf der russischen Halbinsel Kola, in Trasvaal in Südafrika und in Brasilien.

Homöopathische Anwendung findet Fluorapatit.

54.2 Anwendung

Die Indikationen ergeben sich aus den einzelnen Bestandteilen. Häufig wird Apatit mit den Indikationen von Calcium phosphoricum verordnet.

54.3 Dosierung

D 3, D 6, D 12 und höhere Potenzen.

54.4 Vergleichsmittel

Fluor-Arzneien: Acidum fluoricum, Calcium fluoratum, Magnesium fluoratum, Natrium fluoratum.

55 Apis mellifica – apis

lt.: Apis mellifica, dt.: Honigbiene, engl.: honey bee

55.1 Substanz

Animalis – Apidae (Honigbiene) – **Apis mellifica**

Die Honigbiene gehört zur Familie der Bienen, Apidae, und ist damit gemeinsam mit den Ameisen, Wespen und Hornissen der Ordnung der Hautflügler, den Hymenoptera, zugehörig. Es handelt sich um staatenbildende Fluginsekten. Ein Bienenvolk[69] hat eine Königin, das einzige voll entwickelte legefähige Weibchen im Bienenstaat, dessen wesentliche Aufgabe die Fortpflanzung und somit der Erhalt des Staates ist. Sie kann bis zu 3 000 Eier täglich legen. Aus unbefruchteten Eiern entwickeln sich die männlichen Drohnen, aus den befruchteten Eiern die Arbeiterinnen, oder bei spezieller Fütterung der jungen Larven mit Weiselfuttersaft[70], die Königinnen. Königinnen sezernieren ein Sekret aus ihren Mandibulardrüsen, die Königinnensubstanz, die Pheromone enthält, deren Hauptinhaltsstoff trans-9-Oxodec-2-ensäure ist.

Die Arbeiterinnen durchlaufen während ihres Lebens in der Regel verschiedene Funktionen: Putzbiene (Säuberung der Zellen), Ammenbiene (Brutpflege), Baubiene (Wabenbau), Wächterin (Verteidigung des Stockes) und Flug- oder Sammelbiene (Sammeln von Nektar, Propolis[71] und Pollen). Bei den 10 bis 20 Tage alten Arbeiterinnen findet man an der Unterseite des Hinterleibes Wachsdrüsen, außerdem einen mit Widerhaken versehenen Stachel. Dieser steht in Verbindung mit der Giftblase, die das Bienengift enthält, welches aus zwei schlauchförmigen Giftdrüsen sezerniert wird. Die frisch ausgeschlüpfte Biene ist nahezu ungiftig, das Maximum der Giftwirkung ist nach 2 bis 3 Wochen erreicht; später atrophiert die Giftdrüse. Das produzierte Gift wird in der Giftblase aufbewahrt. In Frühjahr und Sommer ist die Giftwirkung am größten. Bei einem Stich werden im Schnitt 0,1 mg Bienengift (bezogen auf die Trockensubstanz) injiziert. Der Stachel verbleibt meist in der Haut, die Biene verstirbt innerhalb von 2 bis 3 Tagen.

Die Drohnen sind allein für die Begattung der Königin zuständig, im Herbst werden sie durch die Arbeiterinnen getötet (Drohnenschlacht). Sie besitzen keinen Stachel.

Ein Bienenstaat führt als Kollektiv sowohl innerhalb des Bienenstocks als auch in dessen Umgebung selbstorganisiert komplexe Aufgaben aus, wie die Honigproduktion, die Wachsbildung, Kommunikation mittels Pheromonen, Lauten und Tänzen, die für den Bienenstaat als Ganzes höhere kognitive Leistung erkennen lassen. Die Bienengemeinschaft verhält sich wie ein Einwesensystem, was im 20. Jahrhundert zur Begriffsbildung, der Bien, ein Superorganismus aus einzelnen Bienen führte. Obwohl Bienen als Insekten Kaltblüter sind, können sie als Schwarm dauerhaft eine Temperatur wie ein warmblütiges Lebewesen halten.

Homöopathische Verwendung findet das ganze Tier, indem die lebende Arbeiterinnen-Biene durch Zusatz der doppelten Gewichtsmenge an 60 %igem Alkohol getötet und mit diesem zerrieben wird.

55.2 Pharmakologie und Toxikologie

Bienengift ist eine gelbliche, sirupähnliche Flüssigkeit mit saurem ph-Wert. Es stellt ein komplexes Gemisch aus Proteinen, Peptiden, biogenen Aminen und Pheromonen dar.

---

69 30 000 bis 50 000 Bienen, davon 2000 bis 3 000 Drohnen, eine Königin, reduziert im Winter auf ca. 10 000 Insekten.

70 Syn. Gelée royal, ist ein Nahrungsbrei, der von den Ammenbienen zur Aufzucht von Königinnenlarven aus Kopfdrüsensekret und Honigmageninhalt zusammengesetzt wird. In ihm finden wir Eisen, Mangan, Nickel, Kobalt u. a. sowie verschiedene Vitamine. Sein Gehalt an Neopterin, Biopterin und Pantothensäure ist höher als der des Futters für die Arbeiterinnen.

71 Bienenkittharz, ist eine dunkelgelbe bis hellbraune harzige Masse von gewürzig balsamigem Geruch. Sie wird von den Bienen von den Knospen von Pappeln, Birken und anderen Bäumen gesammelt und zum Verschließen von Löchern und als Überzug der Wabenwände verwendet. Die Substanz wirkt antibakteriell, antiviral und fungizid.

Die Substanz enthält zu 55 % Melittin, 13 % Phospholipase A_2 welches aus einer 26 Aminosäurensequenz besteht, die in der Lage ist, in Zellmembranen tetramere Anionenkanäle auszubilden, und dadurch als direktes Hämolytikum wirkt. Die zu 3 % im Bienengift enthaltenen Hyaluronidasen dagegen wirken als indirektes Hämolytikum. Daneben finden sich noch 2 % Apamin, Histamin, MCD (mastcell degranulating-Peptid) und andere Stoffe. Viele dieser Proteine wirken als starke Allergene.

Bei Personen ohne Hypersensitivität gegen das Gift verschwindet die Lokalreaktion in der Regel innerhalb von 4 bis 6 Stunden. Verstärkte Lokalreaktionen treten bei 19 % der Individuen auf. Bei spezifischer Hymenoptera-Gift-Allergie treten innerhalb weniger Minuten Urtikaria, Angioödem, Bronchokonstriktion oder Schock auf. Weitere Komplikationen wie Enzephalomyelitis oder nephrotisches Syndrom sind möglich.

Die Letalität von Bienenstichen besteht nicht durch die direkte Toxizität des Giftes (es wurden über 400 Stiche überlebt), sondern durch die anaphylaktische Reaktion.

55.3 Anwendung

Homöopathische Anwendung findet die Zubereitung bei Erkrankungen mit Ödemen in Geweben und Körperhöhlen sowie Allergien (nach Kommission D).

Kennzeichnend für Apis mellifica ist eine **exsudative Entzündung** mit umschriebener oder auch generalisierter **Ödembildung** auf der Haut und den Schleimhäuten (zum Beispiel in Mund, Rachen, Kehlkopf). Die befallenen Teile der Haut oder Schleimhaut haben ein blassrötliches Aussehen. Die Haut nimmt mitunter eine wachsartige Farbe an. Sie ist ödematös geschwollen, wobei sich diese Schwellung oft scharf gegen die Umgebung absetzt. Dabei wird ein stichartiger Schmerz und ein heftiges Brennen empfunden. Das Verlangen nach Abkühlung durch kalte Umschläge und die Unerträglichkeit gegen Berührung ist jedem von einer Biene Gestochenen wohl bekannt.

Dementsprechend verschlimmern sich die Symptome durch äußere Wärme, auch strahlende Wärme, weshalb auch die Folgen von **Sonnenstich** unter die Heilwirkung von Apis fallen.

Die therapeutischen Anzeigen auf der äußeren Haut umfassen **Urtikaria** und das **Erysipel**, ferner Zellgewebsentzündung vorwiegend seröser Natur und auch **Furunkel**. Beim **Scharlach** mit rauem Exanthem ist Apis das Hauptmittel.

Von großem therapeutischem Wert ist die organotrope Beziehung zum Rachenring und der Schleimhaut des Kehlkopfes. Bei der **Angina tonsillaris** und bei der **Diphtherie** entfaltet Apis seine heilsamen Kräfte, je mehr die ödematöse Schwellung in den Vordergrund tritt. Die Uvula hängt in solchen Fällen nicht selten wie ein Sack von glasartig-transparentem Aussehen gegen den Zungengrund herab. Bei der *Diphtherie*, besonders wenn diese mit Trachealstenose verbunden war, gehörte Apis mellifica traditionell zu den Hauptmitteln. Zu den oberen Luftwegen von der Nase über den Kehlkopf bis herab zur Trachealbifurkation besteht eine enge organotrope Beziehung. Eine **Rhinitis** mit stark verschwollenen Schleimhäuten und wässriger Sekretion, die sich in der Wärme und nach dem Schlaf besonders lästig bemerkbar macht, ein krampfartiger harter Husten mit einem von der Gegend der Fossa jugularis sterni oder dem Kehlkopf ausgehendem Hustenreiz bei Atemwegsinfekten legen die Wahl von Apis mellifica nahe. Beim **Angioödem** steht Apis mellifica in erster Linie. Bei **Otitis media** mit oder ohne Zusammenhang entzündlicher Vorgänge im Rachenraum kann Apis mellifica notwendig werden. In der Augenheilkunde wird Apis mellifica bei **Blepharitis**, **Konjunktivitis** und **Keratitis**, wenn mehr seröse Exsudation als Eiterung vorhanden ist, gebraucht.

Exsudative Vorgänge auf den serösen Häuten mit Ausbildung eines wässrigen Ergusses bilden eine Empfehlung für Apis mellifica. Es sind die Hirnhäute, die Pleura, der Herzbeutel, das Bauchfell und die Synovia der Gelenke, wo eine Verordnung in Frage kommt. Der für Apis mellifica beobachtete „cri encéphalique" bildet einen weiteren Hinweis. Bei **seröser Meningitis** wird deshalb Apis mellifica erwähnt, müsste aber jedenfalls noch durch weitere Erfahrungen gestützt werden. Erfolge bei tuberkulöser Meningitis sind ausgeblieben (Stiegele). Dagegen werden Erfolge bei **Hydrozephalus** der Kinder berichtet. Im Ganzen scheint die Beziehung zu den serösen Häuten nicht derselbe Rang wie zu der Haut und den Schleimhäuten zuzukommen.

Bei der **Glomerulonephritis** ist es nicht nur das Hautödem, sondern auch die organotrope Beziehung zur Niere und zu den Harnwegen, durch die Apis mellifica eines der ersten Mittel bei diesen Krankheitsprozessen geworden ist. Es besteht ein fast ununterbrochener Harndrang mit Brennen und Wundheitsgefühl in der Harnröhre. Die Menge des ausgeschiedenen Harns steigt beträchtlich an. Eine Verringerung der Harnmenge oder eine Anurie wurde im absichtlichen oder unabsichtlichen Arzneiversuch nicht berichtet. Auch Eiweiß, Zellelemente und Zylinder sind nicht als Vergiftungserscheinungen genannt. Trotzdem gehört die *Glomerulonephritis* zu den zuverlässigen Indikationen.

Bei **Fieberzuständen** kann eine Durstlosigkeit trotz Trockenheit der Schleimhäute hinweisend sein. Doch scheint dieses Symptom mangelnden Durstes gegenüber den schon genannten Modalitäten zurückzutreten.

Kardiale Ödeme können nicht als Anzeige für Apis mellifica gelten. Die Ödeme entstehen als Folge entzündlicher Veränderungen und sind nicht Folge einer Stauung bei kardialer Insuffizienz.

Gegenüber der allbekannten Heilwirkung bei **rheumatischen Erkrankungen** fällt es auf, dass die Vergiftungen und Arzneimittelprüfung wenig Symptome enthalten, die mit diesen Erkrankungen zu vergleichen sind. Zu erwähnen ist hier das nicht gerade häufige Vorkommen einer **Neuritis** nach Bienenstichen. Trotzdem hat sich die Arznei bei der Behandlung akuter *rheumatischer Arthropathien* mit ödematöser Schwellung und Abneigung gegen Wärme bewährt.

Gute Behandlungserfolge mit Apis mellifica werden bei **Bursitis** berichtet.

Das endokrine System wird durch Apis mellifica mehr beeinflusst, als man aus den dürftigen Angaben der Arzneimittelsymptome annehmen könnte. **Amenorrhö** junger Mädchen kann manchmal damit beseitigt werden. Bei **Ovarialzysten** hat man nicht selten Erfolg mit Apis mellifica gesehen. **Adnexitis** stellt gleichfalls eine Indikation dar, wobei nicht eine eitrige, sondern seröse Entzündung in Frage kommt. Hier wird von jeher eine verstärkte Beziehung zum rechten Ovar hervorgehoben.

Dass auch die Schilddrüse in den Wirkungskreis des Bienengiftes fällt, habe ich wiederholt beobachten können. **Struma nodosa et cystica**, auch mit **Hyperthyreose**, bessern sich nicht selten.

Nach P. Vogt [14] ist eine individuelle **Disposition zu Insektenstichen**, im Volksmund „süßes Blut" genannt, ein wertvolles Bestätigungssymptom für Apis mellifica. Bei Hautkrankheiten mit den klinischen Erscheinungen wie **Ekzem**, dem **dyshidrotischen Ekzem**, **Urtikaria**, **Ödemen** und **Dermatitis** sah er in 60 Fällen durch Apis mellifica den besten Erfolg. Ebenso war der Erfolg überzeugend bei **Krankheiten aus dem rheumatischen Formenkreis**, wie zum Beispiel bei akutem und chronischem Gelenkrheumatismus, der **Bursitis calcarea**, **Neuralgien** des Gesichts und Nackens, der Arme und bei **Lumboischialgie**, wenn er durch Befragen die „*Insektenallergie*" feststellen konnte.

55.4
Arzneimittelbild

Leitsymptome: Ödematöse und erysipelartige, umschriebene Anschwellungen der Haut und des Unterhautzellgewebes von rötlicher oder wachsartiger Farbe, mit stechenden Schmerzen und brennender Hitze, mit Verlangen nach Abkühlung und Unerträglichkeit von Berührung und Druck (wie bei Bienenstichen).

Ödematöse Entzündungen der Schleimhäute (besonders Rachenring, Bindehaut, Darm, Blase). Doch kann Apis mellifica auch helfen, wenn die Entzündung keinen ödematösen Charakter hat, jedoch andere Modalitäten zutreffen (zum Beispiel Unverträglichkeit von Wärme).

⊙ **Exsudative Prozesse der serösen Häute** (Meningen, Pleura, Perikard, Peritoneum, Synovia der Gelenke und dergleichen). Schmerzempfindung bei jeder Berührung und bei Druck am ganzen Körper und besonders an den befallenen Teilen.

Der Charakter der Schmerzen ist brennend und stechend.

Harnsekretion vermindert. Bei Feststellung der „Insektenallergie" in der Anamnese besonders indiziert.

In erster Linie steht die Neigung zur Bildung von Ödemen und erysipelartigen Anschwellungen der Haut sowie zu exsudativen Prozessen an deren inneren Höhlen (Meningen, Pleura, Perikard, Peritoneum, Synovia der Gelenke). Bestimmend für die Wahl von Apis mellifica sind ferner die Unverträglichkeit von Wärme in jeder Form sowie die Besserung durch Abkühlung.

Geschlossener Raum, besonders wenn überheizt, ist völlig unerträglich.

Von geringerer Bedeutung haben zu gelten die Durstlosigkeit im Fieber und auch außerhalb desselben, und die Verschlimmerung nach Schlaf.

Geist und Gemüt: Traurig und ängstlich, meint, sterben zu müssen, sehnt sich nach dem Tode. Ärgerlich, man kann ihm nichts recht machen. Heftig und gewalttätig. Nervöse Ruhelosigkeit. Kann nicht klar denken und sich nicht konzentrieren. Verwirrung der Gedanken. Verlust des Bewusstseins.

Große Schläfrigkeit und Schlummersucht. Ängstliches Aufschrecken aus dem Schlaf. Ruheloser Schlaf mit unaufhörlichen Träumen. Träumt, er mache große Reisen in großen Sprüngen durch die Luft, wie ein Vogel.

Kopf: Drückende, klopfende, bohrende Kopfschmerzen mit Schwindel. Blutandrang zum Kopf, Gefühl, als sei der Kopf zu groß. Kopfschmerzen bessern sich durch Druck mit beiden Händen. ⊙ **Bohrt den Kopf in die Kissen und schreit auf, Kopfrollen.**

Meningitis
Hydrozephalus

Augen: Augenlider geschwollen, sie brennen und stechen. Bindehaut hellrot und geschwollen, Chemosis. Tränenfluss und Schleimabsonderung. Sehvermögen geschwächt.

Konjunktivitis
Hordeolum
Keratitis
Iritis

Nase: Völlige Verstopfung der Nase infolge Schwellung der Schleimhaut. Häufiges Niesen. Nase teils tropfend, teils mit Trockenheitsgefühl.

Rhinitis

Mund: Bittergeschmack im Mund. Mund und Zunge feurigrot und trocken, wund und sehr empfindlich mit Bläschen auf der Zunge; papulöse Erhebungen auf der Zunge.

⊙ **Charakteristische Zunge: trocken mit dunklem Belag und Spitze mit rotem Dreieck. Starke Schwellung der Zunge und des Zäpfchens** (die Zunge ist von den Wirkungen des Bienengifts in bevorzugter Weise befallen, auch in Fällen, wo das Bienengift nicht mit der Zunge in Berührung kam, zum Beispiel nach Stichen).

Zähne: Zahnschmerzen beim Kauen.

Innerer Hals: Gefühl von Zusammenschnüren und Ersticken oder wie ein Pflock im Hals, kann nicht schlucken. Ödematöse Schwellung aller Schleimhäute des Mundes und des Rachens. Tonsillen feurig rot, wie gefirnisst. ⊙ **Zäpfchen ödematös geschwollen, transparent und glasig aussehend.** Halsdrüsen geschwollen. **Kein Durst, trotz Trockenheit des Halses**, mit Hitzegefühl, oder brennender Durst.

Pharyngitis
Angina tonsillaris

Magen: Gefühl von Wundheit und Brennen im Magen und Bauch. Erbrechen und Durchfall.

Gastritis

Abdomen:

Gastroenteritis
Peritonitis

Rektum und Stuhl: Gelbliche, grünlich-schleimige Stühle, schlimmer jeden Morgen. **Stuhl tritt unwillkürlich aus bei jeder Körperbewegung**, wie wenn der After ständig offen stünde (bei einer aszieskranken 40-jährigen Frau mit D 6 hervorgerufen).

Blase: Sehr häufiger Drang, Brennen und Wundheitsgefühl beim Harnlassen, wie verbrüht. Harnmenge stark vermehrt oder **vermindert**.

> Zystitis
> Pyelonephritis
> Nephritis

Geschlechtsorgane:
- weiblich: Herabdrängen, als ob die Menses eintreten wollte. Schmerz im Eierstock während der Menses. Ziehen und Wundheitsgefühl in den Eierstöcken. Menses tritt 1 Woche zu früh ein. Fehlgeburten 2. oder 3. Monat. Ausbleiben der Menses bei jungen Mädchen mit nervösen Symptomen.

> Adnexitis
> Ovarialzyste
> Amenorrhö
> Hypomenorrhö

- männlich:

> Dysfunktion erektil

Larynx und Trachea:

> Glottisödem
> Laryngitis

Atmung: Beschleunigte, ängstliche Atmung. Atemnot, es scheint ihm unmöglich, Atem zu holen.

Husten und Expektoration: Trockener, krampfartiger Husten in heftigen Anfällen, von Kitzel im Kehlkopf und der Fossa jugularis sterni ausgehend, besser, sobald sich etwas Schleim löst, schlimmer durch Liegen und durch Schlaf. Gefühl von Zusammenschnüren im Hals mit ängstlicher, beschleunigter und mühsamer Atmung.

> Bronchitis
> Pleuritis exsudativ
> Perikarditis

Extremitäten: Entzündliche Schwellung der Gelenke. Rheumatoide Schmerzen in allen Teilen. Doch stehen solche Symptome in Anbetracht der großen Bedeutung, die die Bienengift-Therapie für rheumatische Leiden erlangt hat, verhältnismäßig wenig im Vordergrund.

> Arthritis akut und chronisch
> Bursitis olecrani et praepatellaris
> Gicht
> Fibromyalgie
> Ischialgie
> Neuritis

Frost und Frösteln: Frieren, dann Hitze und Schweiß, ohne Durst.

Haut: Blassrote, ödematöse, abgegrenzte Schwellung, später blaurot, blasenbildend, heftig stechend, brennend und juckend, **sehr empfindlich gegen Berührung**. Hautaffektionen ähnlich Nesselsucht und Erysipel oder Scharlach. **Verlangen nach Abkühlung.** Taubheit des Gefühls in den Fingern und anderen Teilen. Bildung von Furunkeln, zum Teil in Verbindung mit pemphigusähnlichen Blasen in der Umgebung der Furunkel, aber auch am übrigen Körper (Sick).

> Furunkel
> Erysipel
> Lymphangitis
> Scharlach
> Angioödem
> Urtikaria

Allgemein: Nervöse Ruhelosigkeit. Große Erschöpfung am ganzen Körper mit Zittrigkeit. Plötzlich einsetzende, synkopale Schwäche mit Schaudern und Frösteln, später mit Hitze. Die ganze Oberfläche der Haut ist sehr empfindlich gegen Berührung.

55.5
Dosierung

Meist D 3 bis D 6. Bei guter Übereinstimmung mit dem Krankheitsbild auch Hochpotenzen. Von Apisinum wird meist D 4 bis D 6 verwendet.

55.6
Vergleichsmittel

- Insekten: Cantharis vesicatoria, Coccinella septempunctata, Coccus cacti, Doryphora decemlineata.
- Wärme <: Schlangen-Arzneien: Serpentes: Bothrops lanceolatus, Cenchris contortrix, Crotalus horridus, Elaps corallinus, Hydrophis cyanocinctus, Lachesis muta, Naja tripudians, Vipera berus. Sonst Iodum purum, Hedera helix.
- Rhinitis, Wärme <: Iodum purum.
- Schlaf <: Lachesis muta.
- Sepsis: Acidum carbolicum, Crotalus horridus, Lachesis muta. Apis hat die größere Neigung zu Ödemen bei geringer Neigung zu Eiterung.
- Seitenbezug: Lachesis muta links, Apis mellifica und Crotalus horridus beide Körperseiten gleich.
- Wirkung auf die Keimdrüsen: bei Apis mellifica und Lachesis muta deutlich.
- Zystitis: Aristolochia clematis, Cantharis vesicatoria, Chimaphila umbellata, Coccus cacti, Conium maculatum, Dulcamara, Eupatorium purpureum, Fabiana imbricata, Solidago virgaurea, Staphysagria, Terebinthinia.
- Enteritis: wegen des unwillkürlichen Abgangs Aloe socotrina und wegen der Morgenverschlimmerung Rumex crispus.
- Erysipel: bei Rhus toxicodendron stärker hervortretende Blasenbildung und Verschlimmerung durch Nässe und Kälte als bei Apis mellifica. Die Rötung bei Belladonna ist dunkler, auch sind die Kongestionen zum Kopf stärker, während die Ödeme nicht in dem Maße wie bei Apis mellifica auftreten.
- Apis mellifica wird als Antidot betrachtet gegen den Missbrauch und die schädlichen Folgen von Canthariden-Anwendung (Nephritis).
- Nephritis: Arsenicum album, wenn eine große Kälteempfindlichkeit besteht. Auch Calcium arsenicosum.
- Durstlosigkeit bei Fieber: Pulsatilla pratensis.
- Die Röte der entzündeten Schleimhäute und der äußeren Haut ist bei Apis mellifica heller als bei Belladonna, äußere Wärme wird bei Apis mellifica nicht ertragen, der Schmerz ist stechend und brennend, bei Belladonna klopfend.
- Fleißig, aktiv: Spinnenmittel: Aranea diadema, Araninum, jedoch im Gegensatz zu Apis mellifica mit fruchtloser Aktivität.

55.7
Kasuistik

55.7.1 Allergisches Ekzem

Eine 58-jährige Patientin kommt zu mir mit einem nässenden Ekzem im Gesicht und an den Armen, im geringeren Grade am übrigen Körper. Das Gesicht war hochrot und unförmig geschwollen. Der Kopf hatte eine kugelige Gestalt angenommen. Es handelte sich offenbar um eine allergische Reaktion der ganzen Haut aufgrund eines Ulcus cruris.

Vor meiner Behandlung war sie 5 Wochen in einer Hautklinik behandelt worden, bekam dort besonders Cortisonsalben, ebenso innerlich Cortison. Nach der Klinik wurde sie von einem Hautarzt weiterbehandelt. Der Erfolg war sehr unbefriedigend, sodass sie in dem beschriebenen Zustand zu mir kam. Sie erhielt von mir eine einzige Kalkspritze und dann nur Apis mellifica D 6, 3-stündlich 5 Tropfen. Der Erfolg war durchschlagend; nach 4 Tagen war sie so gründlich abgeschwollen, dass ich sie kaum mehr erkannte. Nach 14 Tagen war sie soweit hergestellt, dass nur noch das Unterschenkelgeschwür behandelt werden musste.

Die Anzeige für Apis mellifica bestand in diesem Falle in der enormen Schwellung und dem Bedürfnis nach Abkühlung. (Eigene Beobachtung des Verfassers)

55.7.2 Allergisches Ekzem, chronisch

Eine 55-jährige Patientin litt seit langen Jahren an einem juckenden und nach Kratzen nässenden Ekzem an beiden Ellenbeugen (kein Bläschenekzem), das mal schwächer, mal stärker auftrat, aber immer vorhanden war. Langwierige Behandlung von verschiedenen Seiten war erfolglos geblieben. Auf Befragen bejahte sie, dass sie sehr leicht von Mücken, Fliegen und Flöhen gestochen würde, dass diese Insekten mit besonderer Vorliebe den Weg zu ihr fänden und sie meistens mit großen Hautschwellungen auf diese Stiche reagiere.

Auf diese Symptome hin verordnete ich Apis mellifica D 4, 3-mal 5 Tropfen. Unter dieser Verordnung, ohne Anwendung äußerer Mittel, heilte das Ekzem in kurzer Zeit ab. Während der 3-jährigen Nachbeobachtung kein Rückfall [14].

55.7.3 Fieber rheumatisch

Eine Bäuerin war wegen eines akuten, hoch fieberhaften Gelenkrheumatismus vergeblich mit Acetylsalicylsäure[72] und Aminophenazon[73] behandelt worden. Trotz des Fiebers lenkte sie ihren Haushalt vom Bett aus, ein Zeichen, dass die Vitalität ungebrochen war und die Krankheit mehr außen ablief. Die allergische Formung zeigte sich auch an den brennend heißen, geschwollenen Gelenken, die in sprunghaftem Wechsel befallen wurden. Kalte Umschläge linderten in diesem akuten Zustand sehr. Die Patientin war hochgradige Insektenallergikerin. Der Erfolg der oralen Apis-Verordnung, vom Nachmittag an stündlich 5 Tropfen, zeigte sich schnell. Abends begannen bereits Fieber und Schmerzen zu sinken, nach 5 Tagen war die Patientin im Wesentlichen genesen [14].

55.8 Literatur

[1] Allen TF. Apis. Encyclopedia of pure Materia Medica. Bd. 1, 10. New York: Boericke & Tafel; 1874–1880: 400–422, 305–307

[2] Bamberg. Apis mellifica. Allgemeine Homöopathische Zeitung 1853; 46: 87, 67, 118

[3] Clarke JH. Apis. Dictionary of practical Materia Medica. Bd. 1. London: Homoeopathic Publishing Company; 1900–1902: 138–145

[4] Gawlik W. Arzneimittelbild und Persönlichkeitsportrait. Stuttgart: Hippokrates; 1999

[5] Gerstung F. Der Bien und seine Zucht. Berlin: Pfenningstorff; 1926

[6] Hughes R. Apis. Cyclopaedia of Drug Pathogenesy. Bd. 1, 2, 4. London: Gould; 1886–1891: 310–322, 748–749, 725–726, 491–493

[7] Köhler H, Menge F. Apis. Arzt und Patient 1950; 63: 260–262

[8] Leeser O. Lehrbuch der Homöopathie. Spezieller Teil. Arzneimittellehre. C: Tierstoffe. Ulm: Haug; 1961: 84

[9] Mehring J. Das neue Einwesensystem als Grundlage zur Bienenzucht oder Wie der rationelle Imker den höchsten Ertrag von seinen Bienen erzielt. Auf Selbsterfahrungen gegründet. Frankenthal: Albeck; 1869: 344

[10] Mössinger P. Behandlung des Schleimhauthygroms mit Apis. Allgemeine Homöopathische Zeitung 1973; 218 (2): 50–56

[11] Sick. Apis mellifica. Zeitschrift des Berliner Vereines Homöopathischer Ärzte 1897; 16: 509

[12] Steen CJ, Janniger CK, Schutzer SE et al. Insect sting reactions to bees, wasps, and ants. Int J Dermatol 2005; 91–94, DOI: 10.1111/j.1365–4632 2005.02 391.x

[13] Te Piao King, Spangfort MD. Structure and Biology of Stinging Insect Venom Allergens. International Archives of Allergy and Immunology 2000; 123 (2): 99–106

[14] Vogt P. Über die allergische Konstitution mit ihrem besonderen Einfluß auf den Krankheitsablauf und über die dabei erfolgreiche Anwendung des homöopathischen Bienengiftmittels Apis. Deutsche Homöopathische Monatsschrift 1954; 5 (5): 222–233

[15] Waetzel. Apis mellifica. Freiburg i. Br.; 1901: 68

[16] Wolf CW. Das Bienengift. Homöopathische Erfahrungen 1858; 1

---

72 Cyclooxigenase-Hemmer aus der Gruppe der NSAR.
73 Aus der Gruppe der Pyrazolon-Derivate, analgetisch, antiphlogistisch.

56 Apocynum cannabium – apoc

lt.: Apocynum cannabium, dt.: Hundswürger, engl.: dog's bane, Indian hemp poison

56.1 Substanz

Plantae – Apocynaceae (Hundsgiftgewächse) – **Apocynum cannabium**

Es handelt sich um eine halbhohe, aufrechte Staudenpflanze. Die gelblichgrünen, ei- bis lanzettlichen Blätter stehen meist gegenständig. Der kräftige Wurzelstock hat eine gelbliche, leicht absplitternde Rinde mit vielen Milchsaftgefäßen. Verwechslungen mit Apocynum androsaemifolium sind möglich. Beheimatet ist die Pflanze in Nordamerika und Kanada.

Homöopathische Verwendung findet der Wurzelstock.

56.2 Pharmakologie und Toxikologie

Es finden sich Cardenolid-Glykoside.

56.3 Anwendung

Homöopathische Anwendung findet die Zubereitung bei Herzinsuffizienz mit Ödemen, chronischer ödematöser Nephritis, Gastroenteritis (nach Kommission D).

Es wurde in der Homöopathie mit gutem Erfolg als **Diuretikum**, in erster Linie bei *Kardiopathien*, aber auch **bei renalen und hepatogenen Ödemen** verwendet. Nach einer neuen Arzneiprüfung von Schoeler (Karlsruhe) hat sich die Wasserretention durch Ödembildung an den Beinen und die Herzbeeinflussung subjektiv und objektiv (elektrokardiographisch) bestätigen lassen. Die Verordnung gegen *Ödeme* muss als eine homöopathische bezeichnet werden.

Apocynum cannabium wurde in früherer Zeit, als der Gebrauch von Digitalis verfemt war, sehr häufig bei Herzdekompensation verordnet, meist zusammen mit Crataegus oxyacantha. Es verdient aber auch heute noch unsere Beachtung. Die Verwendung bei **Myokardschaden** und **Herzinsuffizienz** hat sich durchaus bewährt und ist manchmal zweifellos Digitalis purpurea vorzuziehen.

Sehr beachtenswert erscheinen auch die *Diarrhö* mit hellen Stühlen und Insuffizienz des Afters, die zu einem Versuch bei entsprechenden Fällen auffordern, desgleichen die Sphinkterschwäche in der Blase bei *Harninkontinenz*, die sich beide sehr deutlich bei der Prüfung ausgeprägt haben. Ich glaube, es gibt kein Mittel, bei dem diese Sphinkterschwäche so deutlich, ja geradezu aufdringlich, hervortritt.

56.4 Arzneimittelbild

Nach Schoeler ist das Arzneimittelbild das folgende:

Leitsymptome: „Kardiale Insuffizienzzustände mit allgemeiner Müdigkeit, Abgeschlagenheit und Kopfschmerzen. Herzschmerzen mit Druck in der Brust, besonders in der Sternalgegend. Ödeme bzw. allgemeine Wasserrentention mit entsprechender Oligurie und Pollakisurie. Pulsunregelmäßigkeiten bis zu Arrhythmie mit Periodenbildung, zum Beispiel Pulsus bigeminus oder trigeminus. Arrhythmien, Puls weich, kaum fühlbar, diffuse Magen- und Darmbeschwerden. Unerträgliche Gliederschmerzen und Schwere in den Beinen, mit Besserung bei Hochlagerung und in der Ruhe. Da die Symptomenkomplexe mehrerer Prüfer den stenokardischen Zuständen sehr ähnlich sind, sollte man das Mittel klinisch bei Angina pectoris und verwandten Zuständen versuchen.

Folgende Hauptindikationen gelten als gesichert: Dekompensierte Hypertension (mit Ödemen), Herzmuskelinsuffizienz mit Ödemen,

56 – Apocynum cannabium – apoc

Rechtsinsuffizienz bei Stauung im kleinen Kreislauf,
  Myokardgeschädigte Altersherzen,
  Kreislaufstützung bei fieberhaften Infektionskrankheiten." [5]

Schwindel: Rasch auftretender und ebenso rasch wieder vergehender Schwindel.

Magen: Der Appetit ist trotzdem vermehrt und heißhungrig, kann ständig essen.
  Übelkeit bald nach dem Einnehmen.

Rektum und Stuhl: Durchfälle mit großer Elendigkeit und Erschöpfung. Stühle dünn, wässerig, hell oder zitronengelb, mit großer Gewalt entleert. Durchfall sofort nach dem Essen. Der **Schließmuskel des Afters erscheint erschlafft**, ausgesprochenes Unsicherheitsgefühl, sodass die Toilette kaum erreicht werden kann. Beim Abgang von Blähungen geht Stuhl mit ab. Gefühl, als ob der After offen stünde nach dem Stuhl. Viel Tenesmus. Kann nicht angeben beim Stuhl, wann er fertig ist, da der Drang anhält. Druckgefühl und Herabdrängen im After, Brennen und Pflockgefühl mit Hämorrhoiden, welche sich entzünden.

Diarrhö
Stuhlinkontinenz

Blase: Der Schließmuskel scheint erschlafft zu sein; er kann nicht sagen, wann er mit Harnlassen fertig ist, da immer noch Drang vorhanden ist und der Harn nachtröpfelt. Nach dem Harnlassen Schmerz im Blasenhals und Gefühl, als ob der Sphinkter sich vergeblich bemühte, die Harnröhre zu schließen. Brennen beim Harnlassen. Viel Drang.

Harninkontinenz

Urin: Harnmenge vermehrt, desgleichen Vermehrung der Harnstoffausscheidung.

Brust: Herztätigkeit verlangsamt, aussetzend. Nach 1 bis 4 Schlägen fällt ein Schlag aus. Gefühl von Schwäche und Schmerz in der Herzgegend. Zusammenschnürender Schmerz am Herzen. Schmerzen in der Gegend des linken Schulterblattes. Herzklopfen.
  Mehrere Prüfer haben stenokardische Zustände bekommen.

Herzinsuffizienz
Kardiomyopathie

Extremitäten: Rheumatoide Schmerzen, Schwere in den Beinen mit Besserung durch Hochlagern.
  Ödem der Beine [5].

Schweiß: Reichliche Schweiße.

Haut: Papulöse Eruption auf der Haut.

Allgemein: Pulsunregelmäßigkeiten bis zur Arrhythmie mit Periodenbildung, zum Beispiel Pulsus bigeminus oder trigeminus. Arrhythmien.
  Puls weich, kaum fühlbar.

56.5 Dosierung

Die Symptome an Herz und Kreislauf wurden von Schoeler [5] in der Arzneimittelprüfung von 15 Tropfen der Tinktur mehrmals täglich erhalten. Die heilsame Dosis bei derartigen Fällen beträgt im Allgemeinen mehrmals täglich 5 bis 15 Tropfen, die bei ausgesprochener Insuffizienz und wenn sich gute Verträglichkeit erkennen lässt, auch noch weiter gesteigert werden kann. Die toxische und therapeutische Dosis bei diesen Zuständen liegen also sehr nahe beisammen, ja können sich weithin decken. – Bei den anderen noch nicht bewährten Anzeigen wäre etwa D 3 bis D 6 zu verwenden.

56.6 Vergleichsmittel

- Apocynaceae: Oleander, Quebracho, Rauwolfia serpentina, Strophantus gratus, Vinca minor.
- Herzbezug: Adonis vernalis, Convallaria majalis, Crataegus oxyacantha, Digitalis purpurea, Helleborus niger, Iberis amara, Kalmia latifolia, Laurocerasus, Oleander, Prunus spinosa, Sarothamnus scoparius, Scilla maritima, Strophantus gratus.
- Herzinsuffizienz: Digitalis purpurea, Scilla maritima, Strophantus gratus, Convallaria majalis.
- Stuhlinkontinenz mit Diarrhö: Aloe socotrina.

56.7 Literatur

[1] Allen TF. Apocynum cannabinum. Encyclopedia of pure Materia Medica. Bd. 1, 10. New York: Boericke & Tafel; 1874–1880: 425–427, 308–321

[2] Clarke JH. Apocynum cannabinum. Dictionary of practical Materia Medica. Bd. 1. London: Homoeopathic Publishing Company; 1900–1902: 147–149

[3] Hughes R. Apocynum cannabinum. Cyclopaedia of Drug Pathogenesy. Bd. 1, 4. London: Gould; 1886–1891: 323–329, 493

[4] Oehme FG. Edwin M. Hale's neue amerikanische Heilmittel. 3. Aufl. Leipzig: Schwabe; 1873: 41–43

[5] Schoeler H. Apocynum cannabium. Allgemeine Homöopathische Zeitung 1937; 185 (4): 217

57 Aralia racemosa – aral

lt.: Aralia racemosa, dt.: Amerikanische Narde, engl.: American spikenard

57.1 Substanz

Plantae – Araliaceae (Araliengewächse) **– Aralia racemosa**

Es handelt sich um eine krautige, bis zu 2 m hohe, buschig wachsende, ausdauernde Pflanze. Sie ist in Nordamerika vom mittleren Kanada bis Virginia beheimatet. Dort findet man sie an felsigen, aber nährstoffreichen Flussufern. Hauptlieferländer der Droge sind Kanada und USA. Die Sammlung erfolgt im Sommer und Herbst aus Wildvorkommen.

Homöopathische Verwendung finden die Wurzeln und Rhizome.

57.2 Pharmakologie und Toxikologie

Sie enthält Triterpensaponine, ätherisches Öl, Terpenoide, Polyine.

Eine zytotoxische Aktivität konnte nachgewiesen werden [3].

57.3 Anwendung

In der volkstümlichen Anwendung wird sie bei Erkältungskrankheiten, chronischem Husten sowie Asthma eingesetzt.

Homöopathische Anwendung findet sie hauptsächlich bei Rhinitis, allergisch bedingten Atemwegserkrankungen wie Pollinosis und Asthma (nach Kommission D).

Ihre Wirkung richtet sich auf *allergische Rhinitis* und *Asthma bronchiale*. Auch soll sie eine Wirkung entfalten bei unterdrückter Menses und bei übelriechender Leukorrhö.

Aralia racemosa hat sich als bewährtes Asthmamittel eingebürgert.

Fernerhin wird Aralia racemosa auch gegen *Asthma cardiale* mit gutem Erfolg verwendet; diese nicht allergische Indikation hat sich unter anderem am Robert-Bosch-Krankenhaus, Stuttgart, bewährt (mündliche Mitteilung von Unseld).

57.4 Arzneimittelprüfung

Der Prüfer, dem wir die Prüfung verdanken, war Asthmatiker, er bekam auf 10 Tropfen der Tinktur einen vollausgebildeten Asthmaanfall. Dass es sich nicht um einen der üblichen Anfälle gehandelt hat, sondern dass dieser durch Aralia racemosa, allerdings auf disponierter Basis, hervorgerufen worden ist, musste also erst am Kranken bestätigt werden (Hale 1880).

57.5 Arzneimittelbild

Leitsymptome: Anfall von Asthma bronchiale gleich nach dem ersten Einschlafen oder bald nach dem Niederlegen. Muss sich aufsetzen, Hinlegen ruft Erstickungsgefühl hervor. Vor allem, wenn das Erstickungsgefühl auf dem Boden einer Laryngitis oder einer Tracheitis zustande kommt [7].

57.6 Dosierung

D 2 bis D 4 bis zur Tinktur.

57.7 Vergleichsmittel

- Araliacea: Ginseng, Hedera helix.
- Krampfhusten beim Niederlegen: Scilla maritima.

57.8 Kasuistik

57.8.1 Asthma bronchiale

Ich hatte nicht lange gelegen, als mich folgende Erscheinungen überfielen: trockene keuchende Atmung, Gefühl drohender Erstickung und rasch anwachsender Kurzatmigkeit. Lautes musikalisches Pfeifen, besonders bei der Einatmung. Konnte mich unmöglich niederlegen! Ich hatte das Gefühl, dass ich ersticken würde, wenn ich nicht aufsitze. Als der Anfall auf dem Höhepunkt angekommen war, begann sich scharfer Schleim zu lösen. ☉ Dr. Öhme, der an einem sehr langwierigen Schnupfen gelitten hatte mit einer bis zum Unglaublichen gesteigerten Empfindlichkeit gegen jede Temperaturveränderung, besonders aber gegen Kälte, berichtet, diesen Schnupfen mit täglich mehrmals einigen Tropfen der Tinktur in 5 bis 6 Tagen geheilt zu haben (Hale 1867).

57.9 Literatur

[1] Allen TF. Aralia racemosa. Encyclopedia of pure Materia Medica. Bd. 10. New York: Boericke & Tafel; 1874–1880: 323–324

[2] Clarke JH. Aralia racemosa. Dictionary of practical Materia Medica. Bd. 1. London: Homoeopathic Publishing Company; 1900–1902: 150–152

[3] Clement JA, Willis TJ, Kelly RM et al. Antitumor activity of Aralia racemosa. Planta Medica 2009; 97, DOI: 10.1055/s-2009-1216535

[4] Hale EM. Homoeopathic materia medica of the New Remedies. 2. Aufl. Detroit, Mich.: Lodge; 186: 90–92

[5] Hale EM. Neue amerikanische Heilmittel [nach der 3. Aufl. bearb. von F. G. Oehme]. Leipzig: Schwabe; 1873: 43–44

[6] Hughes R. Aralia racemosa. Cyclopaedia of Drug Pathogenesy. Bd. 1. London: Gould; 1886–1891: 339

[7] Schwarzhaupt W. Die irreführenden Symptome. Allgemeine Homöopathische Zeitung 1964; 80–87, DOI: 10.1055/s-2006-935208

58 Aranea diadema – aran

lt.: Aranea diademata, syn.: Epeira diademata, dt.: Gartenkreuzspinne, engl.: diadem spider

58.1 Substanz

Animalia – Arachnida (Spinnentiere) – **Araneidae** (echte Radnetzspinnen) – **Aranea diadema**

Die Kreuzspinne gehört zur Familie der Radnetzspinnen (Araneoidae) und ist in ganz Mitteleuropa heimisch. Der Körper der Weibchen wird bis zu 18 mm, der der Männchen bis zu 10 mm groß. Der Name rührt von den fünf kreuzförmig angeordneten Flecken auf dem Hinterteil (Abdomen) der Spinne her. Die Paarungszeit beginnt im August, häufig frisst das Weibchen das Männchen im Anschluss. Nach der Eiablage im Herbst verstirbt das Weibchen, während die Eier im Kokon überwintern. Erst nach einer weiteren Überwinterung werden die Jungen geschlechtsreif.

Die homöopathische Arznei wird aus dem ganzen Tier Aranea diadema hergestellt.

58.2 Pharmakologie und Toxikologie

Die Kreuzspinne verfügt über ein Chelicerengift, womit sie Beutetiere lähmt. Dieses ist in den vorderen beiden Cheliceren, den Kieferklauen, enthalten und hat als Hauptinhaltsstoff ein Neurotoxin. Im Tierversuch führt das Gift zu einer Öffnung und Desensibilisierung von zentralen Glutamat-Rezeptoren [10]. Des Weiteren findet sich jedoch im Fruchtkörper der weiblichen Tiere eine außerordentlich starke giftige Substanz, Arachnolysin, welche hämolytische Eigenschaften besitzt. Ferner enthalten die Speicheldrüsen der Kreuzspinne bedeutsame Gifte und Fermente. Das proteolytische Ferment des Speichels wird, wie das Arachnolysin, nur im weiblichen Körper vor der Eiablage gefunden. Man muss also mit einer außerordentlichen Ungleichheit der Ausgangssubstanz rechnen, je nachdem ob man weibliche oder männliche Tiere verwendet. Aus welchem Geschlecht die Prüfungssubstanz hergestellt wurde, mit welchem die alte Prüfung gewonnen wurde, ist unbekannt. Wenn man von Spinnengift spricht, meint man in erster Linie das Gift, mit welcher die Spinne ihre Beute fängt, das Chelicerengift. Man kann der Ungleichheit der Herstellung am besten dadurch aus dem Wege gehen, dass man dieses Chelicerengift isoliert und für sich allein prüft. In dieser Weise wurde vom Verfasser mit der Prüfung der Aranea ixobola, einer mit Aranea diadema verwandten Radnetzspinne, verfahren.

58.3 Anwendung

Homöopathische Anwendung findet die Zubereitung bei Blutdruckstörung, periodisch auftretenden Neuralgien, anfallsweisem Fieber, Epilepsie, Parästhesien sowie schmerzhaften Arthropathien (nach Kommission D).

Eine bewährte Indikation für Aranea diadema sind **Neuralgien** und **Polyneuropathien**, insbesondere bei periodisch auftretenden Beschwerden. Ferner liegen **Arthritiden** bei großer Kälteempfindlichkeit im Wirkungsbereich. Erfolge mit Aranea diadema werden auch in der Behandlung von **intrakraniellen Hämatomen bei Neu- und Frühgeborenen** berichtet.

58.4 Arzneimittelbild

Symptome aus der Prüfung von H. Kaeske-Eccius sind mit K gekennzeichnet.

Leitsymptome: Periodische Wiederkehr von neuralgischen Schmerzen mit Kälteschauern täglich zur selben Stunde oder mit längeren Pausen.

Vergrößerungsgefühl der befallenen Teile und Gefühl von Ameisenlaufen.

Bewegung in der frischen Luft > .

Rauchen > .

Kopfschmerzen <, Benommenheit durch geistige Anstrengung.
Kälte <.

Geist und Gemüt: Heiterkeit wechselt mit Schwermut (K). Große innere Unruhe, Reizbarkeit, Todesfurcht (K). Unruhiges Umherwandern. Aufsitzen bis spät in die Nacht (K). Unverträglichkeit des geschlossenen Raumes (K). Personen und Gegenstände erscheinen wie unwirklich (K). Sprache wird wie aus weiter Ferne wahrgenommen (K). Angstträume, schreckhaftes Erwachen (K).

Schwindel: Auch beim Liegen (K).

Kopf: Blutandrang zum Kopf (K).

Hämatom intrakraniell bei Frühgeborenen
Parkinson-Krankheit
Hypertonie
Hypotonie bei zerebrovaskulärer Durchblutungsstörung
Neuralgie periodisch

Kopfschmerz: Kopfweh und Benommenheit des Kopfes, beides **gebessert durch Tabakrauchen**. Kopfweh den ganzen Tag, hört an der frischen Luft auf. Ameisenlaufen im Genick (K). **Schmerzen im Gebiet des N. trigeminus und des N. occipitalis** (K).

Augen: Doppeltsehen. Weiß wird als giftgelb wahrgenommen (K).

Ohren: Stechende und drückende Schmerzen im rechten Ohr und der Ohrspeicheldrüse; zieht nachher in das linke Ohr. Ohrensausen (K). Ohren brennend rot (K). Die Röte zieht im Gebiet der Halsschlagadern langsam abwärts (K).

Tinnitus

Nase: Blaurot. Schmerz im Genick und in der Nasenwurzel (K).

Rhinitis

Gesicht: Farbe der Gesichtshaut fahlgelb (K). Gesicht brennend heiß. Plötzliche heftige Schmerzen in Ober- und Unterkiefer, unmittelbar nach dem Niederliegen, nachts. Drückende Schmerzen in der Parotis.

Mund: Bitterer Geschmack, besser durch Rauchen. Durst.

Zähne: Kälte und Schmerzgefühl in den unteren Schneidezähnen, besonders bei Luftzug; **wiederholt sich am anderen Tag zur gleichen Stunde**.

Dolor dentis

Innerer Hals: Hals schmerzhaft, gerötet und geschwollen (K). Stechende und brennende Schmerzen im Hals (K).

Magen: Übelkeit (K). Heftige Magenschmerzen, als wenn der Magen platzt (K). Hartes, knallendes Aufstoßen, geschmacklos oder von faulig widrigem Geschmack (K).

Gastroenteritis

Abdomen: Schwere- und Völlegefühl im Gedärm wie ein Stein, Bauchgrimmen; **wiederholt sich am nächsten Tag zur gleichen Stunde**. Lanzinierende Schmerzen von der Gallenblasen- zur Blinddarmgegend (K). Heftige Brechdurchfälle, Schwindel, Ohnmachtsanfälle (K). Bauch aufgetrieben, schmerzhaft, druckempfindlich, als wenn er platzen will (K).

Rektum und Stuhl: Dünner flüssiger Stuhl mit Bauchschmerzen, die sich durch Reiben bessern. Stuhl lehmfarben oder gelb, widrig stinkend (K). Durchfall wechselnd mit Verstopfung (K).

Urin: Albuminurie, Polyurie (K). Harn stark gelb, enthält Urochrom und Guanidin (K). Intensiver Ammoniakgeruch (K). Im Zentrifugat zahlreiche Kristalle, Oxalate, Urate, Phosphate (K).

Geschlechtsorgane:
- weiblich: Menses tritt 8 Tage zu früh ein, zu stark und zu lang. Die Menses riecht stark nach Ammoniak (K). Kreuzschmerzen, Verschlimmerung bei Aufhören der Menses (K).

Larynx und Trachea: Heiserkeit (K).

Husten und Expektoration: Reizhusten (K). Hämoptysis.

Extremitäten: Dumpfe, grabende Knochenschmerzen in den Gliedern, im rechten Ober- und Unterarm, in der rechten Tibia, im rechten Fersenbein. Schmerzen im rechten Knie und der rechten Hüfte (K). Stechende Schmerzen in der Nasenwurzel und im Genick (K). Krampfbereitschaft, alle Glieder wie verkrampft (K). Lidkrampf, Wadenkrämpfe (K). Zucken und Zittern in den Muskeln des Oberarms. Zuckungen einzelner Muskelgruppen (K). **Eingeschlafensein und Ameisenlaufen im Ring- und Zeigefinger beider Hände.** Stechende Schmerzen in allen Gelenken (K). Lähmende Schmerzen in den Armen (K). Ameisenlaufen von der Schulter bis zu den Fingerspitzen (K). Die Schmerzen der Arme setzen sich besonders im Gebiet der rechten Schulter fest (K). Lähmende Schmerzen des ganzen linken Beines; **das Bein wurde gefühllos; es schien, als ob es gar nicht vorhanden wäre** (K). Ruheloser Schlaf, mit häufigem Erwachen, dabei immer das **Gefühl, als seien Hände und Unterarm stark geschwollen, als seien sie noch einmal so dick und so groß als sonst.**

> Arthrose
> Arthritis
> Neuralgie
> Parästhesie

Frost und Frösteln: Schüttelfrost, kalter Schweiß, Herzklopfen, Atemnot, Kopf und Füße kalt, Rücken eiskalt (K).

Haut: Farbe der Gesichtshaut fahlgelb (K). Kleine Risse, Schrunden und Rhagaden (K). Schlechte Heilung kleiner Wunden (K). Bläschen, die sofort aufplatzen und eintrocknen. Entstehung von Abszessen (K).

Allgemein: Ohnmachtsanfall mit Schwindel und Übelkeit, Zittern und kaltem Schweiß (K). Verlangen nach Milch, danach große Erleichterung (K).

> *Hypotonie*

58.5
Dosierung

D 3 bis Hochpotenzen.

58.6
Vergleichsmittel

- Spinnen-Arzneien: Araninum, Latrodectus mactans, Mygale lasiodora, Theridion curassavicum, Tarantula cubensis, Tarantula hispanica.
- Periodisch auftretende Neuralgien: Arsenicum album, Cedron, China officinalis.
- Gefühlslosigkeit, Taubheitsgefühl: Agaricus muscarius, Rhus toxicodendron, Gnaphalium polycephalum.
- Vergrößerungsgefühl: Apis mellifica, Argentum nitricum, Baptisia tinctoria, Bovista lycoperdon, Gelsemium sempervirens, Paris quadrifolia.
- Blaurote Nase: Carbo vegetabilis, Lachesis muta.

58.7 Literatur

[1] Allen TF. Aranea. Aranea diadema. Encyclopedia of pure Materia Medica. Bd. 1, 10. New York: Boericke & Tafel; 1874–1880: 433–435, 324

[2] Allen TF. Aranea scinencia. Encyclopedia of pure Materia Medica. Bd. 1. New York: Boericke & Tafel; 1874–1880: 435–436

[3] Clarke JH. Aranea diadema. Dictionary of practical Materia Medica. Bd. 1. London: Homoeopathic Publishing Company; 1900–1902: 152–154

[4] Gross GW. Symptome von Aranea diadema L. Beitrag zum Arzneibild. Allgemeine Homöopathische Zeitung 1832; 1 (16): 122–123

[5] Hughes R. Arachnidae. Cyclopaedia of Drug Pathogenesy. Bd. 1. London: Gould; 1886–1891: 330–338

[6] Hughes R. Aranea diadema. Cyclopaedia of Drug Pathogenesy. Bd. 1. London: Gould; 1886–1891: 330–331, 749

[7] Kaeske-Eccius H. Aranea diadema. Versuch und Anregung, die Fortschritte der ärztlichen Wissenschaft, der medizinischen Technik und der biologischen Erkenntnis in die homöopathische Arzneimittelprüfung einzubauen. Deutsche Homöopathische Monatsschrift 1958; 9 (4): 161–178

[8] Kaeske-Eccius H. Einige Worte zu Weckenmanns Stellungnahme zu meiner Aranea diadema Prüfung (Heft 5/1959 DHM). Deutsche Homöopathische Monatsschrift 1959; 10 (10): 472–473

[9] Schmidt G. Giftige und gefährliche Spinnentiere. Scorpiones, Acarina und Araneae: humanpathogene Skorpione, Milben und Spinnen. Bd. 608. Die Neue Brehm-Bücherei. 2. Aufl. Hohenwarsleben: Westarp; 2000

[10] Vyklický L, Krůšek J, Vyskočil F. Spider venom of Araneus opens and desensitizes glutamate channels in chick spinal cord neurones. Neuroscience Letters 1986; 227–231, DOI: 10.1016/0304-3 940(86) 90 147–3

[11] Weckenmann M. Stellungnahme zu der Aranea diadema-Prüfung von Frau Dr. Kaeske-Eccius. Deutsche Homöopathische Monatsschrift 1959; 10 (5): 221–223

[12] Weckenmann M. Ein Schlusswort zur Aranea diadema-Prüfung von Frau Dr. Kaeske-Eccius (DHM Heft 5/1959) und (Heft 10/1959). Deutsche Homöopathische Monatsschrift 1960; 11 (2): 88–90

59 Araninum – aranin

lt.: Venenum Larinioides ixobolus, dt.: Gift der Schwarzen Nachtspinne, eng.: poisson of larinioides ixobolus

59.1
Substanz

Animalia – Arachnidae (Spinnentiere)[74] **– Araneidae** (echte Radnetzspinnen) **– Larinioides ixobolus**

Es handelt sich um das physiologische Wehr- und Jagdsekret von Larinioides ixobolus, einer ca. 17 mm großen Spinne, bei welcher die männlichen Exemplare kleiner sind. Sie weisen einen dunklen Prosoma, Vorderleib, mit weißem Rand und einen hellen Opisthosoma, Hinterleib, auf. Sie gehören zu der Klasse der Arachnidae, Spinnentiere, die alle durch bestimmte morphologischen Merkmale gekennzeichnet sind. Das sind acht Beine und zwei Kieferklauen, die sogenannten Cheliceren, in welche die schlauchförmige Giftdrüse mündet. Sie weisen an den beiden Endgliedern der beiden Kiefertastern, den Pedipalpen, bei den männlichen Exemplaren die Begattungsorgane auf. Die Tiere dieser Ordnung weisen bis zu neun Einzelaugen auf. Die Atmungsorgane befinden sich auf der Hinterleibunterseite, sie heißen Röhren- oder Fächertracheen. An deren Ende sitzen die Spinnwarzen mit den Spinndrüsen.

Spinnen sind räuberische Tiere, die sich von erbeuteten Insekten und Kleintieren ernähren, die sie mit ihrem Spinnengift lähmen und extraintestinal verdauen. Die meisten Spinnen sind für den Menschen harmlos und nützlich, indem sie Schädlinge verzehren.

Zur Herstellung der homöopathischen Prüfarznei wurde das von Pooch aus der Larinioides ixobolus gewonnene Chelicerengift verwendet, das dieser mittels eines bestimmten Verfahrens den lebendigen Spinnen entnimmt. Dieses Chelicerengift besitzt den Vorteil, dass ihm infolge seiner Freiheit von Fermenten eine gute Haltbarkeit zukommt.

---

[74] Klasse.

59.2
Pharmakologie und Toxikologie

Das Gift von Larinioides ixobolus ist neurotoxisch.

59.3
Anwendung

Die Indianer Südamerikas nutzen die antirheumatische Wirkung des Spinnengiftes, indem sie sich von Spinnen beißen lassen (Pooch 1953).

Homöopathische Anwendung findet die Zubereitung bei Angina pectoris, Hypertonie, Cholezystitis, Neuralgie, Myalgie, Ischialgie, Arthrose und Arthritis (nach Kommission D).

59.4
Arzneimittelprüfung

Die AMP wurde vom Verfasser während des Jahres 1952 am Robert-Bosch-Krankenhaus (Direktor Dr. Dr. Leeser) in Stuttgart mit insgesamt 32 Prüfern, die sämtlich Ärzte waren, einschließlich der 7 Frauen, vorgenommen. 21 dieser Prüfer nahmen die Prüfung mit Injektionen einer Lösung von 1:1 000 000 des Chelicerengiftes vor, 11 Prüfer wurden der Prüfung mit oralen Gaben einer Verreibung von D 12 und D 6 unterworfen.

Von den 21 Prüfern, welche die Prüfung mit Injektionen vornahmen, erhielten alle eine Serie von täglich bis 2-täglich wiederholten subkutanen Injektionen von mindestens 5, höchstens 13 Injektionen, durchschnittlich 9,4 Injektionen, jedesmal 1 ml der Lösung 1:1 000 000 in physiologischer Kochsalzlösung.

Von diesen 21 Prüfern wurden 15 nach 3 bis 5 Wochen mit einer weiteren Serie von Injektionen derselben Stärke geprüft. Die Zahl dieser ebenfalls täglich bis 2-täglich wiederholten Injektionen betrug im Durchschnitt 6,6.

Weitere 4 dieser Prüfer erhielten bei der 2. Serie nur physiologische Kochsalzlösung.

Diese Prüfer gaben bei dieser Scheinprüfung keine Symptome an.

Die Zahl der Prüfer mit oralen Gaben betrug 11. Diese erhielten sämtlich zuerst D 12, durchschnittlich 19,5 Tage lang. Anschließend folgte eine 2- bis 3-wöchige Nachbeobachtung, bei der die meisten Prüfer Scheinarzneien (45 % Alkohol) erhielten.

Nunmehr wurde mit der 2. Gruppe eine nochmalige Prüfung vorgenommen, bei der 7 Prüfer D 6 und 2 Prüfer nochmals D 12 bekamen. 2 Prüfer mussten von dieser zweiten Prüfung ausgenommen werden. Die Dauer dieser zweiten Prüfung betrug im Durchschnitt 9,2 Tage. Daraufhin wurde eine nochmalige Nachbeobachtung angeschlossen.

Übersicht über das Ergebnis der Prüfung In der psychischen Sphäre dieses in erster Linie auf das Nervenleben wirkenden Giftes ist das **Gefühl großer Unruhe und innerer Hast** vorzustellen, von dem die Prüfer beherrscht werden. „Kann nichts schnell genug tun, die Zeit vergeht zu langsam." „Unruhe, die durch autogenes Training nicht beherrscht werden kann." Diese Unrast geht schließlich in Gefühl von „innerem Zittern" über oder „wie wenn er unter elektrischem Strom stünde." **Die Konzentrationsfähigkeit und geistige Sammlung war deutlich herabgesetzt.** Es zeigen sich Zeichen von Zerstreutheit, ein Prüfer lässt seine Brieftasche liegen. **Geistige Arbeit ermüdete sehr**, wobei Aufenthalt an der frischen Luft, wozu ein großes Bedürfnis bestand, besserte.

Die Unruhe erinnerte an die Nervosität, wie man sie bei Zigarettenrauchern beobachtet, die sie dann durch die nächste Zigarette zu stillen versuchen. Diese Aranea-Unruhe fand bei den Prüfern ihre pharmakologische Entsprechung im Tabakrauchen. Es kommt zu einem auf mehr als das Doppelte gesteigerten Zigarettenkonsum, den 2 der Prüfer berichten.

Bei einem Teil der Prüfer war die Stimmung zuerst wie berauscht, es wurde ein Leichtigkeitsgefühl und Wohlgefühl mit Rededrang und Witzelsucht wie nach Wein angegeben. Später schlug diese Stimmung in **Depression** und **gereiztes Wesen** um, melancholische und lebensmüde Gemütsverfassung trat auf.

Es werden **Zephalgien** mit **Benommenheit** angegeben, die sich verschlimmern durch Alkohol und durch Bücken. Geistige Arbeit steigert diese Kopfschmerzen, während Aufenthalt in der frischen Luft und eine Zigarette Erleichterung bringen. Die Kopfschmerzen haben ihren Sitz besonders in der rechten Stirn oder über dem rechten Scheitelbein. Bei einem der Prüfer wurden die Kopfschmerzen durch eine Diurese von 1½ Liter beendet. Es zeigen sich also deutliche Anklänge an das Bild der **Migräne**.

Bei der großen Unruhe und Unrast der Araninum-Prüfer liegt es nahe, dass eine **Insomnie** besteht. Das Einschlafen tritt wegen Ideenflucht und Gedankenzudrang verspätet ein, es erfolgt häufiges Erwachen, und der Schlaf ist am Morgen zu früh beendet. Schreckliche und beängstigende Träume von einer ungewöhnlich lebhaften Plastizität quälen den Schläfer.

Einen Schwerpunkt der Wirkung stellen jedoch die Verdauungsorgane dar, insbesondere die Leber und die Gallenblase. In Mund und Rachen begegnen wir einer auffallenden Trockenheit mit starkem Durst. Im Magen wird gleich nach dem Essen ein lebhaftes Druckgefühl, wie ein Stein, gefolgt von krampfartigen Schmerzen in der Gallenblase, und starker Meteorismus wahrgenommen. Druck mit der Faust und Reiben bessern, während die Kleider unangenehm empfunden werden. Zusammenkrümmen, also auch sitzende Haltung, steigern die Schmerzen, während Ausstrecken und Rückwärtsbeugen deutlich bessern. Fette Speisen und Alkohol vermehren die Beschwerden. Meist schließen sich die Schmerzen unmittelbar an das Essen an, es findet sich aber vereinzelt auch eine Besserung durch Essen. Übelkeit und Bauchschmerzen werden auch besser beim Aufstehen und beim Gehen. Der Stuhl hat eine gelbliche bis hellgraue Farbe, stinkt aashaft und ist mehrfach durchfällig. Ein Prüfer bemerkt einen **Ikterus** und vermehrte Urobilinogenausscheidung.

Es finden sich Symptome, die man bei einem Anticholereticum beobachten kann, wie hellgelber bis grauer Stuhl, Unverträglichkeit von fetten Speisen und Alkohol, Veränderung des Stuhls infolge Mangel an Galle, wie über aashafter Geruch des Stuhls, trommelartige Auftreibung des Leibs infolge schlechter Fermentation usw. Dazu kommt vonseiten eines Prüfers bereits eine Heilwirkung: Heißhunger auf Süßigkeiten, während sie vor der Prüfung Druckgefühl wie von einem Stein hervorgerufen haben.

Im Gegensatz zu den anderen Spinnen-Arzneien werden von den Prüfern Tonussteigerungen und Hyperreflexie der Muskulatur nur vereinzelt berichtet. Zum Beispiel gibt ein Prüfer Muskelzuckungen der Muskulatur im Unterbauch, ein anderer verstärkten Tremor der Hände an. Ein Bewegungsdrang, wie er vereinzelt berichtet wird, weist ebenfalls auf die Hyperreflexie der Muskulatur, hin. Im Übrigen unterscheiden sich die hierher gehörenden Symptome der 18 in dieser Hinsicht ansprechenden Prüfer nicht wesentlich von den Symptomen irgendeines anderen Rheumamittels. Es sind hier 2 Prüfer hervorzuheben, deren **Myalgie** mit einem eindeutigen Muskelspann verbunden ist, nämlich eine plötzlich auftretende Nackensteifigkeit eines Prüfers und eine ebenso plötzliche Lumbalgie eines anderen, wodurch mehrtägige Arbeitsunfähigkeit hervorgerufen wurde. Aber es ist meines Erachtens nicht angängig, die am Bewegungsapparat aufgetretenen Schmerzen, die zum großen Teil eindeutig in die Gelenke zu lokalisieren sind, auf den spastischen Charakter des Spinnengiftes zurückzuführen und den rheumatischen Charakter abzulehnen.

Bei einem Prüfer melden sich Beschwerden, die an **Brachialgia paraesthetica nocturna** erinnern, „Gefühl, als ob die rechte Hand viel schwerer wäre als die linke, auch als ob die rechte Hand viel größer und ungelenker wäre als die linke".

Wenn auch einzelne Prüfer eine Steigerung der Beschwerden am Bewegungsapparat durch Bewegung angeben, so bringt bei anderen Bewegung, beziehungsweise fortgesetzte Bewegung, Besserung. Da an anderen Organsystemen, zum Beispiel am Kopf, am Herz und sogar am Magen, Besserung durch Bewegung herausgestellt werden musste, ist diese Modalität für die Bewegungsorgane wahrscheinlich doch bemerkenswerter.

Entsprechend den anderen Spinnengiften gehört auch ein Frieren und Frösteln zum Charakter von Araninum. Frostigkeit auch im warmen Zimmer. Infolge der Kopfkongestionen, die verschiedentlich ausgelöst wurden, kommt es leicht zu Stirnschweißen, zum Beispiel beim Essen der warmen Suppe. Auch Steigerung des Achselschweißes und Schweiß am ganzen Körper wird vermerkt. Diese Gegenbewegung gegen die Frostigkeit ist bei jedem Arzneireiz unausbleiblich und ändert an der zu Frostigkeit hinneigenden Grundtendenz nichts.

Am Herzen und Kreislauf findet sich neben einer **Tachykardie** eine Andeutung von **Angina pectoris**. Es werden Herzklopfen mit Beengung, Herzklopfen, das sich in die Karotiden und den Oberbauch erstreckt, erwähnt. Dagegen scheint die Besserung durch Bohnenkaffee auf einen erniedrigten Blutdruck hinzuweisen. Auch bei einem von mir angestellten Versuch an einer Patientin mit einer Injektion von ½ ml der Lösung 1 : 1000 trat ein synkopaler Zustand mit nachfolgender Besserung eines chronischen Migräneleidens ein. Kaeske-Eccius beobachtete in ihrer Prüfung mit Aranea ixobola an den Ohren eine dunkle Röte und an der Nase eine blaurote Färbung.

Man kann also auch am Kreislauf die ambivalente Wirkung mit einer Tendenz nach beiden Richtungen, sowohl Spasmus wie Atonie der Gefäße, besonders der Arterien und der Arteriolen, erkennen. Die schon beschriebenen **Kopfschmerzen** sind im Wesentlichen kongestiver Art. Sie werden in erster Linie durch die Blutzirkulation beeinflusst. Sie steigern sich dementsprechend durch Bücken und durch geistige Beschäftigung und bessern sich durch Aufenthalt an der frischen Luft.

Im weißen Blutbild beobachtet man einen Anstieg der Leukozyten neben einem relativen wie absoluten Abfall der Lymphozyten, der allerdings nur in 1 oder 2 Fällen deutlich genug war. Im roten Blutbild ließ sich keine Veränderung erkennen. Die Schleimhäute der Atmungsorgane sind gleichfalls an der Wirkung beteiligt. Es stellt sich ein wässriger Schnupfen ein. Das Gefühl von Trockenheit wird, wie im Mund, auch im Gebiet der Nase und des Rachens bemerkt. Kratzen im Hals, harter schmerzhafter Husten mit Schmerzen im Brustkorb.

Die Störungen der Wärmeregulation zeigen sich im Frieren und Frösteln, trotz Aufenthalt im warmen Zimmer, wie vor dem Ausbruch eines Infektes, kalte Füße. Die Gegenphase mit Hitzegefühlen zeigt sich besonders im Zusammenhang mit den Kopfkongestionen: Hitzewallungen mit Stirnschweiß und Kopfschmerzen. Häufig Stirnschweiß, besonders beim Essen einer warmen Suppe. Beträchtlicher Nachtschweiß gegen Morgen. Vermehrter Achselschweiß. Fiebriges Gefühl, auch Temperaturanstieg auf 37,8°C.

Zu allen **Erkrankungen des rheumatischen Formenkreises** mit Beteiligung der Gelenke, der Muskeln und der peripheren Nerven besteht eine betonte Affinität. Dabei besteht eine deutliche Kälteempfindlichkeit, Verschlimmerung in Ruhe und Besserung durch mäßige Bewegung. Aber auch ohne diese Modalitäten habe ich bei **Arthrosen** und **Arthritiden**, bei **Neuritiden** und **Neuralgien**, bei **Spondylosen** aller Art – also allein schon bei Vorliegen dieser pathotropen Prozesse – oft vorzügliche Erfolge erzielt. Gerade bei chronischen Prozessen sollte man an diese Möglichkeit denken.

Hinsichtlich der Modalitäten ist zu bemerken, dass eine deutliche Verschlimmerung des Gesamtbefindens und der psychischen Symptome am Morgen zu erkennen ist, mit einer Erleichterung am Abend.

Eine weitere durchgreifende Besserung wird beobachtet bei Aufenthalt und Bewegung an der frischen Luft. Dies zeigt sich besonders bei Herzbeschwerden und Verdauungsbeschwerden, weniger eindeutig bei den Bewegungsorganen. Demgegenüber steht eine Verschlimmerung im warmen Zimmer, bei feuchtwarmer Witterung, bei Föhn.

Die Kopfschmerzen verschlimmern sich durch geistige Arbeit, durch Bücken, durch Erschütterung, durch langes Autofahren, durch Alkohol, durch leeren Magen, durch feuchtwarme Witterung. Sie bessern sich durch frische Luft, durch Essen, durch Rauchen einer Zigarette, mit Abgang einer Diurese.

Magen- und Lebersymptome verschlimmern sich durch fette Speisen, durch blähende Gemüse und Obst, durch Alkohol, durch sitzende Haltung, durch Zusammenkrümmen, durch Liegen auf der rechten Seite, durch Kleiderdruck. Sie bessern sich durch Ausstrecken des Rumpfes und Rückwärtsbeugen, durch Bewegung, durch Aufstoßen, durch Abgang von Blähungen und von Stuhl, durch Wärme und durch festen Druck (mit der Faust) und teilweise auch durch Zusammenkrümmen, Reiben bessert die Bauchbeschwerden, ebenso die Herzbeschwerden.

Lokale Wärme bessert bei dem frostigen Charakter des Mittels, mit Ausnahme des Kopfes, obwohl ein warmes Zimmer und feuchtwarme Witterung nicht angenehm empfunden werden.

Periodische Wiederholung der Beschwerden wie bei Aranea diadema ist bei Araninum nicht aufgefallen.

59.5 Arzneimittelbild

Leitsymptome: Kältegefühl vorherrschend, allgemein und an einzelnen Teilen.

Große innere Unruhe. Süchtiges Verlangen nach Zigaretten.

Tremor, Gefühl von innerem Zittern, Bedürfnis nach Bewegung.

Spastische Erscheinungen an der unwillkürlichen Muskulatur (arterielle Kongestionen; am Magen-Darm-Kanal) sowie der willkürlichen Muskulatur (Tremor, Zuckungen, Krämpfe).

Bewegung > (an Verdauungsorganen und Herz).
Fortgesetzte Bewegung > (Glieder).
Frische Luft >.
Zurückbeugen > und Ausstrecken > (Bauchorgane).
Aufstoßen >, Abgang von Winden und Stuhl >.
Zigarettenrauchen >, durch Bohnenkaffee >.
Ruhe <.
Kälte <.
Alkohol <.
Am Morgen <.

Geist und Gemüt: Nach ausgesprochenem Wohlgefühl und euphorischer Stimmungslage, „so als ob ich Wein getrunken hätte", Rededrang und Witzelsucht, wird die Stimmung melancholisch und lebensmüde. Gereiztheit, muss mich zusammennehmen, um nicht unhöflich und schnippisch zu sein. **Unfähigkeit zu geistiger Konzentration, Zerstreutheit**, lässt die Brieftasche liegen. **Geistige Arbeit ermüdet sehr, Antriebslosigkeit, muss mich zu jeder Tätigkeit aufraffen**. Benommenheit, Unwirklichkeitsgefühl, besonders an feuchtwarmen Tagen. **Starke Beeinträchtigung der Konzentrationsfähigkeit mit einem Bedürfnis nach Bewegung, Besserung an der frischen Luft**.

Innere Unruhe und Hast, kann nichts schnell genug tun. Zeit vergeht zu langsam. Große innere Unruhe und Rastlosigkeit; ein Versuch, durch autogenes Training Herr über die Unruhe zu werden, schlägt völlig fehl. **Große innere Unruhe mit süchtigem Verlangen nach Zigaretten**.

Träumt von Gewalttätigkeiten gegen Kameraden; oder dass seine Frau gestorben sei. Träume von nie erlebter Plastizität.

Schwindel: Schwindelgefühl mit Hitzegefühl.

Schwindel arteriosklerotisch

Kopf: Stirnschweiße mit Kopfschmerzen.

Kopfschmerz: Dumpfe oder stechende **Kopfschmerzen**, vor allem rechts, mit Benommenheit und heißem Kopf wie nach Alkohol. Verschlimmerung derselben durch Alkohol und durch Bücken, **besser durch eine Zigarette und in der frischen Luft. Kopfschmerzen nach geistiger Arbeit**. Nach Diurese von 1½ l hellgelbem Harn hören die Kopfschmerzen völlig auf. Hitzewallungen mit Kopfschmerzen und Stirnschweißen.

Zephalgie
Neuralgie zephal

Augen: Sklerenikterus.

Ohren: Oberflächlicher Schlaf wegen Geräuschempfindlichkeit.

Nase: Wässriger Schnupfen. Überempfindlichkeit gegen Gerüche und Geruchstäuschung.

Mund: Trockenheitsgefühl im Mund und im Rachen. Teilweise wird diese Trockenheit nur in einem Teil des Mundes festgestellt, zum Beispiel im hinteren Teil der Zunge oder im oberen Teil der Mundhöhle. Auftreten von Aphthen, Lippenrhagade. Zahnfleischbluten verstärkt. Pappiger Mundgeschmack. Weißer Zungenbelag.

Innerer Hals: Kratzen im Hals mit Schluckbeschwerden, wie vor einer Halsentzündung; besser durch heißes Trinken. Muss dauernd räuspern. Starkes Trockenheitsgefühl im Rachen mit sehr starkem Durst nach kalten Getränken.

Magen: Übelkeit mit Brechreiz, besser durch Spazierengehen. Erbrechen nach Alkohol. Das Mittagessen wird nach 4 Stunden erbrochen. Essen liegt wie ein Stein im Magen, gefolgt von **krampfartigen Schmerzen in der Gallenblasengegend**. Bedürfnis, die Gegend unterhalb des rechten Rippenbogens zu reiben. Druck mit der Faust bessert. Verschlimmerung nach fetten Speisen (Schweinefett) und Alkohol. Heißhunger auf Süßigkeiten, die gut vertragen werden, während sie vor der Prüfung Druckgefühl wie von einem Stein hervorgerufen haben.

Abdomen: Gleich nach dem Essen auftretende Übelkeit mit Völle und Druckgefühl in der Lebergegend und seltenen Stichen in der Gallenblasengegend. Gallenblasenschmerzen heftigster Art, besonders beim Liegen auf der rechten Seite, beim Zusammenkrümmen, beim Druck der Kleider, beim Sitzen und beim Bücken, bei Erschütterung des Körpers und bei Bewegung des rechten Arms; besser beim Aufstehen vom Sitzen und bei Bewegung, beim ausgestreckten Liegen und beim Zurückbeugen, nach Abgang von Blähungen und durch Stuhlabgang.

Magenbeschwerden und Leberdruck besser durch Essen.

Starke Flatulenz, Bauch wie eine Trommel, Öffnen der Kleider und Bewegung bessern, ebenso Sichausstrecken.

Zuckungen in der Bauchmuskulatur.

Rektum und Stuhl: Stuhl teilweise verstopft, meist jedoch durchfällig, von heller, gelblicher Farbe und aashaftem Geruch. Explosionsartig entleerter Stuhl, nachher Gefühl des Nichtfertigseins.

Geschlechtsorgane:
- weiblich: Menses setzt etwa 1 Woche zu früh ein, nach vorausgehender blutiger Leukorrhö.
- männlich: Verminderung der Libido bei eiskalten Geschlechtsteilen. Steigerung der Libido bei mangelhafter Erektion.

Larynx und Trachea: Dauernder Hustenreiz mit Wundheitsgefühl in der Luftröhre, jeder Atemzug tut weh.

Husten und Expektoration: Wenig zäher, grauweißer Auswurf.

Brust: Heftiges Herzklopfen mit Engegefühl. Herzklopfen, das sich bis in die Karotiden und den Oberbauch erstreckt, schlimmer beim Liegen und in Ruhe, besser bei Bewegung und nach Bohnenkaffee. Druck und Stechen in der Herzgegend. Kollapsartiger Zustand.

Rücken: Nackensteifigkeit, plötzlich auftretend, über die Musculi trapezii nach den Schultern ausstrahlend. **Heftige Ischialgie**, sodass ich einige Tage nicht arbeitsfähig war.

> *Ischialgie*
> *Lumbalgie*

Extremitäten: Schmerzen rheumatischer Art in zahlreichen Gelenken der Arme, der Beine, der Schultern. Rheumatische Schmerzen in den Schultern, jeweils nach Sitzen mit dem Rücken gegen das Fenster oder die Außenwand, später in den Hüftgelenken.

Ischialgische Schmerzen links bei längerem Stehen, gemildert bei Bewegung des Beines.

2 Stunden nach der Injektion des Prüfstoffes strömendes Wärmegefühl im linken Arm und linken Bein, Wärmegefühl um den Mund. Der rechte Arm wird wärmer als der linke wahrgenommen.

Schwere in den Gliedern, vor allem in den Armen. Gefühl, als ob die rechte Hand viel schwerer wäre als die linke, auch als ob die rechte Hand viel größer und ungelenker wäre als die linke. Taubheitsgefühl im linken Unterarm und in der linken Hand.
Verstärkter Tremor der Hände.

> *Arthrose*
> *Arthritis*
> *Myalgie*
> *Neuralgie*

Schlaf: Einschlafen durch Ruhelosigkeit, Gedankenzudrang und Ideenflucht erschwert. Schlaf durch schreckliche und beunruhigende Träume gestört. Liegt in der Nacht oft mehrere Stunden wach.

Frost und Frösteln: Vorherrschende Frostigkeit. Frostigkeit, wie vor Ausbruch einer Erkältung, ohne katarrhalische Erscheinungen, trotz Aufenthalt im warmen Zimmer; kalte Füße, die auch in Bewegung nicht warm werden wollen.

Schweiß: Schweißausbruch am ganzen Körper, besonders auf der Stirne, beim Essen der warmen Suppe. Schweiße nachts, an denen er erwacht.

Haut: Rhagaden an den Lippen. Schrunden an den Fingern. Auftreten von akneformen Effloreszenzen mit Bevorzugung der Haargrenzen. Abschuppen der Haut an beiden Händen, wie nach Scharlach, auch an der Nase, hier mehr seborrhoisch. Allgemeines Hautjucken, schlimmer durch Kratzen und durch Druck. Flohstichartige Hauterytheme.

Allgemein: Kraftvolles Gefühl in den Gliedern. Später bleierne Müdigkeit und körperliche und geistige Abgeschlagenheit, die über den ganzen Tag anhält. Süchtiges Verlangen nach Zigaretten mit großer innerer Unruhe. Gefühl von innerem Zittern oder als ob er unter elektrischem Strom stünde. Gewichtszunahme. Ansteigen der Pulsfrequenz von 70 auf 90.

> *Hypertonie*

59.6
Dosierung

Da es sich um den reinen Giftstoff handelt, sollten Potenzen unter D 8 vermieden werden. Ich habe mich meist der D 10 bis D 30 bedient.

59.7
Vergleichsmittel

- Spinnen-Arzneien: Aranea diadema, Latrodectus mactans, Mygale lasiodora, Theridion, Tarantula cubensis, Tarantula hispanica.
- Tabak-Empfindlichkeit: teils im Sinne einer Verschlimmerung, teils einer Besserung auch bei Aranea diadema, Theridion currasavicum, Tarantula cubensis, also bei insgesamt 4 Spinnen-Arzneien, deren Wirkungsbild in den verschiedensten geographischen Gebieten, von verschie-

denen Beobachtern und zu verschiedenen Zeiten aufgestellt wurde, ein Zeichen nicht nur, dass eine enge Verwandtschaft vorliegt, sondern es spricht auch für die Richtigkeit der Beobachtungen, wenn von nah verwandten Arzneien eine derart ins Detail gehende Ähnlichkeit der Wirkung berichtet wird.

- Hyperreflexie: Tarantula hispanica.
- Tonussteigerung muskulär: Latrodectus mactans, Tarantula hispanica.
- Brachialgia paraesthetica nocturna: Aranea diadema.
- Angina pectoris: Latrodectus mactans.

59.8
Literatur

[1] Allen TF. Aranea scinencia. Encyclopedia of pure Materia Medica. Bd. 1. New York: Boericke & Tafel; 1874–1880: 435–436

[2] Clarke JH. Aranea diadema. Dictionary of practical Materia Medica. Bd. 1. London: Homoeopathic Publishing Company; 1900–1902: 152–154

[3] Gross GW. Aranea. Allgemeine Homöopathische Zeitung 1858; 55: 64

[4] Hughes R. Arachnidae. Cyclopaedia of Drug Pathogenesy. Bd. 1. London: Gould; 1886–1891: 330–338

[5] Leeser O. Leesers Lehrbuch der Homöopathie. Spezieller Teil C. Tierstoffe. Heidelberg: Haug; 1961

[6] Mezger J. Aranea ixobola, AMP des Chelicerengiftes. Deutsche homöopathische Monatsschriften; Beiheft

[7] Ozam C. Über das Gift der Spinnen und dessen therapeutische Anwendung. Allgemeine homöopathische Zeitung 1857; 55(8): 63–64

[8] Pooch G. Die Kreuzspinne Aranea ixobola und ihre Verwendung in der Pharmazie. Pharmazeutische Zeitung 1953; 89(17): 436–439

[9] Schmidt G. Giftige und gefährliche Spinnentiere. Scorpiones, Acarina und Araneae: humanpathogene Skorpione, Milben und Spinnen. Bd. 608. Die Neue Brehm-Bücherei. 2. Aufl. Hohenwarsleben: Westarp; 2000

[10] Voisin H. Materia medica des homöopathischen Praktikus. 3. Aufl. Heidelberg: 1991; 156

[11] Vyklický L, Krůšek J, Vyskočil F. Spider venom of Araneus opens and desensitizes glutamate channels in chick spinal cord neurones. Neuroscience Letters 1986; 227–231, DOI: 10.1016/0304-3 940(86) 90 147–3

60 Arctium lappa – lappa

lt.: Arctium lappa, dt.: Klette, engl.: lappa arctium burdock

60.1
Substanz

Plantae – Asteraceae (früher Compositae; Korbblütengewächse) **– Arctium lappa**

Es handelt sich um eine 1,5 bis 3 m hohe, 2-jährige Pflanze mit dicker Pfahlwurzel und wolligflaumigen Ästen. Ihre Aussaat erfolgt durch Schüttelklettenverbreitung, d. h., die fruchtenden Köpfe brechen nach dem Verhaken nicht ab, sondern die Zweige schnellen elastisch zurück, wenn sie sich losreißen und schleudern so die Samen meterweit weg. Sie ist von Europa bis Westasien unregelmäßig verbreitet. Die Gewinnung erfolgt aus Kulturen überwiegend aus Bulgarien, Balkan, Ungarn und Polen.

Homöopathische Verwendung finden die im Herbst des ersten Jahres oder Frühjahr des zweiten Jahres vor der ersten Blüte geernteten Wurzeln.

Verwechslungen der Wurzel mit denen der Atropa belladonna, Symphytum officinalis und Rumex obtusifolius sind möglich.

60.2
Pharmakologie und Toxikologie

Es finden sich ätherische Öle, Sesquiterpene, Lappaphene, Polyine, antioxidativ wirksame Chinasäurederivate sowie Vitamin C.

Aufgrund ihres Inulingehaltes wurde die getrocknete Wurzel früher als Kaffee-Ersatz benutzt.

60.3
Anwendung

In der volkstümlichen Anwendung wird sie bei Störungen des Magen-Darm-Traktes, Gicht, Rheuma, Gallen- und Blasenleiden und Appetitlosigkeit angewandt.

Äußerliche Anwendung bei Haarausfall findet das Klettenöl, dessen Wirksamkeit jedoch nicht belegt ist. Weiterhin äußerlich aufgetragen wird es bei Wundheilungsstörungen und vielen unterschiedlichen Hauterkrankungen.

Homöopathische Anwendung findet die Klette besonders bei nässendem Ekzem, Descensus uteri und Erkrankungen des rheumatischen Formenkreises (nach Kommission D).

Die Klette wurde seit den ältesten Zeiten angewendet gegen **Sterilität, Uterusprolaps, milchigen Urin und Ulzera an den Gelenken**. Eine große Anzahl von Symptomen wurde an der Haut und an den Schleimhäuten in Form von Ausschlägen und Ausscheidungen festgestellt. *Akne* und *Ekzem*, besonders auf der Kopfhaut. Sie soll sich bei der Behandlung des *Descensus uteri* bewährt haben.

60.4
Arzneimittelprüfung

Die Prüfungen, die in umfangreichem Maße von Dr. Jeanes und Dr. S. A. Jones vorgenommen wurden, bestätigen diese Angaben [2].

60.5
Arzneimittelbild

Kopf: Ekzem der Kopfhaut.

Augen: Gefühl, als ob das Auge zu klein und zusammengezogen wäre. Gerstenkörner.

Gesicht: Hartnäckige Akne. Ausgebreitete Bläscheneruption, mit großem Stechen und Ziehen und Jucken. Herpesausschlag an den Nasenflügeln.

Innerer Hals: Kitzel im Kehlkopf mit locker klingendem Husten, aber ohne Auswurf.

Abdomen: Blähungsdyspepsie, Aufstoßen von geruchlosem Gas.

Rektum und Stuhl: Häufige gelbe Stühle am Vormittag, mit Übelkeit. Durchfall wechselnd mit rheumatischen Symptomen.

Urin: Milchig-phosphathaltiger Urin.

Geschlechtsorgane:
- weiblich: Herab drängendes Gefühl im Uterus. Leukorrhö. Verlust des geschlechtlichen Verlangens. Schneidender und quetschender Schmerz in der ganzen Länge der Harnröhre. Schründen beim Harnlassen.

> *Descensus uteri*

Atmung: Kurzatmigkeit bei Anstrengung.

Brust: Scharfer stechender und schneidender Schmerz unter dem Brustbein, sich durch die Brust ziehend.
Schmerz in der Herzgegend mit dem Gefühl, als bewege sich etwas unter dem Brustbein.

Rücken: Schmerzen im Rücken am 8. Rückenwirbel.

Extremitäten: Wundheitsgefühl in den Muskeln. **Dumpfe Schmerzen**, alle schlimmer bei Bewegung, **mit konzentriertem Urin**, müde und schläfrig. **Rheumatische Schmerzen**, völlig vergehend beim Einsetzen eines Durchfalls.

Haut: **Feuchte, übelriechende Ausschläge, grauweiße Krusten, speziell wenn die Lymphdrüsen geschwollen** sind. Alte Geschwüre an den Gelenken. Eiterung der Axillardrüsen. ☉ **Übelriechender Achselschweiß.**

> *Ekzeme, sezernierend, krustös*

Allgemein: Außerordentlich rascher Puls mit häufigen Intermissionen.

60.6
Dosierung

Empfehlenswert D 3 bis D 12.

60.7
Vergleichsmittel

- Asteraceae: Abrotanum, Absinthium, Arnica montana, Bellis perennis, Calendula officinalis, Carduus marianus, Chamomilla recutita, Cina maritima, Echinacea angustifolia, Erigeron canadensis, Eupatorium perfoliatum, Eupatorium purpureum, Gnaphalium polycephalum, Grindelia robusta, Lactuca virosa, Millefolium, Senecio aureus, Senecio fuchsii, Siegesbeckia orientalis, Solidago virgaurea, Taraxacum officinale, Tussilago petasites, Wyethia helenoides.
- Wundmittel wie die anderen Asteraceae am meisten Ähnlichkeit mit Bellis perennis DD Arnica montana, Calendula officinalis, Chamomilla recutita, Millefolium.
- Rheumatische Schmerzen mit konzentriertem Urin: Berberis, Acidum benzoicum.
- Descensus uteri: Bellis perennis, Conium maculatum, Fraxinus americana, Kreosotum, Lilium tigrinum, Podophyllum peltatum, Sepia succus.
- Phosphaturie: Acidum phosphoricum, Calcium phosphoricum.

60.8
Literatur

[1] Clarke JH. Arctium lappa. In: Clarke JH, Hrsg. Dictionary of practical Materia Medica. Bd. 1. London: Homoeopathic Publishing Company; 1900–1902: 155–156

[2] Jones SA. An empirical history of Lappa officinalis. Homoeopathic Recorder 1893; 8 (1, 2, 3): 1–11, 49–54, 104–110

[3] Morley FW. Lappa officinalis in prolapsus uteri. Homoeopathic Recorder 1893; 8 (5): 212–214

[4] Taber GA. Proving of Lappa officinalis. Homoeopathic Recorder 1893; 8 (4): 163–167

61 Argentum metallicum – arg-met

lt.: Argentum, dt.: Silber, engl.: silver leaf

61.1
Substanz

Mineralia – Anorganica – Elementa – 11. Gruppe[75] **– Silber – Ag**

Silber löst sich in Wasser etwa im Verhältnis 1 : 100.000. Selbst in einer Verdünnung, die etwa der 6. und 7. Dezimalpotenz entspricht, werden Bakterien in ihrer Vermehrung gehemmt bzw. getötet.

Homöopathische Verwendung findet Silber.

61.2
Pharmakologie und Toxikologie

Akute Intoxikation äußert sich in schweren Magen-Darm-Symptomen, Schwindel, Krämpfen, Bewusstlosigkeit, Empfindungslosigkeit am Körper, Beeinträchtigung der Herztätigkeit, Mydriasis mit ausbleibender Lichtreaktion. In den Geweben schlagen sich unlösbare Silbersalze nieder und führen zu einem irreversiblen grauen Hautkolorit, der Argyrie, einer Dyschromie.

Chronische Intoxikation führt zu Speichelfluss, Gastritis, Albuminurie, Abgeschlagenheit, Benommenheit, Gedächtnisschwäche, Tinnitus, Hypakusis, Sehschwäche und Krampf der Augenmuskeln. Bisweilen bilden sich Kachexie, Abmagerung und Ödeme.

61.3
Anwendung

Im 19. Jahrhundert wurden kolloidale Lösungen von Silber gegen die verschiedenartigsten Infektionskrankheiten, besonders aber gegen Sepsis, verwendet. Cave: Argyrie.

Homöopathische Anwendung findet die Zubereitung bei chronischer Pharyngitis und Laryngitis, bei geistiger Erschöpfung und Störungen des Nervensystems mit Paralyse und Spasmen der Extremitäten, sowie Adnexitis (nach Kommission D).

In der Arzneimittelprüfung wurden keine Symptome gefunden, die auf eine Beziehung zu septischen Prozessen hinweisen würden.

Das Arzneimittelbild lässt eine deutliche Beziehung zum Zentralnervensystem erkennen. Die Schleimhäute der Atemwege sind gereizt, die Verdauungsorgane sind in Bezug auf Sekretion und Peristaltik betroffen.

An den Bewegungsorganen zeigen sich Zeichen rheumatischer und neuralgischer Veränderungen. Dass Silber ein Mittel für *Osteo-* und *Chondropathien* sei, wird von amerikanischer Seite angegeben. Argentum metallicum wird jedoch auch heute noch bei *Fisteleiterungen* genannt. An den Hoden werden Schmerzen wie gequetscht angegeben.

61.4
Arzneimittelbild

Geist und Gemüt: Größere Heiterkeit des Gemüts und Aufgelegtheit zu sprechen, den ganzen Tag über. Gerät über eine Kleinigkeit in langes Weinen. Missmutig. Ängstliche Träume, beim Aufwachen war er noch so ängstlich, dass er glaubte, es sei ihm wirklich so begegnet.

Schwindel: Schwindelanfälle mit Unbesinnlichkeit. Wie dumm und hohl im Kopf.

Kopf: Es wird ihm jählings düselig und wie ein Nebel vor den Augen.

Kopfschmerz: Kopfschmerzen hauptsächlich drückender Art, besonders in der Stirne und den Schläfenpartien, auch halbseitig. **Linksseitiger Kopfschmerz** wie in der Gehirnsubstanz, langsam einsetzend und allmählich ansteigend; auf dem Höhepunkt, wie wenn an einem Nerven gerissen würde; dies dauerte 25 bis 30 Sekunden und endete plötzlich im Augenblick der größten Heftigkeit.

---

[75] Kupfergruppe: Kupfer Cu, Silber Ag, Gold Au, Roentgenium Rg.

61 – Argentum metallicum – arg-met

> *Überanstrengung geistige*
> *Burnout-Syndrom*
> *Zephalgie*

Nase: Fließender Schnupfen, die Nase ist stets voller Schleim.

Gesicht: Schmerzen in der Glandula submandibularis und der Parotis.

Mund: Trockenheit im Mund. Trockenheitsgefühl der Zunge, obwohl sie feucht ist. Ansammlung von zähem Speichel erschwert ihm das Reden.

Innerer Hals: Das Schlingen ist wie durch innere Verschwellung des Halses erschwert. Er muss jeden Bissen mit Gewalt durch den Schlund drücken. **Zäher, grauer, gallertartiger Schleim im Rachen**, der sich durch Raksen ganz leicht auswerfen lässt, morgens früh. Gefühl von Wundheit und Rauheit im Halse.

> *Pharyngitis*

Magen: Appetit ganz vergangen, es ekelt ihn vor den Speisen, wenn er nur daran denkt. Ungeheurer, durch Essen nicht zu tilgender Hunger, den ganzen Tag. Gefühl von Hunger, vormittags, mit Übelkeit wie von Leere im Magen.

> *Gastritis*

Abdomen: Ausdehnung und Völle des Bauches mit einem Gefühl von Hunger. **Lautes Rumpeln im Bauch, wie das Quaken von Fröschen**, Kneipen, Schneiden, Ziehen.

> *Enteritis*

Rektum und Stuhl: Gefühl, als ob sich durch den After ein lebender Wurm zwängen würde. Mehrmals dünner Stuhl am Tage. Stuhl trocken und wie sandig.

Blase: Öfterer Harndrang und reichlicher Urinabgang mehrere Stunden lang.

> *Urethritis*

Geschlechtsorgane:
- männlich: Häufige Pollutionen in der Nacht. Schmerz in den Hoden, wie gequetscht. Ziehen längs der Samenstränge bis in die Hoden.

Larynx und Trachea: Rauheit und Wundheitsgefühl im oberen Teil des Kehlkopfes beim Husten, nicht beim Schlucken. Gefühl, als ob ein kleines Stück der Frucht, die er gegessen hat, im Kehlkopf stecken geblieben wäre, ohne Besserung durch Husten. Beim Lachen, Bücken und Treppensteigen kommt Schleim in die Luftröhre, der durch einen einzigen Hustenstoß ausgeworfen wird.

> *Laryngitis*

Sprache und Stimme: Heiserkeit bei Rednern und Sängern.

> *Dysphonie*

Husten und Expektoration: Am Tage Anfälle von kurzem röchelndem **Husten mit weißem, dickem, leicht sich ablösendem Schleim, wie gekochte Stärke**. Durch Lachen wird Husten erregt.

Brust: Stechende Schmerzen in verschiedenen Teilen der Brust.

Extremitäten: In allen Muskeln und Gelenken bohrende, ziehende, reißende und spannende Schmerzen. Zerschlagenheitsschmerz. Lähmungsgefühl und lähmungsartige Schwäche in den Gliedern, wie nach einer Anstrengung.

> *Neuralgie*

Frost und Frösteln: Frieren und Frösteln bei Tag oder bei Nacht.

Fieber: Hektisches Fieber von 11 bis 12 oder 13 Uhr.

Schweiß: Hitzegefühl mit Schweiß.

61.5 Dosierung

D 6 bis zu hohen Potenzen.

61.6 Vergleichsmittel

11. Gruppe: Argentum nitricum, Aurum colloidale, Aurum iodatum, Aurum muriaticum, Aurum muriaticum natronatum, Aurum sulphuratum, Cuprum aceticum, Cuprum arsenicosum, Cuprum metallicum, Cuprum sulphuricum.

61.7 Kasuistik

61.7.1 Orchitis mit eiternder Hautfistel

P. M., 33 Jahre, kam zu uns am 26.5.1956 wegen einer Hodenerkrankung.

Seit einiger Zeit fühlte er sich müde, und am 30.4.1956 empfand er ziemlich heftige Schmerzen am linken Hoden. Sehr beunruhigt, konsultiert er seinen Arzt, der an Genitaltuberkulose glaubt. Man verschreibt ihm antibiotische Mittel und eine Salbe, aber trotzdem bleibt der Hoden dick und empfindlich. Bald stellt sich eine Eiterung ein, und durch eine Fistel in der Haut entleert sich ein eitriger, weißer, dicker, geruchloser Ausfluss. Er soll anfangs 5 kg abgenommen, dann aber wieder 3 kg aufgeholt haben. Fühlt sich müde, hat keinen Appetit, ist niedergeschlagen und befürchtet Krebs. Er konsultierte uns, da ihn sein Arzt an einen Chirurgen verwiesen hat. Dieser rät ihm, sich sofort in eine Klinik zu begeben, um sich operieren zu lassen. Der Patient weigert sich.

In seiner Vorgeschichte ist zu bemerken, dass ihm in seinem 11. Lebensjahr der Blinddarm entfernt wurde und dass er im letzten Winter Bronchitis hatte. Er hat einen Bruder und eine Schwester, die beide gesund sind. Seine Mutter ist mit 52 Jahren an einem Darmkrebs, sein Vater an einem Kehlkopfkrebs gestorben. Er selbst ist starker Raucher. Daraus erklärt sich seine Furcht vor Krebs.

Die klinische Untersuchung ergibt, dass es sich um einen mageren Mann handelt, verbittert und mit einem übelriechendem Atem. Er beklagt sich über Halsschmerzen und empfindet oft das Bedürfnis, sich zu räuspern. Der Appetit ist mäßig, die Zunge gelbbräunlich, die Leber dick und druckempfindlich. Herz und Lunge sind normal. Blutdruck 140/90 mm Hg.

Behandlung: Argentum metallicum D 6; jeden Tag i. m.

Er kommt nach 1 Monat wieder. Erfreulicherweise hat sich die Fistel geschlossen und der Ausfluss vollständig aufgehört, und das Allgemeinbefinden des Patienten hat sich offensichtlich gebessert.

Eine Behandlung mit Selenium amorphum C 5 und Acidum fluoricum C 5 lässt die erreichten Resultate sich festigen.

Zusammenfassend: Der 33-jährige Patient zeigt eine Orchitis unbestimmter Natur mit eiternder Hautfistel.

Heilung in 1 Monat mit Argentum metallicum D 6 i. m. (nach [8]).

61.8 Literatur

[1] Allen TF. Argentum metallicum. Encyclopedia of pure Materia Medica. Bd. 1. New York: Boericke & Tafel; 1874–1880: 436–451

[2] Clarke JH. Argentum metallicum. Dictionary of practical Materia Medica. Bd. 1. London: Homoeopathic Publishing Company; 1900–1902: 157–161

[3] Hahnemann S. Argentum metallicum. In: Lucae C, Wischner M, Hrsg. Gesamte Arzneimittellehre. Bd. 1. Stuttgart: Haug; 2007: 197

[4] Hering C. Argentum. Archiv für die Homöopathische Heilkunst 1835; 15 (1): 186

[5] Hering C. Randglossen zur Materia medica. Argentum metallicum. Neues Archiv für die homöopathische Heilkunst 1846/48; 3 (1): 96–101

[6] Huber W. Eine Prüfung des metallischen Silbers am gesunden Körper. Oesterreichische Zeitschrift für Homöopathie 1845; 2 (1): 158–174

[7] Hughes R. Argentum metallicum. Cyclopaedia of Drug Pathogenesy. Bd. 1. London: Gould; 1886–1891: 340–350

[8] Julian O. Untersuchungen des Argentum metallicum. Zeitschrift für Klassische Homöopathie 1961; 5 (4): 170–178

62 Argentum nitricum – arg-n

lt.: Argentum nitricum, dt.: Salpetersaures Silber, Höllenstein, engl.: silver nitrate

62.1 Substanz

Mineralia – Anorganica – Composita – 11. Gruppe[76] – Silbernitrat – $AgNO_3$

Silbernitrat bildet farblose durchsichtige Kristalle, die bitter metallisch schmecken. Die Substanz wird durch organische Stoffe unter Lichteinwirkung reduziert, wobei es zur Abscheidung von schwarzen Silber kommt. Durch Licht allein erfolgt keine Reduktion.

Homöopathische Verwendung findet Silbernitrat.

62.2 Pharmakologie und Toxikologie

Es handelt sich um einen Ätzstoff.

62.3 Anwendung

Medizinische Anwendung fand die Substanz als Antisept, als Adstringenz, als Ätzmittel und bei der Credé-Prophylaxe der Neugeborenen. Dazu werden heute antibiotische Augentropfen verwendet.

Homöopathische Anwendung findet die Zubereitung bei psychosomatischen Erkrankungen der Verdauungswege und Migräne (Kommission D).

Der Hauptangriffspunkt des salpetersauren Silbers ist auf das gesamte Nervensystem, das zentrale wie das vegetative, gerichtet. Alle geistigen Funktionen befinden sich in einem Zustand von *Depression* und Schwäche: Schwindel, Gedächtnisschwäche, Unfähigkeit zu denken und Zittern. Eine nervöse Unruhe und Angst vor dem, was ihm bevorsteht, beherrscht den Prüfer. Dieser Zustand hat Argentum nitricum einen großen Ruf eingebracht bei jeder Art von **Erwartungsangst**, zum Beispiel bei Prüfungskandidaten, bei Schauspielern und Rednern vor dem Auftreten, wenn diese von Herzklopfen oder nervösen *Diarrhöen* überfallen werden. Hahnemann hat als klinisches Symptom beobachtet: Ängstlichkeit, die zum Geschwindgehen zwingt. *Geistige Anspannung* und Anstrengung verschlimmern stets die Beschwerden. Benommenheit des Kopfes und *Schwindel* sind häufig begleitend.

Bei freiwilligen und unfreiwilligen Prüfungen haben sich epilepsieähnliche Zustände ergeben, aufgrund derer man bei therapeutischem Einsatz zu einer günstigen Beurteilung gekommen ist. Bei *juveniler Epilepsie* konnte ich selbst verschiedene Male völliges und dauerndes Ausbleiben der Anfälle erreichen, führend waren Schwindelanfälle, aber auch ohne dass aus der Art der Anfälle eine Abgrenzung gegenüber anderen Mitteln vorzunehmen ist, kann es hilfreich sein.

Daneben starker Einfluss auf sämtliche Schleimhäute des Körpers, worin das salpetersaure Salz das metallische Silber deutlich überragt. Typisch ist hierbei ein Gefühl wie von **scharfen Splittern** in diesen Schleimhäuten, die Absonderung hat dickschleimigen Charakter, und sie ist oft blutig. *Magenulzera*, auch *Karzinome* an Kehlkopf, Magen und Uterus unterliegen nicht selten dem Einfluss des Argentum nitricum, Letztere jedoch nur in palliativer Hinsicht.

Der übergeordnete Einfluss der zentral-nervösen Zentren verbindet sich mit den lokalen Symptomen und gibt diesen zum Teil erst ihr besonderes und charakteristisches Gepräge. So machen sich geistige Anstrengung, Erwartungsangst und die gedankliche Beschäftigung mit den Beschwerden nachteilig bemerkbar. Besonders zeigt sich dies an den Herzbeschwerden wie an den Magen-Darm-Symptomen.

Am Magen-Darm-Kanal unterliegen dem salpetersauren Silber einerseits nervös gesteuerter *Diarrhö*, die beispielsweise vor dem Antritt einer Reise oder vor einem öffentlichen Auftreten, also in Erwartung eines Ereignisses, einzutreten pfle-

---

[76] Kupfergruppe: Kupfer Cu, Silber Ag, Gold Au, Roentgenium Rg.

gen, während wir für ähnliche Folgen nach einem aufregenden Ereignis Gelsemium sempervirens zu verordnen pflegen. Andererseits haben wir im Silber eines unserer wertvollsten Arzneimittel für geschwürige Veränderungen an Magen und Duodenum vor uns. Zu den charakteristischen Beschwerden vonseiten dieser Erkrankungen gehören Schmerzen, die nach allen Seiten, zum Beispiel nach oben oder nach hinten, ausstrahlen können, weiterhin viel Aufstoßen, das mitunter mit lautem Knall hervorstößt, dazu auch reichliche Blähungen. Auch der Leerschmerz ist für Argentum nitricum kein fremdes Symptom. Zu beachten ist ferner die Unverträglichkeit von Süßigkeiten, obwohl ein großes Verlangen danach besteht; ein sehr oft bewährtes Symptom. Die Besserung durch Druck wirkt sich hier so aus, dass der Kranke sich auf den Bauch legt und womöglich noch die Fäuste unterschiebt.

An den Atmungsorganen kann Argentum nitricum für chronische **Retronasalinfekte**, für **Sinusitis** und für **Laryngitis** bei Rednern und Sängern in Frage kommen. Darüber hinaus wird auch eine palliative Wirkung bei *Larynxkarzinomen* angegeben. Bei **Asthma bronchiale** soll es bei starkem Verlangen nach frischer Luft und Besserung durch Umhergehen in die Wahl kommen.

An den Harnorganen hat sich ein Splitterschmerz in der Harnröhre und ein Brennen mit einem Gefühl der Schwellung derselben ergeben. Der Urin war teilweise übelriechend und blass, später auch konzentriert und setzt einen hellroten Niederschlag ab. Die Neigung zu Infekten der Schleimhäute mit Neigung zu *Ulzerationen*, die sich überall zu erkennen gibt, hat zur therapeutischen Verwendung bei **Endometritis** mit **Zervixerosionen** und **ätzender Leukorrhö** geführt. Nach Untersuchung und nach Koitus erfolgt eine *Hämorrhagie* aus den ulzerierten Schleimhäuten.

Allgemein wird ein stärkeres Hervortreten der Symptome auf der linken Körperseite angegeben. Diese Seitenbeziehung geht jedoch nicht deutlich aus der Arzneimittelprüfung hervor. Durch den starken Einfluss auf psychogene Palpitationen wird diese Betonung jedoch verständlich, soweit die Beschwerden unmittelbar oder auch mittelbar mit dem Herzen zusammenhängen. Da man sich nun angewöhnt hat, linksseitige Argentum-Fälle mit Argentum nitricum zu behandeln, wählte man für rechtsseitige Fälle meist Argentum metallicum. Daraus ist offenbar die Ansicht entsprungen, Argentum metallicum eine Rechtsbetonung zuzuschreiben, was meines Erachtens nicht zutrifft.

Die nervalen Sensationen führen an verschiedenen Körperteilen zu der Empfindung, als ob dieselben vergrößert seien, besonders an Kopf und Gesicht wurde dies beobachtet. Diese Modalität ist oft schon zu einem Hinweis auf die Wahl von Argentum nitricum geworden.

Druck und Festbinden sowie Aufenthalt im Freien unter mäßiger Bewegung bessert die Beschwerden. Auch das Herzklopfen wird dadurch beruhigt, während die gedankliche Beschäftigung mit den Herzbeschwerden verschlimmert. **Nervöse Herzbeschwerden** mit **Angst**, die unter dem Einfluss psychischer Einwirkung stehen, mit Magenbeschwerden verbunden sind (Blähsucht usw.) und sich bei Linksliegen (Druck) bessern, sind oft Gegenstand erfolgreicher Behandlung mit Argentum nitricum.

62.4 Konstitution

Der Typus des Argentum-nitricum-Patienten ist gekennzeichnet durch nervöse Überreizung, die einhergeht mit Schwindel, Mangel an Konzentration und Gedächtnisschwäche. Er leidet unter ängstlichen Vorstellungen und fürchtet, dass seine Bemühungen misslingen werden. Wenn Menschen vor einer anzutretenden Reise, vor einem Examen, vor einem öffentlichen Auftreten sich in Angst hineinsteigern und dabei unter Zittern, Herzklopfen und unter Durchfall leiden, so ist an Argentum nitricum zu denken.

Geistig überanstrengte Menschen, die durch ihre Pflicht sich gehetzt fühlen, über Unzuverlässigkeit des Gedächtnisses, Kopfschmerzen und Herzklopfen klagen.

Die Kopfschmerzen sind häufig mit dem Gefühl der Vergrößerung des Kopfes verbunden, sie bessern sich durch Druck und kräftiges Binden und besonders auch durch Aufenthalt an der frischen Luft. Sie stehen oft in Zusammenhang mit Entzündung der Nasennebenhöhlen. Im Hals tritt beim Schlucken die Empfindung eines Splitters auf. An den Verdauungsorganen sticht die Blähsucht mit

62 – Argentum nitricum – arg-n

viel Aufstoßen und lautem Rumpeln im Bauch hervor. Es besteht ein großes Verlangen nach Zucker, der aber die Magen- und Darmbeschwerden verschlimmert. Auch im Bauch bessert äußerer Druck die Beschwerden. Die Magenschmerzen strahlen nach oben, hinten oder unten aus. Die Herzbeschwerden sind psychogener Natur, sie sind stark abhängig von seelischer Erregung, besonders von Angst. Merkwürdigerweise bessern sie sich bei linker Seitenlage.

Wie die übrigen Schleimhäute, so sind auch die Schleimhäute der Geschlechtsorgane betroffen. Es wird eine wundmachende, ätzende Leukorrhö bei Frauen beobachtet. Bei genitaler Untersuchung oder Koitus tritt Blutabgang auf, ein Hinweis auf den ulzerösen Zustand der Schleimhäute. In der Harnröhre begegnen wir wieder dem Splittergefühl, das schon im Hals erwähnt wurde.

Bei der grauen und erdfahlen Gesichtsfarbe und der fortschreitenden Abmagerung ergibt sich das Gesamtbild psychischer und physischer Entkräftung, die in Beziehung steht zu chronischer Entzündung der Schleimhäute in den Atmungsorganen, dem Verdauungskanal oder den Harn- und Geschlechtsorganen.

62.5
Arzneimittelbild

Leitsymptome: Nervöse Symptome, wie Schwindel, Schwinden der Gedanken, Gedächtnisschwäche, Unbesinnlichkeit, Zittern der Glieder, Schwäche mit hastigem Wesen.

Unter den Gemütssymptomen steht das angstvolle Wesen im Vordergrund.

Gefühl des Vergrößertseins an verschiedenen Körperteilen, wie Kopf, Bauch, ⊙ **Ovarium**.

Herzklopfen mit Unruhe und Angst. ⊙ **Kann nicht rechts liegen, besser bei Linksliegen** (da Druck bessert).

Erdfahles, gealtertes Aussehen.

Schleimhautabsonderung reichlich, dickeitrig, auch blutig.

Splitterschmerzen in den entzündeten Schleimhäuten.

Magenschmerzen mit sehr reichlichem Aufstoßen und ⊙ **Schmerzen, die nach allen Seiten ausstrahlen.**

Sehr reichliche Blähungen, Meteorismus. Lautes Rumpeln und Kollern im Bauch.

Verlangen nach Süßigkeiten, die aber Beschwerden machen.

Geistige Anstrengung <.

Angst vor bevorstehenden Ereignissen < (zum Beispiel den Durchfall), infolge von Aufregungen, ⊙ **besonders durch Schreck.**

Nachts < und morgens <.

Wärme <, Abkühlung >, Kaltwaschen >. Drandenken < (Herzbeschwerden).

Druck > zum Beispiel Kopfweh, Magenschmerzen und Herzbeschwerden.

Im Freien >, ⊙ **durch linke Seitenlage** (Herzklopfen).

Fortschreitende Abmagerung. Gesicht erdfahl und alt aussehend, auch bläulich-zyanotisch. Fühlt sich so geschwächt, dass sie kaum durch das Zimmer gehen kann, dabei über starke Steifigkeit in den Waden klagend.

Schwäche und Zittern wie nach einer großen Anstrengung.

Geist und Gemüt: Ängstlich und reizbar, begleitet von großer nervöser Unruhe, Schwäche und Zittrigkeit morgens nach dem Aufstehen. ⊙ **Angst, die zum Schnellgehen veranlasst.** Er unternimmt nichts, aus Angst, es könnte misslingen. Angst, als ob etwas Schlimmes eintreten könnte. ⊙ **Die Zeit vergeht zu langsam,** ⊙ **fühlt sich gehetzt, möchte schon mit seiner Arbeit fertig sein, wenn er sie beginnt.** Hypochondrische Schweigsamkeit. Trübsinn, Apathie mit zittriger Schwäche.

Schwäche des Gedächtnisses, unfähig, zusammenhängend zu denken, verspricht sich. Findet es ungemein schwer, einen Gedanken aufzufassen.

Phobie sozial
Burnout-Syndrom
Akrophobie
Epilepsie
Paralysis progressiva

Schwindel: Schwindel mit Benommenheit des Kopfes und mit Schwinden der Gedanken. Zittern und Taumeln, verspricht sich leicht und stottert. Schwindel, als würde sie im Kreis gedreht. Unsicherer Gang im Dunkeln. Schwindel beim Abwärtssehen. ☉ **Schwanken beim Gehen**; kann trotz aller Mühe die Richtung nicht halten, ohne Schwindelgefühl (eigene Beobachtung).

Kopf: Anfall von völligem Verlust des Bewusstseins mit absoluter Empfindungslosigkeit, konvulsivischen Bewegungen der oberen Glieder und des Gesichts, Trismus, Augäpfel starr nach oben gerichtet, Pupillen erweitert und unempfindlich.
Schmerzen in allen Teilen des Kopfes. **Bohren und Klopfen in der linken Eminentia frontalis.**
Rasende Schmerzen in der rechten Stirnseite und in der rechten Gehirnhälfte, plötzlich kommend und wieder verschwindend, häufig wiederkehrend.
Kopfschmerz mit dem Gefühl der Ausdehnung, mit Hitzegefühl und mit Schwindel, **besser durch Festbinden**, schlimmer durch geistige Anstrengung, durch scharfe Gerüche. ☉ **Anfälle von Kopfschmerzen, die mit der Sonne steigen und fallen.**

Migräne
Neuralgie fazial und zephal

Augen: Augenbindehaut stark gerötet, Winkel dunkelrot, Caruncula geschwollen. Kalt waschen bessert. Absonderung mild, gelbeitrig. Graue Punkte und schlangenartige Figuren bewegen sich vor den Augen.

Konjunktivitis
Keratitis auch gonorrhoisch
Trachom

Nase: Schleimig-eitriger Schnupfen, Nase verstopft, besonders im warmen Raum. Nasenbluten.

Rhinitis chronisch

Gesicht: Elend und verfallen aussehend, graue Gesichtsfarbe.

Mund: Zahnfleisch blutet leicht und schmerzt bei Kälte. Zungenspitze rot und schmerzhaft, Papillen herausragend.

Innerer Hals: Im Schlund Gefühl eines Splitters. Zäpfchen und Gaumen dunkelrot.

Pharyngitis chronisch

Magen: Auftreibung und Blähsucht wie zum Platzen; reichliches Aufstoßen und Blähsucht mit Angstgefühl begleitet die meisten Verdauungsstörungen. Ebenso ist der Zwang zum Gähnen bemerkenswert. Magenschmerzen, drückend und brennend, ☉ **nach allen Seiten ausstrahlend.**

Gastropathie psychogen
Gastritis
Ulcus ventriculi

Abdomen: Bauch stark aufgetrieben, mit Abgang von vielen Blähungen. Magenschmerzen mit großem Hunger, die sich durch Essen beheben. ☉ **Besserung der Magenschmerzen durch Druck**, der Kranke legt sich daher auf den Bauch mit untergeschobenen Fäusten.

Enteritis psychogen

Rektum und Stuhl: Durchfall grün, schleimig, scharf, wässrig, mit vielen übelriechenden Blähungen, nach Süßigkeiten. ☉ **Durchfall bei allen Aufregungen oder in der Erwartung bevorstehender Ereignisse.**

Blase: ☉ **Akute Schmerzen längs der Harnleiter und in der Nierengegend.**

Zystitis

Niere:

Nephrolithiasis

Harnröhre: Brennen in der Harnröhre, während und nach dem Harnlassen. Gefühl eines Splitters, Brennen und Gefühl der Schwellung der Harnröhre.

> Urethritis

Geschlechtsorgane:
- weiblich: Menses verstärkt. Gebärmutterblutungen. Beim Verkehr Schmerzen, nach demselben Blutung. ☉ **Vergrößerungsgefühl der Ovarien.** ☉ **Leukorrhö ätzend, blutig, fleischwasserähnlich.**
- männlich: Geschwüre an der Vorhaut. Vergrößerung und Härte des Hodens. Heftige Schmerzen in den Samensträngen. Das geschlechtliche Verlangen bleibt aus, die Geschlechtsorgane sind geschrumpft.

Larynx und Trachea: Überbeanspruchung der Stimme bei Rednern und Sängern.

> Laryngitis chronisch

Sprache und Stimme: Chronische Heiserkeit mit Kitzelhusten.

Husten und Expektoration: Husten mit dickem zähem Auswurf. Atemnot.

Brust: Herzklopfen schlimmer bei Anstrengung und seelischer Erregung. Unregelmäßiges Herzklopfen, besser bei Umherbewegen, besser in freier Luft. Die Unregelmäßigkeit der Herztätigkeit wird schlimmer beim Drandenken. ☉ **Herzklopfen bei rechter Seitenlage, besser bei Linksliegen** (Druck).

> Kardiopathie psychogen

Extremitäten: Taubheitsgefühl und rheumatoide Schmerzen in den Gliedern, im Rücken und der Lendengegend. Zittern der Glieder. Äußerste Schwäche und Schweregefühl in den Unterschenkeln wie nach einem langen Marsch, sodass man kaum gehen kann. Steifigkeit der Unterschenkel, nächtliche Wadenkrämpfe. Choreaartige, krampfhafte Bewegungen der Arme und Beine. Lähmungen der Glieder. ☉ **Lanzinierende Schmerzen.**

> Neuralgie
> Neuritis

Schlaf: Schlaflosigkeit; unruhiger, traumreicher Schlaf, muss sich immer herumwerfen. Schlafsucht.

Allgemein: Heftiges **Verlangen nach Zucker,** ☉ der ihm aber nicht gut bekommt.

62.6
Dosierung

Für Schleimhautprozesse wird meist D 8 bis D 12 verwandt, für Nervenleiden mittlere Potenzen. Hohe Potenzen haben sich mir gleichfalls gut bewährt.

62.7
Vergleichsmittel

- 11. Gruppe: Argentum metallicum, Aurum colloidale, Aurum iodatum, Aurum muriaticum, Aurum muriaticum natronatum, Aurum sulphuratum, Cuprum aceticum, Cuprum arsenicosum, Cuprum metallicum, Cuprum sulphuricum.
- Eine auffallende Ähnlichkeit besteht zu Conium maculatum in Bezug auf die Nerven- und Schleimhautsymptome, ja auch auf den Stoffwechsel.
- Schwindel mit Eingenommenheit des Kopfes und Schwindel: Conium maculatum.
- Zeit vergeht zu langsam: Alumina oxydatum, Ambra grisea, Medorrhinum.
- Hastigkeit: Acidum sulphuricum, Alumina oxydatum, Ambra grisea, Apis mellifica, Hedera helix, Iodum purum, Lachesis muta, Lilium tigrinum, Medorrhinum, Natrium muriaticum.
- Vergrößerungsgefühl: Apis mellifica, Aranea diadema, Araninum, Baptisia tinctoria, Bovista lycoperdon, Gelsemium sempervirens, Glonoinum, Nux moschata, Opium, Paris quadrifolia.
- Kopfschmerzen steigend und fallend mit der Sonne: Gelsemium sempervirens, Glonoinum, Kalmia latifolia, Natrium muriaticum, Spigelia anthelmia, Staphysagria, Stannum metallicum.
- Linksseitigkeit: Bromum, Calcium fluoratum, Cedron, Cimicifuga racemosa, Hedera helix, Lachesis muta, Spigelia anthelmia, Theridion curassavicum, Thuja occidentalis.

- Splitterschmerz: Hepar sulphuris.
- Verlangen nach Zucker mit Verschlimmerung dadurch: Magnesium carbonicum, Magnesium muriaticum, Lycopodium clavatum, Sulphur lotum.
- Magenschmerzen, Essen >: Graphites naturalis, Hedera helix, Ignatia amara, Iodum purum, Bromum, Anacardium orientale.
- Palpitationen schlimmer durch Aufregung, durch Angst: Aconitum napellus, Ambra grisea, Arsenicum album, Coffea cruda, Gelsemium sempervirens, Hedera helix, Iodum purum, Phosphorus, Tabacum, Veratrum album.
- Herzbeschwerden schlimmer durch Drandenken: Acidum oxalicum, Ambra grisea, Calcium phosphoricum.
- Palpitationen besser durch Umhergehen: Gelsemium sempervirens, Mandragora officinarum.
- Paralyse: Araninum, Causticum Hahnemanni, Zincum metallicum.
- Seitenlage, kann nur links liegen: Argentum nitricum; kann nur rechts liegen: Spigelia anthelmia.
- Lampenfieber, Examensangst: Strophantus gratus (Herzklopfen).
- Ozaena: Asa foetida, Kalium bichromicum, Magnesium fluoratum, Mercurius solubilis Hahnemanni, Syphilinum.

62.8
Kasuistik

62.8.1 Herzbeschwerden psychosomatisch

Die psychosomatische Beziehung des Höllensteins zum Schreckmotiv lässt sich immer wieder nachweisen. Besonders eindrucksvoll war sie mit einer Art Pseudoangina, wie ich das Vorkommnis nennen möchte, die mir seit Jahrzehnten immer wieder begegnet. Den ersten Fall erlebte ich als junger Arzt.

Eine Frau in mittleren Jahren – immer handelte es sich um solche – ließ mich einmal nachts zu einer schweren Herzschwäche rufen, sie zitterte am ganzen Körper, warf sich unruhig hin und her, klagte über Herzklopfen und Bangigkeit, großes Angstgefühl. Nach einigen Stunden war der Anfall abgelaufen. Einige Wochen später wurde ich wieder zu einem nächtlichen Anfall gerufen, der mir bald nosologisch harmlos erschien, aber doch durch seine stete Wiederkehr für Kranke und Arzt sehr belästigend war. Therapeutisch war ich ziemlich ratlos und konnte nur im Falle des Falles beruhigend die Anfälle wesentlich abkürzen, aber die Wiederkehr nicht verhindern, durch keines der angewandten homöopathischen Mittel. Was mich schließlich auf die richtige therapeutische Spur führte, war das heftige Zittern, sodass das ganze Bett wackelte; die Kranke selbst und die Umgebung bezeichneten es als „Schüttelfrost", wovon keine Rede sein konnte. Ich gab nun der Patientin für die Zeit des freien Intervalls Argentum nitricum D 6. Die Anfälle kamen nicht wieder.

Der Veterinär Dr. Wolter empfiehlt Argentum nitricum bei Pferderennen. Die Pferde erhalten halbstündlich D 15, 15 Tropfen [5].

62.9
Literatur

[1] Allen TF. Argentum nitricum. Encyclopedia of pure Materia Medica. Bd. 1, 10. New York: Boericke & Tafel; 1874–1880: 452–475, 324–327

[2] Clarke JH. Argentum nitricum. Dictionary of practical Materia Medica. Bd. 1. London: Homoeopathic Publishing Company; 1900–1902: 161–168

[3] Hahnemann S. Argentum nitricum. In: Lucae C, Wischner M, Hrsg. Gesamte Arzneimittellehre. Bd. 1. Stuttgart: Haug; 2007: 197

[4] Hughes R. Argentum nitricum. Cyclopaedia of Drug Pathogenesy. Bd. 1, 4. London: Gould; 1886–1891: 350–379, 493–494

[5] Stiegele A. Homöopathische Arzneimittellehre. Stuttgart: Hippokrates; 1949: 257

63 Aristolochia clematis – arist-cl

lt.: Aristolochia clematis, dt.: Osterluzei, engl.: birthwort

63.1
Substanz

Plantae – Aristolochiaceae (Osterluzeigewächse) **– Aristolochia clematis**

Der Name Aristolochia clematis leitet sich von den griechischen Wörtern aristos lochia = sehr gute Geburt ab. Es handelt sich um eine 0,6–1 m hohe, krautige, ausdauernde Pflanze mit langem, vielköpfigem, kriechendem Wurzelstock. Heimisch ist Aristolochia clematis im Mittelmeergebiet und in Südeuropa bis zu den Südalpen. Sie wurde in Mittel- und Nordwesteuropa ursprünglich eingeschleppt und verwildert und ist heute gebietsweise allgemein verbreitet. Man findet sie an Weinbergen und in lichtem Gebüsch, an Zäunen und Hecken.

Homöopathische Verwendung finden die frischen, blühenden oberirdischen Teile.

63.2
Pharmakologie und Toxikologie

Die Droge enthält als Hauptkomponenten Aristolochiasäuren. Ihr Gehalt ist von Jahreszeit und Bodenverhältnissen abhängig. Darüber hinaus finden sich ätherische Öle, Alkaloide und Amine, phenolische Verbindungen und Phytosterole.

Aristolochiasäure hat antiinflammatorische Wirkung, hemmt die Thrombozytenaggregation und gilt als eines der stärksten bekannten Karzinogene. In geringer Dosierung steigert die Substanz die Phagozytosefähigkeit von Leukozyten.

Aufgrund ihrer Mutagenität und Karzinogenität hat das Bundesgesundheitsamt 1981 die Zulassung von ca. 350 Arzneimitteln widerrufen, die entweder Aristolochiasäure oder Extrakte aus Pflanzen der Gattung Aristolochia bzw. homöopathische Zubereitungen bis zur 10. Dezimalpotenz enthielten.

Seine toxische Wirkung konnte man Anfang der 90er Jahre in Belgien beobachten, wo es zu einem epidemisch aufgetretenen Nierenversagen kam. Als Ursache wurde ein großer chinesischer Schlankheitsmittelskandal aufgedeckt, bei denen irrtümlich die Aristolochiasäure-bildende Pflanze Aristolochia fangchi (chin. Name Guan fang ji) statt des chinesischen Heilkrauts Stephania tetranda (chinesischer Name Fangji) zugesetzt wurde. Beide Pflanzen sind in der chinesischen Medizin als Fang-chi bekannt. Die ausgelöste Nierenerkrankung wird als aristolochic acid nephropathy (AAN, auch CHN chinese herb nephropathy) bezeichnet. Bei vielen dieser Patienten führte die Einnahme zu einer interstitiellen Fibrose mit Atrophie und Nierentubuliuntergang, langfristig zu Urothel-Karzinomen.

Die Kontamination von Getreide mit Aristolochiasäure enthaltenden Pflanzen gilt inzwischen auch als Ursache der endemischen Balkan-Nephritis (endemic balkan nephropathy).

Aristolochiasäure passiert nach peroraler Aufnahme sowohl die Blut-Liquor- als auch die Blut-Milch-Schranke.

Neben den akut toxischen Nephrosen mit charakteristischen schwere Nekrosen der Nierentubuli nach der Applikation von Aristolochiasäure beobachtet man des Weiteren Atrophien der lymphatischen Organe, großflächig oberflächige Ulzera am Magen sowie degenerative Veränderungen der Testes. Sie führt in Tierversuchen zuverlässig zu Tumoren des Magens (zunächst Papillome, dann Plattenepithelkarzinome), der Niere, des Nierenbeckens (zunächst Hyperplasien am Übergangsepithel, Adenome), der Harnblase, zu malignen Lymphomen, Lungenkarzinomen und Hämangiomen des Uterus.

63.3
Anwendung

In der Volksmedizin werden alkoholische Auszüge aus Aristolochia clematitis bei Dysmenorrhö und klimakterischen Beschwerden sowie bei Beschwerden der Harnwege und der Nieren, wie Zystits und Pyelonephritis angewandt. Daneben zur Wundbehandlung und bei Akne.

Homöopathische Verwendung findet die Pflanze bei Entzündungen der Harnorgane, Dysmenorrhö, Varikosis und Dermatosen (nach Kommission D).

Nach der Arzneimittelprüfung am Gesunden, wie sie nach den Regeln der Homöopathie vom Verfasser [5] vorgenommen wurde, liegt die Hauptwirkung in einer intensiven Beeinflussung der Nieren und Harnwege mit ausgesprochenem *Harndrang* und *Pollakisurie*. Es konnten die *eitrige Zystitis* und *Pyelitis* geheilt werden, wobei nicht selten eine deutliche Erstverschlimmerung in die Augen sprang. Besonders habe ich aber Aristolochia clematis schätzen gelernt bei *Urethralsyndrom* und *Restharnzystitis*, wie sie bei unseren Soldaten als Kältefolgen im Russlandfeldzug entstanden und ihre Träger durch den fortwährenden Harndrang und die nächtliche Schlafunterbrechung außerordentlich belästigen konnten. Hier möchte ich der Aristolochia clematis vor anderen Mitteln den Vorzug geben. Soldaten, die bei Nacht ¼- bis ½-stündlich urinieren mussten, waren nach kurzer Zeit nur wenige Male dazu genötigt. Von diesen Reizblasen ist nur ein kleiner Schritt zur *Enuresis*, bei welcher sie tatsächlich auch in sonst resistenten Fällen öfters ihre Hilfe nicht versagt hat, besonders wenn eine Abhängigkeit von Kälte zu beobachten ist.

Parallel dieser Reizung der Harnwege geht, wie man dies auch bei anderen harntreibenden Drogen beobachtet, eine starke Anregung der ovariellen Funktion, welche sich bei dem einen Teil der Prüferinnen durch emmenagoge[77] Wirkung, beim anderen Teil in einer Abschwächung der Menses zu erkennen gibt. Damit ist ein ausgesprochenes Schwächegefühl und ein heftiges, durch äußere Wärme kaum zu beeinflussendes Frieren, zugleich mit einem Heißhunger verbunden. Dieser Einfluss auf **hormonelle Dysregulationen** hat seine klinische Bestätigung bei *sekundärer Amenorrhö*, bei *Oligomenorrhö* und *Hypomenorrhö*, bei *verspäteter Menarche*, bei den Störungen des *Klimakteriums*, bei *klimakterischen Arthropathien*, bei Beschwerden der *Schwangerschaft* und zur *Geburtsvorbereitung* mit dem Ziel eines normalen Geburtsverlaufs, gefunden. Man kann sehr wohl die Hormonbehandlung des weiblichen Organismus in nicht wenigen Fällen durch Aristolochia-Verordnung ersetzen, und es hat sich die Behandlung mit Aristolochia clematis wegen ihrer Einfachheit der Hormonbehandlung manchmal überlegen gezeigt, selbst in solchen Fällen, wo man nur mit sehr hohen Hormondosen zum Erfolg kommen konnte. Wenn sich bei jungen Mädchen die Menarche einige Jahre verspätet, kenne ich kein geeigneteres Mittel als die Aristolochia clematis. Wenn Frauen auf der Höhe der Geschlechtsreife nach Geburten oder dergleichen ihre Menses verlieren, befriedigt die Verwendung dieser Heilpflanze sehr. Sie ist auch angezeigt bei **psychogener Amenorrhö in Dauerstresssituationen**. Bei klimakterischen Frauen wird durch ihren Gebrauch das Ausbleiben der Menses oft um Jahre hinausgezogen. Sie ist also bei verfrühtem Eintritt der Wechseljahre zu empfehlen. Bei Fällen von *sekundärer Amenorrhö* wird dann nicht nur der monatliche Zyklus wiederhergestellt, sondern es tritt leicht eine Empfängnis ein. Verschiedene Male sah ich eine mehrjährige *Infertilität* damit weichen.

Bei Tieren können in der Behandlung der Infertilität sehr gute Erfahrungen berichtet werden. Beim Nichtrindern, der Anaphrodisia der Jungrinder, kam es bei 81 % meist schon nach 7 Tagen zum Eintritt der Brunst und bei einem großen Teil derselben zur Empfängnis durch Aristolochia clematis D 1. Bei älteren Tieren war eine Vorbehandlung mit Pulsatilla pratensis oder Sepia officinalis erforderlich, um die Brunst herbeizuführen. Die Ovulation (und die Empfängnis) ergab sich dann aber mit anschließender Behandlung mit Aristolochia clematis D 4. Zuerst also Herstellung der Reaktionsbereitschaft mit einem Konstitutionsmittel, dann Herbeiführung der Ovulation mit Aristolochia clematis [14].

Eine wertvolle Indikation für Aristolochia clematis ist in der Behandlung von **klimakterisch bedingten Arthropathien** der Kniegelenke zu sehen. Neben Sepia officinalis ist hier Aristolochia clematis wohl zu beachten. Man kann neben dem innerlichen Gebrauch auch noch die Salbe anwenden.

Die Verwendung bei **Schwangerschaftsvarikosis** hat sich bewährt. Zur Vorbereitung eines guten Geburtsverlaufes kann man bei der Dynamik des Mittels und den geschilderten hormonalen Be-

---

77 Den Eintritt der Menses anregend.

ziehungen gute Wirkung erwarten. Sie kann in gleicher Weise wie Pulsatilla pratensis angewendet werden.

An den männlichen Geschlechtsorganen gehört Aristolochia clematis zu den wertvollsten Heilmitteln bei **chronischer Prostatitis, Spermatozystitis** und **Epididymitis**; führend ist hierbei eine Empfindlichkeit in diesen Organen gegen Kälteeinflüsse. Eine gewisse Affinität zu gonorrhoischen Erkrankungen scheint vorzuliegen. Diese zeigte sich mir nicht nur bei den entsprechenden Erkrankungen der Geschlechtsorgane. Bei einem 40-jährigen Sportlehrer hatte sich als **Folge einer Gonorrhö** eine *Arthritis* der Finger und des Handgelenkes mit *Tendovaginitis* der Hohlhand ausgebildet, und seine Arbeitsfähigkeit war dadurch ernstlich bedroht. Bei ihm konnte ich mit der Aristolochia-Salbe einen vollen Erfolg erzielen, nachdem die vorausgegangene Behandlung mit Ameisensäure-Injektionen erfolglos geblieben war. Die Hände wurden wieder völlig beweglich und schmerzfrei. – Bei einer *gonorrhoischen Arthritis* des Kniegelenks mit bereits eingetretener Versteifung konnte ebenfalls mit dieser Salbe wieder eine teilweise Beweglichkeit erzielt werden.

Bei **Gastroenteritis** scheint Aristolochia clematis eine gute Verwendungsfähigkeit zu besitzen. Dabei liegt eine verstärkte Affinität zum Kolon vor. Bei *Diarrhö* wird viel Tenesmus beobachtet, der auch nach Absetzen des Stuhls nicht aufhört und ein Gefühl hinterlässt, als ob der Darm nicht leer sei und noch etwas nachkomme, was auch meistens der Fall ist. Mehrere gute Ergebnisse stehen mir hier zur Verfügung. Es besteht eine klare Affinität zu Dickdarm und Mastdarm.

Bei der Prüfung haben einzelne Prüfer **Wundheilungsstörungen** kleiner unbedeutender Hautwunden beobachtet. Diese Beobachtung zusammen mit der in den alten Kräuterbüchern übermittelten Tradition als Wundheilmittel gab mir Veranlassung, diesen Faden weiter zu verfolgen. Dabei machte ich zunächst an mir selber und mir nahestehenden Personen die Wahrnehmung, dass Blasen an den Händen, wie sie durch strenge Handarbeit, zum Beispiel Umgraben im Garten, entstehen, oft über Nacht zur Resorption kamen und auf ein einmaliges Einreiben mit 10%iger Aristolochia-Salbe spurlos verschwanden, wenn diese frühzeitig zur Anwendung kam. *Intertrigo* infolge Reitens, wird durch nichts so schnell geheilt wie durch diese Salbe. Ein junger Artillerieoffizier, der wegen ungewöhnlich empfindlicher Haut sich ständig wund ritt, konnte bei Gebrauch dieser Salbe am nächsten Morgen immer unbehindert das Pferd besteigen. Er hatte dafür gesorgt, dass ihm während des Krieges diese Salbe nie ausging.

Ein überlegenes Mittel haben wir in dieser Salbe gegen **infizierte Marschblasen**, wenn diese zuvor sorgfältig mit der Schere abgetragen wurden; dabei erholt sich die schon im Zerfall scheinende Haut sehr rasch und die schon vorhandenen Ulzera epithelialisieren sich schnell. Neben diesen bei Soldaten in weitem Umfang gesammelten Erfahrungen sei ein Satz aus Matthiolus [4] aus dem Jahre 1586 erwähnt, der sich folgendermaßen ausspricht: „Die Roßärzte und Schmiede wissen diese Wurtzel wol zu brauchen, wenn die Pferde verwundet oder vom Sattel gedruckt sind, streuen sie diss Pulver ein, ist sehr gutt."

Offenbar sind es gerade diese Wunden durch Schürfen, Druck und Quetschung, überhaupt mechanische Überbeanspruchung der Haut, die sehr günstig auf Aristolochia clematis ansprechen. Je mehr die sekundäre Infektion dabei in den Vordergrund tritt, umso eher sollen an Stelle der Salbe die Umschläge mit der verdünnten Tinktur oder dem verdünnten Extrakt treten.

Eine Beobachtung, die ich voll bestätigen kann, sei von Diehl und Moser [2] angeführt: „Chronische Geschwüre und Eiterungen an Händen und Füßen heilen in wenigen Tagen, wenn man die kranken Stellen täglich im Dekokt der Osterluzei badet. Ekzeme, Ulcus cruris, Dermatitiden, Intertrigo und Pruritus sind ebenfalls dankbare Gebiete der Osterluzeibehandlung." Es kommt hierbei nicht zuletzt auf den richtigen Gebrauch von Aristolochia clematis an. Bei *Entzündungen*, bei *Phlegmonen*, bei *Ulzera* mit entzündetem Hofe ist die Anwendung als Tinktur, Extrakt oder Dekokt in stärkerer Verdünnung der Salbe weit überlegen. Man nimmt etwa 1 bis 2 Esslöffel Extrakt auf ½ l Wasser und macht damit Umschläge. Bei zahlreichen Zellgewebsentzündungen, wie sie in der Sprechstunde des praktischen Arztes vorkommen, hat sich mir diese Anwendung außerordentlich bewährt. Dagegen ist das Anwendungsgebiet der Aristolochia-Salbe bei allen Geschwüren zu sehen, gleichviel ob es sich um Überhäutung oder die

Anregung der Granulationen handelt. Bei **Ulcus cruris** ziehe ich jedoch ebenfalls Umschläge vor, solange der Kranke liegt. Nur während des Herumgehens ist die Salbe zweckmäßiger. Solange jedoch die Umgebung der Ulzera ekzematös oder entzündlich gerötet ist, sind feuchte Umschläge unentbehrlich. Die Anwendungsform der feuchten Kammer mit Aristolochia-Lösungen ist bei Ulcus cruris bewährt.

Bei **frischen Wunden** beugt Aristolochia clematis einer Infektion vor und regt die Heilung stark an. Seit einer Reihe von Jahren habe ich dies in der Sprechstunde ausprobiert, und ich wurde eigentlich nie enttäuscht. Schmerzhafte Quetschungen und Zerreißungen oder auch Verbrennungen verlieren nach kurzer Zeit ihren Schmerz, und eine rasche Heilung setzt ein. Die äußere Anwendung von Sulfonamiden habe ich völlig aufgegeben, nachdem ich diese schöne Wirkung gesehen und nachdem die Patienten die rasche Erleichterung angegeben haben. Um zu erproben, wie weit die Heilkraft von Aristolochia clematis reicht, habe ich seit mehreren Jahren immer zuerst, wenn eine Salbe angezeigt war, die Aristolochia-Salbe verwendet und war mir dabei bewusst, dass ich auf eine Begrenzung der Heilwirkung stoßen müsse. Doch ich muss gestehen, es waren nur ganz vereinzelte Fälle, wo Aristolochia clematis nicht angebracht war und nicht befriedigt hätte.

Wie mir scheinen will, ist Aristolochia clematis nicht eines unter den mancherlei bewährten Wundkräutern, sondern kann eine führende Stelle beanspruchen, die sie vielleicht nur noch mit der Arnica montana teilt.

Bei **Verbrennungen** der Haut, alsbald aufgebracht, beugt die Aristolochia-Salbe der Entstehung von Brandblasen vor. Diese Wirkung ist sehr zuverlässig. Wenn bereits Blasen entstanden sind, heilt diese Salbe in kürzester Zeit unter Resorption des Serums. Auch *Sonnenbrand* wird damit verhütet, oder, wenn schon aufgetreten, schnell geheilt.

Nicht übergangen werden darf Aristolochia clematis in ihrer Beziehung zum venösen System. Als Ausfluss der durch Aristolochia clematis bedingten venösen Stauung ist die Besserung der in der Prüfung beobachteten Gliederschmerzen durch Bewegung zu betrachten. Es wurden bei der Prüfung ferner beobachtet: Anschwellung der Unterschenkel und Spannen in schon vorhandenen *Varizen* vor der Menses mit Besserung dieser Schwellung bei Eintritt derselben. Umgekehrt verlor eine ältere Prüferin, die an nicht unbedeutender Schwellung der Unterschenkel litt, diese durch die Prüfung (Heilwirkung). Diese heilsame Wirkung bei **Varikosis** konnte einige Male, wenn auch nicht regelmäßig, bestätigt werden, besonders wenn die Patienten in den Wechseljahren standen, aber auch bei alten Frauen und bei Männern. Wenn es sich um *Ulcus cruris varicosum* handelt, sollte Aristolochia clematis in die Wahl gezogen werden. Dabei sind Umschläge mit der stark verdünnten Tinktur oder Extrakt zu empfehlen.

An der Haut wurden in der Arzneimittelprüfung *Pickel* und *Bläschen* erzeugt, ferner ein heftig *juckendes* und *brennendes Ekzem*, zum Beispiel am Hals, an den Unterarmen, auf dem Haarkopf (mit Krustenbildung) sowie an den Schamlippen. Die klinische Bestätigung dieser Prüfungssymptome hat sich mir bei **chronischen Ekzemen** während der Wechseljahre und bei *ovarieller Insuffizienz* ergeben. Tiefe Verdünnungen sind wegen der Gefahr erheblicher Verschlimmerung hier zu meiden. Diese Indikationsstellung wurde von dermatologischer Seite durch Fonrobert laut mündlicher Mitteilung bestätigt. Bei der **Akne** junger Mädchen hat sich Aristolochia clematis sehr häufig bewährt; die hormonelle Situation wird damit sehr gut erfasst; nur selten versagt sie, selbst in schweren Fällen.

Dass Aristolochia clematis auch bei nicht hormonal bedingten *Ekzemen* und *Dermatitiden*, wo Umschläge angebracht sind, von bester Wirkung sein kann, hat mir unter anderem ein schweres Ekzem der Hände bei einem Bäcker gezeigt. Derselbe hatte schon mehrere Monate seinem Beruf nicht nachkommen können und hatte die üblichen Behandlungen bei Fachärzten bereits hinter sich ohne befriedigendes Ergebnis. Der nässende Charakter legte die Anwendung von Borwasserumschlägen nahe. Da er auch diese schon gebraucht hatte, verwendeten wir ein Dekokt der Aristolochia clematis als Handbäder und als Umschläge. Damit ging das Ekzem im Laufe einiger Wochen zurück. Zwischendurch versuchte ich immer wieder auf adstringierende Salben überzugehen, doch wurde damit bereits nach 2 bis 3 Tagen ein Rückfall ausgelöst. Es blieb gar nichts anderes übrig, als

63 – Aristolochia clematis – arist-cl

bis zur völligen Ausheilung bei den Aristolochia-Umschlägen zu bleiben. Die Heilung zog sich noch einige Zeit hinaus, da der Patient wieder mit seiner Arbeit eingesetzt hatte, führte aber doch zur völligen Ausheilung. Ein Gewerbeekzem war durch die Hautteste des Facharztes ausgeschlossen worden.

Solche Erfahrungen, wo die fetthaltige Salbenform nicht ertragen wurde, hat zum Gebrauch einer fettfreien Salbe geführt, womit die heilsame Wirkung bei fettempfindlichen Patienten voll zur Wirkung kam. Diese Anwendungsform hat sich auch bei *Varikosis* mit und ohne *Thrombosen* oft bewährt.

Es hat sich eine tiefgehende Ähnlichkeit zur Pulsatilla pratensis ergeben, die sich nicht nur auf die Affinität zu den weiblichen Geschlechtsorganen und die Harnwege erstreckt, sondern auch noch besonders auf die Leitsymptome bezieht. Wir finden bei beiden Mitteln eine Besserung durch eintretende Absonderungen, Besserung durch Bewegung, besonders in der kühlen Luft, während andererseits lokale Wärme an den erkrankten Organen bessert. Aristolochia clematis ist wie Pulsatilla pratensis unter die kalten Mittel zu zählen, sie leiden unter kalten Gliedern und allgemeiner Frostigkeit. Die Wirkung bei sekundärer *Amenorrhö*, *Oligomenorrhö* und *Hypomenorrhö* übertrifft jedoch diejenige von Pulsatilla pratensis um ein Beträchtliches. Die seelische Depression ist nicht wie bei Pulsatilla gutmütig und für Zuspruch leicht zugänglich, sondern hat eine mehr verdrossene und ärgerliche Art. Eine Unterscheidung beider Mittel gründet sich auf die psychische Verfassung und auf die Verschlimmerung morgens zwischen 3 und 4 Uhr und in den anschließenden Morgenstunden, bei Pulsatilla pratensis am Abend und in der Nacht.

Nach einer Mitteilung von Wachter (Paderborn) hat sich die äußerliche Anwendung von Aristolochia clematis als Salbe in der Praxis des Facharztes für Hals-Nasen-Ohren sehr bewährt. Sie wurde in der Nachbehandlung nach Radikaloperationen des Mittelohres und nach nasalen Eingriffen verwendet. Dabei wurde eine Neigung zu schneller Epithelialisierung ohne gesteigerte Granulationsbildung und ohne Vermehrung der Sekretion festgestellt. Bei 3 Radikaloperationshöhlen, bei denen die sonst bewährte Behandlung mit Argentum-nitricum-Salbe völlig versagt hatte, wurde eine restlose Epithelisierung durch tägliche Einbringung von Aristolochia-Salbe erzielt. Ein Novum ist die bei **Nasenpolypen** von demselben Autor beobachtete Wirkung. Es genügte die Ausräumung der gröbsten Wucherungen, worauf unter der Nachbehandlung mit Aristolochia-Salbe die restlichen Tumormassen sich zurückbildeten unter Nachlassen der Sekretion, Wiederherstellung der Durchgängigkeit und Rückkehr des jahrelang vermissten Geruchsvermögens. Ein durch die Nasensekretion etwa unterhaltenes *Asthma bronchiale* verschwand. Auch in einem Falle, wo die Radikalausräumung der Siebbein- und Kieferhöhlen wegen der Rezidive vorgenommen worden und trotzdem das Rezidiv eingetreten war, wurde dieser Erfolg erzielt.

Nach eigenen Beobachtungen scheint die Ausheilung einer **akuten Otitis media** durch Ausspülungen mit einer Lösung von Extractum oder Tinctura Aristolochiae 1 : 50 eine wesentliche Beschleunigung zu erfahren.

63.4 Arzneimittelprüfung

Verwendet wurde zur Arzneimittelprüfung des Verfassers das ganze Kraut einschließlich des Rhizoms im Frühjahr vor der Blüte. Der Prüfung wurden 18 Personen unterworfen, darunter 13 Frauen. Es kamen D 5, D 2 und bei einzelnen Prüfern noch die D 12 und die Tinktur zur Anwendung. Die Dauer der Prüfung erstreckte sich über 12 Wochen, ungerechnet die anschließende Nachbeobachtung.

In der Arzneimittelprüfung sind Magensymptome zum Vorschein gekommen. Diesen sollte vermehrte Aufmerksamkeit auch im therapeutischen Sektor geschenkt werden.

63.5 Arzneimittelbild

Leitsymptome: Starke organotrope Beziehung zu den weiblichen Geschlechtsorganen, ferner zu den Harnwegen und Nieren, zum venösen System und zur Haut.

Die Menses tritt sehr verspätet ein oder setzt ganz aus; sie ist dabei sehr schwach und kurzdauernd.

Alle Beschwerden vor und nach der Menses <, alle Beschwerden während der Menses >. Auch andere Absonderungen, wie der Eintritt eines Schnupfens und einer Leukorrhö, haben eine Besserung des gesamten Befindens zur Folge.

Lokale Wärme >, durch Kälte < bei Gesichtsschmerz, Zahnschmerz und Husten. Diese Beobachtung darf wohl auf alle Organe übertragen werden. Nur der mit Kongestionen zum Kopf verbundene Kopfschmerz und auch der Schnupfen bessern sich an der frischen Luft.

Die meisten Beschwerden sind mit Frieren, Frösteln und allgemeiner Frostigkeit verbunden, die Glieder sind kalt, es besteht Neigung zu abgestorbenen Fingern und Frostbeulen.

Bewegung bringt eine Besserung der Gliederschmerzen infolge einer Behebung der Blutstauung.

Eintritt einer Sekretion > (zum Beispiel Schnupfen oder Menses) bzw. Ausbleiben einer Sekretion <.

Die Verschlimmerungszeit ist auf die Zeit von 2 bis 4 Uhr anzusetzen (Schlaf um diese Zeit unterbrochen, Hustenanfall). Desgleichen ist das Befinden morgens nach dem Aufstehen schlechter (Kopfweh und Schnupfen).

Geist und Gemüt: Wochenlang gedrückte Stimmung mit Neigung zu weinen; Angstgefühl, sodass sie nicht unter die Leute will. Nachdem eine kurze Menses aufgetreten war, besserte sich die depressive Stimmung (Prüferin hatte die Menses infolge supravaginaler Myomoperation mit Erhaltung des Kollums und Beseitigung eines Ovars verloren gehabt). Während sie sonst viel mehr zu gedrückter Stimmung, vor allem auch vor der Menses neigt, fällt ihr während der Prüfung die gute Stimmung, besonders auch vor der Menses auf (Heilwirkung).

Nach der Prüfung ist sie monatelang gedrückt und mutlos.

Kopf: Vielerlei Kopfschmerzen, besser an der frischen Luft und durch kühle Umschläge, schlimmer durch Bücken und nach der Menses. Die **Kopfschmerzen bessern sich mehrfach durch das Erscheinen eines Nasensekretes.**

Augen: Kratzendes Gefühl, mit Brennen und Tränenfluss, sich steigernd beim Lesen und bei hellem Licht.

Ohren: Ohrensausen mit Kopfschmerzen und Schmerzen in den Ohren.

Nase: Schnupfen mit verstopfter Nase und Kopfschmerzen, besser in der kühlen Luft. Rasendes Kopfweh, das sich bei Einsetzen von Schnupfen bessert. Wässriger, sehr reichlicher Schnupfen mit viel Niesen, immer morgens um 8 bis 9 Uhr.

Sinusitis

Mund: Risse an den Mundwinkeln, Herpes an den Lippen.

Zähne: Zahnschmerzen mit Schwellung der Wurzelpartie, schlimmer durch kalte Speisen und besser durch Wärme.

Innerer Hals: Trockener Hals mit Schmerz in der Gegend der Tonsillen beim Schlucken. Gelblicher Belag auf den Tonsillen mit Fieber.

Magen: Riesenappetit oder verminderter Appetit. Wenn sie nicht isst, wird ihr elend. Übelkeit mit Schwindel, dass sie sich niederlegen muss; es wird ihr schwarz vor den Augen, wenn sie sich aufrichten will. Heftige Übelkeit mit viel Frieren, dass sie kaum mit Bettflasche warm wird. Saures und bitteres Erbrechen, Erbrechen nach Sauerkraut. Milch, welche sonst nicht vertragen wurde und Durchfall hervorrief, bekommt jetzt gut (Heilwirkung).

Abdomen: Die Affektionen des Magens und Darms sind von lebhaften Schmerzen, öfters auch von heftigem Frieren begleitet.

Rektum und Stuhl: ⊙ **Milchgenuss ruft Durchfall hervor.**

Erfolgloser Stuhldrang. Durchfall mit plötzlichem Drang, dass sie kaum das Klosett erreicht.

63 – Aristolochia clematis – arist-cl

☉ **Infektiöser Durchfall mit viel Tenesmus, mit Abgang von klarem Schleim ohne Stuhl, der Tenesmus ist so stark, dass der After vorfällt; der Drang lässt auch nach der Entleerung des Schleims nicht nach.** ☉ **Chronische Enteritis mit ständigem Drängen und Schieben im Mastdarm, auch nach der Stuhlentleerung bald wiederkehrend.** Durchfall nach jeder Mahlzeit.

Stuhl träg, mit vielen Blähungen. – Die gewohnheitsmäßige Obstipation regelt sich während der Prüfung. Blutende Hämorrhoiden.

Enteritis
Kolitis

Blase: Schmerzen in der Gegend der Harnblase mit häufigem Harndrang. Leichte Schmerzen in der Harnröhre beim Wasserlassen. **Auffallend häufiger Drang zum Harnlassen**, muss oft 2-mal in 1 Stunde austreten.

Besonders auch nachts tritt der Harndrang häufig ein. Das Harnträufeln, woran der Prüfer infolge einer Kriegsverletzung der Blase leidet, bessert sich.

Enuresis
Pollakisurie durch Kälte
Zystitis

Niere: Plötzliche Schmerzen in der Nierengegend.

Pyelitis

Urin: Harn gibt bei einigen Prüfern leichte Eiweißreaktion. Weißliches Sediment im Harn.

Geschlechtsorgane:
- weiblich: Vor der Menses sind die Füße bis zu den Knöcheln geschwollen. Menstruationskoliken, Bauchschmerzen vor der Menses. Eine Prüferin, die sonst mit Dysmenorrhö schwersten Grades behaftet war, wurde von diesen Krämpfen befreit (intersexueller Typus). – Die infolge Klimakteriums mit langen Pausen eintretende Menses wird bei einer Prüferin wieder pünktlich. – Eine Prüferin, bei der wegen Myoms die Amputatio uteri mit Entfernung eines Ovars unter Erhaltung des Kollum ausgeführt war, bekommt eine kurzdauernde Menses, wodurch eine während der Prüfung eingetretene wochenlange Gemütsverstimmung sich behob (die Prüferin hatte ihre Menses seit der Operation verloren). – Bei einer 69-jährigen Prüferin tritt eine blutige Leukorrhö auf; mit dem Eintritt dieser Absonderung bessern sich die bei der Prüfung eingetretenen Leibschmerzen, Gliederschmerzen und Heiserkeit. Dieselbe Prüferin beklagt sich auch über libidinösen Juckreiz und nässendes Ekzem an der Vulva. Im Allgemeinen ist die Menses verstärkt, mit großen Blutklumpen, seltener schwächer und kürzer als gewöhnlich. (Nach meinen Erfahrungen ist die letztere Wirkung allein ausnutzbar für den therapeutischen Similebezug, während vorhandene Menorrhagien durch Aristolochia sich meist verstärken.) ☉ **Menses verstärkt oder ganz aussetzend.** Leukorrhö schleimig, auch bräunlich, vor der Menses. Vor und nach der Menses Verschlimmerung des Allgemeinbefindens, der Gemütsverfassung, des Kopfwehs, der Gliederschmerzen, der geschwollenen Beine. Mit Eintritt der Menses durchgreifende Besserung dieser Fernsymptome. Die Schmerzen im Unterleib sind während der Menses teils gebessert, teils auch verschlimmert.

Leukorrhö
Prämenstruelles Syndrom
Zyklusstörung
Sterilität
Pruritus vulvae
Lochienstauung

- männlich:

Prostatitis
Epididymitis

Sprache und Stimme: Heiserkeit.

Brust: Schmerz und Härtegefühl in der linken Brust.

Extremitäten: Stechende und reißende Schmerzen in allen Gelenken, besser durch Eintritt der Menses oder durch den Eintritt einer starken schleimig-blutigen Leukorrhö. **Bewegung bessert**

die Gliederschmerzen, während Ruhe verschlimmert. Herunterhängenlassen der Arme bessert Schmerzen in der Muskulatur der Oberarme. Nähen und Stricken verschlimmern die Schmerzen in den Armen (da durch diese ungelockerten Bewegungen die Blutzirkulation nicht gebessert wird). Die Muskulatur der Oberarme schmerzt bei Druck. Die Beine sind schwer wie Bleiklötze und die Füße vor der Menses bis zu den Knöcheln geschwollen. Auch die Hände sind gedunsen und von bläulicher Farbe. Mit Eintritt der Menses geht die Schwere und Schwellung der Beine zurück.

Spannen in den Krampfadern vor der Menses. Eine Prüferin, die seit etwa 30 Jahren an Schwellungen der Unterschenkel wegen hochgradiger Krampfadern leidet, verliert diese Schwellungen für dauernd.

Arthropathie klimakterisch
Varizen
Thrombophlebitis

Schlaf: Schlaf meist schlecht und unruhig, besonders auch vor der Menses. Mehrere Prüfer erwachen um 2 oder 3 Uhr nachts und können erst um 4 oder 5 Uhr wieder einschlafen.

Frost und Frösteln: Frösteln durch den ganzen Körper, Frieren bei der Menses.

Fieber: Fieber bei Angina lacunaris.

Schweiß: Nachtschweiße.

Haut: Pickel und Bläschen im Gesicht und an verschiedenen Körperstellen. Ausgedehntes Ekzem am Hals, juckend und brennend. Ekzem an den Unterarmen, besonders an deren Innenseiten. Krustiges Ekzem in den Kopfhaaren, an den Schamlippen mit heftigem Jucken.

Intertrigo
Perniones
Acne vulgaris
Ekzeme im Klimakterium und der Präklimax besonders

Kleine Verletzungen an den Fingern heilen schlecht. Rötung und Schwellung am Daumen und am kleinen Finger der linken Hand, besonders unter dem Nagel des Daumens. Erysipelartiger Ausschlag am ganzen Rumpf, weniger an Armen und Beinen.

Hände und Unterschenkel sind von bläulicher Farbe.

Zyanose der Unterschenkel bei jungen Mädchen
Verbrennungen

Allgemein: Große Müdigkeit und Zerschlagenheit. Umgekehrt auch viel frischer, spannkräftiger und leistungsfähiger als gewöhnlich. Gewichtszunahme. Große Elendigkeit mit Schwindel und Frieren, dass sie selbst durch äußere Wärme kaum warm werden kann; Hungergefühl und Heißhunger, muss essen trotz der Übelkeit.

63.6
Dosierung

Bei der Prüfung hat sich die D 5 als sehr wirksam gezeigt. Im Allgemeinen wird man sich daher an die mittleren Potenzen halten können. Bei Amenorrhö und Hypomenorrhö kann man, wenn man mit diesen nicht zum Erfolg kommt, die tieferen Verdünnungen D 3 und D 2, etwa 2-mal täglich, wählen. Bei Reizblasen ist, entsprechend der Gereiztheit des Organs, D 6 bis D 12 vorzuziehen. Bei klimakterischen Hautausschlägen empfiehlt es sich ebenfalls, die tiefen Potenzen zu vermeiden, wenn man nicht sehr unangenehme Erstreaktionen in Kauf nehmen will. Bei sekundärer Amenorrhö kann man ausnahmsweise, wenn man mit D 2 nicht genügend Erfolg hat, auch die Tinktur, 2-mal täglich 3 bis 5 Tropfen, verordnen. In solchen Fällen von ovarieller Insuffizienz muss man sich bis zum Eintritt des Erfolgs einige Wochen bis zu 2 Monaten Zeit lassen. In manchen Fällen kann die Menses schon am andern Tag eintreten.

Bei äußerlichem Gebrauch kann man die Tinktur oder den billigeren, nur 15 % Alkohol enthaltenden Extrakt, mit Wasser 1 : 50 verdünnt, auch eine dünne Teeabkochung, verwenden.

Wenn eine vorangegangene Geburt wegen schlechter Wehen schwer verlief, gibt man 2 Monate vor der nächsten Geburt bis zu dem Eintritt D 6 morgens und abends.

63 – Aristolochia clematis – arist-cl

Ad usum externum: fetthaltig oder fettfrei, je nach Verträglichkeit.

Homöopathische Zubereitungen sind ab D 11 im Verkehr.

63.7 Vergleichsmittel

- Aristolochiaceae: Asarum europaeum.
- Amenorrhö, sekundär, Klimakterium: Pulsatilla pratensis.
- Mastodynie: Asterias rubens, Conium maculatum, Phytolacca decandra.
- Arthropathie klimakterisch, besonders der Knie: Sepia officinalis.
- Geburtsvorbereitend: Caulophyllum, Cimicifuga racemosa, Pulsatilla pratensis.
- Varizen: Acidum fluoricum, Aesculus hippocastanum, Hamamelis macrophylla, Pulsatilla pratensis.
- Urethralsyndrom: Pulsatilla pratensis, Dulcamara, Petroselinum sativum, Senecio aureus, Tuberculinum.
- Urethralsyndrom, Kälte <: Cantharis, Capsicum annuum, Dulcamara.
- Tenesmus des Kolons nach Defäkation, mit dem Gefühl, dass noch etwas nach kommt, was meist auch der Fall ist: Mercurius solubilis Hahnemanni.
- Affinität Kolon und Rektum: Colocynthis.
- Folgen der Erfrierung, Perniones: Abrotanum, Agaricus muscarius.
- Wundbehandlung: Arnica montana, Calendula officinalis, Echinacea angustifolia, Hamamelis virginiana.
- Brandwunden: Arsenicum album, Cantharis (oral).
- Intertrigo: Conium maculatum.

63.8 Kasuistik

63.8.1 Mastodynie

Frau L. P., 34 Jahre, wurde vor 3½ Jahren von ihrem 1. Kind entbunden. 6 Wochen vor der Geburt hat eine stärkere Leukorrhö eingesetzt, der auch nach der Geburt nicht besser wurde. Der Frauenarzt führte die Leukorrhö auf eine Zervixerosion zurück und führte eine Ätzung durch. Dadurch hörte die Leukorrhö auf, stattdessen stellte sich eine sehr starke Mastodynie ein. Nach 4 bis 5 Monaten zeigte sich auch die Leukorrhö wieder und wurde dann abermals durch Ätzungen unterdrückt. Die schmerzhaften Spannungen in den Brüsten hörten auch nach der Menses nur für etwa 3 Tage auf, um dann langsam ansteigend einen erheblichen Grad zu erreichen, vor der Menses wurden sie nahezu unerträglich, sodass sie zu Schmerzmitteln griff.

Der Zusammenhang der Mastodynie mit der durch Ätzungen unterdrückten Leukorrhö war in diesem Fall sehr leicht zu erkennen. Infolge der durch ärztlichen Eingriff erzwungenen Stockung der Leukorrhö und der organotropen Beziehung zum weiblichen Genitale, insbesondere auch zu den Mammae, erhielt sie von mir Aristolochia D 6, 2-mal täglich 5 Tropfen. Der Erfolg stellte sich sofort schon in den ersten Tagen des Einnehmens ein, und nach 2 Wochen ging es ihr so gut, dass sie glaubte, die Arznei entbehren zu können. In den folgenden Wochen nahm sie vor der Menses einige Male die wohltuenden Tropfen. Die Leukorrhö zeigte sich wieder in mäßigem Grade und verschwand unter der gleichen Therapie. (eigene Beobachtung.)

Mehrere Patientinnen, die an sekundärer Amenorrhö im Anschluss an eine Schwangerschaft litten und zuvor mit Hormonen behandelt worden waren, wurden bezüglich ihrer Menses mit Aristolochia D 3 oder D 2 **sofort** wieder reguliert. Auch trat alsbald die gewünschte Schwangerschaft ein, und zwar gleich nach der ersten Menses. (Der Verfasser)

63.8.2 Amenorrhö sekundär

Frau E. B. Menarche mit 13 Jahren. Regel trat mit 26 bis 32 Tagen ein, dauerte 5 bis 6 Tage lang. Heirat Anfang der 20er Jahre. Geburt des 1. Kindes am 14. Februar 1936. Stilltätigkeit befriedigend, insgesamt hat sie 11½ Monate gestillt. Nach dem Abstillen trat die Regel nicht ein, weshalb sie nach weiteren 7 Monaten, im August 1937, ärztliche

Hilfe aufsuchte. Die Gebärmutter sei damals äußerst klein befunden worden. Estradiol[78]-Dragées ohne Erfolg. Der Arzt (Universitätsprofessor) ging deshalb zu einer Serie von Estradiol-Injektionen über; darauf trat die Regel nach 10 Tagen zum ersten Male wieder ein. Da sie spontan aber nicht wiederkehrte, wurde 2 Monate später nochmals eine Injektionskur mit Estradiol normalstark gegeben, ebenso ein viertes und fünftes Mal, worauf die Regel jeweils einmal sich einstellte. Anschließend Estradiol-Dragées ohne Erfolg. Hierauf hat sie die Behandlung aufgegeben.

Nachdem nun die Menses 1½ Jahre nach dem Abstillen nicht mehr spontan eingetreten war, bekam sie von mir im September 1938 Aristolochia clematitis D 2, 2-mal täglich 5 Tropfen. Genau nach 8 Wochen trat hierauf die erste Menses ein, nach 32 Tagen die nächste und nach 33 Tagen die folgende. Nach der 4. Menses erfolgte eine Empfängnis, die aber leider im 3. Schwangerschaftsmonat mit einer Fehlgeburt endete.

Wir waren uns darüber einig, dass wir nun zunächst zusehen wollten, ob sich die Menses von allein einstellt. Da dies aber 8 Wochen nach der Fehlgeburt nicht erfolgt war, erhielt sie wieder Aristolochia, diesmal D 6, um möglichst eine abortive Wirkung durch eine niedere Verdünnung zu verhindern. Darauf stellte sich die Menses pünktlich mit 28 bis 32 Tagen ein, und nach 3 Monaten konnte die Patientin die sehnlichst erwünschte 2. Schwangerschaft feststellen. Zum Schutz gegen eine weitere Fehlgeburt wurde nun das sehr bewährte Kalium carbonicum (sie erhielt D 12, 2-mal täglich 5 Tropfen) während der ersten 4 Schwangerschaftsmonate gegeben. Die Schwangerschaft verlief völlig normal, ebenso die Geburt.

63.9
Literatur

[1] Allen TF. Aristolochia (Milhomens). Encyclopedia of pure Materia Medica. Bd. 1. New York: Boericke & Tafel; 1874–1880: 475–476

[2] Diehl H, Moser H. Die Osterluzei als Wundheilmittel. Münchener medizinische Wochenschrift 1934; 13: 473–474

[3] Jummel F. Über die Wirksamkeit der Aristolochiasäure bei chronisch entzündlichen Gewebeprozessen. Therapie der Gegenwart 1964; 103: 1020

[4] Matthiolus PA. Aristolochia clematis. In: Kreutterbuch deß hochgelehrten und weltberühmten Herrn D. Petri Andreae Matthioli: 217–218

[5] Mezger J. Eine Arzneimittelprüfung mit Aristolochia clematitis. Deutsche Zeitschrift für Homoeopathie und deren Grenzgebiete 1939; 55: 333

[6] Mezger J. Aristolochia clematitis. Hippokrates 1943; 14 (27,28): 403–406

[7] Möse J. Beeinflussung der Infektionsabwehr durch Aristolochiasäure. Langenbeck's Archives of Surgery 1963; 304 (1): 657–660

[8] Möse J. Versuche über die Wirksamkeit von Aristolochiasäure. Planta Medica 1963; 72–91

[9] Möse J, Lukas G. Aristolochia clematis. Arzneimittel-Forschung 1961; 11: 33

[10] Moser H. Klinische Erfahrung mit der Aristolochiasäure bei bisher therapieresistenten langdauernden Eiterungen. Langenbeck's Archives of Surgery 1963; 304 (1): 660–663

[11] Orzechowski G. Die Bedeutung der parenteralen Verdauung und der phagozytierenden Blutzellen für die Abheilung von Entzündungen und Verletzung. Medizin und Ernährung 1964; 5 (11): 247–252

[12] Orzechowski G. Eine alte Droge im neuen Gewand. Zeitschrift für Therapie 1964; 2: 229

[13] Orzechowski G. Aristolochiasäure. Physikalische Medizin und Rehabilitation 1969; 10 (12): 311–316

[14] Wolter H. Aristolochia innerhalb der Sterilitätsbehandlung der Großtiere. Allgemeine Homöopathische Zeitung 1954; 199 (8): 237–244

---

78 Estra-1,3,5-(10)-trien-2,17β-diol gehört zu den natürlich vorkommenden weiblichen Sexualhormonen. Es hat unter den Östrogenen die stärkste hormonelle Aktivität. Seine Bildung erfolgt hauptsächlich ovariell im reifen Follikel und in der Placenta, in geringen Mengen in Fettgewebe, Nebenniere und Testes.

64 Arnica montana – arn

lt.: Arnica montana, dt.: Berg-Wohlverleih, engl.: leopard's barne

64.1 Substanz

Plantae – Asteraceae (früher Compositae; Korbblütengewächse) – **Arnica montana**

Es handelt sich um ein ausdauerndes, 20 bis 60 cm hohes Kraut mit drüsenhaarigen Stängeln, wenig verzweigt. Von Mai bis August bildet es orangegelbe, bitter schmeckende Blüten, die dann einen Pappus bilden. Die Pflanze wächst in den alpinen und subalpinen Regionen.

Die homöopathische Tinktur wird aus dem getrockneten Wurzelstock hergestellt.

64.2 Pharmakologie und Toxikologie

Die Pflanze hat als Inhaltsstoffe Bitterstoffe wie das Sesquiterpen-Lacton Helenalin, welches bei Intoxikationen zu Niesreiz führt, zu Schwindel, Erbrechen, Diarrhö, Palpitationen, Dyspnoe und Synkope mit kleinem, tachykardem Puls. Neben diesen Bitterstoffen finden sich noch zu 0,2 bis 0,4 % ätherisches Öl, Flavon-Glykoside wie das Astragalin und Isoquercitrin. Die Tinktur hat eine antiphlogistische Wirkung, ist haut- und schleimhautreizend und durchblutungsfördernd.

Meist werden die toxischen Reaktionen auf die Tinktur nicht genügend beachtet. Die persönliche Empfindlichkeit ist sehr verschieden. Lokale Applikation kann zu Dermatosen führen. Nicht selten führen Umschläge mit einer zu wenig verdünnten Arnicalösung zu starken Erythemen, selbst Dermatitis mit Blasenbildung kann entstehen. Auch Nekrosen wurden schon bei äußerer Anwendung beobachtet.

Todesfälle wurden nach Einnahme der Substanz berichtet. Während starke Gaben eine Gefäßerweiterung hervorrufen, entsteht durch kleine Gaben eine Verengerung der Blutgefäße und eine Verminderung der Durchlässigkeit der Gefäßwandungen.

Tierexperimentell konnte eine Diurese hervorgerufen werden.

64.3 Anwendung

Die Anwendung als Wundheilmittel war schon vor Hahnemann bekannt. Sie wird zum Beispiel von Tabernaemontanus erwähnt. Daß sie als altes Volksmittel zu gelten hat, geht aus der Bezeichnung „Fallkraut" hervor. Bei Hufeland wird sie außerdem als Heilmittel gegen Folgen von Überanstrengungen empfohlen. Durchblutungsfördernde Wirkung äußerlich bei Prellungen und Blutergüssen, sowie in Haarpflegemitteln angewandt. Innerlich wirkt Arnica montana günstig bei Magen-Darmstörungen, Mund- und Rachenentzündungen. Die Anwendung als Herztonikum sollte unterbleiben, da eventuell das Herz geschädigt wird.

Homöopathische Anwendung findet die Zubereitung bei Hämorrhagien aller Art, Myalgie nach Überlastung, Erkrankungen des arteriellen und venösen Systems (nach Kommission D).

Arnica montana ist das wichtigste Wundheilmittel des homöopathischen Heilschatzes. Sie hat starken Einfluss auf das Blut und besonders die Blutgefäße, indem sie Erschlaffung des venösen Systems mit *Ekchymosen* und *Petechien* hervorbringt. Der Kopf ist kongestioniert, der Blutdruck kann erhöht sein. Sie kann sowohl bei **Arteriosklerose mit Hypertonie** und bei **Koronarsklerose** wie bei **Varikosis** und **Phlebitis** als ein wertvolles Heilmittel wirken. In der Arzneimittelprüfung wird von dem subjektiven Gefühl „wie zerschlagen" berichtet. Daneben zeigt sich eine Entzündungsneigung der Haut.

Bei **zerebrovaskulärer Durchblutungsstörung** mit Schwindel, Benommenheit und Schwinden des Gedächtnisses wird Arnica montana, lange Zeit täglich fortgegeben, sehr geschätzt. Auch bei arterieller Hypertonie findet es Einsatz.

Als Resorptionsmittel bei **Hämatomen** ist sie das erste Mittel. Bei **Erkrankungen des rheumatischen Formenkreises** dem Symptomen „Gefühl wie zerschlagen", „das Bett erscheint zu hart, muss sich fortgesetzt bewegen" und „Verschlimmerung durch jede Anstrengung" wird sie mit Erfolg verwendet.

Auch bei **Infektionskrankheiten** mit großer Schwäche, Unruhe und Angst, heißem Kopf und kalten Gliedern hat sie sich einen Ruf erworben (*Scharlach, Masern, Erysipel, Typhus, Malaria*). Die obengenannten Symptome sowie *Petechien* und *Ekchymosen*, *Stuhl-* und *Harninkontinenz* infolge *Stupors* müssen hier führend sein.

Als Prophylaxe vor *Infektionen postoperativ, posttraumatisch* und *puerperal* findet sie häufige Verwendung. Ihre Wirkung erstreckt sich auch auf bereits eingetretene Wundinfektion mit drohender **Sepsis**. Der Wundschmerz nach Verletzungen, Operationen, Zahnextraktionen usw. wird, wie ich mich am eigenen Körper überzeugen konnte, herabgesetzt.

Als ein zuverlässiges Mittel bei *Alkohol-Krankheit* wurde Arnica montana D 3 oder D 4 von Kirn (Pforzheim) empfohlen.

Arnica montana ruft *Kongestionen* zum Kopf und die oberen Körperpartien hervor, dabei sind die unteren Teile kalt.

64.4
Konstitution

Als Arnica-Typus wird von G. Schimert sen. der „muskulöse, blutreiche, zur Hypertonie geneigte Arbeitsmensch, mit gut entwickeltem Arterien- und Venensystem, strotzend gefüllten Hautkapillaren, Neigung zu Kongestionen" verstanden. Auch Plethora vera und Polyzythämie gehören zum Bereich der Möglichkeiten dieses Arnica-Menschen [5]. Er ist der Ansicht, dass die Wirkung an das Vorhandensein dieses Arbeits- und Krafttyps gebunden sei, Arnica montana also bei anderer Physiognomie wirkungslos bleibe. Doch sind die eigenartigen, charakteristischen Symptome im Sinne des § 153 des Organon ebenso wahlentscheidend.

64.5
Arzneimittelbild

Leitsymptome: Gefühl am ganzen Körper wie zerschlagen, wie nach einer körperlichen Überanstrengung. Große Schwäche und Erschöpfung. **Schmerzhafte Überempfindlichkeit am ganzen Körper**

⊙ **Fürchtet sich vor Berührung schon bei Annäherung eines anderen.** Überempfindlichkeit gegen Schmerzen.

⊙ **Das Bett erscheint zu hart**, muss sich deshalb fortgesetzt bewegen, obwohl die Bewegung schmerzt.

⊙ **Hämatome bei geringfügigem Stoß.**

Blutandrang zum Kopf mit kalten Gliedern infolge venöser Stauung.

Blutungen überall.

⊙ **Folgen von allen Verletzungen mit Blutung.**

⊙ **Folgen von Überanstrengung und Übermüdung.**

Berührung < und Bewegung <.

Liegen > und durch Ruhe >.

Roborantium nach schwächenden Krankheiten

Geist und Gemüt: Höchste Erregbarkeit des Gemüts in angenehmem wie unangenehmem Sinn. **Gleichgültig gegen alles, gedrückt, hoffnungslos, ängstlich, schreckhaft. Angst vor der Gegenwart wie vor der Zukunft. Spricht kein Wort. Eigensinnig und zu streiten geneigt, nichts kann ihm recht gemacht werden.** ⊙ **Verhält sich ablehnend gegenüber dem Arzt. Geistesabwesend und benommen.** ⊙ **Gibt in der Benommenheit richtige Antworten, fällt aber sofort in die Benommenheit zurück.** Kann keine geistige Arbeit durchführen. Verlust des Gedächtnisses. Schlummersucht, unruhiger, traumreicher Schlaf.

Erschöpfung kognitiv
Hypertonie arteriell
Durchblutungsstörung zerebrovaskulär
Apoplex

Schwindel: Beim Bewegen des Kopfes.

Kopf: Benommenheit des Kopfes. Hitze in Kopf und Gesicht innerlich und äußerlich.

Kopfschmerz: Kopfschmerz schlimmer durch Husten und Bücken. Drückende Kopfschmerzen beim Gehen, Treppensteigen, Denken, Lesen.

Ohren: Geräusche in den Ohren.

Nase: Häufiges Nasenbluten, Schnupfen.

Gesicht: Kongestioniertes Gesicht, auffallend gerötet.

Mund: Übler Geruch aus dem Mund. **Aufstoßen wie faule Eier.**

Magen: Bitteres Aufstoßen. Krampfhafte Magenschmerzen; Gefühl, als würde der Magen gegen die Wirbelsäule gepresst.

Dyspepsie
Diarrhö
Typhus

Abdomen: Auftreibung des Leibes. Übelriechende Blähungen. Kolikartiges Leibschneiden.

Rektum und Stuhl: Unwillkürlicher Stuhl nachts im Schlaf. Durchfall mit schleimigen, eitrigen, blutigen Stühlen. Stühle mit Abgang von bloßem Schleim.

Geschlechtsorgane:
- weiblich: Emmenagoge Wirkung und bei starken Gaben auch Abort.

Husten und Expektoration: Husten mit Gefühl, als wären die Rippen zerbrochen. Husten mit Reiz tief unten in der Trachea. Husten bei Kindern nach Weinen und Wimmern. Schreien bei Kindern unter Unwillen und Umherwerfen erregt Husten. Blutiger Auswurf.

Husten mit blutiger Expektoration
Pertussis mit Schreien vor dem Anfall

Brust: Herzklopfen, Stechen und Drücken am Herzen. Gefühl, als würde das Herz zusammengequetscht. **Unerträgliche Präkordialangst**, Gefühl, als wollte das Herz aufhören zu schlagen, **Beklemmungsgefühl am Herzen.**

Angina pectoris
Myokarditis

Extremitäten: Schmerzvolle Empfindlichkeit aller Gelenke bei der geringsten Bewegung. Muskeln und Gelenke wie zerschlagen. ☉ **Bett erscheint zu hart.** ☉ **Angst vor Berührung und Annäherung.** Venen an den Händen erweitert.

Varikosis
Bursitis
Myalgien
Gicht

Frost und Frösteln: Frösteln über den ganzen Körper mit kalten Händen und Hitze im Kopf mit Röte des Gesichts. Gerötetes Gesicht mit kalter Nase, kalten Händen und Füßen.

Fieber:

Sepsis

Haut: Bei äußerer Anwendung rot, heiß, geschwollen, wie Erysipel mit dunkler Rötung. Bildung von Bläschen, nässender Dermatitis, Pusteln mit Fieber. **Haut sehr empfindlich gegen Berührung.** ☉ **Zahlreiche kleine Furunkel, sehr schmerzhaft**; ein Furunkel bildet sich nach dem anderen. ☉ **Neigung zu Blutungen unter die Haut bei dem geringsten Stoß.**

Erysipel
Furunkulose mit geringer Eiterbildung und bläulichem Aussehen

Allgemein: Puls beschleunigt. Die Wirkung auf das Blut und die Blutgefäße zeigt sich in einer Neigung zu blutigen Sekreten sowie in einer Erregung der Blutzirkulation mit Pulsieren in den Gefäßen und Kongestion zum Kopf mit Nasenbluten. Am Gefäßsystem Neigung zu Petechien.

Hypertonie arteriell

64.6
Dosierung

Meist D 2 bis D 6 und höher. Bei chronischen Krankheiten muss die Potenz ab und zu gewechselt werden, zum Beispiel bei Bursitis, bei Arteriosklerose und Herzleiden. Bei äußerer Anwendung nimmt man 1 bis 2 Kaffeelöffel der Tinktur auf ½ l Wasser. Manche Einreibungen gegen Erkrankungen des rheumatischen Formenkreises enthalten Arnica montana. Es ist zu beachten, dass es einzelne Menschen gibt, die diese äußere Behandlung nicht vertragen und mit einem nässenden Ekzem oder urtikariellen Erscheinungen reagieren.

Bei Angina pectoris wird empfohlen, Arnica montana D 30 in heißem Wasser kumulativ zu geben, wobei unter Ausbruch von Schweiß der Anfall vergehe (Stauffer).

Zu äußerlichem Gebrauch kann auch die allopathische, nach dem DAB hergestellte Tinktur (1 Teil Arnikablüten auf 10 Teile 70 %igen Alkohol) verwendet werden – 1 Kaffeelöffel auf ½ l Wasser.

64.7
Vergleichsmittel

- Asteraceae: Abrotanum, Absinthium, Arctium lappa, Bellis perennis, Calendula officinalis, Carduus marianus, Chamomilla recutita, Cina maritima, Echinacea angustifolia, Erigeron canadensis, Eupatorium perfoliatum, Eupatorium purpureum, Gnaphalium polycephalum, Grindelia robusta, Lactuca virosa, Millefolium, Senecio aureus, Senecio fuchsii, Siegesbeckia orientalis, Solidago virgaurea, Taraxacum officinale, Tussilago petasites, Wyethia helenoides.
- Verhält sich ablehnend gegenüber dem Arzt: Thallium metallicum.
- Zerschlagenheitsgefühl mit Ekchymosen: Acidum sulphuricum, Bellis perennis, Erigeron canadensis, Eupatorium perfoliatum, Hamamelis virginiana, Lachesis muta.
- Wundbehandlung: Calendula officinalis (frische Wunden und Quetschungen); Aristolochia clematis (frische und entzündete Wunden); Echinacea angustifolia (vor allem septische Zustände); Bellis perennis, Hamamelis virginiana (Entzündungen mit Blutung); Staphysagria (Stichwunden); Symphytum officinale (Knochenverletzungen); Hypericum perforatum (Nervenverletzungen); Ledum palustre (Blutergüsse, Quetschungen).
- Arteriosklerose, zerebrovaskuläre Durchblutungsstörung: Aurum metallicum, Barium carbonicum, Barium iodatum, Bellis perennis, Conium maculatum, Opium, Plumbum metallicum, Radium bromatum, Strontium carbonicum.
- Koronarsklerose mit Angina pectoris: Arsenicum album, Aurum metallicum, Bellis perennis, Cactus grandiflorus, Glonoinum, Lachesis muta, Latrodectus mactans, Tabacum.
- Zerebrovaskuläre Durchblutungsstörung mit Schwindel, Gedächtnisschwäche und Benommenheit: Acidum picrinicum, Aurum metallicum, Barium carbonicum, Bellis perennis, Cocculus indicus, Conium maculatum, Strontium carbonicum.
- Arterielle Hypertonie: Aurum metallicum, Strontium metallicum, Sulphur lotum.
- Apoplex: Aconitum napellus, Asterias rubens, Belladonna, Hyoscyamus niger (meist blasses Gesicht), Opium.

64.8
Literatur

[1] Allen TF. Arnica. Encyclopedia of pure Materia Medica. Bd 1, 10. New York: Boericke & Tafel; 1874–1880: 476–496, 327–331

[2] Clarke JH. Arnica. Dictionary of practical Materia Medica. Bd 1. London: Homoeopathic Publishing Company; 1900–1902: 171–176

[3] Hahnemann S. Arnica. In: Lucae C, Wischner M, Hrsg. Gesamte Arzneimittellehre. Bd. 1. Stuttgart: Haug; 2007: 205–222

[4] Hughes R. Arnica. Cyclopaedia of Drug Pathogenesy. Bd. 1, 2, 4. London: Gould; 1886–1891: 379–395, 726, 494–495

[5] Schimert G. Arnica. Hippokrates 1947; 18: 306

65 Arsenicum album – ars

lt.: Arsenicum album, dt.: Arsenik, engl.: white arsenic

65.1 Substanz

Mineralia – Anorganica – Composita – 15. Gruppe[79] – Arsen(III)-oxid – As_2O_3

Bei dieser sehr giftigen Arsenverbindung handelt es sich um ein weißes Pulver oder ein weißes porzellanartiges Stück. Die Substanz sublimiert[80] bei Temperaturen über 135 °C in den farb- und geruchslosen Arsenik-Dampf. Die Substanz ist das bedeutenste Ausgangsprodukt für die Herstellung anderer Arsenverbindungen und elementaren Arsens.

Homöopathische Anwendung findet Arsen(III)-oxid.

65.2 Pharmakologie und Toxikologie

Oral aufgenommene Arsen-Verbindungen werden zu 95 % enteral resorbiert. Hämatogen gelangt es in die Leber, wo eine Biomethylierung stattfindet und drei- und fünfwertige Arsenmetabolite synthetisiert werden. Die Substanz selbst lagert sich in Knochen, Nägeln, Haut und Haaren ab, wo es auch nach vielen Jahren noch nachweisbar ist. Seine Elimination erfolgt renal.

Bei oraler Intoxikation kommt es innerhalb von Stunden zu einer starken Schädigung der Schleimhäute des gesamten Gastrointestinaltraktes. Es zeigt sich starker Speichelfluss, Erbrechen von Galle oder blutigem Schleim, heftiger Durchfall von reiswasserähnlichem oder blutigem Wasser; dabei heftigste Leibschmerzen und starker Tenesmus, heftiger Durst mit Trockenheit des Mundes. Das Gesicht ist verfallen, mit tiefen Rändern um die Augen, zyanotische Gesichtsfarbe. Die Nasenspitze, Hände und Füße werden totenkalt. An den Händen und Beinen treten Muskelkrämpfe auf. Dabei wird der Kranke von einer schweren Präkordialangst gequält mit brennenden, vernichtenden Schmerzen in der Herzgrube. Der Puls wird klein, fadenförmig und beschleunigt, schließlich Synkope.

Bei der chronischen Intoxikation beobachten wir folgende Erscheinungen: Haut trocken, abschuppend, Erytheme. Haare, Nägel und Zähne können ausfallen. Gesichtshaut grau und fahl, manchmal ikterisch, auch bronzefarbig, mitunter dunkel pigmentierte Stellen (Arsen-Melanose), Hyperkeratose. Starke Schweiße und leichtes Blauwerden der Glieder infolge vasomotorischer Störungen. Auch Gangrän wurde beobachtet. An den Sinnesorganen ergeben sich folgende Veränderungen durch Affizierung der Sinnesnerven: an den Augen: Überempfindlichkeit gegen Licht, Flimmern vor den Augen, Herabsetzung bis zum Verlust der Sehkraft. – Geruch: übler Geruch vor der Nase. Geruch nach Pech und Schwefel. – Gehör: Überempfindlichkeit gegen Geräusche. Klingen und Läuten in den Ohren. Verminderung des Gehörs.

Soweit Geschwüre auf den Schleimhäuten auftreten, sind diese im Allgemeinen nicht auf Ätzwirkung zurückzuführen, sondern diese kommen durch Gefäßinfarkte mit folgender Nekrose und Blutaustritt zustande. Sie werden an den Verdauungsschleimhäuten und bei parenteraler Zufuhr gefunden.

In der Literatur findet sich das akute Vergiftungsbild in Gustave Flauberts Roman „Madame Bovary".

65.3 Anwendung

Die Substanz fand als organische Verbindungen, nach der Entdeckung von Treponema pallidum ssp. pallidum 1905 durch den deutschen Zoologen Fritz Schaudinn ab 1908 durch das von Paul Ehr-

---

[79] Stickstoffgruppe: Stickstoff N, Phophor P, Arsen As, Antimon Sb, Bismut Bi, Ununpentium Uup.

[80] Sublimation ist der direkte Übergang einer Substanz von seinem festen Aggregatzustand zu einem gasförmigen, unter Umgehung der flüssigen Phase.

lich entwickelte Arsphenamin, auch Salvarsan[81] therapeutische Wirkung bei der Früh-Syphilis. Bei der Neurolues zeigt es keine Wirkung.

Homöopathische Anwendung findet die Zubereitung bei Entzündungen aller Schweregrade in allen Geweben und Organen, wie schweren Infektionen, degenerativen Erkrankungen, benignen und malignen Proliferationen, Depression (nach Kommission D).

Von den Leitsymptomen sind hervorstechend das Gefühl der Angst und Ruhelosigkeit bis zur **Todesangst**. Im Hinblick auf die Tageszeit liegt der Schwerpunkt der Wirkung in den Stunden nach Mitternacht etwa von 0 bis 3 Uhr. Brennen in den befallenen Teilen ist charakteristisch, die Schmerzen haben brennenden Charakter, trotzdem aber Besserung durch Wärme. Diese Empfindung des Brennens kann mitunter das Bedürfnis nach Wärme, das sonst durchgehend gilt, aufheben, zum Beispiel bei den heftigen *Ekzemen* mit schwerem Juckreiz, die zur Verzweiflung treiben können, hilft Arsen auch, wenn Bedürfnis nach Abkühlung vorhanden ist. Ebenso ist bei den *Kopfschmerzen*, die durch Kongestion zum Kopf zustande kommen, eine Besserung durch Abkühlung vorhanden. Von großer Bedeutung ist die rasche Abmagerung infolge Konsumption des Gewebes (gesteigerte Verbrennung) oder durch Verlust von Körpersäften jeder Art (Blutungen, Durchfall, Stilltätigkeit usw.), Schmerzen und *Fieberanfälle* neigen zu periodischem Auftreten.

Arsenicum album hat eine günstige Wirkung bei **Anämie**.

Stoffwechsel: Experimentell beobachtet man bei mäßigen Mengen eine Verstärkung der Assimilation, eine Senkung des Grundumsatzes und damit eine Vermehrung des Stoffansatzes. Bei toxischen Gaben wird der Eiweißstoffwechsel gesteigert mit Vermehrung der Stickstoffausscheidung im Harn. In der Leber schwindet der Glykogengehalt rasch. Diese Steigerung der Oxidation führt zur Verwendung bei **Thyreopathien**, wo Arsen zu unseren erfolgreichsten Mitteln gehört.

Neben einem üblen Mundgeschmack und völligem Verlust des Appetits, besteht ein unaussprechlicher Durst, der zu häufigen kleinen Schlucken Wasser treibt. Es kommt zu Magendrücken, *Obstipation* oder *hämorrhagischer Diarrhö*. Die therapeutischen Spiegelbilder finden wir in **Gastritis, Enteritis, Ulcus ventriculi et duodeni**.

Akute Infekte zeigen sich mit *Rhinitis, Laryngitis* und *Bronchitis*.

Das klinische Bild für eine Arsenicum-album-Indikation bei **Asthma bronchiale** ist an der begleitenden Todesangst, der **Dyspnoe** und dem Höhepunkt derselben nachts von 0 bis 3 Uhr zu erkennen.

Depression, Ruhelosigkeit, Angststörung, Kopfschmerzen, Schwindel, Gedächtnisstörungen gehören zu den häufig beobachteten Erscheinungen. Ebenso wie das zentrale Nervensystem werden auch die peripheren Nerven unmittelbar angegriffen. **Neuralgien**, Arsen-**Neuritis**, **Paresen, Kontrakturen, Koordinationsstörungen** kommen zur Beobachtung. Die Sehnenreflexe sind dabei erloschen, und die Muskeln können Entartungsreaktionen zeigen. Die Rückbildung der Parese kann sehr lange Zeit erfordern.

Arsenicum album hat eine Wirkung auf das Gefäßsystem, weshalb Arsen als eines unserer wertvollsten Mittel für **Angina pectoris** und das **Asthma bronchiale** gilt. Es findet sich eine Neigung zu blutigen Sekreten der Schleimhäute und zu *Hämorrhagien*. Die Gefäßwandschädigung mit Lumeneinschränkung und Thrombose im Zusammenhang mit den Angstzuständen und Kollapserscheinen rücken Arsen in die vorderste Reihe der Behandlung des *Herzinfarktes*.

Bei *Anämie* hat sich die Wahl von Arsen oder eines eisenhaltigen Mittels, z. B. Ferrum arsenicosum oder Chininum arsenicosum bewährt.

Die Zubereitung findet Einsatz bei lokalen akuten und chronischen *Infekten*, ferner *Hämolyse*, wie bei perniziöser *Anämie*, *Ulzerationen* mit lokalem Gewebstod und auch generalisiert septischen Zuständen, wenn das Arzneimittelbild ihm entspricht. Auch liegen Kasuistiken zu positiven Fallverläufen bei *Krebserkrankungen* vor.

---

[81] Es handelt sich um eine organische Arsenverbindung, Arsphenamin, $C_{12}H_{14}As_2Cl_2N_2O_2$.

65 – Arsenicum album – ars

65.4 Konstitution

Der Arsen-Patient ist lebhaft, beweglich und unruhig. Er ist in beständiger Bewegung und ist durch Unruhe und Angst umhergetrieben. Diese Patienten machen sich immer Beschäftigung wegen ihrer Angst, wollen nicht gerne allein sein und sind anlehnungsbedürftig. Dies tritt besonders deutlich bei Kindern in Erscheinung, die in Angst leben, wenn sie allein sind im Zimmer und bei Nacht. Sie schmiegen sich an die Erwachsenen an und finden bei ihnen Beruhigung. Gewöhnlich sind sie von blasser Gesichtsfarbe, von zartem Körperbau und feinem Haar, dabei geistig sehr agil, ja unruhig. Gegen alle äußeren Eindrücke sind sie sehr sensibel und hochempfindlich. Der Appetit ist meist schlecht, dabei besteht aber lebhafter Durst. Bei Erwachsenen findet man nicht selten ein Anklingen an den Hyperthyreoidismus. In ihrer Kleidung und in ihrer Arbeit sind sie sorgfältig und gewissenhaft bis zur Ängstlichkeit.

65.5 Arzneimittelbild

Leitsymptome: Rasches Sinken der Kräfte mit Abmagerung und Gewichtsverlust. (Die fortschreitende Entkräftung und der Gewichtsverlust sind bei Arsen neben Iod am stärksten von allen Arzneien ausgebildet.)

Spasmen der Gefäße mit Angina pectoris sowie völlige Erlahmung der Gefäße: Kollaps, Spasmen der Bronchien.

Großes Angstgefühl mit Ruhelosigkeit, seelisch und körperlich (besonders bei Nacht). Angst mit Selbstmordgedanken.

Große Unruhe mit Bewegungsdrang, mit Linderung durch Bewegung und durch Reiben.

Sekrete scharf und wundmachend, aashaft und faulig stinkend.

Neigung zu Blutungen mit blutigen Sekretionen.

Der Charakter der Schmerzen ist brennend. Brennen in den inneren Organen und der Haut, trotzdem aber Besserung durch Wärme.

Unstillbarer Durst auf kleine Mengen kalten Wassers.

Appetitlosigkeit mit Ekel vor dem Essen, schon beim Geruch der Speisen.

Periodizität der Beschwerden: Wiederkehr der Beschwerden täglich, jeden zweiten, dritten Tag oder in längeren Abständen.

⊙ **Bösartiger Verlauf akuter Krankheiten, zum Beispiel Cholera, Typhus, Diphtherie, Scharlach mit raschem Verfall der Kräfte.**

Verlangen nach Wärme und Besserung dadurch (Wassily). Durch trockene Wärme. Kongestive Kopfschmerzen werden besser im Kühlen, ebenso hat sich Arsen gegen die heftig brennenden Ekzeme, die den Patienten beinahe zur Verzweiflung bringen und zum Selbstmord treiben, die ebenfalls besser durch Kälte werden, bewährt als Ausnahme dieser Modalität. Das Brenngefühl setzt sich hier gegenüber dem Wärmebedürfnis durch. Andererseits reagieren aber Hautausschläge mit Besserung durch Wärme sehr günstig auf Arsen.

Nachts <, besonders nach Mitternacht (0 bis 3 Uhr).

Geist und Gemüt: Große Angst und Rastlosigkeit. Todesangst; er glaubt, er müsse sterben und niemand könne ihm helfen. **Angst, sterben zu müssen, wenn allein gelassen oder im Bett.** Größte Angst, sieht Gespenster Tag und Nacht. Angst vor Dieben und Einbrechern, er springt vor Angst aus dem Bett und versteckt sich im Kleiderschrank. Die Angst und Ruhelosigkeit sind unbeschreiblich: „Töte mich", schrie er, „oder nimm mir meine Schmerzen." Nach Mitternacht kommt ihn oft das Verlangen an, sich selbst ums Leben zu bringen, indem er sein Herz durchsticht. Selbstmordversuch.

Lässt sich durch jede Sorge übermäßig beeindrucken, ist dann **niedergeschlagen, traurig und weinerlich.** Religiöse Schwermut und Zurückgezogenheit. Glaubt, nicht genug getan oder seine Pflicht nicht getan zu haben, und macht sich die bittersten Vorwürfe darüber.

Sehr ärgerlich und empfindlich. Ärgert sich über Kleinigkeiten und kann nicht aufhören, über die Fehler anderer zu reden. Sehr ärgerlich und mit nichts zufrieden, tadelt alles; **es ist ihr alles zu stark und zu angreifend, jedes Sprechen, jedes Geräusch, jedes Licht.** Große Schreckhaftigkeit.

Mag nicht antworten; wird böse, wenn man sie fragt. ⊙ **Pedantische Pünktlichkeit**, da er sich über alles ärgert, was nicht in Ordnung ist, zum Beispiel in seinem Zimmer, an seiner Kleidung.

Große Gleichgültigkeit und Teilnahmslosigkeit; es ist ihm gleichgültig, ob er mit dem Leben davonkommt oder nicht.

Gedächtnis geschwächt. Verstandesschwäche.

Lebhafter Gedankenzudrang; er ist zu schwach, die wechselnden Gedanken von sich zu halten, um sich auf einen einzigen zu konzentrieren.

Von Zeit zu Zeit wiederkehrendes Phantasieren. Verlust des Bewusstseins mit kaltem Schweiß.

Agitationen auch prämortal

Kopf:

Alopezie

Kopfschmerz: Kopfschmerzen mit Hitze, **schlimmer durch Wärme, besser im Freien** und durch kaltes Wasser, durch Reiben und durch Aufrichten. Kopfschmerzen, schlimmer durch Licht und Geräusch. ☉ **Neuralgische Kopfschmerzen, diese besser durch Wärme.**

Kopfneuralgie
Migräne
Neuritis

Augen: Entzündung mit Brennen des äußeren Auges, scharfe, wundmachende Tränen, Augenlider ödematös. Ausgesprochene Lichtscheu. Flimmern vor den Augen. Herabsetzung der Sehkraft bis zum Verlust derselben.

Konjunktivitis
Keratitis
Katarakt
Retinitis
Ziliarneuralgie
Optikusatrophie

Ohren: Überempfindlichkeit gegen Geräusche. Klingen und Läuten in den Ohren. Verminderung des Gehörs.

Nase: Übler Geruch vor der Nase; Geruch nach Pech und Schwefel. **Ätzender, flüssiger Schnupfen, brennend und wundmachend**, schlimmer im Freien. Verstopfung der Nase.

Rhinitis

Gesicht: Blass, gelblich, kachektisch. Gedunsenes, aufgeschwollenes Gesicht oder eingesunkene Augen, **verfallenes Gesicht mit dem Ausdruck von Angst. Facies hippocratica.** Gesicht mit kaltem Schweiß bedeckt, Lippen bläulich.

Mund: Sehr trocken mit heftigem, unstillbarem Durst, trinkt große Mengen Wasser; oder **heftiger Durst, trinkt viel, aber nur wenig auf einmal.** Brennen und Wundheit der Schleimhäute des Mundes. Zunge belegt oder feuerrot, glatt und trocken. ☉ **Landkartenzunge.**

Aphthen

Innerer Hals: Hals brennend heiß und trocken, Gefühl des Zusammenschnürens und der Schwellung, kann nur unter großen Schmerzen schlucken. Globusgefühl.

Angina tonsillaris
Diphtherie septischer Natur mit nekrotischem, stinkendem Belag und Ödem

Magen: Verlust des Appetits, Ekel vor dem Essen. **Heftiges Erbrechen unaufhörlich, solange noch etwas im Magen ist;** selbst Wasser wird alsbald erbrochen. ☉ **Erbrechen beim Geruch der Speisen; kann weder den Anblick noch den Geruch der Speisen ertragen.**

Bitterer Geschmack des Erbrochenen. Erbrechen von Speisen, Schleim, Galle und Blut. Erbrechen bringt keine Besserung. **Heftige brennende Magenschmerzen** mit Angstgefühl in der Magengrube. ☉ **Üble Folgen von Eisgenuss, Essig, wässrigen Früchten, Gurken.**

Erbrechen azetonämisch
Gastritis akut und chronisch
Magenkarzinom

65 – Arsenicum album – ars

Abdomen: Jeder Druck oder Berührung der Magengegend und des Bauches sind schmerzhaft. Selbst die Atmung ruft Leibschmerzen hervor. Leib aufgetrieben mit Rumpeln im Bauch. Brennende Schmerzen im Bauch, auch krampfartige und schneidende Schmerzen mit unerträglicher Angst.

> *Gastroenteritis akut und chronisch*
> *Diarrhö*
> *Pädatrophie*
> *Hepatitis*
> *Peritonitis*

Rektum und Stuhl: Durchfälle mit häufigen, kleinen übelriechenden Stühlen, oder dunkle eitrige, wundmachende Stühle, brennend am After wie Feuer. Blutabgang. **Nach dem Stuhl völlige Erschöpfung.**

> *Hämorrhoiden*

Blase: Unwillkürlicher Abgang.

Niere:

> *Nephritis*
> *Niereninsuffizienz mit Ödemen*

Harnröhre: Brennen in der Harnröhre beim Harnlassen.

Urin: Eiweiß, Blut und Zylinder im Harn.

Geschlechtsorgane:
- weiblich: Menses zu früh und zu stark mit Erschöpfung. Sehr starke übelriechende und wundmachende Leukorrhö. Sehr gesteigerter Geschlechtstrieb.

> *Leukorrhö*

Larynx und Trachea: Raue heisere Stimme. Kitzelhusten im Kehlkopf.

> *Laryngitis*

Atmung:

> *Cheyne-Stokes-Atmung*

Husten und Expektoration: Nächtliche Hustenanfälle zum Ersticken und mit zusammenschnürendem Gefühl. **Husten abends, sobald er sich niederlegt, oder nach Mitternacht; ist genötigt aufzusitzen.** Häufige Kurzatmigkeit mit Angstgefühl, treibt ihn aus dem Bett um Mitternacht. Trockener Husten ohne Auswurf, oder dicker, teils gelber oder grüner, teils schaumiger Auswurf von bitterem oder salzigem Geschmack.

> *Bronchitis*
> *Asthma bronchiale*
> *Pneumonie*

Brust: Heftiges Herzklopfen mit Zittern und Schwäche. Krampf am Herzen, schlimmer bei der geringsten Bewegung. Bangigkeit beim Schnellgehen und große Schwäche, die ihn zum Niederlegen zwingt.

> *Herzinfarkt*
> *Myokarditis*
> *Endokarditis*
> *Perikarditis*

Extremitäten: Äußerste Schwäche und Erschöpfung, die ihn zwingt niederzulegen, Zittern und Ruhelosigkeit, muss sich immer bewegen. Taubheit und Gefühllosigkeit der Glieder, **neuralgische brennende Schmerzen, schlimmer durch Kälte und nachts.** Rheumatoide Schmerzen mit Ziehen, Steifigkeit und Muskelkrämpfen, Konvulsionen. Zittern der Glieder. Lähmungen der Glieder. Ödeme der Füße.

> *Neuralgie*
> *Neuritis*
> *Ulcus cruris varicosum*

Schlaf: Große Neigung, zu schlafen bei Tag und Nacht. Schläfrigkeit mit unruhigen und ängstigenden Träumen. Schlaflosigkeit. **Erwacht um Mitternacht oder um 3 Uhr und wirft sich ständig hin**

und her. Träume voller Angst und Schrecken. Auffahren aus dem Schlaf; Zusammenzucken während des Einschlafens. Nach dem **Erwachen** übelgelaunt und missmutig.

Frost und Frösteln: Obwohl immer frostig und wärmebedürftig, hat er großes Bedürfnis nach frischer Luft; es wird ihm bang bei geschlossenem Fenster. Kältegefühl über dem ganzen Körper, Frösteln an der freien Luft, innerliches Frieren.

Fieber: Fieberanfälle jeden zweiten Tag zur gleichen Zeit, oder alle 14 Tage auftretend. ⊙ **Typhusartige Fieberzustände.** Reichliche übelriechende Schweiße mit großer Erschöpfung.

Sepsis
Malaria

Schweiß: Kalte Schweiße am ganzen Körper, klebrig.

Haut: Jucken und heftiges Brennen, schlimmer durch Kratzen und bei Nacht. Heftiges Brennen, das in unerträgliche Angst hineinsteigert und sich durch Kratzen verschlimmert. **Jucken nötigt zu Kaltwasserumschlägen.** ⊙ **Jucken, das sich durch Wärmeanwendung bessert**, ist kein Prüfungssymptom, wird aber als bewährtes Symptom im Schrifttum geführt. Ödem der Haut. Hautaffektionen, wie Nesselsucht, Scharlach, Pocken, Papeln, Pusteln, Furunkel, **nässende Ausschläge**. Petechien und Ekchymosen. Herpes am Mund und anderen Stellen. Trockene abschälende Haut. Schmerzhaft brennende Geschwüre mit übelriechendem Eiter.

Ekzeme trocken oder sezernierend
Urtikaria
Erysipel
Pruritus
Furunkel und Karbunkel
Phlegmonen mit septischer Tendenz
Psoriasis
Gangrän arteriosklerotisch und diabetisch

Allgemein: Brennende Hitze, Hitzegefühl mit Angst, am schlimmsten nachts mit großem Durst, mit höchster Ruhelosigkeit.

Schwäche, Kraftlosigkeit und fortschreitende Abmagerung, begleitet von großer Ruhelosigkeit und Angst. Ruhelosigkeit trotz Erschöpfung.

Kann auf keiner Stelle Ruhe finden, verändert ständig seine Lage, wirft sich im Bett hin und her.

Anschwellung des ganzen Körpers – fortschreitende Abmagerung.

Schmerzen sind unerträglich und machen ihn wie wahnsinnig.

Wiederkehr der Schmerzen und Beschwerden zur selben Stunde, in regelmäßigen Zeitabständen, je älter das Leiden ist, umso länger sind die Zwischenräume der Anfälle. Neigung zu Blutungen und zu blutigen Sekretionen. **Puls beschleunigt, schwach und unregelmäßig.**

Kachexie

65.6
Dosierung

D 4 bis D 12 und Hochpotenzen. Je mehr man eine Einwirkung auf stark verändertes pathologisches Gewebe ins Auge fasst, umso mehr wird man die niederen Potenzen wählen. Ebenso bei Blutkrankheiten, Schwächezuständen und Abmagerung. Bei Asthma bronchiale und cardiale hält man sich besser an höhere und hohe Potenzen. Ebenso bei Affektivitätsstörungen.

65.7
Vergleichsmittel

- 15. Gruppe Periodensystem der Elemente: Aethiops antimonialis, Ammonium carbonicum, Ammonium bromatum, Ammonium causticum, Ammonium iodatum, Ammonium muriaticum, Antimonium arsenicosum, Antimonium crudum, Antimonium sulphuratum aurantiacum, Antimonium tartaricum, Arsenicum iodatum, Bismutum subnitricum, Phosphorus.

- Koronarsklerose mit Angina pectoris: Arnica montana, Aurum metallicum, Bellis perennis, Cactus grandiflorus, Glonoinum, Lachesis muta, Latrodectus mactans, Tabacum.

65.8 Literatur

[1] Allen TF. Arsenicum album. Encyclopedia of pure Materia Medica. Bd. 1, 10. New York: Boericke & Tafel; 1874–1880: 496–550, 331–355

[2] Clarke JH. Arssenicum album. Dictionary of practical Materia Medica. Bd. 1. London: Homoeopathic Publishing Company; 1900–1902: 177–187

[3] Hahnemann S. Arsenicum album. In: Lucae C, Wischner M, Hrsg. Gesamte Arzneimittellehre. Bd. 1. Stuttgart: Haug; 2007: 222–280

[4] Hughes R. Arsenicum. Cyclopaedia of Drug Pathogenesy. Bd. 1, 2, 4. London: Gould; 1886–1891: 396–471, 726–727, 495–504, 726–727

66 Arsenicum iodatum – ars-i

lt.: Arsenicum iodatum, dt.: Arsentriiodat, engl.: arsenic(III)iodide

66.1 Substanz

Mineralia – Anorganica – Composita – 15. Gruppe[82] – Arsentriiodat – AsI_3

Es handelt sich um einen rotorangen Feststoff mit stechendem Geruch. Arsen wird zur Herstellung der homöopathischen Zubereitung fein verrieben und mit Iod in Schwefelkohlenstoff 96 % unter Rückfluss bis zur Entfärbung gekocht.

Homöopathische Verwendung findet Arsentriiodat.

66.2 Anwendung

Die Substanz fand historisch medizinische Anwendung bei Carcinoma mammae, Impetigo, Lepra und syphilitischen Dermatosen.

Homöopathische Anwendung findet die Zubereitung bei Rhinitis, Bronchitis, Adenopathien und Herzinsuffizienz (nach Kommission D).

In Arsenicum iodatum vereinigt sich der oxygenoide, hyperthyreotische Charakter der beiden Komponenten Arsenik und Iod. Die Psyche ist beherrscht von Angst und Unruhe. Auch motorisch ist Ruhelosigkeit und Hastigkeit vorhanden. Körperlicher Abbau und Schwächezustand, Gewichtsverlust.

Alle **Schleimhäute** sind gereizt und entzündet: Wundheit der Nase mit wässeriger scharfer Absonderung und Brennen. Wird empfohlen bei **akuter** und **chronischer Rhinitis** und bei **Pollinosis**, auch bei **Sinusitis**. Als erfolgreiches Mittel gegen *Enuresis* der Kinder wird es von von Hartung genannt; er gibt D 4 und D 5 und hat nach 3 bis 4 Wochen meist den Erfolg eintreten sehen [3].

Chronische Diarrhö mit **Darmulzera**. Darmtuberkulose.

Lungentuberkulose im 1. und 2. Stadium. Galt früher als das Hauptmittel. **Pleuritis exsudativa**, wertvolles **Resorptionsmittel**. **Chronische Bronchitis** bei abgemagerten Patienten. Auswurf gelb bis gelbgrün, scharf.

Lymphknoten verhärtet, chronisch entzündet, **Lymphdrüsentuberkulose**.

Hyperthyreotische Strumen mit Abmagerung, Angst oder Erregung mit Durchfall. *Herzinsuffizienz* mit *kardialer Dyspnoe*, auch bei entkräfteten Greisen. Es zeigen sich Abmagerung und Unruhe, Angst, ätzende Sekretionen. Verschlimmerung durch Kälte, es kann aber auch die Iodverschlimmerung durch Wärme durchschlagen.

66.3 Dosierung

D 4 bis D 12 üblich, bei Hyperthyreose nicht unter D 12. Besser in Dilutionen.

66.4 Vergleichsmittel

- Arsen-Arzneien: Antimonium arsenicosum, Arsenicum album, Calcium arsenicosum, Chininum arsenicosum, Cuprum arsenicosum, Ferrum arsenicosum.
- 15. Gruppe Periodensystem der Elemente: Aethiops antimonialis, Ammonium carbonicum, Ammonium bromatum, Ammonium causticum, Ammonium iodatum, Ammonium muriaticum, Antimonium arsenicosum, Antimonium crudum, Antimonium sulphuratum aurantiacum, Antimonium tartaricum, Arsenicum album, Bismutum subnitricum, Phosphorus.
- Rasche Abmagerung und Entkräftung: Iodum purum, Iod-Arzneien, Natrium muriaticum.
- Todesangst: Aconitum napellus.

---

82 Stickstoffgruppe: Stickstoff N, Phophor P, Arsen As, Antimon Sb, Bismut Bi, Ununpentium Uup.

- Agitation: Phosphorus (Verschlimmerungszeit vor Mitternacht). Iodum purum (Verschlimmerung morgens).
- Großer Durst: Bryonia alba (trinkt viel und selten), Arsenicum album (wenig und oft).
- Diarrhö wässrig: Camphora, Tabacum, Veratrum album.
- Angst beim Alleinsein: Calcium phosphoricum, Phosphorus, Stramonium (verlangt nach Licht und Gesellschaft).
- Ekel beim Geruch der Speisen: Cocculus indicus, Colchicum autumnale, Sepia succus.
- Juckend-brennende Exantheme: Magnesium carbonicum, Psorinum, Rhus toxicodendron, Sulphur lotum.
- Kann nicht ruhig halten: Magnesium-Arzneien, Ferrum metallicum, Iodum purum, Pulsatilla pratensis, Rhus toxicodendron, Zincum metallicum, Tarantula hispanica, Theridion curassavicum.
- Entkräftung, Anämie, Säfteverluste: Carbo animalis, Chininum arsenicosum, China officinalis.
- Gefühl des Brennens, fauler Geruch der Sekretionen: Carbo vegetabilis.
- Ätzende, wundmachende Sekretionen: Iodum purum, Kreosotum.
- Septische Tendenz: Acidum carbolicum, Chininum arsenicosum, Lachesis muta, Pyrogenium.
- Nephritis: Acidum nitricum, Calcium arsenicosum, Phosphorus, Terebinthinae.
- Herzbeklemmung, Herzkrampf: Aurum metallicum, Cactus grandiflorus, Lachesis muta.
- Antidote bei Arsenvergiftung: Phosphorus, Arsenicum in Hochpotenzen, jedoch nur in einzelnen Gaben, wegen der Mobilisation des abgelagerten Arsens. Sulphur lotum, Hepar sulphuris und Sulphur iodatum wirken reinigend auf das Mesenchym bei Arsen-Intoxikation, analog den Metallvergiftungen. Als weitere Gegenmittel sind alle verwandten Mittel zu betrachten.
- Periodisch auftretende Beschwerden: China officinalis, Natrium muriaticum, Cedron.
- Suizidgedanken: Antimonium crudum, Aurum metallicum, Iodum purum, Kalium bromatum, Natrium sulphuricum, Nux vomica, Psorinum.
- Azetonämisches Erbrechen: Ignatia amara, Ipecacuanha, Kreosotum, Nux vomica, Veratrum album.

66.5
Kasuistik

66.5.1 Trigeminusneuralgie

Es handelt sich um eine schwere Trigeminusneuralgie bei einer älteren Frau. Sie musste, um ihre Schmerzen einigermaßen aushalten zu können, von ihren Ärzten ständig unter Morphin gehalten werden, auch eine frühere homöopathische Behandlung war ohne Erfolg geblieben. Als ich mir bei meinem Besuche von ihrer Tochter die Geschichte ihrer Erkrankung erzählen ließ (sie selbst war infolge ihrer Erkrankung dazu nicht imstande), beobachtete ich unterdessen die große motorische Unruhe der Frau. Trotz ihrer großen Hinfälligkeit wollte sie unaufhörlich ihre Lage wechseln, vom Sofa musste sie ins Bett geschleppt werden, vom Bett wollte sie alsbald wieder auf den Stuhl usw. Ich hatte genug gesehen. Gerade diese seltsame Verklammerung von psychischer Unruhe mit motorischer Schwäche, dieser ohnmächtige regulative Versuch, dem Schmerz durch die Bewegung zu entfliehen, ist typisch für Arsenik. (Von „hyperkinetischen Zuständen" berichten die Arzneimittelprüfungen und Lewin in seinen „Nebenwirkungen".) Die Kranke erhielt Arsenicum album D 15 und war in kurzer Zeit dauernd geheilt. ([6]: 211)

66.5.2 Gemütsstörung

Es gibt ja merkwürdige Patienten, wie derjenige, der mir einmal eine 37 kleingeschriebene Seiten umfassende Symptomenaufzählung überreichte. Obwohl ich mich selten aufrege, so wurde ich ob der Zumutung, ein solch umfangreiches Elaborat zu lesen, fuchsteufelswild. Sehr zu Unrecht, wie ich mir später sagte, aber ich hatte offenbar einen schlechten Tag. Ich schnauzte ihn an „Was ihm denn einfalle, ob er glaube, dass ich pro Tag nur einen einzigen Patienten behandeln könne? Er sei ein Egoist in Reinkultur, der nur an sich denke und weder auf den Arzt noch die anderen Kranken die geringste Rücksicht nehme. So könne ich nicht behandeln, punktum!"

Er entschuldigte sich und bat, ihm doch wenigstens ein Mittel zu geben, da er nun extra 100 km gefahren sei, um meinen Rat einzuholen. Ohne sein Elaborat auch nur anzusehen, gab ich ihm

Arsenicum album 200 (egozentrisch, peinlich genau in Kleinigkeiten, peinlich genau in Kleidung), worauf ich nach 4 Wochen einen Brief erhielt, dass er mir herzlich danke, denn das Mittel habe Wunder gewirkt, es sei das erste Mal, dass ein homöopathisches Mittel bei ihm einen derartigen Umschlag zur Besserung herbeigeführt habe. Er bäte mich inständig, ihn doch einmal als Patient anzunehmen. ([7]: 108)

66.6
Literatur

[1] Allen TF. Arsenicum jodatum. Encyclopedia of pure Materia Medica. Bd. 1, 10. New York: Boericke & Tafel; 1874–1880: 552–554, 357

[2] Clarke JH. Arsenicum iodatum. Dictionary of practical Materia Medica. Bd. 1. London: Homoeopathic Publishing Company; 1900–1902: 188–191

[3] Hartung von Hartungen E. Arsenicum jodatum bewährt bei Enuresis nocturna. Deutsche Homöopathische Monatsschrift 1956; 7 (6): 298–299

[4] Hughes R. Arsenicum iodatum. Cyclopaedia of Drug Pathogenesy. Bd. 1. London: Gould; 1886–1891: 416, 431

[5] Lewin L. Arsen. Gifte und Vergiftungen. Lehrbuch der Toxikologie. 6. Aufl. Heidelberg: Haug; 1992: 174–201

[6] Stiegele A. Klinische Homöopathie. Homöopathische Arzneimittellehre. Stuttgart: Hippokrates; 1941: 211

[7] Voegeli A. Die Rolle des „Simillimum" in der täglichen Praxis. Zeitschrift für Klassische Homöopathie 1975; 19 (3): 104–112

67 Arum triphyllum – arum-t

lt.: Arum triphyllum, dt.: Zehrwurzel, engl.: Jack in the Pulpit, Indian Turnip

67.1 Substanz

Familie – Araceae (Aronstabgewächse) **– Arisaema atrorubens**

Es handelt sich um ein jährlich perennierendes Kraut mit einem rübenförmigen Wurzelstock. Blütezeit ist Mai bis Juli. Es bildet rote Beeren aus. Die Pflanze findet sich in China und an der Ostküste Nordamerikas. Sie wächst entlang von Flussläufen.

Aus dem Wurzelstock kann Stärke gewonnen werden, welche Bestandteil des sogenannten Arrowroot[83] sein kann.

Arum triphyllum ist botanisch und in der Wirkung nahe verwandt mit unserem einheimischen Arum maculatum.

Homöopathische Verwendung finden die frischen unterirdischen Teile, die vor der Entwicklung der Blätter geerntet werden.

67.2 Pharmakologie und Toxikologie

Die frische Pflanze ist toxisch. Längeres Kochen beseitigt die toxischen Wirkungen. Es finden sich Calciumoxalatnadeln in allen Pflanzenteilen. Hautkontakt mit frischen Pflanzenteilen kann zu Dermatitiden führen.

---

[83] Ursprünglich bezeichnete man mit Arrowroot nur die Wurzelstärke aus Maranta arundinacea L. (Pfeilwurz), eine von den Antillen stammende 150 cm hohe Pflanze. Heute jedoch wird auch Stärkemehl aus anderen tropischen Pflanzen als Arrowroot bezeichnet, wie zum Beispiel aus Cannaceen, Tahiti-Arrowroot aus Tacca pimatifolia, Tapioka wird gelegentlich als brasilianische Arrowroot bezeichnet. Man verwendet es wegen seiner leichten Verdaulichkeit zur Kinder- und Rekonvaleszenzernährung. Arrowroot dient unter anderem als Bindemittel für klare Suppen und Saucen, da es nicht den Beigeschmack von Weizenmehl hat. Zudem werden die gebundenen Lebensmittel nicht glasig wie bei Kartoffelstärke oder Maismehl.

67.3 Anwendung

Volksmedizinische Anwendung findet die Droge in den USA bei Magen-Darm-Beschwerden, chronischer Bronchitis, Asthma, Stomatitis und Erkrankungen des rheumatischen Formenkreises.

Bei den Hopi-Indianern wird die Droge zur Schwangerschaftsverhütung eingesetzt. Die Wirksamkeit bei dieser Indikation ist nicht belegt.

Homöopathische Anwendung findet die Zubereitung bei akuten Entzündungen der oberen Luftwege, der Mundhöhle sowie bei überanstrengter Stimme (nach Kommission D).

Es wird eine heftige Entzündung und Schwellung der Schleimhäute der Nase, des Rachens und Kehlkopfes sowie des Magens und Darms beobachtet. Auf der Haut bilden sich bei äußerer Einwirkung oder Einnehmen von Arum triphyllum *Erytheme*, die mit Masern- und Scharlachexanthemen vergleichbar sind, und bläschenartige *Ekzeme*.

Ein sehr wertvolles Mittel bei katarrhalischer *Dysphonie*.

67.4 Arzneimittelprüfung

O. Schlegel, der durch einen leichten Biss auf ein Blatt von Arum maculatum eine unfreiwillige Prüfung vorgenommen hat, beobachtete ein Erythem und Herausspritzen des Speichels aus der Caruncula sublingualis, sobald die Zungenspitze hochgehoben wurde (mündliche Mitteilung).

67.5 Arzneimittelbild

Leitsymptome: Heftiges Brennen und Stechen der entzündeten Schleimhäute. Heiserkeit und Wundheit des Kehlkopfes. Ständiges Zupfen an den entzündeten Nasenflügeln und Lippen.

Kopf: Kopf gerötet, mit Delirien, schläfriger Benommenheit und Unruhe. Augen gereizt.

Nase: Nase verstopft und verschwollen.

Rhinitis

Mund: Brennen und Stechen der geschwollenen und blutenden Schleimhäute des Mundes und Zahnfleisches. Zunge und Zungenboden (Glandula sublingualis) stark angeschwollen, sodass Schlucken unmöglich ist. ⊙ **Bohrt in den Nasenlöchern und zupft beständig an den Nasenflügeln und an den Lippen, bis sie bluten; Mundwinkel wund und aufgesprungen.** ⊙ **Zunge wund, wie rohes Fleisch, mit erhabenen Papillen; Himbeerzunge.**

Stomatitis
Entzündung des Mundbodens und der Speicheldrüsen

Innerer Hals: Starke Schleimbildung im Nasen-Rachen-Raum, zum Teil mit harten Krusten sich abstoßend, Rachen und Schlund geschwollen und schmerzhaft beim Schlucken.

Pharyngitis
Angina tonsillaris

Magen: Würgen, Brennen, Erbrechen von Schleim und Blut, Krämpfe.

Rektum und Stuhl: Enteritis mit Kolik.

Blase: Harnabsonderung vermehrt, riecht brenzlig, nach verbranntem Horn.

Larynx und Trachea: Heiserkeit mit Rauheit im Kehlkopf, krampfhaftem Husten und reichlichem, schleimigem Auswurf. ⊙ **mit blutgestreiftem Auswurf.** ⊙ **Greift beim Husten nach dem Hals vor Schmerz.** ⊙ **Heiserkeit bei Ermüdung der Stimme, die Stimme versagt beim Singen und beim Versuch, laut zu sprechen.**

Laryngitis
Aphonie nach Überanstrengung

Haut: Scharlach- oder masernähnliches Exanthem.

Infekt exanthematisch

67.6 Vergleichsmittel

- Caladium seguinum, Lemna minor.
- Rhinitis und Laryngitis mit ätzender Sekretion: Acidum carbolicum, Arsenicum album, Iodum purum.
- Ständiges Reiben und Bohren in der Nase: Cina maritima.
- Dysphonie bei Laryngitis: Ammonium carbonicum, Ammonium muriaticum, Argentum nitricum, Belladonna, Caladium seguinum, Iodum purum, Phosphorus, Selenium amorphum, Spongia tosta, Stillingia silvatica.

67.7 Literatur

[1] Allen TF. Arum triphyllum. Encyclopedia of pure Materia Medica. Bd. 1. New York: Boericke & Tafel; 1874–1880: 561–565

[2] Clarke JH. Arum triphyllum. Dictionary of practical Materia Medica. Bd. 1. London: Homoeopathic Publishing Company; 1900–1902: 200–202

[3] Hale EM. Homoeopathic materia medica of the New Remedies. 2. Aufl. Detroit, Mich.: Lodge; 1867: 93–96

[4] Hughes R. Arum triphyllum. Cyclopaedia of Drug Pathogenesy. Bd. 1. London: Gould; 1886–1891: 475–479

[5] Schlegel O. Arum triphyllum. Layman speaks 1961: 365–369

68 Asa foetida – asaf

lt.: Asa foetida, dt.: Stinkasant, engl.: devil's dung

68.1
Substanz

Plantae – Apiaceae (früher Umbelliferae, Doldengewächse) **– Asa foetida**

Homöopathische Verwendung finden verschiedene Ferula-Arten wie Ferula assa-foetida, Ferula foetida, Ferula narthex. Es handelt sich um eine dauerhafte krautige Pflanze mit dickem Wurzelstock. Sie bildet doppeldoldige Blütenstände aus. Das Gummiharz ist der getrocknete Milchsaft aus den schizogenen Sekretkanälen des Wurzelstocks. Ende Mai legen die Asantsammelnden die Wurzeln frei und schneiden eine oberflächliche Wunde, aus der der Milchsaft austritt. Diesen kratzt man ab und wiederholt den Vorgang nach einigen Tagen. Eine Wurzel kann so über 2 bis 3 Monate bis zu einem Kilogramm Asant liefern. Heimisch ist die Pflanze im Iran. Hauptherkunftsländer sind Iran, Irak, Afghanistan und Kasachstan. Die Substanz findet Verwendung in der Kosmetikindustrie, als Gewürz im Mittleren Osten, in der Landwirtschaft zum Vertreiben von Fadenwürmern und Termiten.

Homöopathische Verwendung findet das getrocknete Gummiharz, gewonnen durch das Einschneiden der lebenden Rhizome und Wurzeln.

68.2
Pharmakologie und Toxikologie

Die Substanz enthält schwefelhaltige Verbindungen (Knoblauchduft), Ester der Ferulasäure, Pinen, Vanilin und Harze. Seine Wirkung ist karminativ, expektorativ und spasmolytisch. Die Toxizität beim Menschen ist gering. Es wurden lokal allergische Reaktionen beobachtet, Gastroenteropathien mit stinkendem Aufstoßen, Meteorismus, Koliken. Des Weiteren Zephalgien, Vertigo, auch Steigerung des Geschlechtstriebes. Ein Fall von Methämoglobinbildung nach Einnahme bei einem 5 Wochen alten Säugling zur Behandlung von Koliken wurde beschrieben. In-vitro-Untersuchungen zeigen bei fetalem Hämoglobin[84] eine oxidative Wirkung [2].

68.3
Anwendung

Volkstümliche Anwendung findet die Pflanze bei Asthma bronchiale, Bronchitis, Pertussis, gastrointestinalen Beschwerden, Amenorrhö, im Klimakterium, bei Panaritien, Epilepsie und Erregungszuständen.

Homöopathische Verwendung findet die Substanz bei chronischen Entzündungen der Atemwege, funktioneller Dyspepsie, Osteopathien, Hautulzera und Fistelbildungen, Varikosis, Laktationsbeschwerden, Zephalgien und verschiedenen affektiven Beschwerden (nach Kommission D).

Die Wirkung hat 2 therapeutische Bereiche. Der eine umfasst Flatulenz und Spasmen des Magens und Oesophagus mit umgekehrter Peristaltik und ständigem Aufstoßen und Neigung zu *Synkopen*, stellt damit die Beziehung des Mittels mit spasmophiler Tendenz her. Nach Stiegele ist typisch und an erste Stelle zu setzen der ungewöhnlich starke *Meteorismus*, der dem Stinkasant eigen ist [12]. In der Prüfung ist diese Gasspannung und Gassperre schon angedeutet: Trotz weidlichen Aufstoßens und Abgangs von Blähungen lässt die Auftreibung des Leibes nicht nach. Als charakteristisch ist das *Globussyndrom* anzusehen. Einige Fälle konnte ich beobachten, bei welchen der oder die Kranke das Sprechzimmer mit laut knallenden Rülpsern betritt, die sich unaufhörlich wiederholen. Stationäre Kranke mit diesem explosiven Aufstoßen hatte ich für den Anfang der Behandlung in Einzelzimmer legen müssen. „Es handelt sich dabei um Menschen, die durch die gestörte Peristaltik des Ösophagus und Magens an *Aerophagie* leiden."

---

84 Fetales Hämoglobin HbF (3. Schwangerschaftsmonat bis 3. Lebensmonat) besteht aus α-Ketten und fetalen γ-Ketten, welches eine höhere O_2-Affinität hat. Durch die postnatal beginnende β-Kettensynthese beginnt dann der Wechsel von HbF zu adultem HbA [2].

Neben diesen nervösen Symptomen wurde es als heilsam gefunden bei **tiefen Ulzera, Karies der Knochen**, besonders bei syphilitischen[85] Knochenaffektionen mit großer Schmerzhaftigkeit und üblem Geruch der Absonderungen. „Der stinkende Geruch war für mich eine gute Führungslinie bei Infektionen mit dem Bakterium Escherichia coli. So konnte ich einen langwierigen Leberabszess dieser Genese, der allen fremden und eigenen Behandlungsversuchen widerstanden hatte, mit Asa foetida D 2 zu rascher Ausheilung bringen. In weiterer Verfolgung dieses Fingerzeigs hatte ich gute Erfolge bei *Ozaena* und den übelriechenden Höhleneiterungen des Schädels (Keilbein und Siebbein)." [12] G. Schimert sen. berichtet von einer älteren Patientin mit mehreren *Ulcera cruris*, die sich durch große Schmerzhaftigkeit auszeichneten. Im Schienbein bestanden heftige bohrende Schmerzen. Asa foetida D 4 brachte eine durchgreifende Besserung. Es war auffallend, dass während dieser Behandlung sich die infolge einer *Parodontitis* gelockerten Zähne wieder befestigten und eine *Dyspepsie* mit Blähbauch sich behob. Die Patientin konnte nun mit Genuss Milch trinken, die sie vorher nicht ertrug (mündliche Mitteilung).

Eine umfassende Arbeit widmete H. Unger der Asa foetida an Hand von 29 Krankheitsfällen. Bei sämtlichen Patienten war eine Erkrankung der übrigen Beckenorgane (außer dem meteoristischen Syndrom mit **umgekehrter Peristaltik**) vorhanden. Von 11 männlichen Patienten weisen 6 Linksmeteorismus mit folgender organotroper Beziehung auf: 2 Fälle Reizsymptome an Rektum und Sigma infolge *Prostatahyperplasie* mit Blasenentleerungsstörung; 2 *Proktitis mucosa* mit *Hämorrhoiden* und Kolonmeteorismus; 2 weitere haben anamnestisch eine *chronische Kolitis* nach Ruhr mit meteoristischen Reizzuständen an Colon transversum und descendens, und 2 andere lassen deutliche Beziehungen von Harnleiterspasmen bei *Urolithiasis* links und *Kolonmeteorismus* erkennen; von den letzten 3 männlichen Patienten neigen 2 zu Meteorismus infolge Anazidität und der letzte zu *Reizdarm* mit *Asthma bronchiale*.

Von den 18 weiblichen Patienten befinden sich 11 im *Klimakterium* und klagen über unregelmäßige Menses mit *Hypomenorrhö*. Bei 3 Frauen im Alter von 15 bis 30 Jahren steht eine *Dysmenorrhö* mit akutem meteoristischem Syndrom im Vordergrund. Bei 2 Patienten Auftreten des *meteoristischen Syndroms* nach Röntgenkastration, bei 2 weiteren nach Totalexstirpation des Uterus und der Adnexe und bei einer Frau nach Operation eines Ovarialzystoms. Bei 2 Frauen zeigte die Vorgeschichte die Entstehung des meteoristischen Syndroms in Zusammenhang mit Nierensteinkoliken links und bei den letzten 3 infolge Anazidität.

Die Analyse des subjektiven Syndroms lässt deutlich einen vorwiegend in den **linken Unterbauch lokalisierten** *Meteorismus* erkennen in Verbindung mit *Proktitis*, *Prostatahyperplasie*, *klimakterischer Amenorrhö*, dann *Dysmenorrhö* und **Harnleiterspasmen** infolge *Urolithiasis* links. Bei 14 Kranken hat die **menstruelle** bzw. schon die **prämenstruelle Phase** den Charakter einer **Stase mit anfallsartigem Meteorismus des linken Kolons**. Diese setzt nach den Schilderungen der Patienten im Sigma ein, verbreitet sich nach oben bis zur Milzflexur, um dann in Form rückläufiger Peristaltik **explosives Rülpsen** aus dem Magen zu verursachen.

Die kombinierte Röntgenuntersuchung (Kontrasteinlauf und folgende perorale Breigabe, im Liegen und Stehen) ergab bei 13 Patienten eine nichtfixierte *Transversum-Koloptose* als Ausdruck allgemeiner konstitutioneller Eingeweidesenkung mit Verringerung der Peristaltik; bei 7 Patienten ein *Makrosigma* ohne Fixierung, mit geringer Motilität, starkem Brei- und Gasgehalt; dann bei 3 Patienten **funktionelle Doppelflintenbildung** des Colon transversum und descendens (nach Payr) mit starkem Meteorismus in der Milzflexur und verzögertem Breiablauf.

Hinsichtlich der Stuhlverhältnisse klagten 3 Frauen über jahrelange *Obstipation* mit *Dysmenorrhö*, dagegen 11 über **spastische Obstipation** und **Diarrhö nur während der Menses**.

Bezüglich der **Beckenverhältnisse** wiesen 7 Frauen eine Retro-versio-flexio mobilis und fixata, **Parametropathie spastica**, besonders links, auf; 1 Frau hatte ein *Ovarialzystom* links; bei 4 Frauen bestand künstlich hervorgerufene Klimakterium infolge Uterusexstirpation und Röntgenkastration.

---

[85] Syphilinie, Miasma, bei dem das innere und äußere Erleben des Individuums der Zerstörung (Destruktion) entspricht. Ein Miasma ist eine Zustandsbeschreibung eines Individuums, die auf verschiedenen Betrachtungsebenen ähnlich charakterisiert werden kann.

2 Patienten hatten **Prostatahyperplasie** mit pelvinen Reizsymptomen; dann 2 eine **Thrombophlebitis haemorrhoidalis** mit *Analfissuren* und *Fisteln, Sphinkterkrampf* und **Harnleiterspasmen links** infolge *Urolithiasis* [13].

Die Beziehung zu *Osteomyelitis* ist nur aus klinischer Erfahrung bekannt. Asa foetida wurde in früheren Zeiten häufig bei Knochenprozessen vor allem syphilitischer Art verwendet. Die Wunden zeichneten sich durch ungewöhnliche Schmerzempfindlichkeit bei Berührung und beim Verbandwechsel aus. Auch sollen sie eine bläuliche Farbe besitzen.

Indikationen sind Neigung zu **kariösen Knochenprozessen**, zu periostitischen und ostitischen Vorgängen mit Zyanose, **übergroßer Schmerzempfindlichkeit** und Neigung zu **Nekrosen**. Daneben **Meteorismus**, *Varizen*, *Phlebitis*, *Thrombose*, *Stauungsdermatose* und *Ulzerationen*.

Bei einer schweren eitrigen *Bronchitis*, die sich an eine schwere **Grippepneumonie** anschloss und auf keines der sonst üblichen homöopathischen Mittel ansprach, habe ich mit D 3 einen raschen Umschwung mit folgender Heilung gesehen. Die Wahl fiel auf Asa foetida wegen des stinkenden Auswurfs.

68.4
Konstitution

Kent schreibt Asa eine plethorische[86] Verfassung, gedunsenes, fleckiges Gesicht zu. Die Patienten sagen: „Wenn ich krank bin, hat niemand Mitleid mit mir, weil ich so gut aussehe." Sie sind fett, schlaff und rot. Bei mageren Personen braucht man selten an dieses Mittel zu denken. Diese scheinen von Asa-foetida-Leiden frei zu sein. Aber bei fetten, schlaffen Personen, die außerordentlich nervös, sehr empfindlich gegen Schmerz und affektlabil sind, ist dieses Mittel angebracht. Rot in freier Luft, rot bei Erregung. Mit anderen Worten: Wir haben eine venöse Konstitution vor uns, die sehr zu Konversionsreaktionen neigt. Fast ohne besondere Ursache werden die Patienten ohnmächtig, im engen Zimmer, vor Aufregung, bei Ungelegenheiten irgendwelcher Art. Zuweilen stellen sich Krämpfe ein, aber häufiger Synkopen.

---

86 Vollblütig.

68.5
Arzneimittelbild

Leitsymptome: Meteoristische Auftreibung des Leibs (besonders linksseitig) mit Umkehrung der Peristaltik und ständigem, lautem Aufstoßen von Luft. Globussyndrom. Neigung zu ohnmachtartiger Schwäche.

Entzündliche und eitrige Knochenprozesse mit höchster Schmerzempfindlichkeit bei Berührung.

Übler Geruch der Absonderungen (Atmung, Harn, Schweiß, Blähungen, Eiter von Knochengeschwüren).

Venöse Stase im ganzen Organismus mit gerötetem, vollem Aussehen.

Berührung < (Geschwüre).

Verschlimmerung durch Sitzen und Stehen.

Druck >, Bewegung >.

Gesamtes Befinden durch Stuhlgang >.

Alle Beschwerden: Brustbeklemmung, rasche Atmung, Herzklopfen, Auftreibung des Leibs, Magenschmerzen, auch alle rheumatischen Schmerzen wichen nach teils festen, teils klebrigen, dunkelbraunen oder schwarzbraunen Stühlen von scharfem Asantgeruch.

⊙ **Gedunsenes, gerötetes, volles Aussehen; venöse Konstitution.**

⊙ **Außerordentliche Schmerzempfindlichkeit** bei ulzerösen Prozessen der Haut und Knochen, aber auch ganz allgemein bei allen Beschwerden.

Geist und Gemüt: Sehr reizbar und ängstlich; diese Empfindung scheint vom Bauch aufzusteigen. Anfälle von Mutlosigkeit. Anfälle von Schwäche mit Angst, sterben zu müssen; mit dem Wunsch nach Selbstmord.

Kopfschmerz: Drückende Kopfschmerzen von innen nach außen. Plötzlicher Schmerz in der rechten oder linken Schläfe oder Stirne, wie von einem eingetriebenen Pflock.

Augen: Periodisches Brennen der Augen und Zusammenpressen der Lider. Brennende, klopfende und bohrende Schmerzen im Augapfel.

Ulcus corneae
Iritis
Orbitalneuralgie

Ohren: Schmerzen im Gehörgang und im Ohr. Schlechtes Gehör.

Otorrhö foetide
Mastoiditis

Nase: Schnupfen.

Ozaena
Septumperforation

Gesicht: Blutandrang zum Kopf mit Hitzegefühl im Gesicht.

Innerer Hals:

Globussyndrom

Magen: Vom Magen steigt es auf wie ein Ball oder großer Körper in den Hals. **Gefühl, als sei die Peristaltik umgekehrt, gerichtet vom Magen und Gedärm nach oben**, mit viel krampfartigen Bewegungen in der Speiseröhre. **Viel Aufstoßen von Luft, ☉ fortgesetztes knallendes Rülpsen.**

Aerophagie
gastrokardialer Symptomenkomplex

Abdomen: Aufblähung von Magen und Gedärm, **besonders auf der linken Seite**. Schmerzen und Kneipen im Bauch mit Blähsucht, trotz reichlichen Blähungsabgangs. Rumpeln und Kollern im Bauch.
Gefühl im Darm, als ob dort etwas hinausgepresst werden sollte.

Meteorismus
Colon irritabile

Rektum und Stuhl: Wässriger oder schaumiger Stuhl, mit heftigem Pressen auf das Rektum. Reichlicher, dicker, klebriger, sehr übelriechender Stuhl. Verstopfung mit fast ständigem, vergeblichem Drang. Alle Symptome gebessert nach einem braunschwarzen, sehr dicken, klebrigen und sehr übelriechenden Stuhl.

Urin: Harn von scharfem, stechendem Geruch.

Geschlechtsorgane:
- weiblich: Heftige wehenartige Schmerzen in der Uterusgegend, intermittierend. Die Menses tritt 10 Tage zu früh ein. Nymphomanie.
- männlich: Schwäche ist verstärkt nach einem Samenverlust.

Atmung: Krampfhafte Enge auf der Brust, wie wenn die Lungen nicht voll ausgedehnt werden könnten.

Husten und Expektoration:

Bronchitis foetida

Brust: Schwächeanfälle, mit Angst, als ob er sterben müsste, mit schnellem, raschem Puls. Herz wie geschwollen, wodurch eine tiefe Atmung verhindert wird. Herzklopfen mit Schwäche und Blutwallung zum Kopf, bei der geringsten Aufregung. Schwäche besonders beim Essen, besser durch Aufstoßen. Bei Nacht Herzklopfen und Erstickungsgefühl, als ob das Herz bersten wolle. Gefühl, als ob das Herz zusammengeschnürt würde, sodass es nicht schlagen kann.
Schwellung der Brüste mit Milchabsonderung.

Galaktorrhö

Extremitäten: Knochenentzündung und -eiterung. Knochenulzera.
☉ **Karies in den Knochen mit schießenden oder klopfenden Schmerzen;** die Umgebung ist so schmerzhaft, dass **die leiseste Berührung und Verbandwechsel heftige Schmerzen verursachen;** unerträgliche Schmerzen bei Nacht. ☉ **Eiter dünn und stinkend. ☉ Geschwüre mit bläulichen Rändern und großer Empfindlichkeit gegen Berührung.**

Ulcus varicosum
Knochennekrose

Haut: Lokale allergische Hautreaktionen bei Kontakt.

Allgemein: Stinkende Eiterungen.

68.6
Dosierung

Unger bezeichnet D 2 bis D 6 als optimale Wirkungsdosis.

68.7
Vergleichsmittel

- Apiaceae: Aethusa cynapium, Cicuta virosa, Conium maculatum, Hydrocotyle asiatica, Oenanthe crocata, Petroselinum crispum, Phellandrinum aquaticum, Sumbulus moschatus.
- Meteorismus des Magens mit explosivem Aufstoßen: Argentum nitricum.
- Nervöse Herzbeschwerden, besser durch Aufstoßen und Darmentleerung: Agaricus muscarius, Carbo vegetabilis.
- Gerötetes Aussehen: Arnica montana, Aurum metallicum, Carbo vegetabilis, Pulsatilla pratensis, Sulphur lotum.
- Bläuliche Wunden: Carbo animalis, Carbo vegetabilis, Lachesis muta.
- Knochen- und Periostentzündung: Acidum fluoricum, Angustura vera, Aurum metallicum, Mercurius solubilis Hahnemanni.
- Knochen- und Periostschmerzen: Angustura vera, Aurum metallicum, Calcium fluoratum, Calcium phosphoricum, Kalium iodatum, Mercurius solubilis Hahnemanni, Mezereum, Phytolacca decandra, Stillingia silvatica, Syphilinum.
- Knochenfisteln, Knochenhautentzündung: Acidum fluoricum, Angustura vera, Kalium iodatum, Mercurius solubilis Hahnemanni, Phosphorus, Silicea terra, Syphilinum.
- Ulzerationen hyperalgetisch: Hepar sulphuris.
- Hyperalgesie: Chamomilla recutita, Coffea tosta.
- Fötide Bronchitis: Capsicum annuum, Sulphur iodatum, Sulphur lotum.
- Venöse Konstitution: Aurum metallicum, Carbo animalis, Carbo vegetabilis, Pulsatilla pratensis.

- Ozaena: Argentum nitricum, Kalium bichromicum, Magnesium fluoratum, Mercurius solubilis Hahnemanni, Syphilinum.

68.8
Literatur

[1] Allen TF. Asa foetida. Encyclopedia of pure Materia Medica. Bd. 1, 10. New York: Boericke & Tafel; 1874–1880: 569–582, 360–361

[2] Baumann R, Kurtz A. Atmung. In: Klinke R, Hrsg. Physiologie. 6. Aufl. Stuttgart: Thieme; 2010: 280–281

[3] Clarke JH. Asafoetida. Dictionary of practical Materia Medica. Bd. 1. London: Homoeopathic Publishing Company; 1900–1902: 203–206

[4] Franz EG. Asa (Asa foetida). Archiv für die Homöopathische Heilkunst 1822; 1 (3): 187–220

[5] Franz EG. Asa (Asa foetida). In: Gypser K, Waldecker A, Hrsg. Gesammelte Arzneimittelprüfungen aus Stapfs „Archiv für die homöopathische Heilkunst" (1822–1848). Bd. 1. Heidelberg: Haug; 1991–1994: 84–117

[6] Hahnemann S. Asa foetida. In: Lucae C, Wischner M, Hrsg. Gesamte Arzneimittellehre. Bd. 1. Stuttgart: Haug; 2007: 281–294

[7] Hartlaub CC, Trinks CF. Stinkasand. Reine Arzneimittellehre. Bd. 2. Leipzig: Brockhaus; 1828–1831: 336–345

[8] Hughes R. Asafoetida. In: Hughes R, Hrsg. Cyclopaedia of Drug Pathogenesy. Bd. 1. London: Gould; 1886–1891: 479–489

[9] Jörg J. Materialien zu einer künftigen Heilmittellehre. Bd. 1. Leipzig: Cnobloch; 1825: 345–384

[10] Jungmann S. Asa foetida. Materia medica revisa homoeopathiae. Glees: Gypser; 2013

[11] Lembke J. Asa foetida depurata. Neue Zeitschrift für Homöopathische Klinik 1868; 13 (17 + 18): 129–131, 137–140

[12] Stiegele A. Beitrag zur Arzneiwirkung der Asa foetida. Allgemeine Homöopathische Zeitung 1951; 196 (9–10): 143–145

[13] Unger H. Ars foetida – eine klinische Kasuistik. Allgemeine Homöopathische Zeitung 1958; 203 (5): 224–242

69 Asarum europaeum – asar

lt.: Asarum europaeum, dt.: Haselwurz, engl.: asarabacca

69.1 Substanz

Plantae – Aristolochiaceae (Osterluzeigewächse) **– Asarum europaeum**

Es handelt sich um eine ausdauernde, immergrüne, 4 bis 10 cm hohe Pflanze, deren dünne kriechende Grundachse mit nieren-, herzförmigen, lederartigen, an der Unterseite fein behaarten Laubblättern besetzt sind. Sie bildet kurzstielige, endständige bräunliche, leicht nickende krugartige Blüten aus. Blütezeit ist März bis Mai. Die Pflanzen findet man in Eurasien mit kontinentalem Schwerpunkt.

Homöopathische Verwendung findet das Rhizom.

69.2 Pharmakologie und Toxikologie

Nach Gessners „Die Gifte und Arzneipflanzen Mitteleuropas" führt Oleum Asari tierexperimentell zu Hyperämie aller Organe und zu entzündlichen Veränderungen, vor allem an Nieren und Uterus. Auch am Herzmuskel und der Vena cava, jedoch auch an den Kapillargefäßen wird die Kontraktion gefördert.

Als Vergiftungserscheinungen wurden nach oraler Zufuhr beobachtet Brennen im Mund und im Schlund, Übelkeit, heftiges Erbrechen, starke Magenschmerzen, akute Gastroenteritis mit starken Diarrhöen, Uterusblutungen (vorzeitiges Einsetzen der Menses, bei Schwangerschaft nicht selten Aufhören der Kindsbewegungen und Abort mit toter Frucht), dabei stärkste Schädigung des Allgemeinbefindens (ausgesprochene Prostration). Ferner Nierenschädigung nach vorausgegangener Vermehrung der Diurese und ständigem Harndrang. Auf der Haut erysipelartige Rötungen der Haut und Schwellungen – bei oralen Gaben. In letalen Fällen Tod im Kollaps durch zentrale Atemlähmung.

Die außerordentliche Ähnlichkeit dieser toxikologischen Befunde mit der botanisch sehr nahe verwandten Aristolochia clematitis springt in die Augen.

69.3 Anwendung

Volkstümliche Anwendung als Emeticum.

Homöopathische Verwendung findet die Substanz bei Infektionen der oberen Atemwege, Magen-Darm-Infektionen, Affektivitätsstörung, Überempfindlichkeiten der Sinnesorgane und Wahrnehmungsstörungen (nach Kommission D).

In der Homöopathie wurde Asarum europaeum im Hinblick auf die starke Erregung des Nervensystems verwendet. Daneben ist eine organpathologische Beziehung zum weiblichen Sexualsystem bedeutsam.

Zustand *geistiger Erschöpfung* mit Versagen der intellektuellen Funktionen, wie Verlust der geistigen Aufnahmefähigkeit, der Konzentrationsfähigkeit, des Gedächtnisses, gestörtem Schlaf oder Schlafsucht, Gefühl von Berauschung und Levitation, kongestiven *Kopfschmerzen*. **Depression** im Zusammenhang mit geistiger Erschöpfung. Zustände von Atembeklemmung, *Herzangst*, aussetzende Herzaktion, Herzklopfen, besonders beim Liegen auf der Seite, während Umhergehen bessert. Verschlimmerung bei Föhn und **vor** Wetterumschlag.

Magen-Darm-Erkrankungen mit *Mukositis oral* und *Glossitis* mit Gefühl von Kälte oder von Brennen. Brot schmeckt bitter. **Gastritis** mit Übelkeit und Erbrechen, Abneigung gegen Fleisch und gekochte Speisen, Verlangen nach Saurem, nach Obst und Frischgemüse, Dyskinesie der Gallenblase, **Gallenkolik** mit Ausstrahlen gegen das rechte Schulterblatt und acholischem Stuhl.

Darmkolik, *Diarrhö* mit Tenesmus.

Häufiger Harndrang, **Nierenkolik**.

69 – Asarum europaeum – asar

Parästhesie wie partielle Kältegefühle, Gefühl des Einschlafens einzelner Glieder, Ameisenlaufen, Stiche in den Fingerspitzen wie mit Nadeln.

Ischialgie ziehend, bohrend, im Sitzen, besser im Gehen, vergehend beim Liegen.

Klinische Bestätigung liegt bis jetzt vor bei **funktionellen Syndromen**, bei *Pseudoangina pectoris*[87], bei **Erschöpfungssyndrom**, bei *Ischialgie*.

69.4 Arzneimittelprüfung

Die von J. Mezger im Jahre 1950 veranstaltete Neuprüfung an 18 Personen verfolgte hauptsächlich den Zweck, die Nachprüfbarkeit der Methode der Arzneimittelprüfung zu beweisen. Die auffallenden Symptome im Sinne einer Levitation und Berauschung, die schon von Hahnemann erhoben wurden, stellten einen sehr geeigneten Test auf Wiederholbarkeit dar. Hahnemann stellt bei zwei Prüfern solche Symptome fest: „Leichtigkeit in allen Gliedern, er weiß gar nicht, dass er einen Körper hat" (Franz) und er glaubt, beim Gehen in der Luft zu schweben, wie „ein vollendeter Geist" (Rückert). In der Prüfung von J. Mezger zeigen drei Prüfer entsprechende Symptome: „Gefühl von Schwerelosigkeit im Körper, besonders bei Bewegungen", „Gefühl des Losgelöstwerdens, wie im Beginn eines Chloräthylrausches, dabei Euphorie". Diese Prüfung wurde an 18 Personen, leider nur mit 1 Prüferin im geschlechtsreifen Alter, vorgenommen. Alle Prüfer erhielten D 6, 2 Prüfer außerdem D 2, und 11 Prüfer D 1. Die Dauer der Prüfstoffeinnahme lag zwischen 13 und 46 Tagen, im Durchschnitt 33 Tage.

Auch die übrige Symptomatik lässt weitgehende Übereinstimmung mit der Hahnemann'schen Prüfung erkennen.

69.5 Arzneimittelbild

Leitsymptome: Depressive Stimmungslage, zum Teil von Euphorie gefolgt. Verminderung der geistigen Aufnahmefähigkeit bis zum Verlust der-

---

[87] orthopädisch bedingtem Herzschmerz.

selben. Auffallende Abnahme der Merkfähigkeit. Kongestive Kopfschmerzen mit Schwindel und Übelkeit, besser durch Erbrechen. Gefühl von Berauschung und Schwerelosigkeit. Gefühl, als ob man in der Luft schwebe.

Spasmen der glatten Muskulatur der Hohlorgane (Singultus, kolikartiges Erbrechen, Darmkolik, Tenesmen im Mastdarm, Nierenkolik).

Zusammenziehendes, krampfartiges Gefühl in einzelnen Muskelpartien, Muskelfibrillieren.

Partielle Kältegefühle in der Haut und im Mund.

Bewegung im Freien bessert die Kopfsymptome und die geistigen Symptome, ebenso Abwaschen des Gesichts mit kaltem Wasser.

Herzstiche, Liegen auf der Seite bessert >.

Ischialgie im Sitzen, besser durch Liegen, am besten durch Gehen.

Brot schmeckt bitter.

Geistige Anstrengung <.

⊙ **Wetterfühligkeit: Verschlimmerung des gesamten Befindens vor Eintritt einer Schlechtwetterperiode und bei Föhn.**

Geist und Gemüt: Trostlosigkeit mit Tränen, Weinerlichkeit und Traurigkeit. Melancholische Verdrießlichkeit. Unlustgefühle, fühlt sich besser nach Spazierengehen. Euphorie, am Schluss der Prüfung oder nach vorangegangener depressiver Phase. Große Lustigkeit, mit der bisweilen Stille, ja selbst Trübsinn auf einige Augenblicke abwechselt.

Konzentrationsschwäche

Nachts Beklemmung, Verlangen nach Licht. Unfähigkeit zu geistiger Arbeit, es geht ihm nichts vonstatten; die Geisteskräfte fehlen (vor jedem Erbrechen, nachher etwas leichter); überhaupt fehlt ihm der Verstand die ganze Arzneikrankheit durch. Sooft er nachdenken will, erhöhen sich die Kopfbeschwerden und die Brechübelkeit merklich. Auffallende Abnahme der Merkfähigkeit, kann neuen Merkstoff nicht aufnehmen. Unfähigkeit zu geistiger Arbeit, kann sich nicht konzentrieren. Gedanken schweifen ab zu unangenehmen und fehlerhaften Handlungen der Vergangenheit.

Auffallend gutes Namensgedächtnis.

Zittern der Beine, als ob der Boden nachgäbe.

Gefühl der Schwerelosigkeit im ganzen Körper, besonders bei Bewegungen. Gefühl des Losgelöstwerdens wie im Beginn eines Chloräthylrausches, dabei Euphorie. Leichtigkeit in allen Gliedern, er weiß nicht, dass er einen Körper hat. **Er glaubt, beim Gehen in der Luft zu schweben** wie ein vollendeter Geist.

Schreckhaftigkeit bei plötzlichem Hundegebell oder Autohupen. Überempfindlichkeit aller Sinne; wenn er nur daran denkt (und das muss er unaufhörlich), dass jemand mit der Fingerspitze oder dem Fingernagel kratzen könnte, so durchschauert ihn ein höchst widriges Gefühl. Gedanken so überspannt, dass sie ganz verschwinden.

Schwindel: Wie von einem gelinden Rausch, beim Aufstehen vom Sitzen und Umhergehen. Drehschwindel bei Augenbewegungen, beim Aufwärtssehen, beim Fahren im Zug. Das ganze Zimmer dreht sich (im Sitzen), schlimmer beim Aufstehen, besser beim Augenschließen und Hinlegen mit tiefem Kopf. Kopfschwere, als wäre etwas Wackelndes drin.

Kopfschmerz: An verschiedenen Teilen des Kopfes, meist jedoch in der Stirne, über den Augen, klopfend, stechend, besser durch Gehen im Freien, durch Druck, in kalter Luft, schlimmer von Sonne, bei Gewitter, von Vornüberbeugen.

Schmerzen in allen Teilen des Kopfes, drückend, ziehend, herauspressend, von außen nach innen, oder von innen nach außen, oder von oben nach unten. Die Stirnpartie ist am häufigsten befallen. Der Schlag der Arterien wird im Hinterkopf und in der Stirn gefühlt. Beim Waschen des Gesichts mit kaltem Wasser verschwinden Schwindel, Kopfweh, Brennen auf der Zunge und im Mund.

Augen: Augenbrennen, schlimmer morgens, Konjunktiven injiziert, Tränenabsonderung ätzend, dann gelbliches Sekret. Schmerzhaftes Trockenheitsgefühl in den Augen.

Zucken des unteren Lids des rechten Auges und des linken oberen Lids. Flackern des oberen Lids. Verdunklung der Augen. Gestörte Akkomodation, Lesen erschwert. Farbige Ringe um Lichtquellen. Pulsmäßiger Schmerz im Innern des rechten Auges.

Ohren: Dumpfes Brausen im linken Ohr wie Sturmwind von Weitem, im rechten helles Singen. Vor beiden Ohren Gefühl, als wären sie verstopft. Nahe Stimmen scheinen von großer Entfernung zu kommen.

Nase: Starker Schnupfen, etwa 6 Tage anhaltend mit dicker, gelber Absonderung, mit Stirnkopfschmerzen, kurzes Nasenbluten

Gesicht: Lymphknoten am Unterkiefer geschwollen und druckschmerzhaft.

Mund: Speichelfluss, Speichel im Mund wird brennend und heiß gefunden, teils zäh, teils süßlich fad.

Brennen und Trockenheit im Mund.

Kältegefühl auf der Zunge, pelzig, nicht besser von warmen Getränken. Zustand einer **Stomatitis**. Zahnfleisch wund, sehr druckschmerzhaft, geschwollen.

Übler, fauliger Mundgeruch, fauler oder bitterer Geschmack, Zahnfleischpapillen eitrig belegt und blutend, Zunge bräunlich und weißlich belegt.

Durst auf kaltes Wasser, dadurch Linderung der Beschwerden.

Stomatitis

Zähne: Überempfindlich gegen warme und besonders gegen kalte Speisen, auch beim Luftzug während des Sprechens.

Innerer Hals: Halsschmerzen, Kratzen, Gefühl, als ob der Atem und der Speichel heiß wären. Trockenheit im Hals mit Stechen, Kratzen. Schleim im Hals so trocken, dass er nicht ausgeäuspert werden kann. Schlingen ist erschwert wie durch Halsdrüsengeschwulst. Zungengrundfollikel geschwollen. Tonsillen zerklüftet, Schleimstraße im Rachen, Rachenring gerötet.

Magen: Appetitlos, dennoch hungrig.

Singultus, der öfters wiederkehrt, 48 Stunden hintereinander, mit ½- bis 1-stündigen Pausen, sehr quälend, zeitweise so stark, dass ich keine Rezepte schreiben kann.

Schmerzen und Druck im Magen, Sodbrennen, Brechreiz, heftiges **Erbrechen**. Erbrechen von bitterem oder saurem Mageninhalt, fühlt sich sterbenselend.

Magenschmerzen bessern sich durch warme Milch.

Nach dem Essen Aufstoßen wie von faulen Eiern, welches erleichtert.

Abdomen: Vollheit im Unterleib, trotzdem Appetit und Hunger. Blähungen im Unterleib, die nicht abgehen wollen. Flatulenz, ohne Erleichterung durch abgehende Winde. Auffallend wenig Winde. Kolikartige Leibschmerzen, schneidend aus der Lebergegend zum rechten Schulterblatt ziehend, mit starker Übelkeit und Völlegefühl. Leber druckschmerzhaft; umschriebener Druckschmerz in der Mitte, mehr dem rechten Rippenbogen zu, besser von Gegendruck. Subikterische Skleren.

Leibschneiden, Darmsteifungen, besser durch Zusammenkrümmen und Gegendruck.

Rektum und Stuhl: Stuhl in kleinen, sehr harten Stücken.

Durchfall, zähschleimiger, gleichsam harziger Stuhl. Stuhl weißgrau und aschfarben, obenauf Blutschleim. Gefühl nach dem Stuhlgang, dass nicht alles abgegangen sei. Durchfall mit unerträglichem **Tenesmus**. Vergeblicher Stuhldrang, Zurückschlüpfen des Stuhls. Gefühl, als ob der After offen stünde.

Blase: Vermehrter Harndrang.

Niere: Kolikanfall um 3 Uhr nachts mit unerträglichen Schmerzen in der linken Nierengegend und mitten im Bauch, mit kaltem Schweiß, Angst, Eiseskälte an Händen und Füßen. Noch 2 Tage danach Ziehen und Wärmebedürfnis in der linken Nierengegend. Successio renalis positiv, Schmerzhaftigkeit der Nierenlager bei Erschütterung 3 Tage lang.

Harnröhre: Nachtröpfeln des Harns. Brennen vor und nach dem Harnlassen. Ein wilder, empfindlicher Schmerz im linken Schoß, welcher schnell durch die Harnröhre in die Eichel fuhr.

Urin: Im Harnsediment große Oxalatkristalle.

Geschlechtsorgane:
- weiblich: Emmenagoge und abortive Wirkung (Toxikologie). Menses 3 Tage zu früh und verstärkt.
- männlich: Juckreiz und allgemeine Reizbarkeit der Genitalien.

Sprache und Stimme: Heiserkeit.

Atmung: Lufthunger, als ob die Brust nicht ausreiche.

Husten und Expektoration: Kurzer Atem, es schnürt ihm den Hals zu und erregt Hüsteln, trockener Reizhusten.

Brust: Schmerz stechend in der Brust beim Einatmen. Schmerz in beiden Lungen, als würden sie mit einem scharfen Draht zusammengeschnürt.

Herzstiche, schlimmer beim Liegen auf der linken oder rechten Seite, von körperlicher Anstrengung. Unangenehme Herzsensationen in der Herzgegend in Form gehäufter Stiche, beim Einschlafen unregelmäßige Herzschläge, als wolle das Herz aussetzen, mit Angstgefühl.

Stiche in der Herzgegend wie das Ticken einer Uhr. Zwei Prüfer, welche an Herzbeschwerden litten (einer davon an Koronarinsuffizienz) haben nach der Prüfung den Eindruck, weniger Herzbeschwerden zu haben und eine bessere Herzleistung zu besitzen. Herzangst mit Beklemmung und Druckgefühl auf der Brust.

Kardiopathie psychosomatisch
Angina pectoris

Extremitäten: Schmerzen in verschiedenen Gelenken: Hüftgelenk, Schultergelenk, Ellbogen, Handgelenk, Finger. Art der Schmerzen: wie verrenkt, ziehend, reißend, brennend, stechend, wie zerschlagen, krampfartig.

Stiche wie mit Nadeln in den Fingerspitzen, Ameisenlaufen in den Fingern und Zehen. Der linke Unterschenkel ist wie eingeschlafen und wie in großer Kälte gefühllos und wie abgestorben.

Ischialgie

Plötzliches Auftreten von ziehend-bohrenden Schmerzen in der linken Gesäßhälfte, hinunter bis zu Wade und äußerem Fußknöchel, die Schmerzen treten beim Sitzen ein, verschwinden beim Gehen, auch Liegen und Wärme bessert, wenn auch weniger eklatant, Dauer 11 Wochen, durch Ammonium muriaticum D 3 schnell beseitigt.

Schlaf: Sehr große **Tagesschläfrigkeit** und **Müdigkeit**. Spätes Einschlafen nach geistiger Anstrengung. Viele unangenehme Träume. Unerquicklicher Schlaf.

Frost und Frösteln: Ununterbrochener Frost, Gänsehaut, Bläue des Gesichts. Kältegefühl an Händen und Füßen. Kältegefühl an kleinen umschriebenen Stellen. Frost den ganzen Tag, besser bei lebhaftem Gehen, durch starkes Reden. Abends Schüttelfrost und ungeheure Mattigkeit ohne Durst. Abends starke Hitzewallung im Bett. Pulsierende Wallungen zum Kopf.

Fieber: Temperatur bis 38 Grad.

Schweiß: Heftiger **Nachtschweiß** ohne Geruch, stärker an Kopf und Oberkörper.

Haut: Quaddelähnliche, Zehn-Centstück-große Hautrötungen mit starkem Juckreiz, besonders abends im Bett, durch Kratzen gebessert. Erysipelartige Schwellung der Haut bei äußerlicher und innerlicher Anwendung. Stecknadelkopfgroße Papeln und Pusteln an Hand- und Fingerrücken mit stärkstem Juckreiz, nach 12 Tagen squamöse Abschilferung.
Akneknötchen im Gesicht vermehrt.

Allgemein: Starke Müdigkeit und Abgeschlagenheit; wenn ich im Freien spazierengehe, verschwindet die Müdigkeit; komme ich ins Zimmer zurück, möchte ich mich am liebsten hinlegen und schlafen.
Drang nach frischer Luft, schlimmer im geschlossenen Raum.
Abneigung gegen gekochte Speisen und Fleisch. Appetit auf Frischgemüse und Obst, auf Saures.

69.6 Dosierung

D 4 bis D 12 und Hochpotenzen.

69.7 Vergleichsmittel

- Aristolochiaceae: Aristolochia clematis.
- Gefühl, als schwebe man in der Luft: Cannabis indica, Valeriana officinalis.
- Emmenagoge Wirkung: Aristolochia clematis, Pulsatilla pratensis.

69.8 Literatur

[1] Allen TF. Asarum. Encyclopedia of pure Materia Medica. Bd. 1. New York: Boericke & Tafel; 1874–1880: 582–590

[2] Clarke JH. Asarum europoeum. Dictionary of practical Materia Medica. Bd. 1. London: Homoeopathic Publishing Company; 1900–1902: 206–209

[3] Hahnemann S. Asarum europaeum. In: Lucae C, Wischner M, Hrsg. Gesamte Arzneimittellehre. Bd. 1. Stuttgart: Haug; 2007: 294–304

[4] Hughes R. Asarum. Cyclopaedia of Drug Pathogenesy. Bd. 1. London: Gould; 1886–1891: 490

[5] Mezger J. Eine neue Arzneimittelprüfung von Asarum europaeum. Allgemeine Homöopathische Zeitung 1970; 215 (3 + 4): 97–111, 160–169

[6] Schindler H. Inhaltsstoffe und Prüfungsmethoden homöopathisch verwendeter Heilpflanzen. Aulendorf i. Württ.: Cantor; 1955

70 Asclepias tuberosa – asc-t

lt.: Asclepias tuberosa, dt.: knollige Schwalbenwurz, engl.: pleurisy-root

70.1 Substanz

Plantae – Asclepiadaceae (Seidenpflanzengewächse) **– Asclepias tuberosae**

Bei Asclepias tuberosa handelt es sich um ca. 60 cm hohe, ausdauernde, behaarte, dichtbeblätterte, milchsaftführende Stauden oder Sträucher mit ca. 1 cm dicken, fleischigen Wurzeln. Beheimatet ist die Pflanze in Nordamerika von Kanada bis Nordmexiko, bevorzugt an Abhängen von Hügeln und Bergen sowie auf Weideflächen. Die Sammlung erfolgt aus Wildbeständen oder Ernte der kultivierten Bestände.

Homöopathische Verwendung findet der frische Wurzelstock.

70.2 Pharmakologie und Toxikologie

In den Wurzeln finden sich Herzglykoside vom Cardenolidtyp und Pregnanesterglykoside. Ferner wurden in Wurzel östrogen- und uterusreizende Stoffe isoliert.

70.3 Anwendung

Sie ist aus der Volksmedizin der südlichen Staaten Nordamerikas übernommen, wo sie bei Pleuritis Anwendung findet. Dort wird sie als kräftiges Diaphoreticum bei Infekt, Pneumonie, Phthisis, Diarrhö, Dysenterie, Erkrankungen des rheumatischen Formenkreises, Gastralgie und zum Hervorbringen der Hauteruptionen bei exanthematischen Fiebern gebraucht.

Homöopathische Indikationen sind Pleuritis, Erkrankungen des rheumatischen Formenkreises, Neuralgien im Brustbereich (nach Kommission D).

Ihre Hauptwirkung entfaltet sie an den Atmungs- und Verdauungsorganen, an der Brustwand, besonders an der Pleura. Sie hat in dieser Hinsicht viel Ähnlichkeit mit Bryonia alba ssp dioica. Klinisch bewährt bei *Pleuritis* sicca et exsudativa, *Erkrankungen des rheumatischen Formenkreises, Neuralgien* im Brustbereich und bei *fieberhaften Infekten*.

Die Droge soll auf das Herz-Kreislauf-System wirken und auf die Schweißdrüsen.

Des Weiteren wird eine uterusstimulierende Wirkung beschrieben, der schon bei Dosierungen eintreten soll, wenn die Kreislaufwirkung noch nicht stattfindet.

70.4 Arzneimittelprüfung

Bei Hale findet sich die Prüfung an einer Person, auf die sich das Arzneimittelbild stützt [3]. Hughes gibt diese Prüfung ebenfalls wieder [4]. Allen führt noch einen 2. Prüfer an, der aber an einer bronchitischen und gastritischen Affektion litt und darum nicht verlässlich ist [1].

70.5 Arzneimittelbild

Leitsymptome: Schmerzen in den Muskeln und Gelenken sowie auf der Brust, schlimmer bei Bewegung ⊙ **und bei feuchtkaltem Wetter.**

Geist und Gemüt: Schreckhafte und ängstliche Stimmung.
Unruhiger Schlaf mit schrecklichen Träumen.

Kopfschmerz: Dumpfer Kopfschmerz, schlimmer durch Bewegung und Husten, besser durch Liegen.

Magen:

> *Gastroenteritis*

Rektum und Stuhl: Enteritis mit dünnen übelriechenden Stühlen.

Atmung: Scharfe schießende oder schneidende Schmerzen hinter dem Sternum oder in der Gegend der Brustwarzen, schlimmer beim Tiefatmen oder Bewegen der Arme, beim Singen oder Lautsprechen. **Scharfe Schmerzen wie bei Rippenfellentzündung** auf der rechten oder linken Brust, besser beim Vorwärtsbeugen und **Verschlimmerung bei Bewegung**.

Husten und Expektoration: Trockener Husten mit Gefühl wie zusammengeschnürt im Kehlkopf. Atemnot wie bei Asthma.

Brust: Die Zwischenrippenräume neben dem Brustbein sind druckempfindlich.

> *Bronchitis*
> *Pleuritis sicca et exsudativa*
> *Pneumonie mit Begleitpleuritis*
> *Interkostalneuralgie*

Extremitäten: Scharfe Schmerzen in allen Gelenken, durchschießende Schmerzen in verschiedenen Teilen.

70.6 Dosierung

∅ und D 1.

70.7 Vergleichsmittel

- Asclepiadaceae: Cundurango, Uzara.
- Pleuritis: Arsenicum album, Bryonia alba, Carbo animalis, Kalium carbonicum, Ranunculus bulbosus, Sulphur lotum.

70.8 Literatur

[1] Allen TF. Asclepias tuberosa. Encyclopedia of pure Materia Medica. Bd. 1. New York: Boericke & Tafel; 1874–1880: 591–598

[2] Clarke JH. Asclepias tuberosa. Dictionary of practical Materia Medica. Bd. 1. London: Homoeopathic Publishing Company; 1900–1902: 210–213

[3] Hale EM. Asclepias tuberosa. (Pleurisy Root.). New Remedies. Bd. 1. 5. Aufl. Philadelphia: Boericke & Tafel; 1897: 59–64

[4] Hughes R. Asclepias tuberosa. Cyclopaedia of Drug Pathogenesy. Bd. 1. London: Gould; 1886–1891: 490–492

71 Asterias rubens – aster

lt.: Asterias rubens, dt.: Gemeiner Seestern, engl.: red starfish

71.1 Substanz

Animalia – Asteriidae – Asterias rubens

Den Seestern findet man an der europäischen Küste, im Nordatlantik, Ostatlantik und an den Ufern der Nordsee. Er wird bis zu 30 cm groß, ist von gelber bis braunvioletter Farbe und hat fünf Arme, an deren Unterseiten sich in vier Reihen Saugscheiben befinden. Er ernährt sich von Weichtieren und Muscheln. Er verfügt über eine ausgeprägte Regenerationsfähigkeit, die sich darin äußert, dass sich aus einem abgetrennten Arm wieder ein ganzes Tier bilden kann.

An seiner Unterseite befindet sich ein enger Spalt, durch den er seinen Magen herausstülpen kann. Damit umhüllt er die Muschel (hauptsächlich Miesmuscheln) ganz. Wenn die Muschel dann zum Atmen ihre Schalen öffnet, drängt der Seestern seinen Magen in die Muschel und verdaut diese vor Ort.

Homöopathische Verwendung findet das ganze Tier.

71.2 Pharmakologie und Toxikologie

Der Seestern gehört zu den Echinodermata, den Stachelhäutern, die der einzige Tierstamm sind, bei dem Saponine nachgewiesen wurden, welche im Pflanzenreich sehr weit verbreitet sind. Sie erfüllen bei den Seesternen Abwehrfunktionen. Eine zytotoxische, hämolytische, ichthyotoxische und mikrobizide Wirkung ist nachgewiesen. Durch Hydrolyse können aus den Saponinen eine Reihe von C_{27}-Steroid-Verbindungen entstehen, wie zum Beispiel das Asterogenol.

Bei oraler Inkorporation der Seesterne kommt es zu Übelkeit und Brechreiz.

71.3 Anwendung

Im Altertum kam es bei Epilepsie zum Einsatz. Des Weiteren wird es bei der Behandlung gegen schmerzhafte Uterusleiden genannt und auch bei Uteruskarzinom erwähnt.

Homöopathische Anwendung findet die Zubereitung bei Dysmenorrhö, Mastopathie, Acne vulgaris sowie Zephalgien (nach Kommission D).

Der Seestern bietet uns das Bild einer Kongestion zum Kopf an, das bei fast allen Prüfern zum Vorschein kam. Die meisten Prüfer melden *Zephalgien* am ganzen Kopf oder einem Teil des Kopfes, an der Stirn, an den Schläfen, am Mittelhirn, am Hinterkopf und von dort nach vorne ziehend. Mehrfach ist der Kopfschmerz verbunden mit **Schwindel**, der sich beim Bücken und allen schnellen Kopfbewegungen äußert. **Benommenheit** und Abnahme der geistigen Aufnahmefähigkeit sind damit verbunden.

Alles, was die Erwärmung des Kopfes steigert, z. B. Sonnenbestrahlung, steigert die Kopfbeschwerden. Aufenthalt an frischer Luft bessert. Mehrfach fällt dabei die **Rötung des Gesichts** und der Wangen auf, auch *Epistaxis* zeigt sich. Öfters sind diese Beschwerden mit Übelkeit des Magens verbunden.

Die homöopathischen **therapeutischen Beobachtungen** des Verfassers erstrecken sich auf *zerebrovaskuläre Durchblutungsstörungen*, arteriosklerotische *Hypertonie*, essenzielle *Hypertonie*, drohende *Apoplexie*, Schmerzen und Entzündung alter *Narben* und alter *Ulzera*. Bewährt ist Asterias rubens bei *Akne* und anderen *Dermatosen*, auch allergischer Art. Ebenso hat es sich bewährt bei *Mastopathie*, wobei die Beschränkung auf die linke Brust keine Berechtigung hat. Früheren Empfehlungen bei *Mammakarzinom* steht der Verfasser zurückhaltend gegenüber. *Klimakterische Hitzewallungen* und *Asthma bronchiale* wurden günstig beeinflusst.

Aufgrund der ausgeprägten Regenerationsfähigkeit des Tieres hat der Verfasser Asterias rubens in der Kinderpraxis bei Spätentwicklern verabreicht; oder er hat versucht, dem Wachstum retinierter Zähne einen neuen Impuls zu geben.

71.4
Arzneimittelprüfung

Eine AMP wurde von Pétroz an 7 Personen (4 Männer und 3 Frauen) durchgeführt. Über die verwendeten Dosen und die Dauer seiner Prüfung ist nichts bekannt [6].

Der Verfasser prüfte 1936 [4] mit 30 Personen (16 Männer und 14 Frauen). Keiner der Prüfer kannte den Prüfstoff. Der Verfasser stellte selbst die Ursubstanz her, und zwar in zwei Verfahren. Beim ersten Verfahren wurde das frische Tier, beim zweiten Verfahren das luftgetrocknete Tier verwendet. Beide Präparate wirkten gleich. Die Dauer der Prüfung lag zwischen 2 und 3 Monaten. Es wurden die Potenzen D 6 bis D 1, in einem Fall D 30 geprüft.

71.5
Arzneimittelbild

Leitsymptome: Kongestion zum Kopf mit Kopfschmerzen und Nasenbluten. Schwindel bei schnellen Bewegungen mit Benommenheit. Beengung beim Ausatmen (Asthma bronchiale).
Alte Narben schmerzen wieder.
⊙ **Anschwellung und Auftreibung der Brüste.**

Geist und Gemüt: Ein Prüfer träumte von großen Seen. Auf geistigem Gebiet besteht eine Beeinträchtigung der Denkfunktion, eine Neigung zu gedrückter Stimmung, auch Angstgefühl in der Nacht, auch die Gegenbewegung zu diesem depressiven Einfluss, nämlich Euphorie mit beschleunigtem Denkvorgang.

Kopf: Kongestionen zum Kopf.

Augen: Visusstörung durch gereizte Konjunktiven.

Nase: Schleimhaut gereizt. In der Nase kommt es zu Schnupfen, der dünnflüssig ist. Es kommt aber auch zu zäher, stinkender Verschleimung. Ein Prüfer erwähnt eine Veränderung der Geruchswahrnehmung, er nimmt den Geruch von Baldrian wahr.

Mund: Trockener Mund. Im Mund wird Brennen auf der Zunge und Rötung der Papillen beobachtet. Das Zahnfleisch ist entzündet.

Innerer Hals: Brennen im Schlund, Schluckbeschwerden. Splittergefühl der Uvula.

Magen: Vermehrtes Durstgefühl. Drückende krampfhafte Magenbeschwerden mit Übelkeit und Schwindel werden beobachtet, Elendigkeit. Neigung zu Sodbrennen. Süßmost, Apfelmost, alles Saure wird nicht vertragen.

Abdomen: Im Bauch Schmerzen mit vielen Blähungen.

Rektum und Stuhl: Übelriechende Winde. Häufige Stuhlentleerungen bis zum Durchfall mit Erbrechen. Andererseits Stuhlträgheit; Stuhldrang vermehrt mit geringem Erfolg. Stuhlgang mühsam und großknotig.

Blase: Häufiges Harnlassen, andererseits Harnabgang sehr gering.

Niere: In der Nacht heftige Nierenschmerzen bei häufigem Wasserlassen.

Geschlechtsorgane:
- weiblich: Bei Frauen wird ebenfalls große Empfindlichkeit in den Brüsten schon bei leichtem Kleiderdruck und Spannen vor den Menses angegeben. Von Pétroz wird bei einer weiblichen Prüferin hochgradige Nymphomanie berichtet. Gefühl von Abwärtsdrängen in der Gebärmutter, am Gehen hindernd [6].

  Mastodynie

- männlich: Libido vermehrt. Erotische Träume. Paradox mutet es an, dass Stechen in den Brustwarzen eines Mannes zuerst rechts, dann rechts und links berichtet wird. Schmerz in der Eichel bei völlig leerer Blase.

Brust: Die **Bronchien** sind mehrfach gereizt. Die Wirkung erstreckt sich vom Kehlkopf und Rachen bis tief in die Bronchien, in Verbindung mit dem Husten wird Übelkeit und Brechreiz vermerkt.

Bemerkenswert ist das Auftreten eines Asthma bronchiale bei einem Prüfer. Er beobachtet Blähung des Brustkorbs, ist beim Radfahren am Ausatmen behindert, fühlt sich beim Ausatmen beengt, besonders morgens 2 Stunden lang nach dem Aufstehen. Es kommt zu einem voll ausgebildeten infektexazerbierten Asthma bronchiale mit Pfeifen, Giemen und Girren in den Bronchien.

Bei einer Prüferin, die unter Asthma bronchiale leidet, verstärken sich die Asthmaanfälle wesentlich. Die Modalitäten, unter denen sich das Asthma bronchiale auslöst, sind alle Bewegungen des Zwerchfells wie Essen, Lachen, Weinen, Husten, Laufen, ferner die geringste Auskühlung.

Asthma bronchiale

Beschwerden sind vorhanden in Form erhöhter Herztätigkeit und Herzklopfen, doch treten sie in Anbetracht der zahlreichen Kongestionen zum Kopf nicht häufig auf.

Rücken: In allen Muskeln am Stamm (Brust und Rücken) werden häufig rheumatische Zustände angegeben.

Extremitäten: Rheumatische Beschwerden der Extremitäten. Gefühl von Verkürzung am linken Bein.

Schlaf: Der Schlaf ist unruhig und öfter gestört, mit quälenden Träumen.

Haut: An der Haut finden sich rosarote Ekzeme, urtikarielle, nässende Eruptionen, vesikuläres herpetiformes Exanthem, Aknepusteln, Furunkel. Pruritus wird mehrfach allgemein und an verschiedenen Stellen angegeben.

Acne vulgaris

Allgemein: Besonders bemerkenswert ist, dass **alte Narben** wieder schmerzen, z. B. nach tuberkulöser Spondylitis, nach Nierensteinoperation, nach einer Kriegsverletzung der Arteria temporalis. Bei einem Prüfer bildet sich ein Hygrom am rechten äußeren Knöchel mit heftigen Bewegungsschmerzen genau dort, wo er früher einen Hufftritt erhalten hatte.

Abneigung gegen alles, was die Körperwärme erhöht, z. B. Erschlaffung unter dem Einfluss von Hitze, besonders im Bett, großes Verlangen kalt zu baden, kaltes Wasser zu trinken und sich innerlich und äußerlich abzukühlen [6].

Hitzewallungen klimakterisch
Hypertonie

71.6
Dosierung

Meist wird die D 6 und D 12 empfohlen.

71.7
Vergleichsmittel

- Zerebrale Affektionen: Arnica montana, Conium maculatum, Glonoinum, Opium, Strontium metallicum.
- Libido gesteigert: Kreosotum, Murex purpurea, Sepia succus.
- Karzinome: Carbo animalis, Carcinosinum, Conium maculatum, Cundurango, Graphites naturalis, Scirrhinum.

71.8
Literatur

[1] Allen TF. Asterias rubens. Encyclopedia of pure Materia Medica. Bd. 1, 10. New York: Boericke & Tafel; 1874–1880: 602–607, 362

[2] Clarke JH. Asterias rubens. Dictionary of practical Materia Medica. Bd. 1. London: Homoeopathic Publishing Company; 1900–1902: 217–220

[3] Hughes R. Asterias. Cyclopaedia of Drug Pathogenesy. Bd. 1. London: Gould; 1886–1891: 494–496

[4] Mezger J. Eine Arzneimittelprüfung mit Asterias rubens. Allgemeine Homöopathische Zeitung 1976; 221 (4): 133–137

[5] Mezger J. Eine Arzneimittelprüfung mit Asteria rubens. Allgemeine Homöopathische Zeitung 1977; 222 (3): 114

[6] Pétroz. Asterias rubens. Journal de la Société Gallicane de Médecine Homoéopathique 1851; 1: 225

72 Atropinum sulphuricum – atro

lt.: Atropinum sulphuratum, dt.: Atropinsulfat, engl.: atropine sulfate monohydrate

72.1 Substanz

Mineralia – Organica – Composita – Atropinsulfat Monohydrat – $C_{34}H_{46}N_2O_6 \cdot H_2O_4S \cdot H_2O$

Homöopathische Verwendung findet Atropinsulfat Monohydrat.

72.2 Anwendung

Homöopathische Anwendung findet die Zubereitung bei kongestiven Entzündungen der oberen Atemwege und aller Ausscheidungsorgane einschließlich der Haut (nach Kommission D).

Die Zubereitung wird statt Belladonna gewählt, wenn man besonders die vagotrope Wirkung der Substanz benötigt, wie das bei allen Krämpfen der glatten Muskulatur, wie *Gallenkolik, Magenkrampf, Krämpfe an Glottis, Blase, Uterus* sowie bei Behandlung des *Asthma bronchiale*, des *Magenulkus*, der *Nierenkolik* usw. der Fall ist. Die Indikation verschiebt sich im Vergleich zu Belladonna mehr in Richtung spasmolytisch auf Kosten des Entzündlichen.

72.3 Dosierung

D 4 bis D 6.

72.4 Vergleichsmittel

Solanaceae: Belladonna, Capsicum annuum, Dulcamara, Fabiana imbricata, Hyoscyamus niger, Mandragora officinarum, Stramonium, Tabacum.

73 Aurum colloidale – aur-col

lt.: Aurum colloidale, syn.: Auri solutio colloidalis, dt.: Colloidales Gold, engl.: colloidal gold

73.1 Substanz

Mineralia – Anorganica – Mixtura – 11. Gruppe[88] – Colloidales Gold

Es handelt sich um eine tiefrote oder rubinrote Lösung. Die Lösung zur Herstellung der Zubereitung wird hergestellt aus verdünnter $HAuCl_4$-Lösung mit ein wenig K_2O_3 und verdünnter Formaldehydlösung CH_2O.

Homöopathische Verwendung findet die frisch zubereitete colloidale Lösung.

73.2 Anwendung

Homöopathische Anwendung findet die Zubereitung bei Schleimhauteiterungen, Ostitis und Periostitis, Hypertonie, Arteriosklerose, Angina pectoris, glandulären Indurationen und Depression (nach Kommission D).

73.3 Dosierung

Ab D 4. Maximal 4 Wochen ohne ärztlichen Rat.

73.4 Vergleichsmittel

11. Gruppe: Argentum metallicum, Argentum nitricum, Aurum iodatum, Aurum muriaticum, Aurum muriaticum natronatum, Aurum sulphuratum, Cuprum aceticum, Cuprum arsenicosum, Cuprum metallicum, Cuprum sulphuricum.

73.5 Literatur

[1] Assmann. Prüfung Gau Sachsen-Anhalt: Aurum colloidale D. XXX, D. XV, D. VI, 8 Prüfer

---

88 Kupfergruppe: Kupfer Cu, Silber Ag, Gold Au, Roentgenium Rg.

74 Aurum iodatum – aur-i

lt.: Aurum iodatum, dt.: Gold(III)-iodid, engl.: gold iodide

74.1 Substanz

Mineralia – Anorganica – Composita – 11. Gruppe[89] – Gold(III)-iodid – AuI_3

Dieses Präparat ist außerordentlich zersetzlich, denn der Zerfall beginnt schon unmittelbar nach der chemischen Herstellung, wobei Iod der Anteil ist, der sich verflüchtigt.

Homöopathische Verwendung findet Gold(III)-iodid.

74.2 Anwendung

Homöopathische Verwendung findet die Zubereitung bei Hypertonie, Arteriosklerose und Induration drüsiger Organe (nach Kommission D).

Empfohlen wird die Zubereitung bei *Arteriosklerose*, *Aortitis luetica*, syphilitischen Haut- und Drüsenaffektionen, *Tuberkulose* der Haut, der Lymphknoten und drüsiger Organe, bei chronischer *Metritis* und bei *Ozaena*.

74.3 Dosierung

Ab D 4.

74.4 Vergleichsmittel

11. Gruppe: Argentum metallicum, Argentum nitricum, Aurum colloidale, Aurum muriaticum, Aurum muriaticum natronatum, Aurum sulphuratum, Cuprum aceticum, Cuprum arsenicosum, Cuprum metallicum, Cuprum sulphuricum.

74.5 Literatur

[1] Clarke JH. Aurum iodatum. Dictionary of practical Materia Medica. Bd. 1. London: Homoeopathic Publishing Company; 1900–1902: 224

---

89 Kupfergruppe: Kupfer Cu, Silber Ag, Gold Au, Roentgenium Rg.

75 Aurum metallicum – aur

lt.: Aurum metallicum, dt.: Gold, engl.: gold

75.1 Substanz

Mineralia – Anorganica – Elementa – 11. Gruppe[90] – Gold – Au

Es handelt sich um das aus Tetrachlorgold(III)-säure mit mindestens 9% Goldanteil gefällte Gold. Dieses hat eine rötlichgelbe Farbe. Gold ist ein sehr dichtes und dehnbares Edelmetall. Seine Elektronegativität ist mit 2,4 sehr groß und liegt damit im Bereich der Halogene (Iod 2,5). In der Natur findet sich ausschließlich das Isotop 197. Als Lebensmittelzusatzstoff trägt es die Nummer E175. Medizinische Bedeutung bei den künstlichen Isotopen hat ^{198}Au mit einer Halbwertszeit von 2,7 d.

Homöopathische Verwendung findet das aus Tetrachlorgoldsäure gefällte Gold, welches von rötlichgelber Farbe ist.

75.2 Pharmakologie und Toxikologie

An unerwünschten Wirkungen bei mit Goldpräparaten behandelten Patienten mit rheumatischen Erkrankungen kann man Blutbildveränderungen und Einflüsse auf Haut (Goldexanthem, Golddermatitis), Entzündungen der Mundschleimhaut, Leber, Knochenmark und Nieren beobachten.

75.3 Anwendung

Im Altertum wurde Gold in Pulverform gegen Melancholie und Herzleiden gebraucht. Paracelsus kannte den Gebrauch des Goldes gegen Syphilis und Lepra. Zur Zeit Hahnemanns kam die Verwendung von Gold bei Syphilis wieder in Mode.

Homöopathische Anwendung findet die Zubereitung bei Schleimhauteiterungen, Ostitis, Periostitis, Hypertonie, Arteriosklerose, Angina pectoris, indurierten Adenopathien und Depression (nach Kommission D).

Das Gemütsleben ist im Sinne einer **Depression** verändert. Dabei fällt der heftige, teilweise sogar gewalttätige Charakter dieser Verstimmung auf. Zornesausbrüche und Neigung zu Selbstmord, Sehnsucht nach dem Tode, bis zur Selbstentleibung steigende Angst sind in den Bereich einbezogen. Nach einer primären Phase des gehobenen Lebensgefühls treten depressive Symptome auf. Dazu tritt eine krankhafte Hast in der Beschäftigung, Unruhe und Gedächtnisschwäche. Psychische Erregungen wie Schreck, Ärger, Verdruss steigern die Beschwerden.

Gold beeinflusst als besonderen Angriffspunkt den arteriellen Schenkel des Gefäßsystems. Es werden beobachtet:

Starke *Kongestionen* zum Kopf mit Völlegefühl und *Tinnitus*, Wallungen und viel Kältegefühl in den übrigen Teilen des Körpers. Heftige **Palpitationen, Herzangst** und **Arrhythmie.** Infolge dieser Erscheinungen ist Gold ein bewährtes Mittel bei **Hypertonie**, bei **Kardiopathie**, vor allem sklerotischer Art, **Angina pectoris**, und bei allgemeiner **Arteriosklerose**.

Entzündliche Reizung und Gefäßkongestion charakterisieren die Veränderungen an den Augen. Es hat sich bewährt bei **Konjunktivitis, Blepharitis, Iritis, Uveitis, Chorioretinitis**. Verglichen mit Quecksilber hat Gold einen betont chronischen Charakter und wirkt besonders auf Affektionen des inneren Auges, wie **Glaukom, Ablatio retinae**.

An den Ohren können sowohl die kongestiven Beschwerden, wie **Tinnitus**, als auch entzündliche Erkrankungen mit Beteiligung der Gehörnerven und der **Knochen** zur Wahl von Aurum metallicum führen. Überempfindlichkeit gegen Lärm, während Musik beruhigt.

An der Nase ist es **Ozaena** und **Karies der Nasenknorpel und -knochen**, sowie Rötung und Schwellung des Naseneingangs und der Nasenspitze, welche die Anzeige abgeben können. Diese

---

[90] Kupfergruppe: Kupfer Cu, Silber Ag, Gold Au, Roentgenium Rg.

Symptomatologie entspricht jener der angeborenen oder erworbenen Syphilis. Es besteht eine **Hyperosmie**.

Bei der Wirkung auf die Knochen ist der nächtliche Schmerz wahlanzeigend. Bei Perforation des weichen Gaumens wie bei Syphilis und **Periostitis** hat sich der Wert des Goldes bewiesen. Bedeutung hat Gold bei chronischen **Arthropathien des rheumatischen Formenkreises**, bei **Arthrosen** und **Osteochondrosen**. Diese Verwendung geht aus der Goldtherapie, einer langsamen antirheumatischen Basistherapie bei Erkrankungen des rheumatischen Formenkreises hervor. Dr. Amann in Aarau, Schweiz, hat hier Aurum metallicum C 30 intravenös und subkutan verwendet, die Injektion ist nicht öfter als alle 3 Monate, höchstens alle 2 Monate zu wiederholen. Von der ausgezeichneten Wirkung habe ich mich selbst in vielen Fällen überzeugt.

Bei Männern findet sich ein **Hodenschmerz**, „wie gequetscht", und eine Erregung des Geschlechtstriebs. Bei Frauen besteht eine dicke **Leukorrhö** mit entzündlicher Schwellung der Labien, die Menses verspätet sich, ist aber verstärkt. Erkrankungen wie **Myom, Karzinom** und **Ovarialtumoren** gehören zum klinischen Wirkungskreis. **Metritis** mit Schwellung und Prolaps sowie *Myome* werden oft damit beeinflusst. Bei Männern sind es chronische Entzündungen und Verhärtungen der Hoden und die **Prostatahyperplasie**, welche Gold indizieren können. **Kryptorchismus** bei Knaben wird ebenfalls genannt.

Bei Leberzirrhose findet Gold immer wieder Erwähnung.

Die injizierten Gold-Präparate im Rahmen einer rheumatischen Basistherapie rufen mitunter sehr heftige Hautaffektionen hervor, wie Erytheme und masern- und scharlacharige Exantheme mit Fieber, teilweise Keratosen. Da diese Präparate meist Schwefel-Verbindungen sind, muss dem Schwefel ein gewisser Anteil an diesen Hauterscheinungen zugeschrieben werden. Sie können einen Hinweis bilden für den homöopathischen Einsatz des Goldes bei **Lupus erythematodes, Psoriasis, Erythema nodosum, Syphilis II, Lepra, chronischen Ekzemen** usw. Diese Nebenerscheinungen bei der Goldtherapie finden sich jedoch auch bei schwefelfreien Präparaten, bei mir auch bei Aurum metallicum D 12 subkutan beobachtet.

Chronische Adenopathien kommen für Aurum in Frage.

Als ein sehr tiefwirkendes Mittel habe ich Aurum schätzen gelernt bei degenerativen Knochen- und Gelenkerkrankungen wie **Arthrosen** und **Spondylarthrosen**, und zwar rein aufgrund der organotropen Beziehung zum Knochensystem, ohne nähere Ähnlichkeitsbeziehung. Ich habe es angewendet als subkutane Injektion in die Haut über den Gelenken, etwa wöchentlich 1 ml der D 12. Bei sehr vielen Kranken, denen wegen der starken arthrotischen Veränderungen jede Aussicht auf eine Besserung abgesprochen war, konnte ich damit Beschwerdefreiheit erzielen. Die Anregung zu dieser Behandlung habe ich von Ammann (Aarau) übernommen. Man müsste eigentlich erwarten, dass analog der allopathischen Behandlung mit Goldpräparaten mit schädlichen Nebenwirkungen zu rechnen wäre. Ich konnte aber, obwohl ich mein Augenmerk auf diese Möglichkeit richtete, nur in einem Fall (bei Hunderten von Patienten) eine Dermatose beobachten, die auch nach Absetzen dieser Behandlung spontan verschwand.

Wenn ein Stillstand in der Besserung mit Gold eintrat, hat sich die Zwischenschaltung von Injektionen von Strontium carbonicum D 12 sehr erfolgreich erwiesen, besonders (aber nicht nur), wenn sich bei der Röntgenuntersuchung eine *Osteoporose* erkennen ließ.

75.4 Arzneimittelbild

Das Arzneimittelbild beinhaltet die Hahnemann'schen Prüfsymptome seiner Blattgoldprüfung, Aurum foliatum.

Leitsymptome: Alle Phasen depressiver Verstimmung, wie Angst, Verzweiflung und Mutlosigkeit bis zur Selbstmordneigung, mangelndes Selbstvertrauen und Entschlusslosigkeit mit selbstquälerischen Vorwürfen, großer innerer Hast und Unruhe, ärgerlicher Gereiztheit.

Nachts < und frühmorgens in der Ruhe <.

Geistige Anstrengung <, durch Kälte <.

Die Kopfkongestion und Wallungen bessern sich durch Abkühlung und Bewegung im Freien. Kongestioniertes Aussehen des Patienten.

⊙ **Musik soll beruhigen.**
Gliederschmerzen, Bewegung >.
⊙ **Folgen von Kummer, Schreck, enttäuschter Liebe, Widerspruch, unterdrücktem Verdruss, Ärger.**

Geist und Gemüt: Stimmung erregt, gut gelaunt, arbeitsfreudig. – Glaubt nicht in die Welt zu passen und **sehnt sich nach dem Tode,** an den er mit inniger Wonne denkt. **Große, bis zur Selbstentleibung steigende Angst.** Lebensüberdruss. Neigung zu Selbstmord. Er sitzt still verschlossen und melancholisch in einem Winkel. Ärgerlich und auffahrend. **Der geringste Widerspruch bringt ihn in den heftigsten Zorn.** Verzweifelte Melancholie; er meint, es kann ihm nichts glücken. **Ständiger Drang zu Tätigkeit, körperlich und geistig;** kann nichts schnell genug tun. Gedächtnis zu Anfang schärfer, später auffallende Gedächtnisschwäche.

Depression

Kopf: Blutandrang zum Kopf mit Völle und Kopfschmerzen und Schwindel, schlimmer durch geistige Anstrengung und durch Bücken, bei Nacht besser durch Kaltabwaschen und im Freien. Schmerz in den Schädelknochen. Knochenbeulen auf den Schädelknochen, mit bohrenden Schmerzen. **Hitzegefühl und Blutandrang zum Kopf mit Wallungen, Toben und Brausen im Kopf, Rauschen in den Ohren.**

Zephalgie
Durchblutungsstörung zerebrovaskulär
Periostitis der Schädelknochen

Kopfschmerz: Kopfschmerzen bohrend und reißend.

Augen: Tränen der Augen, Brennen mit Sandgefühl, Pupillen erweitert. Doppelsehen. Völlige **Verdunkelung der oberen Hälfte** des Gesichtsfeldes. Druck und Spannung in den Augen mit schlechtem Sehen.

Keratitis
Iritis
Glaukom
Chorioretinitis
Ablatio retinae

Ohren: Ohrgeräusche, Brausen in den Ohren und Schwerhörigkeit. Überempfindlichkeit gegen Geräusche. Verminderung des Gehörs.

Nase: Rötung und Schwellung der Naseneingänge und der Nasenspitze; **rote, knotige Nase.** Nase verstopft mit Krusten wie von Geschwüren. Schmerzen im Nasenbein und im angrenzenden Teil des Oberkiefers. Überempfindlichkeit des Geruchs. Vorübergehender Branntweingeruch in der Nase mit Brustbeklemmung.

Rhinophym
Ozaena
Karies der Nasenknochen und -knorpel

Gesicht: Rot und gedunsen, getüpfelt mit rot und bläulichen Stippchen, oder mit großen, roten Blüten.

Rosacea

Mund: Übler eitriger Geruch aus dem Mund. Speichelfluss. Bitterer Mundgeschmack. Zahnschmerzen, Lockerheit der Zähne, Zahnfleisch rot und geschwollen, leicht blutend, Eiterbläschen am Zahnfleisch, auf den Lippen Blüten mit Brennen und Jucken. Geschmack fade, bitter, faul, dabei heftiger Durst. Speichelfluss mit süßlichem Speichel, **übler Geruch aus dem Mund.**

Innerer Hals: Im Rachen Ansammlung von viel Schleim, Wundheit mit Stechen im Hals.

Magen: Übelkeit, Brechneigung, Abneigung gegen Essen, kann nur Brot und Semmel essen, Widerwillen gegen Fleischspeisen. Während des Essens vergeht die Bangigkeit des Gemüts. Muss hastig essen. Nach dem Essen hält der Hunger noch an. Könnte bald wieder essen. Viel Durst und Verlangen nach Kaffee und kalten alkoholischen

Getränken. Schlucksen und Brennen im Magen mit heißem Aufstoßen.

Abdomen: Im Leib Auftreibung. **Blähungen setzen sich fest** und verursachen Kneipen, Druck und Bangigkeit, selbst kolikartige Leibschmerzen. Kollern und Schwere im Unterleib mit Vollheitsgefühl im Unterleib. Schmerzen im linken und rechten Hypochondrium.

Leberzirrhose

Rektum und Stuhl: Stühle weich bis durchfällig, Nachtdurchfall mit Brennen im Mastdarm. Auch durchfällige, grünliche oder graugelbe Stühle. Verstopfung mit harten knolligen Stühlen. After brennend und stechend, schmerzhaft geschwollen. Hämorrhoiden mit Blutung während des Stuhls.

Blase: Ständiger Trieb zu harnen, dabei Schmerzen. Harn anfangs vermindert.

Niere:

Nephrosklerose

Urin: Harn rot, heiß, von streng ammoniakalischem Geruch; später erheblich vermehrt.

Geschlechtsorgane:
- weiblich: Dickweiße Leukorrhö. Hitze und Stechen in der Vulva, Röte und Schwellung der Labien. – Menses verspätet und verstärkt.

Metritis chronisch
Myom

- männlich: Drückende und spannende Schmerzen im Hoden wie nach Quetschung. Geschlechtstrieb gesteigert, Pollutionen. Erotische Träume.

Orchitis tuberculosa

Sprache und Stimme: Heiserkeit und erschwerte Atmung.

Atmung: Gefühl starker Engbrüstigkeit beim Gehen.

Husten und Expektoration: Häufiger starker und schmerzhafter Husten, teils trocken und zäh, teils leicht auszuwerfen.

Brust: Heftiges Herzklopfen und außerordentliche Bangigkeit, Beklemmung am Herzen, **zu tiefem Atemholen zwingend**, welches erleichtert.

Koronarsklerose
Angina pectoris
Aortenaneurysma

Extremitäten: Rheumatische Schmerzen in allen Gliedern, Muskeln und Gelenken, besonders morgens nach der Ruhe. Die Besserung durch Bewegung überwiegt gegenüber Besserung in der Ruhe. Betroffen sind die großen ebenso wie die kleinen Gelenke, zum Beispiel Finger und Handwurzelknochen, die Wirbelgelenke.

Erkrankungen des rheumatischen Formenkreises
Arthrosis deformans
Dupuytren'sche Kontraktur
Periostitis
Spondylopathie
Neutritis

Schlaf: Tagesschläfrigkeit, nachts unruhiger oder ausbleibender Schlaf. Schreckhafte Träume, Fallträume. Ab 3 oder 4 Uhr morgens kann er nicht mehr ordentlich schlafen.

Haut: Papeln, Bläschen und Pusteln, besonders an Kopf und Gesicht mit Hitzegefühl und Jucken. Erythema; scharlach- und masernartige Exantheme mit Fieber; Keratosen, schuppend, infiltrierte Ekzeme (bei Injektion von Gold-Schwefel-Verbindungen).

Lupus erythematodes
Ekzeme chronisch
Psoriasis
Erythema nodosum
Syphilis Stadium II

75 – Aurum metallicum – aur

Allgemein: Selbst bei unfreundlichstem Wetter befindet er sich wohl in der frischen Luft. Überaus große Empfindlichkeit im ganzen Körper und Empfänglichkeit für jeden Schmerz. Alle seine Empfindungen sind fein und scharf.

Gefühl, als **ob das Herz 2 oder 3 Sekunden aufhörte zu schlagen und dann plötzlich einen starken Schlag täte.** Unregelmäßiger Herzschlag mit Angstgefühl und Kurzatmigkeit. Verlangsamung des Pulses, der meist unregelmäßig wird, zeitweise einen Schlag aussetzt. Blutdruck deutlich herabgesetzt mit Pulsverlangsamung.

Sehr empfindlich gegen Kälte am ganzen Körper. Kalte Hände und Füße bei warmem Gesicht. Heftige Wallung im Blut, als koche es in den Adern. Hitze im Kopf mit kalten Händen und Füßen.

Hypertonie

75.5 Dosierung

D 6 bis D 12. Bei funktionellen Störungen wird man die höheren, bei organischen Veränderungen die tieferen Potenzen bevorzugen. Von D 8 ab Verdünnungen.

Bei Knochen- und Gelenkerkrankungen D 12 bis D 30 in 1- bis 4-wöchentlichen Abständen, auch subkutan.

75.6 Vergleichsmittel

- 11. Gruppe: Argentum metallicum, Argentum nitricum, Aurum colloidale, Aurum iodatum, Aurum muriaticum, Aurum muriaticum natronatum, Aurum sulphuratum, Cuprum aceticum, Cuprum arsenicosum, Cuprum metallicum, Cuprum sulphuricum.
- Arterielle Hypertonie: Arnica montana, Sulphur lotum, Asterias rubens.
- Angina pectoris: Arnica montana, Cactus grandiflorus, Glonoinum, Lachesis muta, Latrodectus mactans.
- Herzrhythmusstörungen: Gefühl, als ob das Herz 2 oder 3 Sekunden aufhörte zu schlagen und dann plötzlich einen starken Schlag täte: Aurum muriaticum. Unregelmäßiger Herzschlag mit Angstgefühl und Kurzatmigkeit. Verlangsamung des Pulses, der meist unregelmäßig wird, zeitweise einen Schlag aussetzt: Aurum colloidale D 6.
- Arteriosklerose, zerebrovaskuläre Durchblutungsstörung: Arnica montana, Barium carbonicum, Barium iodatum, Bellis perennis, Conium maculatum, Opium, Plumbum metallicum, Radium bromatum, Strontium carbonicum.
- Koronarsklerose mit Angina pectoris: Arnica montana, Arsenicum album, Bellis perennis, Cactus grandiflorus, Glonoinum, Lachesis muta, Latrodectus mactans, Tabacum.
- Zerebrovaskuläre Durchblutungsstörung mit Schwindel, Gedächtnisschwäche und Benommenheit: Acidum picrinicum, Arnica montana, Barium carbonicum, Bellis perennis, Cocculus indicus, Conium maculatum, Strontium carbonicum.
- Knochen- und Periostschmerzen: Angustura vera, Asa foetida, Calcium fluoratum, Calcium phosphoricum, Kalium iodatum, Mercurius solubilis Hahnemanni, Mezereum, Phytolacca decandra, Stillingia silvatica, Syphilinum.
- Knochenfisteln, Knochenhautentzündung: Acidum fluoricum, Angustura vera, Asa foetida, Kalium iodatum, Mercurius solubilis Hahnemanni, Phosphorus, Silicea terra, Syphilinum.
- Aortitis: Barium carbonicum.
- Ozaena: Argentum nitricum, Asa foetida, Kalium bichromicum, Magnesium fluoratum, Mercurius solubilis Hahnemanni, Syphilinum.
- Zornesausbrüche: Acidum nitricum, Anacardium orientale, Lycopodium clavatum, Nux vomica, Staphysagria.
- Orchitis: Clematis erecta, Conium maculatum, Rhododendron chrysanthum, Spongia tosta.
- Arthrosen, Spondylosen: Strontium metallicum.
- Augenerkrankungen: Mercurius solubilis Hahnemanni, wobei Aurum metallicum einen betont chronischeren Charakter besitzt, und dann vor allem Affektionen des inneren Auges betrifft.

75.7 Literatur

[1] Allen TF. Aurum. Encyclopedia of pure Materia Medica. Bd. 2. New York: Boericke & Tafel; 1874–1880: 1–13

[2] Clarke JH. Aurum metallicum. Dictionary of practical Materia Medica. Bd. 1. London: Homoeopathic Publishing Company; 1900–1902: 224–229

[3] Hahnemann S. Aurum metallicum. In: Lucae C, Wischner M, Hrsg. Gesamte Arzneimittellehre. Stuttgart: Haug; 2007: 311–328

[4] Hering C. Remarks on the Foregoing Provings. In: Metcalf JW, Hrsg. Homeopathic Provings. Appendix to the North American Homeopathic Journal. App. New York: Radde; 1853: 215

[5] Hughes R. Aurum metallicum. Cyclopaedia of Drug Pathogenesy. Bd. 1, 4. London: Gould; 1886–1891: 496–512, 509–510

[6] Leeser O. Lehrbuch der Homöopathie. Spezieller Teil. Arzneimittellehre. A: Die mineralischen Arzneimittel. Heidelberg: Haug; 1968

[7] Lembke J. Aurum-Prüfung. Neue Zeitschrift für Homöopathische Klinik 1866; 11 (3+4): 17–20, 26–29

[8] Molin. Bemerkungen über einige Goldpräparate. Allgemeine Homöopathische Zeitung 1845; 29 (23+24): 361–364, 372–378

[9] Robinson HW. Fragmentary Provings of Drugs in various Potencies, conducted upon healthy persons. Aurum met. British Journal of Homoeopathic 1867; 25: 321

[10] Voisin H. Materia medica des homöopathischen Praktikers. 3. Aufl. Heidelberg: Haug; 1991: 207–214

76 Aurum muriaticum – aur-m

lt.: Aurum muriaticum, dt.: Tetrachlorogold(III)-säure, engl.: chloride of gold, hydrogene tetrachloroaurate(III)-hydrate

76.1 Substanz

Mineralia – Anorganica – Composita – 11. Gruppe[91] **– Tetrachlorogold(III)-säure – $AuHCl_4 \cdot 3\,H_2O$**

Homöopathische Anwendung findet Tetrachlorogold(III)-säure. Trihydrat.

76.2 Anwendung

Homöopathische Anwendung findet die Zubereitung bei Angina pectoris, Kardiomegalie, Metrorrhagie, Indurationen des Uterus, Indurationen der Zunge (nach Kommission D).

76.3 Dosierung

Ab D 4.

76.4 Vergleichsmittel

11. Gruppe: Argentum metallicum, Argentum nitricum, Aurum colloidale, Aurum iodatum, Aurum muriaticum natronatum, Aurum sulphuratum, Cuprum aceticum, Cuprum arsenicosum, Cuprum metallicum, Cuprum sulphuricum.

76.5 Literatur

[1] Allen TF. Aurum muriaticum. Encyclopedia of pure Materia Medica. Bd. 2. New York: Boericke & Tafel; 1874–1880: 14–18

[2] Clarke JH. Aurum muriaticum. Dictionary of practical Materia Medica. Bd. 1. London: Homoeopathic Publishing Company; 1900–1902: 229–231

[3] Hahnemann S. Aurum muriaticum. In: Lucae C, Wischner M, Hrsg. Gesamte Arzneimittellehre. Stuttgart: Haug; 2007: 310

[4] Hughes R. Aurum muriaticum. Cyclopaedia of Drug Pathogenesy. Bd. 1. London: Gould; 1886–1891: 497–498, 510

[5] Molin. Bemerkungen über einige Goldpräparate. Allgemeine Homöopathische Zeitung 1845; 29 (23 + 24): 361–364, 372–378

[6] Molin. Aurum metallicum. Oesterreichische Zeitschrift für Homöopathie 1847; 3 (2): 246–251

---

91 Kupfergruppe: Kupfer Cu, Silber Ag, Gold Au, Roentgenium Rg.

77 Aurum muriaticum natronatum – aur-m-n

lt.: Aurum muriaticum natronatum, dt.: Natrium tetrachlorauratum, engl.: sodium tetrachloraurate, sodium gold(III)-chloride

77.1
Substanz

Mineralia – Anorganica – Composita – 11. Gruppe[92] **– Natriumtetrachloraurat(III) – $Na(AuCl_4) \cdot 2\,H_2O$**

Homöopathische Verwendung findet Natrium tetrachlorauratum(III).

77.2
Anwendung

Homöopathische Anwendung findet die Zubereitung bei Entzündungen und Indurationen der weiblichen Geschlechtsorgane sowie bei chronischen Hepatopathien (nach Kommission D).

Wird bei Erkrankungen der weiblichen Genitalien gewählt, aber auch bei allen anderen Goldindikationen. *Leberzirrhose.*

77.3
Dosierung

D 4 bis D 12.

77.4
Vergleichsmittel

11. Gruppe: Argentum metallicum, Argentum nitricum, Aurum colloidale, Aurum iodatum, Aurum muriaticum, Aurum sulphuratum, Cuprum aceticum, Cuprum arsenicosum, Cuprum metallicum, Cuprum sulphuricum.

77.5
Literatur

[1] Allen TF. Aurum muriaticum natronatum. Encyclopedia of pure Materia Medica. Bd. 2. New York: Boericke & Tafel; 1874–1880: 18–23

[2] Burnett JC. Gold as a remedy in disease. London: Homoeopathic Publishing Company; 1879: VI, 156

[3] Clarke JH. Aurum muriaticum natronatum. Dictionary of practical Materia Medica. Bd. 1. London: Homoeopathic Publishing Company; 1900–1902: 231–233

[4] Hughes R. Aurum muriaticum natronatum. Cyclopaedia of Drug Pathogenesy. Bd. 1. London: Gould; 1886–1891: 501–510

---

[92] Kupfergruppe: Kupfer Cu, Silber Ag, Gold Au, Roentgenium Rg.

78 Aurum sulphuratum – aur-s

lt.: Aurum sulphuratum, dt.: Gold(III)-sulfid, engl.: gold(III)-sulfide

78.1 Substanz

Mineralia – Anorganica – Composita – 11. Gruppe[93] – Gold(III)-sulfid – Au_2S_3

Es handelt sich um einen schwarzen Feststoff.
Homöopathische Verwendung findet Gold(III)-sulfid.

78.2 Anwendung

Homöopathische Anwendung findet die Zubereitung bei Indurationen der Mammae und bei Epilepsie (nach Kommission D).

78.3 Dosierung

Ab D 3. Empfohlen D 4 bis D 6.

78.4 Vergleichsmittel

11. Gruppe: Argentum metallicum, Argentum nitricum, Aurum colloidale, Aurum iodatum, Aurum muriaticum, Aurum muriaticum natronatum, Cuprum aceticum, Cuprum arsenicosum, Cuprum metallicum, Cuprum sulphuricum.

78.5 Literatur

[1] Allen TF. Aurum sulfuratum. Encyclopedia of pure Materia Medica. Bd. 2. New York: Boericke & Tafel; 1874–1880: 23–25

[2] Clarke JH. Aurum sulphuratum. Dictionary of practical Materia Medica. Bd. 1. London: The Homoeopathic Publishing Company; 1900–1902: 233–234

[3] Hughes R. Aurum sulphuratum. Cyclopaedia of drug pathogenesy. Bd. 1. London: Gould; 1886–1891: 498

[4] Molin. Bemerkungen über einige Goldpräparate. Allgemeine Homöopathische Zeitung 1845; 29 (23 + 24): 361–364, 372–378

---

93 Kupfergruppe: Kupfer Cu, Silber Ag, Gold Au, Roentgenium Rg.

79 Avena sativa – aven

lt.: Avena sativa, dt.: Hafer, engl.: oat

79.1 Substanz

Plantae – Poaceae (gleich Graminaecea, Süßgrasgewächse) **– Avena sativa**

Hafer ist ein 1-jähriges Getreide und erreicht eine Wuchshöhe von bis zu 1,5 m. Von anderen Getreidearten unterscheidet sich Hafer dadurch, dass er Rispen anstatt Ähren ausbildet. Als Sommergetreide angebaut, erfolgt die Aussaat im Frühjahr und die Ernte im Herbst. Die anspruchslose und verhältnismäßig schädlingsresistente Pflanze bevorzugt ein gemäßigtes Klima mit hohen Niederschlägen.

Homöopathische Verwendung findet Avena sativa.

79.2 Pharmakologie und Toxikologie

Hafer besteht aus etwa 56 % Kohlenhydraten, 13 % Wasser, 5 % Ballaststoffen, 11 % Proteinen, 5 % Vitaminen, 3 % Mineralien und einem relativ hohen Lipidanteil von 7 %. Der Anteil an Lipiden ist im Hafer, besonders im Mehlkörper, deutlich höher als in anderen Getreidesorten. Nach dem Mahlen kommt es durch Katalyse von Lipoxygenase und Lipidperoxidase zur Bildung von Hydroxyfettsäuren, die bitter schmecken. Die sogenannte Präparierung, das ist die thermische Inaktivierung dieser Enzyme, verbessert die Qualität. Hafer ist in der glutenfreien Ernährung ausgeschlossen. Seine Wirkung auf an Zöliakie Erkrankte ist individuell unterschiedlich und kann im Vorfeld nicht abgeschätzt werden.

79.3 Anwendung

In der Volksheilkunde wurde Hafer gegen nervöse Erschöpfung, Magen-Darm-Beschwerden, Erkrankungen des rheumatischen Formenkreises sowie bei Diabetes mellitus angewandt.

Homöopathische Anwendung findet die Zubereitung bei Erschöpfungszuständen, Insomnie sowie bei verzögerter Rekonvaleszenz nach Krankheiten (nach Kommission D).

Die homöopathische Essenz aus der frischen blühenden Pflanze des Hafers wird mit Erfolg verordnet gegen psychische Erschöpfung als Nerventonikum, nach *sexuellen Exzessen* und *Masturbation*, gegen *Pollution*. Es wird ihm eine spezifische Wirkung zugeschrieben, wenn als Folge von sexueller Überreizung der Männer *psychische Erschöpfung, allgemeine Schwäche, Palpitationen, Schlaflosigkeit* und *Konzentrationsstörungen* und dergleichen sich einstellt. *Burnout-Syndrom* mit *Insomnie* und Verlust des Appetits infolge von Sorgen. Eine Patientin von mir, die durch Steuerzahlungen in große Sorgen geriet, erhielt zur Beruhigung und Kräftigung ihrer verzweifelten Nerven von mir Avena. Sie verlangte die Wiederholung dieser Tropfen immer wieder, indem sie sich die „Finanzamtstropfen" erbat. Es findet Anwendung als Kräftigungsmittel nach erschöpfenden Krankheiten, gegen Appetitlosigkeit, *psychogene Palpitationen* und unruhigen Schlaf. Bei *Morphinabhängigkeit* als Gegenmittel der bei der Entwöhnung auftretenden Unruhe. Mit dem einsetzenden Entzug werden 4-mal täglich 15 Tropfen in 1 Weinglas mit heißem Wasser gegeben. Nach Schilsky, der Avena sativa mit Erfolg bei Geschäftsleuten verordnet hat, deren Geschäft plötzlich durch den Krieg zerschlagen oder denen plötzlich das notwendige Hilfspersonal entzogen wurde und die deshalb vor Sorgen nicht mehr hinaussehen konnten, ist das Charakteristische die *Schlaflosigkeit*, die *Appetitlosigkeit*, die seelische *Erschöpfung*. Bei solchen erschöpften und überlasteten Patienten habe es sich als sehr zuverlässig bewährt.

79.4 Dosierung

Meist wird die Tinktur mehrmals täglich 5 bis 10 bis 15 Tropfen verordnet, auch Verdünnungen bis zu D 3 bei Appetitlosigkeit nach fieberhaften Infekten sind empfohlen. Die Erfolge bei Schlaflosigkeit sind ungleich, oft aber befriedigend, besonders wenn die obigen Symptome vorhanden sind. In heißem Wasser genommen, soll die Wirkung prompter eintreten. Bei Schlaflosigkeit gibt man etwa 3 Stunden und unmittelbar vor dem Schlafengehen 10 bis 15 bis 20 Tropfen. Eine Überdosierung soll sich in einem Schmerz an der Gehirnbasis zeigen.

79.5 Vergleichsmittel

- Poaceae: Lolium temulentum, Stigmata maydis.
- Bei Einschlafstörungen kann eine Mischung von Avena sativa, Valeriana officinalis, Passiflora incarnata, allenfalls auch Lupulus humulus, sämtliche Tinktur, gebraucht werden.

79.6 Literatur

[1] Anshutz EP. Avena sativa. New, old and forgotten remedies. 2. Aufl. Philadelphia: Boericke & Tafel; 1917: 41–43

[2] Clarke JH. Avena sativa. Dictionary of practical Materia Medica. Bd. 1. London: Homoeopathic Publishing Company; 1900–1902: 234–235

80 Bacillinum – bac

lt.: Bacillinum, syn.: Tuberculinum Burnett, dt.: Bacillinum, engl.: bacillinum

80.1 Substanz

Nosode – tuberkulöses Lungengewebe zusammen mit dem Inhalt von tuberkulösen Kavernen von Schlachttieren (nach Kommission D)

Es handelt sich bei dem Erreger um ein unbewegliches, nicht sporenbildendes, säurefestes, obligat aerobes Stäbchenbakterium, ein Mykobakterium.

Die Originalprüfarznei von James Taylor Compton-Burnett (1840 bis 1901) wurde aus einem größeren Teil einer Lungenkaverne und seiner umliegenden Gewebe einer an echter bazillärer Lungentuberkulose verstorbenen Person hergestellt.

Er war Mitglied des Londoner Cooper-Clubs, der sich wöchentlich von ca. 1880 bis 1900 traf. Ihm gehörten neben Burnett Robert Thomas Cooper (1844 bis 1903), Thomas Skinner (1825 bis 1906) und John Henry Clark (1853 bis 1931) an.

Als Nosode ist Bacillinum dem Miasma[94] Tuberkulinie zugeordnet.

80.2 Klinik des Erregers

Siehe Tuberculinum.

80.3 Anwendung

Homöopathische Anwendung findet die Zubereitung bei Entzündungen der Atemwege, bei Dermatosen, Zephalgien und Schwächezuständen (nach Kommission D).

Indikationen liegen bei **Magen-Darm-Beschwerden** und **Dermatosen**. Prädilektionsstelle ist der Kopf. Häufig finden sind kleine, kreisrunde Effloreszenzen mit Randbetonung wie bei *Tinea circinata*. Am **Respirationstrakt** besteht eine Neigung zu *rezidivierenden Pneumonien* und *Bronchitiden*, besonders bei profuser Expektoration, bei *Emphysem*. Bewährt als Zwischengabe bei rezidivierenden Atemwegsinfekten.

80.4 Arzneimittelbild

Das Arzneimittelbild wurde nach den klinischen Beobachtungen und Empfehlungen von Dr. Abermann zusammengestellt [1].

Geist und Gemüt: Unruhe kann von normal bis sehr stark variieren. Es besteht ein reges Interesse an der Umwelt mit starker Ablenkbarkeit. Es besteht eine Neugier und Unzufriedenheit. Nach einer spontanen Offenheit zeigt sich häufig eine gewisse Schüchternheit.

Aggression gehemmt bei dem Bedürfnis, zu beißen, zu schlagen (andere oder den eigenen Kopf auf den Boden) oder Haare zu ziehen.

Reiseverlangen.

Unruhiger Schlaf. Aufschreien im Schlaf.

Angst vor Hunden.

> *Pavor nocturnus*

Kopf: Hautausschläge kreisrund.

Zähne:

> *Dentitio tarda*

Magen:

> *Pädatrophie*

---

94 Das Miasma ist eine Zustandsbeschreibung des Individuums, die auf verschiedenen Betrachtungsebenen ähnlich charakteristisch werden kann.

Brust: Bronchitiden und Pneumonien mit profuser Schleimproduktion.

> *Pneumonie rezidivierend*

Schlaf: Unruhe im Schlaf.

Haut:

> *Tinea circinata*

Allgemein: Verlangen nach Essig und sauren Speisen.

> *Rekonvaleszenz prolongiert*
> *Entwicklungsverzögerung*

80.5 Dosierung

Bacillinum in Hochpotenzen und seltenen Gaben, etwa C 30 gegeben, nach günstiger Reaktion etwa 4 Wochen später eine Gabe C 200. Eine weitere Gabe ist selten erforderlich. In aktiven Stadien der Tuberkulose ist die Zubereitung nach meiner Erfahrung kontraindiziert.

80.6 Vergleichsmittel

- Nosoden: Anthracinum, Carcinosinum, Lyssinum, Medorrhinum, Psorinum, Pyrogenium, Syphilinum, Tuberculinum, Tuberculinum Klebs, Tuberculinum Koch alt, Tuberculinum Marmoreck.
- Tuberculin-Arzneien: Tuberculinum Klebs, Tuberculinum, Tuberculinum Koch alt, Tuberculinum Marmoreck.

- Tuberculinum: Entgegen Tuberculinum kann die durch Neugierde und Unzufriedenheit getriggerte Offenheit bei Bacillinum weniger ausgeprägt, bis sogar schüchtern sein. Aggression und Unruhe sind deutlich stärker ausgeprägt bei Tuberculinum. Der Parvor nocturnus ist heftiger, und die Eltern haben ihre Mühe, die schwer weckbaren Kinder zu beruhigen. Tuberculinum hat selten Haut- und Magen-Darm-Symptome. Seine Bronchialinfekte haben eher trocknen bis spastischen Charakter. Auch besteht hier ein Verlangen nach Fleisch, Geräuchertem und Butter.

80.7 Literatur

[1] Abermann C. Bacillinum Burnett – mehr als der „kleine Bruder" vom Tuberculinum? Zeitschrift für Klassische Homöopathie 2014: 155–164, DOI: 10.1055/s-0033-1 357 692

[2] Allen HC. Bacillinum. Materia Medica of the Nosodes. Philadelphia: Boericke & Tafel; 1910: 34–36

[3] Boocock R. A partial proving of Bacillinum. Homoeopathic Recorder 1892

[4] Burnett JC. Bacillinum. Die neue Heilmethode der Schwindsucht mit ihrem eigenen Erreger. 3. Aufl. München: Müller & Steinicke

[5] Clarke JH. Bacillinum. Dictionary of practical Materia Medica. Bd. 1. London: Homoeopathic Publishing Company; 1900–1902: 237–238

81 Badiaga – bad

lt.: Spongilla lacustris, dt.: Süßwasserschwamm, engl.: freshwater sponge

81.1 Substanz

Animalia – Porifera – Spongillidae (Süßwasserschwämme) **– Spongilla lacustris**

Es handelt sich um ein einfach organisiertes Wassertier von krusten- oder klumpenartiger Form mit glatter oder unregelmäßiger Oberfläche, mit kurzen und zapfenförmigen Fortsätzen. Der Körper des Schwamms besteht aus einem weichen Parenchym von zäher und trockener Konsistenz und einem tragendem Skelett, das von biegsamen Kieselsäurenadeln gebildet wird. Es erreicht Durchmesser bis 12 cm. Die äußere Struktur besteht aus porenreichem Ektoderm, nach innen angrenzend ein von zahlreichen Kanälen durchzogenes Endoderm. Es ernährt sich von schwebenden Kleinalgen, Bakterien und Detritus. Verbreitet ist es in Europa von Russland und Finnland bis Irland, in Südosteuropa, Nordamerika, Nord- und Ost-Asien. Man findet es in stehenden und flachen Gewässern haftend auf Wasserpflanzen, Baumwurzeln, Holz und Steinen.

Homöopathische Verwendung findet das gesamte getrocknete Tier. Die schwammartige und getrocknete Gerüstsubstanz wird ohne Röstung verrieben.

81.2 Pharmakologie und Toxikologie

Im Skelett des Tieres findet sich ein hoher Gehalt an Kieselsäure.

Manche der ca. 5 000 Schwammarten enthalten zum Teil sehr kompliziert gebaute organische Verbindungen wie zum Beispiel Steroide, Sesterterpene, Carotinoide, Chlor- oder Brom-Verbindungen.

Viele dieser Verbindungen sind pharmakologisch aktiv und wirken zum Teil cytostatisch, vasodilatatorisch oder hypotensiv. Schwämme können Iod und Phosphor speichern.

Hautreizungen bei topischer Anwendung wurden beobachtet. Verantwortlich dafür kann einerseits die mechanische Reizung durch die im Skelett enthaltenen Kieselsäurenadeln sein, aber auch die Reizung durch Ameisensäure, gebildet von den mit dem Schwamm symbiotisch lebenden Algen.

81.3 Anwendung

Homöopathisch findet es Anwendung bei Entzündungen der Augen und der Atemwege, bei Drüsenverhärtungen unterschiedlichster Genese und bei Erkrankungen des rheumatischen Formenkreises (nach Kommission D).

Er wird in Russland als Volksmittel benützt bei verhärteten Leistendrüsen, bei Bubonen, Hämorrhoiden. Darüber hinaus bei Erkrankungen des rheumatischen Formenkreises, Rücken- und Kreuzschmerzen, Ischialgie, Lumbalgie, Gicht und Trigeminusneuralgie.

81.4 Arzneimittelprüfung

Die Prüfung wurde von 2 Prüfern vorgenommen. Der überwiegende Teil der Symptome stammt von L. Bedford, der mit C 30 geprüft hat [1]. Ebenso eine Prüfung der österreichischen Kolleginnen und Kollegen [3].

81.5 Arzneimittelbild

Leitsymptome: Wundheitsgefühl in der ganzen Haut und allen Muskeln, wie zerschlagen, schlimmer bei Berührung durch die Kleidung und bei Bewegung.

Empfindlichkeit gegen Kälte und kalte Luft.

81 – Badiaga – bad

Geist und Gemüt: Klarheit des Denkens und mehr geneigt zu geistiger Tätigkeit als vorher. Bei der geringsten Erregung der Gedanken heftiges Herzklopfen.

Augen: Wundheitsgefühl in den Augäpfeln. Kopfschmerzen, sich auf beide Augäpfel erstreckend, schlimmer durch jede Bewegung der Augen. ⊙ **Entzündung der Augen mit Verhärtung der Meibom'schen Drüsen.**

> Hordeolum
> Chalaziom
> Keratitis
> Uveitis
> Iridozyklitis

Ohren: Ganz leichte Stöße in den Ohren wie von entfernten Kanonenschüssen.

Nase: Niesen und **Schnupfen, flüssig oder schleimig.** Heftiger Schnupfen, besonders aus dem linken Nasenloch, teilweise mit Verstopfung der Nase.

Gesicht: Bleich, erdgrau.

Innerer Hals: Tonsillen geschwollen mit Wundheitsgefühl, besonders beim Schlucken. Ausräuspern von zähen blutigen und festen Schleimklumpen aus dem Hals.

Äußerer Hals:

> Autoimmunthyreoiditis

Magen: Mund und Atem heiß und fieberig, mit Durst auf große Mengen Wasser. Hunger bei geringem Durstgefühl,

Abdomen: ⊙ **Volksmittel bei verhärteten Inguinaldrüsen.** ⊙ **Syphilitische Bubonen in der Leiste, steinhart und zackig mit nächtlichen Schmerzen;** ⊙ **Bubonen mit schießenden Schmerzen, ehe die Eiterung beginnt, verschwinden, oder wenn Fluktuation schon vorhanden ist, werden resorbiert durch die Tinktur.**

> Adenitis inguinal

Geschlechtsorgane:
- männlich:

> Hodenschwellung

Atmung: Atem heiß und fieberig.

Husten und Expektoration: Husten krampfartig und schleimig, beim Husten fliegt der Schleim gewaltsam aus dem Mund.

> Pertussis

Brust: Pleuritische Schmerzen, schlimmer durch Tiefatmen und Bewegung.

> Bronchitis
> Pleuritis

Heftiges, zitterndes vibrierendes Herzklopfen, selbst in völliger Ruhe, bei der geringsten Gemütsbewegung, selbst bei erhebenden Gedanken. Anfälle von Herzklopfen bei rechter Seitenlage, von der Brust in den Nacken pulsierend.

Extremitäten: Rheumatische Schmerzen. ⊙ **Volksmittel bei Frostbeulen, bei Geschwüren an Beinen oder Hufen der Pferde.**

Heftige Schmerzen an verschiedenen Teilen des Körpers mit heftigen Stichen in der Seite, schlimmer bei der geringsten Bewegung.

> Perniones[95]

Haut: Wundheitsgefühl der Haut, Jucken der Haut und Hautausschläge.

---

95 Frostbeulen.

81.6
Dosierung

D 1 bis D 6, bei Autoimmunthyreoiditis noch höher und in einzelnen Gaben mit langen Abständen.

81.7
Vergleichsmittel

- Iod-Arzneien: Ammonium iodatum, Arsenicum iodatum, Barium iodatum, Bromium iodatum, Calcium iodatum, Ferrum iodatum, Kalium iodatum, Magnesium iodatum, Mercurius iodatus flavus, Mercurius iodatus ruber, Sulphur iodatum.
- Spondillidae: Spongia tosta.
- Spongia tosta, Iodum purum, Mercurius iodatus ruber, Hedera helix.

81.8
Literatur

[1] Allen TF. Badiaga. Encyclopedia of pure Materia Medica. Bd. 2. New York: Boericke & Tafel; 1874–1880: 25–30

[2] Clarke JH. Badiaga. Dictionary of practical Materia Medica. Bd. 1. London: Homoeopathic Publishing Company; 1900–1902: 239–241

[3] Rohrer A. Eine Arzneimittelprüfung mit Badiaga D 30. Documenta Homoeopathica 1986; 7: 237–247

[4] Voisin H. Materia medica des homöopathischen Praktikers. 3. Aufl. Heidelberg: Haug; 1991: 215–217

82 Baptisia tinctoria – bapt

lt.: Baptisia tinctoria, dt.: Wilder Indigo, engl.: wild indigo

82.1 Substanz

Plantae – Leguminosae (gleich Fabaceae, früher Papilionaceae, Hülsenfruchtgewächse) – **Baptisia tinctoria**

Es handelt sich um eine ausdauernde krautige oder halbstrauchige reich verzweigte Staude von bis zu 1 m Höhe. Die Rhizome sind kurz und bis zu 2 cm dick. Heimisch ist sie in den östlichen USA, von der Ostküste bis Minnesota und Texas und im südlichen Kanada. Man findet sie auf einfachen sandigen bis tonigen Böden in lichten Laub- und Nadelwäldern, Kahlschlägen, Savannen und an Straßenrändern. Die Sammlung erfolgt aus Wildbeständen. Hauptlieferländer sind die östlichen und nordöstlichen Staaten der USA. Die Pflanze gedeiht gut in Kultur.

Homöopathische Verwendung finden die getrockneten unterirdischen Pflanzenteile.

82.2 Pharmakologie und Toxikologie

Die Inhaltsstoffe sind Isoflavone (Baptigenin, Pseudobaptigenin, Maackiain, Formonetin) und deren Glycoside (Baptisin, Pseudobaptisin und Maackiainglycosid) sowie Chinolizidinalkaloide, Cumarine, Polysaccharide und Glykoproteine. Die Chinolizidin-Alkaloide sind typisch für die Leguminosae. Das ist bei Baptisia vor allem Baptifolin, Chinolizidin-Alkaloid vom Spartein-Typ[96] ist. Es hat immunstimulierende Wirkungen [7]. Daneben noch das giftige Cytisin, das ähnlich dem Nikotin als Ganglienblocker im ZNS wirkt. Besonders im Brech-, Vasomotoren-, und Atemzentrum zunächst erregend, dann lähmend. Bei Überdosierung wirkt die Droge laxierend.

Intoxikationen führen beim Mensch wie auch beim Tier zu strychninartigen Krämpfen, zu Blässe, kaltem Schweiß, Durst, Delirien, Halluzinationen, Benommenheit und Bewusstlosigkeit. Nach letalen Dosen tritt der Tod durch zentrale Atemlähmung ein. Artefizielle Intoxikationen durch Leguminosae sind bei Menschen selten und werden fast nur beim Goldregen, Cytisus laburnum beobachtet. Dagegen sind Intoxikationen bei Weidevieh, wie Schafen und Rindern durch Chinolizidin-Alkaloid-führende Pflanzen seit langem bekannt. Dabei sind α-Pyridon-Alkaloide wesentlich toxischer als die ringgesättigte Chinolizidin-Alkaloide vom Spartein-Typ. Vergiftungssymptome sind Erregung, Koordinationsstörungen, Atemnot, Krämpfe und schließlich Koma bis zum Tod durch Atemlähmung. Die teratogene Wirkung der Chinolizidin-Alkaloide führen bei Rindern zu der als „crooked calf disease" bezeichneten Erkrankung, die an einer Deformation der Wirbelsäule und der Gliedmaßen bei neugeborenen Tieren zu erkennen ist. Das einzige therapeutisch genutzte Chinolizidin-Alkaloid ist Spartein.

82.3 Anwendung

In den nordamerikanischen Heimatländern wird die Wurzel seit Langem innerlich als Tee bei Fieber, Scharlach, Typhus und Pharyngitis sowie als Salbe bei Ulzera verwendet. Das Wasser, in dem die Wurzel eingeweicht wird, dient zu Waschungen bei offenen oder entzündeten Wunden. Seltener wird die Wurzel dort bei Obstipation und zum evozierten Erbrechen gebraucht. Die Indianer in den maritimen Provinzen von Kanada verwenden die Baptisiawurzeln bei Gonorrhö, Nephropathien und Hämopthisis.

In der Homöopathie findet die Zubereitung hauptsächlich Anwendung bei schweren Infektionskrankheiten, Sepsis und Verwirrtheitszuständen (nach Kommission D).

Die klinischen Symptome *Stupor* und das Gefühl, als ob der Körper in mehrere Stücke geteilt wäre,

---

[96] Wie auch in Laburnum anagyroides, Cytisus scoparius und Caulophyllum thalictroides.

stammen aus der Beobachtung bei der Anwendung, nicht aus einer Arzneimittelprüfung. Baptisia tinctoria genießt Vertrauen bei *fieberhafter Gastroenteritis* mit *Stupor* und *Delirien*. Der Patient ist wie betrunken und lässt Harn und Stuhl unter sich gehen. Die Muskulatur und die Haut schmerzen bei Druck und beim Daraufliegen. Alle Sekretionen sind übelriechend und eitrig. Bei *Angina tonsillaris* und anderen mit Entzündung des Rachenrings einhergehenden Krankheitszuständen kann neben der erwähnten Beteiligung des Zentralnervensystems die Unfähigkeit, Festes zu schlucken, hinweisend sein. Celis hat, so berichtet Hochstetter, bei Typhus abdominalis jahrzehntelang mit Erfolg Baptisia tinctoria, Bryonia alba und Veratrum viride angewendet (Hochstetter 1973).

82.4 Arzneimittelbild

Leitsymptome: Gefühl wie zerschlagen, zittrig und schwach. Die Teile, mit denen er aufliegt, tun ihm weh, muss sich immer bewegen.

Gesicht heiß und rot, wie trunken. Delirium, ⊙ **glaubt doppelt zu sein oder in mehrere Stücke geteilt zu sein; Betäubung.** ⊙ **Lässt infolgedessen Harn und Stuhl unter sich gehen** (nach Stiegele bewährtes Symptom).

Verschlimmerung durch Bewegung.
⊙ **Alle Absonderungen sind übelriechend.**

Geist und Gemüt: Kann seine Gedanken nicht zügeln. **Verlust der Fähigkeit, zu denken oder sich zu erinnern.** Fällt in Schlaf, während man mit ihm spricht; **beginnendes Delirium.**
⊙ **Stupor und Betäubung.** ⊙ **Meint, er sei doppelt oder zerbrochen, wirft sich im Bett umher, um die Stücke zusammenzusammeln.** – Erwacht mit Alpdrücken, angstvolle Träume.

Kopf: Gefühl, als wäre der Kopf zu groß und zu schwer.

Enzephalitis

Kopfschmerz: Dumpfes, schweres, drückendes Kopfweh mit Schwindel. Heftige Schmerzen an der Gehirnbasis, mit Lahmheit und Steifigkeit der Halsmuskeln.

Augen: Gerötet und entzündet, Augenlider halb gelähmt, kann die Augen kaum offenhalten.

Nase: Schnupfen, dumpfer Druck an der Nasenwurzel.

Gesicht: Rotes, erhitztes Gesicht; ⊙ **Gesicht dunkelrot, wie betrunken.**

Mund: Zunge zuerst weiß, dann in der Mitte gelbbraun belegt, an den Rändern mit geröteten Papillen, geschwollen. Geschwüre im Mund; viel Speichel, bitterer Geschmack. Zunge geschwollen und schmerzhaft. Reichlicher Fluss von bittersüßem Speichel, gefolgt von Trockenheit, Lippen kleben zusammen. **Unerträglich fauler Geruch des Atems.**

Innerer Hals: Tonsillen und weicher Gaumen gerötet, mit Zwang zu schlucken und Engegefühl. Zusammenschnürendes Gefühl im Hals, ⊙ **kann nichts Festes, sondern nur Flüssiges schlucken, ⊙ Festes macht Würgen.**

Dysphagie

Magen: Brennen, Drücken und Krampfen im Magen.

Abdomen: Dumpfe Schmerzen in der Lebergegend und der Gallenblase gegen die Wirbelsäule ausstrahlend, sehr heftig beim Gehen. Rumpeln und Auftreibung des Leibes. Bauchmuskeln wie wund, wie nach heftigem Husten.

Hepatitis

Rektum und Stuhl: Durchfall mit dunklen Stühlen und viel Schleim, ⊙ **sehr übelriechend, mit Blut und Eiter.**

Diarrhö bakteriell

Geschlechtsorgane:

Puerperalsepsis

Sprache und Stimme: Heiserkeit.

Atmung: Erwacht mit großer Atemnot, die Lungen sind wie eng und zusammengeschnürt. Gefühl, als ob er nur Rauch einatmen würde.

Husten und Expektoration: Husten.

Brust: Herztätigkeit kraftvoller und schneller.

Extremitäten: Rheumatoide Schmerzen. Fühlt sich schwach und zittrig, wie nach einer schweren Krankheit, wie zerbrochen. Die Teile, auf denen er liegt, tun ihm weh, muss sich immerfort bewegen.

Frost und Frösteln: Starkes Hitzegefühl, besonders am Kopf, mit Wallungen bei Nacht.

Fieber:

Infekt septisch
Scharlach
Sepsis

Allgemein: Gefühl allgemeiner **Erschöpfung und Zerschlagenheit, zittrig, unfähig zu jeder körperlichen und geistigen Tätigkeit. Jeder Druck schmerzt; die Teile, auf denen man kurze Zeit liegt, schmerzen** wie wund, muss daher immer wieder die Lage ändern.

Puls voll und beschleunigt, nachher langsam und schwach.

82.5
Dosierung

D 2 bis D 6.

82.6
Vergleichsmittel

- Leguminosae: Alfalfa, Copaiva, Cytisus laburnum, Dolichos pruriens, Lathyrus sativus, Ononis spinosa, Lespedeza sieboldii, Melilotus officinalis, Physostigma venenosum, Robinia pseudacacia, Senna, Sarothamnus scoparius, Trifolium pratense.

- Sepsis: Acidum carbolicum, Anthracinum, Arnica montana, Baptisia tinctoria, Carbo vegetabilis, Chininum arsenicosum, Carcinosinum, Crotalus horridus, Echinacea angustifolia, Lachesis muta, Pyrogenium, Siegesbeckia orientalis.
- Teile, auf denen er liegt, tun weh: Arnica montana.
- Fieber mit Betäubung und Kopfkongestion: Gelsemium sempervirens.
- Stomatitis und Pharyngitis mit Foetor ex ore: Acidum carbolicum, Apis mellifica, Belladonna, Mandragora officinarum, Mercurius solubilis Hahnemanni, Phytolacca decandra.
- Schlucken von Flüssigem geht leichter: Baptisia tinctoria, Schlucken von Festem geht leichter: Ignatia amara, Lachesis muta.

82.7
Literatur

[1] Allen TF. Baptisia. Encyclopedia of pure Materia Medica. Bd. 1, 10. New York: Boericke & Tafel; 1874–1880: 31–39, 372

[2] Celis, Hochstetter. Baptisia. XXVIII. Intern. Kongreß, Wien 1873: 218

[3] Clarke JH. Baptisia confusa acetica, Baptisia tinctoria. Dictionary of practical Materia Medica. Bd. 1. London: Homoeopathic Publishing Company; 1900–1902: 242–247

[4] Hale EM. Journalauszüge. Pathogenesis von Baptisia tinctoria. Allgemeine Homöopathische Zeitung 1877; 78: 38–39, 47–48

[5] Hale EM. Baptisia tinctoria. (Wild Indigo.). New Remedies. Bd. 1. 5. Aufl. Philadelphia: Boericke & Tafel; 1897: 85–94

[6] Hughes R. Baptisia. Cyclopaedia of Drug Pathogenesy. Bd. 1, 4. London: Gould; 1886–1891: 512–519, 510–514

[7] Volk RB, Bodinet C. Oral application of Baptisia tinctoria extract enhances immune parameters in rats and immunosuppressed mice. Z Phytother 2009, DOI: 10.1055/s-0029-1 239 931 (zuletzt geprüft am 18.01.2017)

83 Barium carbonicum – bar-c

lt.: Barium carbonicum, dt.: Schwererde, Bariumcarbonat, engl.: baryta carbonate

83.1 Substanz

Mineralia – Anorganica – Composita – 2. Gruppe[97] – Bariumcarbonat – $BaCO_3$

Es handelt sich um eine anorganische Einzelverbindung mit der Summenformel $BaCO_3$. Barium carbonicum ist ein farbloses, feines Pulver, das in Wasser nur schwer löslich ist. In der Natur kommt es als Witherit vor. Verwendung findet die Substanz in der Glasindustrie, in Fernsehröhren zur Absorption der Röntgenstrahlen, zur Verhinderung des Aufblühens von Ziegeln und keramischem Material und zur Herstellung anderer Bariumverbindungen, früher auch als Rodentizid.

Homöopathische Verwendung findet Bariumcarbonat.

83.2 Pharmakologie und Toxikologie

Die wasserlöslichen Bariumverbindungen sind giftig. Sie können ab einer Aufnahme von ca. 0,1 g/kg Körpergewicht letal wirken. Eine berufliche Exposition von 0,07 mg/kg Körpergewicht gilt als unbedenklich. Alle wasserlöslichen Verbindungen des Bariums sind giftig und verursachen Muskelkrämpfe und Herzrhythmusstörungen. Durch die Hemmung des Kalium-Ausstroms aus den Muskelzellen kommt es zu einer Hypokaliämie mit den entsprechenden Folgen (EKG-Veränderungen: T-Wellen-Abflachung, U-Welle, ST-Streckensenkung, TU-Verschmelzung, QT-Verlängerung). Barium stimuliert die quergestreifte, glatte und Herzmuskulatur und führt dadurch zu Spasmen, Hypertonie und Arrythmien. Wirksames Antidot ist Natriumsulfat, das Bariumsalze in das unlösliche Bariumsulfat überführt.

---

[97] Erdalkalimetalle: Beryllium Be, Magnesium Mg, Calcium Ca, Strontium Sr, Barium Ba, Radium Ra.

Die Nebenwirkungen bei arzneilichem Gebrauch und bei Vergiftungen bestehen nach Lewin in Schwindel, Ohnmacht, Muskelschwäche, „Barytfieber" mit Hitze- und Frostgefühl, Speichelfluss mit Anschwellung der Speicheldrüsen und des Gaumens, Lockerwerden der Zähne und üblem Mundgeruch, wie bei Quecksilber-Vergiftung. Des Weiteren Reizung der Schleimhäute des Auges, der Atemwege, Vermehrung der Diurese, Erschwerung des Schluckens, Übelkeit, Erbrechen, Darmkolik und Durchfall bis zur Ausbildung einer Gastroenteritis. Pollutionen und erektiler Dysfunktion [7].

83.3 Anwendung

Homöopathisch findet die Zubereitung Anwendung zur Behandlung von Entwicklungsverzögerungen bei Kindern, bei chronischen Entzündungen der Tonsillen und der oberen Luftwege, bei Hypertonie und bei Arteriosklerose (nach Kommission D).

Therapeutische Verwendung in der Homöopathie findet die Zubereitung bei **zerebralsklerotischen Kreislaufstörungen** mit **Zephalgien**, **Schwindel** und dergleichen, dann auf den Gebrauch bei **Angina pectoris** und **Reizleitungsstörungen**. An den Gefäßen wird eine stark konstriktorische Wirkung mit drahtartigen Arterien, selbst mit perlschnurartigen Einschnürungen festgestellt. Der Blutdruck steigt an. Indikationen sind **Arteriosklerose, Aneurysma** und **Kardiopathien**. Eine **körperliche Entwicklungsverzögerung** mit Zurückbleiben des gesamten Wachstums oder auch einzelner Organsysteme hat sich als Indikation für Barium carbonicum bewährt. Die verzögerte körperliche Entwicklung ist begleitet von einer ebensolchen **geistigen Entwicklungsverzögerung** gegenüber den Altersgenossen. Es sind scheue, schüchterne und ängstliche Kinder, die in allen geistigen Leistungen Einschränkungen zeigen, sowohl auf intellektueller wie psychischer Ebene. Ganz allgemein finden sich **Adenopathien**

83 – Barium carbonicum – bar-c

mit chronischen Drüsenschwellungen von meist derber und harter Konsistenz. Diese Menschen, meist sind es Kinder, haben eine sehr große Empfindlichkeit gegen alle Kälteeinflüsse. Die Entzündungsprozesse nehmen einen trägen, sich lange hinschleppenden Verlauf.

Ein sehr beachtenswertes Mittel ist **Barium carbonicum** bei der *akuten fieberhaften Angina*. Stark geschwollene Tonsillen schwellen unter Rückgang der Temperatur rasch ab. Es ist dann darauf zurückzugreifen, wenn das zunächst nahe liegende Mercurius solubilis Hahnemanni nicht befriedigt. Man kann damit schlagartige Wirkung beobachten.

Auch andere Drüsen, wie die Thyroidea, die Parotis, die Prostata, unterliegen dem Einfluss von Barium.

83.4 Konstitution

Kinder, die sich körperlich und geistig schlecht entwickeln und schwerfällig sind, spät sprechen und laufen lernen und unaufmerksam sind, viel Furcht und Angst haben und unter Schüchternheit leiden. Sie sind ständig erkältet, bekommen häufig Anginen und neigen zu Adenopathien.

Der geschilderte Typus mit Beeinträchtigung des körperlichen und geistigen Wachstums soll jedoch nicht den Blick dafür nehmen, dass Barium carbonicum auch bei Fehlen dieser Konstitution, allein durch die Beziehung zum Lymph- und Drüsensystem, oft ein unentbehrliches Heilmittel darstellt. Das Arzneimittelbild steht über dem Typus, besonders wenn dieser, wie es hier der Fall ist, ex usu in morbis und nicht durch die Arzneimittelprüfung gewonnen wurde.

Neben diesem für das kindliche Leben geltenden Typus besitzen wir in Barium carbonicum ein ausgesprochenes Altersmittel durch die Beziehung zum Gefäßsystem. Es ist ein Hauptmittel für die Arteriosklerose mit Hypertonie, für Herzinsuffizienz, Reizleitungsstörungen (einschließlich Schenkelblock), Bradykardie. Ebenso für die zerebrale Durchblutungsstörung mit Gedächtnisschwäche und anderen Folgen derselben. Der geistige Abbau zeigt sich in Schwindel, Gedächtnisschwäche und Kopfschmerzen.

83.5 Arzneimittelbild

Leitsymptome: Schwellung aller Lymphdrüsen und Entzündung der Schleimhäute; rezidivierende Anginen. ⊙ **Lymphadenopathie, geistige wie körperliche Entwicklungsverzögerung.**

⊙ **Arteriosklerose**; zerebrale Sklerose, Herzinsuffizienz, Hypertonie.

Nasskaltes Wetter <, Luftzug <; große Infektneigung.

Entwicklungsverzögerung kognitiv und somatisch
Durchblutungsstörung zerebrovaskulär
Apoplex, Folgen von
Insomnia senilis
Zephalgie arteriosklerotisch

Geist und Gemüt: Traurig und ängstlich, niedergeschlagen, will nicht sprechen. Höchst aufgebracht und zornig über Kleinigkeiten. Fürchtet, sterben zu müssen. ⊙ **Kinder wollen nicht spielen; sie sind menschenscheu, ängstlich und schüchtern.** ⊙ **Nörglerisch und tadelsüchtig.**

⊙ **Kinder sind unaufmerksam beim Lernen.** Weiß nicht, was sie will, große Unentschlossenheit; sie will eine Tasse Kaffee, dann wieder nicht.

Sehr vergesslich, das Wort im Mund entfällt ihm; mitten im Reden fehlt ihm oft das bekannteste Wort.

Tagsüber schläfrig, nachts schlaflos.

Kopf: Drückende Kopfschmerzen; Schwindel, alles dreht sich um ihn. Gefühl, als ob das Gehirn locker wäre und bei Bewegung hin und her fiele.

Otitis media

Ohren: Schwerhörigkeit, starke Ohrgeräusche. Krachen in den Ohren beim Schlucken und Schnäuzen. Widerhallen beim Schnäuzen.

Nase: Nase trocken oder dicker gelber Schleim. Häufiges Nasenbluten.

Adenopathie

Gesicht: Bleich. Gefühl, als ob das ganze Gesicht geschwollen wäre.

Rhinitis chronisch

Mund: Bluten des Zahnfleisches. Gaumen und Wangenschleimhaut mit Bläschen bedeckt. Fauler Geschmack. Speichel läuft im Schlaf aus dem Mund.

Innerer Hals: Gaumen und Tonsillen geschwollen und entzündet, mit eitrigem Belag, **kann den Mund nicht öffnen. Pflockgefühl im Hals.** Hals schmerzhaft beim Schlucken, schlimmer bei leerem Schlucken. **Schwellung der submandibulären Drüsen, der Hals- und Nackendrüsen.**

Tonsillitis akut chronisch rezidivierend

Äußerer Hals: Erstickungsgefahr, als ob die Schilddrüse nach innen gedrückt würde.

Struma

Magen: Heftiger Schmerz, als müssten die Speisen ihren Weg beim Eintritt in den Magen über eine „wunde Stelle" erzwingen. Hunger, aber kein Appetit. Schwäche im Magen, besser durch Essen. Kälte- und **Leeregefühl im Magen, Gefühl, als ob der Magen herunterhinge.** Magendruck wie von einem Stein, besser durch Aufstoßen. Empfindlichkeit in der Magengrube, bei jedem harten Auftreten schmerzhaft.

Achalasie
Dyspepsia senilis
Mesenterialadenopathie

Abdomen: Auftreibung des Leibes. Leibschneiden.

Rektum und Stuhl: Durchfällige Stühle, Hämorrhoiden.

Blase: Häufiges Harnlassen, beim Harnlassen treten Hämorrhoiden heraus.

Prostata:

Prostatahyperplasie

Geschlechtsorgane:
- weiblich: Libido gesteigert. Menses ätzend, zu früh.
- männlich: Libido gesteigert, Pollutionen – Trieb herabgesetzt.

Larynx und Trachea: Gefühl im Kehlkopf, als ob man nur Rauch eingeatmet hätte.

Sprache und Stimme: Heiserkeit. Husten mit schleimigem Auswurf.

Husten und Expektoration: Trockener Reizhusten.

Brust: Heftige, langdauernde Palpitationen, die durch Darandenken erneuert werden. Palpitationen durch Linksliegen.

Hypertonie arteriosklerotisch
Herzrhythmusstörung
Erregungsleitungsstörung
Aortenaneurysma

Schweiß: Neigung zu Schweißen. Übelriechender Fußschweiß.

Haut: Pickel an den verschiedensten Partien der Haut. – Jucken hier und dort, auf Kratzen folgt ein heftiger Schmerz. ☉ **Lipome, besonders im Nacken.**

Lipom

Allgemein: Hypertonie.

83.6 Dosierung

D 6 bis D 12 und Hochpotenzen. Wirkung ist langsam. Braucht in chronischen Fällen höchstens 1-mal täglich, aber längere Zeit, gegeben zu werden. Flüssig erst ab D 8. Der volle kolloidale Zustand wird erst ab D 6 erreicht.

83.7 Vergleichsmittel

- 2. Gruppe Periodensystem der Elemente: Barium iodatum, Beryllium metallicum, Calcium arsenicosum, Calcium carbonicum, Calcium causticum, Calcium fluoratum, Calcium hypophosphorosum, Calcium iodatum, Calcium phosphoricum, Calcium silicatum, Calcium sulphuricum, Hepar sulphuris, Magnesium carbonicum, Magnesium fluoricum, Magnesium iodatum, Magnesium muriaticum, Magnesium phosphoricum, Magnesium sulphuricum, Radium bromatum, Strontium carbonicum.
- Aversion zu sprechen: Barium aceticum.
- Adenoiden, Tonsillenhypertrophie: Barium iodatum, Calcium iodatum, Calcium phosphoricum, Carbo animalis, Lac caninum, Luffa operculata, Magnesium iodatum, Magnesium fluoricum, Mercurius iodatus ruber, Staphysagria.
- Adenopathie: Acidum fluoricum, Calcium carbonicum, Calcium fluoricum, Iodum purum, Natrium muriaticum, Sulphur lotum.
- Tonsillitis acuta und chronica: Barium iodatum, auch bei Adenopathie, exsudativer Diathese, Arteriosklerose häufig verordnet.
- Tonsillitis chronisch: Acidum fluoricum, Barium iodatum, Calcium iodatum, Calcium fluoratum, Calcium phosphoricum, Magnesium fluoratum, Silicea terra.
- Arteriosklerose, zerebrovaskuläre Durchblutungsstörung: Arnica montana, Aurum metallicum, Barium iodatum, Bellis perennis, Conium maculatum, Opium, Plumbum metallicum, Radium bromatum, Strontium carbonicum.
- Aortensklerose: Aurum metallicum.
- Zerebrovaskuläre Durchblutungsstörung mit Schwindel, Gedächtnisschwäche und Benommenheit: Acidum picrinicum, Arnica montana, Aurum metallicum, Bellis perennis, Cocculus indicus, Conium maculatum, Strontium carbonicum, Theridion curassavicum.
- Entwicklungsverzögerung geistig: Agaricus muscarius, Calcium carbonicum.
- Heftiger Schmerz, als müssten die Speisen ihren Weg beim Eintritt in den Magen über eine „wunde Stelle" erzwingen: Barium aceticum.

83.8 Kasuistik

83.8.1 Koronare Herzkrankheit und zerebrovaskuläre Durchblutungsstörung

Der 68-jährige Rentner A. H. kam am 15.7.1958 in die Poliklinik zu mir in Behandlung. Er war bisher bei zwei Ärzten am Rande der Großstadt in Behandlung gewesen, hatte lange Zeit Arzneien erhalten, deren Namen er nicht mehr wusste, ohne dass diese viel genützt hätten. Einer der Ärzte habe ihn sogar aufgegeben, mit ihm sei doch nichts anzufangen.

Herr H., der früher Eisenbahner war, dort laufend ärztliche Untersuchungen erlebt hatte, beobachtete sich genau und schilderte seinen Zustand und seine Beschwerden fast lehrbuchmäßig. Er käme zu mir, weil er ängstlich, unentschlossen und unsicher geworden sei. Er habe einen Druck auf der Brust und werde immer schwindelig beim Gehen, beim Aufrichten und beim Nach-hinten-Sehen. Das Gehirn und die Gedanken setzten aus. Beim Steigen habe er leichte Atemnot.

Die anschließende Untersuchung des hageren Mannes ergab einen leichten Herzmuskelschaden mit mäßigen, prätibialen Ödemen, einen Blutdruck von 130/80 mmHg. Urin- und Blutuntersuchungen waren ohne krankhaften Befund. Im EKG waren lediglich eine Niederspannung und geringe atrio- und intraventrikuläre Reizleitungsstörungen nachweisbar. Wir mussten nach den geschilderten Beschwerden eine Koronarsklerose und eine zerebrovaskuläre Durchblutungsstörung als Zeichen eines Altersabbaues annehmen.

Wegen der beginnenden Dekompensationserscheinungen der Herzinsuffizienz verordneten wir phytotherapeutisch Crataegus oxyacantha, einen Weißdornextrakt, und wegen der zerebralen Durchblutungsstörungen Barium iodatum D 4, das sich uns bei ähnlichen Fällen früher wiederholt bewährt hatte. Dass Barium iodatum auf das Herz, das Gefäßsystem und das Gehirn besonders im Greisenalter wirkt, brauche ich in diesem Kreise nicht zu betonen.

Nach 14 Tagen, am 29.7.1958, kam der Patient wieder. Er war froh und beglückt. Er könne wieder nach oben, an den Himmel gucken, ohne schwindelig zu werden, und fühle sich frischer. Wir setzten die bisherigen Tropfen, Crataegus oxyacantha Ø und Barium iodatum, fort, denn beide Mittel soll man längere Zeit geben.

Ende September 1958 stellte sich Herr H. wieder vor. Die innere Unsicherheit sei weg, ebenso der unangenehme Druck auf der Brust. Er fühle sich frischer und leistungsfähiger. Die Kontrolle des Blutdruckes ergab eine Besserung mit 150/80 mm Hg. Wir ließen dieselbe Verordnung bestehen. Mitte Oktober 1958 sah ich den Patienten wieder. Strahlend und rüstig betrat er das Sprechzimmer. Er sei nicht mehr benommen und nicht mehr „mattscheibig", er habe sogar eigenhändig auf einer Leiter seine 12 Meter hohen Obstbäume abgeerntet. In Anbetracht der vorjährigen reichlichen Kernobsternte also ein voller Therapieerfolg.

Wir ließen die Arzneien jetzt weg und sahen Herrn H. am 12. Dezember 1958 wieder. Er sei wie betrunken, schwindelig und müsse sich öfters setzen, waren seine Klagen. Nun gaben wir ihm Crataegus oxyacantha Ø und Barium carbonicum D 4. Kurz vor Weihnachten 1958 kam der Patient schnell noch einmal vorbei, nur um mir zu sagen, dass es ihm wieder besser gehe.

Diese Besserung hielt auch am 27. Januar 1959 an, weswegen wir die beiden letzten Arzneimittel weiterhin verordneten.

Beim letzten Besuch am 13. März 1959 teilte mir Herr H. als Beweis seiner vollsten Zufriedenheit mit den homöopathischen Arzneien mit, dass er selber wieder Fahrrad und sogar als Sozius auf dem Motorrad fahre [8].

83.9 Literatur

[1] Allen TF. Barium carbonicum. Encyclopedia of pure Materia Medica. Bd. 10. New York: Boericke & Tafel; 1874–1880: 372–373

[2] Breuer K. Barium carbonicum. Materia medica revisa homoeopathiae. Glees: Gypser; 2013

[3] Hahnemann S. Barium carbonicum. In: Lucae C, Wischner M, Hrsg. Gesamte Arzneimittellehre. Stuttgart: Haug; 2007: 329–348

[4] Hering C. Barium carbonicum. Allgemeine Homöopathische Zeitung 1836; 8: 296

[5] Hering C. Baryta carbonica. Homöopathische Vierteljahrschrift 1859; 10: 95–99

[6] Hughes R. Barium carbonicum. Cyclopaedia of drug pathogenesy. Bd 1. London: Gould; 1886–1891: 519–526

[7] Lewin L. Baryt. Gifte und Vergiftungen. Lehrbuch der Toxikologie. 6. Aufl. Heidelberg: Haug; 1992: 238–241

[8] Storch H. Einige poliklinische Erfahrungen. Deutsche Homöopathische Monatsschrift 1959; 10 (7): 306–313

[9] Voisin H. Materia medica des homöopathischen Praktikers. 3. Aufl. Heidelberg: Haug; 1991: 220–224

84 Belladonna – bell

lt.: Atropa belladonna, dt.: Tollkirsche, engl.: deadly nightshade

84.1 Substanz

Plantae – Solanaceae (Nachtschattengewächse) – **Atropa belladonna**

Es handelt sich um eine 0,5 bis 1,5 m hohe, krautige, perennierende Pflanze mit kräftiger, bis zu 1 m tief in die Erde reichender Pfahlwurzel. Sie bildet kräftige, aufrecht wachsende Stängel, rötlich anlaufend, leicht gerillt mit wechselständig stehenden, bis zu 15 cm langen, elliptischen Blättern. Sie bildet von Juni bis August einzeln stehende glockige Blüten aus, aus welchen sich die schwarzen Früchte entwickeln. Heimisch ist sie in Nord- und Mitteleuropa.

Homöopathische Anwendung findet die ganze frische blühende Pflanze.

84.2 Pharmakologie und Toxikologie

Hauptinhaltsstoff ist das zu den Tropan-Alkaloiden (Alkaloideinteilung nach chemischer Struktur) zählende Atropin, welches ein Racemat aus (R)- und (S)-Hyoscyamin ist. Dieses wird in der Wurzel gebildet und über den Saftstrom zu den Blättern transportiert. Atropin ist ein Parasympatholyticum, oder auch Anticholinergicum, indem es als kompetetiver Antagonist hauptsächlich an den muskarinergen Rezeptoren, den M-Rezeptoren, mit dem Neurotransmitter Acetylcholin um die Bindung konkurriert. Pharmakologisch unterscheidet man vier Subtypen von muscarinergen M-Rezeptoren. Die M_1-Rezeptoren in Ganglien, die M_2-Rezeptoren am Herzen zur Öffnung der Kalium-Kanäle, was eine Verlangsamung der Herzfrequenz zur Folge hat, die M_3-Rezeptoren an der glatten Muskulatur von Darm, Bronchien und Drüsen, was zur Tonuserhöhung bei Aktivierung führt und an den Gefäßen, über die Freisetzung von Stickstoffmonooxid, zur Gefäßdilatation. M_4-Rezeptoren finden sich am Uterus und in der Lunge. Alle vier M-Rezeptor-Subtypen finden sich auch im Gehirn.

Bei sehr hohen Dosierungen kommt es zur Aktivierung der nikotinergen Rezeptoren, was dann zu anderen Wirkungen führt, wie beispielsweise im Kreislaufsystem zu einer Blutdrucksteigerung.

Atropin wirkt positiv chronotrop, positiv dromotrop, bronchodilatativ, mydriatisch, antisalivatorisch, hypohydrotisch, spasmolytisch, antiakkomodativ, photophobisch. Die letale Dosis für den Menschen liegt bei 100 mg. Antidot ist Physostigmin, das zu einem verzögerten Abbau des Acetylcholins im synaptischen Spalt führt, was dann zu einer Verdrängung des kompetetiven Antagonisten führt.

Daneben findet sich Hyoscyamin, ein Alkaloid mit ebenfalls zentraler Wirkung, jedoch doppelt so starker peripherer Wirkung wie Atropin.

Scopolamin, das dritte wichtige Tropan-Alkaloid der Solanaceae, wirkt peripher wie Atropin, also mydriatisch und antisalivatorisch, zentral jedoch, im Gegensatz zu Atropin nicht erregend, sondern deutlich sedierend, sodass es medizinische Anwendung bei Kinetosen findet und als Hypnotikum.

84.3 Anwendung

Die Substanz wurde schon von alters her als Augenkosmetikum benutzt. Medizinische Anwendung fand die Substanz als Mydriatikum, als Spasmolytikum und bei neurovegetativen Störungen in Kombination mit Barbituraten als Sedativum.

Homöopathische Anwendung findet die Zubereitung bei hochfieberhaften Entzündungen der Tonsillen, der Atemorgane, des Magen-Darm-Kanals, der Harn- und Geschlechtsorgane, der Meningen, der Haut und der Gelenke (nach Kommission D).

Das klinische Bild, bei dem wir von Belladonna Gebrauch machen, ist beherrscht durch die **Erregung des Blutgefäßsystems mit sichtbarem und** spürbarem **Pulsieren der Arterien und durch Kongestion des Blutes zu Kopf und Gehirn**, aber auch zu anderen erkrankten Teilen. Dabei ist neben dem klopfenden Schmerz mit Rötung des betroffenen Körperteils ein Gefühl von Hitze und Brennen vorhanden. Solche Zustände treten auf bei akuter Entzündung, wenn diese sich eben zu lokalisieren beginnt, seien es nun infektiöse Entzündungen, wie *Meningitis, Angina tonsillaris*, eine *Pulpitis*, eine *Phlegmone* oder ein *akuter Infekt* an irgendeiner Schleimhaut, seien es seröse Entzündungen wie bei *Sonnenstich*.

Die Vorgänge an den Gefäßen und den Nerven können auch ohne Entzündung verlaufen, wie etwa bei *Epilepsie, Migräne, Hyperthyreose* und *Neuralgie*. Das Anwendungsgebiet ist sehr groß und wird in der großen Zahl der Fälle umrissen durch die genannten akuten Entzündungen, wenn der Prozess sich an den Schleimhäuten, den Drüsen oder dem Zellgewebe zu lokalisieren beginnt, wobei am Ort der entzündlichen Lokalisation brennend trockene Hitze und klopfender, pulsierender Schmerz mit hellroter bis dunkelroter Färbung der kranken Teile auftritt, während im Aconit-Stadium des Fiebers eine eigentliche Lokalisation noch nicht zu erkennen ist.

Das Belladonna-**Fieber** setzt plötzlich ein, meist in der Nacht, und ist mit großer Erregung des Zentralnervensystems, ja mit Gehirnreizung verbunden. Das plötzliche Kommen und Gehen der Schmerzen und bei Koliken im Bauch eine Besserung durch Ausstrecken beziehungsweise Rückwärtsbeugen des Rumpfes ist für Belladonna besonders typisch. Belladonna kommt im hyperämischen Stadium oder im allererersten Stadium der Entzündung in Frage.

Wenn wir bei spastischen **Krämpfen** Belladonna verwenden, so tun wir dies im Hinblick darauf, dass Belladonna tatsächlich Krämpfe hervorruft. Man beobachtet bei Vergiftungen, beispielsweise am Hals, krampfartiges Zusammenschnüren, am Magen krampfartiges Erbrechen und Würgen, *Singultus*, krampfartige Schmerzen im Leib wie Kolik. An der Muskulatur gehen der Erschlaffung und Lähmung ein starker Bewegungsdrang, ja Rauflust, schließlich auch Konvulsionen voraus. Wenn wir bei der Verwendung von Belladonna nach dem Arzneimittelbild verschreiben, kommen wir mit geringen Gaben aus.

Belladonna verlangt nicht unbedingt Verminderung der Sekretion auf Haut und Schleimhäuten, sondern sie ruft, wie wir aus der Toxikologie wissen, auch Speichelfluss ebenso wie reichliche heiße Schweiße hervor. Man kann sich daher bei der therapeutischen Anwendung, zum Beispiel bei Magenleiden, mit dem Simile auf Hypersekretion des Magens, also *Hyperazidität*, wie auch auf eine *Hypoazidität* beziehen. Maßgebend können dann sein anfallsweise auftretende krampfartige Schmerzen, Verschlimmerung in der Nacht, die nervöse Überempfindlichkeit.

Bei **Neuralgien** und **Neuritiden** verwenden wir Belladonna, wenn die plötzlich einsetzenden und ebenso verschwindenden Schmerzen, die Verschlimmerung in der Nacht und die Auslösung durch Sinnesreize vorhanden sind. Sie können beispielsweise durch Berührung, durch ein Geräusch, durch eine Erschütterung (etwa des Bettes) oder durch einen Lichtreiz hervorgerufen werden. Belladonna kommt auch bei chronischen Fällen, zum Beispiel bei *Migräne, Neuralgien* usw., in Betracht. Man glaubt eine Bevorzugung der rechten Körperseite annehmen zu können, wenngleich diese aus der toxikologischen Beobachtung nicht hervorgeht.

84.4 Konstitution

Es hat sich gezeigt, dass Belladonna-Zustände besonders leicht bei kräftigen und vollblütigen Menschen, in erster Linie Kindern mit hellen Farben und lebhaftem Geist, auftreten. Doch scheue man sich nicht, auch bei anderen Typen Belladonna zu verordnen, wenn nur die Leitsymptome des Arzneimittelbildes übereinstimmen. Diese besitzen immer den Vorrang vor den darauf aufgebauten gedanklichen Konstruktionen. Kopf und Gesicht sind infolge starken Blutandrangs gerötet, die Pupillen erweitert, die heftige arterielle Blutbewegung zeigt sich auch an dem erregten sichtbaren Pulsieren der Karotiden längs des Halses. Die Sinnesorgane sind überempfindlich gegen Licht und Geräusch. Die Reizung des Gehirns zeigt sich in großer Unruhe, die sich bis zu Delirien und Tobsucht steigern kann. Der Kranke fährt mit schreckhaften Schreien aus dem Schlaf auf. Das Gefühl der Trockenheit in Mund und Hals mit großem Durst

84 – Belladonna – bell

fehlt selten. Meist sind es reizbare und sensible Personen mit leicht erregbarer Blutzirkulation, vornehmlich Kinder und Frauen. Die Schmerzen kommen plötzlich und heftig und ebenso plötzlich verschwinden sie wieder. Sie haben also kolikartigen, anfallsweisen Charakter und bessern sich nicht selten durch Rückswärtsbeugen des Rumpfes. Sie verschlimmern sich abends und nachts. Eine große Anfälligkeit besteht gegen Einflüsse von Kälte und Zugwind. Sinnesreize, wie Licht und Geräusche, steigern die Symptome, auch Erschütterung, zum Beispiel beim Gehen, oder selbst Erschütterung oder Knarren des Bettes werden gefürchtet.

84.5 Arzneimittelbild

Leitsymptome: Äußerste Heftigkeit aller Erscheinungen. **Starker Blutandrang** zum Kopf mit hochrotem Gesicht und klopfenden Karotiden, dabei Hände und Füße kalt.

Gehirnkongestion mit klopfenden Kopfschmerzen, mit wilden Delirien und großer Unruhe und Erregung der Gehirnnerven und Gehirnreizung.

Überempfindlichkeit gegen alle Sinnesreize, wie Licht, Geräusche, Geschmack, besonders auch gegen Berührung und gegen Erschütterung. Überempfindlichkeit gegen Schmerzen. Pupillen erweitert.

Heftige Erregung der Blutzirkulation, besonders des arteriellen Systems, mit heftiger Kongestion zum Kopf, zum Rachenring, auch anderen Organen und Körperteilen, mit pulsierenden Gefäßen, mit heißer, roter, scharlachähnlicher Haut, mit Frostgefühl und großem Durst, mit dampfenden Schweißen, die keine Erleichterung bringen. Hitze, Röte, Brennen und klopfende Schmerzen in den entzündeten Teilen.

Beeinflussung aller **Drüsensekretionen** mit Herabsetzung der Absonderung und Trockenheit und Hitzegefühl. Auch Gegenphase mit Steigerung der Absonderung, wie Speichelfluss, reichliche Schweiße.

Hals trocken, rot, mit Gefühl wie zusammengeschnürt und mit ständigem Schluckreiz. **Blutungen** durch Kongestion, hellrot, mit großer arterieller Erregung, sie werden als heiß empfunden.

Krämpfe und krampfartige Schmerzen an allen Hohlorganen, besonders an Hals, Magen und Darm, Gallenblase, Harnblase und Uterus.

Schmerzen und andere Beschwerden treten plötzlich und periodisch auf. ⊙ **Sie beginnen plötzlich und brechen ebenso ab, um später wiederzukommen.**

Kolikschmerzen bessern sich durch Ausstrecken und Rückswärtsbeugen des Rumpfes, aber auch umgekehrt.

Kälte <, durch Zugwind < und Entblößen <. Apis verlangt nach Abkühlung.

Sinneseindrücke <, wie Licht <, Geräusche <, Berührung < und Erschütterung <, Aufregung <.

⊙ **direkte Sonnenhitze <.**

Kopfbeschwerden, Niederlegen <, Bücken <, jede Bewegung <.

Abends < und nachts <.

⊙ **Die rechte Körperseite wird stärker ergriffen** (hat nur für chronische Fälle wie Neuritiden Bedeutung).

Geist und Gemüt: Überempfindlichkeit aller Sinne: Das Sehvermögen, Geschmack und Gehör sind schärfer, die Gedanken lebhafter. Hirnkongestion mit begleitender Hirnreizung: **Wilde Delirien mit Sinnestäuschungen und Wahnideen**, sieht schreckliche Ungeheuer und Geister; Tobsucht, beißt und schlägt wild um sich; will aus dem Bett springen oder unbekleidet entfliehen, kann kaum von mehreren Personen gehalten werden. Ist voller Angst in den Delirien, oder auch heiter und lustig, springt ausgelassen umher. Die Übererregtheit des Gehirns mit einer Überfülle von Bildern und Ideen kann in eine völlige Verwirrung des Verstands und einen völligen Verlust des Bewusstseins übergehen mit Lethargie und Koma. Nach einer Mahlzeit hört das Delirium auf.

Aber auch Gefühllosigkeit der Haut, Taubheit bei Berührung mehrere Tage lang. Kann die Stelle, wo er berührt wurde, ohne Kontrolle durch die Augen nicht angeben. Stupor, Verlust des Bewusstseins mit Um-sich-Schlagen. Verwirrung der Gedanken wie betrunken.

Schwindel: Schlimmer bei jeder Bewegung, mit Schwanken wie betrunken.

Kopf: Pulsieren im Kopf und durch den ganzen Körper.

Hitzschlag
Migräne
Neuralgie

Kopfschmerz: Mit **Pulsieren im Kopf, besonders in Stirne und Vorderkopf mit Vergrößerungsgefühl** und **Völle im Kopf, heißem, rotem Gesicht, klopfenden Karotiden** und Schwindel, **schlimmer durch Bewegung, durch Erschütterung,** zum Beispiel des Bettes, oder beim Auftreten. Kongestive Kopfschmerzen wie zum Bersten, trotzdem nicht besser durch frische Luft und Abkühlung. ☉ **Neuralgische Kopfschmerzen, besser durch Wärme. Rückwärtsbeugen und Druck bessert**. Der Kopf wird nach rückwärts gezogen und tief in die Kissen gebohrt. Kopfschmerzen schlimmer beim **Aufstehen, durch Niederlegen und Bücken, durch Licht und Geräusch, durch Besonnung**. Aber auch Besserung der Kopfschmerzen durch Niederlegen.
☉ **Besserung der Kopfschmerzen in halbaufgerichteter Lage. Frische Luft und Zugwind verschlimmern die Kopfschmerzen** trotz vorhandenem Blutandrang. Seltener sind Kopfschmerzen mit Besserung durch Abkühlung.

Augen: Pupillen weit und unbeweglich bei Licht, starrer Blick, Bindehaut gerötet, heftige Kongestion zum Auge mit dem Gefühl wie vorgetrieben und geschwollen, als träten sie aus ihren Höhlen und seien geschwollen. Augen trocken, mit Hitzegefühl, hochrote Bindehaut, klopfende Schmerzen.

Konjunktivitis

Ohren: Gehör überempfindlich, Schmerzen in den Ohren. Ohrensausen.

Otitis media

Nase: Trockene Nase, häufiges, trockenes Niesen mit Kitzel in der Nase. **Flüssiger Schnupfen mit Niesanfällen. Große Überempfindlichkeit** gegen Gerüche, besonders Tabak ist unerträglich. Geruch wie von faulen Eiern vor der Nase, Verlust des Geruchssinns selbst bei strengsten Gerüchen.

Rhinitis

Gesicht: Heiß, dunkelrot, geschwollen. Zucken und Krämpfe in den Gesichtsmuskeln, plötzliche Schmerzen im Gesicht, ☉ **besonders auf der rechten Seite.** Klopfende Karotiden.

Erysipel
Trigeminusneuralgie

Mund: Zunge trocken, rot, geschwollen, mit hervortretenden Papillen, Erdbeerzunge. Trockenheit im Mund mit erschwertem Sprechen und Schlucken.

Stomatitis

Zähne: Zahnschmerzen, schlimmer durch kalte Getränke und im Freien, mit Schwellung des Zahnfleisches. Zähneknirschen.

Parodontitis apikal
Pulpitis

Innerer Hals: Ständiger Schluckreiz, trotz der Schluckschmerzen, **Rachen unangenehm trocken, rot, Tonsillen entzündet und geschwollen, Gefühl im Hals wie zusammengeschnürt**, das sich erneuert bei jedem Versuch zu schlucken.

Angina tonsillaris

Äußerer Hals: Sichtbares, heftiges Pulsieren der Karotiden.

Tortikollis

Magen: Großer Durst auf kaltes Wasser. Erbrechen mit krampfhaftem Würgen bei kaltem Schweiß. Abneigung gegen Milch. Erbrechen von Milch, krampfartige Schmerzen in Magen und Oberbauch.

Gastritis
Ulcus ventriculi et duodeni

84 – Belladonna – bell

Abdomen: Magengegend und Darm aufgetrieben, sehr schmerzhaft bei Berührung und bei Erschütterung. Krampfartige und pulsierende Schmerzen in der Lebergegend mit Anschwellung der Leber. **Colon transversum wie ein Kissen aufgetrieben, krampfartige Schmerzen im Bauch**, im Allgemeinen besser durch Zusammenkrümmen, aber auch **besser durch Rückwärtsbeugen.**[98] ☉ **Die Schmerzen treten plötzlich ein, brechen plötzlich ab und kommen nach einer Pause wieder.**

Enteritis
Gallenkolik

Rektum und Stuhl: Durchfälle häufig, grün, auch blutig. Verstopfung infolge Krampf mit erfolglosem Drang.

Blase: Ständiger Harndrang und -zwang mit reichlichem, hellem Harn.

Zystitis
Enuresis

Niere:

Nierenkolik

Geschlechtsorgane:
- weiblich: Menses zu früh, stark, übelriechend, ☉ **heiß und hellrot durch Uteruskongestion,** ☉ **Menses unterdrückt mit Blutandrang zum Kopf und kalten Füßen.** Drängen nach unten, wie wenn die Teile zur Scheide heraus wollten, Krämpfe im Unterleib.

---

98 Die Besserung durch Rückwärtsbeugen hat sich bei den umfangreichen Arzneimittelprüfungen und Vergiftungsfällen nur je einmal bei Kopfschmerzen und bei Bauchschmerzen feststellen lassen. Dagegen wurde mehrfach eine Besserung der Bauchschmerzen durch Zusammenkrümmen beobachtet. Trotzdem hat sich die Besserung durch Rückwärtsbeugen als kennzeichnend erwiesen und häufig therapeutisch bewährt (vgl. auch die verwandte *Mandragora officinarum*). Wenn in einem Krankheitsfall Besserung durch Zusammenkrümmen vorhanden ist, so kann dies nach dem Gesagten keine Gegenindikation für die Wahl von Belladonna sein.

Entzündung akute
Menorrhagie
Dysmenorrhö
Amenorrhö
Krampfwehen
Vaginismus

Larynx und Trachea: Kehlkopf und Speiseröhre trocken, Schlucken erschwert, Schlundkrampf. Heiserkeit.

Laryngitis
Larygospasmus

Husten und Expektoration: Steter Hustenreiz in der Luftröhre, wie von einem Fremdkörper oder Staub, **Hustenanfälle trocken, krampfartig hohl. Husten bellend, Kind weint vor dem Husten.** Beschleunigte Atmung.

Pertussis
Bronchitis
Asthma bronchiale

Brust: Heftiges Herzklopfen mit Angst und schnellem, kräftigem Puls oder schnelleres Herzklopfen, aber schwacher Puls.

Rücken: Schmerzt wie gebrochen.

Extremitäten: Krämpfe in den Muskeln. Lähmungsartige Schwäche, schießende Schmerzen durch alle Glieder, blitzartig, periodisch, plötzlich auftretend und die Stelle wechselnd. Gelenke geschwollen und gerötet. Ist immer in Bewegung oder wirft sich hin und her. Große Ruhelosigkeit, kann keinen Augenblick stillhalten, Zuckungen der Muskeln, Sehnenhüpfen, Zittern der Glieder.

Lumbalgie
Neuralgie
Neuritis

Schlaf: Sehr unruhig, mit schweren Träumen, schreit auf im Schlaf, wirft sich hin und her. Plötzliches Auffahren aus dem Schlaf mit einem heftigen Schreck, nachdem man eben erst eingeschlafen war, oder Auffahren, als ob man tief herabgefallen wäre. Krämpfe im Schlaf, Kopfrollen und Zähneknirschen. **Schläfrig, kann aber nicht einschlafen**. Der Kopf ist rückwärts gezogen und tief in die Kissen gebohrt.

Frost und Frösteln: Frostigkeit herrscht auch im Fieber vor.

Schweiß: Heißer Schweiß ohne Erleichterung, dampft vor Schweiß.

Haut: Heiß, hellrot oder rotgefleckte Haut, scharlachartig (glatter, roter Ausschlag), **dunkelrote Flecken**, Papeln und Pusteln, Herpes. Überempfindlichkeit der Haut, bloße Berührung ruft Schmerz hervor.

Allgemein: Verschlimmerung durch Kälte, Berührung, Luftzug.

84.6
Dosierung

Bei akuten Fällen halte man sich an die D 3 bis D 6. Auch hohe Verdünnungen werden gebraucht und sind zum Beispiel bei Epilepsie vorzuziehen. Bei richtiger Höhe des Mittels ist die Besserung rasch nach dem Einnehmen zu erwarten.

84.7
Vergleichsmittel

- Solanaceae: Capsicum annuum, Dulcamara, Fabiana imbricata, Hyoscyamus niger, Mandragora officinarum, Stramonium, Tabacum.
- Trockenheit der Schleimhäute: Bryonia alba, Mandragora officinarum.
- Fieber: wenn ödematöse Schwellung und seröses Exsudat eintreten, so ist statt Belladonna Apis mellifica einzusetzen. Bei stechenden Schmerzen in der Brust oder den Gelenken, die an jede Bewegung gebunden sind, Bryonia alba. Bei eitriger Angina oder bei drohender Eiterung im Zellgewebe Carbo animalis, Lac caninum, Mercurius solubilis Hahnemanni, bei schweren toxischen oder septischen Zuständen Acidum carbolicum, Crotalus horridus, Lachesis muta, Pyrogenium. Bei bereits vorhandener Eiterung Hepar sulphuris oder Myristica sebifera.
- Schmerzen: Rückwärtsbeugen >: Mandragora officinarum (Kopf, Magen, Gallenblase), Bismutum nitricum (Magenschmerz), Dioscorea villosa (Kolik).
- Stiegele beschreibt die abdominellen Schmerzen von Belladonna folgendermaßen: Der Colocynthis-Prüfling hat das Bestreben, seinen Spasmus durch Zusammenkrümmen des Körpers, durch entsprechendes Anziehen der Beine, durch gleichsinnig wirkendes Andrücken des Bauches gegen einen festen Widerstand zu entspannen, außerdem ist der Colocynthis-Spasmus meist mit einem normalen oder stark durchfälligen Stuhl verbunden, während der an Belladonna-Krampf Leidende meist verstopft ist. Sein Bauch ist aufgetrieben und heiß. Das Colon transversum tritt dabei wie ein Kissen heraus, der Kranke ist überempfindlich gegen jeden Druck im Gegensatz zum Colocynthis-Spastiker. Er weicht nach hinten aus, verschafft sich Erleichterung seiner Schmerzen durch Hintenüberbeugen des Körpers, ähnlich Dioscorea villosa und Bismutum subnitricum, am stärksten jedoch bei Mandragora officinarum. Bei Cuprum metallicum und Secale cornutum finden wir die Spasmen nicht so ausgesprochen auf den Bauchraum lokalisiert, sie beginnen vielmehr in den Zehen und Waden und springen auf den muskulären Anteil des Darmrohres über, verbunden mit choleraartigen Stühlen. [10]
- Besonnung <: Aconitum napellus, Apis mellifica, Gelsemium sempervirens, Glonoinum, Lachesis muta, Opium.
- Delirium: Hyoscyamus niger, Stramonium.
- Zusammenschnürungsgefühl im Hals: Lachesis muta.
- Hyperästhesie, Berührung <: Apis mellifica, Arnica montana, Angustura vera, Hepar sulphuris.
- Akute Entzündung der Haut und der Schleimhäute: Apis mellifica (Verlangen nach Abkühlung, Neigung zu Ödembildung), Bryonia alba (Verschlimmerung des Hustens in warmer Luft, langsamer Beginn, stechende Schmerzen bei dem Druck <, Verlangen nach viel kaltem Wasser).

- Bei Phlegmone ist die Zeit für Belladonna zu Anfang, bei dem klopfenden Schmerz und der lebhaften Röte mit Hitze, ehe die Eiterung einsetzt, welche dann Mercurius solubilis Hahnemanni, Hepar sulphuris oder Graphites naturalis erfordert.
- Zephalgie bei Bewegung: Gelsemium sempervirens, Glonoinum, Lachesis muta, Apis mellifica, Nux vomica, Silicea terra, Spigelia anthelmia.
- Klopfende Karotiden: Atropinum sulphuricum, Melilotus officinalis.
- Im Vergleich zu Hyoscyamus niger und Stramonium ist hervorzuheben, dass Belladonna neben der Exaltation des Zentralnervensystems mit allerlei Delirien und hochgradiger Reizempfindlichkeit sich auszeichnet durch die fieberhafte Erregung des Gefäßsystems mit höchster Kongestion zum Kopf, brennender Hitze am Kopf und kalten Gliedern. Bei Hyoscyamus niger besteht eine großer Geschwätzigkeit, großen Angstzuständen, besonders auch in Argwohn und Eifersucht und Schamlosigkeit in Worten und Gesten. Die Erregung geht leicht in einem komatösen Zustand mit murmelnden Delirien über. Bei Stramonium geht die Fieberneigung noch weiter zurück, während die psychische Gereiztheit noch höhere Grade annimmt. Die Reizempfindlichkeit steigt in einem solchen Masse, dass spiegelndes Wasser oder grelles Licht Krämpfe und Husten hervorrufen können. Die Delirien und Phantasien können allen möglichen Inhalt annehmen, unter anderem Verzweiflung um das Seelenheil, Einbildung, aus mehreren Stücken zu bestehen (Baptisia tinctoria). Auch hier begegnen wir obszönem Verhalten. Dunkelheit und Alleinsein ruft Angstzustände hervor und wird daher nicht ertragen.
- Sensibilitätsstörung: kann die Stelle, wo er berührt wurde, ohne Kontrolle der Augen nicht angeben: Mandragora officinarum.

84.8 Kasuistik

84.8.1 Trigeminusneuralgie

In zwei meiner Fälle war die Plötzlichkeit des Anfalls der Haupthinweis auf das Mittel. Im ersten Fall erlebte ich einen Anfall bei meinem Hausbesuch. Bei der Inspektion der Mundhöhle, die am Tage vorher ohne Zwischenfall verlaufen war, schrie die Frau plötzlich auf, fuhr mit der Hand an die rechte Wange, die Tochter sprang herbei, um die Mutter zu stützen und zu beruhigen, so war der Anfall seit Jahren eingefahren, nur dass er in der letzten Zeit immer häufiger erschienen war. Die Entscheidung für die Mittelwahl gab in diesem Fall das Auftreten eines roten Fleckes, der am Austrittspunkt des rechten N. infraorbitalis entstand und sich rasch bis zur Talergröße entwickelte. Dann klang der Anfall ebenso schnell wie gekommen auch wieder ab. Die Rechtsseitigkeit, die Plötzlichkeit des Eintritts und Aufhörens und die kongestiven Erscheinungen an der Wange leiteten die Wahl auf Belladonna, welches den nächsten Anfall, kaum dass die Mutter die Tropfen auf der Zunge hatte, mit Blitzesschnelle aufhören ließ. Beobachtungen dieser Art haben homöopathische Ärzte bei richtiger Mittelwahl zu allen Zeiten schon gemacht. [11]

84.8.2 Angina tonsillaris

Einer meiner Söhne hatte in seiner Kindheit eine Neigung zu Anginen. Er war körperlich und geistig sehr beweglich, von schlankem Körperbau, helle Haare und Augen. Die Fieberanfälle begannen immer damit, dass er mitten im Schlaf mit allen Anzeichen höchster Angst auffuhr, ununterbrochen nach seiner Mutter schrie, ohne zu erwachen, die Augen glasig, Pupillen erweitert, Gesicht hochrot und heiß. Er bekam dann ein kaltes Fußbad und Belladonna, wobei er sich schnell beruhigte. Das Fieber war dann jedesmal bis zum anderen Morgen gebrochen, und die Angina verlief schnell und komplikationslos. (Der Verfasser)

84.8.3 Zahnschmerzen

Belladonna gehört als häufig gebrauchtes Polychrest in jede Hausapotheke, damit es jederzeit, auch bei Nacht, griffbereit ist. Oft habe ich es bei mir selbst oder den Hausgenossen bei Zahnschmerzen hilfreich gefunden. In meiner Anfängerzeit war ich sehr verwundert, als ich Belladonna einmal in der Nacht gegen einen plötzlich aufgetretenen Zahnschmerz infolge Periodontitis einnahm. Die Schmerzen waren von der Art, dass sie in Intervallen plötzlich einsetzten und nach etwa 10 Minuten wieder aufhörten, um dann nach einiger Zeit zurückzukehren. Ich nahm Belladonna ein, darauf war der nächste Anfall stärker als die vorausgehenden, aber es blieb der letzte. (Der Verfasser)

84.8.4 Gallenkolik

Ich war noch Student, als ich einmal nachts von der Universität nach Hause kam und meine Mutter an einer heftigen Gallenkolik vorfand. So viel wusste ich von der Medizin, dass hier Belladonna am Platze war. Ich fand nun tatsächlich in der Laienhausapotheke meines Vaters Belladonna-Globuli D 6 vor. Da wir sehr weit von der nächsten Apotheke entfernt wohnten, gab ich ihr mit denkbar schlechtem Gewissen diese nach meinem damaligen Wissen völlig unwirksame Potenz. Ich war nun nicht wenig verwundert, dass nach dieser Gabe der nächste Schmerzanfall – auch diese Kolik verlief in Intervallschmerzen – der letzte war und wir uns alle zur Ruhe begeben konnten. Einige Jahre später musste meine Mutter wegen infizierter Steingalle operiert werden. (Der Verfasser)

84.9 Literatur

[1] Allen TF. Belladonna. Encyclopedia of pure Materia Medica. Bd. 2, 10. New York: Boericke & Tafel; 1874–1880: 67–128; 645–646

[2] Bellows HP. The test drug proving of the „O. O. & L. Society"; a re-proving of Belladonna. Boston: O. O. 6 L. Society; 1906: IV, 665

[3] Clarke JH. Belladonna. Dictionary of practical Materia Medica. Bd. 1. London: Homoeopathic Publishing Company; 1900–1902: 256–269

[4] Hahnemann S. Belladonna. In: Lucae C, Wischner M, Hrsg. Gesamte Arzneimittellehre. Stuttgart: Haug; 2007: 349–387

[5] Hartlaub CC, Trinks CF. Belladonna. Reine Arzneimittellehre. Bd. 1, 2, 3. Leipzig: Brockhaus; 1828–1831: 289, 207–208, 145–147

[6] Hughes R. Belladonna. Cyclopaedia of Drug Pathogenesy. Bd. 1, 2, 4. London: Gould; 1886–1891: 526–546, 728–729, 516–518, 728–729

[7] Pirtkien R. Eine Arzneimittelprüfung mit Belladonna. In: Hähner-Rombach S, Hrsg. Regesten der Arzneimittelprüfungen und Tierversuche am Robert-Bosch-Krankenhaus (1915–1978). Stuttgart: Institut für Geschichte der Medizin; 2001: 172

[8] Ritter H. Arzneiversuche mit Belladonna und Gelsemium. In: Faltin T, Hrsg. Homöopathie in der Klinik: Die Geschichte der Homöopathie am Stuttgarter Robert-Bosch-Krankenhaus von 1940 bis 1973. Bd. 7. Quellen und Studien zur Homöopathiegeschichte. Stuttgart: Haug; 2002: 171

[9] Ritter H. Arzneiversuche zu Gelsemium, Sanguinaria, Belladonna, Coffea, Zincum metallicum. In: Faltin T, Hrsg. Homöopathie in der Klinik: Die Geschichte der Homöopathie am Stuttgarter Robert-Bosch-Krankenhaus von 1940 bis 1973. Bd. 7. Quellen und Studien zur Homöopathiegeschichte. Stuttgart: Haug; 2002: 173

[10] Stiegele A. Belladonna. Allgemeine Homöopathische Zeitung 1936; 184: 23

[11] Wohlgemuth H. Zur Homöotherapie der Trigeminusneuralgie. Deutsche Homöopathische Monatsschrift 1969; 11 (2): 75–88

[12] Zabari A. Vergiftungsfälle. 4. Vergiftung mit Tollkirschen. Zeitschrift des Vereins der Homöopathischen Aerzte Oesterreichs 1857; 1 (1): 122–123

85 Bellis perennis – bell-p

lt.: Bellis perennis, dt.: Gänseblümchen, engl.: daisy

85.1 Substanz

Plantae – Asteraceae (früher Compositae; Korbblütengewächse) **– Bellis perennis**

Es handelt sich um eine kleine krautige, ausdauernde Pflanze mit einem kurzen Wurzelstock, einer Blattrosette und mit aufsteigenden bis zu 20 cm hohen, blattlosen Stängeln mit einer endständigen einköpfigen Blüte. Man trifft sie in Europa von der Atlantikküste bis zum Moskauer Gebiet und Anatolien, von Großbritannien und Irland, Südnorwegen und Schweden bis zum Mittelmeer an. Auf den Balearen, Sardinien, Sizilien, Kreta und Zypern ist sie nicht zu finden. Auf Fettwiesen, Weiden, Park- und Gartenrasen findet man sie häufig. Sie bevorzugt frische, nährstoffreiche Böden, oft auch dichte Lehm- und Sandböden und ist von der Ebene bis in die alpine Stufe bis ca. 2000 m anzutreffen.

Homöopathische Verwendung findet die frische ganze blühende Pflanze.

In die Homöopathie wurde Bellis perennis von Burnett eingeführt.

85.2 Pharmakologie und Toxikologie

Hauptinhaltsstoff der Pflanze sind Triterpensaponine (Bisdesmoside der Polygalansäure und des Bayogenins), deren Anteil bei ca. 3% liegt und während der gesamten Vegetationsperiode relativ unabhängig vom Fundort, anhält. Der hämolytische Index[99] der gesamten Droge beträgt 460, der nur der oberirdischen Pflanzenteile 1300.

Des Weiteren finden sich Flavonoide wie das Cosmoisiin, Kämpferol und Quercinderivate.

Allgemein wurde noch Äpfel-, Essig- und Oxalsäure, Weichharz, Wachs, Inulin, Bitterstoffe, ätherisches Öl, fettes Öl, Schleimstoffe, Gerbstoffe gefunden.

Eine antitumorale Wirkung verschiedener Fraktionen konnte nachgewiesen werden [8].

85.3 Anwendung

Sie wurde von alters her als Wundheilmittel gebraucht. In den alten Kräuterbüchern zu Anfang des 17. Jahrhunderts von L. Fuchs, Matthiolus und Tabernaemontanus wird Bellis perennis als Heilmittel bei Wunden und gegen Knochenbrüche, besonders gegen gebrochene Rippen und die „zerbrochene Hirnschale" empfohlen.

Volksheilkundlich wird Bellis innerlich und äußerlich bei Furunkulose, Eiterungen und schwer heilenden Ekzemen gegeben. Ebenso als Expektorans, als Antipyretikum und als Antiphlogistikum. Es findet seine Anwendung ebenfalls bei Dysmenorrhö und Amenorrhö, bei Zephalgien, Vertigo und Insomnie.

Homöopathisch findet die Zubereitung Einsatz bei Blutungen, Hämatomen, Myalgien, besonders nach Verletzungen und Überanstrengungen; Erkrankungen des rheumatischen Formenkreises Dermatosen, auch mit Eiterungen (nach Kommission D).

Die Zubereitung findet Anwendung gegen die Folgen von **Überanstrengungen** und **Dystorsionen**, gegen **Hämatome** und **Quetschungen**, gegen **Erysipel** und gegen **Tumore**, welche durch Verletzungen entstanden sind, wurde Bellis perennis von Burnett empfohlen. Weiter waren **Hämoptysis**, **Metrorrhagien**, besonders nach Anstrengungen, eine Anzeige. Gegen die **Bauchdeckenschmerzen in der Schwangerschaft** und gegen **Varizen** fand es Eingang in der homöopathischen Therapie. Auch **Furunkel** und eitrige Hautprozesse konnten erfolgreich damit angegangen werden.

---

99 Dient der Wertbestimmung von saponinhaltigen Drogen mit Hilfe der Hämolyse. Dabei gibt der hämolytische Index die Menge einer Rinderblutverdünnung (meist 1 : 100) in Millimeter an, die von 1 g Droge vollständig hämolysiert wird.

Hugo Schulz[100] nennt noch die Verwendung als Expektorans, den Gebrauch bei **Mastitis**, **Hepatopathien**, *Ikterus*, bei **Hämoptoe** und **Hämaturie**. Burnett hat Bellis perennis mit Erfolg verwendet gegen **Magenbeschwerden** als Folge kalter Getränke und gegen die Folgen von Nässe und Kälte auf die Haut, desgleichen bei **Erkrankungen des rheumatischen Formenkreises** und **Gicht**, verursacht oder verschlimmert durch Kälte und Nässe.

In äußerer Verwendung in der Form von Umschlägen mit der unverdünnten Tinktur wurde Bellis perennis gebraucht bei *Hämangiom*, bei welchem Schoeler [9] Erfolge gesehen hat. *Leberflecken*, *Warzen* und *Keloide* sollen nach alten Angaben damit gewichen sein.

85.4 Arzneimittelprüfung

Die erste Arzneimittelprüfung wurde von Dr. Thomas im Jahre 1856 an sich selbst mit der Tinktur vorgenommen, dabei ergaben sich Gliederschmerzen und Furunkelbildung.

Eine weitere Prüfung mit der Tinktur an 6 Prüfern über 23 Tage stammt von Dr. Hinsdale [5]. Dabei ergaben sich Hautjucken, Furunkel, gelbe übelriechende und schmerzlose Durchfälle, Gliederschmerzen rheumatischen Charakters, schlimmer morgens und nach Bewegung, und Gefühl, als ob die Gebärmutter gequetscht würde, während der Menses. Auch diese Arzneimittelprüfung wurde mit der Tinktur angestellt, da vermutet wurde, dass „Bellis keine sehr aktive Arznei sei und dass Symptome nur durch große Gaben der Tinktur zu erhalten seien".

Eine Prüfung weit größeren Umfangs und ein entsprechend umfangreicheres Ergebnis wurde von E. Haehl [4] in Gemeinschaft mit dem Verfasser im Jahre 1937 an 21 Prüfern vorgenommen. Dabei kamen die D 6, D 2 und die Tinktur hintereinander unter Einschaltung entsprechender Pausen zur Verwendung. Die Dauer der Prüfung, ungerechnet der eingelegten Pausen, und die Nachbeobachtung betrug 6–10 Wochen, zog sich also 3–4 Monate hin. Dabei ergab sich eine überraschende Bestätigung der Mehrzahl der altüberlieferten Indikationen. Das Gefühl der Zerschlagenheit war zu erwarten bei einem Mittel, das gegen Wunden und Quetschungen wirksam ist; auch Blutungen stellten sich ein als Zeichen der Fragilität der Gefäße. Alle Schleimhäute wurden gereizt sowohl an den Atmungs- als auch an den Verdauungsorganen, die Tonsillen und der ganze Rachenring waren entzündet, lebhafte Schmerzen in allen Muskeln und Gelenken, desgleichen auch in den peripheren Nerven. Magenschmerzen traten auf mit Besserung durch Zusammenkrümmen und Druck, besser auch durch Essen. Eine Beteiligung der Leber und der Gallenblase zeigte sich an Schmerzen in der Lebergegend, Erbrechen galleartiger Massen und durch Empfindlichkeit gegen fetten Kuchen. 2 Prüfer zeigten alle Erscheinungen einer Appendizitis, mit Ausnahme der Linksverschiebung des Blutbildes, welche bei einem der beiden Prüfer kontrolliert wurde.

An den weiblichen Geschlechtsorganen trat nach einer Anstrengung eine Menorrhagie mit dunklem Blutabgang auf. Bei 3 Prüferinnen stellte sich das Gefühl des Herabdrängens in der Gebärmutter, als ob alles unten hinaus brechen wollte, ein. Dazu wurde eine ätzende, zum Teil zähflüssige Leukorrhö bemerkt. Hier soll auch die gebräuchliche Verwendung bei Schmerzen der Bauchdecken schwangerer Frauen erwähnt werden.

An der Haut meldeten sich alle Zeichen einer Entzündung der Haut mit Jucken und Brennen, übergehend in Erytheme, Quaddeln, Nesseln, Bläschen, Herpes labialis und nasalis, nässendes Ekzem und Bildung von Furunkeln und Karbunkeln.

Die häufig auftretenden Muskel- und Gelenkschmerzen wurden in der überwiegenden Mehrzahl durch Bewegung schlechter. Trotzdem waren die Prüfer von einem Drang nach Bewegung, besonders in frischer Luft, beherrscht. Ein besonders bemerkenswerter Fall bekam in der Nacht, am schlimmsten zwischen 2 und 4 Uhr, heftige Schmerzen im rechten Deltamuskel, die sich eindeutig durch Bewegung und durch Massieren besserten. Da die Besserung durch Bewegung auch bei den Blähungsbeschwerden und bei den Herzbeschwerden sichtbar wurde, dürfte diese Modalität für das Gesamtbild und die Gliederschmerzen von Bedeutung sein.

Die Neigung zu Blutungen und die erfolgreiche Verwendung bei Hämangiomen deuten auf das

---

100 Deutscher Pharmakologe, 1853–1932.

Kapillarsystem als einen Hauptangriffspunkt von Bellis perennis.

Bei der Arzneimittelprüfung hat sich schon bei der D 6 der größte Teil der Symptome gezeigt. Auch ließ die Heftigkeit der Beschwerden nichts zu wünschen übrig. Wenn man die früheren mit der Tinktur angestellten Prüfungen mit der von Haehl [4] und dem Verfasser vorgenommenen Prüfung, bei welcher in der Hauptsache die Potenzen verwendet wurden, vergleicht, so muss, was die Stärke der Wirkung und die Breitenwirkung betrifft, den Potenzen der Vorzug gegeben werden. Bemerkenswert in dieser Prüfung ist außerdem die Einbeziehung des Rachenrings und des Lebergallenblasensystems in das Arzneimittelbild sowie die weitere Ausgestaltung der Modalitäten [2].

85.5
Arzneimittelbild

Nach der von Haehl [4] in Gemeinschaft mit dem Verfasser durchgeführten Arzneimittelprüfung an 21 Prüfern. Einige Symptome, die aus der Hinsdale'schen Prüfung [5] ergänzt werden, sind mit (H) bezeichnet.

Leitsymptome: Abgeschlagenheits- und Wundheitsgefühl im ganzen Körper.

Blutandrang zum Kopf mit Schwindel und Kopfschmerzen.

Bewegungsdrang mit Besserung bei Bewegung bei den Herzbeschwerden und Blähungsbeschwerden.

Rheumatoide Symptomatik, fortgesetzte Bewegung >, Massage beziehungsweise Reiben >.

Magenschmerzen, Essen >.

Venöse Stase.

⊙ **Folgen von Verletzungen und Überanstrengungen.**

Nacht <, zwischen 2 und 5 Uhr und morgens beim Erwachen.

Kälte <, Wärme >, jedoch bei den Kopfschmerzen umgekehrt.

Neigung zu Blutungen, besonders nach Anstrengung.

Starkes Abwärtsdrängen in der Gebärmutter, verbunden mit Kreuzschmerzen.

Geist und Gemüt: Auffallende Gereiztheit, sodass es auch der Umgebung auffällt, bei 5 Prüfern. Gedrücktheit ohne erkennbaren Grund bei zwei.

Denken erschwert, schlechter Schlaf, aufregende, ärgerliche Träume. Schlaflos zwischen 3 und 5 Uhr.

Kopf: Schwer, benommen, besonders beim Erwachen. Blutandrang, Hitze, Wallungen zum Kopf mit Schwindel und Kopfschmerz, besser im Freien, schlimmer bei raschem Bewegen und beim Bücken. Migräneartiger Kopfschmerz, besser durch Druck. Schmerz über den Augen, mit wässrigem Schnupfen. Ziehende Schmerzen im Kopf und im Trigeminusgebiet, in die Zähne ausstrahlend. (Kopfschmerzen sind bei 8 Prüfern aufgetreten.)

Zerebralsklerose
Arteriosklerose

Kopfschmerz: Die Kopfschmerzen sind nicht selten mit Hitzegefühl verbunden.

Kopfschmerzen, Epistaxis >

Augen: Die Augenbindehäute erwiesen sich im Zusammenhang mit den katarrhalischen Erscheinungen der Nase ebenfalls mehrfach gereizt.

Konjunktivitis

Nase: Wässriger Fließschnupfen mit wundmachender Absonderung bei 8 Prüfern, auch mit Herpes am Naseneingang. 2-mal **Nasenbluten**, 1-mal Blut beim Schnäuzen. Verlust des Geruchs und Geschmacks.

Blutungen sind einige Male bezüglich der Nase genannt.

Rhinitis

Gesicht: Im Gebiet des Trigeminus ziehende Schmerzen.

Mund: Bei 4 Prüfern Empfindlichkeit und Schmerzen an der Zunge oder der Schleimhaut des Mundes mit Aphthen. Herpes labialis, wunde Mundwinkel.

Schmerzen am Zahnfleisch. **Verlangen nach kaltem Wasser** wegen des **Gefühls von Brennen. Zunge schmerzhaft und brennend, Spitze und Ränder wund und rot.** Bei einem Prüfer bildet sich ein 5 mm langer Polyp an der Wangenschleimhaut. Bei einer Prüfung an mir selbst mit D 6 (nicht eingerechnet in der Zahl der Prüfer) ergab sich eine **schmerzhafte Empfindlichkeit der Zunge mit Schwellung derselben**, sodass ich beim Essen und Sprechen behindert war und die Zunge beim Essen öfters zwischen die Zahnreihen geriet, wobei ich mich mehrmals auf die Zunge biss, was ungewöhnlichen Schmerz verursachte.

Herpes labialis
Stomatitis

Zähne: Zahnschmerzen bei 5 Prüfern. Gefühl, als seien die Zähne zu lang; die Zahnschmerzen werden besser durch Wärme.

Dolor dentis

Innerer Hals: Bei 8 Prüfern Schluckbeschwerden und Schmerzen in den Gaumenbögen und den Tonsillen; Kratzen im Hals, bei 3 Prüfern mit Fiebererscheinungen und lebhaftem Frösteln verbunden.

Angina tonsillaris
Pharyngitis

Magen: Bei 12 Prüfern gastritische Beschwerden, wie Erbrechen, Übelkeit, Magendruck, Aufstoßen, Erbrechen nach dem **Genuss von Äpfeln**, saures Aufstoßen. Schmerzen **bessern sich durch Essen, durch Druck und Zusammenkrümmen**. Auffallendes Hungergefühl, sodass sogar nachts gegessen werden muss. Seltener ist der Verlust des Appetits, Verlangen nach appetitreizender Nahrung wie Essig, Zwiebeln, Wurst. Großer Durst mit Verlangen nach kaltem Wasser.

gastrokardialer Symptomenkomplex

Abdomen: Stechen in der Lebergegend. Empfindlichkeit gegen Kleiderdruck im Oberbauch. Druck und Völle im Oberbauch nach fettem Kuchen. Erbrechen galleartiger Massen.

Ein ärztlicher Prüfer bekommt mit D 6 alle Erscheinungen einer Appendizitis, jedoch ohne Leukozytose, sodass er die Prüfung abbricht. 70 Tage später setzt er die Prüfung mit D 2 fort und bekommt am 12. Tag wiederum dieselben Beschwerden (ohne Fieber und ohne Linksverschiebung des Blutbildes). 1 Prüfer bekam schon am Morgen des 2. Tages, als er mit D 6 begonnen hatte, eine Appendizitis, die nach Hinzuziehung des Hausarztes operiert wurde.

Appendizitis
Bauchdeckenschmerz bei Schwangeren
Hepatopathie
Cholecystitis

Rektum und Stuhl: Bei 5 Prüfern Durchfall, nur einmal Verstopfung. Durchfall besonders bei Tage, starke Gasbildung. Kollern und Rumpeln im Leib mit Besserung durch Bewegung. Stuhldrang plötzlich, erreicht kaum die Toilette. Gelbliche, faul riechende, schmerzlose Durchfälle, schlimmer bei Nacht (H).

Bei der Affizierung des lymphatischen Systems des Halses lässt sich eine Reizung des ähnlichen Gewebes in der Appendix erklären.

Diarrhö

Geschlechtsorgane:
- weiblich: Eine Ärztin erwähnt eine heftige Menorrhagie mit klumpigem Blutabgang nach einer körperlichen Anstrengung. Menstrualblut ganz schwarz.

Bei 3 Prüferinnen findet sich die Beobachtung starken Herabdrängens in der Gebäurmuttergegend, **„als ob alles unten hinaus brechen wollte"**, verbunden mit Kreuzschmerzen. Dieses Herabdrängen besitzt nicht den passiven Charakter einer Erschlaffung, sondern krampfhaften, wehenartigen Charakter.

Während der Menses Gefühl des Uterus wie gequetscht, Schmerz an der Vorderseite der Oberschenkel, Schwindel und Benommenheit, schlimmer beim Aufrichten, besser vom Niederliegen (H).

Bei 3 Prüferinnen wird eine **Leukorrhö mit ätzendem, auch zähem Sekret** erwähnt. 1 Prüferin nennt Krämpfe bei der Menses, an denen sie sonst nicht leidet. Da nur 7 der prüfenden Frauen sich im gebärfähigen Alter befinden, ist diese Ausbeute an Erscheinungen als hoch zu bezeichnen und die Organbeziehung gesichert. Kreuzschmerzen begleiten meist die Beschwerden.

> *Leukorrhö*
> *Descensus uteri*

Sprache und Stimme: Rauheit und Heiserkeit im Hals und Kehlkopf, Husten und Verschleimung bei 6 Prüfern.

> *Laryngitis*
> *Tracheitis*

Husten und Expektoration: Beim Husten Stechen auf der Brust und im Rücken.

> *Hämoptysis*

Brust: Bei 1 Prüfer Unregelmäßigkeit des Herzens mit Schwächegefühl am Herzen (früher bestand bei diesem Prüfer eine Hyperthyreose). Diese Herzirregularität ist bei einer Fußwanderung völlig geschwunden. Bei 2 weiteren Prüfern Herzklopfen beziehungsweise Schmerzen am Herzen.

Ein weiterer Prüfer, der über heftige rheumatoide Schmerzen im rechten M. deltoideus zu klagen hat, erwacht nachts des Öfteren an diesen Schmerzen, wozu sich nun Beklemmungsgefühl am Herzen und Angst gesellt, die ihn veranlasst, vom Bett aufzustehen und herumzugehen. Diese Angst und Unruhe wiederholen sich einige Tage später zusammen mit dem Schmerzanfall im M. deltoideus (s. Extremitäten).

Es gelangten häufige Extrasystolen bei 1 Prüfer zur Beobachtung, der 12 Jahre zuvor an einer Myokarditis erkrankt war und dieselben ab und zu in geringem Maße schon vor der Prüfung bemerkte.

Rücken: Besonders häufig wird das Kreuz als schmerzhaft erwähnt.

Extremitäten: Rheumatoide Symptome an Muskeln, Gelenken und Nerven bei 9 Prüfern. In den verschiedensten Gebieten entwickeln sich Muskelschmerzen, die sich besonders bei Bewegung bemerkbar machen. In der Muskulatur des Brustkorbs, auf der Brust und im Rücken werden Schmerzen beim Atmen, oft stichartig, bemerkt. Auch in den Gliedern werden in Muskeln und Nerven myalgische und neuralgische, ebenso arthralgische Beschwerden hervorgerufen. Schmerzen im Humero-Radialgelenk, die sich durch Bewegung und Wärme bessern.

Schmerzen im rechten M. deltoideus, die besonders morgens beim Erwachen sich bemerkbar machen oder ihn nachts zwischen 2 und 4 Uhr aus dem Schlaf wecken; diese bessern sich bei Bewegung und Massieren und haben ihren Sitz in den Ansatzstellen des Muskels. Sie steigern sich schließlich derart im Lauf der mehr als 6-wöchigen Prüfung, dass jede Erschütterung, zum Beispiel Auftreten, schmerzt und nun auch jede Bewegung vermieden werden muss; der Arm wird in der Schlinge getragen oder beim Sitzen und Liegen auf ein Kissen gebettet. Wärme bessert die Schmerzen, es wird warme Kleidung verlangt trotz der warmen Jahreszeit.

Wundheit in beiden Ellbogengelenken, wie von einem Keulenschlag (H). Tiefsitzendes Wundheitsgefühl nach Anstrengung in beiden Knien und Fußknöcheln.

In den Beinen wird mehrmals Wadenkrampf verzeichnet.

> *Traumata*
> *Hämatome*
> *Frakturen*
> *Distorsion*
> *Luxation*
> *Kontusion der Rippen*
> *Erkrankungen des rheumatischen Formenkreises*

Frost und Frösteln: Bei den Halsschmerzen wird mehrmals über Frösteln geklagt, auch sonst ist Frieren erwähnt.

Fieber: Bei den Affektionen der Halsorgane ist dreimal erhöhte Temperatur festgestellt worden.

Haut: 14 Prüfer zeigen hier Beobachtungen an, von welchen 13 objektive Veränderungen aufweisen, während 1 weiterer nur das auch bei den anderen genannte Jucken angibt. Die Veränderungen lassen alle Phasen von Entzündung vom **Erythem mit fleckiger Rötung oder wie Schnakenstiche, Quaddelbildung, Nesseln, Bläschenbildung, nässendem Ekzem bis zu Furunkeln** erkennen. Einmal wird die Haut als trocken, schrundig und rissig mit Rhagaden an den Fingerspitzen bezeichnet. Bei 3 Prüfern bilden sich richtige Furunkel, bei einem vierten ein Karbunkel an der Nase, der zunächst sehr bösartig aussah, sich aber dann nach 4 Tagen von selbst entleerte (bei einem ärztlichen Prüfer).

Jucken, Brennen und Beißen wird dabei regelmäßig genannt. Hautjucken, schlimmer in der Bettwärme und nach warmem Bad, besser von Kälte (H).

Ekzem sezernierend
Exanthem, papulös, vesikulös
Wundinfektion hämorrhagisch
Furunkel

Allgemein: Abgeschlagenheit und Müdigkeit. Innere Unruhe, Drang nach Bewegung, besonders in frischer Luft, welche erleichtert. Morgens wie gerädert.

Eine ungewöhnliche **Müdigkeit**, sodass das Gehen schwerfällt, oder bleierne Müdigkeit wird zweimal hervorgehoben und scheint zur Grundstimmung des Mittels zu gehören.

85.6
Dosierung

Im Gebrauch ist D 2 bis D 6. Auch höhere Potenzen sind ratsam. Äußerlich werden Umschläge mit einer Lösung von etwa 2 Kaffeelöffeln der Tinktur in ½ Liter Wasser oder Aufpinseln der Tinktur bei Hämangiom verwendet.

85.7
Vergleichsmittel

- Asteraceae: Abrotanum, Absinthium, Arctium lappa, Arnica montana, Artemisia vulgaris, Calendula officinalis, Carduus marianus, Chamomilla recutita, Cina maritima, Echinacea angustifolia, Erigeron canadensis, Eupatorium perfoliatum, Eupatorium purpureum, Gnaphalium polycephalum, Grindelia robusta, Latuca virosa, Millefolium, Senecio aureus, Senecio fuchsii, Siegesbeckia orientalis, Solidago virgaurea, Taraxacum officinale, Wyethia helenoides.
- Folgen von Verletzungen: Arnica montana, Arctium lappa, Calendula officinalis, Chamomilla recutita, Millefolium.
- Wundbehandlung: Arnica montana, Calendula officinalis (frische Wunden und Quetschungen); Aristolochia clematis (frische und entzündete Wunden); Echinacea angustifolia (vor allem septische Zustände); Hamamelis virginiana (Entzündungen mit Blutung); Staphysagria (Stichwunden); Symphytum officinale (Knochenverletzungen); Hypericum perforatum (Nervenverletzungen); Ledum palustre (Blutergüsse, Quetschungen).
- Arteriosklerose, zerebrovaskuläre Durchblutungsstörung: Arnica montana, Aurum metallicum, Barium carbonicum, Barium iodatum, Conium maculatum, Opium, Plumbum metallicum, Radium bromatum, Strontium carbonicum.
- Koronarsklerose mit Angina pectoris: Arnica montana, Arsenicum album, Aurum metallicum, Cactus grandiflorus, Glonoinum, Lachesis muta, Latrodectus mactans, Tabacum.
- Zerebrovaskuläre Durchblutungsstörung mit Schwindel, Gedächtnisschwäche und Benommenheit: Acidum picrinicum, Arnica montana, Aurum metallicum, Barium carbonicum, Cocculus indicus, Conium maculatum, Strontium carbonicum.
- Descensus uteri: Arctium lappa, Conium maculatum, Fraxinus americana, Helonias dioica, Lac caninum, Lilium tigrinum, Murex purpurea, Podophyllum peltatum, Sepia succus.
- Fortgesetzte Bewegung und Reiben >: Iodum purum, Pulsatilla pratensis, Rhus toxicodendron.

- Hämangiom: Abrotanum, Acidum fluoricum, Calcium fluoricum, Ferrum phosphoricum.
- Zephalgie, Epistaxis >: Ferrum phosphoricum, Glonoinum, Melilotus officinalis, Psorinum.

85.8 Kasuistik

85.8.1 Allgemeine Erschöpfung mit Petechien

Eine 67-jährige pensionierte Studienrätin tritt in meine Behandlung wegen großer Müdigkeit. Sie müsse sich zu jeder Arbeit zwingen. Am ganzen Körper habe sie bei geringer Berührung ein Schmerzgefühl, bei geringstem Stoß bekomme sie blaue, blutunterlaufene Flecken. In der Herzgegend besonders habe sie Schmerzen, die Rippen über dem Herzen sind besonders stark schmerzempfindlich. Diese „Herzschmerzen" ziehen sich bis in die Halsgegend, wo sie sich bis zu einem Umschnürungsgefühl steigern können. Im übrigen Körper habe sie herumziehende Schmerzen, die in den Muskeln und Gelenken ihren Sitz haben.

Aus dem Befund ist zu bemerken, dass der Blutdruck normal ist, am Herzen sind keine Anzeichen einer organischen Veränderung vorhanden. Die rechte Mamma ist vor etwa 8 Jahren wegen Karzinoms abgesetzt worden.

Auf meine Fragen ergänzte sie noch, dass sie jede kräftige Berührung sehr schmerzhaft empfinde. Ein kräftiger Händedruck bereite ihr solche Schmerzen, dass sie laut hinausschreien könne, sie müsse sich sehr zusammennehmen, um dies nicht zu tun.

Verordnung: Bellis perennis D 6. Nach 3 Wochen sind alle Schmerzen, die schon eine Reihe von Jahren bestanden haben, fast völlig beseitigt. Die Müdigkeit hat sich gelegt. Sie kann jetzt wieder mühelos arbeiten, „sie fühle sich wohler, als sie sich seit je denken kann", erklärt sie begeistert. [Eigene Beobachtung des Verf.]

85.8.2 Furunkulose

Eine Heilung bei sehr langwieriger Furunkulose bei einem Manne, der mehrfach deshalb krank geschrieben werden musste, glaubt Berndt auf die Verwendung von Bellis perennis D 3 zurückführen zu können. Nach dem Einsatz von Bellis perennis blieb jede weitere Furunkelbildung schlagartig aus. Die Wahl fiel auf Bellis perennis, nachdem sich ein Furunkel auf der Nase gebildet hatte. [Nach mündlicher Mitteilung]

85.8.3 Hämorrhagische Diathese

Eine Nebenwirkung beim therapeutischen Gebrauch von Bellis perennis bei einer offenbar sehr sensiblen Patientin hat mir dies ebenfalls bestätigt. Eine Frau erhielt von mir zur Behandlung einer akuten Bronchitis Bellis perennis D 6. Die Bronchitis sei darauf in wenigen Tagen beseitigt gewesen, doch seien bald starke Kopfschmerzen aufgetreten, die sich jedes Mal nach dem Auftreten von reichlichem und gussweisem Nasenbluten für einige Stunden gebessert hätten. Das Nasenbluten war der sonst gesunden Frau fremd, der Sitz der Kopfschmerzen war in Stirne und Hinterkopf. (eigene Beobachtung des Verfassers)

85.9 Literatur

[1] Allen TF. Bellis perennis. Encyclopedia of pure Materia Medica. Bd. 2, 10. New York: Boericke & Tafel; 1874–1880: 128–129, 373–382

[2] Anshutz. Bellis perennis. New, old and forgotten remedies. 2. Aufl. Philadelphia: Boericke & Tafel; 1917: 66–74

[3] Clarke JH. Bellis perennis. Dictionary of practical Materia Medica. Bd. 1. London: Homoeopathic Publishing Company; 1900–1902: 269–270

[4] Haehl E, Mezger J. Bellis perennis L., Gänseblümchen (Maßliebchen). Hippokrates 1940; 11 (48): 1158–1167

[5] Hinsdale. Bellis perennis. Allgemeine Homöopathische Zeitung 1914; 162

[6] Hughes R. Bellis. Cyclopaedia of Drug Pathogenesy. Bd. 1, 4. London: Gould; 1886–1891: 571–573, 518

[7] Mezger J. Bellis perennis. Deutsche Zeitschrift für Homoeopathie und deren Grenzgebiete 1941; 57: 5

[8] Pehlivan Karakas F, Ucar Turker A, Yalçin F et al. Antitumor activities of some Bellis perennis L. fractions. Planta Medica 2010; 76 (12): 276

[9] Schoeler H. Bellis perennis. Allgemeine Homöopathische Zeitung 1939; 187: 233

86 Berberis aquifolium – berb-a

lt.: Mahonia aquifolium, dt.: Mahonie, engl.: Rocky Mountain Grape

86.1 Substanz

Plantae – Berberidaceae (Berberitzengewächse) **– Mahonia aquifolium**

Der Mahonienstrauch ist in den pazifischen Teilen von Nordamerika beheimatet und findet sich in Europa häufig als Zierstrauch. Die Pflanzengattung Mahonia unterscheidet sich unter anderem durch das Ausbilden von Blütenrispen, durch unpaarig gefiederte Blätter und das Fehlen von Dornen von der Gattung Berberis.

Die homöopathische Zubereitung wird aus der getrockneten Rinde hergestellt.

86.2 Pharmakologie und Toxikologie

Enthält das gelbe giftige Protoberberin-Alkaloid Berberin. Dieses ist ein Inhibitor der Cholin-Esterase, Tyrosin-Decarboxylase und Tryptophanase. Es hat antibakterielle und fungizide Eigenschaften, wirkt cytotoxisch und antineoplastisch.

86.3 Anwendung

Klinische Anwendung findet Berberin bei gastrointestinalen Erkrankungen, als Antimalariamittel, Antipyretikum, bitteres Stomachikum und Carminativum.

Homöopathische Anwendung findet die Zubereitung bei trockenen Ekzemen, Hepato- und Choepathien (nach Kommission D).

Berberis aquifolium wurde von A. Stiegele für die Therapie der *Psoriasis* hervorgehoben. Die Zahl der Psoriasisfälle, welche auf die Mahonie ansprechen, scheint aber, soweit ich mich unterrichten konnte, nicht groß zu sein [3].

86.4 Arzneimittelprüfung

Eine Arzneimittelprüfung an 6 weiblichen Prüfern, die mit D 30, D 12, D 6 und D 3 vorgenommen und auf die Dauer von 9 Monaten ausgedehnt wurde, verdanken wir Unger [4]. Dabei haben sich schon mit D 30 starke Wirkungen erzielen lassen.

86.5 Arzneimittelbild

Kopf: Gefühl, als ob die Haare zu Berge stünden oder als ob das Auge aus der Höhle fallen wolle.

Kopfschmerz: Krampfartige Kopfschmerzen in der rechten oder linken Stirnseite, bis zum Hinterkopf ausstrahlend, keilförmige Ausbreitung von vorn nach hinten.

Mund: Übler Mundgeruch, Bläschen am Zungenrand.

Magen: Luftaufstoßen, Brechreiz, Erbrechen, Appetitlosigkeit, Ekel und Widerwille gegen Speisen,

Abdomen: Darmtätigkeit beschleunigt. Druckgefühl in Magen, Leber- und Blasengegend, besser durch Aufstehen.

> *Cholelithiasis*
> *Hepatopathie*

Blase: Abgang von häufigen, aber kleinen Mengen von Harn.

> *Nephrolithiasis?*

Niere: Schmerzen in der Gegend beider Nieren, schlimmer beim Sitzen, dabei häufiges Harnlassen und brennende Schmerzen in der Blase.

Rücken: Wirbelsäule und Kreuzbein sehr schmerzhaft. Verschlimmerung besonders bei nächtlicher Ruhe, aber auch bei Bewegung.

Extremitäten: Rheumatische Schmerzen in den Hand- und Fingergelenken mit leichter Schwellung der Interphalangealgelenke.

Haut: Hautjucken zunächst an einzelnen Stellen, dann sich auf den ganzen Körper ausbreitend. Bildung von Bläschen, Quaddeln, Papeln und Pusteln. Steigerung des Juckreizes mit Ausbreitung auf die ganze Haut am Abend. Waschen mit kaltem Wasser bessert. Verschlimmerung am Abend und nachts.

Psoriasis

86.6
Dosierung

Stiegele hat die Tinktur 3-mal täglich 5 Tropfen bei der Psoriasis über lange Zeit angewendet. Bei Nachlassen der Wirkung hat er Thuja occidentalis, Sulphur lotum oder Arsenicum album als Zwischenmittel gebraucht, um später wieder auf Berberis aquifolium zurückzukehren. Wenn Berberis aquifolium aufgrund der feineren Symptome obiger Prüfung angewandt wird, empfehlen sich mittlere und höhere Potenzen.

86.7
Vergleichsmittel

- Berberidaceae: Berberis vulgaris, Caulophyllum thalictroides, Podophyllum peltatum.
- Psoriasis: Arsenicum album, Psorinum, Sepia succus, Sulphur lotum, Syphilinum, Thuja occidentalis, Tuberculinum.

86.8
Literatur

[1] Clarke JH. Berberis aquifolium. Dictionary of practical Materia Medica. Bd. 1. London: Homoeopathic Publishing Company; 1900–1902: 278–280

[2] Hughes R. Berberis aquifolium. Cyclopaedia of Drug Pathogenesy. Bd. 1. London: Gould; 1886–1891: 573–579

[3] Stiegele A. Klinische Homöopathie. 5. Aufl. Stuttgart: Hippokrates; 1955: 295

[4] Unger H. Bericht über eine Versuchsreihe mit Berberil aquifolium (= Mahonie). Allgemeine Homöopathische Zeitung 1957; 202 (9): 412–425

87 Berberis vulgaris – berb

lt.: Berberis vulgaris, dt.: gemeiner Sanddorn, Berberitze, engl.: barberry

87.1 Substanz

Plantae – Berberidaceae (Berberitzengewächse) – **Berberis vulgaris**

Es handelt sich um einen bis zu 2 m hohen, stark verzweigten, sommergrünen Strauch. Er trägt 1 bis 2 cm lange Dornen. Es finden sich elliptische Blätter, deren Ränder fein gezahnt sind. Sie bilden im Mai üppige hängende traubenförmige gelbe Blütenstände aus. Die ungiftigen roten Beeren haben ihre Fruchtreife im Oktober. Beheimatet ist der Strauch in Europa, Nordamerika und Mittelasien. Man findet ihn besonders an trocknen steinigen Abhängen, in Gebüschen und Auenwäldern.

Die homöopathische Zubereitung erfolgt aus der getrockneten Rinde der oberen und unteren Teile von Berberis vulgaris.

87.2 Pharmakologie und Toxikologie

Die Rinde enthält ca. 13 % Iso-Chinolin-Alkaloide, wovon ca. 6 % Protoberberine[101] und Berberin sind. Beim Berberin handelt es sich um einen giftigen gelben Farbstoff, mit dem sich Leder, Baumwolle und Seide färben lässt. Es inhibiert die Cholin-Esterase, die Tyrosin-Decarboxylase und Tryptophanase. Seine Wirkung ist fungizid, antibakteriell, zytotoxisch, antineoplastisch. Die Pharmakologie hat von Berberis vulgaris außerdem eine Erregung des Atemzentrums (bei starken Gaben eine Lähmung) festgestellt. Das Vasomotorenzentrum wird erregt, Zunahme der Herzfrequenz, des Schlagvolumens und der Koronardurchblutung. Bei größeren Gaben wird der Tonus des Vasomotorenzentrums herabgesetzt und die Blutgefäße der Peripherie erweitert. Diese Beziehung zum Gefäßsystem kehrt in der Arzneimittelprüfung in einer Verschlimmerung vieler Beschwerden beim Stehen und beim Hängenlassen der Glieder wieder.

87.3 Anwendung

Klinische Anwendung findet Berberin bei gastrointestinalen Infekten.

Homöopathische Anwendung bei Nieren- und Harnwegserkrankungen, insbesondere Nephrolithiasis. Bei Gicht, Erkrankungen des rheumatischen Formenkreises, Hepatopathien, Cholezystopathien, Fisteln und trockenen Dermatosen (nach Kommission D).

Die Bedeutung von Berberis vulgaris beruht auf der starken Beziehung zur harnsauren Diathese. Es besteht eine schlechte Stoffwechselfunktion der Leber und dadurch eine *Hyperurikämie* mit Nierenbelastung. Berberis vulgaris wird bei *Hepatopathien*, *Gallensteinleiden*, *Nephrolithiasis* und mit derartigen Nierenleiden im Zusammenhang stehenden *Arthropathien* verwendet. Wenn bei rheumatoiden Beschwerden der Harnsäurespiegel des Blutes erhöht ist, wird dies als eine Anzeige für Berberis vulgaris angesehen. Die rheumatischen Sensationen können in allen Muskeln und Gelenken auftreten; eine bevorzugte Stelle ist aber die Lendengegend und das Kreuz. Ein wertvoller Hinweis auf Berberis vulgaris ist in solchen Fällen **der rote Satz im Urin**. Daneben sind **Stauungserscheinungen im venösen System** zu erkennen mit Vortreten von *Varikosis* und Neigung zu *Hämorrhoiden* und *Entzündung* um den After. Die Beschwerden an den verschiedenen Teilen sind schlimmer im Stehen oder beim Hängenlassen der Glieder. Wichtiger als die diuretische Wirkung von Berberis vulgaris ist die vermehrte Ausscheidung der harnpflichtigen Substanzen, welche man Berberis vulgaris zuschreibt. In einer großen Anzahl von *Hyperurikämien* finden wir eine Normalisierung der Werte unter der Einwirkung von Berberis vulgaris meist in D 3 und D 4 schon nach wenigen

---

[101] Finden sich auch in Annonaceae, Lauraceae, Menispermaceae, Papaveraceae (Corydalis cava), Rutaceae (Hydrastis canadensis) und Fumariaceae.

Tagen. „Wenn eine solche Wirkung nicht schon in den ersten Tagen der Behandlung nachweisbar ist, so wird Berberis vulgaris nicht mehr erfolgreich sein. Dies gilt auch insbesondere für die Behandlung von Uratsteinen …" [4].

Zu einem Indikationsgebiet von Berberis vulgaris rechnet Zimmermann auch die **extrarenale Niereninsuffizienz**. Hierher gehören infektiöse, septische und toxische Schädigungen mit erhöhtem Eiweißzerfall (Verbrennungs-, Strahlenschädigung, Insolationen usw., ferner *Pilz-* und andere *Nahrungsmittelintoxikationen, Intoxikationen* mit Chemikalien, Leberschädigungen bei *Cholangitis, Cholelithiasis, Leberzirrhosis* und *Leberkarzinom*). Auch die *Leptospirose* zählt dazu. Klinisch findet man Leberfunktionsstörungen und *Niereninsuffizienz*, die durch Oligurie oder Hyposthenurie, allenfalls mit Reststickstofferhöhungen, erfassbar ist.

Die *Dermatosen*, die mit Berberis vulgaris erfassbar sind, sind an die obigen Stoffwechselstörungen gebunden. Man findet sie im Zusammenhang mit *Hyperurikämie*. In Frage kommt (nach Zimmermann) die *Acne vulgaris* mit entsprechenden Erscheinungen vonseiten der Leber und Niere, die Erscheinungen beginnen nicht selten mit Papeln, die von einem dunklen Pigment umgeben sind und nach Abheilung eine Pigmentierung hinterlassen. Diese Charakterisierung trifft auch zu bei *Lichen planus*, der ebenfalls eine Pigmentierung hinterlässt, bei *Purpura Schönlein-Henoch* und bei *Urtikaria*, soweit sie mit einer Pigmentierung einhergeht.

87.4
Arzneimittelbild

Leitsymptome: Nieren- und Rückenschmerzen mit Zerschlagenheit und lähmiger Schwäche. Schmerzen in der Lebergegend. Schmerzen scheinen von der Niere auszustrahlen. Schmerzen in den Harnleitern und der Harnröhre.

Harnsediment, gelb oder rot, wechselnd in der Beschaffenheit.

Rascher Wechsel der Symptome, zum Beispiel von Durst zu Durstlosigkeit, von Hunger zu Appetitlosigkeit, von trübem zu wasserhellem Harn.

Allgemeine Schwäche und Abspannung, körperlich und geistig.

Bewegung < ☉ **und durch Fahren im Wagen**. Stehen < und Hängenlassen der Glieder <.

Geist und Gemüt: Gedrückt und abgespannt, gleichgültig.

Kopf: Völle- und Vergrößerungsgefühl.

Gesicht: Augen eingefallen, bleiche, graue Gesichtsfarbe mit Ringen um die Augen; faltige Wangen.

Mund: Trockener, klebriger Mund, schmerzhafte Blase auf der Zunge, wie verbrüht. Schlechter und bitterer Mundgeschmack.

Innerer Hals: Gaumen und Rachen entzündet, Tonsillen gerötet.

Magen: Kältegefühl im Magen, Übelkeit, Magendruck. Lebhafter Durst und Durstlosigkeit, Appetitlosigkeit und Heißhunger.

Abdomen: Stechende, brennende, drückende Schmerzen in der Gallenblasen- und Lebergegend, gegen die Nabelgegend ziehend, und im ganzen Bauch, schlimmer durch Druck. In der Leistengegend treten Varizen hervor.

Gallenkolik
Cholezystitis

Rektum und Stuhl: Verstopfung oder Durchfall. Brennen und Stechen im After, Wundheit um den After.

Hämorrhoiden
Analfistel

Niere: Stechende oder grabende Schmerzen, von der Nierengegend nach allen Richtungen ausstrahlend, besonders längs der Harnleiter. Nierengegend steif und schmerzhaft. Schmerzen längs der Harnleiter.

Nephrolithiasis mit Kolik
Pyelonephritis
Nephritis

Harnröhre: Schmerz längs der Harnröhre laufend, mit viel Drang und Harnzwang. **Brennen und Schneiden in der Harnröhre, besonders beim und nach dem Harnlassen;** in die Hoden ausstrahlend.

Urin: Harn wechselnd im Aussehen; bald hell, bald konzentriert mit gelbem, rotem oder schleimigem Satz.

Geschlechtsorgane:
- weiblich: Statt der Menses Abgang von wässrigem Blut oder grauem Schleim. Brennen und Wundheit in der Scheide.
- männlich: Schmerzen in Hoden und Samensträngen.

Neuralgie des N. genitofemoralis

Extremitäten: Schmerzen in allen Gliedern, Muskeln und Gelenken, besonders aber **in der Nierengegend und im Rücken, in den Lenden, ausstrahlend nach allen Seiten.** Gefühl wie lahm und steif mit außergewöhnlicher Mattigkeit. Häufiger Wechsel der Schmerzen nach Art und Charakter. Schmerzen unter den Fingernägeln. Schmerzen in den Fersen wie geschwürig, schlimmer durch Gehen. Die Schmerzen steigern sich einerseits in der Bewegung, andererseits beim Stehen oder Hängenlassen der Glieder (venöse Stauung). Anschwellung der Venen an den Beinen.

Arthropathie
Lumbalgie

Haut: Juckend, brennend und stechend. **Gefühl wie Aufsprudeln unter der Haut,** ☉ **besonders in der Nierengegend, oder wie mit kaltem Wasser angespritzt oder wie von einem Insekt gestochen und dergleichen.** Bläschen und Quaddeln.

Die Haut wird klebrig und schält sich ab. Kleine rote Stellen bilden sich am Vorderhaupt.

Kleine dunkelrote Stellen, petechienartig an verschiedenen Stellen der Haut. Einzelne dunkelrote Stellen, empfindlich bei Druck, von einem roten Hof umgeben, mit kleinen eiterhaltigen Spitzen, zuletzt in braune leberfleckenähnliche Stellen übergehend. Am Handballen oberflächliche kleine Warzen, nach einiger Zeit wieder verschwindend.

Acne vulgaris
Urtikaria
Lichen planus
Purpura Schönlein-Henoch

87.5
Dosierung

Meist werden D 2 bis D 6 gebraucht, auch die Tinktur wird von manchen angewendet.

87.6
Vergleichsmittel

- Berberidaceae: Berberis aquifolium, Caulophyllum thalictroides, Podophyllum peltatum.
- Harnsaure Diathese: Acidum benzoicum, Antimonium crudum, Lycopodium clavatum, Sarsaparilla officinalis, Sepia officinalis, Silicea terra, Sulphur lotum.
- Nephrolithiasis: Acidum benzoicum, Calculi renales, Equisetum hyemale, Lycopodium clavatum, Silicea terra.
- Cholelithiasis: Calculus bilialis, Carduus marianus, Chelidonium majus, China officinalis, Hydrastis canadensis, Lycopodium clavatum, Mandragora officinarum.

87.7
Literatur

[1] Allen TF. Berberis. Encyclopedia of pure Materia Medica. Bd 2. New York: Boericke & Täfel; 1874–1880: 139–183

[2] Clarke JH. Berberis vulgaris. Dictionary of practical Materia Medica. Bd. 1. London: Homoeopathic Publishing Company; 1900–1902: 280–286

[3] Hughes R. Berberis vulgaris. Cyclopaedia of Drug Pathogenesy. Bd 1. London: Gould; 1886–1891: 573–579

[4] Leeser O. Lehrbuch der Homöopathie. Spezieller Teil. B/1. 3. Aufl. Heidelberg: Haug; 1973: 701

88 Beryllium metallicum – beryl

lt.: Beryllium metallicum, dt.: Beryllium, engl.: beryllium metallicum

88.1 Substanz

Mineralia – Anorganica – Elementa – 2. Gruppe[102] – Beryllium – Be

Beryllium hat das chemische Symbol Be und ist das Element der Erdalkalimetalle mit dem niedrigsten Atomgewicht dieser Gruppe (9,02). Es handelt sich um silberweißes, glänzendes, leicht oxidierbares, sprödes, hartes Metall. Es ist zweiwertig und ähnelt aufgrund seiner Schrägbeziehung in seinen chemischen Reaktionen dem Aluminium. Es findet sich in Granit, Glimmerschiefer und Pegmatitgängen. Eine Anzahl von Edelsteinen sind Beryllverbindungen, zum Beispiel Beryll ($Be_3Al_2SiO_{18}$), Smaragd, Aquamarin, Heliodor.

Homöopathische Verwendung findet das Element Beryllium.

88.2 Pharmakologie und Toxikologie

Beryllium und seine Verbindungen sind stark toxisch und karzinogen. Die Substanz und ihre Verbindungen können in Form von Staub und Dämpfen zu schweren irreversiblen Lungenschäden (Latenz bis zu 30 Jahren) führen, der sogenannten Berylliose, die zu den granulomatösen Lungenerkrankungen zählt und wie diese epitheloidzellige Granulome ausbildet. Sie ist als Berufskrankheit anerkannt ist. Neben der Lungenschädigung führt die Exposition zu Haut- und Schleimhautschädigungen, zu Leberschäden, Splenomegalie, Schädigung des hämatopoetischen Systems und der Leukozyten. Sie ist klinisch nicht von der Sarkoidose zu unterscheiden. Die Dunkelziffer ist hoch und die Inzidenzrate steigend ([3], [2]).

88.3 Anwendung

In der homöopathischen Verschreibung zeigt sich eine Verwandtschaft bezüglich seiner Wirkungen auf den menschlichen Körper zu Aluminium, doch ist es giftiger als dieses. Eine Ähnlichkeit der Symptomatologie besteht zweifellos zum nächsthöheren Element der Erdalkaligruppe Magnesium. Das **glasige, streptokokkenartige Aussehen des Rachens und Gaumens** war besonders eigenartig und ist führend bei der Verschreibung. **Kinetosen**. Nausea beim Anblick oder Geruch von Speisen.

88.4 Arzneimittelprüfung

Die Arzneimittelprüfung durch Templeton hat „wenig oder keine Symptome ergeben, die nicht schon von den Vergiftungen bekannt waren" [5].

88.5 Arzneimittelbild

Kopf: Kopfschmerz besser an der frischen Luft, beim Liegen auf der schmerzhaften Seite; Husten, Erschütterung und Hitze verschlimmern. Kopfschmerz von rechts nach links ziehend, berstend, pulsierend.

Gesicht: Gesicht rissig, Lippen brennend, trocken, aufgesprungen. Geschwüre an der Innenseite der Unterlippe.

Mund: Roter und trockener Gaumen, von glasigem Aussehen. Geschwür an der Zungenspitze.

Innerer Hals: Rotes, glasiges Aussehen. Schmerzen, besser beim Trinken von kalten, schlechter beim Trinken von warmen Getränken, besser beim Essen. Schmerz, brennend, schneidend, kratzend. Drang, ständig zu schlucken.

---

102 Erdalkalimetalle: Beryllium Be, Magnesium Mg, Calcium Ca, Strontium Sr, Barium Ba, Radium Ra.

Magen: Magen wie zu voll, Appetit vermehrt oder vermindert. Abneigung gegen Süßigkeiten, Übelkeit beim Anblick oder beim Geruch von Speisen, besser durch Essen, besser beim Liegen, schlimmer beim Fahren.

Abdomen: Auftreibung des Bauches.

Urin: Porphyrine vermehrt.

Sprache und Stimme: Heiserkeit der Stimme.

Atmung: Mühsame Atmung, schlimmer bei Bewegung.

Husten und Expektoration: Husten trocken, schmerzhaft, schneidend, schlimmer durch Rückwärtsbeugen, durch kalte Luft, durch Tabakrauch. Gefühl, dass er nicht tief genug husten kann, Schmerz unter dem Sternum. Auswurf süß schmeckend.

Brust: Umschnürungsgefühl beim Atmen. Herzklopfen mit schwerer Atmung, mit Schwächegefühl. Auswurf blutig tingiert.

Rücken: Rückenschmerzen, schlimmer durch Vorwärtsbeugen des Kopfes, beim Sitzen, Niederliegen, besser bei Bewegung. Kälte der Glieder, Schwäche der Glieder.

Frost und Frösteln: Fieberschauder, schlimmer durch die geringste Bewegung.

Haut: Knötchen und Pusteln mit Jucken und Brennen. Schwellung und Geschwüre.

88.6
Dosierung

Es empfiehlt sich, von D 6 an aufwärts zu verordnen.

88.7
Vergleichsmittel

- 2. Gruppe Periodensystem der Elemente: Barium carbonicum, Barium iodatum, Calcium arsenicosum, Calcium carbonicum, Calcium causticum, Calcium fluoratum, Calcium hypophosphorosum, Calcium iodatum, Calcium phosphoricum, Calcium silicatum, Calcium sulphuricum, Hepar sulphuris, Magnesium carbonicum, Magnesium fluoricum, Magnesium iodatum, Magnesium muriaticum, Magnesium phosphoricum, Magnesium sulphuricum, Radium bromatum, Strontium carbonicum.
- Kinetose: Apomorphini hydrochloridum, Borax veneta, Cocculus indicus, Cytisus laburnum, Hyoscyamus niger, Mandragora officinarum, Nux moschata (volksmedizinisch), Petroleum crudum, Sanicula aqua, Tabacum, Therebinthina.
- Alumina oxydatum, Magnesium-Arzneien.
- Halssymptome: Lachesis muta.
- Verdauungssymptome: Lycopodium clavatum.
- Infekt grippal: Rhus toxicodendron.
- Kopfsymptome: Bryonia alba.

88.8
Literatur

[1] Gutmann W. Beryllium: Ein Prüfungs- und ein Fallbericht, mit Bemerkungen über Arzneiprüfungen. Allgemeine Homöopathische Zeitung 1958; 203 (9): 435–438

[2] Kirsten D, Kirsten A. Nichtinfektiöse Granulomatosen: Sarkoidose und Berylliose – Zwei unterschiedliche Erkrankungen trotz vieler Ähnlichkeiten. Klinikarzt 2008; 37 (4): 196–201

[3] Müller-Quernheim J, Gaede K, Prasse A et al. Chronische Berylliose. Pneumologie 2007; 109–116, DOI: 10.1055/s-2006-954984

[4] Stephenson JH. materia medica and repertory: Hahnemannian provings (Hydrangopharmacology) 1924–1959; 1963

[5] Templeton WL. Report on Beryllium Provings. British Homoeopathic Journal 1953; 43: 78–84

89 Bismutum subnitricum – bism

lt.: Bismutum subnitricum, dt.: Wismut, engl.: white oxide of bismuth

89.1 Substanz

Mineralia – Anorganica – Composita – 15. Gruppe[103] Bismutylnitrat – $BiO(NO_3)H_2O$

Bei Bismutum subnitricum handelt es sich nach HAB 34 um basisches Bismutnitrat, chemisch korrekter Bismutylnitrat, von der ungefähren Zusammensetzung $BiO(NO_3)H_2O$. Es ist ein farbloses, mikrokristallines Pulver, ist begrenzt löslich in Wasser und liegt dort in Form hydratisierter Kationen vor.

Entdeckt wurde Bismut vermutlich um die Wende des 15. Jahrhunderts. Der im deutschen Sprachgebrauch übliche Name Wismut lässt sich bis auf das Jahr 1472 zurückverfolgen. Um jene Zeit wurde dieses Metall im Schneeberger Revier auf Wiesen „gemutet" (abgebaut), woraus durch Zusammenziehen Wiesemutung, dann Wiesemut und schließlich Wismut wurde. Bereits Agricola[104] hat den Namen Wiesemutung zu Bisemutum latinisiert.

Homöopathische Verwendung findet Bismutylnitrat.

89.2 Pharmakologie und Toxikologie

Bismutylnitrat wirkt desinfizierend, adstringierend und geruchsbeseitigend.

Während das Metall Bismut selbst als nicht toxisch gilt, wirken die löslichen Wismutverbindungen toxisch. Sowohl bei innerlicher wie auch bei äußerlicher Anwendung werden schwere Intoxikationen und Todesfälle beobachtet.

Überdosierungen rufen Mattigkeit, Appetitlosigkeit, anhaltendes Erbrechen, Übelkeit, Brechreiz, Schwindel, Brennen im Rachen und Durst hervor. Weitere Symptome erinnern an das Vergiftungsbild von Quecksilber: gangräneszierende Stomatitis mit diphterieähnlichen Geschwüren, Lockerung der Zähne, Bildung eines schwarzen Saumes am Zahnhals, starker Speichelfluss, Schwellung der Speicheldrüsen.

Man findet ödematöse Schwellungen an Gesicht, Lippen und Händen.

Am Magen-Darm-Trakt beobachtet man Singultus, Ekchymosen in den Schleimhäuten des Verdauungskanals vom Mund bis zum After und ulzeröse Veränderungen im Magen und Dickdarm. Wismutablagerungen finden sich entlang der Lymphgefäße der Verdauungsorgane.

Man beobachtet eine Anschwellung des Unterleibs.

An der Niere werden Nephritis mit schweren Parenchymschäden gefunden, mit Anurie, Albuminurie, Zylindrurie.

Die Leber weist Hyperämie und Verfettung und hämorrhagische Entzündung auf.

Am Herzen entsteht geringe Muskelverfettung.

Auch das Zentralnervensystem kann befallen sein mit Neuritis, Trismus, Delirien und Krämpfen.

Seit den 1970er-Jahren wurde in Fachkreisen immer wieder auf schwere neurotoxische Schädigungen in Form von Enzephalopathien durch Wismutpräparate hingewiesen. Die Anwendung derselben erlebte in den 1980er-Jahren durch die Wirksamkeit zur Therapie der Helicobacter-pylori-Infektion eine Renaissance. Heute ist die Bedeutung der Wismut-Arzneien aufgrund deutlich besser verträglicher anderer Therapeutika deutlich zurückgegangen.

89.3 Anwendung

In der Homöopathie wird es bei Aphthen der Mundhöhle, bei organischen wie auch psychogenen Magenerkrankungen wie Gastritiden, Ulzera ven-

---

[103] Stickstoffgruppe: Stickstoff N, Phosphor P, Arsen As, Antimon Sb, Bismut Bi, Ununpentium Unp.
[104] Deutscher Arzt und Mineraloge aus Joachimsthal und Chemnitz (eigentlicher Name Georg Bauer, 1494–1555).

trikuli et duodeni und bei akuten Diarrhöen eingesetzt (nach Kommission D).

Seit dem 15. Jahrhundert fand basisches Wismutnitrat regen Einsatz als inneres wie auch äußeres Therapeutikum. Es hatte Bedeutung, wie auch Arsen- und Antimon-Arzneien, in der Syphilistherapie, als Darmantiseptikum und Antidiarrhoikum sowie äußerlich als Antisept, Adstringenz und Absorbenz.

Bis zum 19. Jahrhundert sind zahlreiche Vergiftungsbilder überliefert.

Chemisch und in seiner physiologischen Wirkung steht es dem gruppenverwandten Arsen und Antimon sehr nahe. Seine Wirkung ist noch mehr auf die Verdauungsorgane eingeengt als bei Antimon. Eine weitere Ähnlichkeit besteht zum Quecksilber (Stomatitis, diphterieähnliche Schleimhautgeschwüre, Dickdarmentzündung, Nephrose).

89.4 Arzneimittelprüfung

Die Arzneimittelprüfung am Gesunden muss als sehr unvollkommen bezeichnet werden. Sie gründet sich auf das Ergebnis der Schüler von Hahnemann (Herrmann, Hartmann und Langhammer) sowie auf die AMP von Wibmer an 9 Personen (keine AMP im engeren Sinn, sondern eine geordnete Zusammenstellung von Krankenberichten einiger Patienten) [5].

Nach Tierversuchen, die von E. Haehl am Stuttgarter Homöopathischen Krankenhaus auf Veranlassung von A. Stiegele unternommen wurden, konnte bezüglich der Wirkung auf den Verdauungstrakt ein Unterschied zwischen **Bismutum subnitricum** und *Bismutum colloidale* nicht festgestellt werden. Die Arzneiwirkung scheint also von **Wismut** und nicht von dem Säureanteil auszugehen.

Weitere AMP finden sich bei H. Baumann und Regesten der Arzneimittelprüfungen und Tierversuche am Robert-Bosch-Krankenhaus (1915–1978). Homöopathie Archiv, www.igm-bosch.de.

89.5 Arzneimittelbild

Leitsymptome: ◉ **Magenkrampf, besser durch Überstrecken.**

Erbrechen sofort nach dem Essen und Trinken. Durst auf kaltes Wasser, ◉ **das vorübergehend lindert.**

Geist und Gemüt: Gemütsstimmung ängstlich und verzagt, missmutig und reizbar. Schlaf nachts schlecht, tagsüber sehr schläfrig. Erwachen mit Schreck. Ängstliche Träume. ◉ **Kinder wollen nicht allein sein.**

Kopf: Schmerzen im Gesicht und an verschiedenen Stellen des Kopfes, Lähmung und Zuckungen der Gesichtsnerven, Zahnschmerzen besser durch Kälte.

Neuralgie fazial
Paralyse fazial

Mund: Zunge rein oder weiß belegt, Geschmack bitter oder fad. Speichelfluss, Zahnfleisch geschwollen, schmerzhaft.

Zähne: Lockerung der Zähne.

Innerer Hals: Eitrige Tonsillitis mit Geschwüren des Zahnfleisches, des Gaumens.

Magen: Heftiges Brennen im Magen, häufiges, leeres Aufstoßen; Gefühl einer schweren Last. Großes Verlangen nach **kalten Getränken. Druck und Übelkeit nach dem Essen; Gefühl, als müsste er erbrechen, besonders nach dem Essen; galliges Erbrechen.**

◉ **Magenkrampf mit Druck zwischen den Schulterblättern und zum Rücken, muss sich nach hinten beugen,** wodurch Besserung eintritt.

Gastritis akut und chronisch
Ulcus ventriculi et duodeni

Große Erschöpfung bis zur Ohnmacht nach dem Erbrechen, dabei leichenblasses Gesicht.

Abdomen: Leibschneiden mit heftigen stinkenden Durchfällen, auch schmerzlose Durchfälle. Leib durch Blähungen stark aufgetrieben, mit Rumpeln im Bauch, und nervöser Unruhe.

89.6
Dosierung

D 2 bis D 6.

89.7
Vergleichsmittel

- 15. Gruppe Periodensystem der Elemente: Aethiops antimonialis, Ammonium bromatum, Ammonium carbonicum, Ammonium causticum, Ammonium iodatum, Ammonium muriaticum, Antimonium arsenicosum, Antimonium crudum, Antimonium sulphuratum aurantiacum, Antimonium tartaricum, Arsenicum album, Arsenicum iodatum, Phosphorus.
- Besserung durch Überstrecken: Mandragora officinalis, Belladonna, Dioscorea villosa.
- Erbrechen nach dem Essen: Antimonium crudum, Arsenicum album, Ipecacuanha.
- Zunge rein bei Magenbeschwerden: Ipecacuanha.
- Enteritis, choleraartig: Veratrum album (Kollaps mit kaltem Schweiß), – Bismutum (ohne kalten Schweiß).

89.8
Literatur

[1] Allen TF. Bismuthum. Encyclopedia of pure Materia Medica. Bd. 2, 10. New York: Boericke & Tafel; 1874–1880: 183–187, 386

[2] Baumann H. Klinische Demonstration zur homöopathischen Arzneimittellehre. Hippokrates 1947; 13 (25/32): 320–329

[3] Baumann H, Müller W, Seybold G, Müller H: Bismutum subnitricum. Nr. 6 und Nr. 20. In Hähner-Rombach S, Hrsg. Regesten der Arzneimittelprüfungen und Tierversuche am Robert-Bosch-Krankenhaus (1915–1978). Stuttgart: Institut für Geschichte der Medizin; 2001

[4] Clarke JH. Bismuthum. Dictionary of practical Materia Medica. Bd. 1. London: Homoeopathic Publishing Company; 1900–1902: 287–289

[5] Hahnemann S. Bismuthum subnitricum. In: Lucae C, Wischner M, Hrsg. Gesamte Arzneimittellehre. Stuttgart: Haug; 2007: 387–392

[6] Hughes R. Bismuthum. Cyclopaedia of Drug Pathogenesy. Bd. 1, 2, 4. London: Gould; 1886–1891: 579–584, 729, 518–519

[7] Wibmer CA. Wirkung der Arzneien und Gifte. Bismuthum. Bd. 1. München; 1831: 415

90 Blatta orientalis – blatta-o

lt.: Blatta orientalis, dt.: Küchenschabe, Kakerlake, engl.: cockroach

90.1 Substanz

Animalia – Blattidae (Schaben) – Blatta orientalis

Die Küchenschabe ist ein außerordentlich widerstandsfähiges, anpassungsfähiges und nachtaktives Insekt. Das bis zu 3 cm große Insekt hat einen flachen Körper, beißend-kauende Mundwerkzeuge und Laufbeine. Die Küchenschabe gehört zu den Geradflüglern, wobei nur die männlichen Tiere Flügel besitzen, jedoch flugunfähig sind. Sie ist bis auf die polaren Regionen überall auf der Welt heimisch.

Homöopathische Verwendung findet das ganze Tier.

Die Zubereitung wurde 1890 von Ray in die Homöopathie eingeführt.

90.2 Pharmakologie und Toxikologie

Es konnten die Pheromone Blattellastanosid A ($C_{35}H_{59}ClO_7$) und Blattellastanosid B ($C_{35}H_{61}ClO_7$) isoliert werden, bei welchen es sich um chlorhaltige Steroidglycoside handelt.

90.3 Anwendung

Volksmedizinische Anwendung bei Ödemen.

Homöopathische Anwendung findet die Zubereitung bei Bronchitis und Asthma bronchiale (nach Kommission D).

Blatta orientalis wurde in Indien gegen *Asthma bronchiale* häufig erfolgreich verwendet, nachdem ein Asthmapatient beim Trinken von Tee, in den zufälligerweise eine Schabe gefallen war, eine große Erleichterung seines Anfalls festgestellt hatte.

Im Asthmaanfall wird es in tiefen Potenzen, D 1 bis D 3, nach Abklingen des Anfalls in D 3 gegeben. Es soll besser bei korpulenten Patienten wirken, die eine Verschlimmerung bei Regenwetter haben. Eine weitere Verwendung ist die gegen *Ödeme*.

90.4 Vergleichsmittel

- Insekten: Apis mellifica, Cantharis, Coccinella septempunctata, Coccus cacti, Doryphora decemlineata.
- Die Mehrzahl der in der Homöopathie verwendeten Insekten hat eine Beziehung zu den Harnwegen.
- Regenwetter < : Natrium sulphuricum.
- Ödeme: Blatta americana. Es existiert eine Prüfung, bei welcher sich eine Reizung der Harnröhre ergeben hat.

90.5 Literatur

[1] Allen TF. Blatta americana. Encyclopedia of pure Materia Medica. Bd. 2. New York: Boericke & Tafel; 1874–1880: 187–188

[2] Anshutz EP. Blatta orientalis. New, old and forgotten remedies. 2. Aufl. Philadelphia: Boericke & Tafel; 1917: 65–79

[3] Clarke JH. Blatta americana Blatta orientalis. Dictionary of practical Materia Medica. Bd. 1. London: Homoeopathic Publishing Company; 1900–1902: 290

[4] Ray DN. Blatta orientalis. Homoeopathic Recorder 1890; 5: 254–257

[5] Ray DN. Blatta orientalis. Homoeopathic Recorder 1891; 6 (5): 193–205

91 Boldo – bold

lt.: Peumus boldus, dt.: Boldo, engl.: Boldo leaf

91.1 Substanz

Plantae – Monimiaceae (Monimiengewächse) – **Pneumus boldus**

Peumus boldus Molina ist ein ursprünglich in Chile beheimateter Strauch oder bis zu 6 m hoher Baum, der ganzjährig farblos oder gelb blüht. Die kurz gestielten Blätter sind lederartig, elliptisch und mit Büschelhaaren besetzt.

Homöopathische Verwendung finden die Blätter.

91.2 Pharmakologie und Toxikologie

Die Blätter enthalten 0,3 % Apophinalkaloide, besonders Boldin, Säuren, Glycoside, Gerbstoffe. Zu ca. 2 % enthalten sie ätherische Öle, die aus 40–45 % Askaridol (ein Anthelmintikum, das gegen Spul- und Hakenwürmer wirksam ist, heute aber wegen der nicht seltenen Gefahr der tödlichen Überdosierung durch synthetische Anthelmintika ersetzt wurde), 30 % p-Cymol und Cineol, α-Pinien, Dipenten, Terpineol, Cuminaldehyd und Eugenol bestehen.

Boldin führt dosisabhängig durch Einfluss auf die Ryanodin-Rezeptoren[105] zu einem Calciumeinstrom und induziert die Ausschüttung von intrazellulärem Calcium aus den Ca^{2+}-Speichern, was zu Muskelkontraktionen führt [3].

Boldin ist ein wirksames Choleretikum, das den Gallenfluss um das Fünffache steigern kann. Es ist ferner ein Cholekinetikum, welches rhythmische Kontraktionen der glatten Muskulatur der Gallenwege hervorruft. Die Diurese und die Harnstoffausscheidung werden gefördert. Bei toxischen Gaben werden Lähmungen des Atemzentrums, der Medulla oblongata und der vasomotorischen Zentren beobachtet. Die Darmperistaltik kann herabgesetzt werden.

Bei einem Ehepaar, das mehrere Monate therapeutische Dosen von Boldo eingenommen hatte, traten schwere seelische Verstimmung, Farben- und Tonhalluzinationen, bei der Frau auch partielle motorische Aphasie auf; rasche Heilung nach Aussetzen des Mittels [4].

91.3 Anwendung

Der Boldoblätterextrakt findet medizinische Verwendung als Diuretikum und Choleretikum, das ätherische Öl wird in der Parfümerie eingesetzt.

Homöopathische Anwendung findet die Substanz bei Störungen des Leber- und Gallesystems (nach Kommission D).

Die Hauptwirkung erstreckt sich auf die Verdauung und auf die Leber. Es wird in seiner Heimat bei Gallensteinen, Leberaffektionen und als Tonikum gebraucht; daneben ist noch die Verwendung bei Zystitis, bei Gonorrhö und bei Prostatitis, bei Gicht und Erkrankungen des rheumatischen Formenkreises interessant.

Entsprechend diesen Erfahrungen und pharmazeutischen Forschungen ist Boldo zu empfehlen bei: Störungen der Gallenabsonderung und Gallensekretion, bei *Cholelithiasis*, einschließlich *Kolik*, *Cholezystopathien*, bei *Hepatopathien*, beim *hepatorenalen Syndrom*, bei *Dyspepsie*, bei hepatogener *Gastritis*.

Dabei bemerkenswerte Beeinflussung der Sinnesorgane (visuelle und auditive Wahrnehmungsstörungen) und psychische Alteration.

91.4 Dosierung

D 2 und D 3.

---

[105] Membranständige Calciumionenkanäle.

91.5 Vergleichsmittel

Bei Cholezystopathien: Berberis vulgaris, Carduus marianus, Chelidonium majus, China officinalis, Lycopodium clavatum, Mandragora officinarum, Podophyllum peltatum.

91.6 Literatur

[1] Dennemark H. Boldo pneumus. Konstitutionelle Medizin 1955/56; 4 (4)

[2] Fintelmann V, Weiss V. Lehrbuch der Phytotherapie. 11. Aufl. Stuttgart: Thieme; 2005: 128

[3] Kang J, Cheng Y. Effects of boldine on mouse diaphragm and sarcoplasmic reticulum vesicles isolated from skeletal muscle. Planta Medica 1998; 18–21, DOI: 10.1055/s-2006-957358

[4] Popow. Boldo pneumus. Münchener medizinische Wochenschrift 1934; 81: 28

92 Borax veneta – bor

lt.: Borax veneta, syn.: Natrium tetraboracicum, dt.: Natriumtetraborat, engl.: sodium tetraborate decahydrate

92.1 Substanz

Mineralia – Anorganica – Composita – 13. Gruppe[106] – Dinatriumtetraborat – Decahydrat – $Na_2B_4O_7 \cdot 10\,H_2O$

Es handelt sich um kurzprismatische bis dicktafelige, farblose, graue bis gelbe Kristalle. Als Tinkal (persisch: *burah,* arabisch: *baurach,* sanskrit: *tincana*) wurde Borax bereits in der Antike bei der Goldbearbeitung, zur Herstellung von harten Gläsern und einigen Glasuren sowie in China und Ägypten zum Einbalsamieren benutzt. Als Lebensmittelzusatzstoff trägt es die Nummer E 285.

Homöopathische Verwendung findet Natriumtetraborat.

92.2 Pharmakologie und Toxikologie

Als Ätzstoff kommt es an der vorgeschädigten Haut oder bei Augenkontakt zu Schädigungen. Inhalation führt zu Ätzungen an den Nasen- und Rachenschleimhäuten. Orale Inkorporation größerer Mengen führt zu Magenschmerzen, Erbrechen und Diarrhö sowie Kreislaufschwäche bis zum Schock. Die letale Dosis liegt für einen Erwachsenen bei 15 bis 20 g. Wundbehandlungen mit Borsäurelösungen können lebensgefährlich sein.

92.3 Anwendung

Homöopathische Anwendung findet die Zubereitung bei Erkrankungen der Mundschleimhaut, bei Dermatosen wie Acne vulgaris, Ekzemen, Psoriasis, Nephrolithiasis, Leukorrhö, Galaktorrhö, Mastodynie, Affektivitätsstörungen bei Kindern, Schwindel bei Abwärtsbewegungen (nach Kommission D).

Das **Zentralnervensystem** ist sehr wesentlich betroffen. Die Erscheinungen sind Gereiztheit und ärgerlicher, verdrossener Zustand oder Ängstlichkeit. Damit ist eine Schwäche, die über das Maß der sonstigen Angegriffenheit hinausgeht, mit Zittern der Glieder sowie Übelkeit verbunden. Die Gedanken sind benommen. Geistige Betätigung verstärkt diese zittrige Schwäche und Übelkeit, die Gedanken gehorchen nicht mehr dem Willen. Hervorzuheben ist noch eine auffallende Überempfindlichkeit gegenüber unerwarteten Geräuschen, wie einem fernen Knall, oder gegenüber Husten und Räuspern. Angeblich soll Jagdhunden Borax verabreicht worden sein, um sie gegenüber dem Knallen der Gewehrschüsse unempfindlicher zu machen. Vielfache Schlafstörungen scheinen ebenfalls mit einer Erregung im vegetativen System in Verbindung zu stehen.

Eine besondere Affinität ist gegenüber der Haut sowie den Schleimhäuten aller Organe zu beobachten. Was die Haut betrifft, so ist bei den Prüfern die schlechte Heilung geringfügiger Verletzungen und eine Neigung zu Eiterung aufgefallen. Es sind im Gesicht und an anderen Körperteilen Entzündungen aufgetreten, wie **Erysipel, Herpes, Aknepusteln**, auch psoriasisähnliche **Dermatosen** und *Seborrhö*. An den Füßen sind Schmerzen in den Zehenballen und Fersen sowie Entzündungen, die *Frostbeulen* ähnlich sind, aufgetreten. Bei der Borsäure, welche sich nur unwesentlich von Borax veneta unterscheidet, hat man des Weiteren eine Trockenheit der Haut, besonders am Kopf, welche zu heftigem Kratzen zwingt, beobachtet. – Die Haarenden haben sich bei einem Kind deutlich verfilzt, wie bei dem *Weichselzopf*[107]. Trockenheit und Juckreiz scheinen also als führende Symptome gelten zu können.

Wenn wir bei den **Schleimhäuten** am Auge beginnen, so ist auch hier bei den Entzündungen des

---

106 Borgruppe: Bor B, Aluminium Al, Gallium Ga, Indium In, Thallium Tl, Ununtrium Uut.

107 Dreadlocks.

äußeren Auges, die durch Borax veneta hervorgerufen werden, ein Jucken hervorzuheben, das zum Reiben der Augen nötigt. Die Wimpern wenden sich nach innen und reizen die Bindehaut. – In der Nase ist die Bildung trockener Krusten hervorzuheben. Diese lassen sich schwer ablösen und rufen beim Entfernen Bluten hervor. Auch im Rachen und in den Bronchien ist der Schleim schwerlöslich und zäh. Aus den Bronchien wird ein *trockener Husten* berichtet mit zähem, schwer zu lösendem Schleim von schimmeligem Geruch.

Der Magen- und Darmkanal ist vom Munde bis zum After affiziert. Im Munde sind es die **Aphthen,** die als besonders typisch zu betrachten sind. Die Kapillaren der Mundschleimhaut werden, wie ich selbst wahrnehmen konnte, sichtbar und zeigen kleine Blutaustritte unter der Schleimhaut. Die Magen- und Darmbeschwerden bedürfen einer neuen Durchsicht auf ihre Charakterisierung, um eine erfolgreiche Verordnung zu ermöglichen. Denn praktische Erfahrungen haben mich belehrt, dass Borax veneta für **chronische Gastritiden** ein wertvolles Mittel darstellt. Die auch sonst beobachtete Schwäche tritt auch bei den **Magenbeschwerden** nach dem Essen in Erscheinung, verbunden mit Abspannung und Schläfrigkeit. Auf Essen wird alsbald eine Völle und Auftreibung angegeben, die Stimmung ist beeinträchtigt. Der Genuss von Äpfeln und Birnen bereitet Unbehagen. Im Bauch ist viel Kollern zu hören, der Abgang von Stuhl bringt merkliche Entlastung des Gesamtbefindens einschließlich der gereizten Gemütsverfassung hervor. Der Stuhl ist zuerst durchfällig, in der Nachwirkung verstopft, schafkotartig. Mit dem Stuhl geht Schleim ab, auch ohne Stuhl tritt Schleim aus. **Hämorrhoiden** mit Schleim- und Blutabgang sind angegeben. Die Allgemeinverschlimmerung durch Kälte darf auch für den Verdauungskanal herangezogen werden, zum Beispiel beim Genuss von kalten Getränken oder dem Einfluss äußerer Kälte auf Magen und Darm. Die Gemütsverstimmung, welche für Borax veneta typisch ist, tritt als Begleiterscheinung deutlich hervor.

Die Verwendung der Borsäure **zu Abmagerungskuren** ist vermutlich durch die Einwirkung auf die Verdauungsorgane zu erklären. Es wird eine Verringerung der Nahrungsverwertung mit verstärkter Stickstoffausscheidung durch die Fäzes festgestellt, sowie vermehrter Fett- und Wasserverlust (bei Gaben von 3 g Borsäure täglich). An den Schleimhäuten der Atemwege können wir an der Nase neben flüssigem Schnupfen die Bildung von Borken, die sich schwer ablösen lassen und beim Ablösen Bluten der Nase hervorrufen, beobachten. Auch in Rachen und Luftröhre ist der Schleim oft schwerlöslich und zäh. Einmal wird von einem schimmeligen Geschmack und Geruch des Schleimes gesprochen.

Eine besondere Beachtung verdienen wohl die Symptome vonseiten der **Harnröhre und Blase**. Auf der einen Seite wird ein krampfhafter Harndrang, ohne Abgang von Harn, auf der anderen Seite ein sehr eiliger Drang, dass der Harn kaum aufgehalten werden kann, berichtet. Bei Borsäure-Intoxikationen tritt diese *Inkontinenz der Blase*, im übrigen auch des *Stuhls*, voll in Erscheinung. Daneben wird ein Schmerz vor dem Harnlassen und ein sehr häufiges Harnlassen bei einem Säugling, der immer vor dem Harnlassen schrie, angegeben. Diese Erscheinung zusammen mit einem stinkenden Harn, welcher sich ebenfalls findet, kann sowohl zur Verwendung bei Nierengrieß und Nierensteinen (s. Magnesium borocitricum) als auch bei *Zystitis* und *Pyelonephritis* mit Entzündung der Schleimhäute Veranlassung geben. Ein so guter Beobachter wie Rademacher schreibt dem Tartarus boraxatus, dem weinsteinsauren Bor, eine stark entwässernde Wirkung durch seinen Einfluss auf die Nieren zu. Janert hat bei *Koliinfektionen der Harnwege* bei *Prostatahyperplasie* [7] die Borsäure verwendet in D 3 und D 4, wenn Begleiterscheinungen gastroenteritischer Art, ferner Hauterscheinungen mit Trockenheit und lästigem Juckreiz am Kopfe bei ständigem exaltiertem Kratzen des Kopfes und *Eczema seborrhoicum* zur Beobachtung kamen. Letzteres hält er für ein „Leitsymptom allererster Ranges". Damit hat er monatelang bestehende Bakteriurie steril werden sehen mit bleibendem Erfolg.

Unser Interesse verdienen nun noch die Symptome vonseiten der **Geschlechtsorgane**. Hier wird eine Steigerung der *Libido*, und zwar auch bei Frauen, andererseits eine Schwächung des Geschlechtstriebs mit verspätetem oder zu frühem Samenerguss und mit *Pollutionen* berichtet. Frauen sollen unter dem Gebrauch von **Borax** leichter konzipieren, wie Schréter, der Mitarbeiter Hahnemanns, auf den sich der größte Teil der Prüfung stützt, angibt. Dies scheint nach der Ansicht Schréters nicht nur durch die erfolgreiche Bekämpfung einer Leukorrhö mit **Borax**, sondern auch ohne einen solchen der Fall gewesen zu sein (bei 5 Frauen). Die Menses ist zu früh und verstärkt, aber auch stark verspätet. Eine Leukorrhö von dem Aussehen wie Kleister oder dem Eiklar kann eintreten, wobei das Gefühl angegeben wird, als flösse warmes Wasser herab. An den Brüsten stillender Frauen tritt ein Schmerz auf nach dem Austrinken der Brust oder wenn das Kind an der anderen Brust trinkt. Die Milch ist vermehrt, sodass sie von allein abfließt, auch scheint sie in der Beschaffenheit verändert zu sein, da sie schnell käsig wird.

An den **Muskeln und Gliedern** kommen viele Schmerzen in der Muskulatur des Rumpfes zur Beobachtung, zum Beispiel Schmerzen beim Husten, Niesen, selbst beim Gähnen. Die Zwischenrippenmuskulatur kann sehr schmerzhaft werden. Auch der Rücken und das Kreuz sind der Sitz vieler lebhafter Schmerzen. Sie sind häufig Begleiterscheinung von Beschwerden der inneren Organe, zum Beispiel Magen-Darm, Nieren, Genitale.

In der Symptomensammlung Hahnemanns findet sich das Symptom „wenn man das Kind in den Armen wiegt, macht es beim Herabbewegen ein sehr ängstliches Gesicht". Diese Bemerkung wurde als eine besonders auffallende Erscheinung und aus diesem Grund als Leitsymptom herausgestellt. Man wird darin ein bestimmt geartetes Schwindelgefühl erkennen und es als solches registrieren. Durch dieses Symptom hebt sich Borax von der Vielzahl verwandter Mittel ab.

92.4
Arzneimittelbild

Leitsymptome: Stimmung übellaunig und verdrießlich oder ängstlich.

Geistige Beschäftigung ruft zittrige Schwäche und Benommenheit der Gedanken hervor.

Überempfindlichkeit gegen plötzliche Geräusche.

Unheilsamkeit der Haut, kleine Verletzungen eitern leicht. Neigung zu allerlei Ausschlägen, vorwiegend solche trockener Art mit heftigem Jucken.

Schleimhautentzündungen mit Neigung zu zähen oder krustigen Absonderungen. Magenbeschwerden gleich nach dem Essen mit Blähungsauftreibung und Übelkeit.

Entzündlicher Zustand der Harnwege mit viel Drang und Neigung zu unwillkürlichem Harnabgang – stinkender Urin. Kinder schreien vor dem Harnlassen.

Die Erscheinungen an den inneren Organen sind oft mit Kreuz- und Rückenschmerzen verbunden.

Zittrige Schwäche und Übelkeit begleiten häufig die Beschwerden. Neigung zu Kollaps.

Furcht bei abwärtsgerichteter Bewegung. ☉ **Kinder wollen sich nicht ins Bett legen lassen, sondern auf den Arm genommen werden.**

Besserung vieler Beschwerden durch Bewegung im Freien (venöse Stauungen).

Nach Stuhlgang >.

Der Schwerpunkt der Beschwerden liegt in den Morgenstunden.

Bei nasskaltem Wetter <, durch Kälte <.

Weingenuss <.

Geist und Gemüt: Ängstlichkeit, mit Schwäche und Zittern in den Füßen. Schwindel mit Verlust des Bewusstseins. **Wenn man das Kind in den Armen wiegt, macht es beim Herabbewegen ein sehr ängstliches Gesicht.** Nach einem anstrengenden Gespräch Unruhe im Körper, Übelkeit und Betäubung mit Schwindel. Während des Nachdenkens bei der Arbeit Zittern am ganzen Körper, besonders in den Händen, mit Übelkeit und Schwäche in den Knien.

Schreckhaft bei einem unerwarteten Geräusch, über einen weit entfernten Schuss fährt der Prüfer und die Prüferin zusammen. Der Säugling erschrickt über Räuspern und Niesen.

Sehr verdrießlich, heftig und übelnehmend, er schimpft und flucht über Kleinigkeiten. Die Gedanken verloren sich einige Male. Mangel an klaren Ideen und Geistesgegenwart, sodass er nichts Geistiges arbeiten konnte. Nach Gehen im Freien wurde es besser.

Einschlafen sehr erschwert und frühes Erwachen. Schlaf unruhig wegen Wallungen, Aufregung und Magen-Darm-Beschwerden. – Große Schläfrigkeit.

Kinetose

Kopf: Wallungen zum Kopf begleiten viele Störungen.

Kopfschmerz: Kongestive Kopfschmerzen oder Reißen, Stechen im Kopf. Weh im ganzen Kopf mit Übelkeit, Neigung zu Erbrechen und Zittern am ganzen Körper. Wie bei einem Weichselzopfe verwickeln sich die Haare des Kindes an den Spitzen und kleben dort zusammen, sodass man sie nicht auseinanderbringen kann. Schneidet man diese Büschel ab, so verwickeln sie sich doch wieder aufs Neue, 10 Wochen lang. Gesichtsfarbe des Säuglings elend, blass und erdfahl.

Augen: Entzündung des Auges mit Gefühl wie Sand. Die Wimpern kehren sich in das Auge hinein und entzünden es. Jucken in den Augen, muss sich die Augen reiben. Drücken, Reißen und Stechen im Augapfel.

Blepharitis
Konjunktivitis
Iritis (?)

Ohren: Stechen in den Ohren beim kalten Waschen. Allerlei Ohrgeräusche. Entzündung des äußeren Gehörganges und des Mittelohres. **Sehr empfindlich gegen plötzliche Geräusche.**

Nase: Geschwür im linken Nasenloch mit Geschwulst der Nasenspitze. Viel trockene Krusten in der Nase, die nach Entfernung sich immer wieder erneuern. Blutiger Schleim und Bluten der Nase. Fließschnupfen mit Niesen. Abgang viel grünen Schleims aus der Nase.

Rhinitis sicca mit Krustenbildung (auch bei Säuglingen bewährt)

Mund: Entzündung und Geschwulst des Zahnfleisches. Der Mund des Säuglings ist sehr heiß, die Gaumenschleimhaut wie verbrannt und zusammengeschrumpft. **Schwämmchen auf Zunge und Schleimhaut des Mundes**, vermehrte Salivation. Kleine Blutaustritte unter der Schleimhaut des Mundes und Sichtbarwerden der Kapillaren. Verlust des Geschmacks oder fader oder bitterer Geschmack. Herpes simplex um den Mund.

Aphthen
Stomatitis

Zähne: Reißen in den hohlen Zähnen beim Trinken von kaltem Wasser und bei nasser Witterung.

Innerer Hals: Rauer Hals in der Frühe. Zäher Schleim im Halse, der nur mit Mühe ausgeräuspert werden kann. Blutgestreifter Schleim wird ausgeräuspert.

Pharyngitis

Magen: Appetit ist vermindert. Während des Essens Übelkeit. Nach jedem Essen stark aufgebläht und unbehaglich, unwohl und verdrießlich. Beim Gehen im Freien etwas erleichtert. Nach dem Genuss von Äpfeln und Birnen Vollheit im Magen mit Unbehagen. Nach dem Essen Schlucksen (Singultus). Übelkeit zum Erbrechen. Schmerz in der Magengegend gegen den Rücken ziehend.

Ernährungsstörung der Säuglinge
Gastroenteritis

Abdomen: Viel Kollern im Leib mit Blähungen. Zuerst ist Weichleibigkeit, darauf ein paar Tage kein Stuhl, später hart und einmal täglich.

Rektum und Stuhl: Weicher schleimiger Stuhl, mit Mattigkeit und Schwäche. Harter Stuhl wie Schafslorbeeren. Schleimabgang mit dem Stuhl und auch nach demselben. Hämorrhoiden mit Blut- und Schleimabgang.

Blase: Harndrang, ohne dass sie einen Tropfen lassen konnte. Sehr heftiger, eiliger Drang, dass er den Urin fast nicht aufhalten konnte. Der Säugling harnt beinahe alle 10 oder 12 Minuten. **Weint oft und schreit, ehe der Harn kommt.**

Niere:

> *Pyelonephritis*
> *Zystitis bei Prostatahyperplasie*

Harnröhre: Längs der Harnröhre schründender Schmerz, besonders beim Befühlen. Schmerz in der Harnröhre nach dem Harnlassen.

Urin: Scharfer, auffallender Geruch des Harns.

Geschlechtsorgane:

- weiblich: Libidinöse Träume. Menses ist zu früh und verstärkt oder auch stark verzögert, erst nach 54 Tagen eintretend. Leukorrhö wie Eiweiß oder Kleister, mit einer Empfindung, als flösse warmes Wasser herab. Leichte Empfängnis während des Borax-Einnehmens.

> *Leukorrhö*
> *Dysmenorrhö*
> *Sterilität*
> *Lochien stockend*

- männlich: Libido vermehrt oder vermindert, Pollutionen. Ejakulation beim Koitus verspätet oder zu früh.

> *Prostatahyperplasie*

Husten und Expektoration: Trockener Kitzelhusten. Auch Husten mit Schleimauswurf und Blutstreifen im Schleime. Schimmeliger Geruch und Geschmack des Schleims. Beim Husten Stechen in der Brust, muss sich die Brust halten, wodurch die Schmerzen erträglicher werden.

Brust: Stechen in der Brust beim Tiefatmen, Gähnen, Husten. Schmerz in den Achseln. Schmerzen in den Brustmuskeln, besonders beim Husten, Gähnen und Niesen.

Zusammenziehender Schmerz in der rechten Brust, wenn das Kind an der linken trinkt. Schmerzen in der leeren Brust nach dem Trinken. Die Milch in den Brüsten vermehrt sich, es fließt sehr viel Milch aus der Brust, sodass das Bett nass wird. Die aus den Brüsten fließende Milch wird käsig und gerinnt.

> *Stillschmerzen*
> *Galaktorrhö*

Rücken: Schmerzen im Rücken, den Lenden, im Kreuz. Viele Beschwerden in den Organen der Brust und des Bauches sind von Schmerzen in Rücken und Kreuz begleitet. Schmerzen in den Gliedern treten weniger hervor.

Haut: Unheilsame leicht eiternde Haut. Kleine Wunden heilen schlecht. **Trockenheit der Haut, besonders am Kopf, welche zu heftigem Kratzen zwingt** (Acidum boricum). Ekzem der Kopfhaut und des Körpers. Das Gesicht wie mit Spinnweben überzogen. Rotlauf im Gesicht. Rote Ausschlagblüten im Gesicht. Herpes um den Mund. Erysipel. Psoriasisähnliche Ausschläge. Die Haarenden verfilzen sich. Neigung alter Wunden und Geschwüre zu Eiterung. Entwicklung einer Rotlaufentzündung an Fuß und Unterschenkel, Schmerzen an Fußsohlen, Zehenballen und Fersen beim Auftreten. Stechen in Hühneraugen bei schlechtem Wetter. Entzündung und Jucken am Ballen der kleinen Zehe wie nach Erfrierung. Bei einem Säugling verfilzen sich die Spitzen der Kopfhaare wie bei Plica polonica.

> *Ekzem*
> *Erysipel*
> *Seborrhö*

92.5 Dosierung

Im Allgemeinen wird die D3 bis D6 angezeigt sein. Bei Galaktorrhö 3–4%ige Umschläge.

92.6 Vergleichsmittel

- 13. Gruppe Periodensystem der Elemente: Alumina oxydata, Thallium metallicum.
- Schmerz in der Harnröhre vor dem Harnlassen: Lycopodium clavatum.

- Kinder schreien vor dem Harnlassen: Lycopodium clavatum.
- Übelriechender Harn: Acidum benzoicum, Acidum nitricum, Chimaphila umbellata, Lycopodium clavatum, Sepia succus, Sulphur lotum.
- Kinetose: Apomorphini hydrochloridum, Beryllium metallicum, Cocculus indicus, Cytisus laburnum, Hyoscyamus niger, Mandragora officinarum, Nux moschata (volksmedizinisch), Petroleum crudum, Sanicula aqua, Tabacum, Therebinthina aetheroleum.

92.7
Kasuistik

92.7.1 Kind lässt sich nicht hinlegen

Eine Patientin berichtet mir: Ihre Kusine in der Kreisstadt hätte ein 11 Monate altes Kind, und das sei nun schon seit 6 Monaten hoffnungslos krank. Sooft die Mutter es hinzulegen versuchte, verlangte es schreiend, zappelnd und ängstlich, auf den Arm der Mutter zurückgenommen zu werden. Es könne einfach nicht liegen. Kinderklinik mit Spritzen, Kinderärzte mit Luminal[108] – und anderen „-etten", Praktiker und auch „homöopathische" Heilbeflissene – alle hätten sich versucht, leider ohne jeglichen Erfolg. Dem Kind scheine es nicht besonders schlecht zu gehen dabei. Es sehe recht wohl aus und gedeihe ganz gut. Aber die Mutter! – Die sei zum Schatten ihrer selbst geworden. Alle meinten, sie würde bald die Schwindsucht bekommen! – Man stelle sich vor: Eine Mutter, 6 Monate lang, tags und nachts im Sessel mit einem Neugeborenen auf dem Arm. Wer nähme einer Mutter wohl so etwas ab?

Der Zufall wollte, dass ich gerade in der Nacht zuvor einige Borax-Kapitel durchgearbeitet hatte: „Furcht vor abwärtsgehender Bewegung", „lässt sich nicht hinlegen", „ängstlich und unruhig beim Liegen", „will wieder hoch". Das hat übrigens schon der arzneimittelprüfende Hahnemann an seinem eigenen 3-jährigen Kinde beobachtet, als es unter Borax-Wirkung stand. Wie gut doch: Semper aliquid haeret![109]

Unter der Bedingung, dass mein Name verschwiegen werde, verordnete ich meiner Patientin Borax veneta D 6 mit der Weisung, das Medikament der Mutter auszuhändigen und davon dem Kinde 2-mal täglich 5 Tropfen einzugeben, jedoch bei Verschlimmerung ebenso wie bei Besserung aufzuhören.

Etwa 1 Woche später auf der Dorfstraße: „Herr Doktor, nein, so etwas. Gleich am Nachmittag habe ich der Mutter das Fläschchen überreicht. Schon am selben Abend nach dem ersten Einnehmen hat sich das Kind zu aller Überraschung für 1 Stunde ins Bettchen legen lassen, dann aber wollte es wieder hoch. Noch eine Nacht im Sessel, am nächsten Tage 2-mal 5 Tropfen. Das Kind schläft durch in seinem Bett! Die Mutter schläft ebenfalls durch, allerdings noch voller Misstrauen im Sessel."

In jener Nacht aber zum letzten Male im Sessel, bis heute.

Am darauffolgenden Tage war weitere 2 Male eingegeben worden. Danach erinnerte man sich der Empfehlung, bei Besserung aufzuhören.

3 volle Jahre hatte die dörfliche Klatschsucht tatsächlich geschwiegen. Nach Ablauf dieser Frist erschien bei mir ein Schmiedemeister, um sich „so verspätet" zu bedanken. Erst gestern habe er erfahren, wer der Verordnende jener Tropfen gewesen sei. Seinem Kind und seiner Frau ginge es seitdem unentwegt gut, keine nennenswerte Erkrankung in der Zwischenzeit [2].

92.8
Literatur

[1] Allen TF. Borax. Encyclopedia of pure Materia Medica. Bd. 2. New York: Boericke & Tafel; 1874–1880: 195–210

[2] Berndt D. Landpraxis – Kasuistisches Mosaik. Zeitschrift für Klassische Homöopathie 1959; 1(3): 25

[3] Clarke JH. Borax. Dictionary of practical Materia Medica. Bd. 1. London: Homoeopathic Publishing Company; 1900–1902: 294–298

[4] Fischer. Borax. Zeitschrift des Vereins der Homöopathischen Aerzte Oesterreichs 1857 (2): 217

[5] Hahnemann S. Borax. In: Lucae C, Wischner M, Hrsg. Gesamte Arzneimittellehre. Stuttgart: Haug; 2007: 392–406

---

108 Phenobarbital.
109 es bleibt immer etwas hängen!

[6] Hughes R. Borax. Cyclopaedia of Drug Pathogenesy. Bd. 1, 4. London: Gould; 1886–1891: 519–520, 584–586

[7] Janert. Borax. Allgemeine Homöopathische Zeitung 1934: 279

[8] Voisin H. Materia medica des homöopathischen Praktikers. 3. Aufl. Heidelberg: Haug; 1991: 245–250

93 Bothrops lanceolatus – both-l

lt.: Bothrops lanceolatus, dt.: Gelbe Viper, Gelbe Buschmeister, engl.: martinican pit viper

93.1 Substanz

Animalia – Serpentes (Schlangen) – **Viperidae** (Vipern) – **Crotalinae**[110] – **Bothrops – Bothrops lanceolatus**

Es handelt sich bei dem Ausgangsmaterial um das physiologische Wehr- und Jagdsekret von Bothrops lanceolatus. Die Schlange gehört zu den Solenoglyphen[111] bezahnten Schlangen mit langen Röhrenzähnen, mit welchen sie den Inhalt der Giftdrüsen bei einem Biss tief in das Gewebe des Gebissenen injizieren. Die Crotalinae besitzen beidseits des Kopfes an der Maxilla gelegene wärmeempfindliche Organe, die sich nach außen zu den für diese Familie typischen Gruben zwischen Nase und Augen öffnen. Dieses Organ, das kleinste Temperaturschwankungen erkennt, ermöglicht es den Schlangen, warmblütige Tiere in ihrer Nähe exakt zu orten.

Man findet die Schlange vor allem in Sandgebieten auf der Insel Martinique, einer karibischen Insel, Teil der kleinen Antillen, wo sie sich durch sogenanntes Seitwinden fortbewegt.

Homöopathische Verwendung findet das Wehr- und Jagdsekret von Bothrops lanceolatus.

93.2 Pharmakologie und Toxikologie

Die Toxizität eines Bisses hängt von der Größe der Giftdrüse des Tieres, der Länge des Giftzahnes (Röhrenzahn), der Kraft der Expulsion, der Lokalisation der Bissstelle (peripher, zentral), dem Allgemeinzustand des Empfängers, dessen Körpergewicht und klimatischen Bedingungen wie Temperatur und Luftfeuchtigkeit ab.

Schlangengifte bestehen aus einem komplexen Gemisch aus Proteinen und Polypeptiden (ca. 90 % des getrockneten Rohgiftes). Außerdem finden sich Spurenelemente wie Zink (Zn), Calcium (Ca), Magnesium (Mg), weiter Nucleotide, Aminosäuren, freie und phosphorylierte Zucker, sowie Lipide. Die Vergiftungssymptomatik ergibt sich aus der Kombination von toxischen und enzymatischen Reaktionen.

Bei den Crotalitiden steht vor allem die gewebsschädigende Wirkung des Giftes durch abbauende Enzyme im Vordergrund. Durch den hohen Gehalt an zersetzenden Hyaluronidasen, Peptidasen und Proteasen kommt es vor allem zu lokalen Gewebszersetzungen. Die ausgeprägte lokale Symptomatik bei den Crotalitiden ist gekennzeichnet durch anhaltende brennende Schmerzen und fortschreitende, ausgeprägte Ödeme im Bereich der Bissstelle. Nekrose und Gangrän mit Abstoßung von Gewebeteilen bis auf den Knochen führen relativ häufig zum Verlust von Gliedmaßen als Spätfolgen der Gewebsnekrosen

Man findet Thrombin-ähnliche Gerinnungsenzyme (Coagulin, Anticoagulin), deren Eigenschaften auch therapeutisch zur Behandlung von Thrombosen eingesetzt werden. Hämorrhagine sind in der Lage, die Basalmembran zu zersetzen und sind für die im Vergiftungsbild charakteristischen Blutungen und Gewebezerstörungen dieser Schlangengifte verantwortlich. Das Unterhautzellgewebe ist serös-blutig infiltriert mit Ekchymosen und Blutungen, auch aus den Schleimhäuten. Totale Erschöpfung und Zusammenbruch kann folgen.

Kininogenasen führen über eine Freisetzung von Bradykinin zu einem raschen Blutdruckabfall, zu Tachykardien und zuletzt Herz und Kreislaufversagen. Antigen wirksam sind alle Proteinkomponenten. Die Mortalitätsrate bei Schlangenbissen liegt je nach Art zwischen 2 und 20 %, bei europäischen Arten gegen 0 %.

Dr. Ozanam (1856) beschreibt den Austritt von flüssigem schwarzem Blut aus allen Körperöffnungen nach Schlangenbiss.

---

[110] Crotalinae: Cenchris contortrix, Crotalus horridus, Lachesis muta.

[111] Crotalinae (Vipern auch Grubenottern) besitzen paarweise im Oberkiefer eingeklappt liegende hohle Giftzähne.

Das Unterhautzellgewebe ist serös-blutig infiltriert mit Ekchymosen und Blutungen, auch aus den Schleimhäuten. Totale Erschöpfung und Zusammenbruch kann folgen.

93.3 Anwendung

Homöopathische Anwendung findet die Substanz bei Blutungen, Blutgerinnungsstörungen, Gefäßerkrankungen und allgemeiner Sepsis (nach Kommission D).

Die Anwendung, die besonders gegen Lähmungen nach Apoplexie erfolgt, verfügt, soweit ich es übersehe, über keine überzeugenden Erfolgsberichte. Die Symptome, welche in der Homöopathie die Aufmerksamkeit erregt haben, sind *Thrombosen* und *Embolien* wie das Auftreten zentral ausgelöster Lähmungen, z. B. Lähmung eines Armes oder eines Beines, plötzlich eintretende Blindheit oder Lähmung der Zunge, die Folge von thrombotischen oder embolischen Effekten sind.

93.4 Arzneimittelprüfung

Die 15 von Dr. Ozanam 1856 angegebenen toxikologischen Beobachtungen nach Schlangenbiss wurden bei Allen dem Arzneimittelbild zugrunde gelegt [1].

93.5 Arzneimittelbild

Leitsymptome: Schwärzliche Blutungen aus Wunden, aus den Körperöffnungen oder ins Gewebe. Paralyse der Glieder oder der Gehirnnerven. Eiterung mit folgender Nekrose.

Augen: Blindheit, oft unmittelbar nach dem Biss. Kann kaum den Weg erkennen, besonders wenn die Sonne am Himmel steht.

Amaurosis

Magen: Erbrechen, gefolgt von nervösem Zittern.

Abdomen: Heftige Schmerzen im Bauch, welche sich gegen das Epigastrium ausdehnen.

Rektum und Stuhl: Erschöpfender Durchfall.

Urin: Hämaturie.

Sprache und Stimme: Schwierigkeiten zu Artikulieren ohne Zungenaffektion.

Artikulationsstörung

Atmung: Alle Erscheinungen pulmonaler Hyperämie, Atembeengung und blutiger Auswurf. Puls und Atmung werden langsam – häufiger und straffer Puls.

Husten und Expektoration: Blutiger Auswurf.

Extremitäten: Lähmung an einem Arm oder an einem Bein. Hemiplegie. Nach einem Biss in den kleinen Finger der einen Hand beginnt die Lähmung an den Fingern der anderen Hand und breitet sich über die ganze Seite aus.

Parese

Frost und Frösteln: Leichtes Schaudern, gefolgt von sehr reichlichem kaltem Schweiß.

Haut: Rasches Anschwellen des gebissenen Gliedes bis zum 3-fachen Umfang. Das Glied ist weich und schlaff, wie emphysematös. Enorme blutige Infiltration der Haut wie nach einer Quetschung. Innerhalb von 3 Tagen setzt Eiterung ein, es bildet sich eine Gangrän aus, das Zellgewebe stößt sich ab, die Sehnen, Knochen und Gelenke liegen bloß; das Glied ist wie bei lebendem Leib seziert.

Allgemein: Puls und Atmung werden langsam – häufiger und straffer Puls.

Blut: Völlig flüssiges Blut fließt stoßweise bei der geringsten Bewegung aus. Das Blut ist schwarz oder rostfarben. Blutige schwärzliche seröse Durchtränkung der Haut und des Unterhautzellgewebes. Knötchenartige Infiltrate unter der Haut. Hartnäckige Ulzera.

Hämorrhagie

93.6
Dosierung

D 8 bis zu hohen Potenzen.

93.7
Vergleichsmittel

- Schlangen-Arzneien: Cenchris contortrix, Crotalus horridus, Elaps corallinus, Hydrophis cyanocinctus, Lachesis muta, Naja naja, Vipera berus.
- Lähmungen nach Apoplexie: Arnica montana, Causticum Hahnemanni, Lachesis muta, Opium.

93.8
Literatur

[1] Allen TF. Botrops lanceolatus. Encyclopedia of pure Materia Medica. Bd. 2. New York: Boericke & Tafel; 1874–1880: 210–212

[2] Clarke JH. Bothrops lanceolatus. Dictionary of practical Materia Medica. Bd. 1. London: Homoeopathic Publishing Company; 1900–1902: 298–299

94 Bovista – bov

lt.: Calvatia gigantea, syn.: Lycoperdon bovista, dt.: Riesenbovist, engl.: giant puffball

94.1 Substanz

Fungi – Agaricaceae (Champignonverwandte) – **Calvatia gigantea**

Es handelt sich um einen kugeligen Stäubling, der in der Regel Größen von 10–60 cm erreicht. Bei einer Größe um die 50 cm im Durchmesser wiegt das Fruchtfleisch der Riesenbovisten um die 20 kg.

Die homöopathische Zubereitung erfolgt aus den Sporen von Calvatia gigantea.

94.2 Pharmakologie und Toxikologie

Die jungen Pilze sind essbar. Bei Tierversuchen mit subkutaner Injektion mit verschiedenen Bovistarten konnten Blutungen in Haut und Muskulatur, an der Zunge, in der Magen- und Darmschleimhaut beobachtet werden. Der Magen- und Darminhalt enthielt Blut. Die Leber war erweicht, die Niere war sehr blutreich. Madaus berichtet, dass bei täglicher Verfütterung von Bovista an Ratten eine eindeutige Dickenzunahme des Uterus festzustellen war, während eine Längenzunahme ausblieb und auch keine Zunahme der Paarungsneigung beobachtet wurde [5].

94.3 Anwendung

Homöopathische Anwendung findet die Zubereitung bei Blutungsneigung wie Epistaxis, Metrorrhagie, Herz-Kreislauf-Schwäche mit Anämie, Hypoxämie, Dermatosen, Gastropathie sowie Diarrhö (nach Kommission D).

Wird in der Homöopathie gegen *Hämorrhagien* des Uterus und auch aus der Nase, seltener gegen *Dermatosen* verwendet.

94.4 Arzneimittelbild

Leitsymptome: Hämorrhagien, besonders Menorrhagie, dunkel klumpig, schwarz.
Vergrößerungsgefühl, besonders bei Kopfschmerzen.
Gefühl von Kälte im Magen.
Nachts < und morgens <.

Geist und Gemüt: Niedergedrückte, depressive Stimmung. Ängstlich, schreckhaft. Leicht gekränkt. Unfähig, die Gedanken zu sammeln, macht Fehler beim Schreiben, lässt Silben aus.

Schwindel: Schwindel mit Benommenheit, besonders nach dem Erwachen.

Kopf: Wie zu groß, drückender, berstender Kopfschmerz. Jeder Herzschlag wird gefühlt, schlimmer beim Bücken, schlimmer an der frischen Luft, besser im Zimmer.

Nase: Nasenbluten. Schnupfen mit verstopfter Nase.

Mund: Die Mundwinkel sind wund. Das Zahnfleisch blutet beim Saugen daran.

Magen: Viel Luftaufstoßen, hartnäckiger Schluckauf. Leergefühl im Magen, wie beim Fasten, auch nach dem Essen. Auffallender Durst auf kaltes Wasser oder Milch, oder Verlust des Durstes.
Ein **Kältegefühl im Magen**, wie wenn ein Klumpen Eis drin läge[112]. Fauler Geschmack aus dem Magen.

---

[112] Mössinger hat dieses Gefühl bei chronischer Gastritis bewährt gefunden (D 2). Es wurde in seinen Fällen auch auf der äußeren Haut über dem Magen ein objektiv kalter Hautbezirk festgestellt (Mössinger 1955).

Abdomen: Leib stark aufgetrieben, mit Besserung durch Zusammenkrümmen, mit viel Rumpeln und heftigen Kolikschmerzen, welche sich nach Abgang von Winden bessern.

Rektum und Stuhl: Durchfall schlimmer morgens und schlimmer vor und während der Menses.

Blase: Harnabgang tropfenweise, mit violettem Sediment.

Urin: Harn mit violettem Sediment, Harn gelbgrün.

Geschlechtsorgane:
- weiblich: Wollüstiges Gefühl in den Geschlechtsorganen. Menses stark verfrüht. **Menses verstärkt, schlimmer nachts und morgens**, mit schmerzhaftem Drängen nach unten und großer Schwere im Kreuz. ☉ **Menstrualblut schwärzlich, klumpig.** Die Menses macht wund. Zwischenblutungen. **Ätzende Leukorrhö von gelbgrüner Farbe**, so ätzend, dass die Geschlechtsorgane und die Schenkel wund werden. Dicke, zähschleimige Leukorrhö beim Gehen.

Leukorrhö
Menorrhagie
Myom
Hämorrhagie intermenstruelle

Husten und Expektoration: Trockener Husten.

Brust: Beklemmung in der Brust, kann keine enge Kleidung ertragen. Stechen in allen Teilen der Brust. Herzklopfen mit Hitze zum Kopf. Herzklopfen mit Blutandrang zum Kopf, Hitze und Durst. Herzklopfen mit Zittern im ganzen Körper.

Frost und Frösteln: Kältegefühl auch bei warmer Kleidung oder neben dem Ofen. Kälte im Bett, kann auch bei Nacht nicht warm werden. Kalte Hände und Füße. Kälte mit Durst.

Fieber: Fieber wechselnd mit Frieren.

Haut: Nesselartiges juckendes Exanthem, Papeln, Bläschen, Pusteln **mit Jucken**. Die Finger bekommen tiefe Eindrücke beim Arbeiten mit Messer und Schere.

Urtikaria, besonders Kälteurtikaria? (nach Römer)

Allgemein: Hitzewallungen mit Durst.

94.5 Dosierung

Empfehlenswerte Potenzen D 3 bis hohe Potenzen.

94.6 Vergleichsmittel

- Fungi: Agaricus muscarius, Secale cornutum, Ustilago maydis.
- Menorrhagie, nachts < und morgens <, mit dunklem Blut: Ammonium carbonicum, Ammonium muriaticum, Magnesium carbonicum.
- Menorrhagie mit schwärzlichem, strähnigem Blut: Crocus sativus (fadenziehende Klumpen), Ustilago maydis.
- Exanthem, Wärme <: Acidum fluoricum.

94.7 Literatur

[1] Allen TF. Bovista. Encyclopedia of pure Materia Medica. Bd. 2. New York: Boericke & Tafel; 1874–1880: 212–229

[2] Clarke JH. Bovista. Dictionary of practical Materia Medica. Bd. 1. London: Homoeopathic Publishing Company; 1900–1902: 299–303

[3] Hughes R. Bovista. Cyclopaedia of Drug Pathogenesy. Bd 1. London: Gould; 1886–1891: 587–589

[4] Hartlaub CC, Trinks CF. Bovista. (Lycoperdon Bovista). Reine Arzneimittellehre. Bd. 3. Leipzig: Brockhaus; 1828–1831: 1–36

[5] Madaus G. Lehrbuch der biologischen Heilmittel. Bd. 1. Heidesheim, New York: Olms; 1979: 731

[6] Pétroz. Note sur les propriétés du Bovista lycoperdon. Journal de la Société Gallicane de Médecine Homoéopathique 1853; 4: 80–83

[7] Voisin H. Materia medica des homöopathischen Praktikers. 3. Aufl. Heidelberg: Haug; 1991: 251–255

95 Bromum – brom

lt.: Bromum, dt.: Brom, engl.: bromine

95.1
Substanz

Mineralia – Anorganica – Elementa – 17. Gruppe[113] – Brom – Br

Die Substanz ist extrem reaktionsfreudig, gehört zu den Halogenen und steht zwischen Chlor und Iod. Einziges bei Zimmertemperatur flüssiges Nichtmetall von dunkelrotbrauner Farbe, das an Luft giftige, dunkelrotbraune Dämpfe (Br_2) mit beißendem Geruch entwickelt. Bromdämpfe sind 5-mal schwerer als Luft und sinken somit nach unten, sodass sie von einem Gefäß einfach in ein anderes umgegossen werden können. Die Substanz ist in Wasser nur schwer löslich, bildet allerdings unter Lichteinfluss, unter Entwicklung molekularen Sauerstoffs (O_2), Bromwasserwasserstoff (HBr). Bromwasser ist ein Oxidationsmittel[114].

Ein verhältnismäßig geringer Teil der gesamten Bromsubstanz der Erde ist an lebende Organismen gebunden. Meerespflanzen enthalten etwa 1000-mal mehr Brom als Süßwasserpflanzen. Besonders Fucus vesiculosus und Laminaria reichern Brom an, ebenso Murex purpurea (die Purpurschnecke). Von Süßwasserpflanzen zeichnet sich Equisetum hyemale durch erhöhten Bromgehalt aus.

Brom wurde 1826 von Balard[115] aus Meerwasser isoliert und als Element erkannt.

Homöopathische Verwendung findet das Element Brom.

95.2
Pharmakologie und Toxikologie

Brom gehört zu den Ultraspurenelementen[116]. Beim Menschen sind keine Mangelerscheinungen bekannt.

Bromionen wirken über Hemmung der motorischen und sensorischen Erregbarkeit des Neokortex sedativ, ohne direkt einschläfernd zu wirken. Zur Behandlung einer Epilepsie wurden im 19. Jahrhundert bis zu 6 g Bromide als Tagesdosis eingesetzt. Es kumuliert im Organismus, indem es als Bromid in alle Körpergewebe diffundiert und Chlor kompetetiv aus seinen Verbindungen verdrängt. Aus diesem Grund hat es seine Bedeutung als Sedativum verloren.

Das Intoxikationsbild wird als Bromismus bezeichnet und ist gekennzeichnet durch Minderung der Merk- und Denkfähigkeit, Insomnie und Brom-Akne. Flüssiges Brom führt an der Haut zu tiefen schmerzhaften Wunden. Bei Inhalation der Dämpfe kommt es zu Verätzungen der Atemwege.

Bei Intoxikationen führt die Zufuhr von NaCl zu einer vermehrten Elimination des Broms. Bei therapeutischer Anwendung von Bromverbindungen sollte aus diesem Grund eine kochsalzarme Diät eingehalten werden.

95.3
Anwendung

Homöopathische Verwendung findet die Substanz bei Acne vulgaris und Furunkeln, bei Entzündungen der Atemwege und Asthma bronchiale, Gastropathie und Diarrhö, Adenopathien (nach Kommission D).

Am Nervensystem, besonders dem Neurokortex, beobachtet man eine Minderung der Funktion, die lähmungsartigen Charakter annehmen kann. Es

---

113 Halogene: Fluor F, Chlor Cl, Bromum Br, Iodum I, Astat At, Uunseptium Uus.

114 Das ist ein Elektronenakzeptor, der dabei selbst reduziert wird.

115 Französischer Chemiker, 1802–1876.

116 Elemente, deren Essenzialität tierexperimentell über mehrere Generationen am Entstehen von Mangelzuständen gezeigt werden konnte, deren spezifische Funktion jedoch noch nicht bekannt ist (mit dem Nachweis eine spezifischen Funktion würden sie dann den Spurenelementen zugeordnet werden).

handelt sich um eine **Depression** aller intellektuellen Funktionen mit Verminderung des Gedächtnisses und der geistigen Aufnahmefähigkeit, Herabsetzung der geistigen Klarheit. Die reflektorische Erregbarkeit ist vermindert, die Sprache verlangsamt bis ataktisch, auch andere Bewegungen nehmen einen ataktischen Verlauf. Libido und Potenz sind herabgesetzt. Brom hat neben der hemmenden Wirkung auf die Großhirnzentren auch eine erregende. Die therapeutisch-sedative Wirkung des Broms kann deshalb nach dem homöopathischen Prinzip verstanden werden. Geeignete Fälle von *Epilepsie* können daher nach der Ähnlichkeitsregel mit Brom angegangen werden. Besonders deutlich trat diese erregende Funktion bei einem Selbstversuch [10] mit Natrium bromatum unter salzloser Kost ein. Es wurde eine euphorische Stimmung mit Unternehmungslust beobachtet, verbunden mit Rauflust, Redseligkeit, Hemmungs- und Kritiklosigkeit, Vergesslichkeit. Das Bild rundete sich zu einem submanischen Zustand mit genussreichen Licht- und Farbenerscheinungen, Gehörstäuschungen, Sprech- und Sprachstörungen, Schreibkrampf, dazu Konvergenzstörung, Ohrensausen, Flimmerskotom, Gleichgewichtsstörungen, Verlieren und Verlegen von Gegenständen, Nachlässigkeit in der Kleidung. Schon nach den ersten 5 g trat eine Art Rauschzustand mit einiger Benommenheit und unsicherem Gang auf. Am 20. Tag wird eine auffallende motorische Unruhe festgestellt. Nach dem Absetzen der Brom-Zufuhr und Wiederbeginn der Kochsalz-Zufuhr wechselte die Stimmung mit einem Schlage in Depression mit Wahnideen und Minderwertigkeitsgefühl. Der Bezug auf den geschilderten submanischen Zustand eröffnet für die Simileanwendung ein fruchtbares Gebiet der Therapie. Zu beachten ist, dass in diesem Selbstversuch von Schabelitz die Pulsfrequenz von 66 auf 110 in der Minute stieg, ja sogar plötzliche Pulssteigerungen bis 130 bei völliger Ruhelage auftraten. Dieser Zustand konnte stundenlang anhalten und von Arrhythmien und Anfällen von Herzangst begleitet sein. Das fahle Aussehen war durch Kongestion zum Kopf unterbrochen.

Neben dem Zentralnervensystem sind die Beziehungen des Broms zur Haut und den Schleimhäuten von Bedeutung. An der Haut drängt sich die Ähnlichkeit zum Iodismus stark auf. Bei längerem Brom-Gebrauch beobachten wir in erster Linie die der Iod-Akne entsprechende **Brom-Akne.** Die Umgebung der Aknenknötchen ist in größerem Umfang derb verhärtet. Brom wird vorzüglich in der Haut gespeichert und bewirkt die typischen Veränderungen derselben. Seborrhö wird öfters gefunden, ferner pustulöse Prozesse. Selten wird das Bromoderma tuberosum, eine produktive Entzündung mit nachfolgender Eiterung und Bildung jauchender Geschwüre, gebildet. Bromoderma nodosum und Urtikaria sowie psoriatische Erscheinungen gehören zu den Seltenheiten.

Die Schleimhäute reagieren infektiös, besonders die Bindehäute und die oberen Luftwege. Die Sekrete sind mehr klebrig, schleimig, stinkend. Die Gegend der Stirnhöhle wird als schmerzhaft angegeben. **Laryngitis**, **Bronchitis** und eine Neigung zu **Pneumonien** sind wie bei Iod vorhanden. Der Kehlkopf mit den übrigen oberen Luftwegen kann als ein Brennpunkt der Brom-Wirkung angesehen werden.

Am Verdauungskanal beobachtet man eine übelriechende **Pharyngitis** und eine **Stomatitis**, ferner eine **Angina tonsillaris**. Speichelfluss gehört zu den gewöhnlichen Erscheinungen. Im Magen besteht ein Gefühl von Leere, das sich durch Essen bessert. Auch eine allgemeine Steigerung des Appetits wird beobachtet. Nicht ohne Bedeutung sind **Adenopathien**, die sich bei der Prüfung gezeigt haben. Die Drüsen an den Seiten des Halses und in den Leisten sind vergrößert und teilweise schmerzhaft, ähnlich die **Parotis**, welche durch Speichelfluss eine erhöhte Tätigkeit anzeigt. – Indolente, verhältnismäßig harte Drüsenanschwellungen gelten therapeutisch als Anwendungsgebiet von Brom.

Klinisch konnte ein Bezug zum Hypophysenvorderlappen festgestellt werden.

Die Schilddrüse wird in den Versuchen am Gesunden nicht hervorgehoben, doch wird Brom als erfolgreich bei der Behandlung von **Strumen** erwähnt. Nicht selten wird von einer Abmagerung bei längerem Gebrauch von Brom-Arzneien berichtet.

Ähnlich wie bei Iod beobachtet man auch bei Brom Schmerzen und Schwellung der **Hoden** und **Ovarien** mit folgender Atrophie und Verhärtung. Die Geschlechtstätigkeit geht von anfänglicher Erregung in erektile Dysfunktion über. Auch die

95 – Bromum – brom

Brüste schwellen an und schmerzen. Die therapeutische Verwendung bei übermäßig erregtem Triebleben ist eine gebräuchliche Verwendung.

Stark hervorgehoben wird die Unerträglichkeit von Wärme und von Besonnung, so dass Brom besonders bei Erkrankungen in der warmen Jahreszeit *(Laryngitis, Asthma bronchiale)* und bei *Erkältungen* nach vorausgegangener Überhitzung in übererwärmten Räumen empfohlen wird. Die Tonsillen neigen zu Anginen und zu Hypertrophie, die zugehörigen Lymphknoten sind chronisch verhärtet. Brom besitzt eine starke organotrope Beziehung zu den Tonsillen, desgleichen zum Kehlkopf und überhaupt zu den oberen Luftwegen. Der Kehlkopf ist beim Husten wie zugeschnürt, die Stimme heiser, es tritt ein kruppartiger Husten mit ständigem Kitzel im Hals auf. Es besteht eine Überempfindlichkeit gegen Staub, der zu Hustenanfällen reizt. Ein Schluck kaltes Wasser bessert oft. Akne auf der Haut wird meistens angetroffen.

95.4 Arzneimittelbild

Leitsymptome: Rauschartiger hypomanischer Zustand mit Benommenheit und Unsicherheit der Bewegungen.

Vergesslichkeit. Depression aller geistigen Funktionen mit Störung des Gedächtnisses, herabgesetzter Aufnahmefähigkeit und Herabsetzung der reflektorischen Erregbarkeit.

Katarrhalische Zustände, besonders an den oberen Luftwegen. Organotrope Beziehung zu Kehlkopf, Luftröhre und Rachenorganen.

Hautaffektionen, besonders Akne und Seborrhö.

Drüsenaffektionen an Lymphdrüsen, Speicheldrüsen, Hypophyse, Schilddrüse, Keimdrüsen.

Übler Geruch aller Sekrete.

Bewegung >.

Magenbeschwerden, Essen >.

Wärme <, durch Überhitzung < (wie alle Halogene).

Im Zimmer <.

⊙ **Andererseits auch eine Unverträglichkeit gegen Kälte mit leichter Erkältungsneigung.**

⊙ **Meer >.**

⊙ **Linksseitigkeit betont** [2].

Geist und Gemüt: Rauschzustand mit Benommenheit, vermehrte Unternehmungslust, euphorische Stimmung; dabei Nachlässigkeit, Vergesslichkeit, Witzelsucht, Rededrang, Rauflust, Hemmungs- und Kritiklosigkeit. Submanischer Zustand mit genussreichen Licht- und Farbenerscheinungen, Gehörtäuschungen, Ohrensausen, Flimmerskotom, Gleichgewichtsstörungen, Verlieren und Verlegen von Gegenständen, Nachlässigkeit in der Kleidung. Wahnideen im Sinne eines Beziehungswahns auf der Grundlage eines starken Minderwertigkeitsgefühls. Herabgesetzte Sensibilität.

Später: Herabsetzung aller intellektuellen Funktionen. Erschwerte Auffassung, **Gedächtnis gegen jüngst zurückliegende Dinge geschwächt**. Gleichgültigkeit gegen alles, was ihn sonst interessiert, Stumpfsinnigkeit. Abneigung gegen geistige und körperliche Betätigung. Müdigkeit und Betäubung. Unfähigkeit zu jeder Konzentration. Vergisst einzelne Worte oder verwechselt Worte. Lässt Silben aus beim Schreiben.

Durchblutungsstörung zerebrovaskulär

Schwindel: Schwindel mit Neigung, rückwärts zu fallen. Schwindel beim Gehen über Flüsse oder Wasser. Schwindel mit Nasenbluten.

Kopfschmerz: Kopfschmerzen durch Hitze und Besonnung. Kopfweh nach Milchtrinken, besser beim Liegen auf der rechten Seite mit den Armen unter dem Kopf.

Augen: Infektion der Konjunktiven, Rötung und Injektion der Blutgefäße.

Ohren: Ohrensausen. Stiche in den Ohren.

Nase: Häufiges Schnäuzen mit reichlicher Schleimabsonderung, teils mit wässrigem, blutig tingiertem Sekret, teils ist die Nase trocken und verkrustet. Flüssiger Schnupfen mit Wundheit der Nasenlöcher und verstopfter Nase. Neigung zu Nasenbluten. Nasenbluten mit Besserung der Atembeschwerden. Drückender Schmerz in den Stirnbeinen, in den Stirnhöhlen.

Gesicht: Blass und grau.

Mund: Ataxie der Zunge, beim Sprechen erschwerte Artikulation. Reichlicher Speichelfluss.

Innerer Hals: Rachen und Tonsillen dunkelrot und geschwollen. Brennen und Kratzen im Hals. Schmerzen beim Schlucken.

Pharyngitis

Äußerer Hals: Schwellung der Speicheldrüsen und der Lymphdrüsen am Hals. ⊙ **Schwellung der Schilddrüse.**

Struma besonders bei Hyperthyreose und Iodunverträglichkeit

Magen: Übelkeit, Brechreiz, Leeregefühl im Magen, gebessert durch Essen. Magenkrampf, besser durch Essen.

Abdomen: Leibschmerzen, meist schlechter durch Druck. Blähsucht.

Rektum und Stuhl: Stuhl dünn und beschleunigt. Schmerzhafte, blande Hämorrhoiden.

Blase: Häufiger Harndrang. Nachtröpfeln nach dem Harnlassen.

Harnröhre: Brennen in der Harnröhre.

Urin: Harn dunkel und trübe, mit rotem oder weißem Sediment.

Larynx und Trachea: Heiserkeit mit Kratzen und Rauheit im Kehlkopf. Hält den Mund offen wegen Hitzegefühl in Hals und Lungen. ⊙ **Kältegefühl in der Luftröhre beim Einatmen.** Gefühl von Zusammenschnüren im Kehlkopf. Jedes Mal, wenn er Speichel schluckt, ein Stich im hinteren Teil des Larynx mit einem Gefühl von Verkrampfung.

Atmung: Gefühl, als bekäme er nicht genügend Luft und müsste durch Bewegung des Brustkorbs Luft einziehen. Beim Schlucken Auftreten von Hustenanfällen mit dem Gefühl, als müsste er ersticken, Atem sehr kurz, er muss nach Atem ringen. ⊙ **Membranbildung, von der Luftröhre sich nach oben ausbreitend.** ⊙ **Asthma bronchiale bei Seeleuten, besser auf See, schlimmer an Land.**

Laryngitis mit Reizhusten
Pertussis
Tracheitis mit Reizhusten
Asthma bronchiale

Husten und Expektoration: Trockener, krampfartiger Husten mit Anfällen von Erstickungsnot, plötzlich beim Schlucken eintretend, mit Heiserkeit und Brennen über dem Brustbein. Husten schlimmer im warmen Zimmer. ⊙ **Husten beim Einatmen von Staub.** ⊙ **Ein Schluck kaltes Wasser bessert den Husten.**

Brust: Herztätigkeit verlangsamt, auch bedeutend beschleunigt in plötzlichen Anfällen. Arryhthmien und Anfälle von Herzangst. Pulsfrequenz ansteigend von 66 auf 110, auch in völliger Ruhelage, stundenlang anhaltend.

Extremitäten: Große Unruhe mit ungeschickten Bewegungen, sodass Aufrechterhalten auf den Beinen kaum möglich ist. Ataxie der Glieder. Rheumatoide Schmerzen. Zittern der Glieder. Handschweiße.

Frost und Frösteln: Frösteln über den ganzen Körper. Aber auch innerliches Brennen und Hitzegefühl. Hitze am Kopf bei kaltem Körper.

Schweiß: Bei mäßiger Handarbeit bricht ein klebriger Schweiß aus.

Haut: Aknepusteln der Haut, hart und indolent mit verhärteter Umgebung. Eiterpusteln, Seborrhö.

Allgemein: Empfindlichkeit gegen kalte Luft. Bemerkenswerte Abmagerung. Verlangen nach sauren Speisen, die jedoch Durchfall erzeugen.

Adenopathie

Drüsen: Schwellung und Schmerzen in den Lymphknoten, den Brüsten, Speicheldrüsen und Hoden.

95 – Bromum – brom

95.5
Dosierung

Meist gebraucht werden D 3 bis D 6. Der etwas besseren Haltbarkeit wegen werden oft Bromverbindungen gewählt.

95.6
Vergleichsmittel

- 17. Gruppe Periodensystem der Elemente: Iodum purum.
- Brom-Präparate: Ammonium bromatum, Kalium bromatum, Camphora monobromata, Radium bromatum.
- Hautausschläge: von allen Brom-Präparaten meist Kalium bromatum.
- Acne vulgaris: Kalium bromatum.
- Kruppartiger Husten: Ammonium bromatum, Belladonna, Carbolicum acidum, Corallium rubrum, Hepar sulphuris, Spongia tosta.
- Harte Schwellung der Lymphknoten, der Speicheldrüsen, der Hoden: Acidum fluoricum, Calcium fluoricum, Conium maculatum, Iodum purum, Lapis albus, Silicea terra, Scirrhinum.
- Hodenbezug: Conium maculatum, Iodum purum.
- Parotitis: Conium maculatum.
- Besserung durch Essen: Acidum fluoricum, Anacardium orientale, Calcium fluoricum, Hedera helix, Iodum, Iod-Arzneien, Mandragora officinarum.
- Abmagerung bei gutem Appetit: Bromum, Iodum purum (alle Halogene), Natrium muriaticum.
- Besserung an der See: Carcinosinum, Medorrhinum.
- Verschlimmerung durch Wärme, in der warmen Jahreszeit, in warmen überfüllten Räumen: Acidum fluoricum, Apis mellifica, Hedera helix, Iodum purum, Lachesis muta.
- Triebhaftigkeit: Camphora monobromata.
- Gastralgie, Essen > : Iodum purum, Fluor.
- Linksseitig: Fluor- und Iod-Arzneien.

95.7
Literatur

[1] Allen TF. Bromium. Encyclopedia of pure Materia Medica. Bd. 2, 10. New York: Boericke & Tafel; 1874–1880: 229–248, 392

[2] Clarke JH. Bromium. Dictionary of practical Materia Medica. Bd. 1. London: Homoeopathic Publishing Company; 1900–1902: 305–308

[3] Heimerdinger BF. Die Wirkung des Broms und einiger Brompräparate. Ein Auszug aus einer von der medicinischen Facultät zu Tübingen im J. 1837 gekrönten Preisschrift. Tübingen: Fues; 1838

[4] Hering C. Brom. Neues Archiv für die homöopathische Heilkunst 1845/46; 2 (3): 109–165

[5] Hughes R. Bromum. Cyclopaedia of Drug Pathogenesy. Bd. 1. London: Gould; 1886–1891: 589–603

[6] Käsemann. Heilungen von Kroup, Kroupine, Asthma etc. mit Bromium. Allgemeine Homöopathische Zeitung 1854; 48 (22, 23, 24): 172–173,179–180, 185–186

[7] Käsemann. Heilungen von Kroup, Kroupine, Asthma etc. mit Bromium. Allgemeine Homöopathische Zeitung 1855; 49 (17): 134–135

[8] Lembke J. Arzneiprüfung. Brom. Allgemeine Homöopathische Zeitung 1849; 37 (8): 115–126

[9] Lembke J. Arzneiprüfung. Brom. Allgemeine Homöopathische Zeitung 1853; 44 (24): 369–378

[10] Schabelitz H. Experimente und Selbstbeobachtungen im Bromismus. Zeitschrift für die gesamte Neurologie und Psychiatrie 1915; 27 (1): 1–49

[11] Schmidt C. Über den therapeutischen Gebrauch des Broms in der chronischen Arthritis von J. Fournet. Jahrbücher der in- und ausländischen gesammten Medicin 1838; 20 (2): 145–147

96 Bryonia alba – bry

lt.: Bryonia alba L., dt.: Zaunrübe, engl.: white bryony

96.1 Substanz

Plantae – Cucurbitaceae (Kürbisgewächse) – **Bryonia alba**

Es handelt sich um eine 2 bis 4 m lange, rauhaarige, ausdauernde Kletterpflanze mit dicker, bis 50 cm langer, rübenförmiger Wurzel, die außen gelblich und innen weiß ist. Die langen Stängel klettern meist unverzweigt, selten gabelnd. In den Blattachseln entstehen von Juni bis Juli traubenartige, grüngelbliche monözische[117] Blütenstände. Aus ihnen entwickeln sich schwarze, erbsengroße runde Früchte. Diese enthalten einen scharf schmeckenden Milchsaft.

Homöopatische Verwendung findet die frische Wurzel.

96.2 Pharmakologie und Toxikologie

In der ca. 50 cm langen Wurzel von Bryonia alba findet man toxische Bitterstoffe, daneben Alkaloide wie das Bryonicin und das sehr süß schmeckende Triglycosid Bryodulcosid.

Der Saft der Zaunrübe wirkt bei lokaler Applikation stark reizend und blasenbildend mit Begleithyperämie. Inkorporiert hat die Substanz eine enorm stark laxierende Wirkung und in höherer Dosierung wirkt sie zentral sedierend. Letale Dosen für den Menschen liegen bei ca. 40 Beeren, für Kinder um die 15.

96.3 Anwendung

Homöopathische Anwendung findet die Zubereitung bei akuter Entzündung der Atmungsorgane, der Pleura, des Peritoneums, der Leber. Daneben bei akuten und chronischen Erkrankungen des rheumatischen Formenkreises (nach Kommission D).

Die Wirkung entfaltet sich in erster Linie an den **Schleimhäuten** des ganzen Körpers. Kennzeichnend ist hier besonders ein *trockener Infekt*, der sich an den Bronchien als trockener Husten mit Durstgefühl äußert. Die Brust schmerzt bei jeder durch die Hustenstöße hervorgerufenen Bewegung und Erschütterung, sodass der Kranke die Hände gegen die Brust presst. Der Darm zeigt neben *Diarrhö* ebenfalls diese Trockenheit, wodurch *Obstipation* bedingt ist. Typisch ist ein Verlangen nach kaltem Wasser, das in großer Menge, aber mit langen Pausen getrunken wird. Häufiger als die verstopfende Wirkung ist auch in der Arzneimittelprüfung der laxierende Effekt, der jedoch der homöopathischen Therapie seltener zugrunde gelegt wird.

Von nicht geringer Bedeutung ist die Beziehung zu den **serösen Häuten**, welche teils eine trockene, teils eine exsudative Entzündung aufweisen können. Es kommt zu *Pleuritis, Peritonitis, Synovitis* der Gelenke, *Perikarditis* und *Meningitis*. Typisch ist auch hier die Verschlimmerung durch Bewegung.

Bei der Behandlung der **Pneumonie** und der **Pleuritis** trifft die Beziehung zu den Schleimhäuten und zu der Pleura zusammen. Bei diesen beiden Erkrankungen gebührt Bryonia alba im akuten Zustand die führende Rolle. Sowohl die trockene als auch die exsudative Form der Pleuritis gilt als Anzeige für Bryonia alba. Bei Pneumonie ist es sowohl die kruppöse als auch die katarrhalische Pneumonie, welche dem Einfluss von Bryonia alba unterliegt.

Bei **Cholezystitis** und **Appendizitis** tritt Bryonia alba immer dann in Wirksamkeit, wenn diese von einer **peritonealen Reizung begleitet** sind. Dasselbe gilt auch von der Leber, wie zum Beispiel bei der Zuckergussleber[118]. Bei Leberzirrhose wurden mit der Tinktur Besserungen berichtet.

---

117 Einhäusig, getrenntgeschlechtlich, d. h., an einer Pflanze finden sich männliche und weibliche Blüten.

118 Dabei handelt es sich um eine perihepatische Hyalinose. Makroskopisch zeigt sich eine derbe grau-weiße Verdickung der Leberkapsel. Pathogenetisch bei chronischer oder abgelaufener Perihepatitis, welche mit rezidivierenden Blutstauungen, wie bei Rechtsherzinsuffizienz, vermehrt zu beobachten ist. Mikroskopisch und elektronenmikroskopisch finden sich die Kollagenfibrillen völlig regellos angeordnet und dazwi-

Die **Muskeln**, die **fibrösen Gewebe**, die **Sehnen** und **Gelenkkapseln** stellen ein weiteres bevorzugtes Wirkungsgebiet dar. Auch hier führen die charakteristischen stechenden Schmerzen bei der geringsten Bewegung. Bei *akuter rheumatoider Arthropathie* ist die Zaunrübe eines der wichtigsten Mittel, dem wir ausgezeichnete Heilungen verdanken.

Eine Verschlimmerung am Morgen nach dem Erwachen zieht durch das ganze Mittel. Auch die Verschlimmerung durch Ärger ist von Bedeutung.

96.4 Arzneimittelprüfung

Hahnemann verwendete Bryonia alba L., welche er genau in seinem Apothekerlexikon beschrieb [13]. Er führte diese erste Arzneiprüfung gemeinsam mit seinen Schülern durch. Dabei wurde der Wirkungskreis von Bryonia alba in allen wesentlichen Teilen umrissen. Wie gewöhnlich bei Hahnemann ist es nicht bekannt, welche Dosen er zur Prüfung gebraucht hat.

Eine Nachprüfung wurde von der österreichischen Prüfergesellschaft unter Zlatarovich, hauptsächlich unter der Verwendung der Tinktur, vorgenommen [18].

Neuere Prüfungen von Unseld haben die alten Prüfungen bestätigt [17].

Tierversuche wurden bereits durch die österreichischen Prüfer vorgenommen, wobei sich bei Hunden und Kaninchen eine starke Toxizität ergab. Umfassende Tierversuche wurden von den homöopathischen Ärzten Nast, Boyd und Hinsdale in Nordamerika an 261 Meerschweinchen durchgeführt [4]. Bei diesen Versuchen durch Nast, Boyd und Hinsdale, die als Wissenschaftler anerkannt sind, wurde eine Bryonia-Tinktur verwendet, bei welcher der Alkohol durch leichtes Erwärmen verdampft worden war. Die genaue Sektion und histologische Untersuchung ergab folgende Befunde:

An den **Lungen** zeigten sich verschiedene Stadien von aktiver Kongestion, die in Anschoppung[119] und sogar Hepatisation übergingen. In allen Fällen handelte es sich um lobuläre Affektionen, nie um lobäre. Über den befallenen Bezirken entwickelt sich eine sekundäre Pleuritis. In der Hauptsache war die **rechte** Seite ergriffen.

Am **Herzen** fanden sich Zeichen von passiver Kongestion und ein leichter Grad von Myokarditis (ähnelnd einer **Zenker'schen Nekrose**). Perikarditis fand sich nie.

An der **Leber** passive Kongestion mit trüber Schwellung. Teilweise war die Kapsel verdickt und machte einen der Zuckergußleber ähnlichen Eindruck.

Nieren: Trübe Schwellungen und passive Kongestion wie an den anderen parenchymatösen Organen.

Verdauungskanal: Die Schleimhaut war ohne besonderen Befund, abgesehen von einer trüben Schwellung leichten Grades. Der Hauptbefund bestand in einer Hyperämie, die Muskulatur befand sich in einem ödematösen Zustand von enormem Umfang.

An der vorderen Körperwand bildete sich sehr konstant eine Geschwulstmasse aus, die zuerst gelatinös war und dann aufbrach. Die mikroskopische Untersuchung ergab eine für die Zenker'sche Degeneration typische Nekrose der Muskelstruktur, wie man sie bei Infektionskrankheiten, besonders beim Typhus, findet.

Der zweithäufigste Befund war eine **Perforation der Magenwand** in der **Kardianähe** durch ein oder zwei Geschwüre und kleine Geschwürsbildungen im Darm. Diese beiden Ergebnisse waren in keiner Weise durch die Art der Verabreichung bedingt. Das **Peritonaeum** war in diesem Fall nur sekundär durch stärkere gastrointestinale Schädigungen betroffen. Der Darm war oft zu einem festen Strang kontrahiert.

Um die Beziehungen von Bryonia zur Pleura noch schärfer zu präzisieren, wurden in die rechte Pleurahöhle Kulturen von Bakterien (Staphylococcus albus, Streptococcus haemolyticus und Pneumokokken) unter sterilen Kautelen injiziert, und zwar sowohl Tieren, die während 4 vorhergehenden Tagen täglich 2 ml von dieser alkoholfreien Bryonia-Lösung subkutan bekommen hatten, als auch nicht vorbehandelten Kontrolltieren. Bei der Sektion zeigten die vorbehandelten Tiere wenig oder gar kein fibrinöses Exsudat in den Bronchien; es zeigten sich kleine pneumonische Bezirke mit

---

schen die verschiedensten Proteine, darunter viele Globuline, als Ausdruck einer gestörten Bindegewebsbildung (Schubert 1987).

119 Hyperämie.

beginnender Resolution. Die nicht vorbehandelten Tiere dagegen zeigten eine starke Beteiligung des rechten Lungenparenchyms, deutliche hepatisierte Bezirke, hämorrhagisches Exsudat in die Alveolen mit fibrinösem Exsudat in die Bronchiolen und die kleineren Bronchi. Die Pleura zeigte fibrinöse Exsudation über den pneumonischen Bezirken.

Bryonia verhindert also den Grad der Lungenschädigung und führt die Resolution schneller herbei.

In der Schlusszusammenfassung schreibt Nast u. a.: „Der Modus operandi des Mittels lässt sich am besten mit Infektionskrankheiten vergleichen: Die Temperaturkurve, der Gewichtsverlust, der apathische Zustand der Tiere, die trübe Schwellung der parenchymatösen Organe, Nachlassen der rechten Herzkraft mit konsekutiver passiver Hyperämie, die Zenker'sche Degeneration der Muskelstruktur an der vorderen Körperwand, die an Typhus denken lässt. Die Fähigkeit des Blutserums vorbehandelter Tiere, Bakterien zu agglutinieren, und die hemmende Wirkung auf das Bakterienwachstum spricht ebenfalls dafür, die schnelle Herztätigkeit, die Blutdruckerniedrigung, die allgemeine Atonie der glatten und willkürlichen Muskulatur liegt ebenfalls in dieser Richtung. Es scheint mir vollkommen sicher zu sein, dass das Mittel sehr wertvoll ist bei Bronchopneumonie mit kleinen sekundären pleuritischen Bezirken. Ebenfalls bei Peritonitis, wenn der pathologische Prozess die Folge einer primären Schädigung im Magen-Darm-Traktes ist. Ich halte den alteingewurzelten Glauben, dass Bryonia alba die serösen Häute primär affiziert, für falsch und ohne sichere Basis. Bryonia alba ist (im Tierversuch) wirkungslos, sowohl pathologisch als auch physiologisch und bakteriologisch – soweit wir beurteilen können –, wenn es in Verdünnungen über der Tinktur gegeben wird."

Bemerkenswert und auffallend ist das negative Ergebnis dieser Tierversuche auf der Pleura, selbst nach Einbringung von Bakterien in die Pleurahöhlen, da die besondere Affinität zu den serösen Häuten bei allen anderen Autoren als gesichert gilt. Die Erzeugung bronchopneumonischer Herde war bei diesen Experimenten wie auch schon bei den Österreichern sehr eindrucksvoll. Die Pleura zeigte jedoch fibrinöse Exsudation nur über den pneumonischen Herden. Auch die Serosa des Peritonaeums war nur dann affiziert, wenn der Darmtrakt durch stärkere Schädigungen betroffen war.

Eine Arzneimittelprüfung mit Bryonia alba, aus der I. und II. Abteilung des Robert-Bosch-Krankenhauses, wurde im doppelten Blindversuch von Pirtkien an 47 Personen mit D 1, D 3, D 4 und D 6 vorgenommen. Dabei konnte als Unterschied der Arzneimittelwirkung von den Beobachtungen bei Placebo ermittelt werden: „Die Wirkung des Arzneimittels liegt vorzugsweise im Magen-Darm-Kanal im Sinne eines Laxans mit Störungen im Allgemeinbefinden, wobei eine Mitwirkung auf seröse Häute – im Bereich des Kopfes und der Atemwege erscheint sie möglich – mitdiskutiert werden kann." [11] Insbesondere waren es D 1 und D 3, unter deren Gebrauch aus der Symptomatik nicht sicher erkennbar war, um welches Arzneimittel es sich bei der Prüfung gehandelt hatte, da das für Bryonia alba typische Leitsymptom, nämlich Verschlimmerung durch jede Bewegung, mit dem Auftreten von stechenden Schmerzen, sich statistisch nicht sichern ließ.

Dagegen konnte aus der von mir vorgenommenen Bearbeitung dieser Arzneimittelprüfung, die in der herkömmlichen Weise (nicht unter Zugrundelegung der statistischen Auswertung), jedoch unter sehr kritischer Sichtung der Symptomenausbeute, vorgenommen wurde, geschlossen werden, dass der verwendete Prüfstoff zu einer Gruppe von Arzneimitteln mit bevorzugter Wirkungsrichtung auf die Verdauungsorgane mit teils durchfälligen, teils verstopften Stühlen und biliösem Charakter der Verdauungsbeschwerden, mit einer weiteren Organotropie zur Haut und zu den Bewegungsorganen und mit einer Beteiligung des Nervensystems im Sinne einer Ärgerlichkeit, Gereiztheit und Depression gehören müsse. Die Verschlimmerung am frühen Morgen, besonders bei den Verdauungsbeschwerden und den Schlafstörungen, sowie ein Trockenheitsgefühl der Schleimhaut der Nase konnten als Modalitäten noch festgelegt werden. Es war folglich an eine Gruppe von Arzneistoffen zu denken, zu denen neben Bryonia alba besonders noch Sulphur lotum, Podophyllum peltatum und Aloe gehört [9].

96 – Bryonia alba – bry

96.5
Arzneimittelbild

Leitsymptome: Trockenheit der Schleimhäute, Mangel an Sekret, Durst auf große Mengen kaltes Wasser, ⊙ **das in Pausen getrunken wird.**

⊙ **Stechende Schmerzen, besonders in allen serösen Häuten** (Meningen, Pleura, Perikard, Peritoneum, Synovia der Gelenke), die geringsten Bewegungen verschlimmern diese Schmerzen, jede Bewegung wird ängstlich vermieden.

Leber- und Gallenblasenbeschwerden mit großer Ärgerlichkeit.

⊙ **Bewegung <, jede Aufregung <.** Neben dem stechenden Charakter der Schmerzen mit Verschlimmerung durch Bewegung, von dem sich sämtliche Generationen der homöopathischen Ärzte überzeugt haben, muss jedoch betont werden, dass sich bei den AMP auch reißende, ziehende, brennende, lähmungsartige, spannende Schmerzen oft genug beobachtet wurden, und dass neben der Verschlimmerung durch Bewegung auch Besserung durch Bewegung, selbst das Bedürfnis, sich zu bewegen, eingestellt hat.

Morgens <.

Gliederschmerzen, jede Bewegung <, leichte Berührung <.

Husten, Wärme <, im warmen Zimmer <, (⊙ **warme lokale Anwendungen bessern oft).**

Nach dem Essen <.

Ärger und Aufregung <.

Druck >, mit Ausnahme der Bauchorgane, und Liegen auf der kranken Seite.

Husten, frische Luft >.

⊙ **Kaltes Trinken > (außer Magenbeschwerden).**
⊙ **unterdrückte Absonderung <** (Menses, Lochien, Schnupfen).
⊙ **Schweiße > und In-Gang-Kommen der Absonderungen >.**

Gehen an der frischen Luft bei verschiedenen Beschwerden > (Müdigkeit, Schwindel u. a.).

Die rechte Körperseite scheint stärker befallen zu sein (durch die Beziehung zur Leber?).

Geist und Gemüt: Sehr ärgerlich und reizbar. Widerspruch erregt Unwillen. Unnötige Angst, Sorge über die Zukunft. Gemüt zugleich zornig, ärgerlich und weinerlich.

Irrereden von Geschäften: **Er wollte mehrmals aus dem Bett entfliehen.** Übergeschäftigkeit und Getriebenheit. Gefühl, mit der Arbeit nicht fertig zu werden, Arbeit wird als zu viel empfunden.

Träumt die ganze Nacht von Zänkerei und ärgerlichen Dingen, von ängstlicher Besorgung der Tagesgeschäfte.

Schwindel: Schwindel, berstender Kopfschmerz, schlimmer bei jeder Bewegung, selbst bei Bewegung der Augen, beginnt schon morgens nach dem Erwachen, beim Bücken schlimmer und auch beim Husten.

Kopf: Kopf schwer und wirr. Kopfhaut überempfindlich bei Berührung.

Kopfschmerz: Früh beim Erwachen noch ganz müde, mit Kopfschmerz. Druck und kühle Abwaschung bessern den Kopfschmerz.

Meningitis

Nase: Fließschnupfen mit viel Niesen, mit Besserung an der frischen Luft. Nasenbluten morgens.

Rhinitis

Gesicht: Rot, geschwollen und heiß.

Parotitis

Mund: Zunge weiß belegt, **Mund trocken. Geschmack bitter und gallig**, besser durch Trinken von viel kaltem Wasser.

Zähne: Zahnschmerzen, teils besser, teils schlimmer durch Kauen. Besser durch kalte Speisen und durch Liegen auf der schmerzhaften Seite.

Dolor dentis

Innerer Hals: Kratzen und Trockenheit im Hals.

Magen: Viel Verlangen zu trinken, **starker Durst auf große Mengen kalten Wassers,** das ohne Beschwerden genossen wird. ☉ **Trinken von großen Schlucken kalten Wassers in längeren Pausen.**

Gefühl einer Last und von Fülle im Magen. Stechen und Brennen im Magen. Erbrechen bitter und gallig. **Nach dem Essen Magendrücken wie von einem Stein**, macht ihn verdrießlich. Die Magenbeschwerden treten besonders morgens auf. Druck und Berührung verschlimmern die Bauchbeschwerden, aber auch Besserung durch Zusammenkrümmen. Essen verschlimmert, während äußere Wärme bessert.

Gastroenteritis

Abdomen: Schmerzen im rechten Hypochondrium, schlimmer beim Tiefatmen und bei **äußerem Druck**, durch jede Bewegung und jede Aufregung. Leib gespannt und aufgetrieben. Besserung der Bauchschmerzen durch Anziehen der Beine gegen den Bauch. Ikterus durch Ärger. Hepatopathie mit Kapselschmerz.

Appendizitis
Cholezystitis
Leberzirrhose
Peritonitis

Rektum und Stuhl: Stuhl trocken und hart, Verstopfung infolge Trockenheit. Durchfälle morgens, gefolgt von Brennen am After, ☉ **nach Kalttrinken, durch Ärger.** Plötzliches, heftig schmerzhaftes Schneiden im Gedärm, das ihn zum Zusammenkrümmen zwingt; gebessert durch reichliche breiige Entleerung. Prolabierter Hämorrhoidalknoten mit heftigen Schmerzen.

Obstipation

Geschlechtsorgane:
- weiblich: ☉ **Menses unterdrückt, stattdessen Nasenbluten.** Brüste schwer und gespannt. ☉ **Gebärmutter hyperämisch.**

Menses supprimiert
Lochien stockend

Larynx und Trachea: ☉ Stechend-scharfe Schmerzen in Kehlkopf und Luftröhre beim Husten.

Husten und Expektoration: Trockener, harter, krampfhafter Reizhusten, besonders morgens. Auswurf blutig tingiert. Muss sich beim Husten vor Schmerz die Brust halten.

Husten schlimmer beim Betreten eines warmen Zimmers. ☉ **Husten besser durch Liegen auf der schmerzhaften Seite. Stechende Schmerzen in der Brustwandung bei Tiefatmen und bei Bewegung.**

Beim Husten Wundheitsgefühl in der Magengrube.

Bronchitis mit Zersprengungsschmerz beim Husten
Pneumonie
Pleuritis sicca et exsudativa

Brust: Beengung in der Brust, welche am Atmen hindert und zum Aufsitzen zwingt. Die Brustmuskeln und das Zwerchfell sind schmerzhaft, sodass das Atmen schwierig ist. Heftige kurze Stiche in der rechten Brust, sodass er den Atem anhalten musste. Schmerzen in Brust, Rücken und Kreuz bei jeder Bewegung und beim Atmen.

Perikarditis
Mastitis

Rücken: Schmerzen in Brust, Rücken und Kreuz bei jeder Bewegung und beim Atmen.

Extremitäten: Schwächegefühl, dass die Glieder kaum tragen. Steifigkeit in allen Gliedern. Ziehende, reißende oder spannende Schmerzen in den Muskeln des ganzen Körpers (Hals, Brust und Rücken, Arme und Beine), teils **schlimmer durch Bewegung**, teils gebessert durch Bewegung. Gelenke blass rot und geschwollen, mit Schmerzen bei jeder Bewegung und jeder Anstrengung. Brennende Hitze an den Händen und besonders an den Füßen.

Tendovaginitis
Arthropathie rheumatoid
Gicht
Fibromyalgie

96 – Bryonia alba – bry

Schlaf: Liegt abends lange schlaflos wach. Früh beim Erwachen noch ganz müde.

Frost und Frösteln: Fröste und Schüttelfrost.

Fieber:

> Infekt grippal
> Wechselfieber mit Husten

Schweiß: Schweiß am ganzen Körper, nachts und früh, mit Erleichterung. Saure Schweiße.

Haut: Haut blass rot, neigt zu Schwellungen, nesselartige Rötung und Schwellung der Haut. Bläschen, Pusteln, Furunkel.

> Phlegmone

Allgemein: Allgemeine große Mattigkeit und Zerschlagenheitsgefühl und Kraftlosigkeit, mit Unmöglichkeit zu arbeiten oder die Treppen hochzugehen. Häufig Verschlimmerung am frühen Morgen, besonders bei den Schlafstörungen mit Verdauungsbeschwerden.

96.6
Dosierung

Ab D 3. Meine Erfahrungen erstrecken sich meist auf die D 3 bis D 6, die geleistet haben, was ich davon erwartete.

96.7
Vergleichsmittel

- Cucurbiaceae: Colocynthis, Elaterium officinarum, Luffa operculata, Momordica balsamica.
- Muss sich beim Husten vor Schmerz die Brust halten: Drosera rotundifolia, Eupatorium perfoliatum, Kalium carbonicum, Senega, Sticta pulmonaria.
- Husten schlimmer beim Betreten eines warmen Zimmers: Causticum Hahnemanni, Cuprum metallicum, Hedera helix, Iodum purum.
- Parotitis: Conium maculatum.
- Aloe socotrina, Podophyllum peltatum, Sulphur lotum.
- Enteritis bakteriell: Baptisia tinctoria, Veratrum viride.
- Pleura- und Lungenaffektionen Folgemittel: Kalium carbonicum, Phosphorus, Sulphur lotum.
- Pleuraerkrankungen: Asclepias tuberosa, Carbo animalis, Ranunculus bulbosus.
- Leberzirrhose: Abies canadensis, Aqua Quassiae, Aqua nucis vomicae, Carcinosinum, Conium maculatum, Cuprum metallicum, Graphites naturalis, Hydrastis canadensis, Podophyllum peltatum.
- Komplementär zu Bryonia alba ist bei Grippe Ferrum phosphoricum.

96.8
Kasuistik

96.8.1   Pleuritis exsudativa

Dr. Schwarz berichtet [15]:

Herr F. W., 35 Jahre, aufgenommen am 20.1.1906, seit 8 Tagen krank, Beginn mit Schüttelfrost, Stichen in der rechten Seite, hohem Fieber und Durst. Bei der Aufnahme Temperatur 40°C. Dämpfung der ganzen rechten Thoraxseite, von der Spina scapulae abwärts, abgeschwächtes Atmen unten, Kompressionsatmen in den oberen Teilen, Stimmfremitus abgeschwächt. Die Punktion ergibt dünnflüssigen Eiter mit reichlich Streptokokken. Da Puls und Allgemeinbefinden gut sind, wird von einer Operation abgesehen, und der Patient erhält Bryonia alba ⌀, stündlich 3 Tropfen in 1 Esslöffel Wasser und hydropathischen Umschlag.

Temperaturen an den folgenden Tagen (▶ Tab. 96.1).

Vollständige Resorption des Exsudats, Schmerzfreiheit in 14 Tagen. Eine Untersuchung nach 2 Jahren ergibt normale Verhältnisse über der Lunge. Es folgen in dem Bericht weitere Kurven über seröse Pleuritiden, die noch wesentlich leichter und schneller verlaufen sind.

▶ Tab. 96.1 Messungsergebnisse Herr F. W.

Tageszeit	Tag 1	Tag 2	Tag 3	Tag 4	Tag 5	Tag 6	Tag 7	Tag 8	Tag 9	Tag 10	Tag 11
morgens	39,8°C / 36,6°C	39,6°C / 36,6°C	39,6°C / 36,6°C	38,6°C	37,4°C	37,0°C	36,8°C	37,0°C	36,6°C	36,6°C	37,2°C
abends	40,0°C / 37,0°C	40,5°C / 36,8°C	39,8°C / 36,8°C	38,6°C	37,3°C	37,6°C	37,3°C	37,4°C	37,2°C	37,5°C	37,0°C

96.8.2 Appendizitis

Schwarz berichtet über 20 Fälle von Appendizitis, teils schwereren, teils leichteren Charakters, die mit Bryonia alba in tiefer Verdünnung ohne Operation mit Ausnahme eines, der mit Perforation eingeliefert wurde, zur Heilung kamen. (Das führende Symptom ist in solchen Fällen die Schmerzauslösung durch jede Bewegung, wie Bücken, Drehen des Rumpfes, Tiefatmen [Verf.].)

Bei der Behandlung der Appendizitis ist auch besonders beachtenswert die therapeutische Eigenschaft von Bryonia alba, dass nach 48 bis 72 Stunden von selbst Stuhlgang erfolgt, eine Erscheinung, die auch bei der Prüfung des Mittels am Gesunden zu beobachten ist. Diese reaktive Heilwirkung von Bryonia alba ist so augenfällig, dass eine Schwester des Krankenhauses, ohne von mir darauf aufmerksam gemacht zu sein, diese Art von Stuhlgang, der nachts unbemerkt vom Kranken abgeht, mit dem Namen „Bryonia-Stuhl" belegte.

96.8.3 Polyarthritis rheumatica

Frau E. F., 35 Jahre, Aufnahme am 13.10.1907. Seit 4 Monaten Schmerzen im linken Knie, in den Zehengelenken, dann im rechten Knie, später in den Arm- und Handgelenken. Über der Aorta leises systolisches Geräusch. Temperatur 38,0°C. Verordnung: Rhus toxicodendron D 2.

Die Temperaturen gehen in den nächsten Tagen höher, bis 39,2°C. Da auch die Schmerzen zunehmen, erhält die Kranke Bryonia alba D 2, 3-mal täglich 20 Tropfen in Wasser schluckweise. Darauf lytischer Abfall und Nachlassen der Schmerzen in 7 Tagen. Temperatur vom 8. Tage ab normal. Nach einigen Schwankungen, die wieder durch stärkere Bryonia-Gaben zurückgingen, erfolgte die Genesung in 6 Wochen. ([16]: 227)

96.8.4 Chronische Cholangitis

Eine jetzt 50-jährige Lehrerin, Witwe, wird von mir seit mehreren Jahren wegen sich öfter wiederholenden Schüben von Gelenkrheumatismus behandelt. Die homöopathische Behandlung war jedesmal zwar erfolgreich, doch erwies sie sich nicht von Dauer. Auch mehrere Badekuren brachten kein besseres Ergebnis. Schließlich ließ sich feststellen, dass eine chronische Cholangitis vorlag, die zu immer wieder aufflammenden Fieberanfällen und Schmerzen führte. Hand in Hand damit ging dann eine Steigerung der Gelenkschmerzen. Mit Chelidonium majus D 6 wurde eine Besserung erzielt, jedoch konnte die Temperatur nicht völlig zur Norm gebracht werden. Eine Krankenhausbehandlung von 4 Wochen Dauer, bei der die Diagnose bestätigt und u. a. eine Chlortetracyclin-Behandlung durchgeführt wurde, erbrachte keinen wesentlichen Fortschritt. Auch eine Kur in Bad Kissingen half nicht weiter. Die Patientin wollte sich nun einer Cholezystektomie unterziehen, da in der Gallenblase bei positivem Cholezystogramm ein Polyp erkennbar wurde. Der Chirurg war bereit, diese auszuführen. Aus äußeren Gründen musste die Patientin die Vornahme der Operation jedoch verschieben. In dieser Zeit bekam sie nun Bryonia alba D 6, das durch Schmerzen stechender Art, die beim Bücken oder Drehen des Rumpfes in der Gallenblase auftraten, angezeigt war. Für Bryonia alba sprach außerdem noch eine Steigerung der Beschwerden am Morgen. Diese Verordnung war von dem Erfolg begleitet, dass die Beschwerden sich bald besserten und sich im Verlauf von 2 Monaten ganz verloren. Die Temperatur wurde normal, über Gelenkschmerzen hat die Patientin kaum mehr zu klagen. Seit dieser Verordnung sind nun 2 Jahre verflossen, das erste seit vielen Jahren, in welchem sie ihren Dienst nicht versäumen musste. Dieser Fall ist sicher kein Glanzfall, er zeigt jedoch meines Erachtens mit größter Wahrscheinlichkeit eine Wirkung von Bryonia alba. Ich halte es auch noch nicht für sicher, dass die Patientin als endgültig geheilt zu betrachten ist, aber wie oft können wir von einer Heilung im vollen Sinn des Wortes sprechen? (Beobachtung des Verfassers)

96.9
Literatur

[1] Allen TF. Bryonia. Encyclopedia of pure Materia Medica. Bd. 2,10. New York: Boericke & Tafel; 1874–1880: 249–303, 392

[2] Attomyr J. Pharmacodynamische Fragmente. Bryonia alba. Archiv für die Homöopathische Heilkunst 1844; 1 (1): 183–184

[3] Clarke JH. Bryonia. Dictionary of practical Materia Medica. Bd. 1. London: Homoeopathic Publishing Company; 1900–1902: 310–321

[4] Donner F. Kritische Betrachtungen über Arzneiprüfungen. Allgemeine Homöopathische Zeitung 1927; 175: 151

[5] Hahnemann S. Bryonia. In: Lucae C, Wischner M, Hrsg. Gesamte Arzneimittellehre. Stuttgart: Haug; 2007: 406–427

[6] Hughes R. Bryonia. Cyclopaedia of Drug Pathogenesy. Bd. 1, 4. London: Gould; 1886–1891: 619–655, 520–521

[7] Lembke J. Bryonia alba. Neue Zeitschrift für Homöopathische Klinik 1959; 4 (5): 75

[8] Martini P. Die Arzneimittelprüfung und der Beweis des Heilerfolgs. Allgemeine Homöopathische Zeitung 1939; 187: 154–167

[9] Mezger J. Bryonia im doppelten Blindversuch. Allgemeine Homöopathische Zeitung 1963; 208 (1): 36–44

[10] Piper GD. Bryonia alba. Allgemeine Homöopathische Zeitung 1838; 13: 371

[11] Pirtkien R. Eine Arzneimittelprüfung mit Bryonia, aus der I. und II. Abt. des Robert-Bosch-Krankenhauses. Hippokrates 1961; 32: 9–10

[12] Pirtkien R. Eine Arzneimittelprüfung mit Bryonia. Bd. 1. Versuche zur wissenschaftlichen Begründung der Homöopathie. Stuttgart; 1962

[13] Schober U. Über Bryonia L. Zeitschrift für Klassische Homöopathie 1991; 35 (2): 70–76

[14] Schubert GE, Bethke BA. Lehrbuch der Pathologie und Antwortkatalog zum GK 2. 2. Aufl. Berlin: Gruyter; 1987: 99–100

[15] Schwarz. Bryonia alba. Zeitschrift des Berliner Vereines Homöopathischer Ärzte 1908; 27: 257

[16] Stiegele A. Homöopathische Arzneimittellehre. Stuttgart: Hippokrates; 1949: 227

[17] Unseld E. Neuere Arzneiprüfungen von Bryonia. Allgemeine Homöopathische Zeitung 1951; 196 (11,12): 189–196

[18] Zlatarovich Jv. Beiträge zu einem physiologischen Umbau der Hahnemann'schen Arzneimittellehre. IV Zaunrübe. Oesterreichische Zeitschrift für Homöopathie 1847; 3 (1): 1–179

97 Bufo bufo – bufo

lt.: Bufo bufo, dt.: Erdkröte, engl.: common toad

97.1 Substanz

Animalia – Bufonidae (Kröten) – **Bufo bufo**

Weibchen erreichen eine Körperlänge von bis zu 12, die kleineren Männchen bis zu 9 cm. An der Hinterseite des Kopfes befinden sich paarige Drüsen (Parotiden), die ein Hautgift zur Abwehr von Fressfeinden absondern. Ihr Lebensraum umfasst Eurasien und Teile Nordafrikas.

Homöopathische Verwendung findet das Gift aus den Hautdrüsen von Bufo bufo.

97.2 Pharmakologie und Toxikologie

Als Hauptinhaltsstoffe findet man zum einen die Gruppe der Bufadienolide, die eine steroide Grundstruktur[120] aufweisen. In ihrer chemischen Struktur, wie auch ihrer biologischen Wirkung sind sie mit den Cardenoliden, die sich in den Pflanzenfamilien der Hyacinthaceae (Scilla-, Urginea- und Bowiea-Arten) und der Ranunculaceen (Helleborus-Arten) finden, verwandt und damit herzaktiv.

Zum anderen finden sich Verbindungen aus der Gruppe der Indolylalkylamine wie das Bufotenidin und das Bufoviridin, die chemisch eine enge Verwandtschaft mit den halluzinatorischen Inhaltsstoffen mexikanischer Giftpilze (Psilocybe mexicana, Inhaltsstoff Psilocybin) haben. Vor allem das Bufotenin, eine LSD-ähnliche Substanz, entfaltet seine starke psychotrope Wirkung [5] über zentrale Serotonin- Rezeptoren (5-HAT-2a-Rezeptoren).

Vergiftungen mit Krötengift, wie sie durch den Konsum von bestimmten chinesischen Aphrodisiaka oder mit Kröteneiern zubereiteten Suppen beschrieben wurden ([8], [12]), sind mit einer hohen Mortalität behaftet. Das Vergiftungsbild ähnelt einer Digitalis-Intoxikation, da die für die Wirkung verantwortlichen Steroide eine strukturelle Ähnlichkeit zu den Inhaltsstoffen des Fingerhutes besitzen. Dem entsprechend sind Herzrhythmusstörungen (Bradykardie, AV-Block, ventrikuläre Tachykardie, Kammerflimmern) die schwerwiegendsten Komplikationen. Übelkeit, Erbrechen und Bauchschmerzen treten häufig begleitend auf. Die kardialen Wirkungen finden sich im homöopathischen Arzneimittelbild kaum wieder.

97.3 Anwendung

Die traditionelle Verwendung der Kröte lässt sich in der Medizin bis zu den griechischen, römischen und arabischen Ärzten zurückverfolgen. In China und Japan wird sie bis auf den heutigen Tag gebraucht, insbesondere als Diuretikum. Dies ist insofern interessant, als nach alten Quellen das Krötengift ödematöse Anschwellung des Körpers bedinge und dass man andererseits Wassersucht durch Aufbinden von Kröten auf die Nierengegend heilen könne.

Eine weitere Verwendung des Drüsensekrets der Kröten ist der Gebrauch gegen Drüsentumoren, unter anderem auch gegen die Bubonenpest, bei welcher sie Paracelsus sehr empfohlen hat, indem man getrocknete Kröten auf die Geschwüre legen solle. Alt ist auch die Empfehlung gegen Brustkrebs in Form von Pulvern, das man in das Krebsgeschwür zu streuen hatte oder innerlich einnehmen musste.

Selten wurde von der psychotropen Wirkung des Krötengiftes Gebrauch gemacht, indem man am Rücken der Tiere leckte.

Homöopathische Anwendung findet die Zubereitung bei Psychopathien mit Verhaltensänderung, Krämpfen und Epilepsie, Haut- und Drüsenentzündung mit Eiterungsneigung sowie bei psychogenen Herzbeschwerden (nach Kommission D).

---

120 Sie haben eine cis-Verbindung der Ringe A und B ($5\beta H$) und am Ring C und D ($14\beta H$) sowie am C 17β einen α-Pyronrest.

Das Hauptgebiet für den homöopathischen Gebrauch ist die **Epilepsie**. Die Anwendung in diesem Sinn taucht in Frankreich zum ersten Mal um 1854 bis 1857 auf, nachdem man bei Tierversuchen nach Injektionen Konvulsionen, unterbrochen von Stupor, mit tödlichem Ausgang beobachtet hatte. Ein anderer Experimentator fand langdauernde Erregung, manchmal mit Krämpfen, stets aber mit Brechwürgen oder richtigem Erbrechen mit nachfolgender Lähmung der Muskeln und insbesondere des Herzens. Der Deutsch-Russe Bojanus berichtet über 15 Fälle von Epilepsie, von denen 9 geheilt und 6 gebessert wurden mit C 6 2-mal täglich [3].

97.4
Arzneimittelprüfung

Henke nahm 1932 die 6. und 3. Potenz und ließ, als er davon keine Wirkung beobachtete, 30 Tropfen der Urtinktur folgen [10].

Desterne prüfte mit mehreren Personen männlichen und weiblichen Geschlechts mit D 12 an zwei aufeinanderfolgenden Tagen ([6], [7]).

Die Arzneimittelprüfung von Houat muss als sehr fragwürdig bezeichnet werden, da diesem Autor von seinen Zeitgenossen, zum Beispiel Hale, die erforderlichen Qualitäten als Arzneiprüfer abgesprochen werden. Er hat in seiner Symptomenzusammenstellung sowohl Beobachtungen an Epilepsieerkrankten (ohne Angabe, ob diese geheilt worden sind oder nicht) als auch frühere Beobachtungen anderer Autoren und außerdem Krankheitsdiagnosen ohne Unterscheidung unter die Prüfungssymptome eingereiht [11].

Das verwertbare zuverlässige Material ist also gering und stützt sich zum guten Teil auf klinische Angaben. Doch auch diese genügen nicht, die besondere Symptomatik der durch Bufo bufo zugänglichen Epilepsie herauszuschälen. Die Angaben, dass eine Epilepsie, deren Anfälle sich besonders im Anschluss an geschlechtliche Vorgänge („Aura vom Uterus aufsteigend", Anfälle nach Koitus oder infolge Masturbation) entwickeln, auftritt, stützen sich fast ausschließlich auf die oben charakterisierte Prüfung von Houat und scheinen so lange zweifelhaft, als nicht eine neue Arzneimittelprüfung oder klinische Fälle eine Bestätigung dieses Zusammenhangs bringen. So lange müssen wir uns damit begnügen, dass Bufo bufo als Heilmittel für eine in ihrer Symptomatik nicht näher zu charakterisierende Epilepsie in Frage kommt. Die Arzneimittelprüfungen haben auch keinen Hinweis auf epilepsieähnliche Zustände erbringen können. Auch in dieser Hinsicht müssen wir uns an die Tierversuche und die klinische Erprobung halten. Über zwei Knaben, denen beim Zertreten einer Kröte das Gift in das Gesicht spritzte, berichtet Marweg. Sie bekamen am gleichen Tag epileptische Anfälle, die 6 Monate anhielten. Er stellte aus der ganzen Kröte eine Mazeration her, und heilte die Knaben mit der 3. Verdünnung [15].

Eine kritische Sichtung und Zusammenfassung der gesamten Literatur über Bufo bufo gibt O. Leeser [14]. Eine Zusammenstellung der Prüfungsergebnisse, jedoch ohne kritische Sichtung, enthält die Enzyklopädie von Allen.

97.5
Konstitution

Wir finden unruhige und nervöse Patienten, die häufig von Versagensängsten und Erwartungsspannung gequält werden. Sie können dann Nägel kauen oder auf der Lippe herum beißen. Nicht nur in Bezug auf ein möglicherweise vorhandenes Anfallsleiden treten akute und plötzliche Beschwerden auf. Die Stimmung schlägt beispielsweise plötzlich von Teilnahmslosigkeit in Aggression um, oder Lachen und Weinen treten gleichzeitig auf. Ein Bedürfnis nach ungeteilter Aufmerksamkeit wechselt mit dem Wusch nach Rückzug und Einsamkeit. Diese Patienten können sehr reizbar und zornig werden, wenn sie nicht verstanden werden.

Bemerkenswert sind Symptome der sexuellen Sphäre, ein gesteigertes Verlangen zu masturbieren, Kinder greifen sich häufig an die Genitalien.

In jungen Jahren findet sich häufig eine Verzögerung der geistigen Entwicklung. Die Kinder wirken abwesend und unbeteiligt, dann plötzlich überaktiv und Aufmerksamkeit fordernd. Stumpfer Blick, offen stehender Mund, aus dem der Speichel läuft, oder Herausstrecken der Zunge können beobachtet werden. Im Allgemeinen sind die Patienten wärmeempfindlich und halten sich gerne an der kühlen Luft auf.

97.6
Arzneimittelbild

Geist und Gemüt: Depression und äußerste Reizbarkeit, reizbare und ungeduldige Stimmung, zornig. Geringe Neigung zur Arbeit. Benommenheit, der Kopf wiegt sich wie im Walzertakt, danach wie ein Schwinden der Sinne.

Schwäche des Intellekts und des Gedächtnisses
Entwicklungsstörung bei Kindern

Kopfschmerz: Kopfschmerzen, teilweise mit Verschlimmerung durch Bewegung und von hellem Licht und Geräusch. Kopfschmerz mit Hitzegefühl in Kopf und Gesicht. Warmes Zimmer ist unangenehm. Kopfschmerz besser durch Nasenbluten.

Sprache und Stimme: Unverständliches Sprechen, mangelhafte Wortbildung.

Extremitäten: Schwäche und Versagen der Beine. Heftiger Krampf in den Beinen, der plötzlich aus dem Schlaf weckt, um 4 bis 5 Uhr.

Panaritium
Lymphangitis

Haut: Jede unbedeutende Verletzung geht in Ulzeration über mit fressendem Schmerz. Von einer Verletzung des kleinen Fingers ausgehend, höchst schmerzhafte Ulzeration mit ziehend reißenden Schmerzen, längs des ganzen Arms vom Finger aus nach dem Verlauf der Lymphgefäße bis zur Achselhöhle sich erstreckend, in welcher kleinere Drüsenschwellungen sich vorfanden. Bläschenförmige Hautausschläge.

Allgemein: ⊙ **Epileptische Anfälle.** (Fraglich: Aura steigt von den Geschlechtsorganen auf oder vom Plexus solaris. Anfälle nach Koitus oder Masturbation.)

Epilepsie

97.7
Dosierung

D 6, 2-mal täglich und Hochpotenzen in seltenen Gaben.

97.8
Vergleichsmittel

Epilepsie: Artemisia vulgaris, Argentum nitricum, Cuprum metallicum, Zincum metallicum, Platinum metallicum, Hyoscyamus niger und andere.

97.9
Literatur

[1] Allen TF. Bufo. In: Allen TF, Hrsg. Encyclopedia of pure Materia Medica. Bd. 2, 10. New York: Boericke & Tafel; 1874–1880: 303–318, 392

[2] Bojanus C. Collectanea practica. Allgemeine Homöopathische Zeitung 1864; 68 (1): 14

[3] Bojanus C. Die homöopathische Therapeutik in ihrer Anwendung auf die operative Chirurgie. Stuttgart: Steinkopf; 1880

[4] Clarke JH. Bufo. In: Clarke JH, Hrsg. Dictionary of practical Materia Medica. Bd. 1. London: Homoeopathic Publishing Company; 1900–1902: 321–323

[5] Costa TO, Morales RA, Brito JP, Gordo M, Pinto AC, Bloch C Jr. Occurrence of bufotenin in the Osteocephalus genus (Anura: Hylidae). Toxicon. 2005; 46(4): 371–375

[6] Desterne. Bufo. Journal de la Société Gallicane de Médecine Homéopathique 1859 (Sept, Okt)

[7] Desterne. Arzneimittellehre. Physiologische Prüfung der Rana bufo. Monatsblatt zur Allgemeine Homöopathische Zeitung 1860; 61 (1, 2, 3, 5): 6; 14; 25; 50

[8] Gowda RM, Cohen RA, Khan IA. Toad venom poisoning: resemblance to digoxin toxicity and therapeutic implications. Heart. 2003; 89(4): e14

[9] Heneke K. Arzneimittellehre. Zwei weitere Pathogenesen von Rana bufo. Allgemeine Homöopathische Zeitung 1860; 61 (2): 9–10

[10] Heneke K. Arzneimittellehre. Rana bufo. Monatsblatt zur Allgemeine Homöopathische Zeitung 1860; 61I (2): 18–19

[11] Houat LT. Rana bufo. (Gemeine Kröte). Allgemeine Homöopathische Zeitung 1867; 74 (20): 164–166, 173–175, 189

[12] Kuo HY, Hsu CW, Chen JH, Wu YL, Shen YS. Life-threatening episode after ingestion of toad eggs: a case report with literature review. Emerg Med J. 2007; 24(3): 215–216

[13] Leeser O. Bufo. Allgemeine Homöopathische Zeitung 1960; 205 (5–6): 206–215, 243–252

[14] Leeser O. Lehrbuch der Homöopathie. Arzneimittellehre. C: Tierstoffe. Ulm: Haug; 1961

[15] Marweg. Erfahrungen über Bufo. Prag. Med. Mschr. 1862; 10 (Mai): 73–75

98 Cactus grandiflorus – cact

lt.: Selenicerus grandiflorus, syn.: Cactus grandiflorus, dt.: Königin der Nacht, engl.: night blooming

98.1 Substanz

Plantae – Cactaceae (Kaktusgewächse) – **Selenicerus grandiflorus**

Es handelt sich um eine grün bis grünbläuliche, stammsukkulente Pflanze, deren verzweigte, bis zu 10 m lange, in der Regel 5–6-kantige, 1 bis 4 cm dicke Stängel kriechend oder kletternd wachsen. An den vorspringenden Längsrippen sitzen im Abstand von 10–15 mm weißfilzige Areolen, das sind ruhende Achsenknospen, die 6 bis 11 Stacheln von 4 bis 6 mm Länge aufweisen. Die Pflanze bildet bis zu 25 cm große weiße Blüten aus. Sie ist in Jamaika, Kuba, Mexiko, den kleinen Antillen und Haiti heimisch. Verwechslungen mit Selenicerus pteranthus, der Prinzessin der Nacht, sind möglich. Zu unterscheiden über die differierende Behaarung der Jungtriebe. Geerntet wird im Juni/Juli das Selenicerus-grandiflorus-Kraut.

Homöopathische Verwendung finden die jungen frischen Stängel und Blüten.

98.2 Pharmakologie und Toxikologie

In den Blüten wurden die Flavonoglykoside Narcissin, Rutosid, Cacticin, Kämpferitirin, Grandiflorin, Hyperosid nachgewiesen. Daneben als biogene Amine das Thyramin aus dem Kraut.

Wirkt rhythmusstabilisierend am isolierten Froschherz (Kommission E). An der Haut ruft der Saft der Pflanze Juckreiz und Pusteln hervor. Orale Aufnahme führt lokal im Mund zu Brennen, darüber hinaus zu Übelkeit, Erbrechen und Diarrhö.

98.3 Anwendung

Volksmedizinische Anwendung in Mittelamerika bei Zystitis, Dysmenorrhö, Dyspnoe, Ödemen und als Externum zur Reizung der Haut bei Erkrankungen des rheumatischen Formenkreises.

Homöopathische Verwendung findet die Substanz bei Spasmen der Gefäße, der Muskulatur und der Hohlorgane. Schleimhautblutungen, organische und funktionelle Herzbeschwerden, Arteriosklerose, Hypertonie (nach Kommission D).

Die Hauptwirkung, von der fast allein Gebrauch gemacht wird, ist auf das Herz, speziell auf den Herzmuskel, gerichtet. Cactus grandiflorus wird hier bei **Angina pectoris** angewandt. Bei der Prüfung durch Rubini [9] hat sich das typische Symptom ergeben: „**Gefühl am Herzen wie zusammengeschnürt; als ob ein eisernes Band die normale Bewegung verhindere.**" Wie H. Ritter [8] jedoch ausführt, kann Cactus grandiflorus aber nicht allein den Fällen vorbehalten werden, die das ausgesprochene Gefühl des Zusammenschnürens am Herzen angeben, sondern es fallen auch andere Fälle in den Bereich von Cactus grandiflorus mit Sensationen wie Druck, Spannung, Ziehen, Stechen, Brennen, Bohren usw. Es hat sich gegen derartige **pektanginöse Beschwerden** hauptsächlich bei fortlaufendem Gebrauch gut bewährt. Mindestens ebenso wichtig ist die Beziehung zu **entzündlichen Erkrankungen des Herzens**, wie *Endokarditis, Perikarditis, Myokarditis* nach *Infektionskrankheiten*. Nach Ritter sprechen vasomotorische Fälle von *Angina pectoris* besser auf Cactus grandiflorus an als koronarsklerotische. Bei toxischen Störungen des Herzmuskels **nach Infektionskrankheiten** und fokalen Intoxikationen gehört Cactus grandiflorus in den engeren Bereich der zu wählenden Mittel. Als Digitalisersatz kann Cactus grandiflorus nicht in Frage kommen. Es ist in seiner Wirkung mit den Nitriten zu vergleichen.

Auch spastische Zustände in anderen Gefäßgebieten, wie zum Beispiel *Angina abdominalis* oder *Dysmenorrhö* (Uterus wie mit der Faust gepackt), werden von Cactus grandiflorus günstig

98 – Cactus grandiflorus – cact

beeinflusst. Bei *Angina pectoris* wird Cactus grandiflorus fortlaufend gegeben, wobei man dann häufig eine Abnahme und Aufhören der Beschwerden und Anfälle beobachtet.

Ritter hebt als empirische Indikation die Behandlung der *paroxysmalen Tachycardie* im Intervall hervor.

Obwohl man Cactus grandiflorus eine gewisse tonisierende Wirkung auf das Herz bei affektiven Zuständen und Cor pendulum[121], auch bei *Myokarditis* usw. nicht absprechen kann, gehören bereits ausgebildete Dekompensationserscheinungen nicht in seinen Bereich. Bei beginnender Insuffizienz und dem Vorhandensein pektanginöser Beschwerden kann Cactus grandiflorus aber wohl hilfreich werden. Dies wird auch von Stiegele bestätigt ([11]: 108). Eine Nachprüfung wurde 1938 von Schoeler vorgenommen, bei der sich die Herz- und Gefäßwirkung bestätigt hat, doch konnten durch klinische Untersuchungsmethoden, besonders auch des EKGs, keine sicheren objektiven Abweichungen von der Norm festgestellt werden [10].

98.4 Arzneimittelbild

Leitsymptome: Wallungen zum Kopf mit lebhafter Röte des Gesichts.

Verschiedenartige Schmerzempfindungen am Herzen mit Angstgefühl und Atembeengung, mit Druck und Spannungsgefühl in der Herzgegend, Gefühl wie zusammengeschnürt.

Geist und Gemüt: Unüberwindliche Gedrücktheit, Todesfurcht, will allein sein. Ärgerliche Reizbarkeit.

Kopf: Heftiger Blutandrang zum Kopf mit Wallungen und allen Folgen, wie Röte des Gesichts, Nasenbluten, pulsierende Kopfschmerzen, Ohrensausen, Schlaflosigkeit mit heißem, klopfendem Kopf, Hitzewallungen und Schweiße.

Nase: Schnupfen, Nasenbluten.

Innerer Hals: Rauigkeit und Kratzen im Rachen, Stechen beim Schlucken.

Abdomen: Blähungsbeschwerden, Stuhlträgheit, Leibschneiden, Meteorismus.

Angina abdominalis

Geschlechtsorgane:

Dysmenorrhö (Gefühl im Uterus wie mit der Faust gepackt).

Atmung: Atembeengung wie von einem großen Gewicht auf der Brust.

Husten und Expektoration: Husten mit viel zähem Schleim. Bluthusten.

Brust: In der Herzgegend Ziehen und Unbehagen, anhaltender Spannungsschmerz mit ängstlicher Beengung. **Heftiger, scharfer Schmerz** und derart schmerzhafte Stiche durch das Herz, dass er laut hinausschreien musste.

Gefühl am Herzen wie zusammengeschnürt, als ob ein eisernes Band die normale Bewegung verhindere.

Krampfartige Herzschmerzen mit Ausstrahlung gegen den linken Arm. Druckschmerz in der Brust mit Atembeengung. Bewegung des Rumpfes und der Arme verschlimmert. Muss stehenbleiben wegen der Herzbeschwerden. Herzklopfen, Tag und Nacht anhaltend, schlimmer beim Gehen, bei Nacht und beim Liegen auf der linken Seite.

Kardiopathie psychosomatisch
Angina pectoris
Endokarditis
Myokarditis
Perikarditis akut

Extremitäten: Schwere in den Beinen. Schmerzen in den Muskeln und Gelenken.

Schlaf: Nachts Erwachen an beklemmendem Traum.

---

121 Röntgenologische schmale Herzsilhouette bei Zwerchfelltiefstand.

Allgemein: Allgemeine Müdigkeit. ⊙ **Hämorrhagie an irgendwelchen Organen durch lokale Kongestion und arterielles Klopfen**, z. B. Nasenbluten, Hämaturie, Hämoptoe, Metrorrhagie, Blut schwärzlich, schnell gerinnend [12].

98.5
Dosierung

Ø bis D 3, meist D 2. Wird fortlaufend gegeben zur Vorbeugung bei Stenokardie und Angina pectoris 3-mal täglich, im Anfall in häufigen Gaben. Bei Agitationen und Thyreopathie werden auch höhere Verdünnungen gebraucht. Die tiefen Potenzen und die Tinktur werden gewählt, wenn eine tonisierende Wirkung damit verbunden sein soll.

98.6
Vergleichsmittel

- Cactaceae: Anhalonium lewinii.
- Koronarsklerose mit Angina pectoris: Arnica montana, Arsenicum album, Aurum metallicum, Bellis perennis, Glonoinum, Lachesis muta, Latrodectus mactans, Tabacum.
- Bei krampfartigen Schmerzen am Herzen: Arnica montana, Aurum metallicum, Glonoinum, Lachesis muta, Latrodectus mactans, Lilium tigrinum, Naja tripudians, Tabacum.
- Bei entzündlichen Herzaffektionen: Arsenicum album, Kalium carbonicum, Kalmia latifolia, Lachesis muta, Naja tripudians, Phosphorus, Spigelia anthelmia.

98.7
Kasuistik

98.7.1 Stenokardie

Eine 57-jährige Patientin klagt seit längerer Zeit über ein anfallsweise auftretendes zusammenschnürendes Gefühl am Halse, das mit Angstgefühl und Beklemmung verbunden war. Das Herz zeigte mit Ausnahme eines systolischen Geräusches an der Spitze keinen besonderen Befund. RR 125/70, Puls 76, regelmäßig. Nach Cactus grandiflorus D 6 ist 4 Wochen später das Herz sehr viel ruhiger, es treten kaum noch anginöse Beschwerden mit Beängstigung auf. Nur gelegentlich macht sich beim Bücken eine Andeutung bemerkbar. Ein restliches Druckgefühl wird durch Crataegus oxyacantha Ø beseitigt. Stenokardische Beschwerden sind auch später noch aufgetreten [6].

98.8
Literatur

[1] Allen TF. Cactus. Encyclopedia of pure Materia Medica. Bd. 2, 10. New York: Boericke & Tafel; 1874–1880: 321–330, 392–394

[2] Clarke JH. Cactus grandiflorus. Dictionary of practical Materia Medica. Bd. 1. London: Homoeopathic Publishing Company; 1900–1902: 323–327

[3] Heneke K. Arzneiprüfungsfragment. Cactus grandiflorus. Allgemeine Homöopathische Zeitung 1873; 86: 173–174

[4] Hughes R. Cactus. Cyclopaedia of Drug Pathogenesy. Bd. 1, 4. London: Gould; 1886–1891: 655–661, 749–751, 521–525, 728–729

[5] Madaus G. Lehrbuch der biologischen Heilmittel. Abt. 1: Heilpflanzen. Leipzig: Thieme; 1938

[6] Ritter H. Aktuelle Homöopathie. Theorie und Praxis. Stuttgart: Hippokrates; 1862: 146

[7] Ritter H. Cactus grandiflorus. Allgemeine Homöopathische Zeitung 1934; 182: 281–290

[8] Ritter H. Über das führende Symptom von Cactus grandiflorus. Allgemeine Homöopathische Zeitung 1938; 186: 94–101

[9] Rubini R. Cactus grandiflorus. Allgemeine Homöopathische Zeitung 1864; 69 (18, 19, 20, 21, 22, 23): 143–144, 151–152, 158–159, 167–168, 175–176, 183–184

[10] Schoeler H. Arzneimittelprüfung von Cactus grandiflorus. Allgemeine Homöopathische Zeitung 1938; 186: 339

[11] Stiegele A. Homöopathische Arzneimittellehre. Stuttgart: Hippokrates; 1949: 104–108

[12] Voisin H. Materia medica des homöopathischen Praktikers. 3. Aufl. Heidelberg: Haug; 1991: 270–274

99 Cadmium metallicum – cadm

lt.: Cadmium metallicum, dt.: Cadmium, engl.: cadmium metallicum

99.1
Substanz

Mineralia – Anorganica – Elementa – 12. Gruppe[122] – Cadmium – Cd

Cadmium ist ein silberweißes, glänzendes, weiches und plastisch verformbares Metall. In Verbindungen ist das Schwermetall Cadmium, wie das engverwandte Zink, mit dem es oft in Bindung auftritt, zweiwertig. Friedrich Stromeyer entdeckte das Element 1817 im Zinkoxid und nannte es Cadmium, nach griechisch cadmeia = Zinkerz. In der Erdrinde gehört Cadmium zu den seltenen Metallen. Dort kommt es nur in Verbindungen, meist mit Zink oder Phosphor, vor. Spuren findet man in manchen Pflanzen wie Cannabis sativa, in Algen und in vielen Meeresorganismen wie beispielsweise dem Seestern Asterias rubens.

Homöopathische Verwendung findet Cadmium.

99.2
Pharmakologie und Toxikologie

Es ist sehr giftig und umweltgefährdend. Aufgrund seiner Langlebigkeit und des hohen Gefährdungspotenzials, welches von Cadmium ausgeht, sollte seine Verwendung begrenzt oder vermieden werden.

Bei Inhalation von Cadmiumpartikeln werden diese zu 30 bis 60 % resorbiert. Raucher mit einem täglichen Konsum von 20 Zigaretten nehmen ca. 1000 bis 2000 ng Cadmium/Tag auf.

Intestinal erfolgt die Resorption zu 3 bis 6 % vorwiegend im Duodenum. Eisen-, Calcium- und Protein-Mangel steigern die intestinale Resorption deutlich.

An Albumin und α_2-Makroglobulin gebunden, erfolgt der Transport über das Blut zur Leber, wo es die Bildung von Metallothionein[123] induziert. Dieser Cadmium-Metallothionein-Komplex wird aus der Leber freigesetzt, wo er dann in der Niere nach glomerulärer Filtration und tubulärer Rückresorption, akkumuliert. In den Zellen des proximalen Tubulus wird der Komplex zu Aminosäuren und ionischem Cadmium abgebaut, was vermutlich für die Toxizität verantwortlich ist. Das ionische Cadmium induziert dadurch wieder die Metallothionein-Synthese, sodass es hier dann wieder als Komplex vorliegt. Dieser Reaktionsweg ist für hohe orale Cadmium-Aufnahmen nachgewiesen.

Inkorporiertes Cadmium akkumuliert zu 50 % in der Niere, zu 15 % in der Leber, aber auch in Schilddrüse, Pankreas, Speicheldrüsen und Plazenta. Die Ausscheidung des nicht resorbierten Cadmiums erfolgt mit der Faezes, resorbiertes Cadmium wird renal ausgeschieden, allerdings nur in sehr geringer Menge. Die Eliminationshalbwertszeit liegt im Blut bei 50 bis 100 Tagen, im Gewebe bei 10 bis 30 Jahren.

Cadmium gehört zu den Ultraspurenelementen[124]. Der mittlere Cadmiumgehalt eines Erwachsenen liegt bei ca. 10 bis 15 mg und ist bei Rauchern 1,5- bis 1,8-fach höher. Rauchen führt aufgrund seiner hohen Resorptionsquote zu dieser deutlichen Belastung. Obwohl im Tierversuch Mangelsymptome gesehen werden konnten, ist für den Menschen allein die toxische Komponente von Bedeutung. Es zählt aufgrund seiner toxikokinetischen Eigenschaften zu den Kumulationsgiften.

Akute Vergiftungen durch Inhalation führen zu Kurzatmigkeit, Schwäche, Kopfschmerzen und Fieber, in schweren Fällen kommt es zu nicht selten

---

122 Zink-Gruppe: Zink Zn, Cadmium Cd, Quecksilber Hg, Copernicum Cn.

123 Ein niedermolekulares, cysteinreiches Protein. Physiologisch dient es der Zink-Homöostase, der Bindung toxischer Metallionen, dem Schutz vor oxidativem Stress und der zellulären Redox-Kontrolle. Die Synthese dieser Proteinkomplexe wird durch erhöhte Metallkonzentrationen, durch Kortikosteroide und durch Interferon induziert.

124 Elemente, deren Essenzialität tierexperimentell über mehrere Generationen nachgewiesen wurde, deren Funktion allerdings bislang unbekannt ist.

tödlich verlaufenden Lungenödemen und Pneumonien.

Die oralen Vergiftungserscheinungen sind Übelkeit, Erbrechen, Diarrhö und kolikartige Schmerzen.

Chronische Intoxikationen können zu Anosmie[125], zu Anämie und Wirbelkörperschmerzen durch Knochenschädigungen führen. Bei Arbeitern, die ständig mit Cadmium in Berührung kamen, wurde eine hohe Frequenz an Zahnkaries beobachtet. Über die Hälfte zeigte eine gelbe Verfärbung der Zähne, bei einem großen Teil trat die typische gelbe Cadmiumierung an den Zähnen auf.

Exkurs: Itai-Itai-Krankheit (Weh-Weh, Aua-Aua) erstmals 1946 in Japan beschriebene Erkrankung, bei der es bei Personen nach der chronischen Aufnahme von mit Cadmium kontaminiertem Reis und Trinkwasser vor allem bei älteren Frauen zu tubulären Nierenschäden, zu schweren schmerzhaften Osteomalazien und Osteoporosen durch Störung des Calcium- und Phosphatstoffwechsels, zu Eisenmangel-Anämien, zu Störungen der intestinalen Resorption und des Leberstoffwechsels kam.

Klinisch bedeutsam sind vor allem die chronische Toxizität durch die Inhalation cadmiumhaltiger Stäube und Aerosole am Arbeitsplatz und durch das Tabakrauchen, welches mit einem erhöhten Lungenkrebsrisiko verbunden ist.

99.3
Anwendung

Homöopathische Anwendung findet die Substanz bei geistigen und körperlichen Schwächezuständen. Bei Niereninsuffizienz sollte Cadmium nur auf ärztlichen Rat verordnet werden (nach Kommission D).

Gutman [3] nennt als Indikationen: *Zephalgien, Migräne, Chronic Fatigue Syndrom, Infekte, Halsschmerzen, Influenza* sowohl vom respiratorischen und intestinalen Typus, *Gastritis, Gastroenteritis, Ulcus ventriculi et duodeni, Kinetose, Lumbago* und *Iliosakralgelenksyndrom, Ekzem.*

99.4
Arzneimittelprüfung

Die toxikologische Literatur kann nur mit Zurückhaltung verwertet werden, da das in der Technik gebrauchte Cadmium, zum Beispiel die Farbe Cadmiumgelb, einen hohen Gehalt an anderen Elementen wie Zink und Schwefel enthält. Es ist daher nicht sicher, ob die dem Cadmium zugeschriebenen Heilwirkungen bei Krebs diesem Element zugeordnet werden können. Da Cadmium natürlich nicht gediegen[126] vorkommt, war es nötig, mit einem gereinigten Präparat eine Neuprüfung vorzunehmen. Das hierbei verwendete Cadmium enthält bei spektroskopischer Prüfung noch eine geringe Menge Zink, das zum Zeitpunkt der Prüfung technisch nicht völlig ausgemerzt werden konnte. Die Prüfung wurde von mehreren voneinander unabhängigen Prüfergruppen der Liga Medicorum Homœopatica Internationalis 1947 in Angriff genommen und von Dr. W. Gutman in New York zusammengefasst [2]. Das folgende Arzneimittelbild ist dieser Prüfung an 38 Personen mit der C 2 und C 3, der D 6 und D 12 von Cadmium metallicum entnommen.

99.5
Arzneimittelbild

Leitsymptome: Kühle Anwendungen > Kopfschmerz.
 Essen > Kopf, Hals, Magen.
 Vorwärtsbeugen und durch Druck > Bauch.
 Erscheinen eines Hautausschlags >.
 Bewegung <.
 Geistige Anstrengung <.
 Morgens beim Erwachen < allgemein.

Geist und Gemüt: Große Reizbarkeit und Verdrießlichkeit. Kann niemanden leiden. Ärgerlich, wenn er kritisiert wird. Argwöhnisch, was die Leute über ihn denken.

Sehr gleichgültig, mag keinerlei Arbeit tun, schiebt alles auf. Unfähig, zu denken und sich zu konzentrieren. Überempfindlichkeit.

---

125 Verlust des Geruchssinns.

126 Bergmannsbezeichnung für Minerale, die elementar, also rein vorliegen.

99 – Cadmium metallicum – cadm

Gedächtnis sehr geschwächt.

Bedrücktes Gemüt. Will niemand sehen, will sich nicht unterhalten.

Träume, bei denen er rennen muss, ohne das Ziel zu erreichen, oder Dinge suchen muss, ohne sie zu finden. Sehr schläfrig nach dem Lunch, besser durch kalte Schauder.

Chronic Fatigue Syndrom

Kopf: Drückende, klopfende, stechende Kopfschmerzen, oder wie von einem engen Band. **Die Kopfschmerzen kommen und gehen plötzlich, verschlimmern sich bei Schütteln des Kopfes und bei Bewegung, beim Lesen und bei geistiger Anstrengung, am Morgen beim Erwachen, sie sind besser durch kalte Anwendungen und durch Druck, durch Essen und sind oft mit Übelkeit verbunden.**

Migräne

Augen: Empfindlichkeit gegen Licht. Trockenheit, Brennen, Jucken. Brennen und Schmerzen der Oberlider, schlimmer durch Lesen und im warmen Raum.

Ohren: Tinnitus, leichte Ohrenschmerzen.

Nase: Niesen bei grippalem Infekt.

Mund: Speichelfluss oder Trockenheit im Mund, bitterer oder saurer Geschmack, mag nicht essen.

Zähne: Zahnschmerzen, besser von Kaltem und von Druck.

Innerer Hals: Wundheit und Schwellungsgefühl und Gefühl eines Fremdkörpers im Hals, besser von kaltem Wasser. Hals trocken und wund, schlimmer durch Husten.

Magen: Verlust des Appetits oder sehr hungrig, durch noch so viel Essen nicht zu befriedigen. Übelkeit mit Schmerz im Epigastrium, besser durch Essen und durch Druck und Zusammenkrümmen, schlimmer durch Bewegung und am Morgen beim Erwachen.

Gastritis
Gastroenteritis
Ulcus ventriculi et duodeni
Magenkarzinom als Palliativum

Abdomen: Viele Gase im Bauch.

Rektum und Stuhl: Dünne Stühle mit viel Drängen, Gefühl eines Fremdkörpers oder eines Gewichts im Rektum. Verstopfung. Hämorrhoiden mit Blutabgang.

Blase: Häufiger Drang zum Wasserlassen.

Husten und Expektoration: Husten mit Kitzel hinter dem Schildknorpel und Auswurf von zähem, klarem Schleim.

Extremitäten: Zittern der Glieder, Ruhelosigkeit der oberen Glieder. Zittern der Hände. Schwäche und Gefühl des Versagens. Schmerzen in der Gegend der Schulterblätter, im Rücken, im Kreuz, in den Gliedern. Krampfartige Schmerzen.

Lumbalgie
Koxalgie

Schlaf: Schläfrigkeit, immer besser durch Kälte-Schauder.

Haut: Gefühl wie verbrannt oder Gefühl von Hitze an einer kleinen Stelle an den Gliedern. Rötung, trockener Ausschlag, Papeln, Bläschen auf der Haut. Die allgemeine Müdigkeit lässt mit dem Auftreten der Hauteruption (Bläschen auf dem Handrücken) nach.

Ekzem

Allgemein: Schlappheit, große Müdigkeit und Erschöpfung und Wundheitsgefühl überall; schleppt sich erschöpft hin. Übelkeit bei vielen Beschwerden (Kopf, Magen).

Infekt akut
Rekonvaleszenz, prolongiert

99.6 Dosierung

D 6 und höhere Potenzen. Hochpotenzen in einzelnen Gaben.

99.7 Vergleichsmittel

- 12. Gruppe Periodensystem der Elemente (wie bei den Zink-Arzneien inklusive Cadmium sulphur).
- Geruchswahrnehmungen abwechselnd mit Gesichtswahrnehmungen: Cadmium sulphuricum.
- Kopfschmerzen, kühle Anwendungen und Druck >: Argentum nitricum, Asterias rubens.
- Kopfschmerzen, plötzlich kommend und gehend, Geräusch <, Licht und Erschütterung <: Belladonna.
- Schmerzen, Essen > (Kopf, Magen, Gallenblase): Anacardium occidentale, Chelidonium majus, Hedera helix, Ignatia amara, Iodum purum, Mandragora officinarum.
- Folgen von grippalem Infekt: Sulphur lotum, China officinalis, Conium maculatum.
- Tinnitus: Bei Cadmium sulphuricum ist neben reißenden Schmerzen in den Ohren angegeben, dass Geräusche im Kopf widerhallen (DD Carbo animalis). Bei einer Eigenprüfung des Verfassers hat das Geräusch des Automotors und das vibrierende Geräusch, das beim Autofahren auf einem Steinpflaster entsteht, also beides Schallwellen von niedriger Frequenz, ein heftiges Dröhnen in den Ohren erzeugt.
- Gänsehaut nach Trinken; Kältegefühl selbst neben dem Feuer: Cadmium sulphuricum.

99.8 Kasuistik

99.8.1 Migräne

W. Gutman schreibt: „Eine Frau mit 52 Jahren leidet seit 40 Jahren an schweren Migräneanfällen, die öfters 2 Wochen lang täglich auftreten; die Intervalle zwischen den Anfällen dauern nicht länger als 3 Wochen. Der pulsierende Schmerz sitzt entweder rechts oder links, begleitet von Skotom und Übelkeit, besser durch kalte Anwendungen, durch Druck und durch Essen. Cadmium metallicum C 6, 2 Tabletten täglich, später jeden 2. Tag 6 Wochen lang. Von Beginn der Behandlung ab keine weiteren Anfälle. Die Patientin wird nach 5 Jahren ohne weitere Behandlung frei von Migräneanfällen befunden.

Eine Anzahl ähnlicher Fälle wurde mit Cadmium metallicum C 200 in einzelnen Gaben behandelt und geheilt; darunter waren Fälle von mehrjähriger Dauer." [2]

99.8.2 Physische und geistige Erschöpfung

„Ein anderes Anwendungsfeld für Cadmium metallicum liegt vor bei dem Zustand physischer und geistiger Erschöpfung, wie er nach grippalen Infekten lange Zeit anhalten kann. Diese Anzeige habe ich zuerst an meinem eigenen Körper erprobt. Nach einem Anfall eines grippalen Infektes, welcher in 2 Tagen mit dem angezeigten Mittel geheilt wurde, setzte ich meine Arbeit in einem Zustand von geistiger und körperlicher Erschöpfung fort. Es war ein Zustand, in dem das Leben nicht mehr lebenswert schien. Nichts schien zu helfen. Eines Nachts studierte ich die Symptome bei Cadmium metallicum in meinen Notizen und nahm eine Gabe C 30, worauf ich am nächsten Morgen mit völligem Wohlbefinden und dem Gefühl der Befreiung eines elenden Zustandes erwachte. Die Wiederherstellung erfolgte unmittelbar und hielt an.

Eine Pflegerin, welche nach einem grippalen Infektes vor 2 Jahren an großer Apathie litt, fühlte sich zum ersten Mal wie umgewandelt nach Cadmium metallicum C 200.

Weitere Fälle machten zuerst nach Cadmium metallicum C 200 eine 2-tägige Erstverschlimmerung durch und fühlten sie sich wundervoll." [3]

99.9
Literatur

[1] Allen TF. Cadmium metallicum. Encyclopedia of pure Materia Medica. Bd. 2. New York: Boericke & Tafel; 1874–1880: 330–332

[2] Gutmann W. Cadmium metallicum. Journal of the American Institute of Homoeopathy 1951; 44 (5): 97–101

[3] Gutmann W. Cadmium metallicum. Allgemeine Homöopathische Zeitung 1958; 203 (3): 113–122

[4] Hatherly P. A proving of Cadmium metallicum (1998). Homoeopathic links 2001; 14: 37–40

[5] Hughes R. Cadmium. Cyclopaedia of Drug Pathogenesy. Bd. 1, 2. London: Gould; 1886–1891: 661–662, 729–730

[6] Macfarlan D. Cadmium metallicum. Homoeopathic Recorder 1930; 45: 642–645

100 Cadmium sulphuricum – cadm-s

lt.: Cadmium sulphuricum, dt.: Cadmiumsulfid, engl.: cadmium sulfide

100.1
Substanz

Mineralia – Anorganica – Composita – 12. Gruppe[127] – **Cadmiumsulfid – CdS**

Diese Verbindung findet unter dem Trivialnamen Cadmiumgelb Verwendung. Als α-CdS bildet es hexagonale, zitronengelbe Kristalle, während β-CdS kubische, scharlachrote Kristalle bildet.

Homöopathische Verwendung findet Cadmiumsulfid.

100.2
Pharmakologie und Toxikologie

Cadmiumsulfid ist karzinogen.

100.3
Anwendung

Homöopathische Anwendung findet die Zubereitung bei Gesichtslähmung, Katarakt, Adenoiden, Gastritiden und Enteritiden akut wie chronisch, Erschöpfungssyndrom (nach Kommission D).

100.4
Arzneimittelprüfung

Bei einer Arzneimittelprüfung mit Cadmium sulphuricum mit einer Dosis von ½ Gran ergab sich: Speichelfluss, heftiges Würgen mit zähem Schleim, später Erbrechen mit Schmerzen im Magen und in der Nabelgegend. Es wurde Speise und Galle ausgeworfen [1]. Eine weitere Prüfung mit Cadmium sulfuricum wurde von Pétroz vorgenommen, beide Prüfungen finden sich in Allens Encyclopedia.

100.5
Arzneimittelbild

Nase: Entzündung der Nase bis zu Geschwüren und Karies mit üblem Geruch.
  Abnorme Geruchswahrnehmungen, abwechselnd mit abnormen Gesichtswahrnehmungen.

Brust: Gefühl von Erweiterung oder Zusammenziehung der Brust.

Frost und Frösteln: Gänsehaut nach Trinken. Kältegefühl selbst neben dem Feuer.

100.6
Vergleichsmittel

12. Gruppe Periodensystem der Elemente: Aethiops antimonialis, Aethiops mineralis, Cadmium metallicum, Cinnabaris, Mercurius iodatus flavus, Mercurius iodatus ruber, Mercurius dulcis, Mercurius chromicus oxydulatus, Mercurius solubilis Hahnemanni, Mercurius sublimatus corrosivus, Mercurius vivus, Zincum metallicum, Zincum aceticum, Zincum cyanatum, Zincum oxydatum, Zincum phosphoricum, Zincum picrinicum, Zincum sulphuricum, Zincum valerianicum.

100.7
Literatur

[1] Burdach. Wirkung des Cadmium sulfuricum. C. W. Hufeland's Journal der practischen Heilkunde 1827; 64: 129–130

[2] Clarke JH. Cadmium bromatum Cadmium sulphuratum. Dictionary of practical Materia Medica. Bd. 1. London: Homoeopathic Publishing Company; 1900–1902: 327–329

[3] Pétroz. Pathogénésis du Guaraea et du Cadmium sulfuricum. Journal de la Société Gallicane de Médecine Homéopathique 1854; 5: 9–26

---

127 Zink-Gruppe: Zink Zn, Cadmium Cd, Quecksilber Hg, Copernicum Cn.

101 Cainca – cain

syn.: Chiococca racemosa, dt.: Schlangenwidrige Schneebeere, engl.: West Indian snowberry

101.1 Substanz

Plantae – Rubiaceae (Rötegewächse) – **Chiococca alba**

Es handelt sich um eine immergrüne Kletterpflanze, die Höhen von 6 m erreichen kann. Sie hat gelbe Blüten und weiße Früchte.

Die Droge wird aus der getrockneten Wurzelrinde hergestellt.

101.2 Pharmakologie und Toxikologie

Die Pflanze enthält Caincin, ein saponinartiges Glykosid und Chlorogensäure.

101.3 Anwendung

Homöopathische Anwendung findet die Droge bei Nephritis (nach Kommission D).

Volksmedizinisch wird die Pflanze bei *Darmmotilitätsstörungen*, als Diuretikum und als Emetikum eingesetzt.

101.4 Arzneimittelprüfung

Die AMP wurde von Dr. Koch mit 4 Prüfern mit starken Gaben eines Infuses bzw. der Tinktur und von Dr. Lippe mit der D 2 durchgeführt.

101.5 Arzneimittelbild

Leitsymptome: Als typisch wird das Fehlen von Schweiß hervorgehoben.

Kopf: Benommenheit, Schwindel bei Treppensteigen. Heftige Kopfschmerzen an allen Teilen des Kopfes.

Augen: Ödeme der Augenlider, Schmerzen in den Augäpfeln, mit vorübergehender Störung des Sehvermögens.

Nase:

> *Rhinitis*

Mund: Zunge schleimig belegt, weiß oder dunkel. Übler Mundgeruch. Geschmack verändert, bitter oder süßlich oder wie Schlehen. Teils Trockenheit im Mund, teils Speichelfluss.

Innerer Hals: Wundheit im Rachen, zum Verrücktwerden.

> *Pharyngitis*

Magen: Übelkeit, Erbrechen.

Abdomen: Auftreibung des Leibs, Leibschneiden, Rumpeln im Bauch.

Rektum und Stuhl: Durchfällige Stühle.

Niere:

> *Nephritis akut und chronisch*
> *Albuminurie*
> *Ödem nephrogen*

Harnröhre: Ständiger Harndrang, mit Brennen im hinteren Teil der Harnröhre und an der Harnröhrenmündung. Unwiderstehlicher Drang zu urinieren. Beträchtliche Steigerung der Harnabsonderung. Harndrang mit Erektion des Penis und Brennschmerz in der Harnröhre.

Urin: Stechender Harngeruch.

Geschlechtsorgane:
- männlich: Ziehender Schmerz in Hoden und Samensträngen. Heftig gesteigerte Libido. Erotische Träume.

Sprache und Stimme: Heiserkeit

Schweiß: Reichliche Schweißbildung. ☉ **Fehlen von Schweiß**.

101.6
Dosierung

D 3 bis D 4.

101.7
Vergleichsmittel

Nephritis mit Ödemen: Helleborus niger, Apis mellifica (Letzteres bei akuter Nephritis).

101.8
Literatur

[1] Allen TF. Cainca. Encyclopedia of pure Materia Medica. Bd. 2. New York: Boericke & Tafel; 1874–1880: 332–336

[2] Buchner JB. Cainca. Allgemeine Zeitschrift für Homöopathie 1850; 22 (2): 141–144

[3] Clarke JH. Cainca. Dictionary of practical Materia Medica. Bd. 1. London: Homoeopathic Publishing Company; 1900–1902: 330

[4] Koch. Cainca. Allgemeine Zeitschrift für Homöopathie; 2

102 Caladium seguinum – calad

lt.: Dieffenbachia seguine, dt.: Schweigrohr, engl.: American arum

102.1 Substanz

Plantae – Araceae (Aronstabgewächse) **– Dieffenbachia seguine**

Es handelt sich um eine ausdauernde, 1 bis 2 m hohe Pflanze mit kräftigem Wurzelstock und aufrechten, gegliederten Stängeln. Die Blätter sind fast herzförmig. Beheimatet ist die Pflanze in West- und Ostindien, Mittelamerika und im tropischen Südamerika. In Deutschland wird sie kultiviert. Sie fand landwirtschaftliche Verwendung als Insektizid.

Homöopathische Verwendung finden die oberirdischen Teile der frischen Pflanze.

102.2 Pharmakologie und Toxikologie

In der Gattung Dieffenbachia ist, wie in der gesamten Familie, die Cyanogenese verbreitet. Das cyanogene Glykosid Triglochinin findet sich in den jungen Blättern und im Blattsaft.

Als toxisches Prinzip finden sich Oxalsäuren und -salze intrazellulär als lange Raphidenbündel, besonders angereichert in den Zellen entlang der Sprossachsen, den sogenannten Schießzellen. Bei Verletzung des Pflanzengewebes werden diese Kristallnadeln zusammen mit dem übrigen Zellinhalt herausgeschleudert und können so eine Histaminausschüttung im betroffenen Gewebe auslösen oder über die im Zellinhalt ebenso vorhandenen Proteasen zu einer Kininausschüttung führen.

Bei Hautkontakt kommt es zu sehr starken Schwellungen. Im Nasen-Rachen-Raum ebenso, was zu Schluckbeschwerden führt und in schweren Fällen zum Verlust der Sprache (Schweigrohr) für mehrere Tage führen kann. Bei Kindern wurden zusätzlich Diarrhö, Tachykardie und Hypersalivation beobachtet. Die Symptome klingen nach Tagen ab.

102.3 Anwendung

Volkstümliche Anwendung fand die Droge als Kontrazeptivum, da es zeitweilige oder ständige Sterilität verursachte. Als weibliches Aphrodisiakum wurde es bei Libidostörungen eingesetzt. Ebenso bei erektiler Dysfunktion.

Homöopathische Anwendung findet die Substanz vor allem bei genitalem Juckreiz (nach Kommission D).

Die Zubereitung findet Anwendung bei *sexueller Dysfunktion* und bei *Dysphonie*.

102.4 Arzneimittelbild

Abdomen: Gastroenteritische Beschwerden. Beim Rauchen einer Zigarre plötzlich eintretender Brechreiz und Stuhldrang.

Geschlechtsorgane:
- weiblich: ⊙ **Pruritus vulvae et vaginae in der Schwangerschaft.** Ferner bei Libidominderung und Infertilität.

   Vaginalmykose

- männlich: Gefühl, als seien die Geschlechtsteile vergrößert, wie aufgeblasen. Eichel gerötet, Vorhaut geschwollen, wund und gerötet mit ätzenden Schmerzen, mit Jucken beim Wasserlassen. Erektion des Penis verschwindet plötzlich während des Verkehrs. Erektionen ohne Libido, im Wechsel mit Libido ohne Erektion. Der Penis bleibt schlaff trotz vorhandenen Triebes, selbst bei verliebter Zärtlichkeit. Beim Verkehr bleibt Orgasmus und Samenerguss aus oder Samenerguss zu bald.

Sprache und Stimme:

Dysphonie

Husten und Expektoration: Husten mit Zusammenschnüren im Kehlkopf.

Allgemein: Verlangen, zu rauchen. Zigarre rauchen führt zu Diarrhö.

102.5 Dosierung

D 3 bis D 6 bis D 12. Bei gesteigerter sexueller Reizbarkeit sind die höheren Potenzen zu empfehlen, um eine Beruhigung zu erzielen. Bei mangelnder Libido kommen auch die tiefen Potenzen in Betracht.

102.6 Vergleichsmittel

- Araceae: Arum triphyllum, Lemna minor.
- Acidum phosphoricum, Agnus castus, Lycopodium clavatum, Phosphorus, Platinum metallicum, Selenum amorphum, Staphysagria.

102.7 Literatur

[1] Allen TF. Caladium. Encyclopedia of pure Materia Medica. Bd. 2, 10. A record of the positive effects of drugs upon the healthy human organism. New York: Boericke & Tafel; 1874–1880: 337–343, 398

[2] Bischop. Caladium seguinum. Allgemeine Homöopathische Zeitung 1854; 48: 19

[3] Clarke JH. Caladium. Dictionary of practical Materia Medica. Bd. 1. London: The Homoeopathic Publishing Company; 1900–1902: 332–334

[4] Hughes R. Caladium. Cyclopaedia of drug pathogenesy. Bd. 1. London: Gould; 1886–1891: 662–664

[5] Schréter GA. Pharmakodynamische Fragmente. Caladium seguinum. Neues Archiv für die homöopathische Heilkunst 1846/48; 3 (3): 180–183

103 Calcium arsenicosum – calc-ars

lt.: Calcium arsenicosum, dt.: Calciumarsenat, engl.: calcium arsenate

103.1 Substanz

Mineralia – Anorganica – Composita – 2. Gruppe[128] **– Calcium(III)-arsenit – $Ca_3(AsO_3)_2$**

Die Herstellung der Zubereitung erfolgt, indem man eine heiße Lösung von 1 Teil Arsen(III)-oxid As_2O_3 und 30 Teilen Wasser H_2O mit 650 Teilen Calciumhydroxid-Lösung $Ca(OH)_2$ versetzt, bis diese Mischung alkalisch reagiert. Der entstehende Niederschlag wird abfiltriert.

Homöopathische Verwendung findet Calcium (III)-arsenit.

103.2 Anwendung

Homöopathische Anwendung findet die Zubereitung bei Nephritis, Herzinsuffizienz und Hepatopathien (nach Kommission D).

Die Wirkung soll nachhaltiger als bei Arsenicum album sein, bei **Mesenterialadenopathien, malignen Drüsentumoren**, bei **chronischer Nephritis** und bei **Herzinsuffizienz**. Gerade bei Herzinsuffizienz wird Calcium arsenicosum dem Calcium carbonicum vorgezogen.

103.3 Vergleichsmittel

2. Gruppe Periodensystem der Elemente: Barium carbonicum, Barium iodatum, Beryllium metallicum, Calcium carbonicum, Calcium causticum, Calcium fluoratum, Calcium hypophosphorosum, Calcium iodatum, Calcium phosphoricum, Calcium silicatum, Calcium stibiato-sulphuratum, Calcium sulphuricum, Hepar sulphuris, Magnesium carbonicum, Magnesium fluoricum, Magnesium iodatum, Magnesium muriaticum, Magnesium phosphoricum, Magnesium sulphuricum, Radium bromatum, Strontium carbonicum.

---

[128] Erdalkalimetalle: Beryllium Be, Magnesium Mg, Calcium Ca, Strontium Sr, Barium Ba, Radium Ra.

104 Calcium carbonicum Hahnemanni – calc-c

lt.: Calcium carbonicum Hahnemanni, Calcium carbonicum naturalis, Calcarea carbonica Hahnemanni, dt.: Austernschalenkalk, engl.: oyster shell

104.1
Substanz

Mineralia – Anorganica – Composita – 2. Gruppe[129] **– Austernschalenkalk – $CaCO_3$**

Verwendet werden die inneren, schneeweißen Teile aus den zerbrochenen Schalen der Auster, Ostrea edulis, Ostreidae. Die Schalen werden in Wasser ausgekocht, gereinigt, getrocknet, die äußere dunkle Schicht entfernt und dann zu einem feinen Pulver gemahlen. Man unterscheidet Calcium carbonicum naturalis, das oben genannte, welches Beimischungen enthält, von dem synthetisch hergestellten reinen Calcium carbonicum praecipitatum.

Homöopathische Verwendung findet der Austernschalenkalk.

104.2
Pharmakologie und Toxikologie

Die Gesamtmenge an Calcium im Organismus beträgt 25 000 mmol, das entspricht ca. 1 kg. Davon befindet sich 1 % in der Extrazellularflüssigkeit und 99 % in Verbindung mit Phosphor als Hydroxylapatitkristalle $Ca_5[(OH)/(PO_4)_3]$ in der Substantia compacta des Knochens. Von dem plasmatischen Calcium sind 38 % an Albumin gebunden, 12 % bilden lösliche Komplexe mit anderen Anionen und nur 1,25 mmol/l sind biologisch aktiv. Die Plasmakonzentration des Calciums liegt in einem engen physiologischen Bereich. Die enterale Calciumresorption in bidirektional. Bei ausgeglichener Calciumbilanz erfolgt die Elimination zu 90 % enteral und zu 10 % renal. Der Calciumstoffwechsel wird über die Hormone Parathormon, Calcitriol und Calcitonin reguliert.

Eine Hypokalzämie entsteht durch Niereninsuffizienz, bei PTH-Mangel (z. B. nach Thyroidektomie mit akzidenteller Extirpation der Glandula parathyroidea), Vitamin-D-Mangel und Alkalose (z. B. bei Hyperventilation). Klinisch zeigt sich eine gesteigerte neuromuskuläre Übererregbarkeit in Form einer Tetanie. Eine Hypercalcämie entsteht bei PTH-Überschuss (z. B. Adenom der Glandula parathyroidea), Übersubstitution von Vitamin D. Kommt es zur Überschreitung des Löslichkeitsproduktes[130] präzipitiert Calcium in Haut, Gelenken und Muskeln. An der Niere kommt es zur Ausbildung von Calciumphosphatsteinen.

104.3
Anwendung

Homöopathische Anwendung findet die Zubereitung bei Calciumphosphat-Stoffwechselstörungen, chronischen Haut- und Schleimhauterkrankungen sowie proliferativen Schleimhautprozessen (nach Kommission D).

Man beobachtet eine Verlangsamung der Stoffwechselvorgänge und auch der Heilreaktionen, welche die Neigung annehmen, in chronische Krankheitszustände überzugehen. **Die Verlangsamung des Stoffwechsels führt zu Adipositas und schwerfälligen plumpen Formen.** Es besteht ein Kältegefühl, das als innere **Kälte** oder als Kälte einzelner Partien, beispielsweise am Kopf oder an den Gliedern, besonders den Füßen, wahrgenommen wird. Es ist ganz allgemein ein **schlaffes Verhalten des Gewebes** und seiner Reaktionen vorhanden. Die Leistungsfähigkeit der Muskulatur ist herabgesetzt, der Patient ist auffallend rasch erschöpft und klagt über Müdigkeit. Das Herz ist in diesen Mangel an Spannkraft einbezogen.

Calcium carbonicum Hahnemanni besitzt besondere Bedeutung für das **kindliche Alter**, wo Störungen des Kalkhaushalts zu *Rachitis* und zu *Tetanie* führen können. Solche Kinder zeigen eine

---

[129] Erdalkalimetalle: Beryllium Be, Magnesium Mg, Calcium Ca, Strontium Sr, Barium Ba, Radium Ra.

[130] Das Löslichkeitsprodukt von Ca^{2+} und PO_4^{2-} im Plasma ist annähernd konstant, sodass sich beide Ionenkonzentrationen umgekehrt proportional verhalten.

blasse, schlaffe Haut, auch die Muskeln sind schlaff und wabbelig bei pastösem und plumpem Aussehen, reichliche **Schweiße am Kopf** von oft **saurem Geruch**. Verlangsamte Zahnung und Beschwerden beim Zahnen (*Dentitio difficilis*), Offenbleiben der Fontanellen über die normale Zeit der Verknöcherung, Neigung zu sauer riechenden *Diarrhö* und zu krampfartigen Zuständen.

Die Kinder machen den Eindruck zu guter Ernährung, sie sind pastös und gedunsen, der Bauch ist besonders dick und vorgewölbt und drängt sich aus den knöchernen Begrenzungen der Beckenknochen und der Rippenbogen wie eine umgestülpte Untertasse vor. Eine geringe Widerstandskraft gegen die Einflüsse von Nässe und Kälte tritt deutlich zutage. Es sind besonders blonde Kinder, die den geschilderten Typus zeigen.

Ständig **an- und abschwellende** *Infekte* der **Schleimhäute**, *chronische Entzündungen* und **Schwellungen** der *Lymphknoten* und der ***Tonsillen***, ***Entzündung*** des ***äußeren Auges***, ***Otorrhö***, ***Adenoide*** usw. Die chronisch entzündeten Schleimhäute führen zu hypertrophischer Entzündung und Anschwellung mit verstopfter Nase, auch polypöse Anschwellung der Nasenschleimhäute bilden sich aus.

An den Verdauungsorganen besteht Neigung zu *saurer Diarrhö*. Die Kinder haben **Verlangen nach Unverdaulichem**, wie Kalk, Kohle, Erde. Es besteht eine **Milchunverträglichkeit** und sie wird in sauren Klumpen wieder erbrochen. Eier werden gierig verlangt. Gegen die **Säuglingsdystrophie** wird Calcium carbonicum Hahnemanni mit gutem Erfolg verwendet, wenn die Unverträglichkeit von Milch und die *saure Diarrhö* zugegen sind.

Wenn diese Kinder auch oft einen wohlgenährten Eindruck machen, so ist ihr Gewebe doch in gewissem Sinne reizüberempfindlich und antwortet auf geringe Reize von Feuchtigkeit und Kälte mit Schleimhautinfekten, mit Entzündung und Schwellung des lymphatischen Gewebes. Bei **dystrophischen Kindern**, wenn bereits eine Abmagerung aufgetreten ist, kann durch die saure Diarrhö und die Unverträglichkeit von Milch trotzdem Calcium carbonicum Hahnemanni angezeigt sein. In solchen Fällen steht die Vortreibung des Leibes in einem auffallenden Gegensatz zu den abgemagerten übrigen Teilen des Körpers, den dünnen Armen und Beinen und dem faltigen Hals.

Neben der Abspannung und Schlaffheit finden wir jedoch in der pharmakalogischen Gegenphase Zeichen von Gefäßspasmen, zum Beispiel halbseitigen Kopfschmerz, plötzliches Erblinden, Einschlafen der Glieder sowie Spasmen der glatten Muskulatur (beispielsweise in der Glottis und in den Bauchorganen), die Calcium carbonicum Hahnemanni geeignet machen als homöopathisches Heilmittel bei **Tetanie**, bei **Asthma bronchiale** und bei **Gallenkoliken**. Auch hier berührt sich der Kalk mit dem gruppenverwandten Magnesium in seiner Fähigkeit, Spasmen zu erzeugen beziehungsweise zu lösen.

Im Entwicklungsalter begegnen wir dem geschilderten **Typus des pastösen, scheinbar wohlgenährten Heranwachsenden** wiederum deutlich. Hier ist die genitale Entwicklungsstörung im Vordergrund. Der Pubertierende nimmt ein feminines Aussehen an, und die Pubertierende leidet bei scheinbar üppigem Ernährungszustand infolge der Funktionsschwäche der Ovarien an einer **zu frühen, zu starken und zu langen Menses**. Auch dieser altersbedingte Typus wird als blond und helläugig geschildert. Als Auswirkung des reduzierten Metabolismus des gesamten Schleimhautsystems finden wir häufig eine milchige *Leukorrhö* mit lästigem Juckreiz. Die Brüste befinden sich vor der Menses in einem Zustand schmerzhafter Spannung.

Präklimakterisch und klimakterisch kommt Calcium carbonicum Hahnemanni gleichfalls bei diesen Menstruationsstörungen in Frage. Meist wird es sich um Frauen von gedrungenem Wuchs handeln. Auch bei aussetzender Menses in der Menarche und präklimakterisch ist an Calcium carbonicum Hahnemanni zu denken.

Calcium-carbonicum-Hahnemanni-Menschen haben einen reduzierten Turgor des Gewebes, was zu dem meist überdurchschnittlichen Ernährungszustand und dem rundlichen Aussehen, passt. **Auf geringe Anstrengungen folgt eine frühzeitige Erschöpfung mit mühsamer Atmung und Ausbruch von kaltem Schweiß am Kopf.** Auch bei geistiger Anspannung tritt bald ein Versagen ein mit Mutlosigkeit und *Depression*. Wenn er sich der Kälte oder Nässe aussetzen muss, treten allerlei *Erkältungskrankheiten* einschließlich *rheumatischer Myalgien* mit *Lumbalgie* ein. Von jeher galt die **Rachitis** als eine dankbare Indikation. Offenbar vermochten die homöopathischen Kalkpräparate den Kalkstoffwechsel besser zu aktivieren als die anderen, in größeren Mengen dem Körper angebotenen Kalksalze. Wenn man heute dem D-Vitamin als dem adäquaten Mittel den Vorzug gibt, so bleibt für die Behandlung mit Kalk als Unterstützungsmittel der D-Vitamin-Behandlung noch ein genügendes Feld, denn der Kalk-Typus tritt ja gerade bei den Rachitikern nicht selten am ausgeprägtesten in Erscheinung. Bei *Krampfneigung* ist eine Aktivierung des Kalkstoffwechsels gleichfalls am Platze und auch, wie die Erfahrung zeigt, von Erfolg. Bei Erkrankungen des Verdauungskanals kommt Calcium carbonicum Hahnemanni wiederum bei Kindern im Zusammenhang mit *rezidivierenden Infekten* und *Adenopathien* in Betracht. Dabei sind die **Unverträglichkeit** von **Milch**, die in sauren Klumpen erbrochen wird, und eine Säuerung vom Anfang des Magen-Darm-Kanals bis zum Ende hervorzuheben. **Saures *Erbrechen***, **saures Aufstoßen** und **saure *Diarrhö*** finden sich meist. Der Bauch ist vorgewölbt und ragt wie eine umgekehrte Untertasse zwischen Brustkorb und Becken hervor. Ein Verlangen nach Eiern wird als typisch hervorgehoben.

Wenn der Gesamttypus Anzeichen des Calcium-carbonicum-Hahnemanni-Bildes aufweist, ist Calcium carbonicum Hahnemanni auch das Heilmittel für Hauterkrankungen. Beispielsweise kann Calcium carbonicum Hahnemanni für **Crusta lactea** und **Ekzem** indiziert sein.

In Krankheitszustände, die sich aus einer schweren *chronischen Infektneigung* herausentwickeln, ragt die Wirkung von Calcium carbonicum Hahnemanni tief hinein. Dies sind die **Tuberkulose** der Drüsen, der Knochen und der Lungen. Hier gehören Calcium und seine Verbindungen, wie Calcium carbonicum Hahnemanni, Calcium phosphoricum, Calcium iodatum, zu unseren wichtigsten Waffen.

Von der **endokrinen** Seite gesehen bestehen Beziehungen zu den Keimdrüsen, im Besonderen zu den Ovarien, wie schon hervorgehoben wurde. Ferner zu dem Steuerungsorgan des gesamten Kalk-Stoffwechsels, den Glandulae parathyroideae. Calcium und seine Verbindungen erweisen sich bei *Struma* als wirksam. Die anzeigenden Hauptmodalitäten sind eine **Verschlimmerung des Befindens durch jede Anstrengung**, sowohl geistige als auch körperliche mit folgender Erschöpfung, und die **Verschlimmerung durch kaltes Wasser und durch Kälte**, zum Beispiel feuchtes Wetter oder Arbeiten in kaltem Wasser. Das Gefühl von innerer Kälte und von Kälte an einzelnen Teilen, welches für Calcium carbonicum Hahnemanni kennzeichnend ist, findet in der Prüfung seine Stütze.

104.4 Konstitution

Bei der Calcium-carbonicum-Hahnemanni-Konstitution handelt es sich um pastöse, gedunsene Menschen mit Neigung zur Adipositas. Die Störung des Kalkstoffwechsels zeigt sich in einem trägen langsamen Verhalten der Reaktionen, mit Neigung zu chronifizierenden Zuständen. Calcarea-Kinder sind oft hellhaarig und blauäugig, die Haut blass mit Neigung zu Schweißen am Kopf. Es bilden sich Zeichen von Rachitis und Adenopathien aus: Kopf groß, schlechte Verknöcherung der Fontanellen, langsame Zahnung, rachitische Glieder, exsudative Prozesse an den Schleimhäuten, ständige Infekte der Nase, Tonsillen entzündet und hypertrophisch, Übersäuerung des Magens und saure Diarrhö. Der Leib ist aufgetrieben wie eine umgestülpte Untertasse, die Lymphknoten sind geschwollen. Milch wird in sauren Klumpen erbrochen. Die Haut und das Unterhautzellgewebe sind meist aufgedunsen und pastös, es besteht Neigung zu übermäßigem Fettansatz, dabei fehlt es dem Gewebe am Turgor, es ist schlaff und wabbelig. In fortgeschrittenen Fällen von Pädatrophie magern die Glieder stark ab, der Bauch bleibt in höchstem Maß aufgetrieben. Die Haut neigt zu Schweißen und ist trotzdem oft kalt.

Schwäche der Keimdrüsen, besonders beim weiblichen Geschlecht mit zu starker, zu früher und zu lang anhaltender Menses. Für junge Mädchen mit dieser Menses geeignet oder auch für Frauen im Präklimakterium und Klimakterium. Es sind meist Frauen und Mädchen gedrungenen Wuchses mit Neigung zu Adipositas.

Kälte und Nässe werden schlecht ertragen, der Calcium-carbonicum-Hahnemanni-Typus hat geradezu eine Scheu davor, weil er seine Schwäche in dieser Hinsicht spürt. Er leidet viel an Kältegefühlen am Kopf und an den Händen. Die Füße sind kalt, als steckten sie in nassen Strümpfen. Körperliche Anstrengung führt zu raschem Versagen, es fehlt schon an der genügenden Kraft, den meist schweren Körper ordentlich zu bewegen. Auch die geistige Spannkraft erlahmt frühzeitig und wird durch Mutlosigkeit und nervöse Schwäche abgelöst.

Die Hemmung der Entwicklung, die für Calcium carbonicum Hahnemanni kennzeichnend ist, greift auch in das geistige und psychische Verhalten ein. Die Schlaffheit und Abspannung hat eine frühzeitige Ermüdung bei geistiger Arbeit zur Folge und ein baldiges Versagen bei jeder Anstrengung. Dem Wollen entspricht nicht das Können. Unlust zu geistiger Arbeit infolge ungenügender Spannkraft und Mangel an Selbstvertrauen sind die Folge. Schulkinder sind träge und interesselos, man bringt sie mit keinem Mittel an die Arbeit. Besonders sind sie schlecht im Rechnen. Auch das Gedächtnis nimmt an dieser ungenügenden Zuverlässigkeit teil. Im psychischen Verhalten finden wir einen gehemmten und depressiven Zustand mit den üblichen Spielarten von Ärgerlichkeit, Eigensinn, Niedergeschlagenheit und Ängstlichkeit. Der Schlaf ist unruhig und traumreich. Kinder wachen schreiend auf und sehen schreckhafte Fratzen. Sie haben Angst in der Dämmerung, wenn sie allein sind und wenn sie allein im dunklen Zimmer schlafen sollen.

Stiegele, der sein Interesse dem Kalk zugewandt hat, schildert die Psyche des Calcium-carbonicum-Hahnemanni-Menschen folgendermaßen (Klinische Homöopathie):

„Die Prüfungen ergeben, dass der Calcium-carbonicum-Kranke ein müder Mensch ist. Alle geistigen und körperlichen Anstrengungen verschlimmern, dumpfes Eingenommensein des Kopfes, sodass ‚sie (die Prüferinnen) das Gelesene nicht verstehen', das Gesprochene nicht fassen können. Bei den rasendsten Kopfschmerzen ist der Kopf eiskalt, kalte Anwendungen in jeder Form verschlimmern seinen Zustand. Es ist klar, dass ein gewisser Mangel an Initiative hieraus erwächst, der Kranke ist mutlos, weinerlich, furchtsam, melancholisch. Bei dieser Art von Kopfschmerz beobachten wir trotz der Kälteempfindungen auf der äußeren Haut einen starken pulsierenden Blutandrang zum Kopf mit Vollheitsgefühl, pulsierendem Schmerz tief im Gehirn. Schmerz, ‚als ob der Kopf platzen und sie rasend werden müsste'. Die depressive Stimmung des Calcium-carbonicum-Patienten hat ihre besondere Prägung in der Furcht, verrückt zu werden, der Angst, dass man die geistige Verwirrung bemerken könnte. Er grübelt bei Nacht über kleine und kleinste Sachen, ‚spricht mit sich selber, will allein sein, kann sich nicht zur Arbeit aufschwingen. Nach geringster Anstrengung kalter Kopfschweiß'. ‚Sie bildet sich ein, jemand gehe neben ihr'. [6] S 122

Wir erkennen das ‚Mattherzige' dieser Psyche noch mehr, wenn wir erfahren, dass wir dieses Wort nicht nur in dem genannten, übertragenen Sinn zu nehmen, sondern wörtlich zu verstehen haben. Denn unter weiteren Prüfungsergebnissen finden wir: ‚kurzatmig beim Gehen, beim geringsten Steigen, Steigen macht ihm Schwindel und Angstzustände'. ‚Brustbeengung bald nach dem Frühaufstehen, er konnte nicht zwei Schritte gehen, ohne sich wieder setzen zu müssen, Engbrüstigkeit beim Gehen in freier Luft, starkes Herzklopfen, Beängstigung in der Brust, als wäre sie zu eng, er atmet kurz, vorzüglich im Sitzen, und fühlt einen drückenden Schmerz auf der ganzen Brust, besonders beim Einatmen, das Herz schlägt ängstlich und zitternd.'"

104.5
Arzneimittelbild

Leitsymptome: Allgemeine Mattigkeit, Mangel an Spannkraft und Initiative, rasche Ermüdbarkeit bei körperlicher und seelischer Anstrengung. Gedrückter Gemütszustand, sieht alles von der schlimmsten Seite an. Mutlosigkeit.

Schwellung des lymphatischen Apparates. Chronische Schleimhautinfekte mit Hypertrophie der Schleimhäute und ⊙ **Adenoiden**

Ernährungsstörung der Knochen mit Kalkmangel.

⊙ **Partielles Schwitzen (zum Beispiel an Kopf, Händen, Füßen und Brust).** Partielles Frieren (zum Beispiel Kälte an Kopf, kalte Hände und kalte Füße, ⊙ **wie ständig in nassen Strümpfen**). Kopfschweiße während des Schlafes, dass das Kissen nass wird.

Erbrochenes und Stuhl riechen sauer. Saurer Geschmack im Munde und Sodbrennen.
Weiße, tonartige Stühle. Abneigung gegen Milch.
Verlangen nach Eiern.
⊙ **Schweiße riechen sauer.**
Schwäche der Keimdrüsen mit ⊙ **Neigung zu Adipositas**. Menses zu früh, zu lang und ⊙ **zu stark**.
Fühlt sich besser, wenn verstopft.
Kälte in jeder Form <, ⊙ **durch Nässe und feuchtkalte Witterung.**
Körperliche und geistige Anstrengung <.
Große Kraftlosigkeit nach geringer Anstrengung, mit traurigen Gedanken. Große Empfindlichkeit gegen kalte Luft. Allgemeine Mattigkeit und Abspannung.

Geist und Gemüt: Traurig, sorgenvoll und ängstlich; **sieht alles von der schlimmsten Seite an**. Meint krank zu werden, meint, sterben zu müssen. **Angst, als ob ihm ein Unglück bevorstünde.** Mutlosigkeit und Mangel an Initiative. **Sie fürchtet, den Verstand zu verlieren.** Ärgerlichkeit ohne Ursache. ⊙ **Kinder haben Angst, wenn sie abends in der Dämmerung allein sind oder beim Zubettgehen im dunklen Zimmer.** ⊙ **Schwindel beim Schließen der Augen.**
Die Gedanken schwinden, das Gedächtnis versagt. Verwechselt Worte und wählt einen falschen Ausdruck. Anfall von Bewusstlosigkeit. Unfähig zu geistiger Arbeit und Verschlimmerung dadurch.
⊙ **Schulkinder sind phlegmatisch und uninteressiert.**

Burnout-Syndrom
Depression

Schwindel: Schwindel beim Drehen des Kopfes an der freien Luft.

Kopf: Heißer Kopf nach Anstrengung oder eisige Kälte im und am Kopf. Wallungen zum Kopf.
⊙ **Kinder mit großem Kopf und dickem Bauch, die langsam laufen lernen, mit offenen Fontanellen, mit reichlichen sauren Schweißen**, besonders bei Nacht das Kopfkissen durchnässend.

Kraniotabes
Hydrozephalus

Kopfschmerz: Kopfschmerzen mit Völle und Wallungen zum Kopf, halbseitiges Kopfweh.

Augen: Pupillen erweitert. Druck, Brennen und Kratzen wie von einem Fremdkörper in den Augen. Lider rot und geschwollen, Tränen der Augen, nachts verklebt.
Weitsichtigkeit, plötzliches Erblinden für kurze Zeit. Flimmern vor den Augen oder dunkle Punkte.

Blepharitis
Konjunktivitis
Keratitis
Katarakt
Uveitis[131]

Ohren: Äußeres Ohr entzündet. Nässen hinter dem Ohr. Schmerzen in den Ohren beim Schnäuzen. Schwerhörigkeit, Rauschen, Summen oder Krachen in den Ohren. ⊙ **Schleimig-eitrige Otorrhö.**
⊙ **Adenoiden, die zu Blutungen neigen.**

Otitis media

Nase: Nasenlöcher wund, äußere Nase geschwollen, Schnupfen mit verstopfter Nase. Übler Geruch aus der Nase wie von faulen Eiern.

Rhinitis hypertroph
Adenoide

Gesicht: Blass und gedunsen, mit blauen Ringen um die Augen. – Lymphknoten am Unterkiefer, am Hals und Nacken hart und geschwollen.

Mund: Zahnfleisch geschwollen, blutend. Zunge wund und geschwollen, Schlucken dadurch erschwert. Saurer oder bitterer oder salziger oder übler Geschmack im Mund.

---

131 Beinhaltet Iritis, Zyklitis, Iridozyklitis, intermediäre Uveitis (Pars planitis), Chorioretinitis.

104 – Calcium carbonicum Hahnemanni – calc-c

Zähne: Zahnschmerzen in kalter Luft oder bei kalten Getränken.

Innerer Hals: Rachen entzündet, **Tonsillen rot und geschwollen, Schmerzen beim Schlucken mit Stechen bis in die Ohren**. Gefühl, als blieben die Speisen im Hals stecken, krampfhaftes Zusammenschnüren des Kehlkopfes.

Tonsillitis chronisch

Äußerer Hals: Lymphdrüsen am Hals und unter dem Kiefer geschwollen und hart.

Struma

Magen: Gieriger Hunger oder appetitlos, will nichts Gekochtes und kein Fleisch. ☉ **Verlangen nach Eis.**
☉ **Verlangen nach Unverdaulichem wie Kalk und Kohle.** ☉ **Verlangen nach Eiern.** Milch bekommt schlecht, macht Übelkeit ☉ und wird in sauren Klumpen erbrochen. Saurer Geschmack im Munde, saures Aufstoßen, Sodbrennen. Epigastrium aufgetrieben. Magendruck schlimmer vom Essen. Gefühl von Zusammenschnüren und Krampf im Magen. ☉ **Auftreibung der Magengegend wie von einer umgedrehten Untertasse.**

Abdomen: Enge Kleidung um die Gürtelgegend ist unerträglich. Gefühl wie zugeschnürt. **Leib stark aufgetrieben und gespannt**. Rumpeln im Bauch und krampfartige Schmerzen. Leistendrüsen geschwollen und schmerzhaft.

Kolik bei Cholelithiasis

Rektum und Stuhl: Hämorrhoiden schmerzhaft, geschwollen, blutend. Brennen und Krampf im Rektum. Stuhl unverdaut, entweder hart oder durchfällig oder zuerst hart, dann dünn. Stuhl völlig weiß, tonartig.
☉ **Stuhl sauer.**

Diarrhö sauer
Hämorrhoiden

Blase: Kann den Urin nicht halten, nächtliches Bettnässen, sehr häufiges Harnlassen.

Enuresis nocturna

Niere:

Nephrolithiasis

Urin: Dunkel mit weißlichem Niederschlag.

Geschlechtsorgane:
- weiblich: Vermehrter Trieb. Brennen und Jucken der Vulva mit milchiger Leukorrhö. **Menses zu früh, zu lang,** ☉ **zu stark.** Die lange ausgebliebene Menses erscheint wieder.

Menorrhagien
Amenorrhö

- männlich: Erhöhte Libido, Samenerguss erfolgt zu früh, nachher tagelang sehr schwach und übelgelaunt. Pollutionen.

Larynx und Trachea:

Laryngitis

Husten und Expektoration: Husten nachts heftig und trocken, tagsüber mit reichlichem Auswurf. Husten durch Essen, durch Einatmen, ☉ **durch kalte Luft**. Auswurf gelb-schleimig, blutig, von süßlichem Geschmack. Die ganze Brust ist schmerzhaft bei Berührung und bei Druck.

Bronchitis chronisch
Emphysem
Lungentuberkulose mit Hämoptoe

Brust: Starkes Herzklopfen mit Angst und großer Unruhe. Bedürfnis, einen tiefen Atemzug zu tun. **Atemnot bei geringstem Steigen und geringster Anstrengung.** Engbrüstigkeit beim Gehen, starkes Herzklopfen, Beklemmung in der Brust, als wäre sie zu eng, atmet kurz. Drückender Schmerz auf der ganzen Brust, besonders beim Einatmen.

Wundes Gefühl in den Brüsten.

Kardiomyopathie

Extremitäten: Sehr rasche Ermüdung beim Gehen. Kann infolge Schwäche nicht einmal gehen. Zucken und Krämpfe in den Muskeln. Unfähigkeit, Treppen zu steigen. Rheumatoide Schmerzen in allen Muskeln, Knochen und Gelenken. Häufiges Einschlafen der Glieder.
⊙ **Die Füße werden nachts wegen Hitze aus dem Bett gestreckt.**

Rachitis
Tetanie
Spasmophilie
Erkrankungen des rheumatischen Formenkreises

Schlaf: Schlaflosigkeit infolge Gedankenzudrangs. Kann wegen ängstlicher oder ärgerlicher Gedanken keinen Schlaf finden. Schreckhafte, angstvolle Träume. Angstvolles Aufschrecken aus dem Schlaf.
⊙ **Schlafstörungen bei Vollmond.**

Pavor nocturnus

Frost und Frösteln: Innerliches Frieren, erträgt keinerlei Kälte. Kalte Hände und Füße bei warmem Kopf.

Schweiß: Ständiges Schwitzen durch die geringste Anstrengung, Nachtschweiße. Handschweiß bei Anstrengung. Fußschweiß. ⊙ **Kalte feuchte Füße, sie fühlen sich an, als wären die Strümpfe feucht. Saure Schweiße. Partielle Schweiße**, zum Beispiel am **Kopf, an Händen, an Füßen.**

Haut: Nesselsucht, die an der Luft vergeht. Papeln, Bläschen, Pusteln, Furunkel mit Jucken und Brennen. Nässen hinter den Ohren. Unheilsame Haut, leicht eiternd. Selbst kleine Verletzungen gehen in Eiterung über. Viele kleine Warzen erscheinen hier und dort.

Ekzem mit Schorf wie Kreide
Crustae lacteae
Urtikaria

Allgemein:

Pädatrophie
Dystrophie

104.6
Dosierung

D 3 bis D 12, Hochpotenzen. Man betrachte den nach homöopathischen Gesichtspunkten gewählten Kalk nicht als Ersatzmittel für fehlenden Kalk, sondern als Anregungs- und Heilmittel für einen fehlerhaften Kalkstoffwechsel. Die niederen Verdünnungen werden mehr auf lokale Gewebsveränderungen gerichtet, wie zum Beispiel Drüsenschwellungen, die hohen Verdünnungen zur Umstimmung der Gesamtkonstitution verordnet.

104.7
Vergleichsmittel

- 2. Gruppe Periodensystem der Elemente: Barium carbonicum, Barium iodatum, Beryllium metallicum, Calcium arsenicosum, Calcium causticum, Calcium fluoratum, Calcium hypophosphorosum, Calcium iodatum, Calcium phosphoricum, Calcium silicatum, Calcium sulphuricum, Hepar sulphuris, Magnesium carbonicum, Magnesium fluoricum, Magnesium iodatum, Magnesium muriaticum, Magnesium phosphoricum, Magnesium sulphuricum, Radium bromatum, Strontium carbonicum.
- Conchiolinum
- Tetanie, Asthma bronchiale, Gallenkoliken: Magnesium carbonicum.
- Säuglingsdiarrhö mit übelriechenden oder sauren Stühlen. Milch wird nicht ertragen und macht Erbrechen und Diarrhö: Magnesium carbonicum (bei größerer nervöser Reizbarkeit und gelblichem Kolorit).
- Diarrhö sauer, das ganze Kind riecht sauer: Magnesium carbonicum, Hepar sulphuris, Rheum palmatum.
- Kinder und Jugendliche mit ständig laufender Nase, übelriechender Diarrhö, Foetor der Haut: Magnesium carbonicum, Sulphur lotum.

- Kinder retardiert: Agaricus muscarius, Asterias rubens, Barium carbonicum, Calcium phosphoricum.
- Empfindlichkeit gegen Kälte, Schweiße, besonders am Kopf: Silicea terra, Hepar sulphuris.
- Schweiße Kopf: Podophyllum peltatum.
- Chronische Anschwellung der Lymphknoten und der Tonsillen: Acidum fluoricum, Barium carbonicum, Barium iodatum, Calcium iodatum, Calcium fluoratum, Magnesium iodatum.
- Calcium carbonicum Hahnemanni ist oft nach Sulphur lotum angezeigt. Bei Hauterkrankungen besitzt es lange nicht die Bedeutung wie Sulphur lotum, von dem es sich in vieler Hinsicht unterscheidet. Sulphur lotum wird im Gegensatz zu Calcium carbonicum Hahnemanni bei mageren Patienten wirksam gefunden. Der Sulphur-Patient leidet mehr unter Brennen als unter Kälte wie der Calcium-Typus. Der Sulphur-Patient beklagt sich über brennende Hitze der Füße bei Nacht, die ihn veranlasst, die Füße unbedeckt aus dem Bett zu strecken, während wir beim Calcium carbonicum Hahnemanni eine Kälte der Füße trotz Nachtschweißes angegeben finden.
- Magnesium carbonicum: Die Ähnlichkeit gründet sich auf den sauren Charakter des Erbrochenen und der Durchfälle, die Unverträglichkeit von Milch, die Entzündlichkeit der Schleimhäute und des Lymphsystems, die Verschlimmerung durch Kälte, das Auftreten von sauren Schweißen. Dementsprechend muss Magnesium carbonicum gewählt werden bei allen Arten von Adenopathien einschließlich Tonsillenhypertrophie, bei Verdauungsstörungen der Säuglinge und Kleinkinder bis zur Pädatrophie und Leberstörungen und bei Rachitis und Tetanie, wenn Calcium carbonicum Hahnemanni versagt.

104.8
Literatur

[1] Allen TF. Calcarea carbonica. Encyclopedia of pure Materia Medica. Bd. 2. New York: Boericke & Tafel; 1874–1880: 351–385

[2] Clarke JH. Calcarea carbonica. Dictionary of practical Materia Medica. Bd. 1. London: Homoeopathic Publishing Company; 1900–1902: 337–351

[3] Hahnemann S. Calcarea carbonica Hahnemanni. In: Lucae C, Wischner M, Hrsg. Gesamte Arzneimittellehre. Stuttgart: Haug; 2007: 427–471

[4] Hartlaub CC. Kohlensaure Kalkerde. In: Hartlaub CC, Trinks CF, Hrsg. Annalen der homöopathischen Klinik. Bd. 3. Leipzig: Fleischer; 1830–1833: 393–394

[5] Hughes R. Calcarea carbonica. Cyclopaedia of Drug Pathogenesy. Bd. 1. London: Gould; 1886–1891: 664–668

[6] Siegele A. Klinische Homöopathie. Homöopathische Arzneimittellehre. Stuttgart: Hippokrates; 1941: 118–129

105 Calcium causticum – calc-caust

lt.: Calcium causticum Segini, syn.: Tinctura calcii caustici Segini, Aqua calcarea, dt.: Gelöschter Kalk, Calciumhydroxid, engl.: calcium hydroxide

105.1 Substanz

Mineralia – Anorganica – Mixtura – 2. Gruppe[132] – Calciumhydroxid – $(CaOH)_2$

Homöopathische Verwendung findet ein Gemisch aus 1 Teil Calciumoxid (CaO), 5 Teilen Wasser und 5 Teilen Ethanol 86%. Die nach mehrtägigem Stehen abgegossene Flüssigkeit ist das Ausgangsmaterial.

105.2 Anwendung

Homöopathische Anwendung findet die Zubereitung bei akuten Infekten und Gliederschmerzen (nach Kommission D).

105.3 Arzneimittelprüfung

Der gelöschte Kalk ist zwar durch Koch ([2]: 270) einer umfangreichen Prüfung unterzogen worden, wird aber so gut wie gar nicht verwendet.

105.4 Vergleichsmittel

2. Gruppe Periodensystem der Elemente: Barium carbonicum, Barium iodatum, Beryllium metallicum, Calcium arsenicosum, Calcium carbonicum, Calcium fluoratum, Calcium hypophosphorosum, Calcium iodatum, Calcium phosphoricum, Calcium silicatum, Calcium stibiato-sulphuratum, Calcium sulphuricum, Hepar sulphuris, Magnesium carbonicum, Magnesium fluoricum, Magnesium iodatum, Magnesium muriaticum, Magnesium phosphoricum, Magnesium sulphuricum, Radium bromatum, Strontium carbonicum.

105.5 Literatur

[1] Hughes R. Calcarea caustica. Cyclopaedia of Drug Pathogenesy. Bd. 1. London: Gould; 1886–1891: 668–675

[2] Koch. Calcium causticum. Hygea 1837; 5: 270, 401

---

32 Erdalkalimetalle: Beryllium Be, Magnesium Mg, Calcium Ca, Strontium Sr, Barium Ba, Radium Ra.

106 Calcium fluoricum – calc-fl

lt.: Calcium fluoratum, Calcarae fluorata, dt.: Calciumfluorid, engl.: fluor spat

106.1 Substanz

Mineralia – Anorganica – Composita – 2. Gruppe – Calciumfluorid – CaF_2

Beim Flussspat handelt es sich um farblose kubische Kristalle. Die Substanz ist in verdünnten Säuren und Alkalien fast unlöslich und damit ungiftig. Mit Schwefelsäure bildet die Substanz den giftigen Fluorwasserstoff. Calcium fluoratum wurde von Schüßler[133] eingeführt.

Homöopathische Verwendung findet Calciumfluorid.

106.2 Pharmakologie und Toxikologie

Die Substanz ist ungiftig.

106.3 Anwendung

Homöopathische Anwendung findet die Zubereitung bei Infekten der oberen Luftwege und des Magen-Darm-Kanals, bei degenerativen Veränderungen am Stütz- und Bindegewebe und bei Thyreopathien (nach Kommission D).

---

[133] Wilhelm Heinrich Schüßler (1821–1998), Arzt, begründete die nach ihm benannte Therapieform auf Basis eines biochemischen Grundverständnisses. Auf der Grundlage der Zellularpathologie Virchows (1821–1901, Arzt) basiert sein Krankheitsverständnis auf gestörten biochemischen Prozessen. Er verwendete potenzierte Mineralsalze unter der Vorstellung, dass es den potenzierten Zubereitungen möglich sei, den Intrazellularraum zu erreichen, wohingegen der Extrazellularraum durch Zufuhr von Nährstoffen und Basen auszugleichen sei. Er lehnte die Anwendung des Simile-Prinzips ab. 1876 trat er aus dem Centralverein homöopathischer Ärzte aus, dem er seit 1861 angehört hatte (Schüßler 1873).

Die Zubereitung hat eine klinische Wirkung auf das Bindegewebe, mit Bevorzugung des elastischen Bindegewebes, auf die Knochen, Sehnen und Bänder. Aus der Kenntnis der physiologischen Wirkung seiner chemischen Bestandteile zusammen mit den klinischen Beobachtungen in der Homöopathie und den Indikationen der Schüßler-Präparate können ohne eine umfassende Arzneimittelprüfung folgende klinische Indikationen aufgestellt werden:

Anwendung bei einer **Senkung innerer Organe**, Erschlaffung und **Erweiterung der Venen**, zarter durchscheinender Haut, Schlaffheit und **Überstreckbarkeit der Gelenke** bei Kindern, **Arthrose**, **chronischen Adenopathien**, indurierte **Strumen** und andere **Thyreopathien**. Es besitzt eine tonisierende Wirkung und wurde als Tonikum empfohlen.

Im Geist- und Gemütsbereich zeigt sich eine bemerkenswerte Unternehmungslust, verbunden mit bedeutender Zunahme der Leistungsfähigkeit und Aktivität, die sich zu Unruhe und Hastigkeit steigern kann. Andererseits kommt es auch zu Verlust der Initiative mit Angst vor den Aufgaben des Tages, ja zu einer allgemeinen depressiven Verstimmung. Aus der amerikanischen Prüfung von Bell stammt das Symptom: „Gefühl von Angst um Geldangelegenheiten oder dass er Mangel leiden müsste oder dass er finanziell rückwärts machen würde." Bei leerem Magen ist das Gesamtbefinden einschließlich der geistigen Verfassung schlimmer.

Es ergab sich eine Affinität zu der Gesamtheit aller Halsorgane, indem nicht nur die Muskeln und Gelenke des Halses und der Halswirbelsäule, die Schleimhäute des Kehlkopfes, sondern auch die Schilddrüse deutlich ansprach. Die Kälteempfindlichkeit im Hals, die sich bei der sehr unvollständigen amerikanischen Prüfung herausgestellt hat und welche im Hinblick zu Acidum fluoricum mit seiner Besserung durch Abkühlung auffallend war, hat sich bei der neuen Prüfung bestätigt.

Die seither schon bekannte tonisierende Wirkung von Calcium fluoratum und von Acidum fluoricum kann nun präziser festgelegt werden. Es konnte ein bedeutender Zuwachs an Kraft, geistiger Frische und Leistungsfähigkeit sowie an Unternehmungslust festgestellt werden, während in der Gegenphase eine Abmagerung trotz reichlicher Nahrungsaufnahme, ein Verlust der geistigen Konzentration und der Initiative und eine nervöse Unruhe und Hast festgestellt wurden.

Die Neigung der Kalksalze zu reichlichen Schweißen kann auch hier festgestellt werden. Sie nehmen hier jedoch einen übelriechenden Charakter an, wie bei Acidum fluoricum.

Bemerkenswert erscheint noch das Hervortreten einer **Pankreatopathie** aus den Symptomen der Verdauungsorgane. Hier sind besonders die fettigglänzenden Stühle, die **Fettunverträglichkeit**, welche zu *Diarrhö* führen, zu nennen.

Weiterhin muss auch wohl die auffallende Linksbetontheit der Symptome in diesem Zusammenhang mit dem Pankreas gestellt werden. Diese hat sich bei 5 Prüfern ergeben und sich in einer Zerschlagenheit der linken Körperseite, in *Arthralgien*, *Parästhesien* der linken Körperseite und Schmerzhaftigkeit der linken Tonsille geäußert. Hier sei daran erinnert, dass die Linksbetontheit auch bei Natrium fluoratum (Arzneimittelprüfung von Gutmann), ferner dasselbe bei Bromum und bei der Hedera helix festgestellt worden ist.

Wie alle Fluor-Arzneien besitzt Calcium fluoratum eine starke Beziehung zum lymphatischen System mit den Schleimhäuten, Lymphknoten und Tonsillen. Sehr deutlich ließ sich auch die Beziehung zu den Gefäßwandungen der Venen erkennen, indem Anschwellung der Füße bei heißem Wetter, Bedürfnis, die schweren Beine hochzulegen, selbst die Bildung von **Phlebektasien** und von *Varizen* berichtet wurde. Die Füße werden nachts aus dem Bett gestreckt wegen eines auftretenden Hitzegefühls, müssen aber wegen eintretender Kühle bald wieder zurückgezogen werden.

Von Bedeutung ist noch die auch bei den anderen Halogenen hervortretende Besserung durch Essen, die sich nicht nur auf den Hungerschmerz des Magens bezieht, sondern auch auf die geistigen Funktionen, die **Kopfschmerzen**, die nervöse Unruhe und Reizbarkeit und die allgemeine Spannkraft, also auf das Gesamtbefinden überhaupt erstreckt.

Die Haut ist wesentlich stärker affiziert, als man dies beim bloßen Kalk erwarten könnte. Es bilden sich **Akneknötchen, Pusteln, Furunkel** und kleine **Hautabszesse**, ferner **Herpesausschläge**, die in flächige **sezernierende Ekzeme** übergehen. Dabei wird heftiges Jucken angegeben, welches jedoch auch ohne Ausschläge geklagt werden kann. Die Neigung alter Narben, sich zu entzünden, die wir von Acidum fluoricum her kennen, prägt sich wenigstens in einem Juckreiz derartiger Narben aus. Die schon genannte Überreizung des zentralen Nervensystems dehnt sich auf die Sinnesorgane aus, die sich in einem Zustand übermäßiger Empfindlichkeit befinden. Lichteindrücke steigern die *Kopfschmerzen*, desgleichen Geräusche wie Radiomusik. Der Geruch ist übermäßig fein, während vom Geschmack eine Abstumpfung genannt wird. Die Sensibilität der Haut ist bis zur Schmerzhaftigkeit bei Berührung gesteigert. Es werden **hyperästhetische**, aber auch **anästhetische Hautbezirke** festgestellt. Die Empfehlung bei *Flimmerskotom* habe ich bestätigt gefunden.

Außer der Kälteempfindlichkeit ist an weiteren wesentlichen Modalitäten von allgemeiner Bedeutung die Verschlimmerung morgens zwischen 3 und 5 Uhr, zu welcher Zeit die nervöse Unruhe zu einer Unterbrechung des Schlafes führt und über *Kopfschmerzen*, *Schwindel* und *Antriebslosigkeit* geklagt wird. Auch nach dem Aufstehen am Morgen setzen sich derartige Beschwerden noch fort. Da auch nach dem Mittagsschlaf über Gereiztheit und Verstimmung geklagt wird, kann eine Verschlimmerung durch Schlaf aufgestellt werden.

Wie andere Halogene hat auch Calcium fluoratum eine Unverträglichkeit von heißem, schwülem Wetter und von Sonnenbestrahlung.

Alle Fluor-Arzneien besitzen eine bedeutende Heilkraft bei chronischen Entzündungen jeder Art sowohl der Schleimhäute als auch aller Drüsen, Knochen usw.

106.4 Arzneimittelprüfung

Um das Arzneimittelbild auf eine sichere Basis zu stellen, wurde vom Verfasser im Jahre 1953 eine Arzneimittelprüfung an 39 Ärzten und Ärztinnen, welche an den Einführungskursen am Robert-Bosch-Krankenhaus in Stuttgart (Direktor Dr. Dr.

106 – Calcium fluoricum – calc-fl

Leeser) teilnahmen, vorgenommen. Geprüft wurde ausschließlich D 12. Von den Prüfern waren 26 männlichen und 13 weiblichen Geschlechts. Die Dauer der Prüfung betrug durchschnittlich 3 Wochen mit einer 4-wöchigen Nachbeobachtung. Die Prüfer hatten keine Kenntnis von der Natur des Prüfstoffes. Zusammen mit den 4 Prüfern der Amerikaner Murch und Bell aus den Jahren 1864 und 1874 ergab sich folgende Wirkung:

106.5 Arzneimittelbild

Leitsymptome: Gereiztheit, Depression, Angst, Verlust jeder Initiative – große innere Unruhe und Hast, besser durch Essen. Tremor und Muskelzuckungen.

Unfähigkeit zu geistiger Konzentration.

Schläft zwischen 3 und 5 Uhr nicht.

Abmagerung trotz reichlicher Nahrungsaufnahme.

Schmerzhaftigkeit in der Vena saphena, Schwere und Schwellung der Füße mit Besserung durch Hochlegen.

Streckt nachts wegen Hitzegefühls die Füße aus dem Bett.

Bildung von Venektasien und von Varizen.

Die Schilddrüse schwillt an mit dem Gefühl von Beengung und von Pulsieren, muss die Kleider öffnen.

Hautausschläge, besonders um die Körperöffnungen, mit Juckreiz, besser durch Abkühlung.

Neigung zu Schweißen bei der geringsten Anstrengung. Übelriechende Schweiße.

Vorwiegende Linksseitigkeit der Beschwerden, jedoch Rechtsseitigkeit keine Gegenindikation.

Kälte < (mit Ausnahme der Kopfkongestionen, der Hitze in den Beinen und des Juckens der Haut).

Leerer Magen < die Magenschmerzen wie das Allgemeinbefinden.

Zwischen 3 und 5 Uhr < und nach Schlaf <.

Heißes Wetter < und durch Besonnung <.

Berührung <, aber fester Druck > (Kopfschmerz, Magenschmerz, Herzbeschwerden).

Sinneseindrücke < und körperliche und geistige Anstrengung <.

Essen >.

Wärme > (mit Ausnahme der Kopfkongestionen, der Hitze in den Beinen und des Hautjuckens).

Abmagerung trotz guten Appetits.

Allgemeine Empfindlichkeit gegen Kälte.

Geist und Gemüt: Steigerung der Konzentration und vermehrte geistige Aufnahmefähigkeit. Kann den ganzen Tag intensiv geistig arbeiten, bis um Mitternacht, ohne zu ermüden.

Herabminderung der Konzentrationsfähigkeit und der Arbeitslust. Muss einen Satz mehrmals lesen und versteht ihn dann immer noch nicht.

Verlust jeder Unternehmungslust, jeder Initiative und jeder Arbeitslust.

Auch: Unternehmungslust trotz geistiger Abspannung, und gesteigerte Leistungsfähigkeit trotz erheblicher Schlafstörung.

Gefühl innerer Unruhe und Hast, ängstlich-depressive Stimmung, ja geradezu Angst vor den Aufgaben des Tages.

Gefühl von Angst um Geldangelegenheiten oder dass er Mangel leiden müsste oder dass er finanziell „rückwärts machen" würde. ⊙ **Angst, dass das Geld nicht reicht.** ⊙ **Sehr ungeduldig und dann gereizt gegen andere; seine Arbeit kann ihm nicht schnell genug gehen** (Beobachtung des Verfassers).

Euphorie mit innerer Gelöstheit und Arbeitslust – **Gereiztheit, innere Unruhe und Hast, ängstlich-depressive Stimmung, ja geradezu Angst vor den Aufgaben des Tages.**

Durch Essen bessert sich die geistige Konzentrationsfähigkeit.

Schlaf ist häufig zwischen 3 und 5 Uhr (oder auch zwischen 4 und 6 Uhr) **morgens unterbrochen,** bei lebhaftem Gedankenzudrang. Ein Teil der Prüfer kann nachher wieder einschlafen, der andere Teil nicht. Jedoch auch (seltener) verspätetes Einschlafen.

Bei Erwachen morgens Gefühl des Nichtausgeschlafenseins sowie Kopfschmerzen, Schwindel, Herzklopfen sowie Mattigkeit und Lustlosigkeit.

Der gewohnte Mittagsschlaf kann nicht gefunden werden.

Nach dem Mittagsschlaf erhebliche innere Gereiztheit und „scheußliche" Stimmung.

Kopf: Kopfkongestion mit Besserung der Kopfbeschwerden durch frische Luft, durch Zugwind und durch Absprudeln mit kaltem Wasser und Verschlimmerung bei schwülem, gewittrigem Wetter und durch Besonnung.

Die Haare sind glanzlos und legen sich schlecht, oder sie sind fettig. Haarausfall.

Kopfschmerz: Kopfschmerzen an sämtlichen Teilen des Kopfes, verbunden mit Benommenheit, Drücken, wie zum Zerspringen, oder bohrend, stechend, schneidend, mit Besserung an der frischen Luft, selbst bei Zugluft, durch Kaltwaschen, durch Eintauchen des Kopfes in kaltes Wasser sowie durch Druck.

Verschlimmerung der Kopfschmerzen durch Bücken, durch Hitze, durch Besonnung, durch schwüles Wetter, durch Treppensteigen, durch Abwärtsfahren im Fahrstuhl, durch Alkoholgenuss.

In der Minderheit der Fälle Besserung der Kopfschmerzen durch Wärme.

Aufregung und geistige Anspannung, körperliche Anstrengung sowie Licht und Geräusch verschlimmern die Kopfschmerzen.

Kopfschmerzen mit Drehschwindel und Ohrensausen. Gesicht gerötet oder blassgraues Aussehen oder Wechsel zwischen Röte und Blässe.

Zephalgie

Augen: Immer wiederkehrende Gerstenkörner. Augen sind überempfindlich gegen Licht bei Kopfschmerzen. Das optische Bild des Gelesenen bleibt noch eine Weile vor den Augen stehen.

Mouches volantes, infolge übermäßigen Tabakgenusses. ☉ **Flimmerskotom** (Ensinger). Cataracta senilis.

Hordeolum rezidivierend
Chalazion
Katarakt
Keratitis

Ohren: Gehörsinn überempfindlich: das Geräusch eines Radios im Nebenzimmer kann nicht ertragen werden. Kopfschmerzen verschlimmern sich durch Geräusche. Geruchssinn verstärkt. Geruchstäuschungen.

Otitis media chronisch

Cholesteatom
Otosklerose
Hyperakusis

Nase: Trockene Rhinitis (auch atrophische), verstopfte Nase mit dickem, übelriechendem, klumpigem Sekret. Nekrose des Nasenseptums.

Rhinitis atrophisch
Sinusitis chronisch
Nekrose septum nasi

Gesicht: Ausfall der Augenwimpern. Nekrose des Unterkiefers.

Mund: Geschmack abgestumpft. Alles schmeckt gleich fad. Abstumpfung der Sensibilität mit Pelzigkeit und Kribbeln. Gefühl des Anschwellens an Lippen und Zunge.

Ranula[134]

Zähne: Lockerheit und Karies der Zähne. Schmelzdefekte der Zähne. Zahnschmerzen, schlimmer durch Kälte.

Dentitio tarda

Innerer Hals: Sämtliche Organe des Halses sind auffallend stark betroffen.

Kratzen im Hals mit dem Bedürfnis zu räuspern, Trockenheit im Hals. Dickzähe Schleimabsonderung oder Trockenheit. **Kitzel im Hals mit krampfhaftem Husten und Besserung nach Aushusten von Schleim.**

Schluckschmerzen, dabei Rötung der hinteren Rachenwand, der Seitenstränge und des Rachenrings.

Schmerzhafte Anschwellung der Tonsillen mit eitrigem Belag. Spontanes Ablösen von übelriechenden Mandelpfröpfen.

Angina tonsillaris
Detritus tonsillae
Rhinopharyngitis chronisch

---

[134] Mundbodenzyste.

106 – Calcium fluoricum – calc-fl

Äußerer Hals: Zu den Nebenschilddrüsen wird eine besondere Affinität angenommen. Struma nodosa benigner und maligner Art. **Beengungsgefühl in der Gegend der Schilddrüse mit Pulsieren. Anschwellung der schon zuvor vorhandenen Struma.** Der Blusenkragen muss offen getragen werden.

> *Torticollis*
> *Thyreopathie*

Magen: Steigerung des Appetits und des Hungergefühls. Ausbleiben des Sättigungsgefühls, könnte immerfort essen. Abmagerung bei gutem Appetit. Hungerschmerz 2 Stunden nach dem Essen mit Besserung durch Essen. Sehr zornig, wenn er hungrig auf das Essen warten muss. Wenn es dann schließlich kommt, wird es ihm zum Ekel. Verlust des Appetits. Sodbrennen. Verlangen nach Salz und gesalzenen Speisen, nach rezenten Speisen. Verlangen nach Süßigkeiten, die schlecht vertragen werden. Abneigung gegen Fleisch und gegen Fett. **Durchfall nach Fettgenuss.** Abneigung gegen Eier. Alkohol macht Übelkeit und Kopfweh.

> *Gastritis*
> *Gastroptose*

Abdomen: Durch Auflegen der Hand bessern sich die Magen- und Bauchschmerzen, ebenso durch Liegen auf dem Bauch. Völlegefühl mit Blähbauch, besser nach Abgang von Blähungen.

> *Enteroptose*
> *Hepatopathie chronisch*
> *Pankreatopathie*

Rektum und Stuhl: Stuhl ist hart, schafskotähnlich oder aus großen, harten Knollen bestehend. Auffallend schwarze Knollen im Stuhl. Durchfälle breiig oder spritzend, **fettig glänzend**, gleich nach dem Essen. Fette Speisen rufen Durchfall hervor. Jucken und Ekzem am After. **Am Anus Brennen und Jucken, Stechen und Splitterschmerzen. Nässen und Feuchtigkeit am Anus, Intertrigo.** Abgang von hellrotem Blut. **Beim Abgang des harten Stuhls Gefühl, als ob der Anus zerrissen würde. Gefühl des Zurückgleitens des harten Stuhls.**

> *Analekzem*
> *Hämorrhoiden*
> *Analfistel*
> *Proktitis*

Geschlechtsorgane: Ausfall der Schamhaare.
- weiblich: Milchige Leukorrhö von milder Beschaffenheit. Außerordentlich **starke Leukorrhö von gelblich-milchiger Beschaffenheit**. Vor der Menses verstärkte Schmerzen im Genitale. Menses verstärkt. Menses verspätet und schwächer und wässriger als sonst. Empfohlen bei Zervixerosion und Narbenfissuren an der Zervix (Haehl). Verlagerungen und Verwachsungen der Gebärmutter.

> *Leukorrhö*
> *Myom*
> *Ovarialzystom*

- männlich: Tumoren an den Hoden, Hydrozele. Libido erloschen.

Larynx und Trachea: Heiserkeit. Wundheit und Rauheit im Hals bis hinab zur Bifurkation, dabei Husten mit hellem, wässrigem Auswurf, schlimmer im Liegen. **Krampfhafte Konstriktion in der Epiglottis und der Brust mit Prickeln und Brennen im Hals wie bei einer Erkältung und wie wenn die Epiglottis beinah ganz verschlossen wäre, mit Verschlimmerung bei Nacht und durch Kälte.**

> *Laryngitis chronisch*

Husten und Expektoration: Husten mit hellem, wässrigem Auswurf, schlimmer im Liegen.

Brust: Bronchiektasie, Rippenfell- und Herzbeutelschwarten. Fibrome der Mamma.
Beklemmungsgefühl am Herzen mit Angst, als ob das Herz versagen würde. Gefühl von Schwereempfinden am Herzen wie von einem Stein, schlagartig verschwindend durch Gegendruck mit

beiden Fäusten. Intensives Herzstechen beim Sitzen in gebückter Haltung.
Schmerzen in den Brüsten prämenstruell.

Mastogynie

Rücken: Schmerzen in der Halswirbelsäule. Osteochondrose und Arthrose der Halswirbelsäule. Lumbalgie hartnäckiger Natur, schlimmer durch beginnende, besser durch fortgesetzte Bewegung.

Osteochondrose

Extremitäten: Gefühl von Schwere und eines Zugs nach unten in den Beinen, als ob die Beine in die Erde gezogen würden, mit Schwäche und Zittrigkeit in den Beinen. **Bedürfnis, die Beine hochzulegen mit Besserung der Beschwerden. Schmerz entlang der Vena saphena bei Berührung. Die Füße werden nachts aus dem Bett zur Abkühlung gestreckt**, sie werden jedoch bald wieder zurückgezogen wegen des Gefühls von Kälte. Fußsohlen brennend heiß, ebenso die Hände. **Teigige Schwellung der Füße an warmen Tagen. Bildung von reichlichen oberflächlichen Venektasien von blauroter Farbe an den Oberschenkeln. Am Oberschenkel bildet sich eine federkieldicke Krampfader aus.** Zur Wiederherstellung des Tonus erschlaffter Venen. Venen erweitert und blau durchscheinend. Varizen, Hämangiom, Aneurysma.
Schmerzen in Muskeln und Gelenken mit **Verschlimmerung durch Kälte, Zugwind, Wetterwechsel, Besserung durch Wärme, besonders Bettwärme.** Durch Bewegung werden die Schmerzen teils verschlimmert, teils gebessert. Nächtliche **Wadenkrämpfe**, besser durch Aufdecken und durch Strecken.
Arthrosis deformans, chronische rheumatische Knochenaffektionen, Exostosen, lockere, überstreckbare Gelenke der Kinder. Periostitis bei Syphilitikern.
Neuralgische Schmerzen im N. trigeminus, im Arm und in den Wurzeln des Nervus ischiadicus, besser in Ruhe und durch Wärme. Plötzlich auftretende anästhetische Zone im rechten N. ulnaris. Taubheit im linken Ring- und Kleinfinger, schlimmer durch Kälte, etwa 8 Tage lang. Einschlafen des linken Beines. Muskelzuckungen, Muskelfibrillieren, Tremor.

Varizen
Hämangiom
Aneurysma
Arthrose
Exostosen
Neuritis

Frost und Frösteln: Empfindlichkeit gegen Kälte und Frösteln mit Frieren und Zittern. Nach der Frühgymnastik mit anschließender kalter Dusche wird das gewohnte Wärmegefühl nicht erzeugt, statt dessen Frösteln und sehr langsame Wiedererwärmung. Frieren zwischen den Schulterblättern. Nachdem an den ersten Tagen der Prüfung ein ausgesprochen warmes Gefühl am ganzen Körper mit Hitzewallungen wahrgenommen wurde, entwickelt sich an den folgenden Tagen eine Empfindlichkeit gegen Kälte.

Schweiß: Neigung zu Schweißen bei der geringsten Anstrengung. Der Schweiß besitzt einen üblen Geruch.

Haut: Lästiges Jucken der Haut als Begleiterscheinung der Hautaffektionen oder ohne sichtbare Hautveränderungen mit **Verschlimmerung in der Bettwärme** und Besserung durch Aufdecken. Kratzen bessert meist, einmal wird das Jucken durch Kratzen verschlimmert.
Alte Narben fangen an zu jucken.
Entzündungserscheinungen der Haut wie Akne, Pusteln, Papeln, Herpesbläschen. Auch Eiterpusteln, Furunkel und kleine Hautabszesse entstehen. **Herpesausschläge, die in nässenden Hautausschlag übergehen. Deutlich ist die Umgebung der Körperöffnungen als Sitz der Hautaffektionen bevorzugt**, z. B. Herpes an Mund und Lidrändern, Wundheit der Nasenlöcher, nässender Ausschlag hinter den Ohren, Herpes an der Glans penis und am Skrotum, Pruritus ani. Akne an der Stirn-Haar-Grenze.
Hautgeschwüre mit erhabenen, harten Rändern. Fisteleiterungen. Narbenkeloid. Schrunden an den Handflächen. Zur Tonisierung erschlafften Bindegewebes und zur Resorption von Verwachsungen und Schwarten.

106 – Calcium fluoricum – calc-fl

Sensibilität der Haut überfein mit **Schmerzhaftigkeit der Teile, auf denen man liegt,** oder Gefühl, als liege man auf Krümeln. Ausfall der Sensibilität an einzelnen Stellen.
Vermehrtes Nagelwachstum. ⊙ **Brüchige Nägel.**

Sonnendermatitis
Hämangiom
Ekzeme palmar
Fisteln
Keloid

Allgemein: Harte Drüsen entzündlicher Art oder Bindegewebstumoren (Lymphknoten, Struma, Fibrome).

Hyperkalzämie

106.6 Dosierung

D 6 bis zu Hochpotenzen. Relativ lang anhaltende Wirkung. Es kommen in der Hauptsache chronische Prozesse in Frage. Als Zwischenmittel in einzelnen Gaben kann es beim Gebrauch von Silicea terra empfohlen werden, wodurch die Wirkung von Silicea terra verstärkt und aufgefrischt wird. Kann bei chronischen Entzündungen lange Zeit fortgegeben werden.

106.7 Vergleichsmittel

- 2. Gruppe Periodensystem der Elemente: Barium carbonicum, Barium iodatum, Beryllium metallicum, Calcium arsenicosum, Calcium carbonicum, Calcium causticum, Calcium hypophosphorosum, Calcium iodatum, Calcium phosphoricum, Calcium silicatum, Calcium stibiatosulphuratum, Calcium sulphuricum, Hepar sulphuris, Magnesium carbonicum, Magnesium fluoricum, Magnesium iodatum, Magnesium muriaticum, Magnesium phosphoricum, Magnesium sulphuricum, Radium bromatum, Strontium carbonicum.
- Fluor-Arzneien: Acidum fluoricum, Apatit, Magnesium fluoratum, Natrium fluoratum.
- Fluor-Arzneien folgen gut auf Iod und seine Verbindungen. Es sind vor allem chronische Prozesse, die Fluor unterliegen, während die nahe verwandten Iod-Arzneien für frischere, aktivere und akutere Zustände in Frage kommen. Die Fluor-Arzneien folgen daher zeitlich günstig auf die Iod-Arzneien, indem sie deren Wirkung vervollständigen.
- Unverträglichkeit von heißem, schwülem Wetter und von Sonnenbestrahlung: Iodum purum, Natrium muriaticum.
- Komplementär zu Calcium fluoratum: Pulsatilla pratensis, Silicea terra.
- Knochen- und Periostschmerzen: Angustura vera, Asa foetida, Aurum metallicum, Calcium phosphoricum, Kalium iodatum, Mercurius solubilis Hahnemanni, Mezereum, Phytolacca decandra, Stillingia silvatica, Syphilinum.
- Lumbalgie hartnäckiger Natur, schlimmer durch beginnende, besser durch fortgesetzte Bewegung: Rhus toxicodendron.

106.8 Kasuistik

106.8.1 Sinusitis frontalis chronisch

Ein 72-jähriger Mechanikermeister, den ich von Zeit zu Zeit wegen einer chronischen Emphysembronchitis zu behandeln hatte, erkrankte an schwerer linksseitiger Stirnhöhlenentzündung. Er zog sich in der Folge eine außerordentlich heftige Neuritis des Ischiasnerven zu, mit der er mehrere Monate lang zu Bett lag. Da man die Stirnhöhleneiterung als Focus der Ischialgie ansehen musste, wurde er von seinem damaligen Arzt zur Operation auf eine Hals-Nasen-Ohrenabteilung eingewiesen, wo er radikal operiert wurde. Dabei wurde ein Trigeminusast verletzt, sodass er eine sich nur sehr langsam zurückbildende Lähmung davontrug. Wider Erwarten ging nach der „Radikaloperation" der Stirnhöhle die Eiterung mit starken Kopfschmerzen weiter. Es kam sogar zu Abszessbildungen mit Perforation nach außen in der Gegend des inneren Endes der Augenbraue. Trotz des Einsatzes von Silicea terra, Hepar sulphuris, Kalium bichromicum wiederholten sich diese Abszessbildungen mit Perforation nach außen mehrere Jahre lang. Schließlich erhielt er Calcium fluoratum D 12. Von diesem Zeitpunkt blieben die Perforationen aus, es entleerte sich nur eine mäßige Menge von eitrigem Schleim durch die Nase und den Rachen. Wenn das Einnehmen von Calcium fluoratum in der nun beschwerdefreien Zeit vergessen wurde, zeigten sich wieder Kopfschmerzen mit Anschwellung über der Operationsnarbe und drohende Perforation, die dann aber jedesmal mit Calcium fluoratum wieder zurückging. Der Patient kam nun in einen Zustand schwerer zerebraler Durchblutungsstörung mit mehreren Apoplexien und geistiger Demenz. Dies gab mir Gelegenheit, den Zustand des Stirnhöhlenleidens bis zu seinem Ende, das im Alter von 81 Jahren erfolgte, zu verfolgen. Er benötigte fortlaufend oder wenigstens mit nicht zu langen Pausen täglich eine Gabe von Calcium fluoratum, womit es in vollkommener Weise gelang, die chronische Stirnhöhlenentzündung zu beherrschen. Die vorzügliche Leistung des Flussspats bei chronischen Entzündungen und Eiterungen hat sich dabei bewährt. (Beobachtung des Verfassers)

106.9
Literatur

[1] Allen TF. Calcarea fluorata. Encyclopedia of pure Materia Medica. Bd. X. New York: Boericke & Tafel; 1874–1880: 398–400

[2] Mezger J. Das Arzneibild des Flußspats nach einer Arzneimittelprüfung. Deutsche Homöopathische Monatsschrift 1954; 5 (7): 313–332

[3] Schüßler WH. Calcium fluoratum. Allgemeine Homöopathische Zeitung 1873

107 Calcium hypophosphorosum – calc-hp

lt.: Calcarea hypophosphorosa, dt.: Calciumhypophosphit, engl.: hypophosphite of lime

107.1 Substanz

Mineralia – Anorganica – Composita – 2. Gruppe[135] **– Calciumhypophosphit – $Ca(H_2PO_2)_2$**

Calciumhypophosphit wird durch Vermischung von weißem Phosphor mit gelöschtem Kalk gewonnen. Im Gegensatz dazu besteht Calciumphosphat im Wesentlichen aus Calciumhydrogenphosphat $CaHPO_4$, welches aus Phosphorsäure und Calciumcarbonat hergestellt wird.

Homöopathische Verwendung findet Calciumhypophosphit.

107.2 Anwendung

Homöopathische Anwendung findet die Zubereitung bei Erschöpfungssyndrom, Anämie sowie eitrigen Prozessen (nach Kommission D).

Dem Calciumhypophosphit wird gegenüber dem Calciumphosphat eine verstärktere Phosphor-Wirkung zugeschrieben.

Anwendung findet es bei Kindern mit **Diarrhö** und **Adenopathie** der **Mesenteriallymphknoten**. **Drüseneiterungen**, **Tuberkulose** der **Knochen und Gelenke sowie der Lunge** mit Schwäche, Abmagerung und **Hämoptysis**. Wird weiter verwendet bei **Appetitlosigkeit** oder bei gierigem Hunger 2 Stunden nach dem Essen; bei großer Schwäche und Abmagerung.

107.3 Arzneimittelbild

Es wurde von Barrett und seinem Freund geprüft; beide nahmen 1 Grain[136] der 2. Dezimalpotenz [1]. Die hauptsächlichsten Symptome waren:

Geist und Gemüt:

Depression

Kopfschmerz: Dumpfer, schwerer Druck vom ganzen Scheitel zwischen den Stirnbein- und Hinterhauptknochen. Der Schmerz steigerte sich mit zunehmender Depression.

Atmung: Kurzatmigkeit, Verlangen nach frischer Luft.

Brust: Große Völle und Bangigkeit rund um das Herz, Völle im ganzen Thorax und Kopf.

Extremitäten: Die Venen an den oberen Körperteilen und den Armen treten hervor wie eine Peitschenschnur. Es wird von Nash empfohlen bei Gelenkabszessen.

Gelenkabszesse

Schweiß: Schweißausbruch über den ganzen Körper. Völliger Verlust der Muskelkraft, mag sich nicht bewegen.

Haut: Bleiche Hautfarbe.

107.4 Dosierung

(D 3), D 6 bis zu Hochpotenzen.

---

135 Erdalkalimetalle: Beryllium Be, Magnesium Mg, Calcium Ca, Strontium Sr, Barium Ba, Radium Ra.

136 Grain = 0,065 g.

107.5 Vergleichsmittel

- 2. Gruppe Periodensystem der Elemente: Beryllium metallicum, Calcium arsenicosum, Calcium carbonicum, Calcium causticum, Calcium fluoratum, Calcium iodatum, Calcium phosphoricum, Calcium silicatum, Calcium sulphuricum, Hepar sulphuris, Magnesium carbonicum, Magnesium fluoricum, Magnesium iodatum, Magnesium muriaticum, Magnesium phosphoricum, Magnesium sulphuricum, Radium bromatum, Strontium carbonicum.
- Bei Lymphatikern: Calcium fluoratum, Calcium iodatum, Calcium phosphoricum.
- Appetitlosigkeit: Abrotanum, Alumina oxydatum, Calcium phosphoricum.

107.6 Literatur

[1] Clarke JH. Calcarea Hypophosphorosa. Dictionary of practical Materia Medica. Bd. 1. London: Homoeopathic Publishing Company; 1900–1902: 355–356

[2] Hughes R. Calcarea hypophosphorosa. Cyclopaedia of Drug Pathogenesy. Bd. 4. London: Gould; 1886–1891: 526–527

[3] Nash EB, Wilbrand R. Leitsymptome in der homöopathischen Therapie. 2. Aufl. Stuttgart: Haug; 2009: 289

108 Calcium iodatum – calc-i

lt.: Calcarea iodata, dt.: Kalziumiodid, engl.: calcium(II)-iodide

108.1 Substanz

Mineralia – Anorganica – Composita – 2. Gruppe[137] – Calcium(II)-iodid – CaI_2

Kalziumiodid ist ein weißes, stark hygroskopisch wirkendes Salz. An der Luft zersetzt es sich unter Aufnahme von CO_2 bei gleichzeitiger zunehmender Gelbfärbung, was es unbrauchbar macht. In wässriger Lösung reagiert es neutral oder leicht alkalisch mit einer Reizwirkung auf Haut und Schleimhäute. Es findet in der optischen und elektronischen Industrie Anwendung.

Homöopathische Anwendung findet Calcium(II)-iodid.

108.2 Anwendung

Medizinische Anwendung als Expektorans.

Homöopathische Anwendung findet die Zubereitung bei Adenopathien, Tonsillenhyperplasie, Otitis media chronica, rezidivierenden Infekten, Struma, Ulcus cruris varicosum (nach Kommission D).

Es wird verwendet, wenn man außer dem Kalk die Wirkung des Iods zur Geltung bringen will. Es hat sich gut bewährt bei **Adenitis** an Hals und Nacken, bei chronischer **Schwellung der Schleimhäute** in Hals und Nase, bei *chronischer Tonsillitis* der Kinder, bei prolongierter chronischer *Otitis media*, bei **Struma parenchymatosa** und *fibrosa*, bei **Osteitis** und **Eiterung**.

108.3 Konstitution

Der Typus ist nicht der pastöse und träge reagierende des Austernschalenkalks (Calcium carbonicum Hahnemanni), sondern es ist mehr für erregbare, reibare Naturen geeignet.

108.4 Dosierung

D 3 bis D 6 in Verreibungen. Haltbarkeit sehr beschränkt.

108.5 Vergleichsmittel

- 2. Gruppe Periodensystem der Elemente: Beryllium metallicum, Calcium arsenicosum, Calcium carbonicum, Calcium causticum, Calcium fluoratum, Calcium hypophosphorosum, Calcium phosphoricum, Calcium silicatum, Calcium sulphuricum, Hepar sulphuris, Magnesium carbonicum, Magnesium fluoricum, Magnesium iodatum, Magnesium muriaticum, Magnesium phosphoricum, Magnesium sulphuricum, Radium bromatum, Strontium carbonicum.
- Iod-Arzneien Ammonium iodatum, Arsenicum iodatum, Barium iodatum, Bromum iodatum, Ferrum iodatum, Kalium iodatum, Magnesium iodatum, Mercurius iodatus flavus, Mercurius iodatus ruber, Sulphur iodatum.

108.6 Literatur

[1] Allen TF. Calcarea Iodata. Encyclopedia of pure Materia Medica. Bd. 2. New York: Boericke & Tafel; 1874–1880: 392

[2] Blakeley WJ. Fragmentary provings of Arsenici Iodidum and Calcis Iodidum. Hahnemannian Monthly 1868; 3: 265–269

[3] Hughes R. Calcarea iodata. Cyclopaedia of Drug Pathogenesy. Bd. 1. London: Gould; 1886–1891: 675–676

---

137 Erdalkalimetalle: Beryllium Be, Magnesium Mg, Calcium Ca, Strontium Sr, Barium Ba, Radium Ra.

109   Calcium phosphoricum – calc-p

lt.: Calcium phosphoricum, dt.: Calciumhydrogenphosphat-Dihydrat, engl.: calcium phosphate

109.1
Substanz

Mineralia – Anorganica – Composita – 2. Gruppe[138] – Calciumhydrogenphosphat-Dihydrat – $CaHPO_4 \cdot 2\,H_2O$

Natürlich kommt die Substanz als Monetit vor. Es bildet trikline farblose Kristalle. 99 % des im Skelett enthaltenen Kalkes bestehen aus phosphorsaurem Kalk und 1 % aus kohlensaurem Kalk. Weiteres Vorkommen in den Zähnen und in den Klauen der Tiere. Als Lebensmittelzusatzstoff trägt es die Nummer E341. Die chemische Synthese erfolgt unter Calciumhydroxid aus Phosphorsäure.

Homöopathische Verwendung findet Calciumhydrogenphosphat-Dihydrat.

109.2
Anwendung

Medizinische Anwendung findet die Substanz in der Implantologie als synthetisches Knochenersatzmaterial. Es wird sehr langsam resorbiert und dabei sukzessiv durch Knochen ersetzt.

109.3
Arzneimittelprüfung

Die Arzneimittelprüfung wurde von C. Hering mit der 1. und 2. Centesimale und von Cate mit der C 1 (in Gran-Dosen) vorgenommen und umfasst 8 Personen. Sie kann also keinen Anspruch auf Vollständigkeit erheben. Vielfach klinisch bewährt.

109.4
Konstitution

Der Konstitutionstyp weicht deutlich ab von dem plumpen und trägen Calcium-carbonicum-Hahnemanni-Typ. Er entspricht durch den zartgliedrigen Wuchs und Hochwuchs der Phosphor-Komponente von Calcium phosphoricum. Das Knochensystem ist schwach, die Gelenke und Knochennähte schmerzen, die Wirbelsäule ist schwach und kann den Kopf kaum tragen. Der Körper ist abgemagert, der Bauch dick, eher schlaff als aufgetrieben. Die Kinder wachsen zu schnell. Nerven, Muskeln und Knochen sind zu schwach entwickelt. Die körperliche Erschöpfbarkeit ist ebenso ausgesprochen wie bei Calcium carbonicum Hahnemanni, ebenso die Empfindlichkeit gegen Kälte und Nässe. Die Neigung zu schwitzen, besonders an einzelnen Teilen, ist dieselbe. Alle Lymphdrüsen neigen zu Anschwellung. Die nervöse Beweglichkeit des Phosporus bzw. der Phosphorsäure durchdringt alle Reaktionen.

Geistig ist gegenüber Calcium carbonicum Hahnemanni meist eine größere Beweglichkeit und nervöse Unbeständigkeit vorhanden, jedoch mit großer Erschöpfbarkeit der Nerven. Die Kinder leisten deshalb nicht, was man nach ihren Gaben von ihnen erwarten könnte. Es ist ein Mittel für die kindliche Neurasthenie. Der Schulkopfschmerz ist ein charakteristisches Zeichen. Bei den Bauchschmerzen (Nabelkoliken) und der Appetitlosigkeit solcher Kinder steht es an erster Stelle. Häufig entwickelt sich die Calcium-phosphoricum-Konstitution aus einer zuvor vorhandenen Calcium-carbonicum-Hahnemanni-Konstitution, wenn sich die Kinder aus der Pastosität und Dicklichkeit der ersten Lebensjahre in die Länge strecken und schlank werden. Der Appetit wechselt dann von dem Verlangen nach Eiern zu Gier auf salzige, geräucherte Speisen. Fleisch wird verlangt, das vorher abgelehnt wurde.

---

138 Erdalkalimetalle: Beryllium Be, Magnesium Mg, Calcium Ca, Strontium Sr, Barium Ba, Radium Ra.

109 – Calcium phosphoricum – calc-p

109.5 Arzneimittelbild

Leitsymptome: Abmagerung, rasche körperliche und geistige Erschöpfbarkeit.

Knochenmittel: Knochen, Gelenke und Suturen schmerzhaft, ⊙ **Wirbelsäule schwach, kann den Kopf kaum tragen.** ⊙ **Förderung der Kallusbildung bei Knochenbrüchen;** ⊙ **Neigung zu Rachitis, Knochentuberkulose, Skoliose.** Verlangen nach Salzigem, Geräuchertem, Schinken, Speck.

Essen > bei Kopfweh und Magenschmerzen und ⊙ **bezüglich des Allgemeinbefindens.**

Wärme > und die warme Jahreszeit >.

⊙ **Darandenken <.**

Verschlimmerung und Anfälligkeit durch Kälte, Nässe, Zugwind, Wetterwechsel.

⊙ **Zeit der Schneeschmelze <.**

Körperliche und geistige Anstrengung <.

Geist und Gemüt: Ängstlich und furchtsam, heftig und ungeduldig. Erschrickt beim geringsten Anlass. Abneigung gegen jede Arbeit. Gedankenschwach und vergesslich. Gedankenschärfe ist verloren. Unwillkürliches Seufzen.

Neurasthenie bei Kindern und Heranwachsenden
Geistig retardierte Kinder

Kopfschmerz: Kopfschmerz bei jeder körperlichen Anstrengung, durch Bücken, Bewegung, ⊙ **nach jeder geistigen Betätigung.** Knochennähte des Schädels schmerzhaft. ⊙ **Wirbelsäule schwach, kann kaum den Kopf tragen.**

Kopfschmerzen besser durch Essen. Gefühl, als läge Eis auf dem oberen Teil des Hinterkopfes. Kopfschmerzen durch Wetterwechsel.

Schulkopfschmerz
Kraniotabes
Hydrozephalus

Nase: Fließendes Sekret im kühlen Raum. Stockschnupfen in der warmen Luft. Nasenbluten.

Rhinitis chronica

Mund: Bitterer Geschmack, Zunge wund, brennend.

Innerer Hals: Hals rau und wund, Schmerzen in den Tonsillen beim Schlucken. Schwellung der Lymphdrüsen.

Tonsillitis chronica

Magen: Appetit fehlt. ⊙ **Verlangen nach Salzigem, Geräuchertem, Schinken und Speck, mag keine Milch.** Elendigkeitsgefühl und Schmerzen im Magen, besser durch Essen. Übelkeit nach Tabakrauchen und nach Kaffeetrinken. ⊙ **Kinder ertragen die Muttermilch nicht oder verweigern die Muttermilch.**

Appetitlosigkeit der Kinder
Nausea
Ernährungsstörung des Säuglings

Abdomen: Kolikartige Leibschmerzen.

Enteritis

Rektum und Stuhl: Stuhl durchfällig, sehr übelriechend, mit Blähungen und viel Schleim; ⊙ **grüne, heiße, unverdaute Durchfallstühle bei Kindern.** After wund, Hämorrhoiden mit Blut.

⊙ **Durchfall nach kalten Getränken (Eis, Fruchtsaft) und beim Zahnen.** ⊙ **Analfistel, alternierend mit Lungensymptomen.**

Analfistel

Geschlechtsorgane: Libido vermehrt oder herabgesetzt.
• weiblich: Menses zu früh. Leukorrhö wie Eiweiß.

Larynx und Trachea: Heiserkeit.

Kehlkopftuberkulose im ersten Stadium

Atmung: Atmung verstärkt, kurz und mühsam.

Husten und Expektoration: Kitzelhusten.

Brust: Scharfer Schmerz in der Herzgegend, beim Tiefatmen verstärkt.

Lungentuberkulose im ersten Stadium
Hilusdrüsentuberkulose

Rücken: Auf einen leichten Luftzug folgen rheumatische Beschwerden im Nacken und Steifheit des Halses.

Skoliose

Extremitäten: Nach Nasswerden im Regen ziehen fliegende Schmerzen im ganzen Körper umher, Schmerzen in allen Gelenken, Symphysen und Knochennähten. ☉ **Wachstumsschmerzen in den Muskeln.**

Erkrankungen des rheumatischen Formenkreises
Frakturen schlecht heilende
Rachitis

Frost und Frösteln: Friert sehr leicht, kalte Hände und Füße.

Schweiß: Partielle Schweiße, Nachtschweiße.

Haut: Blassgraue Hautfarbe (Bläschen, Pusteln, Furunkel).

109.6
Dosierung

Meist D 6 bis D 12 bis zu Hochpotenzen. Bei nutritiver Absicht auch D 3, zur Umstimmung der Konstitution auch höhere Verdünnungen, einschließlich der Hochpotenzen.

109.7
Vergleichsmittel

- 2. Gruppe Periodensystem der Elemente: Barium carbonicum, Barium iodatum, Beryllium metallicum, Calcium arsenicosum, Calcium carbonicum, Calcium causticum, Calcium fluoratum, Calcium hypophosphorosum, Calcium iodatum, Calcium silicatum, Calcium stibiato-sulphuratum, Calcium sulphuricum, Hepar sulphuris, Magnesium carbonicum, Magnesium fluoricum, Magnesium iodatum, Magnesium muriaticum, Magnesium phosphoricum, Magnesium sulphuricum, Radium bromatum, Strontium carbonicum.
- Knochen- und Periostschmerzen: Angustura vera, Asa foetida, Aurum metallicum, Calcium fluoratum, Kalium iodatum, Mercurius solubilis Hahnemanni, Mezereum, Phytolacca decandra, Stillingia silvatica, Syphilinum.
- Bei hyperaktiven Lymphatikern[139]: Calcium fluoratum, Calcium iodatum.
- Unverträglichkeit von Milch, auch der Muttermilch: Calcium carbonicum, Magnesium carbonicum.
- Schlecht heilende Knochenfrakturen: Symphytum officinale.
- Calcium fluoratum hat Abneigung gegen Fleisch im Gegensatz zu Calcium phosphoricum.
- Besserung durch Essen bei Kopf- und Magenschmerzen: Acidum fluoricum, Anacardium orientale, Calcium fluoratum, Hedera helix, Ignatia amara, Iodum purum, Mandragora officinarum.
- Geistig retardierte Kinder: Agaricus muscarius, Barium carbonicum, Calcium carbonicum, Zincum metallicum.

---

[139] Kinder mit erhöhter Infektanfälligkeit, Adenoiden mit der Folge rezidivierender Otitiden, Tonsillarhypertrophie, rezidivierender oder chronischer Angina tonsillaris, chronisch sezernierender Rhinitis.

109.8
Literatur

[1] Allen TF. Calcarea phosporica. Encyclopedia of pure Materia Medica. Bd. 2, 10. New York: Boericke & Tafel; 1874–1880: 394–410, 400–405

[2] Beneke FW. Der phosphorsaure Kalk in physiologischer und therapeutischer Beziehung. Bd. 1. Beitrag zur physiologischen Heilkunde. Göttingen: Vandenhoeck und Ruprecht; 1850: 88

[3] Cate MS. Proving of Calcarea phosphorica. In: American Institute of Homoeopathy, Hrsg. Transactions of the American Institute of Homoeopathy. Bath: Eastern Times Press; 1858: 54–59

[4] Hering C. Prüfung der Schüssler'schen Gewebemittel (Calcarea phosphorica). Allgemeine Homöopathische Zeitung 1878; 97 (13): 102–103

[5] Hughes R. Calcarea phosphorica. Cyclopaedia of Drug Pathogenesy. Bd. 1. London: Gould; 1886–1891: 676–683

[6] Meng H. Eine unveröffentlichte Calcarea phosphorica-Prüfung von Obermedizinalrat Dr. von Sick. Deutsche Zeitschrift für Homoeopathie und deren Grenzgebiete 1922 (8): 360–365

[7] Schréter, GA. Pharmakodynamische Fragmente. Calcarea phosphorica. Neues Archiv für die homöopathische Heilkunst 1846/48; 23 (3): 153–164

[8] Sick. Calcium phosphoricum. Deutsche Zeitschrift Homöopathie 1922: 360

110 Calcium picrinicum – calc-pic

lt.: Calcium picrinicum, dt.: Pikrinsaures Kalzium, engl.: calcium dipicrate

110.1 Substanz

Mineralis – Organica – Composita – 2. Gruppe[140] **Calcium(2,4,6)-trinitrophenolat** – $C_{12}H_4CaN_6O_{14}$

Calciumcarbonat, $CaCO_3$ wird im molaren Verhältnis mit Pikrinsäure im Unterschuss versetzt. Es entsteht eine ca. 30 %ige Lösung.

Homöopathische Verwendung findet Calcium (2,4,6)-trinitrophenolat.

110.2 Anwendung

Homöopathische Anwendung findet die Zubereitung bei putriden Dermatosen (nach Kommission D).

Bewährt bei Furunkulose im äußeren Gehörgang.

110.3 Vergleichsmittel

Furunkel äußerer Gehörgang: Carcinosinum.

110.4 Literatur

[1] Boericke W. Calcarea fluorica. Handbuch der homöopathischen Materia medica. 9. Aufl. Heidelberg: Haug; 1992: 173

[2] Clarke JH. Calcarea Picrica. Dictionary of practical Materia Medica. Bd. 1. London: Homoeopathic Publishing Company; 1900–1902: 363–364

---

140 Erdalkalimetalle: Beryllium Be, Magnesium Mg, Calcium Ca, Strontium Sr, Barium Ba, Radium Ra.

111 Calcium silicatum – calc-sil

lt.: Calcium silicatum, dt.: Wollastonit, engl.: calcium silicate

111.1 Substanz

Mineralia – Anorganica – Composita – 2. Gruppe[141] – Calciummetasilikat – $CaSiO_3$

Durch Kontaktmetamorphose im Grenzbereich von magmatischem Gestein und Kalkgestein bildet sich das Mineral aus. Wollastonit bildet meist weiße, derbe, faserige bis blättrige oder stängelige Massen aus.

Homöopathische Verwendung findet Calciummetasilikat.

111.2 Anwendung

Homöopathische Anwendung findet die Substanz bei Schleimhautentzündungen (nach Kommission D).

Gegenüber dem Calcium carbonicum Hahnemanni und Silicea terra wird die starke Empfindlichkeit gegen Kälte und Nässe und die große Erschöpfung hervorgehoben.

111.3 Arzneimittelbild

Das folgende Arzneimittelbild wurde nach der Materia medica von Boericke aufgestellt, da die Arzneimittelprüfung nicht ermittelt werden konnte.

Leitsymptome: Schwache und erschöpfte Naturen. Sehr empfindlich gegen Kälte, besonders gegen feuchte Kälte. Aber auch schlimmer von Hitze.

Geist und Gemüt: Geistesabwesend, reizbar, unentschlossen, Mangel an Selbstvertrauen; ängstlich.

Schwindel: Schwindel.

Kopf: Kälte am Kopf, besonders am Hinterkopf.

Nase: Infekt der Nase und des Nasen-Rachen-Raums mit dick-gelber Absonderung, auch Krusten.

Rhinitis chronisch

Magen: Gefühl von Kälte, besonders bei leerem Magen. Gefühl von Senkung in der Magengrube. Großer Durst. Aufstoßen und Erbrechen.

Abdomen: Flatulenz und Auftreibung nach dem Essen.

Mesenterialtuberkulose

Geschlechtsorgane:
- weiblich: Uterus schwer, vorgefallen. Leukorrhö, schmerzhafte Menses. Unregelmäßige Menses.

Atmung: Erschwerte Atmung.

Husten und Expektoration: Infekte der Luftwege mit dickem, gelbgrünem Schleim. Husten mit Kälte, Schwäche, Erschöpfung, Überempfindlichkeit und Ängstlichkeit, schlimmer an der kalten Luft.

Brust: Schmerzen in der Brustwand.

Extremitäten:

Ostitis

Haut: Jucken und Brennen, kalt und blau, sehr schmerzempfindlich. Pickel, Komedonen, Warzen.

---

141 Erdalkalimetalle: Beryllium Be, Magnesium Mg, Calcium Ca, Strontium Sr, Barium Ba, Radium Ra.

Allgemein:

Pädatrophie
Adenitis

111.4 Dosierung

Niedere Potenzen bis zu den höchsten.

111.5 Vergleichsmittel

- 2. Gruppe Periodensystem der Elemente: Barium carbonicum, Barium iodatum, Beryllium metallicum, Calcium arsenicosum, Calcium carbonicum, Calcium causticum, Calcium fluoratum, Calcium hypophosphorosum, Calcium iodatum, Calcium phosphoricum, Calcium sulphuricum, Hepar sulphuris, Magnesium carbonicum, Magnesium fluoricum, Magnesium iodatum, Magnesium muriaticum, Magnesium phosphoricum, Magnesium sulphuricum, Radium bromatum, Strontium carbonicum.
- Arsenicum album, Iodum purum, Tuberculinum.

111.6 Literatur

[1] Boericke W. Calcarea silicata. Handbuch der homöopathischen Materia medica. 9. Aufl. Heidelberg: Haug; 1992: 179

112 Calcium stibiato-sulphuratum – calc-st-s

lt.: Calcium stibiato sulphuratum, dt.: Schmelze aus Austernkalk, Schwefel und Schwefelantimon, engl: Calcarea stibio sulph

112.1
Substanz

Mineralia – Anorganica – Mixtura – 2. Gruppe[142] – Calcium stibiatum sulphuratum

8 Teile Calcium carbonicum Hahnemanni, 2 Teile Sulphur lotum und 1 Teil Stibium sulphuratum nigrum werden gründlich miteinander verrieben und anschließend in einem bedeckten Gefäß bei 1100 bis 1400 °C geglüht. Das nach dem Erkalten feingepulverte Gemisch wird für die homöopathische Zubereitung verwendet.

112.2
Anwendung

Homöopathische Anwendung findet die Zubereitung bei Myomhämorrhagien (nach Kommission D).

112.3
Vergleichsmittel

- Menorrhagie aktiv: Erigeron canadensis, Millefolium, Ipecacuanha, Cinnamonum verum, Sabina officinalis.
- Menorrhagie massiv, dunkel: Bovista, Crocus sativus, Hydrastis canadensis, Kreosotum, Platinum metallicum, Secale cornutum, Senecio aureus.
- Menorrhagie hellrot: Erigeron canadensis, Ipecacuanha, Millefolium, Trillium pendulum, Sabina.
- Menorrhagie, übelriechend, hellrot: Acidum nitricum, Acidum sulphuricum, Belladonna, Kreosotum, Lachesis muta, Sanguinaria canadensis, Sepia succus, Sulphur lotum.

112.4
Literatur

[1] Boericke W. Calcarea fluorica. Handbuch der homöopathischen Materia medica. 9. Aufl. Heidelberg: Haug; 1992: 175

---

[142] Erdalkalimetalle: Beryllium Be, Magnesium Mg, Calcium Ca, Strontium Sr, Barium Ba, Radium Ra.

113 Calcium sulphuricum – calc-s

lt.: Calcarea sulphurica, dt.: Gips, Alabaster, engl.: plaster of paris

113.1 Substanz

Mineralia – Anorganica – Composita – 2. Gruppe[143] – Calciumsulfat-Dihydrat – $Ca[SO_4] \cdot 2H_2O$

In Form von Gips ist es ein häufig vorkommendes Mineral auf der Erde. Es bildet farblose oder weiße, in Wasser schlecht lösliche Kristalle. Es gibt verschiedene mineralische Varianten wie das durchsichtige Selenit oder Marienglas, den mikrokristallinen Alabaster oder die rosettenförmige Sandrose. Gips kann zusammen mit dem wasserfreien Anhydrat bei der Verdunstung von calciumsulfathaltigem Meerwasser entstehen und Sedimentgestein bilden. Es wird seit jeher als universelles Baumaterial verwendet und wurde im Bergbau gewonnen. Heute fällt es bei zahlreichen chemischen Prozessen als Nebenprodukt an.

Homöopathische Verwendung findet Calciumsulfat-Dihydrat.

113.2 Pharmakologie und Toxikologie

Die Substanz ist nicht toxisch.

113.3 Anwendung

In der Homöopathie findet die Zubereitung Anwendung bei Eiterungen der Haut und Unterhaut, bei Fisteln sowie bei chronischer Schleimhauteiterung (nach Kommission D).

Calcium sulphuricum ist ein wertvolles Mittel bei Eiterungen, die bereits einen Abfluss gefunden haben. Die Ausscheidungen der Schleimhäute sind dick, klumpig, gelb, schleimig oder eitrig. Es wird verwendet bei **Otitis media chronica**, bei alter **chronifizierter Sinusitis**, bei **Tonsillarabszess** nach der Eröffnung, gegen **periproktitischen Abszessen, Empyemen, Lungentuberkulose** mit reichlichem, schleimigem Auswurf.

In der Haut hat es sich gegen **Dermatitis, eitrigen Exanthemen, Crustae lacteae, krustigen Ekzemen** und bei **Tuberculosis cutis colliquativa**[144] bewährt.

113.4 Arzneimittelbild

Leitsymptome: Neigung zu Eiterung und Fistelbildung. Absonderungen allgemein dick, gelb und blutig. Brennende und juckende Schmerzen oder Empfindungen. Kältegefühle in einzelnen Teilen. Besserung durch Frischluft. Verlangen nach Anerkennung. Eifersucht. Verlangen nach Süßem.

Geist und Gemüt: Reizbar, gerät leicht in Zorn. Hass auf Personen die nicht seiner Meinung sind. Verlangen nach Aufmerksamkeit. Ausgeprägte Ängstlichkeit und Unsicherheit.

Kopf: Schwindel und Kopfschmerzen gebessert durch frische Luft. Milchschorf mit eitriger Absonderung.

Crustae lacteae

Augen: Chronische Augenentzündungen mit eitriger Absonderung. Katarakt und Hornhautgeschwüre. Fissuren der Augenwinkel.

Ohren: Taubheit mit Eiterabsonderung aus dem Mittelohr, manchmal blutig.

Otitis media chronisch

Nase: Eitrige Nasenabsonderung.

---

[143] Erdalkalimetalle: Beryllium Be, Magnesium Mg, Calcium Ca, Strontium Sr, Barium Ba, Radium Ra.

[144] Subakute Form der Hauttuberkulose meist in lokalem Bezug zu einem Befall eines inneren Organs.

113 – Calcium sulphuricum – calc-s

Innerer Hals: Schwellung und Eiterung der Tonsilla pharyngea. Stark geschwollener Hals mit vergrößerten Lymphknoten.

Abszess peritonsillar

Abdomen: Schmerz im Lebergebiet, in der rechten Beckenhälfte, danach Schwäche, Übelkeit und Magenschmerz. Kältegefühl im Bauch, mit Auftreibung nach dem Essen.

Rektum und Stuhl: Eitriger, blutiger Durchfall. Schmerzhafte Abszesse am Anus mit Fisteln.

Abszess periproktitisch

Blase: Blasenentzündung mit reichlichem, gelbem Eiter.

Geschlechtsorgane: Impotenz. Menses spät, langanhaltend, mit Kopfschmerzen. Eitriger Ausfluss. Geschwüre an den Genitalien und am Gebärmuttermund.

Larynx und Trachea: Erstickungsgefühl. Trockenheit und Entzündung des Kehlkopfes. Hartnäckige Heiserkeit.

Atmung: Asthma bronchiale. Lungenentzündungen prolongiert. Eitriger, blutiger, zäher Auswurf. Eiterbildung in Lunge und Pleurahöhle.

Husten und Expektoration: Kruppartiger Husten mit viel Würgen, gebessert durch Aufdecken und frische Luft (im Gegensatz zu Hepar sulphuris).

Brust: Jucken und Brennen der äußeren Brust.

Extremitäten: Kältegefühl im Rücken. Wirbelsäulenverkrümmung. Brennen und Jucken der Fußsohlen. Gicht. Rheumatische Gliederschmerzen. Unterschenkelgeschwüre.

Frost und Frösteln: Frost beginnt in den Füßen.

Fieber: Chronisches, intermittierendes Fieber mit abendlichem Frost. Fieberhitze ohne Schweiß mit Schmerzen in den Beinen, besser durch Gehen.

Schweiß: Bei der geringsten Anstrengung. Kalter Schweiß. Reichlicher, saurer Schweiß.

Haut: Zahlreiche Hautsymptome mit Jucken, Brennen, Rissen, Abschuppung. Blasse oder gelbe Haut. Schlecht heilende Wunden. Geschwüre mit Fistelbildung. Urtikaria. Psoriasis.

Ekzem krustig

113.5 Dosierung

D 2 bis D 6 in Verreibungen, D 12 in Verdünnung.

113.6 Vergleichsmittel

- 2. Gruppe Periodensystem der Elemente: Beryllium metallicum, Calcium arsenicosum, Calcium carbonicum, Calcium causticum, Calcium fluoratum, Calcium hypophosphorosum, Calcium iodatum, Calcium phosphoricum, Calcium silicatum, Calcium stibiato-sulphuratum, Hepar sulphuris, Magnesium carbonicum, Magnesium fluoricum, Magnesium iodatum, Magnesium muriaticum, Magnesium phosphoricum, Magnesium sulphuricum, Radium bromatum, Strontium carbonicum.
- Eiterungen: Mercurius solubilis Hahnemanni bei drohenden Eiterungen, Hepar sulphuris bei reifenden Eiterungen und auch zur Zerteilung von Eiterungen, Silicea terra und Calcium fluoratum bei alten Eiterungen und Fisteln, zur Beschleunigung der Reifung von Abszessen. Myristica sebifera.

113.7 Kasuistik

In neuester Zeit hat P. Vogt seine Aufmerksamkeit dem Gips zugewendet. Er bestätigt die alte Erfahrung, dass Calcium sulphuricum bei Fisteleiterungen indiziert ist, wenn sie nicht zu alt sind. Er berichtet über 8 Fälle von Fisteleiterungen, bei denen er einen überzeugenden Erfolg erzielen konnte. Es seien aus dieser Arbeit 2 Fälle angeführt [6].

113.7.1 Spritzenabszess

Eine 72-jährige zarte Frau litt seit Jahren an den Folgen einer Apoplexie mit linksseitigen Lähmungen und war vollends auf Bett und Rollstuhl angewiesen, als sie bei Gehversuchen den linken Oberschenkelhals und den Unterschenkel brach. Die Schenkelhalsfraktur führte zur schmerzhaften Pseudoarthrose und die Unterschenkelfraktur zur Peronaeuslähmung mit Supination des Fußes. Darm- und Blasenentzündung und quälende Schmerzen im linken Bein hatten den Kräftezustand über Gebühr beansprucht, als sie von der Abteilungsschwester des Altersheimes, in dem sie gepflegt wurde, eine Injektion einer Amidopyrin-Phenylbutazon-Kombination (die seit 1977 aufgrund ihrer karzinogenen Wirkung und der unerwünschten Wirkung einer Agranulocytose noch in der Veterinärmedizin als nichtsteroidales Antiphlogisticum eingesetzt wird) in die rechte Gesäßhälfte bekam. Hieraus entwickelte sich eine Fistel. Als die Eiterung nicht aufhören wollte, wurde ich zugezogen und fand bei der elenden und nervösen Patientin eine tiefe Gesäßfistel mit teils seröser, teils eitriger Absonderung, wie man es bei müdem und erschöpftem Gewebe sieht. Dies war an einem Dienstag. Am gleichen Tage begann die Verordnung von 4-mal 1 Tablette Calcium sulphuricum D 6. Am Samstag, also am 5. Tage, war die Fistel trocken und eine feine Überhäutung im Gange. In der folgenden Woche Heilung. Trotz der schlechten Abwehrlage hatte der Gips in der Potenzierung 1:1 Mill. seine Wirkung entfaltet und die Heilung bewirkt.

113.7.2 Pankreatitis nekrotisierend

Eine Patientin in mittleren Jahren erkrankte an einer nekrotisierenden Pankreatitis, sodass ein Sequester operativ entfernt werden mußte. Anschließend entwickelte sich ein unstillbares Erbrechen, bedingt durch eine Retroperistaltik der Duodenalschleife, die ja den Pankreaskopf umgibt. Dieser Mechanismus war bei der Röntgenuntersuchung genau zu verfolgen. Die Schleimhaut des Magens und des Duodenums war sehr stark ödematös geschwollen, und sobald der Kontrastbrei in den Zwölffingerdarm eindrang, wurde er mit Vehemenz in den Magen zurückgeworfen. Es hatte sich also das Bild eines Funktionsileus entwickelt. Durch Fortnahme des Drains, der bis zum Duodenum reichte, durch vorsichtiges Magenspülen und durch parenteralen Ersatz des Mineral- und Wasserverlustes und Verordnung von Natrium sulphuricum D 6 hörte das Erbrechen Schritt für Schritt auf. Die Patientin erholte sich. Aus der Drainstelle aber entwickelte sich eine eiternde Fistel, die auch dann keine Heilungstendenz zeigte, als der Kräftezustand der Patientin ausgeglichen und der Röntgenbefund an Magen und Duodenum normal geworden war. In dieser Situation wurde Calcium sulphuricum D 6, 4-mal 1 Tablette täglich, eingesetzt mit promptem Erfolg. Ich will noch eine Äußerung der Patientin erwähnen, deren Verwertbarkeit ich allerdings offenlasse. Sie sagte: „Mit dem Einnehmen der Tabletten fühlte ich mich sehr bald besser."

113.8 Literatur

[1] Allen TF. Calcarea sulphurica. Encyclopedia of pure Materia Medica. Bd. 2. New York: Boericke & Tafel; 1874–1880: 410–419

[2] Boericke W. Calcarea sulphurica. Handbuch der homöopathischen Materia medica. 9. Aufl. Heidelberg: Haug; 1992: 179–181

[3] Hering C. Conant. Prüfung der Schüssler'schen Gewebemittel (Calcarea sulfuricum). Allgemeine Homöopathische Zeitung 1878; 97 (14,15): 109–111, 117–119

[4] Schüßler WH. Eine abgekürzte Therapie. 25. Aufl. Leipzig und Oldenburg, 1898. 25. Aufl. Leipzig und Oldenburg; 1898

[5] Tauer H. Calcium sulfuricum – Eine wichtige Arznei in der Kindertherapie. Allgemeine Homöopathische Zeitung 1997; 242 (2): 60–67

[6] Vogt P. Calcium sulfuricum. Allgemeine Homöopathische Zeitung 1963; 208 (6): 383–386

[7] Calcium sulphuricum. Allgemeine homöopathische Zeitung 1878; 97: 109

114 Calendula officinalis – calen

lt.: Calendula officinalis, dt.: Ringelblume, engl.: pot marigold

114.1 Substanz

Plantae – Asteraceae (früher Compositae; Korbblütengewächse) – **Calendula officinalis**

Es handelt sich um eine 1-jährige, 30 bis 50 cm hohe Pflanze mit häufig zwei Blütenphasen im Frühsommer und Herbst. Der Blütenflor zeigt von hellgelb bis dunkelorange alle Farbschattierungen. Die Pflanze besitzt einen charakteristischen Geruch und einen aromatischen bitteren Geschmack. Sie ist in Mittel- und Südeuropa, Westasien und Nordamerika verbreitet. Kultiviert findet man sie häufig in Bauerngärten und auf Friedhöfen, verwildert an Wegrändern und Schuttplätzen. Herkunftsländer für die orange-gelben Blüten sind die Balkanländer, für die orange-rote Ware ist es Syrien und Ägypten.

Homöopathische Verwendung finden die zur Blütezeit gesammelten frischen oberirdischen Teile.

114.2 Pharmakologie und Toxikologie

Die Droge ist sehr reich an Triterpensaponinen[145]. Daneben finden sich ätherische Öle (hoher Gehalt an Terpenalkoholen und -lactonen), Carotinoide und Bitterstoffe.

Die Farbe der Blüten wird durch deren Gehalt an Carotinoiden bestimmt. Orangefarbene Blüten enthalten Carotine (vor allem Lycopin[146]), die gelbblühenden Varietäten vorwiegend Xanthophylle[147].

Zahlreiche tierexperimentelle Untersuchungen zeigen antibakterielle Wirkung, die vor allem auf die Wirkung der sauerstoffhaltigen Terpenalkohole und -lactone zurückgeführt wird. Diese sollen auch für den trichomonaciden Effekt verantwortlich sein. Neben der Wirkung auf Bakterien und Protozoen konnte auch eine Wirkung auf Pilze und Viren nachgewiesen werden.

Calendula ist gut verträglich. Im Gegensatz zu Extrakten aus Arnica montana beobachtet man bei ihr nur sehr sehr selten allergische Reaktionen, was eventuell mit dem Fehlen von Sesquiterpenlactonen zusammenhängt.

114.3 Anwendung

Homöopathische Anwendung findet die Zubereitung bei Pyodermien und verzögerter Wundheilung, bei Quetsch-, Riss-, und Defektwunden sowie bei Erfrierungen und Verbrennungen (nach Kommission D).

Die äußerliche Anwendung der Tinktur, als feuchter Umschlag (1 bis 2 Teelöffel auf ¼ l Wasser) oder als Salbe, wird gerühmt bei frischen Wunden, wenn durch **Risswunden** oder **Quetschungen** Gewebszerstörungen entstanden sind, um die **Granulationsbildung anzuregen und bei schlecht heilenden alten** *Ulzera*, wie zum Beispiel beim **Ulcus cruris varicosum**, oder **Druckulzera** an Amputationsstümpfen mit auffallender Schmerzhaftigkeit. Calendula-Verbände beseitigen schnell die Schmerzhaftigkeit von frischen Wunden und alten Geschwüren, ein stinkender Geruch verschwindet. Jahr behandelte 1849 in Paris Pyämie und schwere Schussverletzungen mit gutem Erfolg mit Calendula-Verbänden. Gegen Karbunkel und Abszesse jeder Art fand es in Form von heißen Kompressen Verwendung. Innerliche Anwendung findet es bei Entzündungen des Nasen-Rachen-Raumes, zur Behandlung von Magen- und Darmulzera und bei Dysmenorrhö.

---

145 Relativ einfach gebaute Glykoside der Oleanolsäure.
146 Azyklisches Tetraterpen, ist Hauptfarbstoff in roten Tomaten. Die Substanz wirkt antioxidativ und antiinflammatorisch. Sie hat eine chemopräventive Wirkung auf kardiovaskuläre Erkrankungen, Makuladegeneration und insbesondere auf Prostatakarzinome.
147 Carotinoid.

114.4 Arzneimittelprüfung

Bei der Arzneimittelprüfung an sich selbst bemerkte Franz, der Schüler Hahnemanns, Schwellung und Schmerzhaftigkeit der Lymphdrüsen am Unterkiefer, der Submandibulardrüsen und der Drüsen in den Achselhöhlen. Eine Wunde entzündete sich und wurde schmerzhaft. Bemerkenswerte Fiebersymptome und rheumatische Beschwerden. Bei einem Säugling, dessen Mutter ihre Brustwarzen mit Calendula behandelte, wurde neben einer auffallenden Reizbarkeit und Nervosität ein Anflug von Gelbsucht festgestellt, der Urin wurde dunkel und übelriechend.

114.5 Arzneimittelbild

Geist und Gemüt: Große Gereiztheit, leicht erschreckt. Während des Frostes ängstlich, mürrisch, sorgenvoll.

Kopf: Verworrenheit des Kopfes wie nach einem nächtlichen Gelage. Am Morgen Schwere im Kopf.

Kopfschmerz: Schmerz im Hinterkopf oder in der Stirn.

Augen: Lider sehr geschwollen. Konjunktivitis. Trockenheit und Beißen in den Lidrändern. Pupillen erweitert.

Ohren: Fährt bei Geräuschen hoch.

Gesicht: Gefühl von Schwellung, von den Lippen zu den Augen und der Stirn sich ausbreitend, mit brennend-stechendem Gefühl. Die Submandibulardrüsen sind geschwollen und schmerzhaft bei Berührung, als wollten sie eitern. Zucken der Hände und im Gesicht.

Mund: Auffallender Speichelfluss in Mund und Rachen.

Innerer Hals: Bitterer Geschmack im Hals.

Magen: Appetit vermindert. Anfälle von Übelkeit. Erbrechen von Milch mit Schleim (Säugling).

Abdomen: Ein bohrend grabender Schmerz in der Nabelgegend beim Gehen; Stechen in der Mitte der rechten Bauchseite bei Bewegung.

Rektum und Stuhl: Ein Stuhl am Morgen, vorher Kneifen und Angstgefühl im Bauch und begleitet von Frösteln. Stuhl weich, mit Schleim überzogen. Gelber Stuhl (bei einem Säugling).

Blase: Häufiges Harnlassen.

Harnröhre: Ziehen zeitweise in der Harnröhre, während eines Frostes.

Urin: Wasserhell, heiß und brennend. Dunkel und übelriechend.

Geschlechtsorgane:
- männlich: Pollution.

Extremitäten: Ziehende, drückende Schmerzen in den Gliedern. Gefühl von Schwere und Ermüdung in den Beinen. Die rheumatischen Schmerzen treten nur bei Bewegung auf. Konvulsionen, Zucken der Hände.

Frost und Frösteln: Fröstelnd den ganzen Morgen und sehr empfindlich gegen Luft. Kälte der Hände und Füße. Große Hitze am Nachmittag und Abend mit Durst, aber Trinken ruft Schaudern hervor.

Haut: Kleine Bläschen im linken Mundwinkel. Hautjucken. Jucken auf dem behaarten Kopf. Schwellung und Entzündung der Submandibular- und Achselhöhlendrüsen. Eine Wunde entzündet sich wieder mit Schmerzen und Brennen. Gelbliche Färbung der Haut (wie die Ringelblume) bei einem Säugling.

Allgemein: Puls unregelmäßig und rasch langsamer werdend. Ruhelos bei Nacht, findet in keiner Lage Ruhe. Eine Wunde entzündet sich wieder mit Schmerzen und Brennen. Verschlimmerung am Morgen (bei mehreren Symptomen).

Riss- und Quetschwunden mit Gewebszerstörung
Schlechte Granulationsbildung
Ulzera

114 – Calendula officinalis – calen

114.6
Dosierung

Die Dosierung liegt bei innerer Anwendung etwa bei D 2 bis D 6.

114.7
Vergleichsmittel

- Asteraceae: Abrotanum, Absinthium, Arctium lappa, Arnica montana, Bellis perennis, Carduus marianus, Chamomilla recutita, Cina maritima, Echinacea angustifolia, Erigeron canadensis, Eupatorium perfoliatum, Eupatorium purpureum, Gnaphalium polycephalum, Grindelia robusta, Lactuca virosa, Millefolium, Senecio aureus, Senecio fuchsii, Siegesbeckia orientalis, Solidago virgaurea, Taraxacum officinale, Tussilago petasites, Wyethia helenoides.
- Außerdem Aristolochia clematis und Hamamelis virginiana.

114.8
Literatur

[1] Allen TF. Calendula. Encyclopedia of pure Materia Medica. Bd. 2, 10. New York: Boericke & Tafel; 1874–1880: 419–421, 405

[2] Clarke JH. Calendula. Dictionary of practical Materia Medica. Bd. 1. London: Homoeopathic Publishing Company; 1900–1902: 366–368

[3] Franz EG. Calendula officinalis. Archiv für Homöopathie 1839; 17 (3): 179–182

[4] Friedrich E, Friedrich P. Charaktere homöopathischer Arzneimittel. Teil 5. Arzneimittelprüfungen: mit Symptomauflistungen. Hohenkirchen-Sbr.: Traupe; 2005: 920

[5] Hughes R. Calendula. Cyclopaedia of Drug Pathogenesy. Bd. 4. London: Gould; 1886–1891: 730–732

[6] Möllinger H. Calendula officinalis, Homöopathische Arzneimittelprüfung, Erweiterung der Materia Medica und Eingliederung ins Repertorium. Zeitschrift für Klassische Homöopathie 50; 2006: 13–25

115 Camphora monobromata – camph-br

lt.: Camphora monobromata, dt.: 3-Brom-Campher, engl.: monobromide of camphor

115.1 Substanz

Mineralia – Organica – Composita – 3-Brom-Campher – $C_{10}H_{15}BrO$

Das Grundgerüst des Camphers ist ein kristallines, bicyclisches Monoterpen mit Bronan-Struktur, an dessen α-, π- und β-Stellungen ($C_{3,8,10}$) bevorzugt Substituenten binden. In diesem Fall ein Brom-Atom in α-Position.

Homöopathische Anwendung findet 3-Brom-Campher.

115.2 Anwendung

Homöopathische Anwendung findet die Substanz bei Übererregbarkeit (Kommission D).

Bewährt besonders bei übermäßiger Erregung des Geschlechtstriebs mit Schwäche (schmerzhafte Erektionen, Pollutionen).

115.3 Dosierung

D 2. Bei Pollutionen Camphora monobromata D 2.

115.4 Literatur

[1] Clarke JH. Camphora bromata. Dictionary of practical Materia Medica. Bd. 1. London: Homoeopathic Publishing Company; 1900–1902: 375

[2] Hughes R. Camphora bromata. Cyclopaedia of Drug Pathogenesy. Bd. 1. London: Gould; 1886–1891: 701–705

116 Camphora naturalis – camph

lt.: Camphora naturalis, dt.: Kampfer, engl.: camphor

116.1 Substanz

Mineralia – Organica – Composita – Camphora naturalis – syn. D-Campher[148] – syn. Bornan-2-on – syn. 1,7,7-Trimethylbicyclo[2.2.1]heptan-2-on – $C_{10}H_{16}O$

Es handelt sich um ein kristallines Ketonderivat eines bizyklischen Monoterpens mit Bornan-Struktur. Die Substanz ist leicht entzündlich, reizend und sublimiert bereits bei 20 °C, sodass sie gut verschlossen aufbewahrt werden muss. Bereits seit der zweiten Hälfte des 18. Jahrhunderts wird er aus dem zerkleinerten Holz von 40- bis 50-jährigen Kampferbäumen (Cinnamomum camphora, Lauraceae, ein bis zu 12 m hohes Lorbeergewächs, welches in Ostindien, Formosa und Japan beheimatet ist) durch Wasserdampfdestillation und anschließender Sublimation des Kampferöls gewonnen. Besonders in den Pflanzenfamilien der Lauraceae, Lamiaceae und Asteraceae findet man die Substanz als Bestandteil der ätherischen Öle. Die synthetische Herstellung erfolgt aus α-Pinen.

Homöopathische Verwendung findet Camphora naturalis.

116.2 Pharmakologie und Toxikologie

Die Inkorporation des Kampfers per os oder per inhalationem kann lokal zu Schleimhautreizungen führen und systemisch zu Erregungszuständen, Krämpfen und Herz-Kreislauf-Störungen. Er besitzt antiseptische, bronchosekretolytische, bronchospasmolytische, hyperämisierende und kreislauftonisierende Wirkung.

116.3 Anwendung

Medizinische Anwendung findet die Substanz als Einreibung bei rheumatischen Schmerzen, bei Neuralgien und Entzündungen.

Homöopathische Anwendung findet die Substanz bei Infekten und Synkopen (nach Kommission D).

Hahnemann empfahl den Kampfer zur Bekämpfung der Cholera. Allerdings ist eine choleraähnliche Symptomatik am Darm bei der Arzneimittelprüfung oder der Toxikologie des Kampfers nicht in Erscheinung getreten. Die Zubereitung findet Anwendung als **Analeptikum**[149], als **Spasmolytikum** bei allen Arten von Krämpfen, wie **Tetanus, Epilepsie, Blasen-, Gallen-** oder **Nierenkolik**, als **Sedativum** bei sexueller Erregung: Daneben findet sie Einsatz bei **Rhinitis** und **fieberhaften Infekten** mit Frösteln. Hahnemann hat Kampfer bei seinen Arzneimittelprüfungen zur Beseitigung unangenehmer Folgen der Prüfungen und zum Abbrechen einer Arzneiwirkung verwendet, indem er am Kampfer riechen ließ, da er in ihm das Mittel zur Steigerung der Lebenskräfte gesehen hat. Ob es richtig ist, dass man den Kampfer bei spastischen Zuständen fast vergessen hat, erscheint mir zweifelhaft. Jedenfalls habe ich diese Anwendung selbst bei epileptischen Anfällen schätzen gelernt.

116.4 Arzneimittelbild

Leitsymptome: Nervöse Erregung. Neigung zu Gehirnkrämpfen und Krämpfen an allen Muskeln und Hohlorganen.

Synkope orthostatisch mit eisiger Haut, kaltem Schweiß, Blässe und Zyanose.

---

148 Ältere Konvention zur Benennung von Enantiomere ist die D- und L-Nomenklatur des Nobelpreisträgers Emil Fischer. Die Stereozentren chiraler Verbindungen werden heute nach den CIP-Regeln mit (R) oder (S) gekennzeichnet.

149 Zentral stimulierend.

⊙ Deckt sich auf, wenn er nachts auch noch so kalt ist.
Im Kollaps Übelkeit und Erbrechen, Mund und Atem kalt, verzerrtes Gesicht, ⊙ **Quiekende Stimme.**
Kälte <, Bewegung <, Nacht <, Schweiß >.
Schmerzen vergehen, wenn er daran denkt.

Geist und Gemüt: Große Angst und Ruhelosigkeit. Große Erregung. Ist versucht, sich aus dem Fenster zu stürzen oder jemand umzubringen. Neigung, hinauszuschreien. Angstvolle Visionen und Delirien. Verlust des Bewusstseins mit heftigen Krampfanfällen.

Synkope orthostatisch

Schwindel: Schwindel, sodass er schwankt.

Kopfschmerz: Drückende Kopfschmerzen, epileptiforme Anfälle.

Augen: Augen starr oder verdreht im Kollaps.

Nase: Schnupfen mit verstopfter Nase und Kältegefühl.

Rhinitis

Gesicht: Blass livide, eiskalt. Verzerrung des Gesichts und Krämpfe der Gesichtsmuskeln. Hochgezogene Oberlippe bei Synkope, sodass die Zähne sichtbar werden.

Mund: Zunge kalt.

Magen: Großer Durst. Übelkeit und Erbrechen. Kältegefühl im Magen und im Bauch.

Magenkrämpfe

Abdomen: Brennendes Gefühl im Bauch, kolikartige Schmerzen.

Gallenkolik

Rektum und Stuhl: ⊙ **Durchfälle mit großer Schwäche, kalten Schweißen und Kollaps.** (Bei den Arzneimittelprüfungen hat sich kein Durchfall herausgestellt). Drückendes und drängendes Gefühl längs des Rektums. Das Rektum scheint zusammengekrampft, geschwollen und schmerzhaft. Erschwerte Stuhlentleerung, da das Rektum verkrampft ist. Obstipation.

Blase: Tenesmus der Blase und Strangurie.

Dysurie

Niere:

Nierenkolik

Geschlechtsorgane:
- weiblich: Erregter Geschlechtstrieb.
- männlich: **Vermehrter Trieb.** Pollutionen. Verlust des Geschlechtstriebs.

Priapismus
Pollutionen

Husten und Expektoration: Trockener hackender Husten. Kurzatmigkeit zum Ersticken.

Brust: Präkordialangst mit beschleunigtem Puls, aber kaum spürbar. Anfall mit einem furchtbaren Gefühl von Schwäche und Frostschauder. Gefühl innerlicher Kälte. ⊙ **Will sich aber trotzdem nicht zugedeckt lassen.**

Rücken: Im Krampf Rückwärtsbeugen des Kopfes und des Rumpfes.

Extremitäten: Klonische Krämpfe in allen Muskeln. Steifheit bei Bewegung. Rheumatoide Schmerzen.

Muskelkrämpfe
Tetanus

Frost und Frösteln: Sehr empfindlich gegen Kälte. Die ganze Haut ist kalt und blass. Gefühl innerlicher und äußerer Kälte, ☉ **will aber trotzdem nicht zugedeckt sein.** Schüttelfröste. Kalte Hände und kalte Füße.

Fieber:

> Infekt grippal

Schweiß: Kalter klebriger Schweiß. Hitze am ganzen Körper und Schweiß. Mit dem Auftreten von Schweiß bessern sich die Symptome.

Allgemein: Heftige klonische Krämpfe in Anfällen. Anfälle von Erschöpfung und Schwäche mit völliger Erschlaffung aller Glieder. Kälte des ganzen Körpers.

> Epilepsie

116.5
Dosierung

Ø bis D 3. Muss auf Zucker gegeben werden, da in Wasser nicht löslich. Häufige Wiederholung, da seine Wirkung nur kurz anhält. Wurde von Hahnemann bei Cholera alle 5 Minuten wiederholt.

Dosierung von Camphora rubinii, einer Mischung aus gleichen Teilen Camphora und Weinbrand, hat eine sehr belebende Wirkung. Sollte bei orthostatischer Synkope alle 15 Minuten 3- bis 4-mal wiederholt werden, da der Patient erneut kollabieren kann.

116.6
Vergleichsmittel

- Kollaps mit Diarrhö und Kälte: Acidum hydrocyanicum, Aconitum napellus, Carbo vegetabilis, Secale cornutum (will trotz Kälte nicht zugedeckt sein), Veratrum album.
- Cholera und choleraartige Diarrhö: Cuprum arsenicosum, Cuprum metallicum, Veratrum album.
- Abortivum bei grippalem Infekt mit Frost: Eupatorium perfoliatum, Pyrogenium.
- Pollutionen: Camphora monobromata.

116.7
Literatur

[1] Allen TF. Camphora. Encyclopedia of pure Materia Medica. Bd. 2, 10. New York: Boericke & Tafel; 1874–1880: 422–443; 405–409

[2] Bamberg. Ausländische Journalistik. Allgemeine Homöopathische Zeitung 1851/52; 42: 374

[3] Clarke JH. Camphora. Dictionary of practical Materia Medica. Bd. 1. London: Homoeopathic Publishing Company; 1900–1902: 370–375

[4] Emmrich F. Beiträge zur allgemeinen Arzneimittellehre. Camphora. Archiv für die homoeopathische Heilkunst 1840/41; 18 (2): 35–38

[5] Feldhaus H. Homöopathie bei Zahnerkrankungen. Ganzheitliche Therapie in der Zahnmedizin. Camphora rubinii; 8 Tabellen. 4. Aufl. Stuttgart: Hippokrates-Verl.; 2007: 90

[6] Hahnemann S. Camphora. In: Lucae C, Wischner M, Hrsg. Gesamte Arzneimittellehre. Stuttgart: Haug; 2007: 471–483

[7] Hughes R. Camphora. Cyclopaedia of Drug Pathogenesy. Bd. 1, 2, 4. London: Gould; 1886–1891: 684 + 701, 730 + 731, 527 + 528

[8] Jörg J. Critische Hefte für Aerzte und Wundaerzte. Leipzig: Cnobloch; 1823

[9] Jörg J. Kampher (Camphora). Materialien zu einer künftigen Heilmittellehre 1825; 1: 230–273

[10] Kurtz. Arzneimittellehre. Physiopathologische und therapeutische Beobachtungen. Camphora. Allgemeine Homöopathische Zeitung 1847; 33 (24): 381–382

[11] Kurtz. Micellen. Camphora. Allgemeine Homöopathische Zeitung 1844; 26 (21): 332–333

[12] Lembke J. Camphora-Prüfung. Neue Zeitschrift für homöopathische Klinik 1865; 10 (21, 22): 161–164, 169–170

[13] Schréter. Camphora. Neues Archiv für die homöopathische Heilkunst 1846/48; 3 (1): 183–186

[14] Vanderguch T. Cinnamomum camphorum/Camphora. Revue belge d'homœopathie 1991; 43 (3)

[15] Wibmer K. Camphora monspeliensis L. Wirkung der Arzneimittel und Gifte. Bd. 2. München: Literarisch-Artistische Anstalt; 1832: 19

117 Cannabis indica – cann-i

lt.: Cannabis indica, dt.: Haschisch, Indischer Hanf, engl.: Indian hemp

117.1
Substanz

Plantae – Cannabaceae (Hanfgewächse) – **Cannabis indica**

Es handelt sich um eine 1- bis 2-jährige, windbestäubende Pflanze. Die gestielten, meist fünffach gefiederten, lanzettlichen, gezähnten Blätter stehen wechselständig. Sie hat eine dicke Pfahlwurzel. Von Juni bis September bilden die männlichen Pflanzen doldenartige Blütenstände aus, während die weiblichen Pflanzen ihre Blüten achselständig ausbilden. Sie ist heimisch in Vorderasien, auf dem indischen Subkontinent, hier vor allem in Nordwestindien, Iran, Afghanistan. Kultiviert wird sie weltweit in gemäßigten und subtropischen Klimazonen. Der Anbau der Gattung Cannabis ist in vielen Ländern untersagt oder unterliegt strengen Auflagen. Die Lagerung sollte unter Lichtabschluss sein, da der Abbau der wirksamen Inhaltsstoffe unter UV-Bestrahlung beschleunigt ist. Die Substanz wird von Kunststoff- und Gummiteilen stark absorbiert. Die Droge fällt unter die Bestimmungen der nicht verkehrsfähigen Betäubungsmittel.

Homöopathische Verwendung finden die getrockneten blühenden oder mit Früchten versehenen Zweigspitzen der weiblichen Pflanzen.

117.2
Pharmakologie und Toxikologie

Die inhalierte Droge erreicht ihr Plasmaspiegelmaximum nach 10 Minuten, die Wirkung hält bis zu 3 Stunden an. Die ingestierte Droge flutet nach ca. 1 Stunde an, erreicht ihr Wirkmaximum nach ca. 2 bis 3 Stunden, was bis zu 8 Stunden anhält. Pharmakologisch wirksame Substanz für die psychogene Wirkung ist Δ^9-Tetrahydrocannabinol. Sein Gehalt und der seiner Vorstufen CBD, CBC, CBG variiert sehr stark. Der mittlere Gehalt liegt für Marihuana bei ca. 1 %, für Ganja bei ca. 3 % und für Haschisch bei ca. 5 %. Es bewirkt eine meist entspannte euphorische Stimmung mit traumähnlichem Erleben. Wobei sensorische Eindrücke gesteigert oder verändert erlebt werden. Es kann eine Sedierung, aber auch eine Stimulation[150] bewirken, eine Veränderung der Stimmung, der Aufmerksamkeit, der Wahrnehmung, insbesondere eine Verlangsamung des Zeiterlebens, Verminderung des Kurzzeitgedächtnisses, der Bewegungskoordination. Ein geordneter Gedankengang ist durch spontane Assoziationen unterbrochen, komplexe Aufgaben können nicht bewältigt werden und das Einfühlungsvermögen ist deutlich herabgesetzt. Negative Erlebniszustände wie Ängste, Panik und psychotische Zustände sind möglich.

Ein antiemetischer Effekt von Δ^9-Tetrahydrocannabinol ist belegt. Daneben ein antikonvulsiver und analgetischer Effekt, wobei hier auch paradoxe Reaktionen möglich sind, vor allem bei Inhalation.

Die Substanz findet wegen der im therapeutischen Bereich stärkeren unerwünschten Wirkung für diese Indikation lediglich bei Karzinompatienten Verwendung. Hypotherme Reaktionen werden beobachtet.

Auch eine bronchodilatatorische Wirkung ist belegt, sodass die Inhalation von Marihuana einen Asthmaanfall beenden kann. Diese Wirkung zeigt sich besonders durch die psychotomimetischen Cannabinoide Δ^8- und Δ^9-THC, während sie für CBN und CBD nicht beobachtet wurden.

Zur Glaukombehandlung bei lokaler Applikation als Augentropfen zeigt die Substanz eine längere Wirkdauer als Pilocarpin-Tropfen. Systemisch psychotrope Wirkungen werden bei dieser Applikation nicht beobachtet.

---

150 Tierexperimenteller „Popcorn-Effekt" der Maus: dabei kommt es unter Einfluss der Droge zunächst zu einer Sedierung mit deutlich reduzierten Bewegungen. Bei erfolgendem Berührungsreiz kommt es zum hyperstimulierten Aufspringen der Tiere, was bei Berührung anderer Mäuse zu einem Fortpflanzen des Effektes führt.

Endokrine Wirkungen führen beim Mann zu einer Senkung des Testosteronspiegels und zur Verringerung der Speratogenese. Bei der Frau kann regelmäßiger Cannabiskunsum zu anovulatorischen Zyklen führen. Cannabis tritt in die Muttermilch über.

Der Gebrauch der Droge führt zu einer Toleranzentwicklung. Im Gegensatz zu der bei Opioiden beobachteten Toleranzentwicklung hält die bei den Cannabinoiden deutlich länger an. Sie wird hauptsächlich in der Leber rasch metabolisiert durch mikrosomale Hydroxylierung und nicht mikrosomale Oxidation. Die Ausscheidung erfolgt zu 35 % über den Darm und zu 10 bis 15 % über die Niere. Die biliär ausgeschiedenen Metaboliten unterliegen einem enterohepatischen Kreislauf. Eine Akkumulation des Δ^9-Tetrahydrocannabinol wird trotz der relativ langen Eliminationszeiten klinisch nicht beobachtet.

Die Ursache, die zum Gebrauch dieses narkotischen Genussmittels führt, ist das Lustgefühl und die Wonne, die mit seinem Gebrauch verbunden ist. Die Phantasie wird in einem ungewöhnlichen Maße angeregt, alle Sinneseindrücke werden in phantastischer Weise übersteigert. Das Ohr vernimmt bei gewöhnlichen Schalleindrücken ungeahnte Harmonien, und der das Auge treffende Lichtstrahl wird zu Sonnen, die ein Paradies höchster Sinnesgenüsse bescheinen. Es herrscht ein Gefühl der Körperlosigkeit, in dem der Berauschte den größten Täuschungen über Raum und Zeit unterworfen ist. Der Geist ist von einer ungewöhnlichen Erheiterung ergriffen. Alle Tätigkeiten des Geistes und jede Körperbewegung ist von einem Wonnegefühl begleitet. Die Träume des Haschischessers sind stark mit erotischen Vorstellungen durchwoben. Bei Haschischrauchern findet man nicht selten neben einer stürmischen Beredsamkeit und einem unhemmbaren Gedankenfluss einen abnormen Bewegungsdrang, sodass sie im Zimmer umherstürmen. Umgekehrt werden auch katatone Zustände hervorgerufen. Seltener treten trübe und traurige Vorstellungen auf. Bei allen diesen Empfindungen ist das Bewusstsein vorhanden, und der unter der Wirkung der Droge Stehende ist sich über seine Veränderung im Klaren. Neben diesem Einfluss auf das Zentralnervensystem kommt noch der Einwirkung auf das Urogenitalsystem eine Bedeutung zu. Hier werden eine Reizung der Niere mit **Albuminurie** und eine **Urethritis** beobachtet, sodass der indische Hanf für die eine **Urämie** begleitenden nervösen Störungen, wie Kopfschmerzen und dergleichen, Verwendung findet.

Die dem Gebrauch des indischen Hanfes Verfallenen gehen dem gleichen geistigen und moralischen Verfall entgegen wie die Opium-Süchtigen. Die Nachwirkungen sind ebenso wie dort ein Zustand von Schwäche und Abgeschlagenheit mit heftigen Kopfschmerzen, die geistigen Fähigkeiten sind herabgesetzt. Ferner werden **manisch-depressive Psychosen** beobachtet. Als verhängnisvollste Folge der Sucht ist die fortschreitende Lähmung des Willens zu betrachten, sowie allgemeine Gleichgültigkeit und Verwahrlosung. Eine echte Süchtigkeit tritt jedoch nicht auf. Es fehlen nach Absetzen die Abstinenz-Symptome.

Häufig werden Cannabis-indica-Drogen angewendet, um psychische Wahrnehmungen über die Schwelle des Bewusstseins zu heben. Auch Künstler gebrauchen Haschisch aus diesem Grund, doch wird ihm eine Anregung der Genialität abgesprochen. „Der Hanf ist kein Neuschöpfer, sondern ein Vergrößerer." (Hartwig)

117.3 Anwendung

Indischer Hanf findet gesondert erstmals im 19. Jahrhundert als euphorisierendes Heilmittel Erwähnung, das bei Insomnie, Neuralgien, Erkrankungen des rheumatischen Formenkreises, schmerzhaften Magen-Darm-Störungen, Cholera, Tetanus, Epilepsie, Strychninintoxikation, akuter Bronchitis, Asthma bronchiale, Abortus imminens und Wehenschwäche empfohlen wurde.

Aktuelle phytotherapeutische Werke geben als Indikation schmerzhafte Magen-Darm-Erkrankungen an wie **Ulzera** und **Karzinome**, Erkrankungen der Atemwege wie **akute Bronchitis, Emphysem** und **Asthma bronchiale, Neuralgien, Migräne, Harnwegserkrankungen** und psychische Erkrankungen wie **Affektivitätsstörungen, Burnout-Syndrom** und **Phobien**. Bedingt durch die Einstufung der Droge als nicht verkehrsfähig findet ein volkstümlicher Gebrauch nicht statt.

117.4
Arzneimittelbild

Leitsymptome: Die Wirkung geht ganz überwiegend auf das Zentralnervensystem und ruft rauschartige und euphorische Zustände hervor. Sinnestäuschungen, manische Täuschungen über Zeit und Raum. Verlangen nach kaltem Wasser, aber Angst, es zu trinken, da sich Spasmen im Schlund einstellen. Kaffee<, Alkohol<, Tabak<. Rechte Seitenlage<. Am Morgen<. Frische Luft>, durch Waschen mit kaltem Wasser>, in Ruhe>, durch Druck>(Magen). Reizung der Nieren und der Harnwege.

Geist und Gemüt: Die Sinnesorgane zeigen sich hochgradig überreizt, bei den alltäglichsten Sinneseindrücken entwickeln sich die üppigsten Phantasien. Trotzdem ist das Bewusstsein erhalten mit dem Wissen über die Einwirkung der Droge. Ungeheurer Bewegungsdrang wie auch Katatonie. **Geistige Erregtheit mit höchster Geschwätzigkeit, mit größter Heiterkeit und unaufhörlichem, unbeherrschtem Gelächter;** aber auch Schweigsamkeit und Bedürfnis nach Stille und Ruhe. **Rauschartiger Zustand mit den angenehmsten Gefühlen und den lebhaftesten Phantasien.**

Auffallende Leichtigkeit, als könne man fliegen. Lebhafte phantastische Träume teils heiterster Art, teils auch grausiger Natur. Wollüstige Träume mit reichlichen Samenergüssen. Spricht im Schlaf.

Ungeheure Redelust und heftige Gedankenflucht. **Unfähigkeit, die Gedanken zu konzentrieren** wegen der großen Zahl der Gedanken, die auf ihn eindringen. Beginnt einen Satz und kann ihn nicht fortsetzen, da er vergessen hat, was er sagen wollte. Kann sich an nichts mehr erinnern, da die Gedanken sich verwirren. Verliert jede Klarheit über die zeitlichen und räumlichen Verhältnisse, meint, Minuten werden zu Jahren und Jahrtausenden, Zimmer und Gänge dehnen sich ins Unendliche aus oder verkleinern sich derart, dass er darin erdrückt wird. Meint, einzelne Teile seines Körpers seien enorm vergrößert. Angst, begleitet von Beklemmungsgefühlen, besser an der frischen Luft. Angst vor Gespenstern; Angst in der Dunkelheit; Angst, der Tod stehe bevor. Gefühl, als hebe sich die Schädeldecke oder öffne sich und schließe sich wieder.

Psychose
Delirium tremens

Kopfschmerz: Heftiger Kopfschmerz.

Migräne

Zähne: Zähneknirschen im Schlaf.

Blase: Schmerzhafter heftiger Harndrang. Krämpfe in der Blase.

Zystitis

Niere: Schmerzen in der Nierengegend mit Albuminurie. Nephritis mit psychogener Erregung.

Nephritis

Harnröhre: Brennen der Harnröhre beim Harnlassen. Krämpfe in der Urethra.

Geschlechtsorgane:
- männlich: Geschlechtstrieb gesteigert, später herabgesetzt, Satyrismus, heftige schmerzhafte Erektionen. Eitriger Ausfluss und Entzündung der Eichel und Vorhaut.

Atmung:

Asthma bronchiale psychogen
Asthma cardiale

Husten und Expektoration: Husten mit Kitzel unter dem Brustbein.

Brust: Gefühl, als müsse er ersticken infolge Alpdrucks. Herzklopfen mit Angst und Atemnot; Tiefatmen nur mit Anstrengung. Herzklopfen nachts, weckt aus dem Schlaf.

Rücken: Schmerz durch Schultern und Wirbelsäule, kann sich nicht aufrichten.

Extremitäten: Nach einem kleinen Gang völlig erschöpft. Lähmung der Glieder.

Schlaf: Überwältigende Schläfrigkeit. Sehr schläfrig, kann aber keinen Schlaf finden.

Frost und Frösteln: Gefühl von Schauern durch die Glieder.

Allgemein: Puls klein und weich, beschleunigt oder stark verlangsamt.

117.5 Dosierung

Bei der großen Erregung des Nervensystems kommen in erster Linie höhere und hohe Potenzen in Frage. Bei ungenügender Wirkung, etwa bei Krämpfen und asthmatischen Zuständen, kann auf tiefere Potenzen herabgegangen werden.

117.6 Vergleichsmittel

- Cannabaceae: Cannabis sativa.
- Halluzinationen, phantastische Ideen: Anhalonium lewinii, Veratrum album.
- Rauschartige Ekstase: Agaricus muscarius, Belladonna, Opium, Stramonium, Hyoscyamus niger.
- Störungen des Zeitsinnes: Anhalonium lewinii, Conium maculatum, Lachesis muta, Nux moschata.
- Spasmen im Schlund beim Trinken: Hyoscyamus niger.

117.7 Literatur

[1] Allen TF. Cannabis indica. Encyclopedia of pure Materia Medica. Bd. 2, 10. New York: Boericke & Tafel; 1874–1880: 448–492, 409–427

[2] Clarke JH. Cannabis indica. Dictionary of practical Materia Medica. Bd. 1. London: Homoeopathic Publishing Company; 1900–1902: 376–380

[3] Dervaux A, Laqueille X. Cannabis. Usage et dépendance. Presse Médicale 2012, DOI: 10.1016/j.lpm.2012.07.016

[4] Hughes R. Cannabis indica. Cyclopaedia of Drug Pathogenesy. Bd. 1, 4. London: Gould; 1886–1891: 713–741, 528–533, 732–733

118 Cannabis sativa – cann-s

lt.: Cannabis sativa, dt.: Gewöhnlicher Hanf, engl.: hemp

118.1 Substanz

Plantae – Cannabaceae (Hanfgewächse) – **Cannabis sativa**

Es handelt sich um eine 1-jährige krautige Pflanze, die Wuchshöhen von 1 bis 3 m erreicht.

Seine Verbreitung ist global in den gemäßigten Klimazonen und den Subtropen.

Cannabis sativa findet wegen seiner vor allem in der Textilindustrie nutzbaren Fasern als Nutz- oder auch Kulturhanf Verwendung. Die EU-Verordnung über einschränkende Maßnahmen bei der Einfuhr von Hanf und Hanfsamen bestimmt, dass der Δ-TCH-Gehalt der zu diesem Zweck genutzten Pflanzen im oberen Pflanzendrittel nicht höher als 0,3 % ist.

Homöopathische Verwendung finden die blühenden Stängelspitzen von frischen angebauten männlichen und weiblichen Pflanzen.

118.2 Pharmakologie und Toxikologie

Der primär psychogen wirkende Inhaltsstoff ist das Δ9-Tetrahydocannabinol (THC), welches am Gii/o-Protein gekoppelten Cannabinoid 1-Rezeptor als partieller Agonist wirkt. Durch transkriptionelle Herunterregulierung und durch posttranslationale Modifikation, welche die Effizienz der CB1 vermittelten Signaltransduktion reduziert kommt es zur deutlich länger andauernden Toleranzentwicklung als bei Opioiden.

Die Substanz zeigt psychotrope, antiemetische, muskelrelaxierende Wirkung und senkt den Augeninnendruck.

118.3 Anwendung

Wird fast ausschließlich aufgrund seiner Einwirkung auf die Harnwege und die Geschlechtsorgane verwendet; die überlieferte Anwendung gegen Erkrankung der Atemwege, wie Bronchitis, Pneumonie und Pleuritis, in der Augenheilkunde zur Aufhellung von Hornhautflecken und des Katarakts durch Abkochung des Samens und des Krautes hat keine Bedeutung erlangt.

Bei der Behandlung der akuten Gonorrhö ist im Auge zu behalten, dass die alten Homöopathen den größten Wert auf absolute Bettruhe gelegt haben. Ohne Berücksichtigung der Lokalbehandlung, der modernen Chemotherapie und antibiotischer Behandlung sollte die akute Gonorrhö nicht behandelt werden. Eigene Versuche bei Behandlung der akuten Gonorrhö vor der antibiotischen Ära konnten mich nicht befriedigen, da der Verlauf sich verschleppte und der Eindruck einer tiefergreifenden Einwirkung kaum erreicht wurde. Bei *Zystitis*, *Pyelitis* und *Nephritis* ist der Gebrauch zu empfehlen. Auf alter Tradition beruht die Verwendung bei *Hyperurikämie* und *Gicht*.

118.4 Arzneimittelbild

Geist und Gemüt: Manische Erregung der Nerven, überreizte Phantasie; singt, lacht und tanzt; verzückte Begeisterung, erotische Phantasien und erregter Geschlechtstrieb. – Gehemmtes Denken, Gedächtnisschwäche und Hirnmüdigkeit.

Innerer Hals: Verschleimung des Rachens und der Luftröhre.

Blase: Schmerzlose Absonderung von klarem, durchsichtigem Schleim aus der Harnröhre oder wässrig-schleimige Absonderung.

Zystitis
Pyelitis
Nephritis
Hyperurikämie

Niere: Ziehender Schmerz in der Nierengegend gegen die Leistengegend herab.

Harnröhre: Brennen und Stechen in der Harnröhre beim Harnlassen und besonders nachher. Die Harnröhre in ihrer ganzen Ausdehnung fühlt sich entzündet an und ist empfindlich bei Berührung. Stechen im vorderen Teil der Harnröhre, auch ohne Harnlassen. **Ständiger Harndrang**; Harnstrahl geteilt.

Geschlechtsorgane:
- männlich: ⊙ **Gelber schleimig-eitriger Ausfluss mit schmerzhaften Erektionen. Penis ist geschwollen und schmerzhaft, wie wund oder verbrannt, Eichel dunkelrot. Vorhaut dunkelrot, heiß und entzündet.** Drückender oder ziehender Schmerz in Samenstrang und Hoden. Erregung des Geschlechtstriebes oder Abneigung gegen Beischlaf.

Atmung: Atembeengung.

Husten und Expektoration: Husten.

118.5 Dosierung

Ø bis D 3 und höher.

118.6 Vergleichsmittel

- Cannabaceae: Cannabis indica.
- Zystitis und Urethritis: Cantharis, Coccus cacti, Conium maculatum, Copaiva, Mercurius corrosivus, Mercurius solubilis Hahnemanni, Pulsatilla pratensis, Staphysagria, Terebinthinae, Thuja occidentalis.

118.7 Literatur

[1] Allen TF. Cannabis sativa. Encyclopedia of pure Materia Medica. Bd. 1. New York: Boericke & Tafel; 1874–1880: 705–713

[2] Clarke JH. Cannabis sativa. Dictionary of practical Materia Medica. Bd. 1. London: Homoeopathic Publishing Company; 1900–1902: 380–383

[3] Hahnemann S. Cannabis sativa. In: Lucae C, Wischner M, Hrsg. Gesamte Arzneimittellehre. Bd. 1. Stuttgart: Haug; 2007: 483–492

[4] Hartlaub CC. Hanf. Reine Arzneimittellehre. Bd. 1. Leipzig: Brockhaus; 1828–1831: 302

[5] Hughes R. Cannabis sativa. Cyclopaedia of Drug Pathogenesy. Bd. 1. London: Gould; 1886–1891: 705–713

119 Cantharis – canth

lt.: Lytta vesicatoria, Cantharis vesicatoria (früher),
dt.: Spanische Fliege, engl.: Spanish Fly

119.1 Substanz

Animalia – Meloidae (Ölkäfer) – **Lytta vesicatoria**

Es handelt sich um 10 bis 20 mm lange, flugfähigen Insekten, deren metallisch smaragdgrün glänzende Deckflügel fast die gesamten Hinterbeine bedecken. In ihrer Entwicklung durchlaufen sie eine Hypermetamorphose. Dabei parasitieren sie in Nestern anderer Insekten, bevorzugt der Erdbienen. Zur Abwehr anderer räuberischer Insekten kommt es bei Berührung zur Autohämorrhoe, der sogenannten Reflexblutung. Dabei kommt es zur Ausscheidung einer gelblichen, Flüssigkeit mit scharf stechendem Geruch an präformierten Stellen, besonders zwischen Femur und Tibia (Knie). Das Insekt ist global verbreitet außer in Australien. In Deutschland war der Käfer bis Ende des letzten Jahrhunderts relativ verbreitet, trat durch den Einsatz moderner Insektizide jedoch sehr zurück.

Homöopathische Verwendung findet das, bei einer 40 °C nicht übersteigenden Temperatur, getrocknete Insekt.

119.2 Pharmakologie und Toxikologie

In der Hämlymphe findet sich Cantharidin. Dieses dient der Abwehr räuberischer Insekten und als Pheromon der Verständigung innerhalb der Spezies. Als Hyperämikum führt die Substanz bei lokaler Applikation zu einer vermehrten Durchblutung des Areals.

Die letale Dosis beim Menschen liegt bei 10 bis 50 mg, wobei die individuelle Empfindlichkeit sehr unterschiedlich ist. Durch den Gebrauch als Aphrodisiakum und Abortivum kam es häufig zu Vergiftungen. Beim innerlichen Gebrauch entstehen Reizung und Entzündung von leichten bis zu den schwersten Graden, besonders an den Verdauungs- und Harnwegen. Brennende Schmerzen und Tenesmus werden besonders hervorgehoben. Die Symptome vonseiten der Verdauungsorgane sind weniger häufig und bieten auch weniger kennzeichnende Beschwerden, welche zur homöopathischen Anwendung führen könnten. Von zentraler Bedeutung sind jedoch die Symptome der Harnwege. Kleinere Mengen befallen in erster Linie die Glomeruli, sie erweitern die Kapillaren, die Harnmenge wird vermehrt, es tritt Eiweiß auf. Bei stärkeren Gaben werden die Tubuli ebenfalls ergriffen. Die Diurese leidet dann bis zum Auftreten von Anurie.

Die Reizung der Harnwege greift über auf die Geschlechtsorgane, an denen erhöhtes geschlechtliches Verlangen bis zu Priapismus und Erotomanie auftritt. Die Frage, ob es sich hier nur um eine Folge der Hyperämie und Entzündung der Geschlechtsorgane oder auch noch um eine hormonale Reizung handeln könne, wurde an kastrierten Ratten und Mäusen durch den Allen-Doisy-Test untersucht. Dabei hat sich das Wiedererscheinen einer Brunstphase nach subkutaner Injektion von Cantharidin ergeben. Es handelt sich also um einen direkten Einfluss auf die Geschlechtsorgane, der nicht als Folge der Affektion der Harnwege anzusehen ist.

119.3 Anwendung

Die Verwendung ist bis auf Hippokrates zurückzuverfolgen, besonders als blasenziehendes Mittel zur „Ableitung einer Entzündung nach außen". Teilweise wurde Cantharis auch als Diuretikum gebraucht. Auch der Gebrauch bei Zystitis und zur Behandlung der Folgeerscheinungen einer Gonorrhö ist aus der vorhomöopathischen Zeit bekannt.

Homöopathische Verwendung findet die Zubereitung bei Entzündungen der Schleimhäute, der Harn- und Geschlechtsorgane, des Magen-Darm-Kanals, bullöser Dermatitis und Ergüsse in Körperhöhlen (nach Kommission D).

Die klinische Verwendung erstreckt sich in erster Linie auf Erkrankungen der Harnorgane mit brennenden und schneidenden Schmerzen an der Cervix vesicae und der Urethra beim und nach dem Urinieren, begleitet von Tenesmus und Pollakisurie. In der Nierengegend wird eine Berührungsempfindlichkeit und ein Schmerz angegeben. Die Zubereitung findet Anwendung bei *Zystitis*, *Pyelonephritis* und *Nephritis*. An den Geschlechtsorganen sind es Brennen und Jucken, dabei *krankhaft gesteigerte Libido*, bei Männern *Priapismus*, die Cantharis nahelegen, daneben *Urethritis* und *Oophoritis*. An der äußeren Haut Entzündung mit Blasenbildung, wie *Erysipelas bullosum*, *Herpes zoster* und *Dermatitis herpetiformis*.

Der Gebrauch an den Verdauungsorganen kommt in Frage, wenn für Cantharis typische Symptome, wie heftige Entzündung mit Brennen von Mund bis After, Schmerzen beim Schlucken von Flüssigkeiten im Hals und blutig-schleimige Diarrhö vorhanden sind. Im Übrigen ist Cantharis empfohlen worden bei Entzündungen vor allem akuter Art an anderen Organen, wenn dabei als Begleiterscheinung die Reizung der Harnwege beobachtet wird, so zum Beispiel bei *Bronchitis* und *Laryngitis*. Nach eigener Erfahrung kann der Gebrauch bei *Grippebronchitis*, verbunden mit zystischer Reizung und Auftreten einer Albuminurie sowie einer Harninkontinenz beim Husten, zu sehr eindrucksvollen Erfolgen führen. Besonders aber sind es die serösen Häute, die einem spezifischen Einfluss der Cantharidien unterliegen, wie *Meningitis*, *Pleuritis*, *Perikarditis* und *Peritonitis*. Für diese Entzündungen kommt Cantharis ebenfalls dann besonders in Frage, wenn die dysurischen Symptome zugegen sind.

Bei der Entzündung, welche am ganzen Organismus hervorgerufen wird, können Zeichen fiebriger Erregung in Form von Fieberschauern, Frostzuständen, ebenso wie Hitze und Schweißausbrüchen nicht fehlen.

Bei schwerer Cantharis-Vergiftung wird eine Hyperämie der Hirnhäute und seröse Exsudation in die Ventrikel und an der Hirnbasis gefunden. Dabei treten Delirien und Konvulsionen auf, sehr exaltiertes, wahnsinniges Verhalten, Schreckhaftigkeit, Angstzustände, Verlust des Bewusstseins, Koma. Das Syndrom, welches als Hinweis auf Tollwut genommen wurde, nämlich Wasserscheu, Hundebellen in der Tobsucht, welche noch dazu erweitert wurde durch die Angabe einer Auslösung der Anfälle durch den Anblick von Flüssigkeiten, stammt aus der Beobachtung eines Epileptikers und hat, wie Leeser mit Recht bemerkt, keine Berechtigung im Arzneimittelbild von Cantharis [9].

119.4
Arzneimittelbild

Das homöopathische Arzneimittelbild stützt sich auch in erster Linie auf toxikologische Beobachtungen. Die Arzneimittelprüfungen trugen nur noch wenig ergänzend bei.

Leitsymptome: Hauptangriffspunkte sind die Harnwege und Nieren. Starker Harndrang und -zwang mit brennenden und schneidenden Schmerzen als Begleiterscheinung wird als Voraussetzung für die Cantharis-Verwendung angesehen.

Erosionen mit blutigen Sekreten und Blasenbildung auf allen Schleimhäuten und der äußeren Haut mit Brennschmerzen.

Großer Durst mit Abneigung gegen Trinken (wegen Schluckschmerzen).

Berührung und Bewegung <.

Geist und Gemüt: Große Unruhe und Angst, wütende Delirien mit Halluzinationen. Hochgradige sexuelle Erregung.

Kopf: Blutandrang zum Kopf und Hitze mit Schweiß.

Kopfschmerzen: Kopfschmerzen drückender und klopfender Art, auch Reißen in allen Teilen des Kopfes.

Augen: Heftiges Brennen mit Tränen. Gegenstände sehen gelb und grün aus.

Gesicht: Bleich, eingefallen und leidend. Erhitzt und geschwollen.

Mund: Zunge geschwollen, mit Bläschen besetzt, rot an den Seiten. Schleimhaut im ganzen Mund geschwollen, aphthöses Geschwür im Rachen.

Heftiges Brennen in Mund, Rachen und Kehle. Großer Durst, aber heftige Schlingbeschwerden beim Schlucken von Flüssigkeiten.

Innerer Hals: Krampfhaftes Zusammenschnüren des Schlundes, schlimmer durch Berührung und beim Schlucken.

> *Angina tonsillaris*

Magen: Übelkeit und Erbrechen von Blut und Schleim. Heftige Schmerzen im Magen, brennend.

Abdomen: Leib aufgetrieben, Leibschneiden.

> *Peritonitis*

Rektum und Stuhl: Durchfall aus Schleim und Blut bestehend. Unerträgliches Brennen im After.

> *Diarrhö*

Blase: Schneidende, zusammenziehende Schmerzen von den Ureteren bis herab zum Penis, Schmerzen und Entzündung der Nieren, mit Empfindlichkeit gegen die leichteste Berührung. Heftige Schmerzen in der Blase mit häufigem Harndrang, unerträglicher Tenesmus. Heftiges Brennen und Schneiden im Blasenhals, herabziehend bis in die Fossa navicularis, besonders **vor und nach dem Harnlassen**. Sobald sich auch nur die geringste Menge Harn in der Blase angesammelt hat, tritt unwiderstehlicher Drang auf. Der Harn geht tropfenweise ab. Der Harn kann nur mit der größten Mühe gehalten werden oder geht unwillkürlich ab. Auch völlige Harnverhaltung.

> *Zystitis akut*

Niere: Schmerzen und Entzündung der Nieren, mit Empfindlichkeit gegen die leichteste Berührung.

> *Nephritis akut*

Urin: Abgang von Blut aus der Harnröhre, Abgang von farblosem Schleim. ☉ **Eitriger blutiger Ausfluss. Eiweißhaltig, schleimig, häufig blutig, mit Zylindern und Epithelien.**

Geschlechtsorgane:
- weiblich: Menses verstärkt, zu früh, ätzend. Schleimige, auch blutige Leukorrhö mit Schwellung und Reizung der Vulva. Abort.

> *Abortus*
> *Adnexitis*

- männlich: Entzündung der Eichel samt Vorhaut, schmerzhaft bei Berührung; Erektionen und Pollutionen; **schmerzhafter Priapismus. Heftig erregter Geschlechtstrieb.** Mangelnde Erektion; Libido erloschen.

> *Priapismus*

Sprache und Stimme: Heiserkeit mit Brennen im Kehlkopf

Husten und Expektoration: Trockener, bellender, krampfartiger Husten infolge Kitzels im Hals. Auswurf blutig.

Brust: Stechende Schmerzen in der Brust.

> *Bronchitis*
> *Pleuritis mit Exsudat, mit und ohne Harnsymptome (nach Jousset)*
> *Perikarditis*

Frost und Frösteln: Frösteln.

Fieber: Fieberschauer.

Schweiß: Hitzegefühle und Schweißausbrüche.

Haut: Rötung, Bläschen, Blasen, Pusteln, Ekzem.

> *Ekzeme vesikulös und bullös*
> *Verbrennung*

Allgemein: Heftige Krämpfe am ganzen Körper. Krampfhaftes Zittern. Große Ruhelosigkeit, muss sich immer bewegen. Wundheitsgefühl überall.

119.5 Dosierung

D 4 bis D 12. Tiefere Potenzen sind wegen der möglichen Reizung im Allgemeinen zu vermeiden. Bei Brandwunden ist eine Salbe, enthaltend D 3 zu 10 %, nicht nur schmerzstillend, sondern auch heilsam.

119.6 Vergleichsmittel

- Zystopathien: Acidum nitricum, Apis mellifica, Cannabis sativa, Chimaphila umbellata, Coccus cacti, Helleborus niger, Mercurius corrosivus, Sarsaparilla, Terebinthinae, Urtica urens.
- Zystitis: Apis mellifica, Aristolochia clematis, Chimaphila umbellata, Coccus cacti, Conium maculatum, Dulcamara, Eupatorium purpureum, Fabiana imbricata, Solidago virgaurea, Staphysagria, Terebinthinia aetheroleum.
- Flüssiges kann nur mit Schmerzen geschluckt werden: Cina maritima, Ignatia amara, Lachesis muta, Stramonium.
- Ekzem vesikulär: Apis mellifera, Arsenicum album, Euphorbia resinifera, Mancinella hippomane, Mezereum, Rhus toxicodendron.

119.7 Literatur

[1] Allen TF. Cantharis. Encyclopedia of pure Materia Medica. Bd. 2, 10. New York: Boericke & Tafel; 1874–1880: 505–540, 429–432

[2] Baehr. Ueber die Wirkung der Canthariden auf Harnorgane und Harn. Zeitschrift für homöopathische Klinik 1855; 4 (13 + 14 + 15): 113–115, 125–126, 137–138

[3] Clarke JH. Cantharis. Dictionary of practical Materia Medica. Bd. 1. London: Homoeopathic Publishing Company; 1900–1902: 383–388

[4] Giacomini. Cantharides. Hygea 1840; 13: 326–327

[5] Hahnemann S. Kanthariden. Archiv für die Homöopathische Heilkunst 1833; 13 (1): 157–164

[6] Hahnemann S. Cantharis. In: Lucae C, Wischner M, Hrsg. Gesamte Arzneimittellehre. Stuttgart: Haug; 2007: 493–496

[7] Hartlaub CC, Trinks CF. Canthariden. In: Hartlaub CC, Trinks CF, Hrsg. Reine Arzneimittellehre. Bd. 1, 2. Leipzig: Brockhaus; 1828–1831: 63–126, 219–226

[8] Hughes R. Cantharis. Cyclopaedia of Drug Pathogenesy. Bd. 2. London: Gould; 1886–1891: 1–18

[9] Leeser O. Leesers Lehrbuch der Homöopathie. Spezieller Teil C. Tierstoffe. Heidelberg: Haug; 1961: 20, 24, 73–82

120 Capsicum annuum – caps

lt.: Capsicum annuum, dt.: Cayennepfeffer, Chili, Spanischer Pfeffer oder Paprika, engl.: bell pepper

120.1 Substanz

Plantae – Solanaceae (Nachtschattengewächse) – **Capsicum annuum**

Es handelt sich um ein 1-jähriges, in den Tropen ausdauerndes, 20 bis 100 cm hohes Kraut mit aufrechtem kahlem Stängel. Die Blätter stehen meist einzeln, lanzettlich bis oval. Die weißen, fünfblättrigen Blüten wachsen meist einzeln aus einer Verzweigung heraus. Typisch sind die bläulichen Staubgefäße. Die 5 bis 15 cm langen Trockenbeeren weisen meist nach unten. Beheimatet ist die Pflanze in Mittelamerika von Mexiko bis zum Panamakanal. Sie wurde im 16. Jahrhundert nach Europa eingeführt und wird seither kultiviert.

Homöopathisch verwendet werden zur Tinktur die frischen, reifen Schoten.

120.2 Pharmakologie und Toxikologie

Hauptinhaltsstoff ist das Capsaicin, welches antioxidative und antimykotische Wirkung hat. Es bindet an den Vanilloid-Rezeptor (TRPV1, Capsaicin-Rezeptor), einen Liganden-aktivierten Ionenkanal und Nocizeptor (Schmerzrezeptor) sensorischer Nervenzellen. Seine Aktivierung kann durch Hitze, Capsaicin oder Resiniferatoxin erfolgen. Die beiden Substanzen haben strukturelle Ähnlichkeit mit Vanillin und werden deshalb auch als Vanillinoide zusammengefasst. Eine Aktivierung des VR1 löst ein Aktionspotenzial aus. Die Dualität der Aktivierung, nämlich thermisch und chemisch, erklärt das Wärmegefühl, welches beim Verzehr von Chilischoten vermittelt wird.

Bei lokaler Applikation kommt es zu einer Hyperämie der Haut mit Rubor. In geringer Dosierung wird die Magensaftsekretion angeregt. Chronischer Abusus führt zu chronischer Gastritis, Nieren- und Leberschäden.

120.3 Anwendung

Homöopathische Anwendung findet die Zubereitung bei Otitis media, Mastoiditis, Schleimhautentzündungen des Mundes und Rachens, des Magen-Darm-Kanals, der Harnblase und der Harnröhre (nach Kommission D).

Die Frostigkeit und Kälteempfindlichkeit ist ein Grundzug des Capsicum-Arzneimittelbildes. Die Haut fühlt sich kalt an, der Patient friert ständig. Man beobachtet eine Röte der Haut, die im Gesicht besonders deutlich in Erscheinung tritt. Die Substanz ruft an allen Schleimhäuten eine Empfindung von Brennen und von Hitze hervor, die wie Pfeffer im Mund empfunden wird. Weiterhin entsteht eine Trockenheit im Mund und den Atmungsorganen (trockener Husten). Ein spastischer Zustand besonders der Verdauungsorgane ist ebenfalls zu erwähnen. Das Gefühl des Brennens wird an allen Schleimhäuten des Verdauungskanals vom Mund, Magen und auch am After festgestellt. Capsicum wird entsprechend bei *Dyspepsie, Gastritis* und anderen Reizzuständen des Magens verordnet, wenn das Gefühl des Brennens mit kolikartiger Spannung im Leib angetroffen wird. Es wird aber auch ein Kältegefühl im Magen berichtet. Besonders kommen Überreizungszustände der Verdauungsorgane in Frage, wie man sie bei Missbrauch von Tabak und Alkohol sowie starken Gewürzen antrifft.

Auch die Harnblase und die Harnröhre sind von der Reizung durch Capsicum annuum ergriffen. Es entsteht dort ebenfalls ein Brennen entlang der Harnröhre, starker Harndrang mit Spasmen und krampfhafter Erektion. Es sind besonders chronische Zustände von Entzündung der Blase und Harnröhre, die für eine Behandlung mit Capsicum annuum in Frage kommen. Dass auch tiefgreifende Entzündungen einer Behandlung mit Capsicum annuum weichen können, zeigt die oft bewährte Verordnung beim *Ektropium der Harnröhre*.

Schleimige, mit Blut gemischte *Diarrhö*, verbunden mit einem ausgeprägten Tenesmus, gelten als Indikation bei *Dysenterie*. Hier kann eine besondere Indikation hinweisend sein, die sich bei der

120 – Capsicum annuum – caps

Arzneimittelprüfung ergeben hat: Nach jedem Stuhl Durst und nach jedem Trinken Frösteln. Brennende Hämorrhoiden gehören gleichfalls zum Wirkungskreis von Capsicum annuum.

Die Gemütsverfassung ist reizbar und ärgerlich, leicht beleidigt; bald launisch und ausgelassen, bald schweigsam und mit sich selbst beschäftigt. Das gerötete Gesicht zusammen mit einem depressiven Gemütszustand war Veranlassung, die Indikation „Heimweh mit roten Wangen" aufzustellen, der man wenigstens einen Heiterkeitserfolg nicht absprechen kann. Der Hinweis „**Heimweh mit Backenröte**" für Capsicum annuum stammt von Hahnemann. Er sah es als kennzeichnend für Capsicum annuum, wenn ein durch Heimweh seelisch ergriffener Mensch blühend rote Wangen hat.

W. Zimmermann wies darauf hin, dass Capsicum annuum auf die geschmacksempfindenden Nerven im hinteren Drittel der Zunge wirkt. Capsicum annuum wird noch in einer D 6 mit dem Geschmackssinn festgestellt. Eine entzündliche Reizung an Rachen, Tonsillen, Mittelohr und des Mastoids wird beobachtet. Die trophischen Einflüsse zeigen pustulöse und vesikulöse Veränderungen [9].

Die vielfach mit Erfolg durchgeführte Behandlung der *Mastoiditis* verdient besonders hervorgehoben zu werden, solange nicht bereits eingesetzte Eiterung chirurgisches Eingreifen erforderlich macht.

120.4
Konstitution

Nach Hahnemann passt Capsicum annuum weniger für Patienten mit straffer Faser.

120.5
Arzneimittelbild

Leitsymptome: Kälte an allen Körperteilen, erträgt keine Kälte und verschlimmert sich dadurch. Bewährte Beziehung zu Otitis media mit Mastoiditis. Brennende Schmerzen sind besonders charakteristisch, sowohl an der Haut als auch an allen Schleimhäuten, kaltes Wasser <. Dyspepsie mit Sodbrennen. Stinkender Atem beim Husten. Schaudern nach jedem Trinken. Rheumatische Beschwerden, morgens <, nach der Ruhe <, durch Kälte <, Bewegung >.

Geist und Gemüt: Ängstlich und schreckhaft. Leicht beleidigt, mürrisch und verdrießlich. Launisch, bald ausgelassen, bald ärgerlich. Schweigsam, mit sich selbst beschäftigt. Heimweh mit roten Wangen.

Kopfschmerz: Berstendes Kopfweh, als wenn die Hirnschale zerspringen wollte, schlimmer durch Husten, durch Bewegung und beim Gehen.

Neuralgie zephal und fazial

Ohren: Schwellung des Felsenbeins, bei Berührung schmerzhaft. Drückender Schmerz tief in den Ohren, drückender Schmerz im Ohr bei jedem Husten, als wenn dabei ein Geschwür aufgehen wollte. Hitze der Ohren.

Otitis media
Mastoiditis

Nase: Rote Nasenspitze. Schnupfen mit verstopfter Nase.

Gesicht: Heiß und gerötet, ☉ **rot, selbst bei Kälte**. Glühend heiße Wangen. Schmerzen im Gesicht, durch die Nerven schießend, durch Berührung erregbar.

Mund: Fader oder saurer Geschmack im Mund. **Brennen im Mund**, krampfhaftes Zusammenziehen im Hals, wie entzündet, beim Schlucken, noch mehr beim Nichtschlucken.

Stomatitis
Pharyngitis rezidivierend, bes. bei Nikotinabusus und Alkoholkrankheit

Magen: Übelkeit und Magendrücken, Stechen, besonders aber **Magenbrennen** bis herauf in den Mund. **Kältegefühl im Magen.**

Sodbrennen
Gastropathie bei Nikotinabusus und Alkoholkrankheit

Abdomen: Leib aufgetrieben zum Bersten, sodass die Atmung behindert ist. Kolikartige Bauchschmerzen.

Enteritis

Rektum und Stuhl: Nach jedem Stuhl Durst und nach jedem Trinken Schaudern. Durchfall mit häufigen kleinen Stühlen, bestehend aus Schleim, teilweise mit Blut gemischt, mit Tenesmus. **Brennender Schmerz im After.**

Hämorrhoiden

Harnröhre: Häufiges Bedürfnis zum Harnlassen mit vergeblichem Drang. Schmerzen in der Blase, Stechen im vorderen Teil der Harnröhre, vor, während und nach dem Harnlassen. Schmerzen in der Harnröhre bei Berührung. ☉ **Geringes, rahmiges Sekret wird unter scharfem Drängen und Brennen und krampfhafter Erektion entleert.**

Zystitis
Ektropium der Urethra bei Frauen

Geschlechtsorgane:

Gonorrhö

- männlich: Heftige Erektionen. Kälte des Skrotums. Verlust der Sensibilität der Hoden, Erweichen und Schwinden derselben.

Erektile Dysfunktion
Cavernitis mit Chorda veneria

Larynx und Trachea: Reizhusten mit Kitzeln in Kehlkopf und Trachea.

Sprache und Stimme: Heiserkeit.

Husten und Expektoration: Beim Husten wird **übelriechende Luft** hochgebracht. Beim Husten Stechen in der Brust, im Rücken, in diesem oder jenem Glied. Trockener, bellender Husten.

Bronchitis foetida

Brust: Zusammenschnüren der Brust, wodurch die Atmung behindert wird.

Extremitäten: Rheumatoide Schmerzen in allen Muskeln und Gelenken, morgens und nach der Ruhe. Steifigkeit, die sich durch Bewegung bessert, rheumatoide Schmerzen zwischen den Schulterblättern. Kälte verschlimmert die Schmerzen und die Steifigkeit.

Erkrankungen des rheumatischen Formenkreises

Frost und Frösteln: Schaudern und Frösteln nach jedem Trinken. Kälte der Füße oder Kältegefühl am ganzen Körper. Hitze der Ohren, glühend heiße Wangen und rote Nasenspitze mit kalten Händen und Füßen.

Schweiß: Große Hitze und Schweiß ohne Durst, später Kälteschauder mit Zähneklappern, verbunden mit Durst. Schweiße überall oder an einzelnen Teilen.

Allgemein: Kältegefühl am ganzen Körper, kann keine kalte Luft ertragen. **Kältegefühl mit Schaudern nach dem Trinken.**

120.6 Dosierung

D 3 bis D 6 in Verdünnungen werden meist gebraucht.

120 – Capsicum annuum – caps

120.7 Vergleichsmittel

- Solanaceae: Belladonna, Dulcamara, Fabiana imbricata, Hyoscyamus niger, Mandragora officinarum, Stramonium, Tabacum.
- Brennen auf den Schleimhäuten: Carbo vegetabilis, Graphites naturalis, Iris versicolor (Magen), Magnesium carbonicum, Mandragora officinarum, Phosphor, Robinia pseudoacacia (Magen), Sanguinaria canadensis, Sulphur lotum.
- Bronchitis foetida: Asa foetida, Carbo vegetabilis, Phellandrinum aquaticum, Sulphur lotum.
- Gliederschmerzen, nach der Ruhe <, Bewegung >: Hedera helix, Iodum purum, Pulsatilla pratensis, Rhus toxicodendron.
- Empfindlichkeit gegen Kälteeinflüsse: Dulcamara. Doch fehlt bei Capsicum ein Hinweis auf Verschlimmerung durch Nässe.
- Trockenheit im Mund und den Atmungsorganen (trockener Husten): andere Solanaceae.
- Mastoiditis: Carbo animalis, Hecla lava, Staphysagria.

120.8 Literatur

[1] Allen TF. Capsicum. Encyclopedia of pure Materia Medica. Bd. 2, 10. New York: Boericke & Tafel; 1874–1880: 540–549, 432

[2] Clarke JH. Capsicum. Dictionary of practical Materia Medica. Bd. 1. London: Homoeopathic Publishing Company; 1900–1902: 388–392

[3] Hahnemann S. Capsicum. In: Lucae C, Wischner M, Hrsg. Gesamte Arzneimittellehre. Stuttgart: Haug; 2007: 496–506

[4] Hartlaub CC. Kapsicum. Reine Arzneimittellehre. Leipzig: Brockhaus; 1828–1831: 303

[5] Hermel. Journal de la Société gallicano de Méd. homoeop. T. III. Allgemeine Homöopathische Zeitung 1853; 45 (12): 186

[6] Hughes R. Capsicum. Cyclopaedia of Drug Pathogenesy. Bd. 2. London: Gould; 1886–1891: 21–22

[7] Minder P. Capsicum. Materia medica revisa homoeopathiae. Glees: Gypser; 2008

[8] Stapf JE. Symptome von Capsicum annuum. Praktische Mittheilungen der Correspondierenden Gesellschaft Homöopathischer Ärzte 1827; 2 (2): 28–29

[9] Zimmermann W. Studie zum Capsicumbild. Allgemeine Homöopathische Zeitung 1963; 208 (9): 515–522

121 Carbo animalis – carb-an

lt.: Carbo animalis, dt.: Tierkohle, engl.: animal charcoal

121.1
Substanz

Mineralia – Anorganica – Mixtura – 14. Gruppe[151] **– Carbo animalis**

Bei Carbo animalis handelt es sich pharmakologisch um Tierkohle, einem Sammelbegriff für Aktivkohle aus tierischem Blut – Carbo sanguinis – oder Knochen – Carbo ossium. Dr. Samuel Hahnemann stellte seine „Thierkohle" aus einem Stück dicken Rindleders her ([4]: 506). Das in der Homöopathie verwendete Carbo animalis ist offizinell und im HAB 1 eingetragen. Es wird hergestellt aus lohgarem[152] Rindskernleder, das im Kohlenfeuer zu Glut erhitzt und danach rasch erstickt wurde. Durch diesen Vorgang entsteht ein schwärzliches bis tiefdunkelrotbraunes, geruchsloses und geschmacksneutrales, wenig glänzendes feines Pulver.

Homöopathische Verwendung findet eine Zubereitung aus Rinderleder.

121.2
Pharmakologie und Toxikologie

Tierkohle gehört zu den Aktivkohlen, einer Substanzgruppe, die aus pflanzlichen, tierischen und/oder mineralischen Rohstoffen gewonnen wird. Chemisch besteht sie aus kleinsten Graphitkristallen und amorphen Kohlenstoffen, die eine enorm große Mikroporosität aufweisen und damit eine riesige Absorptionsfläche bieten.

121.3
Anwendung

Homöopathische Anwendung findet die Zubereitung bei Entzündungen der Haut, der Schleimhäute, der Lymphdrüsen, der Drüsen, bei Varikosis, Blutstauung und Blutungsneigung, bei Kreislaufschwäche und Kreislaufversagen, sowie konsumierenden Erkrankungen mit Kachexie (nach Kommission D).

Die Tierkohle stimmt mit der Holzkohle, Carbo vegetabilis, überein mit den folgenden Unterschieden: Der Tierkohle wird gegenüber der Holzkohle noch eine verstärkte Wirkung auf die Lymphdrüsen zugeschrieben, die bei der Verwendung bei harter Drüsenschwellung mit drohender Eiterung erkennbar wird. Bei krebsigen *Drüsentumoren* wird ihr ebenfalls der Vorzug gegeben. Die Auswirkungen am Verdauungskanal stimmen weitgehend überein. Bei Kreislaufschwäche wird meist Carbo vegetabilis der Vorzug gegeben.

Die Zubereitung findet Anwendung bei Magenleiden von der *Dyspepsie* und *Gastritis* bis zum *Karzinom*, bei welchem es zweifellos oft eine funktionsbessernde Wirkung erkennen lässt. Hinweisend sind Brenngefühl, *Fettunverträglichkeit*, Tympanie. Auch bei *Enteritis*, bei **Hämorrhoiden** und **Mastdarmkarzinom** bewährt es sich als wertvolle Hilfe. Die Schärfe der Absonderungen mit Brennen und üblem Geruch kennzeichnen den Carbo-animalis-Fall.

An den weiblichen Geschlechtsorganen gibt eine *ätzende Leukorrhö* mit einer starken, zu frühen und *ätzenden Menses* Veranlassung zu der Verordnung von Carbo animalis. Auch bei **Uterus-** und **Zervixkarzinom** darf es nicht vergessen werden, wenn Strahlen- oder chirurgische Behandlung nicht am Platze sind. An den **Mammae** und der **Parotis** kommt es zu **schmerzhaften Schwellungen** und **Indurationen**. Besonders die Drüsen der oberen Körperhälfte sind betroffen.

Bei *Drüsentumoren* wird es der Holzkohle vorgezogen. Harte, blaurote Schwellung mit geringer Reaktion und brennender Empfindung gehören zum Anwendungsgebiet der Tierkohle. Auch bei

---

151 Kohlenstoffgruppe: Kohlenstoff C, Silicium Si, Germanium Ge, Zinn Sn, Bleib Pb, Ferocium Fl.
152 Lohe ist ein pflanzliches Ledergerbemittel, meist aus Fichte- und Eichenrinde.

syphilitischen Bubonen wurde sie von der älteren Generation homöopathischer Ärzte empfohlen.

121.4 Arzneimittelprüfung

Nach einer unfreiwilligen, von Frau Dr. Hilde Göbel beobachteten und hier mitverwerteten Arzneimittelprüfung durch Einatmung von Dämpfen beim Verkohlen von Rindsklauen scheint auch die Tierkohle ausgeprägte Kollapszustände mit heftigen Frostgefühlen hervorzurufen (persönliche Mitteilung).

Diese unfreiwillige Prüfung stammt von einem kräftigen und gesunden Manne, der genötigt war, in einen mit dichtem Qualm angefüllten Raum einzudringen, um das Fenster zu öffnen. Verursacht war dieser Qualm durch das Verkohlen von Rindsklauen. Am folgenden Tage erkrankte der sonst gesunde „Prüfer" unerwartet an einem Schüttelfrost und einem von innen kommenden Kältegefühl. Schließlich setzte auch der Puls aus, Arme und Beine wurden kalt und die Atmung sehr erschwert. „Ich fühlte mich sterbenselend. Dabei überkam mich ein absolutes Nichtsgefühl mit kaum zu beschreibender Ermattung. Ich fiel dann in einen todähnlichen Schlaf, der einige Stunden anhielt. Ich erwachte durch einen leichten Schweißausbruch. Die Abgeschlagenheit hielt auch die nächsten Tage an. Am dritten Tag stellte sich ein heftiges Brennen der Schleimhäute ein und eine starke wasserähnliche Absonderung im rechten Nasengang. Der Reihe nach traten solche brennenden Erscheinungen an Ohr, Auge, in der Rippenfellgegend und in der Nierengegend auf. Ebenso trat dieses Brennen in der Narbe einer 1½ Jahre zuvor erlittenen Brühwunde am rechten Bein auf. Im rechten Nasenloch verdickte sich das Sekret zu sehr schmerzhaften Borken. Alle diese Erscheinungen der Schleimhäute und anderer Körperpartien traten nur nachts auf. Die Abgeschlagenheit der Glieder, das Frösteln von innen heraus, das Brennen der Schleimhäute dauerte, langsam abflauend, etwa 3 Wochen lang an." Ein solcher Schwächeanfall wiederholte sich etwa 4 Wochen nach dem ersten mit demselben Gefühl wie zum Sterben und dem inneren Frieren. Dabei war die Hautoberfläche höchst empfindlich und im ganzen Körper wurden blitzartige stechende Schmerzen empfunden. Die Geschmacksempfindungen waren völlig aufgehoben. Nach einem guten Schlaf in der Nacht waren diese Erscheinungen wieder behoben. Es wurden nur noch Schmerzen am Herzen und in der linken Nierengegend angegeben. Solche Anfälle wiederholten sich jedoch noch mehrmals im Abstand von 3 bis 4 Wochen, dauerten aber 3 bis 4 Tage unter einem allgemeinen Apathiegefühl. Auch das Brennen der Schleimhäute und anhaltendes Afterjucken waren sehr lästig. Über dem linken Ligamentum inguinale stellte sich eine taubeneigroße, rötlich-livide gefärbte Hauteruption ein, die stark juckte, zeitweise auch brannte und nach 8 Tagen einen wasserähnlichen Stoff absonderte. Die Heilung zog sich mehrere Wochen hin. Die Hautstelle war immer von dieser rötlich-lividen Farbe.

Diese Prüfung scheint mir wegen der ebenso heftigen wie für Carbo animalis typischen Erscheinungen bemerkenswert genug, um sie hier aufzunehmen. Die Zahl der Prüfer, welche derart ausdrucksvoll reagieren, ist leider sehr gering, und es ist ein glücklicher Zufall, wenn man einen solchen findet. Er kann an Wert eine ganze Gruppe von Prüfern aufwiegen. Von Wichtigkeit erscheint mir hier besonders der periodisch auftretende Kollapszustand. Der Befund der Kreislaufschwäche war seither nur von Carbo vegetabilis bekannt und hatte sich nur bei der Hahnemann'schen Prüfung und der oben mitgeteilten Prüfung gezeigt. Das periodische Auftreten dieser Störungen dürfte als ein Hinweis auf die zentralnervöse Steuerung derselben gewertet werden. Die Kältegefühle und die Schweiße treten bei der Tierkohle, auch nach Hahnemanns Prüfungsbild in der Reinen Arzneimittellehre, eher verstärkt auf als bei Carbo vegetabilis.

121.5 Arzneimittelbild

Leitsymptome: Die Wirkung auf die Gesamtheit aller Schleimhäute ist ähnlich wie bei Carbo vegetabilis. Wie dort sind ⊙ **alle Absonderungen übelriechend**, ⊙ **Aufstoßen und Blähungsabgang bessert.** ⊙ **Neigung zu Geschwürbildung und septischen Prozessen. Drüsenschwellungen,** ⊙ **hart und indolent**, in Eiterung übergehend, von rötlich-lividem Aussehen und üblem Geruch des Eiters. Die Beschwerden haben einen auffallend brennenden Charakter. Kälte <. Verdauungsbeschwerden, Essen <, durch Fettgenuss <.

Geist und Gemüt: Will allein sein und vermeidet jede Unterhaltung. Angst und Blutwallungen bei Nacht. Plötzliche Gedankenschwäche.

Kopfschmerz: Kopfschmerz, besonders beim Bücken.

Nase: Nasenbluten morgens, Schnupfen.

Gesicht: Gelbliche Gesichtsfarbe. ☉ **Zyanose des Gesichts.** Hitze und Schweiß im Gesicht. Kupferfarbene Hautausschläge im Gesicht. Schmerzhafte Schwellungen und Verhärtungen an der Ohrspeicheldrüse.

Mund: Lippen geschwollen und aufgesprungen, wunde Mundwinkel, Brennen auf der Zunge, Bläschen im Mund. Geschmacksempfindung aufgehoben

Zähne: Zähne locker.

Innerer Hals: Brennen und Schmerz im Hals beim Schlucken. Äußerst berührungsempfindlich.

Magen: Magendrücken und reichliches Aufstoßen, Übelkeit. Fleisch und Fett verschlimmern die Magenbeschwerden. ☉ **Kältegefühl im Magen.**

Gastritis
Magenatonie
gastrokardialer Symptomenkomplex

Abdomen: Starke Aufblähung des Leibs mit viel Blähungsbeschwerden und Abgang übelriechender Blähungen. ☉ **Anschwellen der Leistendrüsen.**

Enteritis
Nahrungsmittelallergie

Rektum und Stuhl: Dünne, grüne, wundmachende Stühle oder harter Stuhl. Brennen und Jucken im After und Blutabgang.

Hämorrhoiden

Geschlechtsorgane:
- weiblich: Menses zu früh, zu stark, dunkel, wundmachend. Leukorrhö gelblich.

Zervixdysplasie

Sprache und Stimme: Heiserkeit schlimmer abends.

Laryngitis chronisch
Pharyngitis

Atmung: Lockeres Rasseln auf der Brust. Schleimig-eitriger Auswurf. Stechen auf der Brust und Erstickungsgefühl. Übelriechender Auswurf.

Bronchitis

Husten und Expektoration: Kitzelhusten mit Gefühl, als würden Kehlkopf und Brust zusammengeschnürt.

Brust: ☉ **Kältegefühl in der Brust bei Lungeneiterung.** Stechende Schmerzen in den Brüsten. Schwellung und Verhärtung der Brustdrüsen mit Schmerzen. Heftiges Herzklopfen beim Gehen, nach dem Essen.

Emphysem
Residuen nach Pleuritis

Frost und Frösteln: Kältegefühle. Ausgesprochen kalte Füße und kalte Hände. Frieren und Frostschauder von langer Dauer am ganzen Körper. Später folgen Hitze und Fieber, wobei die Füße trotzdem kalt bleiben können.

121 – Carbo animalis – carb-an

Schweiß: Übelriechende Schweiße, auch Nachtschweiße.

Haut: Starker Juckreiz generalisiert. An der linken Unterbauchseite rötlich-livide Hauteruption von Taubeneigröße, verbunden mit starkem Jucken, zeitweise auch Brennen, nach etwa 8 Tagen eine wässrige Flüssigkeit absondernd. Hautoberfläche höchst empfindlich. Lymphknotenschwellung fast reaktionslos, rötlich-livide oder in Eiterung übergehend.

Adenopathie

Allgemein: Schwäche und Verlust aller Körperkraft, besonders morgens. Kältegefühl über den ganzen Körper, kalte Hände und Füße. Anfälle von ohnmachtsartiger Elendigkeit, wie zum Sterben, mit Schüttelfrost und heftigem, von innen kommendem Kältegefühl, periodisch im Abstand von 3 bis 4 Wochen wiederkehrend. Der Puls setzte schließlich aus, die Atmung war sehr erschwert.
☉ **Rötlich-livides Aussehen.**
Anschwellung der Drüsen und Lymphknoten ☉ **mit bösartigem Verlauf, rötlich-livides Aussehen, eitrig oder hart.**
Kollapsartige Schwäche mit kalten Händen und Füßen und heftigem innerem Frieren, mehrere Stunden bis mehrere Tage andauernd.

Präsynkope

121.6
Dosierung

Meist gebraucht D 6 (bis D 3), auch Hochpotenzen.

121.7
Vergleichsmittel

- 14. Gruppe Periodensystem der Elemente: Carbo vegetabilis, Carboneum sulphuratum, Graphites naturalis, Plumbum colloidale, Plumbum iodatum, Plumbum metallicum, Silicea terra, Stannum metallicum.
- Karzinogene Präparate: Acidum carbolicum, Alumina oxydata, Angustura vera, Aristolochia clematis, Baptisia tinctoria, Bellis perennis, Carbo vegetabilis, Carboneum sulphuratum, Carcinosinum, Ceanothus americanus, Cistus canadensis, Clematis erecta, Cocculus indicus, Cundurango, Conium maculatum, Crocus sativus, Euphorbia resinifera, Folliculinum, Graphites naturalis, Hecla lava, Hydrastis canadensis, Kreosotum, Lac caninum, Lobelia inflata, Myristica sebifera, Nuphar luteum, Oleander, Ornithogalum umbellatum, Podophyllum peltatum, Ranunculus bulbosus, Ranunculus sceleratus, Rhododendron chrysanthum, Ruta graveolens, Staphysagria.
- Drüseninduration der oberen Körperhälfte: Carbo animalis, der unteren Körperhälfte: Conium maculatum.
- Schweiße treten bei Carbo animalis stärker hervor als bei Carbo vegetabilis.
- Tumoren maligne und Ulzera: Arsenicum album, Conium maculatum, Cundurango, Helleborus niger, Viscum album.
- Blutende Geschwüre: Acidum phosphoricum, Lachesis muta, Phosphorus.
- Tumoren der Mammae: Acidum fluoricum, Conium maculatum, Phytolacca decandra, Silicea terra.

121.8
Kasuistik

121.8.1 Lymphatische Leukämie

Ein damals 69-jähriger Rentner, der vorher angeblich niemals nennenswert krank gewesen war, kehrte nach 11-wöchigem Aufenthalt aus der Göttinger Klinik zurück mit folgendem Bericht:
„Besten Dank für die Überweisung Ihres Patienten Herrn Emil P., der vom 17.7. bis 3.10.1956 stationär behandelt wurde. Es handelte sich bei Herrn P. um eine Lymphadenose mit anfangs 107 000 Zellen, darunter 96 % Lympho und einer Anämie von 54 % Hb. Nach Röntgenbestrahlung ist es zu einem Abfallen der Zellwerte bis auf zuletzt 9 700 gekommen. Die in Leistenbeugen, Axillen und am Hals entwickelten Drüsenschwellungen sind ebenso wie die mediastinalen Lymphome

und die Milzvergrößerung etwas zurückgegangen. Das Hb war bis maximal 77 % angestiegen. Intermittierend musste ein Abszess im Bereich des linken Gesäßes inzidiert werden. Die Wundheilung war komplikationslos. Wegen der noch bestehenden Anämie empfehlen wir eine Behandlung mit Fowler'scher Lösung[153]."

Er saß vor mir und sah aus wie ein Gespenst: wachsfarben, mit faustdicken Klumpen an beiden Halsdreiecken, Achsel- und Leistendrüsen. Teilnahmslos, maulfaul, fehlender Augenglanz. Noch einige Wochen würde er leben, dachte ich. Nach 3 Wochen wurde ich von seiner Wirtin aufgesucht: Es ginge nun wohl zu Ende mit ihm. Er liege seit 3 Tagen und esse nichts mehr. Er sei völlig teilnahmslos, und er habe seit heute unerträgliche Schmerzen. Ich fand das bestätigt: Deutlich bluthaltiger Urin, heftige Schmerzen im rechten Nierenlager, starker Meteorismus, erlöschender Blick, kalter, kurzer Atem, Puls nicht fühlbar, kalte, purpurfarbene Nase, riesige Drüsenpakete, eiskalte Hände; kurz: Status moribundus.

Er sollte ohne Schmerzen sterben! Dafür zog ich eine Oxycodon[154]-Spritze auf und fragte ihn währenddessen: „Sie haben ja so kalte Hände, frieren Sie denn nicht, wollen Sie eine Wärmflasche?" Er schweigt eine Weile und murmelt dann: „Nein, die Füße sind warm." Ohne eigentlich zu wissen warum, fasse ich hin und finde die Füße fast noch kälter als die Hände. „Füße eisig kalt, empfindet es aber nicht."

Das hatte ich mal irgendwann, irgendwo gelesen. Ich konnte dieses Zitat bis heute leider noch nicht wiederfinden. Vielleicht ist es mir in der älteren Literatur begegnet. Jedenfalls wurde in mir das Bild von Carbo animalis lebendig. Dazu der Blähbauch, die Drüsen und die tonuslose Apathie.

Ich legte reflektorisch die aufgezogene Spritze zurück ins Etui, tat dem Sterbenden ein paar Körnchen Carbo animalis C 30 unter die ledern-trockene Zunge und sagte dann vor der Tür zu der Wirtin: „Er wird wahrscheinlich heute Nacht noch sterben. Eigentlich wollte ich ihm die Spritze geben, aber ich denke, was ich ihm eingegeben habe, wird die ärgsten Schmerzen lindern. Sie wohnen ja um die Ecke. Es ist jetzt 8 Uhr abends. Bitte holen Sie mich um Mitternacht, wenn er dann noch Schmerzen hat. Dann soll er die Spritze bekommen."

Ich wurde nicht geholt. Auch nicht am folgenden Morgen für den Totenschein. Zu Beginn meiner Besuchsrunde am frühen Nachmittag fuhr ich hin und traf ihn in Pantoffeln, das Jackett über den Anzug geworfen, am Tisch sitzend, mit der neuesten Zeitung!

Er war am Abend bald eingeschlafen, schmerzfrei erwacht, hatte gefrühstückt, dann wieder etwas gelegen. Danach hatte er Mittag gegessen und erneut einige Zeit im Bett verbracht. Eben sei die Zeitung gekommen, und er könne doch im Liegen nicht lesen. Und die Drüsenschwellungen, die seien auch viel kleiner! Das waren sie tatsächlich, und auch viel weicher.

Ich war und bleibe fassungslos vor solchem Geschehen! Eine Woche später kam er in die Sprechstunde. Er sah noch viel besser aus und fragte, ob er nicht wieder zu seinem Dienst fahren dürfte. Als ehemaliger Buchhalter verdiente er sich seit Jahren in Halbtagsarbeit zur Rente etwas hinzu. Also fuhr er wieder, regelmäßig. 3 Monate nach jener denkwürdigen Nacht hatte ich ihn nach Göttingen geschickt, zur Kontrolluntersuchung. Der Bericht lautete am 16.1.57:

„Besten Dank für die Überweisung Ihres Patienten Herrn Emil P., bei dem die Kontrolluntersuchung eine befriedigende Besserung ergab. Die Lymphome in beiden Axillen und Inguinalgegenden sowie die Leber- und Milzschwellung sind deutlich kleiner geworden. Das Hb beträgt jetzt 75 %, Leuko 13 900, davon 20 % Segm., 75 % Lympho und 5 % Mono. Eine weitere Behandlung ist vorerst nicht erforderlich. Eine Kontrolle von Hb und Leuko im Abstand von etwa 4 bis 6 Wochen ist zweckmäßig." [2]

---

153 Kaliumarsenit, Anwendung im 18. Jh. bei Fieber, Zephalgien und als Roborans. Stark toxisch.
154 Opioid-Analgetikum.

121.9
Literatur

[1] Allen TF. Carbo animalis. Encyclopedia of pure Materia Medica. Bd. 2. New York: Boericke & Tafel; 1874–1880: 549–565

[2] Berndt D. Landpraxis – Kasuistisches Mosaik. Zeitschrift für Klassische Homöopathie 1959; 3 (2): 92–97

[3] Clarke JH. Carbo animalis. Dictionary of practical Materia Medica. Bd. 1. London: Homoeopathic Publishing Company; 1900–1902: 392–397

[4] Hahnemann S. Carbo animalis. In: Lucae C, Wischner M, Hrsg. Gesamte Arzneimittellehre. Bd. 1. Stuttgart: Haug; 2007: 506–526

[5] Hartlaub CC, Trinks CF. Thier-Kohle. Reine Arzneimittellehre. Bd. 3. Leipzig: Brockhaus; 1828–1831: 269–283

[6] Hughes R. Carbo animalis. Cyclopaedia of Drug Pathogenesy. Bd. 2. London: Gould; 1886–1891: 22–23

122 Carbo vegetabilis – carb-v

lt.: Carbo ligni pulveratus, syn.: Carbo medicinalis vegetabilis, dt.: Medizinische Kohle, engl.: vegetable charcoal

122.1
Substanz

Mineralia – Anorganica – Mixtura – 14. Gruppe[155] – Carbo vegetabilis

Es handelt sich um ein geruch- und geschmackloses leichtes schwarzes Pulver aus elementarem Kohlenstoff. Es ist unlöslich in Wasser, organischen Lösungsmitteln und pflanzlichen Ölen. Heute wird die Substanz aus kohlenstoffhaltigem Pflanzenmaterial durch Hochtemperaturpyrolyse gewonnen.

Früher erfolgte die Herstellung von Carbo vegetabilis durch Meilenverkohlung von Birken- und Buchenholz. Die entstehenden Holzkohlestücke erkalten im Windofen unter Sauerstoffabschluss und werden dann noch warm zerstoßen und in fest verschließenden Behältnissen verwahrt (DAB 6).

Die homöopathische Arznei wird aus dem Holzkohlepulver hergestellt.

122.2
Pharmakologie und Toxikologie

Aufgrund ihrer enormen Oberfläche dient sie als Adsorbens bei Intoxikationen.

122.3
Anwendung

Medizinische Anwendung findet die Substanz als Aktivkohle bei Intoxikationen, Flatulenz, Gastroenteritiden.

Homöopathische Anwendung findet die Substanz bei Varikosis, Entzündungen der Atemwege, Dysphonie, Dyspepsie mit Flatulenz, Schleimhautblutungen, Herz- und Kreislaufschwäche (nach Kommission D).

Carbo vegetabilis hat eine adsorbierende und gärungsverhindernde Wirkung einerseits und eine oxydationshemmende Wirkung andererseits. Sie greift zentral, wie auch peripher in den Gasaustausch ein. Beobachtet wird eine **Erschlaffung des Gefäßsystems**.

Im Hinblick auf die Heilanwendung der Kohle bei **ulzerierenden Prozessen** muss die gewebereizende und zersetzende Kraft verwandter Stoffe, wie Pix liquida (Nadelholzteer), des Kreosots (Buchenholzteerdestillat), des Paraffinum solidum und anderer Kohlenstoffverbindungen, genannt werden, die bis zur Krebserzeugung geht. Unter den Heilwirkungen der Kohle nimmt diese Beziehung einen breiten Raum ein.

Carbo vegetabilis hat eine Beziehung zum Herzen, doch wird man es im Allgemeinen mehr unter die Kreislaufmittel zählen als unter die Herzmittel.

Die Arzneimittelprüfung durch Hahnemann ergab eine ausgeprägte **Dyspepsie** mit Flatulenz und gastroenteritischen Erscheinungen längs des ganzen Verdauungstraktes. Die Schärfe und das Brennen der Absonderungen an den Schleimhäuten finden sich nur in den von Hahnemann selbst beigebrachten Symptomen, dagegen nicht bei den späteren Prüfungen. Doch hat sich diese Indikation am Kranken bewährt.

Bei der Entstehung der Kreislaufschwäche des Carbo-vegetabilis-Bildes wirkt der Gasbauch mit, der im Sinne des **gastrokardialen Syndroms** einwirkt. Es kommt zu Erschlaffung des Venensystems mit **Varizen** und **Hämorrhoiden**, einem hervorstechenden Kältegefühl, kalten Gliedern, kalten Schweißen und präsynkopalen Zuständen, welche man tatsächlich bei geeigneten Prüfern feststellen kann. Typisch sind **Zyanose**, **Sickerblutungen** auf dem ganzen Schleimhautsystem. Auch voll ausgeprägte **Synkopen** kommen vor. Die Kohle ist in der Lage lebensbedrohende Zustände mit Erfolg zu behandeln. Sie besitzt in der Tat Kräfte von ungeahntem Ausmaß, sofern man nur den Fall richtig nach der Ähnlichkeitsregel auswählt. Dass die

---

155 Kohlenstoffgruppe: Kohlenstoff C, Silicium Si, Germanium Ge, Zinn Sn, Blei, Pb, Ferocium Fl.

122 – Carbo vegetabilis – carb-v

Kohle auch in der Arzneimittelprüfung die Schleimhäute angreifen kann, mag den unbefangenen Beobachter wohl verwundern, doch beweist es das Experiment. Schon im Mund ist das Zahnfleisch entzündet, leicht blutend und setzt sich von den Zähnen ab. Es bilden sich **Aphthen**. Im Hals haben wir eine **Pharyngitis** und eine **Laryngitis** mit begleitenden brennenden oder kratzenden Gefühlen, im Magen und Darm sticht besonders die Blähsucht heraus mit einer Erleichterung durch Aufstoßen und durch Abgang von Winden. Am Rektum werden wieder Brennen und Jucken, dazu **Hämorrhoiden** mit Neigung zu Blutungen beobachtet. Eine hämorrhagische Tendenz verbindet sich überall mit den Schleimhautaffektionen. Dabei sind die Blutungen meist dunkel, passiv, öfter wird zersetztes Blut von üblem Geruch beobachtet. Vorhandene **Ulzera** sind träg, ohne Reaktion, meist bläulich-livide gefärbt, mit dünner zersetzter Absonderung.

122.4
Arzneimittelprüfung

Die Arzneimittelprüfung, durchgeführt mit C 3, stammt von Hahnemann. Er gibt in der *Reinen Arzneimittellehre* (2. Aufl., 6. Bd.) 720 Symptome an. Das in den *Chronischen Krankheiten* veröffentlichte Symptomenregister umfasst dagegen 1189 Symptome; vermutlich stammen die Ergänzungen aus klinischer Beobachtung [3].

122.5
Konstitution

Menschen, bei welchen Carbo vegetabilis indiziert ist, haben eine geschwächte Blutzirkulation, mit venösen und kapillaren Stauungen auf der Grundlage eines schlechten Gasaustausches des Blutes, wie er sich bei alten und gebrechlichen Leuten besonders bei bestehender Kreislaufschwäche und bei Infektionskrankheiten entwickelt. Auch wenn diese Kreislaufschwäche auf dem Hintergrunde von Herzleiden sich ausbildet, ist Carbo vegetabilis manchmal das bessere Mittel und einem Herzglycosid-Präparat vorzuziehen, beziehungsweise kann neben einem solchen gegeben werden. Vorhandene Entzündungen neigen zu harter dunkelroter Schwellung mit schlechter Reaktion und zu fauliger gangränöser Zersetzung.

Der Patient hat das starke Bedürfnis, unter die Einwirkung frischer, sauerstoffreicher Luft zu kommen, das Fenster muss weit offengehalten werden, trotz des durch den synkopalen Zustand bedingten Kältegefühls und der kalten Schweiße, oder es wird Zufächeln von Luft gewünscht. Ein allgemeines Gefühl von Schwäche und Schlappheit gilt als Begleiterscheinung der lokalen Symptome, in einem Maße wie etwa bei Arsenicum album. Diese Schwäche ist mit kalten Gliedern und trotz des Frierens mit dem Gefühl des Brennens verbunden und führt nicht selten zu einer **Synkope**. Carbo vegetabilis kommt vor allem bei chronischen Krankheitszuständen mit schlechter Reaktion und prolongiertem Verlauf und bei **Marasmus** nach akuten Krankheiten mit geschwächter Vitalität in Frage. Von akuten Krankheiten werden **auszehrende Krankheiten** sowie **Pertussis**, **Mumps** mit Metastasen in den Hoden oder den Brüsten, **Gelbfieber**, **Otitis media** nach **Scharlach** usw. genannt.

Anwendungsgebiete: **Synkope** mit innerer Kälte und Frostschauder auf der Grundlage einer Kreislaufschwäche mit schlechter Oxigenierung des Blutes. **Flatulenz** in den Verdauungsorganen ist oft damit verbunden. **Gastrokardialer Symptomenkomplex.** Allerlei Leiden der Verdauungsorgane, wenn diese verbunden sind mit Blähsucht und Säurebeschwerden. Es kommen sowohl **Dyspepsie, Gastritis, Enteritis, Hämorrhoiden** in Frage wie auch – als Linderungs- und Funktionsregulierungsmittel – **Karzinom des Magens und des Mastdarms,** wobei auch eine etwaige Blutung günstig beeinflusst wird. Fettgenuss und Fleisch verschlimmern den Zustand, während Abgang von Winden und Aufstoßen deutlich bessern. Bei Carbo vegetabilis ist mehr die Flatulenz, bei Carbo animalis das Brennen unterstrichen. Bei Karzinomen wird meist dem Letzteren der Vorzug gegeben.

Weitere Anwendungsgebiete sind: **Infektionen der Atmungsorgane,** wie **chronische Bronchitis, Emphysem, prolongierte Pneumonie,** wenn die geschilderten Kreislaufsymptome mit Zyanose zugegen sind. Wärme steigert die Beschwerden infolge Erlahmens der Zirkulation, Zufächeln von frischer Luft belebt.

Bei **Varizen** und **Ulcus varicosum** empfiehlt sich die Kohle durch das brennende Gefühl sowie die blaulivide Farbe und durch die scharfe übelriechende Absonderung. Beim **Haemangioma vasculosum** werden gute Erfolge berichtet.

Bei **Furunkeln, Karbunkeln, Panaritien** leitet die blaulivide Farbe sowie die scharfe übelriechende Absonderung. Bei **Drüsentumoren** ist es die Indolenz und die charakteristische Farbe, zusammen mit der Härte der Drüsen, die zur Wahl der Kohle führt. Häufiger noch wird hier Carbo animalis gegeben.

122.6
Arzneimittelbild

Leitsymptome: Große Schwäche und Mattigkeit infolge erlahmender Blutzirkulation. ⊙ **Verlangen nach frischer Luft, setzt sich ans offene Fenster oder will kalte Luft zugefächelt haben.** ⊙ **Feuchtwarme Luft und Wetter vermehren die Beschwerden. Haut eisigkalt, kalte Hände und Füße,** ⊙ **die Füße sind kalt bis zu den Knien.** Allgemeines Frieren. Kalter Atem, kalter Mund, ⊙ **kalte Schweiße.** Neigung zu Synkopen. ⊙ **Haut blau und zyanotisch.** Weingenuss erhitzt sehr mit Wallungen zum Kopf. ⊙ **Venen an beiden Beinen gestaut, Hochlagern bessert.** Passive Blutungen. Absonderungen der Schleimhäute scharf und übelriechend. ⊙ **Aphthen.** Magenverstimmung mit enormer Tympanie, mit Gärung und Säurebildung. Abdominalplethora mit Besserung durch Abgang von Blähungen und Winden. Verdauungsbeschwerden von Fettgenuss <. Infekte der Luftwege ⊙ **bei geschwächter Herztätigkeit und schlechtem Kreislauf, besonders bei alten Menschen.** ⊙ Neigung zu septischer und gangränöser Entzündung der Drüsen (Lymphdrüsen, Ohrspeicheldrüse, Brustdrüse) und Haut (Furunkel, Karbunkel, Panaritium). ⊙ **feuchtwarmer Luft <.** Abends < und nachts <.

Geist und Gemüt: Angstgefühle, reizbar und ärgerlich. Eingenommenheit des Denkens, Gedächtnisschwäche, Verlangsamung des Denkens. Gleichgültigkeit.

Synkope

Schwindel: Schwindel bei Bewegung des Kopfes.

Kopf: Kopfhaut empfindlich.

Kopfschmerz: Dumpfe Schmerzen im Hinterkopf. Der Hut drückt wie ein schweres Gewicht.

Nase: Heftiges Nasenbluten mit Blässe des Gesichts. Häufiges Niesen ohne Schnupfen. Fließschnupfen und Stockschnupfen.

Gesicht: Große Blässe des Gesichts, ⊙ **Zyanose,** Venen erweitert, kalte Schweiße. Beim Sprechen wird das bleiche Gesicht gedunsen und blaurot.

Mund: Kälte im Mund. Zahnfleisch leicht blutend und schmerzhaft. Das Zahnfleisch löst sich ab und zieht sich zurück. ⊙ **Aphthen auf der Zunge.** ⊙ **Foetor ex ore.**

Zähne: Kälte in den Zähnen. Schmerzen in den Zähnen.

Innerer Hals: Ganz kalter Atem, ebenso Kälte im Hals. Wundheit des Rachens mit Schluckschmerzen.

Magen: ⊙ **Ungeheurer Durst besonders auf kaltes Wasser.** Völle und Wundheitsgefühl in Magen und Bauch.

Gastritis
Gastrokardialer Symptomenkomplex

Abdomen: Wundheitsgefühl im Bauch, **reichliche Gasbildung mit Bauchgrimmen. Reichliches Aufstoßen mit folgender Besserung. Säure im Magen mit Brennen.** Druckempfindlichkeit des Bauches. Milch ruft Blähsucht hervor.

Dyspepsie
Synkope bei Nahrungsmittelallergie
Atonie der Verdauungsorgane

Rektum und Stuhl: Übelriechende Blähungen, deren Abgang ebenfalls Besserung bringt. Abgang von Schleim aus dem After mit Wundheit und Brennen. Harter Stuhl mit Schleim, oder dünner Stuhl. Angst nach dem Stuhl mit Zittern.

Hämorrhoiden

Geschlechtsorgane:
- weiblich: Menses zu früh mit dickem, übelriechendem Blut, ⊙ **zu stark.** ⊙ **Ätzende Leukorrhö.** Aphthen an den Labien. Varizen an der Vulva.

Menorrhagie
Leukorrhö

Larynx und Trachea: Rauheit und Kitzel im Kehlkopf mit krampfhaftem Husten.

Sprache und Stimme: Heiserkeit, schlechter abends und ⊙ **bei schlechter Witterung.**

Laryngitis

Atmung: ⊙ **Verlangen nach Zufächeln von kühler Luft. Kurzatmigkeit und Beklemmung** auf der Brust infolge Flatulenz.

Husten und Expektoration: Atemnot, Rasseln und Pfeifen auf der Brust mit Husten, schlimmer durch Kälte, abends beim Niederliegen und nachts, besser durch Aufstoßen.

Bronchitis

Brust: Schwächegefühl auf der Brust mit Herzklopfen. Brennen auf der Brust wie von glühenden Kohlen. Beengung auf der Brust und kurzer Atem wie von heraufdrückenden Blähungen. **Anfälle von plötzlicher ohnmachtsartiger Schwäche, zum Hinsinken,** schlimmer von feuchtwarmer Luft. ⊙ **Gesicht blau und gedunsen, kalte Schweiße, schreckliche Angst am Herzen, will kühle Luft zugefächelt haben.**

Bronchiektasen
Emphysem

Extremitäten: Kalte Hände und Füße. ⊙ **Füße sind kalt bis zu den Knien. Venen voll, bläulich sichtbar.** ⊙ **Varizen an den Beinen, wünscht die Beine hochzulagern.**

Varikosis
Ulcus varicosum

Frost und Frösteln: Auffallend häufige Klagen über kalte Hände und Füße, auch Frostschauder über den ganzen Körper. Kalte Füße auch bei allgemeiner Hitze.

Schweiß: Kalte Schweiße.

Haut: Papeln, Pusteln, Furunkel mit Brennen. ⊙ **Blaulivide Verfärbung** der Hautaffektionen. **Übelriechende Absonderung** eines Geschwürs, das geheilt war und wieder aufbricht. ⊙ **Spontane Blutaustritte unter der Haut.** ⊙ **Geschwüre mit Brennschmerz und übelriechender zersetzter Sekretion, und Neigung zu Blutungen mit zersetztem Blut, blaulivides Aussehen der Geschwüre und Umgebung.** ⊙ **Haut zyanotisch.**

Ulzera
Furunkel
Karbunkel

Allgemein: Müdigkeit schon nach kurzem Gehen. Anfälle von großer Schwäche. Träge, müde und zittrig am Morgen. Verlust der Lebenswärme. Sehr empfindlich gegen Erkältung. Selten Blutandrang zum Kopf mit Hitzegefühl. **Puls weich und schwach. Abneigung gegen Fettes und gegen Milch** und Verschlimmerung dadurch. ⊙ **Alkohol wird nicht ertragen, ebenso fette Speisen.** ⊙ **Neigung zu Blutungen.**

122.7 Dosierung

Mittlere Verdünnungen (D 4 bis D 12). Auch bei Kreislaufstörungen werden gewöhnlich mittlere oder auch höhere Verdünnungen gewählt. Hochpotenzen zur Umstimmung der zentralnervösen Regulation des Kreislaufs und Stoffwechsels haben sich sehr bewährt.

Verreibungen, von D 8 ab auch flüssige Verdünnungen.

122.8 Vergleichsmittel

- 14. Gruppe Periodensystem der Elemente: Carbo animalis, Carboneum sulphuratum, Graphites naturalis, Plumbum colloidale, Plumbum iodatum, Plumbum metallicum, Silicea terra, Stannum metallicum.
- Carbo animalis.
- Kreislaufschwäche mit Zyanose und Kollaps und Verschlimmerung durch warmes Wetter: Lachesis muta.
- Atemnot mit Brennen und Erstickungsgefühl: Arsenicum album.
- Gastrokardialer Symptomenkomplex: Bellis perennis, Carbo vegetabilis, China officinalis, Lycopodium clavatum, Magnesium carbonicum, Millefolium, Nux moschata, Nux vomica, Sulphur lotum.
- Sepsis: Acidum carbolicum, Ailanthus glandulosa, Anthracinum, Arnica montana, Baptisia tinctoria, Carboneum sulphuratum, Chininum arsenicosum, Carcinosinum, Crotalus horridus, Echinacea angustifolia, Lachesis muta, Pyrogenium, Siegesbeckia orientalis, Staphylococcinum, Streptococcinum, Tarantula cubensis.
- Passive, dunkle Blutungen: Lachesis muta, Crotalus horridus, Secale cornutum, China officinalis.
- Furunkel, Karbunkel: Arsenicum album, Lachesis muta, Pyrogenium.
- Karbunkel, Wundinfektionen und septische Zustände: Gunpowder, Pyrogenium.

122.9 Kasuistik

122.9.1 Unterschenkelphlegmone bei Diabetes mellitus

Die 51-jährige Frau H. B. hatte beinahe 3 Monate auf der chirurgischen Abteilung eines hiesigen Krankenhauses wegen einer eitrigen Phlegmone des ganzen linken Unterschenkels gelegen. Durch 3 lange Inzisionen fast über die ganze Länge des Unterschenkels wurde der Eiterung Abfluss verschafft. Als Ursache wurde ein hochgradiger Diabetes ermittelt, der mit hohen Dosen von Insulin und Diät behandelt worden war. „Auf eigene Verantwortung" hatte die Patientin in chirurgisch und internistisch völlig unbefriedigendem Zustand ihre Entlassung durchgesetzt. Bei 70 E Insulin und einer Zuckerausscheidung von 130 g fiel mir die undankbare Aufgabe zu, die hausärztliche Behandlung zu übernehmen. Die langen Inzisionswunden waren nur teilweise zugeheilt, es stießen sich Sehnen- und Fasziensequester ab. Der Allgemeinzustand war äußerst abgemagert.

Die homöopathische Behandlung ließ sich recht günstig an, im Verlauf von 3 Wochen konnte die tägliche Insulin-Menge auf 24 E herabgesetzt werden bei einer täglichen Zuckerausscheidung zwischen 20 bis 35 g. Die äußerliche Behandlung des Beines bestand in Umschlägen mit Aristolochia-Extrakt. Innerlich hatte die Patientin Silicea terra und Phosphor bekommen. Es blieben nun noch 3 tiefe Wundfisteln mit blutig-eitriger Sekretion übrig, bei einer zyanotischen Färbung nicht nur der Granulationen, sondern des größten Teils des Unterschenkels. Ich schaltete nun auf Carbo vegetabilis D 12 um. Am übernächsten Tag kam ein Alarmruf der Patientin: es werde alles wieder schlimmer, die Schmerzen hätten sich stark vermehrt, ebenso die Eiterung. Der ganze Unterschenkel revoltiere. Die Besichtigung konnte mich nicht beunruhigen, außer der vermehrten Sekretion von Eiter und Blut fand ich keine Verschlimmerung. Darum beruhigte ich die Patientin und stellte ihr sogar eine baldige Besserung in Aussicht. Diese trat auch in weiteren 2 Tagen ein. Das Bein heilte im Verlauf von weiteren 3 Wochen ab. Allerdings wurde noch eine längere orthopädische Behandlung des weitgehend versteiften Beines notwendig. Es gelang sogar, die Insulin-Behandlung ganz abzusetzen und auf Tobutamid[156] umzustellen. (Beobachtung des Verfassers)

122.10
Literatur

[1] Allen TF. Carbo vegetabilis. Encyclopedia of pure Materia Medica. Bd. 2, 10. New York: Boericke & Tafel; 1874–1880: 565–590, 432–4 436

[2] Clarke JH. Carbo vegetabilis. Dictionary of practical Materia Medica. Bd. 1. London: Homoeopathic Publishing Company; 1900–1902: 397–405

[3] Hahnemann S. Carbo vegetabilis. In: Lucae C, Wischner M, Hrsg. Gesamte Arzneimittellehre. Bd. 1. Stuttgart: Haug; 2007: 526–563

[4] Hartlaub CC, Trinks CF. Thier-Kohle. Reine Arzneimittellehre. Bd. 3. Leipzig: Brockhaus; 1828–1831: 269–283

[5] Hughes R. Carbo vegetabilis. Cyclopaedia of Drug Pathogenesy. Bd. 2, 4. London: Gould; 1886–1891: 23–29, 534

[6] Voisin H. Materia medica des homöopathischen Praktikers. 3. Aufl. Heidelberg: Haug; 1991: 337–345

---

156 Orales Antidiabetikum aus der Gruppe der Sulfonylharnstoffe.

123 Carboneum sulphuratum – carbn-s

lt.: Carboneum sulphuratum, dt.: Schwefelkohlenstoff, engl.: carbon disulphide

123.1
Substanz

Mineralia – Anorganica – Composita – 14. Gruppe[157] – Kohlenstoffdisulfid – CS_2

Kohlenstoffdisulfid ist eine farblose, stark lichtbrechende Flüssigkeit von angenehmem Geruch. Gewöhnlich jedoch von unangenehmem Geruch durch Verunreinigungen. CS_2-Dämpfe sind schwerer als Luft. Sie verbrennen mit einer kühlen blauen Flamme zu Schwefeldioxid und Kohlendioxid. Die Substanz wurde erstmals 1796 von Lampadius synthetisiert. In der Industrie wird es zur Herstellung von Viskosefasern genutzt. Als Lösungsmittel ist es wegen seiner Toxizität verdrängt worden. Aus dem gleichen Grund auch als Schädlingsbekämpfungsmittel weitestgehend ersetzt worden. Im Weinbau darf es seit 1997 wieder teilweise zur Bekämpfung der Reblaus verwendet werden.

Homöopathische Verwendung findet Kohlenstoffdisulfid.

123.2
Pharmakologie und Toxikologie

Kohlenstoffdisulfid wirkt deutlich toxisch auf das Nervensystem. Es kann inhaliert, ingestiert und über die Haut resorbiert werden. Zunächst kommt es zu flüchtigen Stimmungsschwankungen. Bei Gummiarbeitern wurden durch Einatmen der Dämpfe Verkrampfungen der quergestreiften Muskulatur und ulzeröse Stomatitis beobachtet. Als chronische Folgen gelten Tremor, Benommenheit, Tinnitus mit Schwerhörigkeit, Muskelschwäche, Ataxie der Glieder, mit Verschlimmerung durch Muskelbeanspruchung, Störung des Sehvermögens (Farbensehen) und der Sensibilität, bemerkenswerte Affinität zum Sehnerv, Romberg'sches Syndrom[158].

In sehr hohen Dosen kommt es zum Exitus letalis durch Lähmung des Zentralnervensystems.

123.3
Anwendung

Homöopathische Indikationen sind Diarrhöen, Neuralgien, Arteriosklerose der Karotiden, Entkräftung (nach Kommission D).

123.4
Arzneimittelprüfung

Die Arzneimittelprüfungen sind bei Allen [1] zusammengestellt, ebenso Vergiftungen. Weitere toxische Beobachtungen finden sich in Clarkes *Dictionary* [2].

123.5
Arzneimittelbild

Leitsymptome: Freie Luft und durch Abkühlung >. Empfindlichkeit gegen warm-feuchtes Wetter.
 Wärme <.
 heiße Anwendungen <.

Geist und Gemüt: Gefühl von Berauschung wie nach Alkohol. Er konnte kaum gehen ohne zu schwanken. Rasendes Delirium; er fiel seinen Vater an und versuchte ihn zu beißen. Bedrückende und unangenehme Visionen. Manchmal heiter und frei von Sorge. Verdrießliche Stimmung, Neigung sich zu ärgern. Manchmal außerordentlich vergnügt, manchmal Anfälle von Zorn beim geringsten Anlass.

Gesteigerte geistige Tätigkeit. Zerstreutheit der Gedanken, er kann seine Gedanken nicht auf das Gelesene fixieren. Findet die richtigen Worte nicht beim Sprechen. **Schwäche des Gedächtnisses.** Verwirrung des Kopfes.

---

157 Kohlenstoffgruppe: Kohlenstoff C, Silicium Si, Germanium Ge, Zinn Sn, Blei Pb, Fleruvium Fl.

158 Einseitige progressive Atrophie einiger bis aller Gewebe einer Gesichtshälfte unklarer Genese.

123 – Carboneum sulphuratum – carbn-s

Schwindel: Beim Sitzen und Stehen.

Kopf: Benommenheit und Schwere des Kopfes.

> *Agitation zerebral*
> *Zerebralsklerose*

Kopfschmerz: Heftige Kopfschmerzen, besonders in Stirn und Schläfen, beim Bücken, beim Lesen, beim Schütteln des Kopfes und Hartauftreten, drückender und ziehender Art.

Augen: Pupillen erweitert. Das Sehen wird so schwach, dass er nur ein paar Stunden arbeiten kann. Die Gegenstände scheinen zu verschwimmen, wie Nebel vor den Augen. Toxische Myopie, Asthenopie, Farbenblindheit, Dyschromatopsie, Atrophie des Sehnerven, zentrales Skotom für Licht und Farben, Erweiterung der Venen der Retina, Kontraktion der Arterien, Erblindung.

> *Farbsinnstörung*
> *Neuritis optica*

Ohren: Stiche in den Ohren. Geräusche in den Ohren, z. T. wie von Äolsharfen. Taubheit, sodass er angeschrien werden musste.

Nase: Verstopft.

Gesicht: Rot, gedunsen. Bleiches Gesicht, mit grauen Ringen um die Augen.

Mund: Brennen im Mund. Kältegefühl auf der Zunge, bald übergehend in ein brennendes, stechendes, wie von Pfeffer. Mund und Rachen wie gefühllos. Speichelfluss. Geschmack süßlich, sauer, bitter, metallen. Salziger Schleim kommt in den Schlund. Gefühl von Trockenheit im Mund.

Zähne: Zahnschmerzen, schlimmer durch Kälte.

Innerer Hals: Brennen und Kratzen in Rachen und Speiseröhre. Gefühl eines Haares im Hals oder als ob ein Knochen in der oberen Speiseröhre steckt.

Magen: Hunger, mit Abneigung zu essen. Verlust des Appetits. Durst, besonders auf Bier. Sehr viel lautes Aufstoßen und Abgang von Winden. Aufstoßen leer, oder bitter, oder sauer. Übelkeit, Druck und Kältegefühl im Magen. Allgemeine Magenverstimmung. Brennen im Magen. Magendruck, besser durch Aufstoßen und Abgang von Winden.

Abdomen: Stechende und kolikartige Leibschmerzen. Auftreibung des Leibs und Rumpeln. Außerordentlich starker Abgang von Blähungen nach oben und unten. Kolikartige und stechende Bauchschmerzen, Bücken ruft Übelkeit hervor, das Auflegen des Armes ruft Kolik hervor.

> *Dyspepsie mit Meteorismus und Flatulenz*
> *Alkoholismus*

Rektum und Stuhl: Stuhl durchfällig, gelblich, schleimig. Brennen im After nach dem Stuhl.

Geschlechtsorgane:
- weiblich: Geschlechtliches Verlangen erloschen.
- männlich: Heftige Erektionen mit Brennen in der Harnröhre. Vermehrte Libido. – Völlige erektile Dysfunktion mit Atrophie der Hoden. – Feine stechend-brennende Schmerzen im linken Samenstrang laufen tief in den Bauch.

Larynx und Trachea: Gereiztheit des Kehlkopfes.

Sprache und Stimme: Heiserkeit.

Atmung: Heißer Atem.

Husten und Expektoration: Heftiger Husten, unmittelbar nach dem Niederliegen, durch ständigen Kitzel im Rachen hervorgerufen.

Brust: Zusammenschnürungsgefühl auf der Brust.

Extremitäten: Muskelkontraktion war kraftlos und zitternd, die Finger können mit keinem Kraftaufwand geschlossen werden. Verminderte Sensibilität an Armen und Händen. Tiefe Nadelstiche werden nicht gefühlt, Verkrampfung der Muskeln. Rheumatische Schmerzen in allen Gliedern. Ameisenlaufen, Gefühl, wie wenn elektrischer Strom durch die Füße liefe. Kribbeln, Prickeln über die ganze Haut, besonders an Händen und Füßen.

Neuritis mit Parästhesien
Tabes dorsalis

Schlaf: Große Schläfrigkeit – ruheloser Schlaf mit üblen Träumen. Häufig Schlaflosigkeit. Aufschrecken aus dem Schlaf, gefolgt von Erschöpfung am Tag, Trockenheit der Haut und bedrückende Hitze lassen ihn nicht schlafen.

Frost und Frösteln: Ungewöhnliches Gefühl von Frieren und Frösteln. Hitzegefühl besonders am Kopf.

Schweiß: Haut trocken mit unterdrücktem Schweiß. Trockenheit der Haut und bedrückende Hitze lassen ihn nicht schlafen. Kalte Schweiße.

Haut: Rote, etwas erhabene Eruption auf beiden Wangen und der Nase, schlimmer nach einem Glas Bier. Jucken an allen Teilen. Kleine, farblose Bläschen treten auf, die nach Kratzen vermehrt jucken und sich durch mechanische Irritation verschlimmern.

Allgemein: Ungewöhnliche Müdigkeit. Schwäche der Muskulatur. Schmerzhafte Müdigkeit und Zerschlagenheitsgefühl in allen Teilen. Kann kaum Treppensteigen. Abmagerung. **Erschöpfte, meist frostige Naturen.** Anästhesie an verschiedenen Teilen der Hand und der Schleimhäute (Mund, Augen, Ohren, Nase).
Anfälle von allgemeinem Zittern mit getrübtem Sehen.

Alkoholkrankheit

123.6
Dosierung

Mittlere (D 10 bis D 12) und hohe Potenzen.

123.7
Vergleichsmittel

- 14. Gruppe Periodensystem der Elemente: Carbo vegetabilis, Graphites naturalis, Plumbum colloidale, Plumbum iodatum, Plumbum metallicum, Silicea terra, Stannum metallicum.
- Von den Kohlenstoffverbindungen hat Schwefelkohlenstoff am meisten Verwandtschaft mit Acidum carbolicum.
- Neuritis, Tabes dorsalis: Aranea diadema, Araninum, Argentum nitricum, Arsenicum album, Causticum Hahnemanni, China officinalis, Thallium metallicum.
- Alkoholkrankheit: Acidum sulphuricum, Agaricus muscarius, Arsenicum album, Lachesis muta.

123.8
Literatur

[1] Allen TF. Carboneum sulfuratum. Encyclopedia of pure Materia Medica. Bd. 2, 10. New York: Boericke & Tafel; 1874–1880: 604–633, 445–452, 653

[2] Clarke JH. Carboneum sulphuratum. Dictionary of practical Materia Medica. Bd. 1. London: Homoeopathic Publishing Company; 1900–1902: 411–415

[3] Hughes R. Carboneum sulphuratum. Cyclopaedia of Drug Pathogenesy. Bd. 2, 4. London: Gould; 1886–1891: 29–41, 731–735, 535–536, 733f

124 Carcinosinum – carc

lt.: Carcinosinum, dt.: Karzinosin, engl.: carcinosin

124.1
Substanz

Nosode – Gewebe oder/und Sekret eines Karzinoms

Das Präparat, das von Foubister und Templeton bei ihren Prüfungen verwandt wurde, stammte von der Firma Nelson aus den USA, die selbst nichts mehr zur genauen Herkunft sagen konnten. Man vermutet, dass es sich bei diesem Präparat um das Kent'sche Carcinosinum handelt, welches aus dem Sekret eines Brustkrebses hergestellt wurde[159].

Die Arznei findet bereits Erwähnung bei Kent [9], wurde jedoch nicht in sein Repetitorium aufgenommen. Daneben wird Carcinosinum bei Clarke in seinem „Dictionary of Practical Materia Medica", bei Boericke, Nebel und Burnett erwähnt.

Heute gehört Carcinosinum zu einem der am häufigsten unter den spezialisierten Homöopathen verschriebenen Arzneien [15]. Als Nosode ist sie dem Miasma[160] der Karzinogene zugeordnet.

Homöopathische Verwendung finden heute aus unterschiedlichsten Krebsgeweben hergestellte Zubereitungen.

124.2
Pathologie

Die Krebsentstehung ist multifaktoriell. Morphologisch kommt es dabei auf der einen Seite zu einem zellproliferierenden Wachstum (sykotische Dynamik) kombiniert mit einem destruierenden Durchbrechen in das umliegenden Gewebe (syphilitische Dynamik). Die sykotische Dynamik ist in der Theoriebildung zu den chronischen Erkrankungen, der Miasmentheorie, dem Miasma Sykose zugeordnet. Die syphilitische Dynamik hingegen dem Miasma Syphilinie. Verschmelzen beide Dynamiken miteinander, rutscht der Krankheitsfall in die Karzinogenie, das Krebsmiasma. Zur Verschmelzung des sykotischen mit dem syphilitischen Miasma ist Druck erforderlich. Kennzeichnendes Erleben des Individuums in der Karzinogenie ist innerer und/oder äußerer Druck. Exemplarisch im Mainstream sichtbar durch das allgemeine Phänomen der Zeitnot und des Leistungsdrucks.

Diese Bedingungen finden sich in den industrialisierten Regionen unseres Planeten deutlich und ihre Wirkungen spiegeln sich in der immensen Zunahme von Krebserkrankungen wider.

124.3
Anwendung

Homöopathische Anwendung finden die verschiedenen Carcinosinum-Nosoden als Reaktions- und Zwischenmittel bei allen Zuständen der oben geschilderten Dynamik.

Indikationen sind alle Zustände oben beschriebener Dynamik wie zum Beispiel schweres *frühkindliches Trauma*, *Mobbing*, häusliche Gewalt, schwere existenzielle Nöte, *Autoimmunerkrankungen*, *Karzinome*, *Präkanzerosen*.

Infekte bei Stillkindern vor dem 6. Lebensmonat. *Insomnien* bei Säuglingen, die nicht abgelegt werden können. *Hernien*. *Herpes-zoster-* und *Herpes-simplex*-Erkrankungen. *Mononukleose*. Rezidivierende *Panaritien* der Großzehen.

---

159 Die verschiedenen Hersteller bieten ganz unterschiedliche Präparationen von Carcinosinum an, häufig sind es Mischungen verschiedener Karzinomarten. Klinisch ist hier die Trennschärfe sekundär.

160 Das Miasma ist eine Zustandsbeschreibung des Individuums, die auf verschiedenen Beobachtungsebenen ähnlich charakterisiert werden kann. Eine dieser Ebenen ist die Qualität des Erlebens der inneren und äußeren Dynamiken eines Individuums. In der Karzinogenie ist dies die Unterdrückung (Suppression).

124.4 Arzneimittelprüfung

Sánchez Caballero R, Sánchez Caballero E, Riba Espinoza de los Monteros M. La homeopatía en el mundo, Juli 1997; (40 Prüfer: der Autor hat an der Prüfung im Zuge einer Hospitation bei P. S. Ortega selbst teilgenommen); in Auszügen präsentiert auf dem 50. Ligakongress in Oaxaca (Mexico), 1995; deutsche Übersetzung von Dr. Thomas Peinbauer [11].

124.5 Konstitution

Bei Patienten, die Carcinosinum benötigen, ist ein deutlicher äußerer oder innerer Druck wahrnehmbar. Sie erleben oft massiven Druck und sie machen sich und anderen Druck. Dabei wirken sie oft sehr freundlich, eine Art aufopfernder milder Güte, und zuvorkommend, was in ihrem starken Harmoniebedürfnis begründet ist. Sie vertragen keinen Streit und es fällt ihnen schwer, sich zu wehren. Kinder legen bei der körperlichen Untersuchung schlaff die Arme neben den Körper. Bereits im Kindesalter übernehmen sie viel Verantwortung und werden für ihr Pflichtbewusstsein sehr gelobt.

Sie sind fast nie krank und die Fähigkeit, in einer Erkrankung ein physiologisches Fieber (39,5–39,9 °C) zu entwickeln, besteht nicht.

Vom Wesen sind sie sehr einfühlsam und mitfühlend. Häufig besteht eine übergroße Tierliebe.

Körperliche Stigmata sind red spots, Café-au-lait-Flecken, multiple braune Naevi und bläuliche Skleren. Prädilektionsstellen der Karzinogenie sind äußerer Gehörgang, Sternum, Achseln, Oberschenkelinnenseite, periungual.

124.6 Arzneimittelbild

Exkurs: Carcinosinum ist in den Repertorien ungenügend vertreten, sodass es sich hauptsächlich über die Geistes-/Gemütssymptome und über die Allgemeinsymptome finden lässt, selten über Lokalsymptome oder Modalitäten.

Leitsymptome: Bläuliche Skleren, Café-au-Lait-Flecken, multiple Naevi[161], red spots.

Autoimmunerkrankung
Allergie

Geist und Gemüt: Wählerisch und anspruchsvoll. Symptome durch Gewitter und Musik. Gemütssymptome vor der Menses. Sehr mitfühlend. Spürt andere Menschen. Erwartungsspannung. Ängste um seine Kinder, seine Familie. Trost <. Weinen beim Erzählen der Erkrankung. Klarheit des Geistes. Traurigkeit mit Brustsymptomen. Verwechselt Traum mit Realität. Rechtschreibschwäche, Buchstabieren schwierig. Wahnidee, er könne neben sich stehen. Verlangen, zu tanzen, Tanzen >. Nägel beißen.

Ohren: Hitzegefühle.

Nase: Entzündungen und Effloreszenzen in der Nähe der Nasenspitze. Geruchshalluzinationen (Fischlake, Hühnermist, Dung, Rotwein, Schweiß).

Sinusitis

Gesicht: Schwellung der Unterkieferdrüsen.

Mund: Gefühl eines Haars am Gaumen. Schmerz der Zunge wie verbrannt. Vermindertes Geschmacksempfinden.

Innerer Hals: Räuspern, bevor er sprechen kann. Neigung ständig zu schlucken.

Angina tonsillaris rezidivierend

Äußerer Hals: Gefühl von Hitze.

Magen: Sodbrennen mit dem Gefühl, ständig schlucken zu müssen. Magenschmerz brennend. Kalte Getränke <, alkoholische Getränke <, nach

---

[161] Diese Trias wird von Foubister beschrieben, der dieses bei zwei Neugeborenen beobachtete, bei deren Müttern in der Schwangerschaft Brustkrebs diagnostiziert worden war.

dem Essen, Hinlegen >. Völlegefühl, Erbrechen >, Erbrechen heftig und gewaltsam.

> Hernie
> Dyspepsie

Blase: Harndrang nach Mitternacht.

Geschlechtsorgane:

> Ovarialzyste
> Zervixdysplasie
> Karzinom

Brust: Druck auf der Brust, kann nicht tief atmen. Zusammenschnürung, Beklemmung, teilweise mit Palpitationen aufsteigend zu Hals. Oft begleitet mit einer weinerlichen und traurigen Gemütslage. Klopft sich mit der Hand auf die Brust.

> Ekzem sternal
> Brustdruck
> Asthma bronchiale

Rücken:

> Torticollis
> Lumbalgie

Extremitäten: Schmerzen der Fußsohlen beim Auftreten. Stechender Schmerz Digitus V nahe dem Nagelfalz vor Mitternacht. Hornhautentfernung >. Schmerz Hüfte im Schneidersitz. Schmerzende Waden, als wäre die Haut zu eng. Rheumatische Schmerzen der kleinen Gelenke.

> Morbus Raynaud

Schlaf: Langes schwieriges Einschlafen, besonders bei Kindern. Schlafstörungen durch Ideenandrang. Schlaflage Bauch, bei Kindern häufig auch Knie-Ellenbogen-Lage.

> Insomnie

Schweiß: Schweiße des Oberkörpers, besonders des Sternums.

Haut: Rezidivierender Herpes simplex an Lippen, Haut, Nase, Auge. Juckreiz der Haut ohne Ausschläge. **Ekzeme auf dem Sternum, besonders bei Kindern.** Ekzeme der Hände, kratzt bis zum Bluten, schmerzhafte Risse der Finger und Fingerknöchel. Dishydrotisches Ekzem. Warzen an Händen und Füßen. Therapierefraktäre Mollusca contagiosae.

> Herpes simplex rezidivierend

Allgemein: Verlangen, zu reisen. Einfluss des Meeres. Sonne <. **Verlangen nach Schokolade, scharfen Speisen, frischem Obst und Gemüse.** Abneigung gegen Milch. Verlangen, zu baden, welches bessert. Ausruhen >, Hinlegen >, Wärme >.

> Mononukleose

124.7
Dosierung

Hochpotenzen.

124.8
Vergleichsmittel

- Follikulinum zeigt eine weichere, schlaffere, passivere, abwartendere Haltung als die gespannte, getriebene, hypertone, penible, zwanghafte, oft ängstliche Art der Patientinnen, die Carcinosinum benötigen [7].
- Angina tonsillaris: Carbo animalis, Lac caninum, Pyrogenium.
- Zoster ophthalmicus: Acidum carbolicum, Ranunculus bulbosus.
- Herpes zoster: Clematis erecta, Graphites naturalis, Ranunculus bulbosus.
- Dyspepsien: Podophyllum, Ruta graveolens.

- Handekzemen: Acidum carbolicum, Carboneum sulphuratum, Cistus canadensis, Clematis erecta, Graphites naturalis, Lobelia inflata, Lobelia erinus, Oleander, Ruta graveolens, Staphysagria, Stillingia silvatica.
- Ekzem dyshidrotisch: Acidum carbolicum.
- Sinusitis: Conium maculatum, Graphites naturalis, Hydrastis, Kreosotum.
- Tierliebe: Nuphar luteum

124.9 Literatur

[1] Abermann C. Carcinosinum – ein immer noch unterschätztes Polychrest. Teil 1 + 2. Zeitschrift für Klassische Homöopathie 2010; 117–131, 140–146, DOI: 10.1055/s-0030-1 257 730

[2] Becker-Witt C, Lüdtke R, Weisshuhn, T E R et al. Diagnoses and treatment in homeopathic medical practice. Forsch Komplementarmed Klass Naturheilkd 2004; 98–103, DOI: 10.1159/000 078 231

[3] Foubister D. The Carcinosin drug picture. British Homoeopathic Journal 1958; 201–212, DOI: 10.1016/S 0007–0785(58)80 061–7

[4] Foubister D. The Carcinosin drug picture. British Homoeopathic Journal 1967; 180–185, DOI: 10.1016/S 0007–0785(67)80 028–0

[5] Friedrich U, Viereck B. Arzneimittelprüfung Carcinosinum. Zeitschrift für Klassische Homöopathie 2003; 25–35, DOI: 10.1055/s-2003-38 338

[6] Friedrich U, Viereck B. Prüfungssymptome von Carcinosinum. Zeitschrift für Klassische Homöopathie 2010; 147–157, DOI: 10.1055/s-0030-1 257 727

[7] Gnaiger-Rathmanner J. Follikulinum. Das Arzneimittelbild anhand von drei Kasuistiken mit Frauenproblemen. Allgemeine Homöopathische Zeitung 2009; 254: 19–27

[8] Haslinger-Prüger J, Mattisch G. Carcinosin. Documenta Homoeopathica 1994; 14: 203–219

[9] Kent JT. Kent's new remedies, clinical cases, lesser writings, aphorisms and precepts. New Delhi: Jain; 2001: 523–524

[10] Mattisch M. Carcinosinum. Eine Arzneimittelprüfung. Documenta Homoeopathica 1994; 14: 203–219

[11] Sánchez Caballero R. Carcinosin. Documenta Homoeopathica 2000; 20: 269–312

[12] Sánchez Caballero R. Carcinosinum: Eine Arzneimittelprüfung aus Mexico. Documenta Homoeopathica 2009; 20: 269–312

[13] Solvey M. Carcinosin: Darstellung, Pathogenese, therapeutische Anwendung, klinische Fälle. Zeitschrift für Klassische Homöopathie 1977; 21 (1): 7–21

[14] Templeton WL. Provings of Carcinosin. British Homoeopathic Journal 1954; 44 (2): 103–116

[15] Witt CM, Lüdtke R, Baur R et al. Homeopathic medical practice: Long-term results of a cohort study with 3 981 patients. BMC Public Health 2005; 5 (1): 115

125 Carduus marianus – card-m

lt.: Silybum marianum, dt.: Mariendistel, engl.: St Mary's thistle, milk thistle

125.1 Substanz

Plantae – Asteraceae (früher Compositae; Korbblütengewächse) **– Silybum marianum**

Es handelt sich um eine robuste 1- oder 2-jährige aufrecht wachsende Pflanze. Sie blüht purpurfarben und zeigt körbchenförmige endständige Blütenstände. Die Früchte sind oval mit weißem Pappus[162]. Sie wächst im Mittelmeergebiet und Südwesteuropa. In Amerika und Südaustralien ist sie eingebürgert. Als Zier- und Heilpflanze wird sie in Deutschland, Österreich, Ungarn und Osteuropa kultiviert.

Nach HAB 1 finden die reifen, getrockneten, von Pappus befreiten Früchte Verwendung. Die Urtinktur wird durch zweimalige Mazeration[163] der unzerkleinerten Früchte in einem Wasser-Alkohol-Gemisch hergestellt. Sie ist braun bis braunrot, hat einen aminartigen Geruch und schmeckt herb.

125.2 Pharmakologie und Toxikologie

Es wurde im Samen, den sogenannten Marienkörnchen 30% Protein, 15 bis 30% fettes Öl mit einem hohen Anteil an ungesättigten Fettsäuren, 0,7 bis 3% Flavonoide wie Silymarin, Quercetin und Campheröl nachgewiesen.

Pharmakologisch bedeutsam sind die Verbindungen des Silymarin, ein Flavonongemisch, welche als Radikalfänger schützend und stabilisierend auf die Membran der Leberzellen wirken. Es enthält unter anderem Silychristin, Silydianin, Taxifolin, Silibinin und Silybin. Es ist gegen eine Vielzahl hepatotoxischer Verbindungen, selbst die des Knollenblätterpilzes (Silibinin hemmt die Penetration des Amatoxin in die Hepatocyten), wirksam.

125.3 Anwendung

Volksmedizinisch wird sie gegen Hepato- und Splenopathie, Cholangitis, Cholelithiasis auch mit Koliken angewendet.

Medizinische Indikationen sind Hepatopathien und die Antidotierung der Knollenblätterpilzvergiftung.

Homöopathische Anwendung findet die Zubereitung bei Leber- und Galleerkrankungen, Hämorrhoiden und Varikosis sowie rheumatischen Beschwerden von Schulter und Hüfte (nach Kommission D).

Klinische Indikationen sind *Husten* mit rechtsseitigem Seitenstechen, *Hämoptysis, Gastro-* und *Enterorrhargien*, bei *Hepatopathien* und *Pfortaderstauung*, bei *Hämorrhoiden, Uterushämorrhagien* und *Leukorrhö*. Ferner bei *Varizen* und *Ulcus cruris*, wenn sie durch Pfortaderstauung hervorgerufen sind. Auch bei *fieberhaften Infekten* mit *Begleithepatitiden* wurden Erfolge berichtet. Ebenso bei chronischen Ekzemen, wenn Carduus marianus als Organmittel für die Leber eingesetzt wurde.

125.4 Arzneimittelprüfung

Assmann bringt einen ausführlichen Bericht der Prüfungen von Reil, Lembke und Buchmann sowie eine Wiedergabe der Prüfung mit 6 Personen mit D 30, D 6 und D 3 sowie der Tinktur. Assmann, bekannt als sehr kritischer Homöopath, der sich selbst in der Therapie nur an Tiefpotenzen hielt, hat selbst an der Prüfung teilgenommen; er hat bei 5 von den 6 Prüfern mit D 30 deutliche Symptome vermerkt [2].

---

[162] Haarartige Gebilde an den Früchten, vor allem der Asteraceae. Wie mit Fallschirmen können die Früchte mit dem Wind weggetragen werden.

[163] Physikalisches Verfahren, bei dem der Ausgangsstoff einem Lösungsmittel (Wasser, Alkohol, Öl) ausgesetzt wird, um bestimmte Inhaltsstoffe zu gewinnen.

125.5 Konstitution

Menschen mit Leberleiden und Pfortaderstauung. Bei Cholecystitis und Cholelithiasis mit Koliken bewährt sich Carduus marianus dann besonders, wenn Verstopfung besteht, die gleichzeitig günstig beeinflusst wird. Seine Wirkung ist nach Erfahrung des Verfassers bei Adipositas und bei hageren Menschen gleich günstig.

125.6 Arzneimittelbild

Geist und Gemüt: Ärgerlich gereizte Stimmung. Traurige Verstimmung.

Schwindel: Schwindelgefühl

Kopf: Hitze im Kopf, Benommenheit.

Kopfschmerz: Kopfschmerzen in der Stirne und in den Schläfen, auch halbseitig über den Augen, mit Verschlimmerung durch Husten und Bewegung, ⊙ **besonders im rechten Supraorbitalgebiet.**

Zephalgie
Supraorbitalneuralgie

Innerer Hals: Brennen und Stechen in den Tonsillen und im Rachen, Trockenheit im Hals. Übermäßiger Durst.

Pharyngitis

Magen: Übelkeit, Brechreiz und Erbrechen von grün-gelbem Schleim oder von Speisen, die tags zuvor genossen wurden. Völle im Leib mit Aufstoßen, **kolikartige Schmerzen im Leib**, die sich durch Zusammenkrümmen bessern.

Abdomen: ⊙ **Schmerzen an Leber und Gallenblase.**

Gallenkolik
Cholezystitis
Hepatosplenomegalie
Pfortaderstauung und ihre Folgen

Rektum und Stuhl: Wundsein im After („Wolf").

Intertrigo perianal

Durchfälle hellgelb oder rötlich gefärbt, oder trockener harter Stuhl ⊙ **mit Rumpeln und Kollern im Bauch.** Großkalibrige Stühle.

Urin: Harn dunkel, sedimenthaltig, enthält Bilirubin.

Husten und Expektoration: Trockener Husten, Schmerz am rechten Schulterblattwinkel nach der rechten Brust ausstrahlend. Fibrilläre Zuckungen der Muskeln unter dem rechten Schulterblattwinkel. **Erkrankungen der Brustorgane bei Leberleiden**

Extremitäten: Zerschlagenheitsgefühl in Armen und Beinen, mit Schmerzen; Schmerzen in der rechten Schulter. Die rechte Seite ist mehr befallen. **Anschwellung der sichtbaren Venen.**

Ischialgie
Muskelschmerz Schulter rechts
Varizen
Ulcus cruris

Schlaf: Schlaf unruhig mit ängstlichen Träumen.

Haut: Bläschengruppen auf dem Handrücken mit wässerigem Inhalt. Hautjucken.

Allgemein: Gelbes, fahles Aussehen. Große Mattigkeit und Müdigkeit. Gewichtsabnahme.

125.7 Dosierung

Wird meist in Ø bis D 2 verwendet. Soweit die Verordnung aufgrund der Organotropie zur Leber und Gallenblase erfolgt, sind tiefe Potenzen angezeigt.

125.8 Vergleichsmittel

- Asteraceae: Abrotanum, Absinthium, Arctium lappa, Arnica montana, Bellis perennis, Calendula officinalis, Chamomilla recutita, Cina maritima, Echinacea angustifolia, Erigeron canadensis, Eupatorium perfoliatum, Eupatorium purpureum, Gnaphalium polycephalum, Grindelia robusta, Lactuca virosa, Millefolium, Senecio aureus, Senecio fuchsii, Siegesbeckia orientalis, Solidago virgaurea, Taraxacum officinale, Tussilago petasites, Wyethia helenoides.
- Schmerzen an Leber und Gallenblase: Bryonia alba, Chelidonium majus, China pubescens, Chionanthus virginica, Hydrastis canadensis, Lycopodium clavatum, Magnesium-Arzneien, Mandragora officinarum, Mercurius dulcis, Nux vomica, Podophyllum peltatum, Ptelea trifoliata, Taraxacum officinale.

125.9 Literatur

[1] Allen TF. Carduus marianus. Encyclopedia of pure Materia Medica. Bd. 2. New York: Boericke & Tafel; 1874–1880: 633–635

[2] Assmann E. Carduus marianus. Deutsche Zeitschrift für Homoeopathie und deren Grenzgebiete 1929; 46: 59–71

[3] Clarke JH. Carduus marianus. Dictionary of practical Materia Medica. Bd. 1. London: Homoeopathic Publishing Company; 1900–1902: 417–421

[4] Hähner-Rombach S. Carduus marianus, Cuprum aceticum (AMP 54). In: Hähner-Rombach S, Hrsg. Regesten der Arzneimittelprüfungen und Tierversuche am Robert-Bosch-Krankenhaus (1915–1978). Stuttgart; 2001: 6

[5] Hughes R. Carduus marianus. Cyclopaedia of Drug Pathogenesy. Bd. 2. London: Gould; 1886–1891: 41–46

[6] Lembke J. Carduus marianus. Neue Zeitschrift für Homöopathische Klinik 1865; 10

[7] Reil W. Carduus Mariae. Homöopathische Vierteljahrschrift 1852; 3: 453–482

126 Castor equi – castor-eq

lt.: Castor equi, dt.: Kastanien des Pferdes, engl.: rudimentary thumbnail oft the horse

126.1
Substanz

Animalia – Equidae (Pferde)

Als Castor equi werden die warzenähnlichen Gebilde bezeichnet, welche an der Innenseite der Vorder- und der Hinterbeine der Pferde nahe den Sprunggelenken ihren Sitz haben. Diese Auswüchse von epithelialem Gewebe werden heute dem obliterierten ersten Strahl des Vorderfuß- und Hinterfußskelettes der Tiere zugeordnet [6]. Wenn die Substanz dieser „Kastanien" verrieben wird, ist ein eigenartiger, süßlich aromatischer Geruch wahrzunehmen, der bald als dem Moschus, bald als dem Castoreum ähnlich bezeichnet wird.

Homöopathische Verwendung finden die Kastanien des Pferdes.

126.2
Anwendung

Dioscorides empfahl Castor equi bei Epilepsie.

Homöopathische Anwendung findet die Zubereitung bei Erkrankungen der Mammae, Kokzygodynie, Knochenhautreizungen bis zur Periostitis (nach Kommission D).

Bei der Arzneimittelprüfung ergab sich eine eigenartige Beziehung zu den Brustdrüsen, die an eine hormonartige Wirkung erinnern. Heftiges inneres Zucken in den Brüsten, meist in der rechten, in Anfällen, zum Rasendwerden; Reiben und Kratzen erleichtert, macht aber die Haut rauh. **Die Areola ist in weitem Umkreis gerötet, und die Warzen schmerzen**, sind trockener als gewöhnlich. Das Jucken erstreckt sich nach hinten bis zur Schulter. Bei einer zweiten Frau heißt es: Die Areolae werden rot, wie bei der Rose, ebenso die Warzen; an der linken Brust sehr schmerzend.

Ein männlicher Prüfer berichtet: **Anschwellen der Brustdrüsen, besonders der rechten; sie sind schmerzhaft**, besonders bei Berührung, am meisten die linke. Die angeschwollenen Brustdrüsen sind beim Treppabgehen sehr schmerzhaft; es ist, als wollten sie abfallen; er musste, um dieses lästige Gefühl zu mindern, mit den Händen dagegen drücken.

Auf Grund dieser Prüfung wurde es von Hering bei **wunden, schrundigen Brustwarzen stillender Frauen** angewendet und empfohlen. Weitere Indikationen sind: ☉ *Brüchige Nägel*, schrundige Hände, *Warzen* auf der Stirn und auf der Brust, Erkrankungen der Nägel. Schmerzen im Steißbein (*Kokzygodynie*). Bei letzterer Indikation wurde es auch von A. Stiegele gelobt.

126.3
Arzneimittelprüfung

C. Hering hat eine Arzneimittelprüfung an 5 Personen vorgenommen.

126.4
Dosierung

Da nach organotropen Gesichtspunkten verordnet, werden meist niedere Potenzen gewählt. D 3 bis D 6 in Verreibung.

126.5
Vergleichsmittel

Asterias rubens.

126.6
Literatur

[1] Allen TF. Castor. Encyclopedia of pure Materia Medica. Bd. 10. New York: Boericke & Tafel; 1874–1880: 452–453

[2] Buchner. Castor equi. Allgemeine Homöopathische Zeitung 1848: 49

[3] Clarke JH. Castor equi. Dictionary of practical Materia Medica. Bd. 1. London: Homoeopathic Publishing Company; 1900–1902: 427

[4] Hering C. Castor equorum. Guiding Symptoms of our Materia Medica. Bd. 3. Philadelphia: Estate of Constantine Hering; 1881: 423–427

[5] Nickel R, Schummer A, Seiferle E. Lehrbuch der Anatomie der Haustiere. Bd. 1. 5. Aufl. Berlin, Hamburg: Parey; 1984: 64

[6] Wyn-Jones G. Equine Lameness. Oxford: Blackwell; 1988: 29

127 Castoreum – castor

lt.: Castoreum, dt.: Bibergeil, engl.: beaver secretion

127.1 Substanz

Animalia – Castoridae – Castoreum canadense oder sibiricum

Es handelt sich um ein natürliches Sekret des Bibers, Castoreum canadense oder sibiricum. Die Substanz findet sich bei beiden Geschlechtern unmittelbar in der Nähe zu den Geschlechtsorganen in paarig angelegten mächtig entwickelten Castorbeuteln, die beim Männchen in den Präputealschlauch münden und beim Weibchen in die Scheide. Histologisch sind die Castorbeutel mit verhornendem Epithel ausgekleidet. Die abschilfernden Epithelzellen bilden zusammen mit sekundären Abbauprodukten des Urins das Bibergeil, ein Sekret, welches zur Territorialmarkierung und in der Brunftzeit zur Anlockung der Geschlechter dient.

Die Substanz findet in der kosmetischen Industrie Anwendung und hat eine lederartige animalische Geruchsnote. Die Castorbeutel werden nach Tötung der Tiere herausgeschnitten und im Rauch getrocknet. In amerikanischen Biberfarmen streifen die lebenden Biber ihre Beutel über eingegrabenen Dosen aus. Es werden zwei Handelssorten unterschieden.

Castoreum canadense (25 bis 100 g pro Beutel) ist harzartig glänzend und von roter bis schwarzbrauner Farbe. Es riecht durchdringend, an Baldrian erinnernd und schmeckt aromatisch bitter und scharf.

Castoreum sibiricum (50 bis 250 g pro Beutel) ist harzartig glänzend und von gelblichbrauner Farbe. Geruch und Geschmack sind intensiver als bei Castoreum canadense.

Homöopathische Verwendung findet die Aufbereitung des getrocknete Inhaltes der Castorbeutel, meist vom kanadischen Biber, da Castoreum sibiricum kaum noch erhältlich ist.

127.2 Pharmakologie und Toxikologie

Es findet sich das Pseudoalkaloid Castoramin, das aus den Rhizomen der als Nahrung genutzten Nuphar (Teichrose) stammt (Sesquiterpene). Phenolische und neutrale (vorwiegend Monoterpene) Verbindungen sind für den typischen Geruch verantwortlich. Als toxischer Inhaltsstoff gilt das p-Methoxyazetophenon.

127.3 Anwendung

Früher fand es Anwendung als Riechmittel bei affektiven Störungen, als Stimulans in der Rekonvaleszenz nach fieberhaften Erkrankungen und bei Erschöpfungszuständen.

Ebenso wurde die Droge als Abortivum seit dem Altertum bis zum 17. Jahrhundert gebraucht.

Homöopathische Anwendung findet Castoreum bei Dysthymien und Erschöpfungszuständen, bei gastrointestinalen Spasmen/Konvulsionen und bei Dysmenorrhö (nach Kommission D).

Es findet Anwendung als olfaktorisches Stimulans bei psychischen *Erregungszuständen*, bewährt bei Frauen mit vielen Schmerzen und Krämpfen; bei Schwächezuständen nach schweren Krankheiten; nervösen Zustände, wenn die Aura aus dem Bauch aufsteigt; *Dysmenorrhö* mit Blässe und kaltem Schweiß.

127.4 Arzneimittelbild

Leitsymptome: Nervöse Reizbarkeit und Überempfindlichkeit, nervöse Erschöpfung.

Plötzliche Schwächeanfälle.

Unruhiger, unterbrochener Schlaf mit ängstlichem Aufschrecken.

Bauchkrämpfe mit Blähsucht und viel Gähnen.

⊙ **Reichliche, schwächende Schweiße.** Besserung durch Druck und Zusammenkrümmen.

127 – Castoreum – castor

Geist und Gemüt: Sehr melancholisch und gedrückt, wie wenn ein Unglück bevorstehe. Sehr schreckhaft, Aufschrecken aus dem Schlaf mit angstvollen Träumen. Große Furchtsamkeit.

nervöse Erschöpfung
Rekonvaleszenz

Kopf: Kopfschmerzen mit Schwere und Verwirrtheit.

Augen: Augen gegen Sonnenlicht, auch gegen künstliches Licht überempfindlich.

Mund: Übler Mundgeruch, von ihr selbst bemerkt.

Magen: Brennender Durst auf Wasser. Ständige Übelkeit, häufiges Gähnen, Erbrechen von Schleim. Krampfende Schmerzen im Magen.

Abdomen: Aufblähung des Leibs mit Rumpeln und kolikartigen Schmerzen, besser durch äußere Wärme, gefolgt von durchfälligen Stühlen.

Rektum und Stuhl:

Diarrhö psychogen

Geschlechtsorgane:
- weiblich: Wässerige oder dickflüssige Leukorrhö. Menses zu früh. Während der Menses sehr gereizt und unzufrieden mit jedermann. ⊙ **Dysmenorrhö mit Blässe und kalten Schweißen.** ⊙ **Wegen des krampfhaften Zustandes des Uterus sondern sich nur wenige Tropfen Menstrualblut ab.**

Dysmenorrhö

Schlaf: Ruheloser Schlaf; Aufschreien im Schlaf; Aufschrecken mit Angst. Morgens nach dem Erwachen reizbar und ängstlich.

Insomnie

Schweiß: ⊙ **Reichliche schwächende Schweiße.**

Allgemein: Erschöpfung nach dem Essen. Innere Ruhelosigkeit, ängstliches Herumwerfen im Bett.

127.5 Dosierung

D 2 bis D 6 werden empfohlen; die Wirkung ist kurzdauernd.

127.6 Vergleichsmittel

- Schwäche mit Schweißen: Acidum phosphoricum.
- Ambra grisea, China officinalis, Ignatia amara, Moschus moschiferus, Nux moschata, Valeriana officinalis.

127.7 Literatur

[1] Allen TF. Castoreum. Encyclopedia of pure Materia Medica. Bd. 3. New York: Boericke & Tafel; 1874–1880: 24–33

[2] Caspari C. Dr. Caspari's homöopathisches Dispensatorium für Aerzte und Apotheker, worin ... Castoreum. Leipzig: Baumgärtner; 1844: 84

[3] Clarke JH. Castoreum. Dictionary of practical Materia Medica. Bd. 1. London: Homoeopathic Publishing Company; 1900–1902: 427–430

128 Caulophyllum thalictroides – caul

lt.: Leontice thalictroides, dt.: Frauenwurzel, Blauer Hahnenfuß, engl.: blue cohosh

128.1 Substanz

Plantae – Berberidaceae (Berberitzengewächse) – **Leontice thalicroides**

Die Frauenwurzel ist ein perennierendes Kraut mit kriechendem knolligem Wurzelstock. Sie bildet 20 bis 45 cm hohe aufrechte Stängel mit 2- bis 3-lappigen Blättern aus. Ihre grünlich-purpurnen Blüten zeigt sie von Mitte Mai bis Juni. Sie ist in Nordamerika heimisch.

Homöopathische Verwendung finden die frischen unterirdischen Teile.

128.2 Pharmakologie und Toxikologie

Hauptinhaltstoff ist ein tetracyclisches Chinolizidin-Alkaloid vom Spartein-Typ mit α-Pyridon-Struktur, wie man sie ebenso in Baptisia tinctoria findet.

128.3 Anwendung

Verwendung in der indianischen Volksheilkunde bei Dysmenorrhö, zur Geburtserleichterung, bei Arthropathien.

Homöopathische Anwendung findet die Zubereitung bei Menstruations-, Gebärmutter- und Geburtsstörungen, Erkrankungen des rheumatischen Formenkreises, Arthropathien der Finger- und Zehengelenke (nach Kommission D).

Die Frauenwurzel entfaltet ihre Wirksamkeit an den weiblichen Geschlechtsorganen, besonders an der Muskulatur der Gebärmutter, und wird mit Erfolg sowohl gegen **krampfartige Zustände der Gebärmutter** (wie *Dysmenorrhö*, *Krampfwehen*, *Nachwehen*, *falsche Wehen* in der Schwangerschaft, *Abortus imminens*) als auch gegen **Uterusatonie** (Wehenschwäche, atone Hämorrhagien nach Abort und im Wochenbett) angewendet.

Bei **rigider Zervix** führt es vorbeugend gegeben zu einer leichten Geburt, zugleich scheint es aber auch vorzeitigen Blasensprung und Wehenschwäche hervorzurufen (A. Freitag). Um diese Nachteile zu vermeiden, soll man es nach Freitag nicht unter der D 8 und nicht länger als 2 bis 3 Wochen vor der zu erwartenden Geburt, etwa 2-mal täglich, geben. Weitere Untersuchungen nach dieser Richtung sind jedoch erforderlich.

Eine häufige Empfehlung hat Caulophyllum thalictroides bei dem **Rheumatismus der kleinen Gelenke** gefunden, wenn Uterusleiden damit verbunden sind. Hier auch niedere Verdünnungen (D 1 bis D 3), falls keine Schwangerschaft vorhanden ist, da sonst Abortgefahr. Diese Beziehung zu den kleinen Gelenken stammt aus einer Arzneimittelprüfung, die an Männern vorgenommen wurde, während eine Prüfung an Frauen bis jetzt noch aussteht. Die Empfehlungen für Frauenleiden wurden sämtlich empirisch gewonnen. Für *rheumatische Arthropathien im Klimakterium*, auch wenn dieser nicht auf die kleinen Gelenke beschränkt ist, hat Caulophyllum thalictroides Empfehlung gefunden.

128.4 Vergleichsmittel

- Berberidaceae: Berberis aquifolium, Berberis vulgaris, Podophyllum peltatum.
- Wehenmittel und zur Vorbereitung der Geburt: Aristolochia clematis, Cimicifuga serpentaria, Pulsatilla pratensis.
- rheumatische Arthropathie der kleinen Gelenke: Carbo animalis, Colchicum autumnale, Hedera helix, Ledum palustre, Staphysagria.

128.5
Literatur

[1] Allen TF. Caulophyllum. Encyclopedia of pure Materia Medica. Bd. 3. New York: Boericke & Tafel; 1874–1880: 34–35

[2] Bruckner T. Therapeutische Miscellen. Burt' Prüfung von Caulophyllum. Internationale Homöopathische Presse 1872; 2: 284–288

[3] Burt W. Vergleichungen und diagnostische Bemerkungen. Caulophyllum talictroides. Internationale Homöopathische Presse 1873; 2: 184

[4] Clarke JH. Caulophyllum. Dictionary of practical Materia Medica. Bd. 1. London: Homoeopathic Publishing Company; 1900–1902: 430–432

[5] Hale EM. Caulophyllum thalictroides. (Blue Cohosh. Squaw Root.). New Remedies. Bd. 1. 5. Aufl. Philadelphia: Boericke & Tafel; 1897: 163–166

[6] Hughes R. Caulophylium. Cyclopaedia of Drug Pathogenesy. Bd. 2. London: Gould; 1886–1891: 46

129 Causticum Hahnemanni – caust

lt.: Causticum Hahnemanni, dt.: Ätzkalk, engl.: tincture acris sine kali

129.1 Substanz

Mineralia – Anorganica – Mixtura – 1. Gruppe[164] **– Causticum Hahnemanni**

Es handelt sich um Samuel Hahnemanns „Aetzstoff, Tinctura acris sine Kali". Zu seiner Herstellung gibt er folgende Anweisung:

„Man nimmt ein Stück frisch gebrannten Kalk von etwa zwei Pfunden, taucht dieses Stück in ein Gefäss voll destillirten Wassers, eine Minute lang, legt es dann in einen trocknen Napf, wo es bald, unter Entwicklung vieler Hitze und dem eigenen Geruche, Kalk-Dunst genannt, in Pulver zerfällt. Von diesem Pulver nimmt man zwei Unzen, mischt damit in der (erwärmten) porcellänenen Reibeschale eine Auflösung von zwei Unzen bis zum Glühen erhitztem und geschmolzenem, dann, wieder erkühltem, doppelsaurem schwefelsaurem Kali (bisulphas kalicus) in zwei Unzen …"

Homöopathische Verwendung findet das Destillat aus Kaliumhydrogensulfat und Calciumhydroxid.

129.2 Anwendung

Homöopathische Anwendung findet die Zubereitung bei Erkrankungen der Atemwege und der Harnwege, bei chronischem Ekzem. Chronische Erkrankungen des rheumatischen Formenkreises, bei Epilepsie, Paresen und Depression (nach Kommission D).

Die Wirkung von Causticum Hahnemanni setzt an folgenden Strukturen an:

1. Auf den **Bewegungsapparat** mit Muskeln und Gelenken und die peripheren Nerven. Besonders hervorstechend in dem allgemeinen rheumatoiden Charakter sind brennende und reißende Schmerzen sowie eine lähmende Schwäche. Das Gefühl in den Gliedern, wie zu kurz, und das Bedürfnis, sich zu recken und zu dehnen und fortgesetzt zu gähnen, muss hervorgehoben werden. Der Patient kann nicht still liegen. Bewegung bessert nicht selten seine Beschwerden. Das Gefühl wie zu kurz lässt einen verstärkten Tonus der Muskulatur vermuten, während das Gefühl lähmiger Schwäche einen Verlust des Tonus erkennen lässt. Der Tonus der Muskulatur wird offenbar nach beiden Extremen hin beeinflusst. Die Indikation bei **neuralgischen**, **myalgischen**, **arthritischen** und **arthrotischen Prozessen** ergibt sich aus diesem Charakter der Schmerzen sowie der großen Kälteempfindlichkeit und Verschlimmerung nachts und am frühen Morgen. Bei *Paresen* peripherer Nerven nach Neuritiden und nach Diphtherie wird es gleichfalls verwendet. Die Wirkung auf *Erkrankungen des rheumatischen Formenkreises* ist sehr tiefgreifend. Bei *Lähmungen* nach *Apoplexie* infolge *zerebraler Durchblutungsstörung* wird Causticum Hahnemanni ebenfalls genannt, doch ist ein Erfolg wegen völlig anderer Pathogenese unwahrscheinlich.

2. Auf die **Schleimhäute der Atemwege** mit einer *Rhinitis* bei verstopfter Nase (wie bei Ammonium carbonicum), bei *Pharyngitis*, bei *Bronchitis*. Auch hier führt die Kälteempfindlichkeit und öfter die Trockenheit der Schleimhäute, welche eine Besserung durch Kalttrinken und durch feuchtes Wetter hervorbringt. Der trockene krampfartige *Husten* ist bei Frauen von *Harninkontinenz* begleitet. Die **Dysphonie** wird besser, wenn es gelingt, den zähen Schleim abzuhusten. Wacher (Paderborn) hat Causticum Hahnemanni bei vieljähriger Beobachtung bei *Laryngitis* empfohlen, besonders wenn auf der Rachenhinterwand und auf den Stimmbändern sich grüne Borken festsetzen und kalte Ostluft als Ursache der Erkrankung anzusehen ist. Die infektiöse Reizung ist verbunden mit einer Parese der so-

---

[164] Alkalimetalle: Wasserstoff H, Lithium Li, Natrium, Na, Kalium K, Rubidium Rb, Caesium Cs, Francium Fr.

wohl die Kehlkopfmuskulatur als auch die Blasenmuskulatur versorgenden motorischen Nerven. Dass der Weg zu lähmungsartigen Zuständen im Nervengebiet über ein Stadium der Gereiztheit dieser Nerven geht, beobachtet man an Symptomen wie Zusammenschnüren im Kehlkopf und auf der Brust, übrigens auch im Schlund, der Speiseröhre und dem ganzen Verdauungskanal, desgleichen der Blase.

Einige gut beobachtete Fälle von **Laryngitis** beschreibt H. Wachter: „Fünf Fälle von subakuter Heiserkeit und trockenem Husten von mehrwöchentlicher Dauer, die bereits in früheren Jahren wegen ähnlicher Beschwerden in meiner oder anderweitiger Behandlung gestanden haben – und zwar immer im Herbst oder Winter –, sprachen schließlich und unerwartet schnell auf einige Gaben Causticum Hahnemanni an. Den örtlichen Befund im Rachen und Kehlkopf erklärten die in den homöopathischen Arzneimittelbüchern angeführten Symptome in so ausgezeichneter Weise, daß berechtigte Veranlassung besteht, in einer Zeitschrift darauf hinzuweisen. Bei fast gleichem örtlichem Befund und Beschwerden genügt eine gemeinsame Schilderung derselben.

Status: Die Rachenschleimhaut zeigt sich in ihrer ganzen Ausdehnung gleichmäßig gerötet und ziemlich trocken, zum Teil mit fest anhaftendem, zähem Schleim und Krusten bedeckt. Dazu waren die Seitenstränge – wohl durch Überanstrengung beim Räuspern und Husten – entzündlich verdickt. Ähnlich verändert war die Schleimhaut des Kehlkopfs und der bei der Spiegelung sichtbare Teil der Luftröhre. Die walzenförmig gleichmäßig geröteten Stimmlippen und die geschwollenen Taschenbänder zeigten sich in ihrer Beweglichkeit behindert; sie ließen beim Anlauten in der Gegend der Gießbeckenknorpel[165] einen mäßigen Spalt frei (Transversusparese) mit vermehrtem Krustenansatz an der Kehlkopfhinterwand, außerdem dicht unterhalb der Stimmbänder und in der Spaltöffnung selber. Gelang es, den Schleim oder die Krusten durch Räuspern, Hustenstöße oder Wegwischen mit dem Tupfer zu entfernen, war die Stimme bei einer gewissen Verstärkung derselben trotz der Transversusparese ziemlich klar. Durch Nichtgebrauch der Stimme trat jedoch durch Neuauflagerung von Schleim der alte Zustand wieder auf. Darum auch die für Causticum Hahnemanni sprechende, morgendlich verstärkte Heiserkeit." [9].

3. Auf die Schleimhäute der **Verdauungsorgane**. Die Anwendung bei **Dyspepsie** wenig gebräuchlich. Es werden beobachtet: Hohlheit im Magen, krampfhafte Spannungen in allen Abschnitten vom Schlund bis zum After. Auf Fleisch wird Übelkeit und Erbrechen beobachtet. Der Patient kann nur Geräuchertes zu sich nehmen, während Süßigkeiten abgelehnt werden. Vergebliches Drängen. Der Stuhl, der im Sitzen nicht gehen will, geht besser im Stehen. Dünnkalibrige Stühle, **Diarrhö**. Diese Symptome lassen Spasmen und Diskoordination der Peristaltik erkennen.

4. Auf die äußere **Haut**. Meist sind es trockene Ausschläge mit Verschlimmerung durch Trockenheit, trockenes Wetter und Kälte. Causticum Hahnemanni bewährt sich oft bei eminent **chronischen Ekzemen** von trockenem, rissigem Charakter, die sich bei trockenem Wetter, sei es im Sommer oder im Winter, bemerkbar verschlimmern.

5. Auf die **Blase**. Meist sind es **Enuresis nocturna** und **Inkontinenz** postoperativ und beim Husten, bei denen Causticum Hahnemanni angewendet wird. Kann auch bei beginnendem **Descensus uteri** versucht werden.

6. Auf die **weiblichen Geschlechtsorgane**. Die Menses ist verspätet oder zu früh, sie fließt nur am Tage. Reichliche **Leukorrhö**. **Lumbalgie** gehören zu den Beschwerden der Geschlechtsorgane wie auch zu denen der Verdauungsorgane. Die Zeit vor und zu Beginn der Menses ist eine Zeit der allgemeinen Verschlimmerung, mit psychischer Verstimmung, Gliederschmerzen, Durchfall usw. Als Analeptikum wurde Causticum Hahnemanni bisher nicht gebraucht, doch sind auch wie bei Ammonium carbonicum **synkopale Zustände** in der Prüfung beobachtet worden.

Causticum Hahnemanni weist in seinem Arzneimittelbild eine starke Ähnlichkeit mit den **Ammo-**

---

165 Cartilago arytaenoidea.

nium-Arzneien auf, besonders was die katarrhalischen Erscheinungen der Luftwege und die Verschlimmerung morgens zwischen 3 und 5 Uhr betrifft.

Eine weitgehende Ähnlichkeit des Arzneibildes besteht auch zu Kalium carbonicum, sodass von manchen Autoren auf einen Kaligehalt geschlossen wurde, zum Beispiel von Stauffer.

129.3
Arzneimittelprüfung

Es existiert eine Arzneimittelprüfung mit 1505 Symptomen von Hahnemann und seinen unmittelbaren Schülern, niedergelegt in den „Chronischen Krankheiten", 1. und 2. Auflage. Im 2. Band der „Reinen Arzneimittellehre", 2. Auflage, „findet sich ein (unreineres) Präparat von Causticum, unter dem Namen Ätzstofftinktur (Tinctura acris sine Kali), aber die Prüfung desselben auf seine eigentümlichen Veränderungen des menschlichen Befindens war noch sehr unvollkommen".

129.4
Konstitution

Mit den geschilderten Zügen ist auch zugleich der Typus umschrieben. Causticum Hahnemanni scheint bei trockenen Naturen öfter angezeigt zu sein, da Schleimhäute und äußere Haut zu Trockenheit neigen. (Im Gegensatz dazu hat man für Ammonium carbonicum einen mehr korpulenten Typus aufgestellt.) Dieser Trockenheit entspricht auch die Besserung des Hustens durch einen Schluck Wasser und die Besserung des Befindens bei feuchtem und die Verschlimmerung bei trockenem Wetter. Die Schlaffheit und Müdigkeit ist sowohl Ammonium carbonicum wie Causticum Hahnemanni eigen. In den Gliedern besteht eine erhöhte Spannung der Muskulatur, die als ein Gefühl wie zu kurz und als Bedürfnis, sich zu recken und zu dehnen, empfunden wird. Andererseits besteht auch eine lähmige Müdigkeit und Schwäche. Trotz der Müdigkeit muss er sich immer bewegen. Die Zeit der Hauptverschlimmerung liegt in den frühen Morgenstunden von 3 bis 5 Uhr.

Die Patienten, vor allem wenn es Kinder sind, werden von Angst beherrscht. Sie haben Angst im Dunklen und wollen nicht allein ins Bett. Sie können wegen ängstlicher Vorstellungen keinen Schlaf finden. Auch bei Erwachsenen ist der Gemütszustand depressiven Einflüssen und ängstlichen Vorstellungen sehr zugänglich. Der Kranke ist melancholisch verstimmt, leicht verärgert, auch übertrieben mitleidig. Hahnemann hat Causticum Hahnemanni zu den antipsorischen Mitteln gerechnet.

129.5
Arzneimittelbild

Leitsymptome: ⊙ **Rheumatische, arthritische, neuralgische Erscheinungen.**

Die Wirkung geht von Spasmen und Krämpfen über lähmige Schwäche zu Paresen und lähmungsartigen Zuständen (zum Beispiel Augenlider, Gesichtsnerven, Stimmbänder, Mastdarm, Blase). Eine Mischung von Spasmen und Paresen ruft dyskinetische Bilder hervor (Stuhl geht besser im Stehen, vergebliches Drängen zu Stuhl). Infekte der Luftwege mit Parese der Stimmbänder und trockenem Husten, besser durch kaltes Wasser. Heiserkeit schlimmer morgens, besser durch Abhusten und Abräuspern von Schleim. Bauch- und Rückenschmerzen, Zusammenkrümmen >. Der Harn spritzt beim Husten weg. ⊙ **Husten, der im Moment des Ausatmens auftritt.**

Für trockene Hautausschläge eines der wirksamsten Mittel. Der Charakter der Schmerzen ist vorwiegend brennend. Viele Beschwerden sind von Frösteln begleitet.

Morgens zwischen 3 und 5 Uhr < und morgens nach dem Aufstehen <. Kälte <, Zugluft <, ⊙ **trockene kalte Luft <, aber auch trockenes Sommerwetter <.** ⊙ **Feuchtes Wetter >.** (Diese Modalität bildet eine Folge der Trockenheit des Causticum-Typs.)

Verschlimmerung vor und während der Menses. Ob die behauptete Betonung der rechten Körperseite Bedeutung besitzt, möchte ich sehr bezweifeln. Jedenfalls ist sie nicht in der Arzneimittelprüfung begründet. Darandenken < ⊙ **Aufregung <, durch Schreck <.**

129 – Causticum Hahnemanni – caust

Geist und Gemüt: Ängstlichkeit herrscht in der seelischen Verfassung vor. Ängstlich, wie wenn ihm etwas Schlimmes bevorstünde oder ein Unglück vorgefallen wäre. Die Körperbeschwerden sind begleitet von Ängstlichkeit. Voll furchtsamer Ideen. Ängstlich nach dem Stuhl. Das Kind kann nicht schlafen, da es immer von ängstlichen Gedanken beherrscht wird. ⊙ **Angst im Dunkeln, Kinder wollen nicht allein schlafen gehen aus Furcht. Traurig, schweigsam und melancholisch.**
Reizbar und ärgerlich über Kleinigkeiten; unerträglich empfindlich.
Übertrieben mitleidig. Bei Erzählung von Grausamkeiten außer sich vor Weinen und Schluchzen. ⊙ **Kann jemand anders nicht leiden sehen.**
Starke geschlechtliche Erregung (siehe männliche Geschlechtsorgane).
Unaufmerksam und zerstreut, Abwesenheit der Gedanken. Unaufgelegt zur Arbeit. Schwäche des Gedächtnisses. Beim Gehen im Freien plötzlicher Anfall von Bewusstlosigkeit mit Niederstürzen, erhebt sich aber sofort wieder.
Bei Nacht große Unruhe, **kann in keiner Lage Ruhe finden, muss sich ständig bewegen.**

Kopf: Gefühl eines Hohlraumes hinter dem Stirnbein. Klopfende, ziehende, brennende, reißende Kopfschmerzen. Kopfschmerz wie zusammengepresst.

Kopfneuralgie

Augen: Brennen, Stechen und Drücken in den Augen mit Tränen und Schleimabsonderung. **Trockenheit der Augen mit Lichtscheu; Sandgefühl in den Augen,** ⊙ **auch ohne objektiven Befund. Schwere und Lähmigkeit in den oberen Lidern, kann sie nur mit Mühe erheben.** Flimmern vor den Augen, Funkensehen, Mouches volantes. Trübsichtigkeit und Verdunkelung der Augen. Augenlider geschwollen und entzündet.

Blepharitis
Konjunktivitis
Ptosis des Augenlides
Katarakt
Ophthalmia scrophulosa[166]

Ohren: Gehörgang geschwollen, Stechen und Ziehen in den Ohren. Ohrgeräusche. **Die Worte hallen beim Sprechen wider im Ohr.** Gefühl von Verstopftheit in den Ohren.

Otitis media
Seromukotympanum
Otitis externa

Nase: Flüssiger Schnupfen oder verstopfte Nase. Nasenbluten. Wundheit im Innern der Nase. Geschwulst der Nase, öfters des Morgens. ⊙ **Trockene Krusten in der Nase** (eigene Beobachtung).

Rhinitis

Gesicht: Gelbliche Gesichtsfarbe. Gefühl von Spannung und ziehenden Schmerzen im Ohr und im Kiefer.

Fazialisparese
Trigeminusneuralgie

Mund: Entzündung der Mundschleimhaut.

Zähne: Zahnschmerzen.

Innerer Hals: Häufiges Bedürfnis zu räuspern. Zäher Schleim im Hals, der sich beim Husten nicht lösen will, sondern geschluckt werden muss. Heftiges Halsweh, dass er fast nicht schlucken kann. Hörbares Knarren, tief unten im Halse, muss fortgesetzt gähnen. **Trockenheit im Hals mit Gefühl von Rauheit und Schwellung.** Der Schlund ist wie zu eng und verschwollen. Gefühl, als wäre die Speise im Hals stecken geblieben.

Pharyngitis

---

[166] Ophthalmia scrophulosa ist gekennzeichnet durch Konjunktivitis, Blepharitis, Entzündung der Tunica conjunctiva bulbi (mehrschichtiges unverhorntes Plattenepithel mit wenigen Becherzellen) und der Glandulae tarsales (Maibom'sche Drüsen). Die skrophulösen Augenentzündungen lassen sich klinisch leicht an der extrem ausgeprägten Photophobie und der Modalität morgens <, abends > (entgegen aller anderen Augenentzündungen) ohne viel Mühe diagnostizieren (Weiß 1837).

Äußerer Hals:

Struma

Magen: Reichlicher Durst. Gefühl von verdorbenem Magen, auf Fleisch wird ihm übel wie zum Erbrechen. Er kann nur Geräuchertes zu sich nehmen. **Widerwille gegen Süßspeisen.** Es ist der Patientin immer, als sollte sie aufstoßen, was aber doch nicht geht. Leerheitsgefühl, als ob sie nicht genug gegessen hätte. Heißhunger. Ungeheurer Hunger, der Kopfschmerzen macht, wobei Essen bessert. Bei Magenschmerz schaudert es sie.

Abdomen: Reichliche Blähungen, die nach oben und unten abgehen. Zusammenziehende und spannende Leibschmerzen. Leichtes Erkälten des Bauches. Wenn kalte Luft denselben berührt, bekommt der Patient Durchfall. Viel Kollern und Rumpeln.

Rektum und Stuhl: Vergebliches Drängen zu Stuhl. Durchfälliger weicher Stuhl oder harter fester Stuhl. **Der Stuhl geht besser im Stehen** ab. Stuhl weich, aber ganz dünn geformt. ⊙ **Auch weicher Stuhl geht nicht ab infolge von Spasmen** (eigene Beobachtung). Nach dem Stuhl Beängstigung und Hitze im Gesicht. Drängen im Mastdarm, als säße Kot dort.

Geschwollene, schmerzhafte Hämorrhoiden mit Nässen, unerträglich schmerzhaft und brennend beim Gehen.

Blase: Unwillkürlicher Harnabgang beim Husten oder Niesen. Unterbrochener Harnstrahl. Erfolglose Versuche, Harn zu lassen. Häufiger Harndrang mit Harnträufeln.

Harn geht so leicht, dass er den Strahl nicht empfindet. Harnabgang bei Nacht, unwillkürlich, im Schlaf. Häufiger und vermehrter Harnabgang.

Inkontinenz bei Husten und Niesen
Enuresis nocturna erster Schlaf
Ischurie postoperativ

Harnröhre: Brennen in der Harnröhre. Brennen in der Harnröhre beim Harnen. Nach langem, vergeblichem Warten geht trotz Dranges nur wenig Harn ab. Wenn einige Tropfen abgegangen sind, tritt ein heftiger Schmerz in der Harnröhre und Krampf im After auf.

Harninkontinenz bei Prostataadenom

Urin: Der Harn ist dunkelbraun oder trüb und wolkig beim Stehen.

Geschlechtsorgane:

Libido gesteigert (Gallavardin)

- weiblich: Reichliche Leukorrhö mit Kreuzschmerzen, **Menstruationsblut übelriechend und ätzend. Menses fließt nur am Tage.** Leibschneiden und viele Kreuzschmerzen vor und bei der Menses. **Menses verspätet oder zu früh.** Kolikartige Leibschmerzen mit Durchfall bei der Menses. **Allgemeine Verschlimmerung des körperlichen und geistigen Zustandes vor und während der Menses**: Kreuzschmerzen, melancholischer Zustand, ängstliche Träume.

Leukorrhö
Dysmenorrhö

- männlich: Erektile Dysfunktion. Häufige Pollutionen, gesteigerter, sehr reger Geschlechtstrieb. Mit dem Samenerguss wird Blut abgesondert. Schmerz in den Hoden.

Pollutionen

Larynx und Trachea: Heiserkeit mit Kratzen, am Morgen und am Abend. ⊙ **Heiserkeit, die sich durch Abräuspern oder Abhusten von Schleim bessert** (nach H. Wachter). Die Kehlkopfmuskeln versagen ihren Dienst, kann kein lautes Wort reden.

Laryngitis
Stimmbandlähmung

Husten und Expektoration: Krampfhafter, trockener, hohler Husten mit Wundheits- und Schmerzgefühl längs der Luftröhre.

Anfälle von Atemnot, wie wenn die Luftröhre zusammengeschnürt würde. **Trinken von kaltem Wasser bessert** den Hustenkrampf. **Beim Husten spritzt der Harn weg.**
☉ **Husten mit Wundheitsgefühl auf der Brust,** bei dem das Sputum nicht ausgeworfen werden kann, der im Moment des Ausatmens auftritt und durch einen Schluck Wasser gebessert wird.

Bronchitis

Rücken: Druckschmerz im Kreuz, der zum Gebücktgehen nötigt.

Extremitäten: Zittern, Kraftlosigkeit und Schwäche der Glieder, **lähmungsartige Schwäche in allen Gliedern.** Schmerzen in den Gelenken wie verrenkt, Steifigkeit der Gelenke. Rheumatoide Schmerzen in den Muskeln, Gelenken und Nerven mit vorwiegend reißendem und ziehendem Charakter. Taubheitsgefühl. **Gefühl in den Gliedern, wie zu kurz. Bedürfnis, zu gähnen, sich zu dehnen und zu recken, muss sich ständig bewegen.** Verschlimmerung nachts und morgens, durch Kälte und kalte Luft. **Gliederschmerzen schmerzhafter in der Ruhe als bei Bewegung.** Nachts schmerzen die Arme im Achselgelenk und im Ellbogen wie eingeschlafen, worüber die Patientin oft erwacht, früh nach dem Erwachen war der Schmerz am ärgsten. Einschlafen und Gefühllosigkeit ganzer Körperpartien, der Arme oder Beine. Abgestorbene Finger.
 Kann die Beine nicht ruhig halten, weiß nicht, wie der Kranke sie legen soll.

Schreibkrampf
Ischialgie
Erkrankungen des rheumatischen Formenkreises
Gicht
Neuritis
Parese postinfektiös

Schlaf: Erwacht morgens früh um 2 oder 4 Uhr und kann wegen Unruhe nicht wieder einschlafen. Unruhiger, traumreicher Schlaf, Aufschrecken aus dem Schlaf. Große Schläfrigkeit am Tage.

Frost und Frösteln: Kalte Hände und Füße. Frieren und Frösteln am ganzen Körper. Kältegefühl und häufiges Schaudern an der frischen Luft. Frostgefühl an einzelnen Teilen, zum Beispiel als ob ein kalter Wind zwischen die Schulterblätter bliese, welcher Teil selbst am warmen Ofen nicht warm wird.

Schweiß: Saurer Nachtschweiß.

Haut: Jucken der Haut, Nesselausschlag, Bildung von Papeln, Bläschen und nässenden Pusteln. Warzen entstehen. ☉ **Harte, hornartige, und entzündete, eiternde Warzen.** Längst geheilte Wunden öffnen sich wieder. ☉ **Rhagaden an Lippen, Augenwinkeln und Nase.** Ekzeme, besonders am Kopf und hinter den Ohren, juckend und brennend. Trockene Ekzeme mit Brennen und Rhagadenbildung. Nachts schlaflos infolge trockener Hitze der Haut.

Ekzeme chronisch mit Brennen und Rhagadenbildung
Warzen

Allgemein: Große Neigung zu Erkältung an der frischen Luft. Zittern und Schwäche am ganzen Körper. Anfälle von ohnmachtsartiger Schwäche. **Bedürfnis, sich zu recken und zu dehnen** und fortgesetzt zu gähnen. Sehr empfindlich gegen Kälte, diese setzt ihm sehr zu. **Gefühl wie zerschlagen überall,** kann nicht ruhig liegen, besser bei Bewegung.

Epilepsie

129.6 Dosierung

Am häufigsten werden mittlere Verdünnungen zwischen D 4 und D 12 gebraucht.

129.7 Vergleichsmittel

- Conchiolinum.
- Lähmungen: Gelsemium sempervirens.
- Infekte der Luftwege: Ammonium carbonicum, Kalium carbonicum, Phosphorus, Iodum purum, Kalium bichromicum.
- Trockene Hautausschläge: Sulphur lotum, Alumina oxydatum.
- Verschlimmerung morgens früh 3 Uhr bei Infekten der oberen Luftwege: Ammonium carbonicum, Iodum purum, Kalium bichromicum, Kalium carbonicum.
- Prämenstruell <: Kalium carbonicum, Magnesium carbonicum.
- Descensus uteri: Arctium lappa, Bellis perennis, Conium maculatum, Fraxinus americana, Helonias dioica, Lac caninum, Lilium tigrinum, Murex purpurea, Podophyllum peltatum, Sanicula aqua, Sepia succus, Trillium pendulum.
- Dunkelheit macht Furcht, Verlangen nach Licht und Gesellschaft: Stramonium.
- Kinder haben Angst in der Dämmerung oder beim Zubettgehen im dunklen Zimmer: Calcium carbonicum.
- Causticum Hahnemanni und Phosphorus sind einander feindlich.

129.8 Kasuistik

129.8.1 Harninkontinenz

Kant berichtet über die Behandlung der Harninkontinenz in einem Altersheim, wo er Gelegenheit hatte, 21 ältere Damen wegen dieses Leidens zu behandeln. Bei 11 dieser Patientinnen war der Erfolg überzeugend, bei weiteren 6 war eine Besserung unverkennbar; diese Patientinnen hatten nämlich, wie sie sagten, wieder das Gefühl bekommen für den Füllungsgrad ihrer Blase, das heißt, sie wussten nun wieder in etwa, wann es Zeit war, die Toilette aufzusuchen. Wenn sie gelegentlich auch wieder einnässten, so geschah es gewöhnlich dann, wenn sie die Toilette nicht früh genug erreichen konnten. Bei den restlichen 4 zeigte Causticum Hahnemanni in keiner Potenz irgendeine Wirkung. In geistiger Hinsicht waren bei dieser Gruppe demente Züge unverkennbar. Es muss betont werden, daß solche Frauen, die gleichzeitig an einer Bronchitis litten, die Heilwirkung des Causticums Hahnemanni zu rühmen wussten, denn auch der Husten hatte sich gebessert.

Kant wählte im Allgemeinen die D 6; bei Patientinnen, bei denen die Harninkontinenz schon Jahre bestand, schien die D 12 die Potenz mit der größten Heilwirkung zu sein. Die Wirkung der D 30 war nie überzeugend. [6]

129.8.2 Blasen- und Mastdarmlähmung

„Ein junger Jurist, bei dem ein Neurofibrom im Caudabereich des Rückenmarks, das an einem langen Stiel hing und um die Nerven der Cauda geschlungen war, festgestellt worden war und deshalb operiert wurde, hatte nach der Operation an einer echten Blasen- und Mastdarmlähmung und an schweren spastischen Erscheinungen an beiden Beinen zu leiden. „Aber dieses Symptom besserte sich ganz langsam und stetig von selbst, bis es eines Tages zum Stillstand kam und der ganze Prozeß wieder rückläufig wurde. Ein Rezidiv des Tumors war damals mit Sicherheit auszuschließen. Wegen der Lähmung des Mastdarms und der Blase sowie wegen der fast gleichzeitigen Peronaeuslähmung als Restbestandteil der Lähmung gab ich dem Patienten Causticum Hahnemanni D 6 3-mal täglich 5 Tropfen vor den Mahlzeiten. Und jetzt machte plötzlich wieder die Besserung ganz offensichtliche Fortschritte, so daß der Patient heute wieder allein Auto fahren kann, seine Blasen- und Mastdarmfunktion vollkommen beherrsche und nur noch eine ganz leichte Schwäche des äußeren Fußrandes zurückbehielt" [8].

129.8.3 Enuresis nocturna

„Es handelt sich um Renate Br., geb. 25.8.1952. Die kleine Patientin leidet seit ihrer Kindheit an Bettnässen. Es existieren viele Medikamente in der Homöopathie, die gegen Bettnässen genannt werden, von Barium carbonicum über Equisetum hyemale, Pulsatilla pratensis, Sepia officinalis, und wie sie alle heißen, bis zu Cina maritima hin. Ehrlich gesagt bin ich von keinem Mittel voll und restlos befriedigt gewesen. Ich habe hier und da Erfolge erlebt, aber meist nur Achtungserfolge mit Seltenerwerden des Einnässens, oder das kindliche Leiden wuchs sich aus. – Bei Renate kam noch etwas anderes hinzu. Sie wollte abends nicht einschlafen aus Furcht. Sie hatte Furcht vor der Dämmerung, nicht so wie bei Stramonium, wo das Licht brennen mußte, sondern einfach jedes Dunkle bereitete dem Kind Furcht. Im verdunkelten Röntgenzimmer zitterte sie bei mir wie Espenlaub. Ferner erkältete sie sich regelmäßig bei Zugluft und bei trockener, kalter Winterluft. Gerade diese Furcht, dieses Nichteinschlafenwollen aus Furcht und diese Angst vor der Dämmerung führten mich auf Causticum Hahnemanni. Ich gab der Patientin, das ist das Bemerkenswerte, in der Sprechstunde eine einzige Gabe Causticum Hahnemanni D 30. Als geistige Stütze bekam die Mutter für die Patientin ein Placebo-Präparat mit, einfachen Spiritus dilutus, den sie dem Kind 3-mal täglich gab. Und von Stund an hatte das Kind kein Bettnässen mehr. Die Beobachtung liegt jetzt über ¾ Jahre zurück. Auch die Furcht vor dem Einschlafen hatte sich bei dem Kind sofort restlos verloren" [8].

129.9
Literatur

[1] Albinus M. Causticum Hahnemanni. In: Dannhardt G, Hrsg. Hagers Handbuch der pharmazeutischen Praxis. Bd. 7. Berlin, Heidelberg: Springer; 1990: 727

[2] Allen TF. Causticum. Encyclopedia of pure Materia Medica. Bd. 3, 10. New York: Boericke & Tafel; 1874–1880: 35–69, 455

[3] Clarke JH. Causticum. Dictionary of practical Materia Medica. Bd. 1. London: Homoeopathic Publishing Company; 1900–1902: 432–440

[4] Hahnemann S. Causticum. In: Lucae C, Wischner M, Hrsg. Gesamte Arzneimittellehre. Stuttgart: Haug; 2007: 563–598

[5] Hughes R. Causticum. Cyclopaedia of Drug Pathogenesy. Bd 2. London: Gould; 1886–1891: 47

[6] Kant H. Behandlungserfahrungen mit Causticum. Allgemeine Homöopathische Zeitung 1963; 208 (2): 65–73

[7] Müller D. Causticum. Materia Medica Revisa Homoeopathiae. Glees: Gypser; 2009

[8] Schwarzhaupt W. Wann bestimmen einzelne, eigenartige Symptome die Arzneimittelwahl und machen das Mittel zum Heilmittel (Organon §§ 152 ff.)? Deutsche Homöopathische Monatsschrift 1959; 10 (5): 198–212

[9] Wachter H. Causticum. Hippokrates 1941: 618

[10] Weiß LS. Die Augenheilkunde und die Lehre der wichtigsten Augenoperationen nach den Erfahrungen Jüngken's, Beer's, Himley's, Sharpa's und anderer berühmter Augenärzte, sowie nach Beobachtungen in gedrängter Kürze dargestellt. Quedlinburg und Leipzig: Basse; 1837: 40–42

130 Ceanothus americanus – cean

lt.: Ceanothus americanus, dt.: Seckelblume, Wilder Schneeball, engl.: New Jersey tea

130.1 Substanz

Plantae – Rhamnaceae (Kreuzdorngewächse) – **Ceanothus americanus**

Es handelt sich um einen bis zu 1 m hohen laubabwerfenden Strauch mit grünlich purpurnen Zweigen. Verbreitet ist der Strauch im östlichen und zentralen Nordamerika. Kultiviert wird die Pflanze zur Züchtung von Gartenhybriden.

Während der Amerikanischen Revolution wurden die Blätter als Teeersatz verwendet, daher der Name New Jersey Tea.

Zur Herstellung der homöopathischen Arznei werden die frischen oder getrockneten Blätter verwendet.

130.2 Pharmakologie und Toxikologie

Als Inhaltsstoffe konnten Flavoinoide (Flavonolglykoside) wie das Kämpferol-3-rhamnosid, das Quercitrin, das Rutosid (Rutin) und das Quercetin-3-rhamnoglucosylrhamnosid nachgewiesen werden. Diese phenolischen Verbindungen weisen eine starke antioxidative Wirkung auf.

Durch Quercetin wurde im Tierversuch die Tumorinduktion durch verschiedene Karzinogene gehemmt. Quercetin hemmt die Thrombozytenaggregation und die Bildung gefäßverengender Thromboxane, was durch eine gesteigerte NO-Freisetzung aus dem Endothel zu einer Vasodilatation im arteriellen Gefäßsystem führt.

Tierexperimentelle Untersuchungen zeigen eine Wirkung auf die Blutgerinnung bei Verabreichung von Ceanothi radicis cortex.

130.3 Anwendung

Volkstümliche Anwendung fand die Droge zur Behandlung von Aphten, Anginen, Diphterie und bei Dysenterien. Sie war früher offizinell und diente wie andere Rhamnaceae als Abführmittel (vgl. Rhamus frangula, Cascara sagrada). Die nordamerikanischen Indianer nutzten sie bei Hämopthisis.

Homöopathische Verwendung findet die Arznei bei Splenomegalie (nach Kommission D).

Klinisch bewährt hat sich Ceanothus americanus bei **Tumoren** der **Milz** mit anhaltendem Stechen im linken Hypochondrium, besonders bei alter Malaria mit *Splenomegalie*. Auch Milztumoren anderer Natur, wie *Leukämie*, werden genannt, doch scheint mir der Erfolg bei Letzterer sehr fraglich. Burnett und Hale haben Ceanothus americanus stark empfohlen. Als Drainagemittel bei Milzleiden wird es von Nebel gebraucht. Auch bei *Diabetes mellitus* wird es gelegentlich verordnet.

Gegen *Leukorrhö*, reichlich, dick und gelb, mit Schmerz in der linken Seite, sowie bei *Dysmenorrhö* mit stark verfrühter und verstärkter Menses wurde es von Burnett und Clarke gebraucht.

130.4 Arzneimittelprüfung

Bei einer Arzneimittelprüfung durch Fahnenstock [3] ergaben sich einige Lebersymptome, während die klinische Verwendung ganz überwiegend bei Milzleiden stattfindet. Dieses Fehlen von Milzsymptomen bei der Arzneimittelprüfung ist weiter nicht verwunderlich, da die Prüfung nur an 2 Personen vorgenommen wurde und Milzsymptome auch an Kranken oft nicht zur subjektiven Wahrnehmung gelangen.

130.5 Arzneimittelbild

Leitsymptome: Gewichtsabnahme

Depressive Gemütsverfassung.

Gefühl, als sei das Gehirn zu groß, mit Kopfschmerzen. Der Kopf scheint sich mit jedem Herzschlag zu bewegen.

Herz schlägt erschütternd, durch die Kleider sichtbar.

Die Brust scheint zu klein für das Herz.

Verlust des Appetits, Verlangen nach Saurem. Verlangen nach Wasser, das ihm jedoch übel macht.

Völlegefühl in der Leber, schlimmer nach dem Essen, schlimmer bei rechter Seitenlage. Der ganze Bauch bewegt sich mit dem Herzschlag.

Häufiger Harndrang. Gefühl nach dem Harnlassen, als sei nicht alles entleert. Harn ganz grün, von strengem Geruch, enthält Galle und Spuren Zucker.

130.6 Dosierung

Verwendet wird meist die Tinktur, welche der D 1 entspricht.

130.7 Vergleichsmittel

- Hepato- und Splenopathie: Arsenicum album, Carduus marianus, Chelidonium majus, China officinalis, Cistus canadensis, Conium maculatum, Hydrastis canadensis, Natrium muriaticum, Natrium sulphuricum.
- Urin grün: Cannabis sativa.

130.8 Literatur

[1] Burnett JC. Diseases of the Spleen. Monthly Homoeopathic Review 1879; 23

[2] Clarke JH. Ceanothus americanus. Dictionary of practical Materia Medica. Bd. 1. London: Homoeopathic Publishing Company; 1900–1902: 441–443

[3] Fahnenstock JC. Ceanothus americanus. Homoeopathic News 1900; 15

[4] Hale EM. Ceanothus americanus. (New Jersey Tea. Red Root.). New Remedies. Bd. 1. 5. Aufl. Philadelphia: Boericke & Tafel; 1897: 167, 681–682

131 Cedron – cedr

lt.: Simaruba cedron, dt.: Cedronbohne, engl.: cedrone, rattlesnake beans

131.1 Substanz

Plantae – Simarubaceae (Bitterholzgewächse) – Simaruba cedron

Simaruba cedron, ein in Südamerika heimischer Baum.

Homöopathische Verwendung finden die getrockneten reifen Kotyledonen[167] des Samens.

131.2 Pharmakologie und Toxikologie

Quassinoide sind verbreitete Inhaltsstoffe der Simarubaceae. Sie wirken auf Insekten fraßhemmend und schmecken sehr bitter. Pharmakologisch zeigen die Quassinoide eine antiplasmodiale, antivirale, zytotoxische, entzündungshemmende und amöbizide Wirkung.

131.3 Anwendung

Volkstümliche Anwendung findet die Substanz in ihrer Heimat gegen Schlangenbisse (Klapperschlangenbohne) und gegen Malaria.

Homöopathische Indikationen sind periodische Neuralgien, Fieber und Fieberschübe (nach Kommission D).

131.4 Arzneimittelbild

Leitsymptome: Als wichtigstes Leitsymptom hat sich die **Periodizität** der neuralgischen Schmerzen oder der Fieberanfälle ergeben. Die Beschwerden wiederholen sich zu derselben Stunde auf den Glockenschlag. Sexuell erregte Männer und Frauen.

Geist und Gemüt: Niedergeschlagen und unruhig, ängstlich und zu weinen geneigt. Abstumpfung der geistigen Funktionen.

Kopf: Schmerzen in allen Teilen des Kopfes. Scharfer, schießender Schmerz über dem linken Auge.

⊙ **Linksseitige Kopfneuralgien** mit Brennen in den Augen, regelmäßig zur gleichen Stunde wiederkehrend.

Ziliarneuralgie rekurrierend zur selben Stunde

Augen: Krampfartiges Zucken im oberen Augenlid; Gelbsehen bei Tage und Rotsehen bei Nacht.

Trigeminusneuralgie

Rektum und Stuhl: Durchfall mit weißlichen Stühlen; Tenesmus.

Gastroenteritis

Geschlechtsorgane:
- weiblich: Bei Frauen Leukorrhö bei sexueller Erregung und Schwellung der Brüste.
- männlich: Bei Männern starke sexuelle Erregung.

Extremitäten: Schmerzen in allen Gliedern und Gelenken, vor allem scharfe flüchtige Schmerzen. Wiederholung zur gleichen Stunde.

Neuralgie

Fieber: Fieberanfälle jeden Tag, bei mehreren Prüfern jeden zweiten Tag, gegen 20 Uhr, gefolgt von Stumpfheit der Sinne und pressendem Kopfschmerz in der Nacht; Krämpfe, dann zusammenziehende und reißende Schmerzen in Armen und Beinen, mit Kältegefühl in Händen und Füßen;

---

[167] Keimblatt des pflanzlichen Embryos.

131 – Cedron – cedr

Mund trocken, großer Durst und Verlangen nach kaltem Wasser; Frieren und Schaudern; einige Male Schütteln über den ganzen Körper; Herzklopfen und beschleunigte Atmung, Puls weich und unterdrückt. Diese Symptome dauerten 1 bis 2 Stunden; wechselten viel an Stärke und wurden gefolgt von einem Gefühl trockener Hitze und dann von reichlichem Schweiß, vollem und raschem Puls mit erhitztem, rotem Gesicht. Letzteres kalt und bleich in der fieberfreien Zeit. Durst und Verlangen nach warmen Getränken.

Malaria

131.5 Dosierung

Bei Neuralgien wähle man wegen der möglichen unangenehmen Erstverschlimmerung D 6 oder höher. Bei Malaria kann auch eine niedere Potenz oder die Tinktur gebraucht werden.

131.6 Vergleichsmittel

- Simarubaceae: Ailanthus glandulosa, Quassia amara.
- Periodisch wiederkehrende Neuralgien: Aranea diadema, Araninum, Arsenicum album, China officinalis, Chininum sulphuricum, Verbascum nigrum.
- Linksseitige Neuralgien: Lachesis muta, Natrium sulphuricum, Spigelia anthelmia, Thuja occidentalis.

131.7 Literatur

[1] Allen TF. Cedron. Encyclopedia of pure Materia Medica. Bd. 3. New York: Boericke & Tafel; 1874–1880: 70–77

[2] Clarke JH. Cedron. Dictionary of practical Materia Medica. Bd. 1. London: Homoeopathic Publishing Company; 1900–1902: 443–446

[3] Hale EM. Cedron. Materia medica and special therapeutics of the New Remedies. Bd. 1: 168–177

[4] Hughes R. Cedron. Cyclopaedia of Drug Pathogenesy. Bd. 2. London: Gould; 1886–1891: 47–51, 736–737

132 Cenchris contortrix – cench

syn.: Agkistrodon contortrix, dt.: Kupferkopf, engl.: southern copperhead snake

132.1 Substanz

Animalia – **Serpentes** (Schlangen) – **Viperidae** (Vipern) – **Crotalinae**[168] (Grubenottern) – **Akistrodon** (Dreieckskopfottern) – **Akistrodon contortrix**

Es handelt sich um das physiologische Wehr- und Jagdsekret der Schlange Agkistrodon contortrix. Sie erreichen Längen um die 90 cm und gehören zu den solenoglyphen Schlangen, das bedeutet, dass sie im Oberkiefer zwei sehr lange, röhrenartig hohle Giftzähne tragen, die im Ruhezustand zurückgeklappt sind. Diese sind über einen Ausführungsgang mit den Giftdrüsen verbunden, welche paarig am Oberkiefer angelegt sind. Zwischen Augen und Nasenöffnung befinden sich die Lorealgruben, die mit hochempfindlichen Thermorezeptoren ausgestattet sind. Es handelt sich um dämmerungs- und nachtaktive Schlangen. Heimisch sind sie in den östlichen und zentralen Teilen der USA.

Homöopathische Verwendung findet das Wehr- und Jagdsekret von Agkistrodon contortrix.

132.2 Pharmakologie und Toxikologie

Der Wirkschwerpunkt dieses Toxingemisches liegt im proteolytischen, hämorrhagischen Bereich. Hyaluronidasen sorgen für eine rasche Diffusion der Toxine in das umgebende Gewebe. Der hohe Anteil an Proteasen, Zytotoxinen und Myotoxinen wirkt lokal stark gewebenekrotisierend. Das Toxin enthält einen erhöhten Anteil an Metallo-Proteasen, dessen Gehalt direkt mit der hämorrhagischen Potenz von Schlangengiften korreliert.

Das Gift dieser Schlange ruft Blutungen hervor und erzeugt durch einen rapiden Abfall des Blutdrucks hochgradige Prostration, Schwäche und Synkope. Wie alle Schlangengifte wirkt es darüber hinaus aufgrund seines Proteinanteils von etwa 95 % allergen.

132.3 Anwendung

Homöopathische Verwendung findet die Zubereitung bei Herzinsuffizienz, Angina pectoris und klimakterischen Beschwerden (nach Kommission D).

132.4 Arzneimittelprüfung

Eine Prüfung findet sich bei Kent [2]. „Unglücklicherweise gibt die lange Symptomenreihe der 5 Prüfer, 3 Frauen und 2 Männer, Anlass zu starker Kritik. Es ist nicht tragbar, die Symptome, welche die Prüfer innerhalb 3 Wochen bemerkt haben, einer einzigen Dosis der C 6 oder C 30 oder 10-M-Potenz zuzuschreiben. Weiterhin scheint es, dass die Prüfer Kenntnis davon hatten, was sie erhalten hatten, und dass sie auch Bescheid wussten über das Arzneimittelbild von Lachesis muta. Es waren zu viele Symptome in dieselben Worte gekleidet, wie sie sich in irgendwelchen Darstellungen von Lachesis muta finden: Überempfindlichkeit gegen die Kleidung um den Hals und Nacken. Enge Kleidung ist unerträglich. Misstrauisch gegen jedermann. Stockende Atmung beim Einschlafen usw.

Es wäre verfrüht, die wenigen Unterschiede gegenüber Lachesis muta in der Prüfung von Cenchris contortrix hervorzuheben, wie zum Beispiel ‚Die meisten Symptome sind besser am Morgen'. Weitere systematische Prüfungen und Bestätigungen durch klinische Anwendungen sind erforderlich, ehe man ein zuverlässiges Arzneimittelbild von Cenchris umreißen kann." Im Hinblick auf diese Bemerkung von Leeser kann auf eine Darstellung des Arzneimittelbildes von Cenchris verzichtet werden.

---

168 Bothrops lanceolatus, Crotalus horridus, Lachesis muta.

132.5
Dosierung

Ab D 6.

132.6
Vergleichsmittel

- Schlangen-Arzneien: Bothrops lanceolatus, Crotalus horridus, Elaps corallinus, Hydrophis cyanocinctus, Lachesis muta, Naja naja, Vipera berus.
- Crotalinae: Bothrops lanceolatus, Lachesis muta, Crotalus horridus.

132.7
Literatur

[1] Clarke JH. Cenchris contortrix. Dictionary of practical Materia Medica. Bd. 1. London: Homoeopathic Publishing Company; 1900–1902: 446–447

[2] Kent JT. Cenchris contortrix. New Remedies. Chicago: Erhart & Karl; 1926: 88–105

[3] Leeser O. Lehrbuch der homöopathischen Tierstoffe. Tierstoffe. Ulm/Donau

133 Cerium oxalicum – cer-ox

lt.: Cerium oxalicum, dt.: Zeroxalat, engl.: Cerium (III)-oxalate

133.1
Substanz

Mineralia – Anorganica – Composita – Lanthanoide[169] **– Cer(III)-oxalat Nonahydrat –** $Ce_2(C_2O_4)_3 \cdot 9H_2O$

Cerium (Zerium) gehört im Periodensystem der Elemente zu den seltenen Erden. Reines Cerium hat eine Farbe und einen Glanz wie Eisen. An der Luft oxidiert es mit einer gelben Anlauffarbe. Es ist in etwa so weich wie Zinn und sehr dehnbar. Da es mit 0,0046 % in den ersten 16 km der Erdkruste vorkommt, ist es häufiger als Arsen, Blei, Brom, Platin, Quecksilber, Silber und Zinn. Jedoch findet es sich in den Erstarrungsgesteinen nur in sehr geringer Menge, sodass es nur wenige abbauwürdige Lagerstätten gibt. So wurde es erst 1803 von Klaproth und unabhängig von ihm auch von Berzelius und Hisinger entdeckt und nach dem 1801 entdeckten Planetoiden Ceres benannt.

Cerium wird in Form von Legierungen für technische Zwecke und magnetische Werkstoffe verwendet. Die Cer(IV)-Verbindungen sind sehr starke Oxidationsmittel und bedeutsam in der präparativen organischen Chemie und der Maßanalyse. Einsatz findet die Substanz auch bei der Stabilisierung von Gläsern gegen radioaktive Strahlung und Röntgenstrahlen.

Die homöopathische Zubereitung erfolgt aus Cer (III)-oxalat Nonahydrat.

133.2
Anwendung

Homöopathische Anwendung findet die Substanz bei Erbrechen, Krampfhusten und Dysmenorrhö (nach Kommission D).

Antiemetikum bei *Emesis gravidarum* und *Kinetosen*.

Ursprünglich durch Sir James Simpson als ein Mittel gegen **Schwangerschaftserbrechen** und **Fälle von chronischem Erbrechen** angewendet, hat Cerium oxalicum seinen Ruf bestens bewährt. Hale fand es von großem Nutzen bei Erbrechen von halbverdauten Speisen. Von den Homöopathen wurde es meist in tiefen Verreibungen, von den Allopathen in Dosen von 5 bis 10 Grain[170] verordnet. In letzteren Dosen hat es in 2 Fällen ausgesprochene narkotische Wirkung hervorgerufen. Von verschiedenen Beobachtern wurde es mit großem Erfolg bei **Seekrankheit** verordnet. Krampfartiger *Husten* wurde damit erfolgreich behandelt sowie *Dysmenorrhö* bei wohlgenährten und robusten Frauen, mit ätzender Menses, wenn die Schmerzen vor oder beim Eintritt der Blutungen auftreten, mit dem Gefühl von Tenesmus, besser mit Eintritt der Blutung wie bei Lachesis muta [1].

Lewin [3] nennt als Nebenwirkungen nur eine Trockenheit im Munde.

133.3
Dosierung

D 2 und D 3.

---

169 Lanthanoide ist eine Gruppenbezeichnung für lanthanähnliche Elemente: Lanthan La, Cerium Ce, Praseodym Pr, Neodym Nd, Promethium Pm, Samarium Sm, Europium Eu, Gadolinium Gd, Terbium Tb, Dysprosium Dy, Holmium Ho, Erbium Er, Thulium Tm, Ytterbium Yb, Lutetium Lu.

170 Grain = 0,065 g.

133.4
Literatur

[1] Clarke JH. Cerium Oxalicum. Dictionary of practical Materia Medica. Bd. 1. London: Homoeopathic Publishing Company; 1900–1902: 452

[2] Hale EM. Oxalate of Cerium. New Remedies. Bd. 1. 5. Aufl. Philadelphia: Boericke & Tafel; 1897: 482–483

[3] Lewin L. Zerium. In: Lewin L, Hrsg. Gifte und Vergiftungen. Lehrbuch der Toxikologie. 6. Aufl. Heidelberg: Haug; 1992: 312

134 Chamomilla recutita – cham

lt.: Chamomilla recutita, syn.: Matricaria chamomilla, dt.: Echte Kamille, engl.: German chamomile

134.1
Substanz

Plantae – Asteraceae (früher Compositae; Korbblütler) – **Chamomilla recutita**

Es handelt sich um ein 15 bis 50 cm hohes, stark duftendes, 1-jähriges Kraut, dessen kahle aufrechte Stängel im oberen Teil stark verzweigt sind. Die Laubblätter sind wechselständig mehrfach gefiedert. Die weißen Blüten stehen einzeln und weisen einen kegeligen hohlen Blütenboden auf, wodurch sie von der unechten Kamille leicht zu differenzieren sind. Die Pflanze blüht von Mai bis September. Beheimatet in Europa hat sie adventiv ubiquitäre Verbreitung gefunden.

Homöopathische Verwendung findet die ganze, frische, zur Blüte gesammelte Pflanze.

134.2
Pharmakologie und Toxikologie

Die homöopathische Zubereitung Chamomilla recutita wird durch Versetzung von auf kaltem Wege gewonnenem Presssaft mit gleichen Teilen Alkohol hergestellt. Dieser Presssaft enthält als wirksames Prinzip Sesquiterpene mit Hydroazulen-Grundgerüst (keine Azule wie Chamazulen, die sich nur als Artefakt durch Behandlung mit heißem Wasser aus dem ätherischen Öl der Kamille bildet). Ferner wurden einige Cumarin- und Flavonabkömmlinge gefunden.

Pharmakologischer Hauptinhaltsstoff ist das $(-)$-α-Bisabolol, ein monocyclisches Sesquiterpen, lipophil, von klarer bis hellgelber Farbe und schwachem blumigem Aroma. Es hat eine spasmolytische, antiphlogistische, schwach sedative und schwach anxiolytische Wirkung.

134.3
Anwendung

Homöopathische Anwendung findet die Zubereitung bei Entzündungen der Atmungsorgane, Dentitio difficilis, Gastroenteropathien, Dysmenorrhö, Koliken, heftigen Schmerzzuständen, reizbaren Dysthymien (nach Kommission D).

Chamomilla recutita ist in erster Linie als ein Mittel für das Nervensystem zu betrachten, und zwar sowohl für die sensorischen Nerven, wo es eine Überempfindlichkeit der Sinnesnerven, besonders des Geruchs, des Gehörs und Gesichts, bewirkt, als auch vor allem für die sensiblen Nerven, welche durch häufige Schmerzempfindungen mit nächtlicher Verschlimmerung und Unerträglichkeit der Schmerzen gekennzeichnet sind. Die Schmerzen versetzen den Kranken in eine große Reizbarkeit und Ungeduld, die sich bis zu Wut und Verzweiflung steigern kann. Dabei wird nicht selten Hitze am Kopf mit Kopfschweiß und Röte der einen Wange beobachtet. Die reißenden und ziehenden Schmerzen rheumatoider oder neuralgischer Natur sind von einer lähmigen und tauben Empfindung begleitet und werden durch Wärme verschlimmert (im Gegensatz zu Colocynthis und Magnesium). Die Beschwerden, sowohl die Schmerzen wie katarrhalischen Zustände, zeigen einen Widerhall in einer Alteration des Gemüts, die sich in einer großen ärgerlichen Reizbarkeit und Ärgerlichkeit mit launischem, ausfälligem, ungebärdigem, auch ängstlichem Wesen zeigt. Sie können sich selbst nicht leiden und haben einen unüberwindlichen Drang, ihren ätzenden Gemütszustand und Verzweiflung an ihrer Umgebung auszulassen.

Besonders erfolgreich hat sich Chamomilla recutita bei *Dentitio difficilis* der Kinder, wenn diese sich in dem geschilderten Zustand befinden, gezeigt.

Deutlich kommt die Beziehung zum Nervensystem auch an den vegetativen Nerven und dem durch sie gelenkten Tonus der glatten Muskulatur zum Ausdruck. Dadurch ist die Blutkongestion zum Kopf und Gesicht (oft einseitig), ebenso die

134 – Chamomilla recutita – cham

Neigung zu *Koliken* an den Verdauungsorganen verständlich.

Der pharmakologische, keimtötende Effekt, bei phytotherapeutischer Anwendung der Chamomilla recutita in starken Dosen, tritt bei homöopathischer Anwendung in Verdünnungen natürlich gänzlich zurück. Vielmehr liegt hier eine auf die besondere Reizlage abgestimmte, spezifische Reiztherapie vor, wodurch die Widerstandskraft gegen Entzündungen und Infekte erhöht wird.

Stiegele umreißt die Wirkung der Chamomilla recutita mit folgenden Worten: „Die Kamille ist eine der interessantesten Arzneien in ihrer Zielsetzung, **Verkrampfungen** zu lösen. Sie tut dies in zweifacher Richtung, beim rein somatischen und beim seelischen Hypertonus." [11]

Hahnemann charakterisiert den Schmerztypus folgendermaßen: „Überhaupt haben die Chamille-Schmerzen das Eigne, daß sie in der Nacht am wüthendsten sind, und dann oft bis zu einem Grad von Verzweiflung treiben, nicht selten mit einem unablässigen Durste, Hitze und Röthe der einen Backen; auch wohl heißem Kopfschweiße selbst in den Haaren. Die Schmerzen von Chamille deuchten gewöhnlich unerträglich und nicht auszuhalten." ([3]: 604)

An Chamomilla recutita ist bei den verschiedenartigsten *Entzündungen*, *Katarrhen* und *Krämpfen* zu denken, wenn die Patienten, meist sind es Frauen und Kinder, dieser Charakterisierung entsprechen. Es erübrigt sich daher, diese vielfältigen pathologischen Möglichkeiten für eine gute Chamomillakur aufzuzählen.

Die entzündungserregende Wirkung der Kamille, welche Hahnemann bei der missbräuchlichen Verwendung bei kleinen Kindern beobachtet hat, zeigt sich an einer Unheilsamkeit der Haut, an *Infekten* aller Schleimhäute, besonders der Atmungsorgane, der Verdauungsorgane, des Mittelohrs, ferner an *Neuritis*, *Neuralgie* und *Myalgie*.

Unter den Modalitäten ist am auffallendsten, dass Wärme (warmer Raum, lokale Wärmeanwendung) verschlimmert, zum Beispiel beim Zahnschmerz oder einer Neuralgie, während die Bauchkoliken sich durch Wärme bessern. Trotzdem werden viele Beschwerden durch Kälte verursacht. Für ärgerliche Einflüsse besteht eine auffallende Zugänglichkeit, sie verschlimmern die Zustände, dadurch wird der psychische Chamomilla-Charakter geprägt.

134.4 Arzneimittelprüfung

Die Prüfung wurde von Hahnemann vorgenommen, das von ihm aufgestellte Arzneimittelbild hat sich in späteren Prüfungen durch Prof. Hoppe und die Wiener Prüfgesellschaft bestätigt.

134.5 Arzneimittelbild

Leitsymptome: Überempfindlichkeit gegen Sinneseindrücke und Überempfindlichkeit gegen Schmerzen, verbunden mit großer Ungeduld, Ungebärdigkeit und ärgerlicher Gereiztheit.

Die Schmerzen, die fast nie fehlen, erscheinen unerträglich und machen rasend; anfallsweise plötzliches Auftreten der Schmerzen.

Körperliche und psychische Ruhelosigkeit, Kinder wollen getragen werden.

Infektneigung

Blutandrang zum Kopf mit heißem Kopfschweiß und Röte einer Wange.

Schmerzen hinterlassen ein Taubheitsgefühl.

Ärger <, geistige Anstrengung <.

Kaffee <.

Wärme < (mit Ausnahme von Kolik, Wärme >);

⊙ ebenso der **Tonsillitis** (nach Kent).

abends <, nachts <.

Getragen werden > ⊙ **Fahren** >.

Geist und Gemüt: Große Reizbarkeit und Ungeduld; Neigung zu Zornausbrüchen und zu Jähzorn; launisches und schnippisches Wesen. Kinder sind ungebärdig und widerspenstig; wissen nicht, was sie wollen; wenn man ihnen gibt, was sie wünschen, stoßen sie es wieder zurück. **Nur auf dem Arm getragen, kann das Kind zur Ruhe kommen.** Jedoch auch: Kind weint jämmerlich, will nicht auftreten, nicht gehen, nicht getragen sein, sondern nur liegen, ohnmachtsartige Müdigkeit und Schwäche.

⊙ **Kinder wollen nicht haben, dass man sie ansieht oder mit ihnen spricht oder an sie herankommt.**

Voller Angst, Schmerzen machen den Kranken sehr besorgt. Neigung zu Ärger und Zorn, wodurch bei Kindern Krämpfe ausgelöst werden können.

Schmerzen machen höchst ungeduldig und verzweifelt, selbst rasend, auch wenn diese nicht besonders heftig sind.

Schlaf sehr unruhig, weint, schreit und hustet im Schlaf.

Kopf: Heiße Schweiße und Wallungen zum Kopf.

Kopfschmerz: Drückende und stechende Kopfschmerzen, wie elektrische Schläge, schlimmer durch geistige Anstrengung und Drandenken.

> *Neuralgie, fazial und zephal*

Augen: Starke Stiche in den Augen; Gefühl, als wenn Feuer und Hitze aus den Augen käme. Die Augen sind entzündet und morgens zusammengeklebt. Verengerte Pupillen.

> *Konjunktivitis*

Ohren: Häufige Stiche im Gehörgang und den Ohren. Einzelne große Stiche im Ohr, besonders beim Bücken, bei Übelnehmigkeit und Ärgerlichkeit über Kleinigkeiten. Ohrgeräusche. Kann keine Musik ertragen.

> *Otitis media*

Nase: Geruch überempfindlich.

> *Rhinitis*

Gesicht: Heiß und gerötet, oder die eine Wange rot, die andere blass. Rote Friesel auf den Wangen.

Mund: Zahnschmerzen, anfallsweise, mit Verschlimmerung durch warme Speisen und Getränke, warmen Raum, besser durch kalte Getränke. Bitterer und fauliger Geschmack im Mund.

Zähne:

> *Dentitio difficilis*
> *Neuralgie, dental*

Innerer Hals: Halsweh wie von einem Pflock im Halse, Gefühl in den Tonsillen wie geschwollen. (Kent empfiehlt Chamomilla bei Tonsillitis mit Ohrbeteiligung, wenn die Schmerzen mit großer Heftigkeit kommen und sich durch Wärme (!) bessern, bei sehr reizbaren Patienten [7]: S 418).

> *Tonsillitis akut*

Magen: Nach dem Essen Auftreibung des Magens und Magendrücken. Galliges und saures Erbrechen. Leibschneiden und Blähungskolik mit ärgerlicher, wütender Stimmung und Verschlimmerung durch Ärger.

> *Kolik*
> *Ikterus nach Ärger*
> *Enteritis*

Rektum und Stuhl: Stühle wässrig, schleimig, grün, mit Geruch nach faulen Eiern. Durchfälle nachts mit Koliken.

Geschlechtsorgane:
- weiblich: Heftige kolikartige Schmerzen in der Gebärmutter mit Abgang dunklen, klumpigen Blutes.

> *Dysmenorrhö*
> *Abortus*
> *Krampfwehen*
> *Mastitis*

Husten und Expektoration: Husten mit krampfartigem Charakter; Husten schlimmer nachts mit ständigem Kitzel in der Luftröhre; Husten im Schlaf. ⊙ **Hustenanfälle nach Aufregung.**

> *Tussis*
> *Bronchitis*

Extremitäten: Muss die Füße nachts aus dem Bett strecken.

Rheumatoide oder neuralgische Schmerzen von ziehendem oder reißendem Charakter mit lähmiger, **tauber** Empfindung in allen Teilen. Muss sich dabei bewegen und kann nicht im Bett bleiben.

> Erkrankungen des rheumatischen Formenkreises
> Neuralgie
> Neuritis

Frost und Frösteln: Frösteln, Frieren, kalte Glieder; Wechsel von Kälte und Hitze in den einzelnen Teilen.

Schweiß: Hitze mit heißen Schweißen und gerötetem Gesicht. Schweiße im Schlafe, besonders am Kopf.

Haut: Hautverletzungen heilen schlecht. Neigung zu Wundheit an den Berührungsflächen.

134.6
Dosierung

Meist D 6. Wirkung nicht lange anhaltend.

134.7
Vergleichsmittel

- Asteraceae: Abrotanum, Absinthium, Arctium lappa, Arnica montana, Bellis perennis, Carduus marianus, Calendula officinalis, Cina maritima, Echinacea angustifolia, Erigeron canadensis, Eupatorium perfoliatum, Eupatorium purpureum, Gnaphalium polycephalum, Grindelia robusta, Lactuca virosa, Millefolium, Senecio aureus, Senecio fuchsii, Siegesbeckia orientalis, Solidago virgaurea, Taraxacum officinale, Tussilago petasites, Wyethia helenoides.
- Koliken: Belladonna, Colocynthis, Magnesium-Arzneien, Mandragora officinarum.
- Schmerzen, reißend und ziehend, begleitet von Parästhesien, Wärme > DD Wärme < Colocynthis und Magnesium.
- Schmerzüberempfindlichkeit: Arnica montana, Coffea cruda, Hepar sulphuris, Staphysagria.
- Kaffee wird nicht ertragen: Ignatia amara, Mandragora officinarum, Nux vomica.
- Launisches Wesen: Ignatia amara.
- Zornesausbrüche bei Dyspepsie: Antimonium crudum, Nux vomica.
- Kind will getragen werden: Borax veneta, Carcinosinum.
- Kinder wollen nicht, dass man mit ihnen spricht, sie ansieht oder sie anrührt: Antimonium crudum, Cina maritima.
- Pertussis bei Kindern mit ungezogenem Verhalten: Mephitis putorius.
- Adenoider Husten: Corallium rubrum.

134.8
Literatur

[1] Allen TF. Chamomilla. Encyclopedia of pure Materia Medica. Bd. 3, 10. New York: Boericke & Tafel; 1874–1880: 89–127, 456

[2] Clarke JH. Chamomilla. Dictionary of practical Materia Medica. Bd. 1. London: Homoeopathic Publishing Company; 1900–1902: 453–461

[3] Hahnemann S. Chamomilla. In: Lucae C, Wischner M, Hrsg. Gesamte Arzneimittellehre. Stuttgart: Haug; 2007: 598–613

[4] Heneke K. Materialien zur Arzneiwirkungslehre. Chamomilla vulgaris. Ein Prüfungsfragment aus dem Jahre 1844. Allgemeine Homöopathische Zeitung 1863; 67 (12): 89–90

[5] Hoppe. Untersuchungen über die Kamille (Chamom. vulg.). Homöopathische Vierteljahrschrift 1862; 13: 1–52, 165–171, 387–484

[6] Hughes R. Chamomilla. Cyclopaedia of Drug Pathogenesy. Bd. 2. London: Gould; 1886–1891: 51–60

[7] Kent JT. Chamomilla. Lectures on Homeopathic Materia Medica together with New Remedies. New Delhi: Jain; 1990: 418

[8] Knorre. Chamomilla. Allgemeine Homöopathische Zeitung 1834; 6: 34

[9] Schneller J. Pharmacologische Studien. Zwölf Arzneiprüfungen an mir selbst. Chamomilla. Zeitschrift der K.K. Gesellschaft der Ärzte zu Wien 1846; 2,2: 404–405

[10] Schneller J. Allopathic provings. British Journal of Homoeopathic 1848; 6: 268–277

[11] Stiegele A. Klinische Homöopathie. Homöopathische Arzneimittellehre. Stuttgart: Hippokrates; 1949: 305–308

135 Chelidonium majus – chel

lt.: Chelidonium majus, dt.: Schöllkraut, engl.: greater celandine

135.1 Substanz

Plantae – Papaveraceae (Mohngewächse) – **Chelidonium majus**

Es handelt sich um ein perennierendes, 30 bis 50 cm hohes Kraut, mit kurzem, etwa fingerdickem Wurzelstock, der dunkelgelben bis ziegelroten Milchsaft führt. An den Stängeln stehen die gefiederten Laubblätter wechselständig. Von Mai bis Oktober zeigen sich zwittrige, gelbe Blüten, aus welchen sich die bis zu 5 cm langen, schotenartigen Kapselfrüchte bilden. In ihnen befinden sich nieren- bis eiförmige Samen, die ein hahnenkammartiges gelbliches Anhängsel haben, die Karunkula. Heimisch ist die Pflanze in Eurasien. Sie wurde nach Nordamerika eingeschleppt.

Homöopathische Verwendung findet die frische Wurzel.

135.2 Pharmakologie und Toxikologie

Hauptinhaltsstoffe sind Alkaloide, die Benzo [c] phenanthridin-Alkaloide, wie Chelerythin, Chelidonin, Nitidin und Sanguinarin. Diese finden sich neben den Papaveraceae auch in Fumariceae und Rutaceae.

Chelerythin ist das wirksamste Schöllkrautalkaloid und wirkt lokal reizend. Inkorporiert kommt es zu Erbrechen, Gastroenteritis und heftiger Diarrhö. In hohen Dosen wirkt es sedierend und kann über eine zentrale Atemlähmung bis zum Tod führen.

Des Weiteren Chelidonin, ein schwaches Mitosegift, welches eine relaxierende Wirkung auf die glatte Muskulatur hat. Antitumoröse Wirkung hat Nitidin, das in onkogenen Viren ein Inhibitor der reversen Transkriptase ist und Sanguinarin, ein Inhibitor der Alanin-Aminotransferase (GPT). Das Letztere wirkt antimikrobiell und antiinflammatorisch. Eine passagere Wirkung auf den Augeninnendruck wurde beobachtet.

135.3 Anwendung

Medizinische Anwendung findet die Pflanze als Cholagogum und schwaches Spasmolyticum.

Homöopathische Anwendung findet die Zubereitung bei Entzündungen, Lithiasis und chronischen Störungen des Leber-Galle-Systems, Entzündungen der Atemorgane und der Pleura und Erkrankungen des rheumatischen Formenkreises (nach Kommission D).

Sehr ausgiebigen Gebrauch hat die Homöopathie vom Schöllkraut gemacht zu einer Zeit, als es (außer bei den Anhängern Rademachers) in der Medizin völlig unbeachtet war. So ist es in die Neuzeit eigentlich als „homöopathisches Mittel" hinübergerettet worden, bis das wiedererwachende Interesse für die Heilkräuter sich desselben annahm. Es wurde einer Anzahl von Prüfungen unterzogen, deren erste von Hahnemann stammt. Es ergaben sich dabei:

- an Leber- und Gallenblase Sekretionshemmung der Galle und Spasmen an den Gallenwegen;
- an sämtlichen Schleimhäuten *Infekte*;
- an der willkürlichen Muskulatur und am Knochensystem *rheumatoide Schmerzen*, Zerschlagenheit;
- am Nervensystem *Depression*, *Neuralgien*, Spasmen der glatten Muskulatur, zum Beispiel an Bronchien und an Gallenwegen.

Als Angelpunkt der gesamten Wirkung ist das Leber- und Gallenblasensystem mit Anregung der Cholerese zu betrachten. Es wird dementsprechend verwendet bei *Hepatopathien* und *Cholezystopathien*, *Cholangitis*, *Cholelithiasis*, bei *Gastritis* hepatogener Art, gegen *Neuralgien* auf der Basis eines Leber- und Gallenleidens. Chelidonium majus ist eines der häufigst gebrauchten Leber- und Gallenmittel.

Bei *grippalem Infekt* mit biliösem Einschlag hat es sich bewährt, auch bei *Bronchitis* und *Pneumonie* mit Leberbeteiligung.

135.4 Arzneimittelbild

Leitsymptome: Organotrope Beziehung zur Leber. Wichtiges Leber- und Gallenmittel.
Schmerz unterhalb des rechten Schulterblatts ist kennzeichnend und bestätigt.
Wirkt allgemein stärker auf die rechte Körperhälfte, zum Beispiel rechte Kopfneuralgie, Kälte des rechten Fußes. (Die rechtsseitige Wirkung ist jedoch ein Ergebnis der Erfahrung am Kranken und nicht der Prüfung.)
Kaltes, raues Wetter <, Berührung <.
Warmes Zimmer >. Magenbeschwerden und ein Teil anderer Symptome bessern sich durch Essen und warme Getränke.
Eine bestimmte Verschlimmerungszeit lässt sich aus der Prüfung nicht erkennen. Die Angaben verteilen sich auf die verschiedenen Tages- und Nachtzeiten gleichmäßig. Auffallend ist nur die häufige Verschlimmerung morgens nach dem Erwachen.
Große Müdigkeit, Abgeschlagenheit und Zerschlagenheitsgefühl.

Geist und Gemüt: Außergewöhnlich niedergeschlagen, voll trüber Gedanken, glaubt, sterben zu müssen. Unruhe und Angst, als habe die Patientin ein großes Verbrechen begangen. Ärger und Gereiztheit, Zornesausbrüche über jede Kleinigkeit.
Das Denken wird ihr schwer, sie vergisst leicht, was sie tun will oder getan hat. Benommenheit.
Schlafsucht am Tage, sie schläft beim Sitzen ein; Schlaf mit unruhigen und angstvollen Träumen, Träume von Leichen und Begräbnissen.

Hypochondrie bei Hepatopathie

Kopfschmerz: Reißende Schmerzen an verschiedenen Teilen des Kopfes. Kongestives Kopfweh, drückend, klopfend, spannend, schlimmer durch frische Luft, Husten und Bücken, **besser durch Essen.** Häufig Schwindel mit Übelkeit. **Rheumatisches Ziehen in der rechten Seite des Kopfes, gegen den rechten Nacken ziehend. Schmerz über dem rechten Auge.**

Augen: Skleren gelblich gefärbt. Augeninfekte.

Ohren: Katarrhalische Reizung der Schleimhäute.

Nase: Stockschnupfen oder Fließschnupfen.

Gesicht: Gelbliche Gesichtsfarbe. Herpes simplex am Mund.

Mund: Zunge weiß belegt oder gelb belegt, ⊙ **mit rotem und die Abdrücke der Zähne zeigendem Rand. Pappiger oder bitterer Geschmack im Mund.**

Zähne: Zahnschmerzen.

Magen: Appetitlosigkeit oder vermehrter Appetit, Aufstoßen, Übelkeit, drückende, stechende, schneidende Schmerzen in der Magengegend.

Gastritis hypoacid

Abdomen: Krampfschmerz und Stiche in der Lebergegend. Verlangen nach sauren Speisen. Schneiden in den Gedärmen.

Cholezystitis
Cholelithiasis
Hepatopathie
Enteritis

Rektum und Stuhl: Verstopfung, oder öfter dünnflüssiger schmerzloser Stuhl, hellgelb oder weißlich. Zusammenschnüren im Mastdarm und Drang zum Stuhl ohne Erfolg. Stechen im After und Hämorrhoidalknoten mit Jucken.

Harnröhre: Brennen und Stechen in der Harnröhre beim Harnlassen.

Urin: Harn bräunlich oder grünlich.

Larynx und Trachea: Gefühl, als ob der Kehlkopf und die Luftröhre zusammengeschnürt würden, mit Angstgefühl. Kratzen im Kehlkopf mit Heiserkeit.

Husten und Expektoration: Trockener krampfhafter Husten. Schmerzen in den Brustwandungen.

> *Bronchitis*
> *Bronchopneumonie*

Brust: Beklemmung auf der Brust, erschwertes Atmen, als werde die Brust zusammengeschnürt und als könne die Luft nicht durch.

> *Asthma bronchiale mit Hepatopathie*

Rücken: Stechende Schmerzen unter den Schulterblättern auf beiden Seiten. **Schmerzen am unteren Winkel des rechten Schulterblatts**, aber auch am linken Schulterblattmuskel.

Extremitäten: Häufige Schmerzen in allen Muskeln und Gelenken mit Spannen, Drücken, Ziehen, Reißen. Gefühl von Zerschlagenheit und Wundheit, lanzinierende Schmerzen. Zuckungen in den Muskeln und Zittern der Glieder. Schwankender Gang. Hände und Unterarme heiß und geschwollen mit Auftreibung der Hautvenen.

> *Fibromyalgie*
> *Neuralgie*
> *Neuritis*

Frost und Frösteln: Schauder durch den ganzen Körper, Schüttelfrost mit Zähneklappern, Kälte im ganzen Körper. Kalte Finger und Fingerspitzen, kalte Zehen.

Fieber: Hitzegefühl überall, besonders an Gesicht und Händen, dabei Venen an Händen und Unterarmen aufgetrieben und Herzklopfen, verlangsamter Puls.

> *Infekt grippal*

Schweiß: Schweißausbruch.

Haut: Jucken und Brennen, Pusteln, Vesikel, Ekzem, friesel- und masernähnliches Exanthem; Gesichtsfarbe gelblich.

135.5
Dosierung

Am gebräuchlichsten sind D 1 bis D 6.

135.6
Vergleichsmittel

- Papaveraceae: Corydalis cava, Corydalis formosa, Opium, Sanguinaria canadensis opium.
- Morphinum.
- Gallenblasen-, Magen-, Kopfschmerzen, besser durch Essen: Anacardium orientale, China officinalis, Hedera helix, Ignatia amara, Mandragora officinarum (Besserung durch Rückwärtsbeugen und Ausstrecken).
- Gallenkoliken: Belladonna, Carduus marianus, China officinalis, Chionanthus virginica, Lycopodium clavatum, Magnesium-Arzneien, Mandragora officinarum, Mercurius dulcis.
- Zephalgie rechts: Berberis vulgaris, Mandragora officinarum, Sanguinaria canadensis.
- Infekte mit Begleithepatitis: Bryonia alba, Conium maculatum, Hydrastis canadensis, Lycopodium clavatum, Sulphur lotum.
- Schmerz am unteren Winkel des rechten Schulterblatts: Chenopodium anthelminticum, an der Innenkante des rechten Schulterblattes: Cimicifuga racemosa.
- Komplementär: Belladonna, Lycopodium clavatum, Mercurius dulcis.

135.7 Literatur

[1] Allen TF. Chelidonium majus. Encyclopedia of Pure Materia Medica. Bd. 3. New York, Philadelphia: Boericke & Tafel; 1876: 127–180

[2] Buchmann OA. Cheldonium majus L., durch eigene physiologische und therapeutische Prüfungen mit Benutzung der betreffenden Literatur als wichtiges Polychrest dargestellt. Allgemeine Homöopathische Zeitung 1865; 70 + 71 (11, 25, 1, 15): 83–85, 196–198, 4–6, 117–118

[3] Clarke JH. Chelidonium. Dictionary of practical Materia Medica. Bd. 1. London: Homoeopathic Publishing Company; 1902: 462–467

[4] Hahnemann S. Chelidonium. In: Lucae C, Wischner M, Hrsg. Gesamte Arzneimittellehre. Alle Arzneien Hahnemanns: Reine Arzneimittellehre; Die chronischen Krankheiten und weitere Veröffentlichungen in einem Werk. Stuttgart: Haug; 2007: 613–619

[5] Hughes R. Chelidonium. Cyclopaedia of Drug Pathogenesy. Bd 2, 4. London: Gould; 1886–1891: 61–116, 536

[6] Schneller J. Pharmacologische Studien. Zwölf Arzneiprüfungen an mir selbst. Chelidonium. Zeitschrift der K.K. Gesellschaft der Ärzte zu Wien 1845; 2 (7): 405–407

[7] Schneller J. Chelidonium. Hygea 1847; 22: 125

136 Chenopodium anthelminticum – chen-a

lt.: Chenopodium ambrosioides, dt.: Amerikanisches Wurmkraut, Wohlriechender Gänsefuß, engl.: American wormseed

136.1 Substanz

Plantae – Chenopodiaceae (Fuchsschwanzgewächse) **– Chenopodium ambrosioides**

Chenopodium anthelminticum ist eine 1- bis mehrjährige, 30 bis 60 cm hohe krautige, drüsenhaarige Pflanze. Die Blätter sind wechselständig. Die Blüten sind verzweigt rispenartig pyramidenförmig. Ursprünglich war die Pflanze in den subtropischen Zonen Südamerikas beheimatet. Inzwischen hat sie weltweite Verbreitung gefunden. Hauptlieferländer der Droge sind Deutschland, Tschechien und die Schweiz.

Homöopathische Verwendung finden die frischen blühenden oberirdischen Teile der Pflanze.

136.2 Pharmakologie und Toxikologie

Das Vergiftungsbild zeigt beim Menschen eine zentrale Degeneration bis hin zur Debilität. Es kann zu zentralen Krämpfen und zu Atemlähmung mit letalem Ausgang kommen. Gerade Kinder sind davon betroffen, sodass sein Einsatz als Anthelminthikum heute obsolet ist. Als Hauptinhaltsstoff wurde das Monoterpen Ascaridol gefunden. Auch Flavonole wie Quercetin und Cämpherol, Triterpene, Sesquiterpene (von Guajan-Typ) wurden nachgewiesen. Bereits nach einmaliger Gabe wurde eine irreversible Schädigung des Gehörs berichtet.

Die **Vergiftungserscheinungen** sind nach den bei Allen (Encyclopedia. Bd. X) berichteten Fällen folgende: Gefühllos, verkrampft, Schaum vor dem Mund. Tiefes, mühsames, stertoröses[171] Atmen, begleitet von einem eigenartigen Rasseln, wie wenn ein Ball locker in der Trachea säße. Puls klein, weich, schnell und schwach. Augen unempfindlich gegen Licht oder äußere Gegenstände. Krampfhafte Zuckungen der rechten Körperseite. Glieder kalt. Bei jedem Versuch zu schlucken, droht Erstickung einzutreten. Unangenehmes Aufstoßen, Übelkeit, Schwanken wie betrunken, Taubheit gegenüber dem Klang der Stimme, jedoch ausgesprochen empfindlich gegen das Geräusch fahrender Wagen, sie polterten wie Kanonen in den Ohren; überempfindlich gegen Glocken; lästiges Ohrensummen. Aphasie. Kann sich nicht verständlich machen, was er sagen oder schreiben will. Hat vergessen, was er gerade getan hat; er schüttelt dem Arzt herzlich und förmlich die Hand zur Begrüßung und wiederholt dies innerhalb 20 Minuten oftmals, oder: er begann die Hände zu waschen und obwohl das Becken kein Wasser enthielt, machte er die Bewegungen des Händewaschens mit Seife und Handtuch wohl ein Dutzend Mal in der Stunde. Verkrampfung des rechten Armes und der Finger, gefolgt von Lähmung des rechten Armes. Zucken und Steifigkeit der rechten Körperhälfte. Auswürgen von gelben schaumigen Massen aus dem Mund. Nach 5 Tagen trat der Tod unter allgemeinen Krämpfen mit Opisthotonus ein. Es hatte sich auch Gelbsucht eingestellt.

136.3 Anwendung

Seit Columbus' Zeiten ist der Gebrauch von Chenopodium anthelminticum bei den Indianern zur Behandlung des Wurmbefalls überliefert. Wirksam bei Ascariden und Ankylostoma (cave Toxizität).

Daneben findet es volkstümliche Anwendung bei gastrointestinalen Beschwerden. Eine krampflösende Wirkung wird beschrieben.

Weiteren Einsatz findet es bei Amenorrhö, bei Laktationsstörungen, als Abortivum.

Homöopathische Indikationen sind Durchblutungsstörungen des Gehirns, Durchblutungsstörungen des Innenohrs und Hepatopathien (nach Kommission D).

---

171 lt.: röchelnd.

Chenopodium anthelminticum hat hauptsächlich als Lebermittel mit dem typischen Schmerz zwischen dem unteren Winkel des Schulterblatts in der homöopathischen Therapie Eingang gefunden. Auch gegen Affektionen im Bereich des N. acusticus werden Erfolge berichtet. Bei der Verordnung als Wurmmittel wird nicht selten eine langdauernde Taubheit beobachtet. Als charakteristisches Symptom wird ein Schmerz durch die Brust, unter der rechten Skapula und in der rechten Schulter, ähnlich Chelidonium majus, angesehen.

136.4 Arzneimittelbild

Geist und Gemüt: Progressive Aphasie.

> Apoplex
> Schädigung des N. acusticus

Ohren: Gehör geschädigt; hört schlecht die menschliche Stimme, aber überempfindlich gegen Geräusche von der Straße oder einer Glocke. Gehörschwindel. Ohrgeräusche. Taubheit.

> Tinnitus
> Morbus Menière

Mund: Schaum vor dem Mund.

Innerer Hals: ☉ Tonsillen vergrößert, mit Absonderung von Mandelpfröpfen.

> Detritus tonsillae

Abdomen:

> Coma hepaticum
> Hepatopathie
> Ikterus

Urin: Reichlicher, gelber, schaumiger Harn mit scharfem Gefühl in der Harnröhre.

Geschlechtsorgane:
- weiblich: Leukorrhö statt der Menses.

Atmung: Stertoröse Atmung.

Rücken: Schmerz zwischen dem unteren Winkel des Schulterblattes und der Wirbelsäule und durch die Brust.

Extremitäten: Konvulsionen und Lähmung der rechten Körperseite.

136.5 Dosierung

Es werden empfohlen D 6 bis D 12 und höher. W. Schwarzhaupt empfiehlt D 1 oder D 2, nur bei Verschlimmerung D 3.

136.6 Vergleichsmittel

Schmerz am unteren Winkel des rechten Schulterblatts: Chelidonium majus.

136.7 Literatur

[1] Allen TF. Chenopodium anthelminticum. Encyclopedia of pure Materia Medica. Bd. 3, 10. New York: Boericke & Tafel; 1874–1880: 180–181, 457–458

[2] Clarke JH. Chenopodium anthelminticum. Dictionary of practical Materia Medica. Bd. 1. London: Homoeopathic Publishing Company; 1900–1902: 468–470

[3] Hughes R. Chenopodium anthelminticum. Cyclopaedia of Drug Pathogenesy. Bd. 2. London: Gould; 1886–1891: 116–118

[4] Lewin L. Chenopodium. Gifte und Vergiftungen. Lehrbuch der Toxikologie. 6. Aufl. Heidelberg: Haug; 1992: 842–845

[5] Maurer R. Toxische Schädigungen des Gehörorgans. Deutsche Medizinische Wochenschrift 1955; 1501–1503, DOI: 10.1055/s-0028-1 116 232

[6] Voisin H. Materia medica des homöopathischen Praktikers. 3. Aufl. Heidelberg: Haug; 1991: 382–384

137 Chimaphila umbellata – chim

lt.: Chimaphila umbellata, dt.: Dolden-Winterlieb, engl.: groundholly

137.1 Substanz

Plantae – Ericaceae (Heidekrautgewächse) – **Chimaphila umbellata**

Es handelt sich um einen immergrünen, ca. 20 cm hohen Halbstrauch mit aufrechtem, kantigem Stängel, an welchem grundständig ledrig glänzende Blätter wachsen. Der weiße Wurzelstock wächst weit verbreitend. Die Pflanze bildet ca. 10 cm lange Blütenstandsachsen aus, an denen je 3 bis 7 zart rosafarbene Blüten doldenförmig angeordnet sind. Der kurze, grüne, sich nach unten verdickende Griffel ist typisch für die Ericaceae. Chimaphila ist botanisch der Bärentraube (Uva ursi) sehr nahestehend, wächst in Europa in trockenen Kiefernwäldern, im nördlichen Asien und in Nordamerika.

Die Essenz wird aus der frischen, blühenden Pflanze bereitet.

137.2 Pharmakologie und Toxikologie

Hauptwirkstoff sind arbutinartige Glykoside wie das Homoarbutin und das Isohomoarbutin. Arbutin selbst konnte nicht nachgewiesen werden. Daneben Chinone, wie das Chimaphillin. An Flavonoiden findet sich besonders Kämpherol und Quercetin.

Chimaphila hat antimikrobielle, diuretische und antitussive Wirkungen.

137.3 Anwendung

Die Pflanze wurde von Kräuterärzten als Diuretikum bei Nierenleiden und bei Leberzirrhose, bei Prostatahyperplasie, bei Adenopathien, selbst bei Mammatumoren empfohlen. Heute sind Extrakte aus Chimaphila umbellata teilweise Bestandteil phytotherapeutischer Medikamente zur Behandlung der benignen Prostatahyperplasie.

Homöopathische Anwendung findet die Zubereitung bei chronischer Entzündung der ableitenden Harnwege, der Prostata sowie der Mammae (nach Kommission D).

Chimaphila umbellata findet bewährte Anwendung nach überlieferten Erfahrungen bei *chronischer Zystitis, Pyelonephritis* und *Nephritis* mit **schleimig-trübem Aussehen und übelriechendem Harn**, bei *chronischen Harnwegsinfekten* bei *Prostatahyperplasie* und *Diabetes* (Albuminurie, Hämaturie, Glukosurie). Ferner bei urogenitalen oder rektalen Beschwerden, bei denen das Leitsymptom „Druckgefühl am Damm, als sitze man auf einer Kugel" vorhanden ist.

137.4 Arzneimittelbild

Magen: Epigastrische Schmerzen.

Abdomen: Aszites.

Rektum und Stuhl: Gefühl eines Klumpens im Perineum. Gefühl, auf einer Kugel zu sitzen.

> *Proktitis*

Blase: Brennende oder drückende Blasenschmerzen. Häufiger Harndrang, Harnretention.

> *Zystitis*

Niere:

> *Pyelonephritis*

Prostata: ⊙ Schwellungsgefühl im Bereich der Prostata (Damm), Gefühl eines Balles oder einer Kugel.

> *Prostatahyperplasie mit Harnretention*
> *Prostatitis*

Urin: Blutiger, schleimiger und übelriechender Urin.

137.5
Dosierung

D 2 bis Tinktur. Auch mittlere Potenzen sind erprobt und bewährt.

137.6
Vergleichsmittel

- Ericaceae: Chimaphila umbellata, Kalmia latifolia, Ledum palustre, Rhododendron chrysanthum.
- Eitrige Zystitis und Pyelonephritis: Acidum nitricum, Borax veneta, Cantharis, Cinnabaris, Coccus cacti, Equisetum hyemale, Hepar sulphuris, Lycopodium clavatum, Pareira brava, Sabal serrulatum, Silicea terra.
- Zystitis: Apis mellifica, Aristolochia clematis, Cantharis, Coccus cacti, Conium maculatum, Dulcamara, Eupatorium purpureum, Fabiana imbricata, Solidago virgaurea, Staphysagria, Terebinthinia.

137.7
Literatur

[1] Allen TF. Chimaphila. In: Allen TF, Hrsg. The Encyclopedia of pure Materia Medica. A record of the positive effects of drugs upon the healthy human organism. New York: Boericke & Tafel; 1874–1880: 458–460

[2] Clarke JH. Chimaphila umbellata. In: Clarke JH, Hrsg. A Dictionary of practical Materia Medica. London: The Homoeopathic Publishing Company; 1900–1902: 473–475

[3] Hale EM. Chimaphila umbellata. (Prince's pine.). In: Hale EM, Hrsg. New Remedies. Their pathogenetic effects and therapeutical application in Homoeopathic pratice. 5. Aufl. Philadelphia: Boericke & Tafel; 1897: 199–200

138 China officinalis – chin

lt.: Cinchona bark, Chinchona cortex, dt.: Chinarinde, engl.: peruvian bark

138.1
Substanz

Plantae – Rubiaceae (Rötegewächse) **– China-Arten und ihre Variationen und Hybriden**

Der Chinarindenbaum ist in den Anden auf 750 bis 2700 m Höhe heimisch und wird seit dem 19. Jahrhundert in Ostindien, Ceylon, Java, Südvietnam und einigen Teilen Afrikas kultiviert. Es gibt ca. 40 verschiedene Arten der Chinarindenbäume. Der Name Chinarinde ist entweder auf den Begriff „kina" oder „Quina" der indigenen Bevölkerung seiner Ursprungsregion in der Bedeutung für „gute Rinde" zurückzuführen oder der Überlieferung nach auf die spanische Gräfin del Cinchon, die durch Chinarinde geheilt worden sei. Durch den Jesuitenmönch Barnabe de Cobo kam kam die Rinde 1632 aus Peru nach Europa und fand besonders durch Kardinal Pietro Paolo Pucciarini weite Verbreitung. Mit dem Land China hat der Name nichts zu tun.

Im Jahre 1790 machte Hahnemann seinen ersten Selbstversuch mit Chinarinde, da er Cullens[172] Erklärung zur Chinarinde, sie wirke bei Wechselfieber durch ihre Bitterkeit und zusammenziehende Kraft auf den Magen stärkend, überprüfen wollte. Nach mehrmaliger Einnahme von vier Quentchen guter Chinarinde beobachtete er an sich jeweils die Symptome, die er persönlich vom Wechselfieber, an dem er Jahre zuvor erkrankt war, kannte. Er schreibt: „[...] und mit diesem ersten Versuche ging mir zuerst die Morgenröthe zu der bis zum hellsten Tage sich aufklärenden Heillehre auf: dass Arzneien nur mittels ihrer den gesunden Menschen krankmachenden Kräfte Krankheitszustände und zwar nur solche heilen können, die aus Symptomen zusammengesetzt sind, welche das für sie zu wählende Arzneimittel ähnlich selbst erzeugen kann im gesunden Menschen, [...]" ([8]: 202).

Die Dokumentation des Selbstversuches Hahnemanns mit echtem Chinarindenpulver unbekannten Alkaloid-Gehalts ging als Chinarindenversuch in die Homöopathiegeschichte ein. In der Zusammenschau postulierte Hahnemann sechs Jahre nach diesem Experiment mit der Substanz China officinalis das homöopathische Heilprinzip „Similia Similibus Curentur", „Ähnliches möge durch Ähnliches geheilt werden" [8].

Bei dem Arzneimittel Chinarinde oder China officinalis handelt es sich um eine homöopathische Zubereitung, deren Ausgangssubstanz nach der European Pharmacopeia (Ph.Eur.) aus der Rinde eines Pools verschiedener China-Arten samt ihrer Varietäten und Hybriden stammt. Daraus ergibt sich eine große Variationsbreite von homöopathischen Arzneimitteln gleichen Namens. Heute ist es nicht möglich, die Original-Prüfsymptome exakt einem Ausgangsstoff zuzuordnen. Pharmakologisch am häufigsten finden die Chinchona-Arten Chinchona calisaya[173], Chinchona de Huanuco[174] und Chinchona rubra[175] Verwendung. Bei den homöopathischen Arzneimittelprüfungen wurde meist die gelbe Rinde verwendet [13]. Die Rinde wird von 6 bis 8 Jahre alten Bäumen gewonnen.

Homöopathische Verwendung findet die getrocknete Zweigrinde.

138.2
Pharmakologie und Toxikologie

Die Cinchona-Alkaloide unterteilen sich in die Gruppe der Indol-Alkaloide und die Chinolin-Alkaloid.

Als therapeutisch wichtigste Inhaltsstoffe enthält die Chinarinde die Chinona-Alkaloide Chinin ($C_{20}H_{24}N_2O_2$), und ihr Enantiomer Chinidin, dane-

---

172 William Cullen, 1710–1790, schottischer Arzt und Chemiker.

173 Syn. Chinchona regia = Chinchona flava = Chinchona royal = echte gelbe Rinde – nicht offizinell.

174 Syn. Graue Chinchona = Silber-Chinchona.

175 Syn. Rote Chinchona = Cinchona succirubra, Chonchona pubenscens – offizinell.

ben Chinchonin und Chinchonidin. Nach oraler Aufnahme wird es rasch und fast vollständig resorbiert. Die Plasmahalbwertszeit liegt bei 4 bis 5 Stunden.

Chinin hemmt die Bildung des Tumornekrosefaktors α und ist eine der ältesten bekannten alaria-Arzneien. Es ist ein Protoplasmagift, das durch Komplexierung von DNA und RNA die Synthese von Proteinen hemmt. Da es seine therapeutische Antimalaria-Potenz nur innerhalb der Erythrozyten an den Schizonten von Plasmodium falciparum entfalten kann, ist eine Prophylaxe damit nicht möglich. Nachdem es Ende des 20. Jahrhunderts von anderen synthetischen Malariamedikamenten (wie Chloroquin) verdrängt worden war, gewinnt es zunehmend an Bedeutung, da es bis heute keine wesentliche Resistenzentwicklung zeigt. In absteigender Reihenfolge ihrer Wirksamkeit finden die Reinalkaloide Chinin, Chinidin, Cinchona und Cinchoidin Verwendung als Malariatherapeutika.

Chinin wirkt antipyretisch, schmerzstillend, krampflösend, wehen- und appetitanregend. Wegen seiner appetitanregenden Wirkung und dem Einsatz bei Malaria wird es seit dem 19. Jahrhundert Erfrischungsgetränken wie Tonic water oder Bitterlemon zugesetzt. Intoxikationen führen bei empfindlichen Menschen zu einem Chininrausch oder sogenanntem Cinchonismus mit Verwirrtheitszuständen, Schweißausbrüchen, Hautreaktionen, Tinnitus, Taubheit, Übelkeit, Erbrechen, Vasodilatation, Seh- und Herzrhythmusstörungen, Drugfever (1,7–3,5 % der Patienten) und vereinzelt zu Leberschaden bis zum Tod.

138.3
Anwendung

Indikationen waren bis zum 20. Jahrhundert Kopfschmerzen, Neuralgien, Infektionskrankheiten wie Wechselfieber, grippale Infekte, Bronchitiden, Konjunktivitiden, Muskelkrämpfe, Magen-Galle-Beschwerden, Hämorrhagien, zur Wehenauslösung (häufig auch zum Abort), zur Herz- und allgemeinen Stärkung.

Phytotherapeutisch wird Chinarinde heute nur noch selten eingesetzt. Mögliche Indikationen sind als Bittermittel bei Magenbeschwerden, zur Verdauungsförderung, bei Blähungen, Völlegefühl - aber auch zur Roborierung, Appetitanregung, bei Kopfschmerz oder Infekten.

Homöopathische Anwendung findet die Zubereitung bei Fieber, bei Sepsis, Entzündungen der Atemwege, akuter Diarrhö, Dyspepsie, Gallenkoliken, Schleimhautblutungen, Anämie, allgemeine Entkräftung, Dermatosen und Neuralgien (nach Kommission D).

Homöopathisch findet die Chinarinde besondere Anwendung bei der Behandlung von Schwäche, oft hervorgerufen durch den Verlust von Körperflüssigkeiten, bei allgemeiner Überempfindlichkeit, bei *akuten Infekten* und abdominellen Beschwerden.

Nicht nur *Anämie* als Folge von Blutungen gibt den Hinweis für China officinalis, sondern sie ist auch ein Heilmittel für diese Blutungen selbst. Es sind sowohl die Veränderungen des Blutes, wie die der Blutgefäße und auch der kongestiven Zustände, welche zu den Blutungen führen. Das Blut kann hell oder dunkel sein und an allen Organen auftreten. Bei *Menorrhagie* und *Metrorrhagie* wird China officinalis häufig verordnet. *Menorrhagien* werden auch noch durch die Erschlaffung der Uterusmuskulatur begünstigt (Chinin setzt den Tonus derselben herab, wie es ihn auch steigern kann, daher die Verordnung von Chinin als Wehenmittel).

Allgemeine Überempfindlichkeit und eine besondere Empfindlichkeit des Nervensystems und der Sinnesorgane und besonders der Haut gegen Berührung tritt stark zutage. Äußere Kälte, wie der geringste Luftzug oder Berührung, rufen alsbaldige Verschlimmerung und einen Schmerzanfall hervor, zum Beispiel bei *Neuralgien* in Verbindung mit *Erkrankungen des rheumatischen Formenkreises* und bei den *Entzündungen*, die an sämtlichen Schleimhäuten auftreten können.

An den Verdauungsorganen ist eine große Empfindlichkeit des Magens für alle möglichen Speisen und eine große Blähsucht mit viel Aufstoßen, aber auch mit reichlichem Blähungsabgang hervorzuheben. Es wird über eine Völle im Magen und über ein Druckgefühl geklagt. Es besteht oft Appetitlosigkeit, oft auch Heißhunger, oder Hunger ohne Appetit, oder Naschhaftigkeit auf Leckereien Nach dem Essen verschlimmern sich die Verdauungsbeschwerden. Im Gegensatz zu Carbo vegetabilis ist keine eigentliche Besserung durch Blähungsabgang festzustellen. Die **Gallenblase** steht im Mittelpunkt des Geschehens (mit *Cholezystopathien, Cholezystitis, Cholelithiasis*) mit Völlegefühl, Druck in der Magengegend nach dem Essen und Blähsucht. China officinalis gehört zu unseren wertvollsten Gallenblasenmitteln.

Die **Fieberzustände**, bei welchen China officinalis verordnet wird, haben remittierenden und interkurrierenden Charakter, wie sie bei septischen Zuständen beobachtet werden, also nicht bei Continua. Wechselfieber wie bei *Malaria tertiana* und *quartana* sind eine treffende Indikation. Beim Frost und im Hitzestadium wird kein Durst bemerkt, dieser kommt vor oder nach dem Frost. In der Hitze ist das Gesicht feurig rot mit roten Ohren und vollen Schläfenarterien, heftiger und erschöpfender Schweißausbruch schließt sich an.

Die Beschwerden zeigen periodischen Charakter und kehren täglich zur gleichen Stunde oder auch jeden 2. Tag wieder (zum Beispiel *Kopfneuralgie, Fieber*). Von den **Modalitäten** ist besonders die Verschlimmerung durch geringste Kälte hervorzuheben. Von Phosphorus, mit dem es oft in Konkurrenz steht durch die Schwäche, die Gereiztheit, die Affektion des Gefäßsystems und die nervöse Erregung und anderes, unterscheidet sich China officinalis dadurch, dass Ruhe, Schlaf und Essen, die natürlicherweise kräftigen, den China-Patienten nicht bessern, wohl aber den Phosphor-Patienten.

138.4
Konstitution

Bei China-Patienten handelt es sich meist um ungewöhnlich geschwächte Menschen, wie man sie als Folge schwerer Krankheiten und nach dem Verlust von Körperflüssigkeiten, also zum Beispiel nach starken Blutverlusten, nach Eiterungen, nach dem Wochenbett und nach dem Stillen, nach Enteritis und Kolitis beobachtet. Auch wenn die Säfteverluste sehr lange, eine Reihe von Jahren, zurückliegen, dürfen wir in China das hilfreiche Mittel sehen, wenn das zu behandelnde Leiden auf diese Zeit zurückreicht. Als Mittel in der Rekonvaleszenz ist es durch eben diese Schwäche, zusammen mit Appetitlosigkeit, großer Reizbarkeit und der Neigung zu Schweißen mit Hitzewallungen angezeigt. Es sind sehr sensitive Personen mit einer besonderen Empfindlichkeit des Nervensystems und der Sinnesorgane. Äußere Kälte, der geringste Luftzug oder Berührung, rufen alsbaldige Verschlimmerung und einen Schmerzanfall hervor.

138.5
Arzneimittelbild

Leitsymptome: Große Schwäche und Hinfälligkeit mit nervöser Überempfindlichkeit und starker Neigung zu Schweißen. ☉ **Daher seine Verwendung bei Folgen von Verlusten von Säften, wie Blut, Eiter, Samen, Milch, nach Enteritis und nach anderen schweren Krankheiten.**

Fieberanfälle mit Kopfkongestionen, heißem Gesicht bei kalten Händen und Füßen. Dabei reichliche Schweiße und allgemeine Schwäche und nervöse Überreiztheit.

Neigung zu dunklen Blutungen aus allen Schleimhäuten.

Wallungen zum Kopf mit Kopfschmerzen und Ohrensausen, Schweißausbruch, Schwindel, oft periodisch.

Nervensystem und Sinnesorgane hochgradig überreizt, mit großer Empfindlichkeit gegen Berührung, gegen alle äußeren Eindrücke. (☉ **Dagegen bessert fester Druck.**) Periodizität der Beschwerden mit Wiederkehr jeden Tag zur gleichen Stunde, oder auch nach mehreren Tagen (☉ **zum Beispiel Fieberanfälle, Gallenkoliken**).

Meteorismus, nach dem Essen <, mit häufigem Aufstoßen, das nicht bessert. Kälte <, ☉ **nasses Wetter <**. Berührung <, Berührung ruft einen Schmerzanfall hervor, ☉ **während Druck >**.

Nacht <. Wärme >, im warmen Zimmer >. ☉ **Essen, Ruhe und Schlaf, die natürlicherweise kräftigen, bessern nicht.** Viele Beschwerden verschlimmern sich nach dem Essen, zum Beispiel die Magenbeschwerden und der Durchfall.

Geist und Gemüt: Nerven überreizt, überempfindlich gegen alle Sinneseindrücke, kann weder Licht noch Geräusch, noch Gerüche ertragen. Gedankenablauf ungeordnet und verlangsamt.

Einschlafen erschwert wegen ununterbrochenen Zudrangs von Gedanken. Schlaf unruhig, mit schweren Träumen, die ihm noch lange nachgehen.

Mutlos und niedergeschlagen, ängstlich und zaghaft.

Kopf: Kopfhaut dabei sehr empfindlich, selbst die Haare schmerzen.

Kopfschmerz: Kopfschmerzen kongestiv (?), klopfend oder von Blutleere, **schlimmer bei jeder Berührung, jedem Geräusch**, durch gleichzeitig vorhandene Verdauungsbeschwerden, von jeder Anstrengung, besonders aber **von Kälte und Luftzug**.

Zephalgie periodisch
Trigeminusneuralgie angiospastisch
Morbus Menière

Ohren: Heiß und rot; Ohrensausen und Klingen; Überempfindlichkeit des Gehörs.

Nase: Wässriger Schnupfen mit Herpes an Naseneingang und Mund, Nasenbluten, Lippen geschwollen. ⊙ **Überempfindlichkeit des Geruchs.**

Gesicht: Blasses und bleiches Aussehen, gelblich oder kongestiv (?), erhitzt, fleckige Röte.

Rosacea
Erysipel

Mund: Bitterer Mundgeschmack, alles schmeckt bitter, selbst Wasser.

Zähne: Zahnschmerzen und Kieferneuralgie mit großer Empfindlichkeit gegen Kälte und Berührung, Zähne locker, Zahnfleisch entzündet.

Dolor dentis entzündlich oder neuralgisch, bes. bei Stillenden

Innerer Hals:

Thyreopathie

Magen: Heißhunger oder völlige Appetitlosigkeit, Verlangen auf Leckereien. ⊙ **Verlangen nach Kaffeebohnen.** ⊙ **Kinder sind naschhaft und gefräßig, oder satt und voll nach wenigen Bissen**. Selbst nach geringer Nahrungsaufnahme stellt sich alsbald ein harter, langanhaltender Magendruck ein.

Druckgefühl und Völle im Magen nach dem Essen mit Blähsucht; viel Aufstoßen **ohne Erleichterung**. ⊙ **Blähende Speisen wie Kohl, Hülsenfrüchte verschlimmern, Milch wird nicht ertragen.** Gefühl von Leere im Magen und Übelkeit. Heftiger Druck im Magen, der auf Essen vergeht.

Gastritis

Abdomen: Auftreibung und Blähkolik, oft regelmäßig wiederkehrend, ⊙ **nach Kohl, nach Hülsenfrüchten, nach Fettgenuss.** Gärung nach Kirschengenuss. ⊙ **Obst sowie saure Speisen werden nicht ertragen.** Es wird keine Berührung ertragen. Sehr reichliche Blähungen, übelriechend. ⊙ **Gallenkoliken.**

Duodenitis
Cholezystitis
Cholelithiasis
Cholezystopathie
Ikterus

Rektum und Stuhl: Durchfälle schmerzlos, unverdaut, nach dem Essen, nachts, mit viel Blähungen, ⊙ **besonders nach Obstgenuss und Saurem.** Hämorrhoiden, mit Blutabgang.

Geschlechtsorgane:

- weiblich: Bekommen die **Menses zu stark, dunkel und klumpig;** ⊙ **zu früh mit 2 oder 3 Wochen. Nach der Menses große Abspannung und Schwäche.** Leukorrhö. Aussetzen der Menses.

Leukorrhö
Menorrhagie

- männlich: Erregter Geschlechtstrieb, Pollutionen.

Atmung: Atemnot mit Schleimrasseln und Luftschnappen, will angefächelt sein.

Bronchitis
Asthma bronchiale
Hämoptoe
Pertussis

Husten und Expektoration: Husten krampfhaft, erstickend, durch Kälte hervorgerufen. ⊙ **Lungenblutungen mit Kongestion der Lunge und zum Kopf, mit Schweißen.**

Paroxysmale Tachykardie postprandial

Brust: Herzklopfen bei jeder Bewegung, dabei Atemnot und Blutandrang zum Kopf; Hände und Füße kalt.

Extremitäten: Schmerzen in allen Gelenken rheumatoider Art, auch mit Schwellung. **Neuralgische Schmerzen, reißend, durchfahrend, mit Empfindlichkeit bei leichter Berührung** ⊙ **und Besserung durch Druck.** ⊙ **Verschlimmerung durch Kälte.**

Erkrankungen des rheumatischen Formenkreises
Neuritis
Neuralgie
Gicht

Frost und Frösteln: Viel Frieren, Schüttelfrost.

Fieber: Im Fieber heißes Gesicht mit (fleckiger) Röte und kalten Händen und Füßen und reichlichen Schweißen, dabei schwach, zittrig und nervös überreizt. Intermittierendes Fieber. Die Venen an Händen und Füßen und im Gesicht sind aufgetrieben. Die eine Hand ist eiskalt, während die andere warm ist. Durst wird nur gefühlt vor oder nach dem Frieren, oder während dem Schweiß, nicht während der trockenen Hitze und fast nie während dem Schaudern.

Fieber remittierend, intermittierend
Sepsis
Malaria

Haut: Schmerzhafte Überempfindlichkeit der Haut am ganzen Körper; Berührung schmerzt, dagegen bessert kräftiger Druck. Ausbrüche von Nesselsucht, Erythemen, Bläschen, Pusteln. **Neigung zu ödematösen Schwellungen.**

Erysipel
Urtikaria
Angioödem

138.6
Dosierung

Als Tonikum nach Säfteverlusten niedere Verdünnungen, D 2 bis D 3, bei allen anderen Zuständen D 3 bis D 6 und höher. (Beim Beginn des Herpes zoster im Gesicht, um dem Ausbruch vorzubeugen, wird auch die Tinktur in größeren Gaben empfohlen.) Bei Malaria, die auf Chinin und andere Malaria-Arzneien resistent war, hat sich mir öfter die pulverisierte Chinarinde in D 1 bewährt.

138.7
Vergleichsmittel

- Rubiaceae: Cainca, Coffea cruda, Ipecacuanha, Rubia tinctorum.
- China stimmt mit Coffea cruda in der Überempfindlichkeit des Nervensystems überein, und mit Ipecacuanha in der Blutungsneigung.
- Folgen von Blutungen und anderen Säfteverlusten und schwächenden Krankheiten: Acidum phosphoricum, Arsenicum album, Carbo animalis, Chininum arsenicosum.
- Periodische Wiederkehr der Beschwerden (Fieberanfälle, Gallenkoliken usw.): Cedron.
- Meteorismus: Carbo vegetabilis, Lycopodium clavatum, Magnesium-Arzneien, Sulphur lotum.
- Völle und Druck im Bauch nach dem Essen, Aufstoßen ohne Besserung: Antimonium crudum.
- Dunkle Blutungen (Menorrhagie, Lungen- und Magenblutung usw.): Carbo vegetabilis, Crotalus horridus, Hamamelis macrophylla, Lachesis muta, Secale cornutum.

138 – China officinalis – chin

- Asthma bronchiale bei feuchtem Wetter: Natrium sulphuricum, Thuja occidentalis.
- Rekonvaleszenz mit Schwäche, Appetitlosigkeit, Schweißen, besonders nach grippalem Infekt: Sulphur lotum.
- Essen, Ruhe und Schlaf, die natürlicherweise kräftigen, bessern bei China nicht im Unterschied zu Phosphorus.
- satt nach wenigen Bissen: Lycopodium clavatum.
- Atemnot mit Schleimrasseln und Luft schnappen, will angefächelt werden: Carbo vegetabilis.

138.8
Kasuistik

138.8.1 Metrorrhagie

Am 22.10.1931 kommt das 18½-jährige Fräulein T. in meine Sprechstunde, wie sie sagt, wegen ihrer Menses, die zu reichlich ist und 14 Tage, 3 Wochen, manchmal auch einen Monat dauert; seit dem Alter von 11½ Jahren blutet sie jedesmal mindestens 8 Tage. Sie hat schon 12 Ärzte konsultiert; diese haben ihr die verschiedensten Heilmittel verordnet, alle ohne Erfolg. Ein Gynäkologe hat ihr vor 4 Jahren sogar eine Kürettage vorgeschlagen, doch hat sich ihre Mutter energisch dagegen gewehrt.

Ein Apotheker, der sonst nicht gerade ein Freund der Homöopathie ist, gibt ihr den Rat, es doch einmal mit einer homöopathischen Behandlung zu versuchen nach dem bekannten Sprichwort: „Wenn's nichts nützt, so schadet es auch nichts."

Die Anamnese ergibt nichts Anomales. Die somatische Untersuchung ist gänzlich negativ. Die Patientin ist sehr anämisch; sie leidet an Verstopfung; die Menses sind im Anfang immer sehr schmerzhaft, sie klagt über Schmerzen von „bearing-down"; die Blutverluste sind sehr reichlich mit schwarzen Klumpen; sie fürchtet Kälte außerordentlich; sie ist immer wie erfroren; außerdem klagt sie über große Müdigkeit.

Ich gebe ihr China officinalis C 30, morgens und abends eine Gabe, 5 Tage lang. 3 Tage nach dem Einnehmen des Mittels steht die Blutung. Am 12.11., das heißt 19 Tage später, kommt die Menses wieder, das war in ihrem Leben noch niemals vorgekommen. Am 19.11. ist sie wieder in meiner Sprechstunde; sie berichtet, dass die Menses diesmal nur 5 Tage gedauert habe, nicht klumpig gewesen sei und dass sie pro Tag nur 2 bis 3 Binden gebraucht habe, früher aber 10 bis 15. Sie hat 2 Pfd. zugenommen und wiegt jetzt 51 kg. Die Verstopfung und die anderen Symptome sind verschwunden. Am 21.12. sehe ich sie wieder; die Menses sind seit dem 12.11. nicht wiedergekehrt, zum ersten Mal in ihrem Leben verspätet. Sie hat abermals an Gewicht zugenommen und wiegt jetzt 52 kg 600 g, sie fühlt sich sehr wohl und wird ohne Arznei entlassen [2].

138.8.2 Eustachitis

Die beiden folgenden Fälle sind einem sehr wertvollen Aufsatz von Fr. Stockebrand „China" entnommen [14].

Eine jetzt 59-jährige Patientin kommt am 14.11.1956 in meine Sprechstunde. Sie klagt seit Jahren über Rauschen in den Ohren und über Schwerhörigkeit. Der Ohrenarzt hatte gemeint, es handle sich um Eustachitis. Ich habe ihr deswegen Petroleum crudum D 6 gegeben. Am 14.5.1957 war die Patientin wieder bei mir, sie berichtete, dass sie keinen Erfolg gehabt hätte. Sie sei dann nochmal zu einem Internisten gegangen, nochmal zu dem Otologen, der sie wieder an einen Internisten gewiesen hätte, und der habe ihr dann wegen zu niedrigen Blutdrucks alle möglichen Dinge verordnet, die ich hier nicht erwähnen will. Da mir an der Heilung der Patientin sehr gelegen war, nahm ich nochmals eine ganz genaue Anamnese auf, und ich erfuhr, dass vom 12. bis 20. Lebensjahr, also 30 Jahre fast zurückliegend, ein schwerer Blutverlust bestanden habe bei der Menses. Mit 22 Jahren sei er so stark geworden, dass deswegen eine Amputatio uteri erfolgt sei. Daraufhin gab ich ihr China officinalis D 8 mit einem so wundervollen Erfolg, dass wir beide darüber sehr beglückt sind. Das Rauschen in den Ohren verschwand vollständig, und die Schwerhörigkeit blieb bis auf den heutigen Tag gebessert [14].

138.8.3 Fieber periodisch rekurrierend

Am 16.1.1947 erscheint ein jetzt 57-jähriger Divisionspfarrer in meiner Sprechstunde. Er hatte im 1. Weltkrieg bereits einen Typhus mitgemacht und Scharlach, dann im 2. Weltkrieg ein Wolhynisches Fieber[176] und klagt nun über Folgendes: Seit Sommer 1942, erst alle 2 Wochen, dann alle 4 Wochen, dann alle 8 Wochen treten Fieberzustände auf. Jetzt, im Januar 1947, klagt er darüber, dass das Fieber alle 8 Wochen kommt, außerdem bestehen Herzbeschwerden bei Anstrengung, große Mattigkeit, Schweiße, Kopfschmerzen. Also man fällt geradezu über China officinalis. Ich gebe ihm China officinalis D 4. Am 26.2. war er wieder bei mir. Am 3. Tag ist es ihm nach China officinalis sehr schlecht gegangen, er bekam Ohnmacht, Schwindel, Erbrechen. Er hat es dann abgesetzt. Ich gab ihm darauf China officinalis in höherer Potenz, und das bekam er am 26.2.1947. Von diesem Tage an ist niemals mehr ein Fieberzustand gekommen. Ich sah den Patienten zuletzt am 25.6.1955 wegen anderer Dinge [14].

138.9 Literatur

[1] Allen TF. China. Encyclopedia of Pure Materia Medica. Bd. 3, 10. New York, Philadelphia: Boericke & Tafel; 1874–1880: 182–214, 460–461

[2] Charette. Précis d'homœopathie; la matière médicale pratique. Paris: Éd. médicales; 1928

[3] Clarke JH. China boliviana China officinalis. Dictionary of Practical Materia Medica. Bd. 1. London: Homoeopathic Publishing Company; 1902: 475–487

[4] Cullen W. Abhandlung über die Materia medica, nach der nunmehr von dem Verfasser selbst ausgearbeiteten Originalausgabe, übersetzt und mit Anmerkungen versehen von Samuel Hahnemann, der Arzneikunde Doktor. Leipzig: Schwickert; 1790: 108–109

[5] Diener HC, Dethlefsen U, Dethlefsen-Gruber S. Effectiveness of quinine in treating muscle cramps: a double-blind, placebo-controlled, parallel-group, multicentre trial. International Journal of Clinical Practice 2002; 56 (4): 243–246

[6] Gnaiger J. China. Documenta Homoeopathica 1992; 12: 253–269

[7] Hahnemann S. Versuch über ein neues Prinzip zur Auffindung der Heilkräfte der Arzneisubstanzen, nebst einiger Blicken auf die bisherigen. Journal der practischen Arzneykunde und Wundarzneykunst 1796; 2 (1, 4)

[8] Hahnemann S. Chinarinde. Reine Arzneimittellehre. Bd. 3. Dresden, Leipzig: Arnold; 1825: 97–202

[9] Hahnemann S. China. In: Lucae C, Wischner M, Hrsg. Gesamte Arzneimittellehre. Alle Arzneien Hahnemanns: Reine Arzneimittellehre. Die chronischen Krankheiten und weitere Veröffentlichungen in einem Werk. Stuttgart: Haug; 2007: 619–661

[10] Herrmann J. Chinchona-Arten. Zeitschrift für Phytotherapie 2001; 22: 205–210

[11] Hughes R. China. Cyclopaedia of Drug Pathogenesy. Bd. 2, 4. London: Gould; 1886–1891: 118–122, 537–539

[12] Lochbrunner B. Der Chinarindenversuch. Schlüsselexperiment für die Homöopathie?; Hans-Walz-Preisschrift 2007. Edition Forschung. Essen: KVC; 2007

[13] Pötters H. Verschiedene Arten als Ausgangsstoffe der Arznei China (Chinarinde). Gudjons aktuell 2015; 15 (3): 13–33

[14] Stockebrand F. China. Deutsche Homöopathische Monatsschrift 1958; 9 (2): 65–76

---

[176] Infektionskrankheit bei welchem das Bakterium Bartonella quintana nachweisbar ist. Große Epidemien während des 1. Weltkrieges.

139 Chininum arsenicosum – chinin-ar

lt.: Chininum arsenicosum, dt.: Chininarsenit, engl.: quinine arsenite

139.1 Substanz

Mineralia – Organica – Composita – Aromatica – Chininarsenit-Tetrahydrat – $3(C_{20}H_{24}N_2O_2) \cdot H_3AsO_3 \cdot 4H2O$

Chininhydrit und Silberarsenit mit verdünnter Ethanollösung übergossen, erkaltete und filtrierte Lösung wird der freiwilligen Verdunstung überlassen.

Die homöopathische Zubereitung erfolgt aus Chininarsenit-Tetrahydrat.

139.2 Anwendung

Homöopathische Anwendung findet die Zubereitung bei Schwächezuständen, Anämie und Neuralgie (nach Kommission D).

Bewährt hat sich die Arznei als Kräftigungsmittel bei **Anämie,** bei **Kachexie** und in der **Rekonvaleszenz. Kreislaufschwäche** bei akuten Krankheiten. Bei schwächenden und langwierigen **Eiterungen,** bei *Fieber,* auch septischem. Sehr geschätzt bei *Sepsis* im Wechsel mit Lachesis muta oder Pyogenium. **Neuralgien,** periodisch wiederkehrend, mit großem Durst, schlimmer nachts. **Thyreopathien.** Es findet Anwendung bei **Hyperthyreose.**

Wapler beschreibt Chininum arsenicosum als „Tonicum nach erschöpfenden Krankheiten, zum Beispiel nach schwerer Grippe und bei Patienten, die durch langdauernde Blutverluste herabgekommen waren. Besonders günstig reagierten die Arsen-Typen, also die hageren, durstigen und die über Angstzustände klagenden Kranken. Nach Beobachtungen eines langjährigen Mitarbeiters Kollegen Möckel ist das auch bei Basedow-Kranken dieser Art der Fall" [6].

139.3 Dosierung

D 3 bis D 12.

139.4 Vergleichsmittel

Arsen-Arzneien: Antimonium arsenicosum, Arsenicum album, Arsenicum iodatum, Calcium arsenicosum, Cuprum arsenicosum, Ferrum arsenicosum.

139.5 Literatur

[1] Allen TF. Chininum arsenicosum. Encyclopedia of Pure Materia Medica. Bd. 3. New York, Philadelphia: Boericke & Tafel; 1876: 214

[2] Bonino. Beitrag zur pathogenetischen Wirkung von Chininum arsenicosum. AHZ 1889; 119 (2–5): 10–12, 17–18, 27–28, 35–37

[3] Clarke JH. Chininum arsenicosum. Dictionary of Practical Materia Medica. Bd. 1. London: Homoeopathic Publishing Company; 1902: 487–489

[4] Hering C. Chininum arsenicosum. Guiding Symptoms. Bd. 4. Philadelphia: Stoddart.; 1884: 56–65

[5] Hughes R. Chininum arsenicosum. Cyclopaedia of Drug Pathogenesy. Bd. 2, 4. London: Gould; 1886–1891: 152, 738–745, 544–547, 734–736

[6] Wapler H. Homöotherapeutische Erfahrungen. Allgemeine Homöopathische Zeitung 1966; 211 (10): 437–44

140 Chininum ferro-citricum – chin-ferr-cit

lt.: Chininum ferro citricum, dt.: Chininum ferrocitricum, engl.: ferrocitrate of quinine

140.1
Substanz

**Mineralia – Organica – Mixtura – 8. Gruppe[177]
– Chininum ferro citricum**

Es handelt sich um ein Gemisch aus Chinincitrat, Eisen(III)-citrat und Eisen(II)-citrat. Seine Herstellung erfolgt nach Biechele wie folgt:

In einer flachen Porzellanschale bringe man 6 g Citronensäure, 500 g Wasser und 3 g gepulvertes Eisen, erhitze im Dampfbade unter Umrühren, bis keine Wasserstoffgas-Entwickelung mehr stattfindet und digerire sodann die Mischung eine Zeit lang unter zeitweiligem Ersatz des verdampften Wassers, bis sie eine rothbraune Farbe angenommen hat. Man filtrire und verdampfe das Filtrat zur dünnen Sirupkonsistenz. Mit der erkalteten Flüssigkeit reibe man feuchtes, frisch gefälltes und ausgewaschenes Chininhydrat zusammen, sodass eine gleichmäßige Mischung entstehe [1].

Homöopathische Verwendung findet Chininum ferro citricum.

140.2
Anwendung

Homöopathische Anwendung findet die Zubereitung bei verzögerter Rekonvaleszenz (nach Kommission D).

Die Zubereitung ist ein ausgezeichnetes und gut verträgliches Tonikum. Empfohlen bei *Albuminurie* und chronischer *Nephritis* [2].

140.3
Dosierung

Albuminurie und Nephritis D 4 [2]. D 3 bis D 6.

Kontraindikation in Stillzeit und Schwangerschaft bis D 3 und bei Chininunverträglichkeit bis D 7.

140.4
Vergleichsmittel

8. Gruppe Periodensystem der Elemente: Ferrum aceticum, Ferrum arsenicosum, Ferrum carbonicum, Ferrum citricum, Ferrum colloidale, Ferrum iodatum, Ferrum metallicum, Ferrum muriaticum, Ferrum phosphoricum, Ferrum picricum, Ferrum sulphuricum, Pyrit.

140.5
Literatur

[1] Biechele M. Pharmazeutische Übungspräparate. Anleitung zur Darstellung, Erkennung, Prüfung und stöchiometrischen Berechnung von offizinellen chemisch-pharmazeutischen Präparaten. 3. Aufl. Berlin: Springer; 1912: 74–77

[2] Stauffer K. Klinische homöopathische Arzneimittellehre. 4. Aufl. Regensburg: Sonntag; 1955: 299

---

177 Eisengruppe: Eisen Fe, Ruthenium Ru, Osmium Os, Hassium Hs.

141 Chininum salicylicum – chinin-sal

lt.: Chininum salicylicum, dt.: Chininsalicylat, engl.: quinine salicylate

141.1 Substanz

Mineralia – Organica – Composita – Aromatica – Chininsalicylat-Monohydrat – $C_{20}H_{24}N_2O_2 \cdot C_7H_6O_3 \cdot H_2O$

NaSal wird in Wasser gelöst. Nach dem Erhitzen wird Chinsulf. hinzugefügt. Nach dem Erkalten wird mit Chloroform ausgeschüttelt und die organische Phase filtriert und abgedampft.

Homöopathische Verwendung findet Chininsalicylat-Monohydrat.

141.2 Anwendung

Homöopathische Anwendung findet die Zubereitung bei Tinitus und Schwindel (nach Kommission D).

Empfohlen bei **akuten Arthropathien** mit heftigen Schweißen bei Tag und Nacht. Die Verbindung des Chinins mit Salicyl ist ein geeignetes Heilmittel bei **Morbus Menière** und bei **Sinusitis**.

141.3 Dosierung

Bei rheumatischer Arthropathie D 2 bis D 6, sonst ab D 6.

141.4 Literatur

[1] Clarke JH. Chininum salicylicum. Dictionary of practical Materia Medica. Bd. 1. London: Homoeopathic Publishing Company; 1900–1902: 491

142 Chininum sulphuricum – chinin-s

lt.: Chininum sulphuricum, dt.: Chininsulfat, engl.: sulfate of quinine

Es ist angezeigt bei periodischen Beschwerden und Empfindlichkeit der Wirbelsäule.

142.1 Substanz

Mineralia – Organica – Composita – Aromatica
Chininsulfat-Dihydrat – $C_{40}H_{54}N_4O_{10}S \cdot 2\,H_2O$

Es handelt sich um ein kristallines weißes Pulver. Die homöopathische Zubereitung erfolgt aus Chininsulfat-Dihydrat.

142.2 Pharmakologie und Toxikologie

Die Substanz ist haut- und schleimhautreizend.

142.3 Anwendung

Medizinische Anwendung findet die Substanz als Malariamedikament, das aufgrund Resistenzbildung neuerer Antimalariamittel eine gewisse Renaissance in Malariagebieten erlebt. Der Wirkmechanismus ist nicht eindeutig geklärt, beruht wahrscheinlich auf einer Reaktion mit Plasmodien-DNA. Es kann nicht prophylaktisch eingesetzt werden.

Homöopathische Anwendung findet die Zubereitung bei Fieberschüben, Entzündung der Seh- und Gehörnerven, Nervenschmerzen des Gesichts, im Bereich des Halses, der Brustwirbelsäule, Nephritis, Anämie sowie Hautausschlägen (nach Kommission D).

Gegenüber China officinalis fällt besonders die verstärkte Beziehung zu den Gefäßen auf. Ein großer Teil der Symptome ist auf die Störungen des Gefäßsystems zurückzuführen. Daneben finden sich Symptome an Leber, Milz, Gallensystem und Gelenken (Kap. 138). Bei Fieber wird die Temperatur herabgesetzt. Wertvolles Mittel bei periodisch auftretenden *Neuralgien*.

142.4 Arzneimittelbild

Das Arzneimittelbild stützt sich auf Nebenerscheinungen bei allopathischer Verordnung und auf Arzneimittelprüfungen.

Leitsymptome: Siehe unter China.

Geist und Gemüt: Schwindel, Kopfschmerzen, Benommenheit und rauschartiger Zustand, Schlaflosigkeit, Störung des Gedächtnisses, Delirien, Depression mit Somnolenz, Melancholie mit Erregtheit mit Halluzinationen.

Kopf: Schwindelanfälle bis zu Ohnmacht, Blutandrang zum Kopf mit Herzklopfen. Es dreht sich im Kopf wie ein Mühlrad. Gefühl von Berauschtheit, geringe Mengen Alkohol rufen Betrunkenheit hervor. Neuralgische Schmerzen in Kopf und Gesicht, ☉ **mit regelmäßiger Wiederkehr zur gleichen Stunde**.

Augen: Bindehäute gerötet. Lichterscheinungen, Herabsetzung des Sehvermögens bis zur Erblindung, Einschränkung des Gesichtsfeldes, Gefühl, als ob die Augenhöhle zu klein sei für die Augäpfel. Flimmern vor den Augen mit Blutandrang zum Kopf. Farbenblindheit, vollständige, oder Rot-Grün-Blindheit.

Ohren: Klingen und Läuten in den Ohren, sodass Taubheit eintritt. Entzündliche Veränderungen am Trommelfell.

Tinnitus
Neuralgie periodisch

Nase: Nasenbluten, das Besserung bringt.

142 – Chininum sulphuricum – chinin-s

Gesicht: Gedunsen und gerötet, halbseitige Schmerzen in Gesicht, Stirne und Hinterkopf, schlimmer beim Bücken, ☉ **regelmäßig zur selben Stunde wiederkehrend.** Die Venen und Arterien an den Schläfen treten hervor.

Mund: Belegte Zunge.

Magen: Heißhunger oder verminderter Appetit. nach dem Essen Druckgefühl im Magen.

Abdomen: Andauernde Flatulenz mit Gefühl von Vollsein in der Magengegend. Verstopfung mit kolikartigen Schmerzen oder Verstopfung mit wechselnden Durchfällen.

> *Cholezystitis*
> *Cholelithiasis*
> *Hepatomegalie*
> *Splenomegalie*

Blase: Häufiger Harndrang, anfänglich verminderte, später vermehrte Harnabsonderung.

Niere:

> *Nephritis chronisch*

Urin: Harnsediment strohgelb oder ziegelrot. Vermehrte Harnsäure- und Phosphatausscheidung. Hämaturie.

Geschlechtsorgane:
- weiblich: Kann bei Schwangeren vorzeitige Wehen und Geburt hervorrufen. Wehenanregendes Mittel

> *Wehenschwäche*

Atmung: Asthmaähnliche Beschwerden, Keuchen, Röcheln, Zischen mit dem Gefühl der Erstickung oder Präkordialangst.

Rücken: Der letzte Halswirbel und der 1. bis 3., auch die übrigen Rückenwirbel schmerzen bei Druck und Anlehnen.

Extremitäten: Schmerzen in Muskeln und Gelenken. **Neuralgische Schmerzen.** Sichtbare Venen sind gestaut.

> *Arthritis akut*
> *Neuritis*
> *Wadenkrämpfe nachts*

Frost und Frösteln: Schüttelfrost mit folgendem Fieberanfall. Zu Beginn desselben rauschartiger Zustand mit Ohrenklingen.

Haut: Exanthembildung, Flecken, Knötchen, Bläschen, Pusteln, Erytheme, scharlach- oder morbilliform, mit Schüttelfrost und folgender Abschuppung. Anschwellung der Haut, der Geschlechtsteile. Heftige Schweißausbrüche.

> *Exanthem infektös*
> *Urtikaria*

Allgemein: Alle Beschwerden sind von großer Schwäche und Kraftlosigkeit, auch von Ruhelosigkeit begleitet. Beschleunigte Herztätigkeit mit dem Gefühl von Herzklopfen, dabei Herzangst und Blutandrang zum Kopf. Unregelmäßige Herztätigkeit und aussetzender Puls. Blutungen aus allen Schleimhäuten.

142.5 Dosierung

D 3 bis D 6 in Verreibungen bei Neuralgien und Morbus Menière, bei Malaria und bei Polyarthritis acuta allenfalls bis zu D 1 absteigend.

Bei Verordnung gegen nächtliche Wadenkrämpfe hat sich Chininum sulphuricum in Dosen von 0,1 g abends 1 Tablette, bewährt.

142.6 Vergleichsmittel

- Morbus Menière: Acidum salicylicum.
- Berührungsempfindlichkeit der Halswirbel: Cimicifuga racemosa.
- Antidot bei Chinin-Abusus: Arsenicum album, Ferrum metallicum, Natrium muriaticum.
- Farbsehstörung: Carboneum sulphuratum.

142.7 Literatur

[1] Allen TF. Chininum sulfuricum. Encyclopedia of pure Materia Medica. Bd. 3, 10. New York: Boericke & Tafel; 1874–1880: 215–253, 461–463

[2] Clarke JH. Chininum sulphuricum. Dictionary of practical Materia Medica. Bd. 1. London: Homoeopathic Publishing Company; 1900–1902: 492–498

[3] Hering C. Chininum sulfuricum. Guiding Symptoms of our Materia Medica. Bd. 4. Bd. 4. Philadelphia: Stoddart & Co; 1884: 66–80

[4] Hughes R. Chininum. Cyclopaedia of Drug Pathogenesy. Bd. 2. London: Gould; 1886–1891: 122–147

[5] Jahr GHG. Ausführlicher Symptomen-Codex der Homöopathischen Arzneimittellehre. 1. Bd. Aconitum – Lamium album. Düsseldorf: Schaub; 1843: 509–517

[6] Lewin L. Cinchona L. Chinin. In: Lewin L, Hrsg. Gifte und Vergiftungen. Lehrbuch der Toxikologie. 6. Aufl. Heidelberg: Haug; 1992: 738–745

[7] Piper O. De exploranda medicamentorum natura. Allgemeine Homöopathische Zeitung 1838; 13 (23 + 24): 364–368, 371–374

[8] Schulz H. Studien über die Wirkung des Chinins beim gesunden Menschen. Virchows Archiv 1887; 109 (1): 21–85

143 Chionanthus virginica – chion

lt.: Chionanthus latifolia, syn.: Chionanthus latifolia, dt.: Giftesche, Schneeflockenbaum, engl.: fringetree

143.1 Substanz

Plantae – Oleaceae (Ölbaumgewächse) – **Chionanthus latifolia**

Man findet die Pflanze als sommergrünen, bis zu 3 m hohen Strauch mit einer Pfahlwurzel oder als bis zu 10 m hohen Baum. Die ovalen bis elliptischen, bis zu 8 bis 20 cm langen und 9 bis 13 cm breiten, spitz zulaufenden Blätter stehen gegenständig. Die Oberseite der Blätter ist dunkelgrün glänzend, die Unterseite graugrün und an den Blattnerven behaart. Die zart duftenden, überhängenden, bis zu 20 cm langen weißen Blütenrispen sitzen an langen Stielen an den Trieben des Vorjahres. Sie bilden einsamige eiförmige Steinfrüchte, die anfänglich grün, später blauschwarz, dann bereift sind. Die Pflanze ist im Südosten der USA beheimatet.

Homöopathische Verwendung findet die frische Wurzelrinde nebst anhängender Seitenwurzeln.

143.2 Pharmakologie und Toxikologie

Als Inhaltsstoffe wurden das Lignanglykosid Phyllirin (früher Chionanthin), (+)-Pinoresinol-D-glycosid und das Secoiridoidglykosid Ligustrolid isoliert.

143.3 Anwendung

Homöopathische Anwendung findet die Substanz bei Migräne und Zephalgien allgemein, Erkrankungen des hepatobiliären Systems und des Pankreas sowie bei Dysthymien (nach Kommission D).

Chionanthus virginica genießt in ihrer Heimat einen großen Ruf bei *Hepatomegalie* mit *Ikterus*, auch bei *Malaria*, bei *Obstipation* mit hellen Stühlen und *Cholezystopathien*. Bei **fieberhafter Cholezystitis** sowie bei **Pankreatopathien** wurde es von Unseld im Robert-Bosch-Krankenhaus in Stuttgart mit Erfolg gebraucht.

Eine eingehende Studie über Chionanthus virginica hat Kläger bei 408 Patienten im Hinblick auf Beschwerden, bei denen Affektionen im rechten Oberbauch vorgebracht worden waren, vorgelegt. Es hat sich um Dyskinesien der Gallenwege ohne nachweisbare Entzündungen, meist mit Obstipation bei vegetativer Dystonie, *gastrokardialem Symptomenkomplex*, *Gastroduodenitis*, *Ulcus duodeni* und dergleichen, *Postcholezystektomiesyndrom*, bei *Cholangitis*, bei *Cholezystolithiasis*, bei denen eine Operation abgelehnt wurde oder die Zeit bis zur Operation zu überbrücken war, oft schubweise bei **chronischer** *Cholezystopathie* bzw. nach früherer *Hepatitis*, *Hepatopathie* nach früherer *Hepatitis* oder *Leberzirrhose* (5 Fälle), frische posthepathische Zustände, kolikartige *Bauchschmerzen* bei Kindern gehandelt. Davon wurden beschwerdefrei 163 Fälle, wesentlich gebessert bzw. beschwerdefrei, jedoch gleichzeitig andere Medikamente: 56 Fälle. Deutlich gebessert, jedoch spezielle Wirkung nicht gesichert: 52 Fälle. Kein sichtbarer Erfolg: 6 Fälle.

Kläger beobachtete die organotrope Beziehung zu Leber, Gallengängen und Gallenblase, die andernorts erwähnte organotrope Beziehung zu Pankreas konnte ich nicht bestätigt finden. Vegetative Labilität mit Neigung zu Dyskinesien im Bereich des Magens und Duodenums bzw. bei vorhandener Entzündung oder Ulkus in diesem Bereich begleitende Dyskinesien der Gallenwege.

Rasche Erschöpfbarkeit mit Neigung zu *Kreislaufinsuffizienz* bzw. *Kreislaufdysregulation* (Häufung im Zusammenhang mit dem Klimakterium!), Neigung zu *Neurasthenie*.

Verschlimmerung bei Bewegung, im Sitzen, bei Berührung (besonders Dermatom C 4, Gallenblase); Besserung durch ausgestrecktes Liegen auf dem Rücken, Ruhe und Wärme.

Im Geistes- und Gemütsbereich findet sich eine allgemeine Erregbarkeit und Reizbarkeit, gelegentlich wechselnd mit Apathie, diesbezüglich auch teilweise starke Wetterfühligkeit (Belastung durch jede starke Luftdruckschwankung und jeden abrupten Witterungswechsel).

Die Verschlimmerung durch Erschütterung, Husten und dergleichen ist bei einer *Migräne* in den von mir beobachteten Fällen nicht als für Chionanthus virginiaca spezifisch zu werten, auch nicht eine Differenzierung möglich, ob Kopfschmerzen im ganzen Kopf oder nur halbseitig geklagt werden.

An den Verdauungsorganen zeigt sich ein Gefühl von Trockenheit im Mund mit schmutzig gelbgrün belegter Zunge und plötzlich auftretendem Verlust des Appetits, Blähung, Aufstoßen (das nur vorübergehend erleichtert), meist Neigung zu Brechwürgen, selten Erbrechen von Magensaft mit Galle, meist Neigung zu hartnäckiger *Obstipation*, jedoch häufig kurzfristiger Wechsel mit dünnen übelriechenden Stühlen oder vorübergehend hellen, tonfarbenen Stühlen. Dabei aber häufig kein Ikterus. Urin hat oft trotz reichlicher Harnmenge hohes spezifisches Gewicht. Eine flüchtige *Glykosurie,* die auch von anderen beschrieben wird, konnte ich in einzelnen Fällen beobachten. Diese war nach erreichter subjektiver und klinischer Beschwerdefreiheit nicht mehr nachweisbar. In den wenigen Fällen, die nachgeprüft werden konnten, fand sich auch keine prädiabetische Stoffwechsellage, allerdings häufig eine anamnestische Diabetes-Belastung der Familie.

Neigung zu krampfartigen Schmerzen, oft bis zu regelrechten *Koliken* sich steigernd bei *Cholezystolithiasis, Cholangitiden* und *chronischer Cholezystitis,* oder ohne nachweisbare Organveränderungen im Leber-Galle-Bereich lediglich als begleitende Dyskinesien auftretend. Hier, insbesondere bei schmalen und jugendlichen Patienten, oft die i. v. Verabreichung einer Ampulle D 3 bis D 6 zu rascher Lösung der Spastik verhelfend und Beschwerdefreiheit mit regelmäßiger Einnahme von D 4 oder D 6 als Tabletten oder Dilution erreichbar. Dysfermentie und damit zusammenhängende Beschwerden im Anschluss an eine Hepatitis und als Folgezustand nach Gallenblasenoperation, wobei vor allem die Art des Schmerzes (krampfartig), Auslösung oft durch kleinsten Diätfehler (wobei auch hier wieder die „Sprunghaftigkeit" der Symptomatik auffällt, indem gelegentlich große Diätfehler ohne jede Reaktion bleiben!) und die eindeutige Lokalisation in die Gallengegend mit Ausstrahlung in den Rücken unter das rechte Schulterblatt bestimmend sind.

Krampfartige Schmerzen bei Kindern und jugendlichen Patienten in der Nabelgegend, oft ohne erkennbaren auslösenden Anlass, oft im Verlauf oder im Anschluss an einen grippalen Infekt oder einem „verdorbenen Magen".

143.4
Arzneimittelprüfung

Eine an mir selbst vorgenommene Arzneimittelprüfung mit 2 Gaben der D 6 ergab kurze Zeit nach dem Einnehmen: Kälte (subjektiv und objektiv) im Gaumendach (harter und weicher Gaumen), ½ Tag anhaltend. Druckgefühl über dem unteren Teil des Brustkorbs links vorn und hinten. Scharfer Stich im linken Schultergelenk, rheumatische Beschwerden im Kreuz und in den Knien, mit Steifigkeit, nach Ruhe schlimmer, besser bei fortgesetzter Bewegung. Kalte Nase bei sommerlicher Temperatur. Die Schmerzen in den Knien halten mehrere Tage lang an und sind am stärksten beim Treppenaufwärtsgehen. Starke Blähsucht (Verfasser).

143.5
Arzneimittelbild

Leitsymptome: Organotrope Beziehung zur Leber sowie zur Gallenblase und den Gallengängen.

Erschöpfung mit dem Gefühl von Wundheit und Zerschlagenheit am ganzen Körper.

Bewegung < und Liegen in ausgestreckter Lage >, Ruhe > und Wärme >.

⊙ **Ausstrahlung der Schmerzen in die Gegend des rechten Schulterblatts** (Kläger).

⊙ **Vegetative Labilität mit Neigung zu Dyskinesien im Bereich des Magens und Duodenums** (Kläger).

143 – Chionanthus virginica – chion

Geist und Gemüt: ☉ Sieht alles von der schwarzen Seite an. ☉ Hat keine Lust zu irgendeiner Tätigkeit. Derart nervös, dass er kaum stillsitzen und schreiben kann.
- ☉ **Nervös und ruhelos nach dem Zubettgehen.**
- ☉ **Nachts unruhiger, unterbrochener Schlaf.**

Kopfschmerz: Heftige Kopfschmerzen im ganzen Kopf. **Bei jeder Bewegung, Erschütterung, Husten oder Lachen, Gefühl im Kopf, als ob er bersten und nach allen Seiten auseinanderfliegen wollte.** Stirn glühend heiß, klopfende Temporalarterien.

Zephalgie
Migräne

Augen: Augäpfel außerordentlich schmerzhaft, wie zerbrochen. Ikterische Färbung der Skleren und der Haut. Die Blutgefäße der Bindehäute sind stark erweitert.

Nase: Kalte Nase trotz sommerlicher Temperatur.

Mund: Gefühl von Trockenheit an Zunge und im Mund, bei normaler Speichelsekretion. Zunge schmutzig, gelbgrün belegt, oder gelb im Zentrum, mit roten Rändern und roter Spitze.

Innerer Hals: Kälte subjektiv und objektiv, am harten und weichen Gaumen.

Magen: ☉ **Völliger Verlust des Appetits,** saures und bitteres Aufstoßen. Schwäche- und Leeregefühl im Magen, mit Besserung durch Kaffee und etwas Zwieback, Übelkeit und Würgen. **Erbrechen von dunkelgrüner, zäher Galle, unter Ausbruch von kaltem Schweiß.** Gefühl von Zusammenziehen im Magen, mit dem Gefühl, als ob sich etwas **Lebendiges** darin bewegen würde.

Hepatomegalie mit Ikterus
Cholezystitis akut und chronisch
Cholangitis chronisch
Pankreatopathie (?)

Abdomen: Krampfartige, schneidende und windende Schmerzen im Bauch, **etwas besser beim Liegen auf dem Bauch.** Gefühl, als ob die Gedärme plötzlich zu einem Knoten zusammengezogen und langsam sich wieder lösen würden. Starke Blähsucht.

Rektum und Stuhl: ☉ **Verstopfung mit hellfarbenen Stühlen. Stuhl wässrig, dunkelbraun oder teerartig, sehr übelriechend wie Aas.** Ausbruch von kaltem Schweiß auf Stirn und Handrücken beim Stuhl.
  ☉ **Meist hartnäckige Obstipation, jedoch häufig kurzfristiger Wechsel mit dünnen, übelriechenden Stühlen oder vorübergehend hellen, tonfarbenen Stühlen** (Kläger).

Urin: ☉ **Harn fast schwarz, dick, sirupartig.** Oft trotz reichlicher Harnmenge hohes spezifisches Gewicht.

Brust: Druckgefühl über dem unteren Teil des Brustkorbs vorn und hinten. Unterdrückung der Milchsekretion bei einer stillenden Frau.

Rücken: Schmerz in der Wirbelsäule, zwischen 5. und 7. Dornfortsatz, beim Erwachen. Gefühl wie wund und zerbrochen in der Lendengegend. Schlimmer bei jedem Schritt, besser nach dem Niederliegen. Rheumatische Beschwerden im Kreuz und in den Kniegelenken mit Steifigkeit, schlimmer nach Ruhe, besser bei fortgesetzter Bewegung.

Extremitäten: Scharfer Stich im linken Schultergelenk. Rheumatische Beschwerden im Kreuz und in den Kniegelenken mit Steifigkeit, schlimmer nach Ruhe, besser bei fortgesetzter Bewegung. Rheumatische Schmerzen im linken Fußknöchel und im 1. Tarsalknochen und im Karpometakarpalgelenk des linken Daumens.

Frost und Frösteln: Frieren und Frösteln, muss sich bei Nacht sehr warm zudecken.

Fieber: Fieber mit heißem Kopf und klopfenden Schläfenarterien bei lebhaft beschleunigtem Puls (bis 114/min.).

Allgemein: Wundes Gefühl und Elendigkeit am ganzen Körper.

143.6
Dosierung

Gebraucht werden meist tiefe Potenzen und die Tinktur, wenn nach organotropen Gesichtspunkten verordnet, sonst sind D 3 bis D 6 zu empfehlen. Kläger empfiehlt die D 2 oder D 3, auch D 4, bei Kindern D 3 bis D 6.

Bei D 1 bzw. der Tinktur rät er zur Zurückhaltung, da er einzelne Mal eine Kolik beobachtet hat, die sich dann auf D 2 behoben hat [6].

143.7
Vergleichsmittel

- Oleaceae: Fraxinus americana.
- Teerartiger Stuhl bei Gallenblasen- und Leberleiden: Leptandra virginica.
- Pankreasbezug und Pankreatitis: Antimonium crudum, Argentum nitricum, Arsenicum album, Carbo animalis, Conium maculatum, Iris versicolor, Iodum purum, Hedera helix, Hydrastis canadensis, Mercurius solubilis Hahnemanni, Nux vomica, Phosphor, Sulphur lotum, alle Fluor-Arzneien: Acidum fluoricum, Calcium fluoratum, Magnesium fluoratum, Natrium fluoratum.
- Gallenbeschwerden mit Ausstrahlung ins rechte Schulterblatt: Chelidonium majus.

143.8
Literatur

[1] Allen TF. Chionanthus. Encyclopedia of pure Materia Medica. Bd. 10. New York: Boericke & Tafel; 1874–1880: 463–464

[2] Anshutz EP. Chionanthus virginica. New, old and forgotten remedies. 2. Aufl. Philadelphia: Boericke & Tafel; 1917: 137–142

[3] Clarke JH. Chionanthus virginica. Dictionary of practical Materia Medica. Bd. 1. London: Homoeopathic Publishing Company; 1900–1902: 499–502

[4] Hughes R. Chionanthus. Cyclopaedia of Drug Pathogenesy. Bd. 4. London: Gould; 1886–1891: 547–549

[5] Kläger H. Chionanthus virginica L. – Eine große Hilfe bei Erkrankungen der Gallenwege und der Gallenblase. AHZ 1963; 208 (5): 295–301

[6] Kläger H. Chionanthus virginica L. bei Leber- und Galleerkrankungen. Allgemeine Homöopathische Zeitung 1967; 212 (7): 289–295

[7] Lawshe JZ. Proving of Chionanthus Virginica. North American Homoeopathic Journal 1883; 13 (4): 612–616

144 Cholesterinum – chol

lt.: Cholesterinum, syn.: Cholesterol, dt.: Cholesterin, engl.: cholesterine

144.1 Substanz

Mineralia – Organica – Aromatica – Cholesterol – $C_{27}H_{46}O$

Cholesterol ist ein polycyclischer Alkohol und biogenetisch die Vorstufe der Gallensäuren, der Steroide und des Cholesterolsufats. Als wichtiger Bestandteil der Plasmamembranen findet es sich in allen tierischen Zellen. In pflanzlichen Organismen dient es als Vorstufe von Phytosterolen, Steroidsapogeninen, Steroidalkaloiden und anderen Verbindungen. Bakterien enthalten kein Cholesterol. In niedergeschlagener Form findet sich die Verbindung in Gallensteinen.

Die Entdeckung in Gallensteinen erfolgte um 1770. Michel-Eugène Chevreul versuchte 1812 vergeblich, die Substanz zu verseifen und prägte ihren Namen, der sich vom griechischen chole = Galle und stereos = starr ableitet.

Ameke[178], der sich große Verdienste um den therapeutischen Gebrauch von tierischen Substanzen erworben hat, hat Cholesterin in die Homöopathie eingeführt.

Homöopathische Verwendung findet Cholesterol.

144.2 Pharmakologie und Toxikologie

Hauptbildungsort des Cholesterins ist die Leber, aber auch Nebennierenrinde, Haut, Darm, Testes und Aorta, wo die Substanz ausgehend vom Acethyl-CoA unter anderem über Mevalonsäure, Squalen und Lanosterol synthetisiert wird.

Die Homöostase des Cholesterins wird hauptsächlich über Sensoren auf Transkriptionsebene reguliert.

Der Transport des Cholesterins und seiner Ester im Blut erfolgt in Form von Lipoproteinen.

Cholesterin kann auch kovalent an Morphogene wie das Hedgehog-Protein gebunden sein. Deregulierte Hedgehoc-Signalwege können zu unkontrolliertem Zellwachstum führen.

144.3 Anwendung

Homöopathische Anwendung findet die Zubereitung bei Hepatopathien und Hypercholesterinämien (nach Kommission D).

Cholesterinum wurde von Ameke besonders in einem Buch über die Leberkrankheiten bei Leberkarzinom empfohlen. Auch von Burnett wird es gegen Leberkrankheiten, die wegen ihrer fehlenden Ansprechbarkeit auf andere Mittel den Verdacht auf eine bösartige Erkrankung der Leber erwecken, empfohlen.

Swan und Yingling [2] haben Cholesterinum, zu dessen Herstellung ein Gallenstein gebraucht wurde, bei Gallensteinleiden mit Kolik erfolgreich angewendet, wie auch Calculi biliares nicht selten als Isopathikum gebraucht werden.

144.4 Dosierung

Empfehlenswerte Dosis: 3. bis 6. Verreibung, höhere Potenzen.

144.5 Literatur

[1] Ameke W. Versuch zu einer Therapie auf der Grundlage der Chemie des Menschen. Zeitschrift des Berliner Vereines homoeopathischer Aerzte 1882; 1: 323

[2] Yingling WA. Cholesterinum. Medical advance 1908; 46 (1): 549–552

---

178 Dr. Wilhelm Ameke, 1847–1886, deutscher homöopathischer Arzt, führte unter anderem Urea, Xanthin, Acidum hippuricum, Allanthoin, Mucin, Neurin, Leucin, Cholesterin, Acidum lacticum in die Homöopathie ein.

145 Cicuta virosa – cic

lt.: Cicuta angustifolia, dt.: Giftiger Wasserschierling, engl.: water hemlock

145.1
Substanz

Plantae – Apiaceae (früher Umbelliferae, Doldengewächse) **– Cicuta virosa**

Bei der Pflanze handelt es sich um ein ausdauerndes, bis 1,5 m hohes Kraut mit Rhizom. Die bis zu 5 cm dicken aufrechten Stängel sind hohl, fein gerillt und kahl. Weiße Blütendolden. Meist steht sie direkt am Wasser wie in schlammigen Sümpfen, Mooren, Ufern und Gräben. Sie findet sich in Europa nördlich des 45. Grades nördlicher Breite, im östlichen und westlichen Sibirien, im Kaukasus, in Zentral- und Ostasien bis Japan, im nördlichen Kanada und Alaska. Die Sammlung erfolgt aus Wildvorkommen.

Homöopathische Verwendung findet der frische, kurz vor der Blütezeit gesammelte Wurzelstock mit den Nebenwurzeln.

145.2
Pharmakologie und Toxikologie

In allen Teilen der Pflanze finden sich C_{17}-Polyine. Diese sind Cicutoxin, Cicutol, Isocicutol und Falcarindiol, 2,3-Dihydrooenanthetol, Cicudiol und Isocicutoxin.

Das bitter schmeckende, giftige Cicutoxin hemmt den Elektronentransport in der Atmungskette und bei der Photosynthese. Es ist ein zentralangreifendes Krampfgift und erzeugt ähnlich wie das Picrotoxin in Menispermum cocculus heftige, klonische Krämpfe, die in späteren Stadien auch in tonische Krämpfe übergehen. Eine antileukämische Wirkung wurde nachgewiesen.

Als Hauptangriffspunkt ist die Medulla oblongata mit dem Atmungs- und Vasomotorenzentrum und den Vaguskernen anzusehen. Der erregenden Wirkung folgt schließlich Lähmung dieser lebenswichtigen Zentren; der Tod erfolgt durch zentrale Atemlähmung.

Bei Intoxikation kommt es zu Leibschmerzen, Übelkeit, Herzklopfen, Schwindel, Berauschung, taumelndem Gang, großer Hinfälligkeit bis zur Ohnmacht. Dann erfolgt plötzlich, meist unter lautem Aufschreien und Zusammenbrechen und unter gleichzeitigem Erbrechen der erste, meist auch gleich heftige Krampfanfall. Die Anfälle wiederholen sich etwa alle Viertelstunden und dauern 0,5 bis 2 Minuten. Sie treten spontan ohne Auslöser auf. Den heftigen klonischen Krämpfen folgen auch heftige tonische Krämpfe, wie Zähneknirschen, Trismus, Opisthotonus und Spasmen der Augenmuskeln. Der Blick ist vor sich hin gerichtet. Die Pupillen sind maximal erweitert und lichtstarr, Atmung röchelnd und aussetzend; vor dem Mund steht Schaum, die Schleimhäute sind zyanotisch infolge Anoxie. Unter mehrmaliger Wiederholung dieser Anfälle kann der Tod an Erstickung oder Atemlähmung eintreten.

Das geistige Verhalten bewegt sich zwischen Heiterkeit und Singen mit tanzenden Bewegungen und Traurigkeit und Menschenscheu. Der Patient ist abweisend und will von niemand etwas wissen. Er ist von Angst und Schreckhaftigkeit beherrscht, traurige Berichte greifen ihn sehr an. Das Bewusstsein ist eingeschränkt, er findet sich in seiner räumlichen Umgebung nicht mehr zurecht und kennt seine eigenen Angehörigen und Freunde nicht mehr.

145.3
Anwendung

Homöopathische Verwendung findet die Substanz bei putriden Dermatosen und Epilepsien (nach Kommission D).

Therapeutische Verwendung hat Cicuta virosa bei *meningealer Reizung*, bei welchen aus früherer Zeit Erfolge berichtet wurden, bei *Tetanie, Chorea minor* und *Epilepsie* in Verbindung mit *Helminthiasis* gefunden. Auch *Tetanus* wurde damit angegangen. Nach den homöopathischen Erfahrungen können auch Schreck und Berührung die Krämpfe auslösen. Nach den Krämpfen wird eine Gefühl-

145 – Cicuta virosa – cic

losigkeit des Körpers beobachtet. Auch der Schlund wird erfasst, sodass Schlucken unmöglich wird. Die Krämpfe bevorzugen das Gehirn und das verlängerte Mark und äußern sich besonders im Kopfgebiet.

Wenn durch *Commotio cerebri* Krämpfe der Glieder auftreten, so kann Cicuta virosa neben Hypericum perforatum in die Wahl kommen. Es fehlt jedoch zum Teil an neueren Bestätigungen dieser überlieferten Indikationen. Auch *Cholera* gilt aufgrund der mit Spasmen einhergehenden *Diarrhö* als ein Indikationsgebiet von Cicuta virosa. Die *Zephalgien* werden durch Blähungsabgang gebessert. Bei *Singultus* ist Cicuta virosa ebenfalls in die Wahl zu stellen.

Bei den Prüfungen ergaben sich *pustulöse Exantheme* am Gesicht und an den Händen, die gelegentlich therapeutisch ausgenützt wurden, zum Beispiel bei *Tinea barbae*.

145.4
Arzneimittelprüfung

Die erste Arzneimittelprüfung stammt von Hahnemann und seinen Schülern und findet sich in der *Reine Arzneimittellehre*, Bd. 6, S. 263. In der Hauptsache stammt unsere Kenntnis des Wasserschierlings von Vergiftungen.

145.5
Arzneimittelbild

Leitsymptome: Krampfartige Zuckungen und tonische Krämpfe aller Muskeln mit Tetanus, Trismus, Opisthotonus.

Epilepsieähnliche Krämpfe mit Schrei oder Singultus in der Aura.

Pustelausschlag an Gesicht und Händen.

☉ Berührung < und Erschütterung <. Gemütsbewegung <. Kälte <.

Geist und Gemüt: Heftige und lebhafte Delirien, singt, lacht, klagt und jammert; springt umher und tanzt wie betrunken. Niedergeschlagenheit und Angst; Verlust der Gedanken. Der Patient wird durch traurige Geschichten sehr angegriffen. Bewusstlosigkeit. Geringschätzung und Verachtung der Menschen, Menschenhass, zog sich in Einsamkeit zurück. Gemütsruhe, er war mit seiner Lage und sich selbst höchst zufrieden und sehr heiter (Heilwirkung). Schwindel und Taumeln. **Epileptische Anfälle mit Zwerchfellkrampf, Singultus, Schreien, Trismus, Gliederverzerrungen, Bewusstlosigkeit.**

Hyperventilationstetanie
Epilepsie
Tetanie
Chorea minor

Kopf: Rucken und Zucken des Kopfes. Kopf rückwärts gebeugt. Eingenommenheit.

Kopfschmerz: Drückende, ziehende Kopfschmerzen, besser durch Blähungsabgang und durch Aufrichten.

Augen: Pupillen zuerst verengt, dann erweitert und reaktionslos, stierer, auf einen Punkt gerichteter Blick. Überempfindlichkeit gegen Licht. Es scheint der Patientin, als ob die Gegenstände von einer Seite zur anderen schwanken wie ein Pendel oder sich nähern und wieder entfernen würden. Gegenstände werden schwarz und doppelt gesehen.

Nystagmus?
Akkommodationsstörung

Gesicht: Trismus. Kiefer verkrampft, Kieferknirschen.

Mund: Blutiger Schaum vor dem Mund bei Epilepsie.

Innerer Hals: Schlundkrampf, kann nicht schlucken.

Äußerer Hals: Krampf in den Halsmuskeln.

Magen:

Singultus

Abdomen: Auftreibung des Leibs. Heftige Kolikschmerzen.

Rektum und Stuhl: Durchfälliger Stuhl mit plötzlich einsetzendem heftigem Drang; nach dem Stuhl Tenesmus.

Blase: Häufiger Harndrang, der sofort nach der Entleerung zurückkehrt. Schießende Schmerzen in der Fossa navicularis. Der Harn geht unwillkürlich oder wird mit großer Kraft entleert oder zurückgehalten.

Geschlechtsorgane:
- männlich: Nächtliche Samenergüsse ohne erotische Gefühle.

Brust: Präkordialschmerzen. Beengung auf der Brust, sodass es kaum möglich ist, Atem zu holen.

Rücken: Der Nacken und Rücken ist rückwärts gebeugt wie ein Bogen.

Extremitäten: Gefühllosigkeit am ganzen Körper und an einzelnen Teilen (nach dem Krampfen). Krampfartige Verzerrung der Glieder. Krampfhaftes Zucken im Arm, dass der ganze Körper zuckt. Zucken und Zittern in den Gliedern. Krampfartige Verzerrungen des ganzen Körpers. **Tetanische Krämpfe ☉ bei Berührung und Erschütterung.** Muskulatur erschöpft und nicht leistungsfähig, mitunter auch gehobenes Kraftgefühl mit elastischen Bewegungen.

Frost und Frösteln: Frösteln und Kältegefühle am ganzen Körper; Verlangen nach dem Ofen. Hitze in der Brust, an Kopf und Gesicht. Hitze am ganzen Körper.

Haut: Pustulöser Ausschlag an Gesicht und Händen mit Brennen, später zusammenfließend.

Ekzem pustulös an Gesicht und Händen
Tinea barbae[179]

Allgemein: Puls schwach und langsam oder beschleunigt.

145.6 Dosierung

Als untere Grenze ist D 4 anzusehen. Jedoch sind höhere Potenzen, besonders bei zentralnervösen Störungen, vorzuziehen.

145.7 Vergleichsmittel

- Apiaceae: Aethusa cynapium, Asa foetida, Conium maculatum, Hydrocotyle asiatica, Oenanthe crocata, Petroselinum crispum, Phellandrinum aquaticum, Sumbulus moschatus, besonders bei
  - Zentralnervensystem: Conium maculatum, besonders Oenanthe crocata.
  - Spasmen der Verdauungsorgane: Aethusa cynapium, Asa foetida.
  - Harnorgane: Petroselinum crispum.
  - Haut: Hydrocotyle asiatica.
- Epilepsie: Strychninum purum, bekommt durch jeden äußeren Sinnesreiz einen Anfall.
  - Lokalisation peripheriebetont: Nux vomica, Strychninum purum.
- Tetanische Zustände: Cuprum metallicum, Strychninum nitricum, Strychninum phosphoricum, Zincum metallicum.
- Choreatische Bewegungen, berauschte Stimmung, Besserung durch Blähungsabgang: Agaricus muscarius.
- Gemüt ärgerlich aufbrausend, aggressiv: Nux vomica.
- Commotio cerebri: Conium maculatum, Hypericum perforatum.
- Bei Meningismus und Meningitis: Apis mellifica, Helleborus niger.

---

[179] Eine durch Dermatophyten ausgelöste follikuläre Mykose.

145.8
Literatur

[1] Allen TF. Cicuta virosa. Encyclopedia of pure Materia Medica. Bd. 3. New York: Boericke & Tafel; 1874–1880: 281–293

[2] Clarke JH. Cicuta virosa. Dictionary of practical Materia Medica. Bd. 1. London: Homoeopathic Publishing Company; 1900–1902: 512–517

[3] Hahnemann S. Cicuta virosa. In: Lucae C, Wischner M, Hrsg. Gesamte Arzneimittellehre. Stuttgart: Haug; 2007: 661–678

[4] Hughes R. Cicuta virosa. Cyclopaedia of Drug Pathogenesy. Bd. 2. London: Gould; 1886–1891: 216–223, 745–746

[5] Lembke J. Symptome von Tinctura Cicutae fortis. Allgemeine Homöopathische Zeitung 1855/56; 51: 109–110

146 Cimex lectularius – cimx

lt.: Cimex lectularius, dt.: Bettwanze, engl.: bedbug

146.1 Substanz

Animalia – Gymnocerata (Landwanzen) – **Cimex lectularius**

Die homöopathische Zubereitung erfolgt aus der lebenden Bettwanze.

146.2 Klinik

Die Cimicosis[180] ist eine ubiquitär vorkommende Ektoparasitose. Klinisch kommt es zu in Gruppen angeordneten Effloreszenzen wie Quaddeln, Papeln und Vesikeln, die stark jucken. Dies in Verbindung mit der geographischen Anamnese führt zur Diagnose.

146.3 Anwendung

Ein überliefertes Mittel gegen intermittierendes Fieber (Dioscorides).

Homöopathische Anwendung findet die Zubereitung bei Fieber, Rhinitis, Muskelsteifigkeit (nach Kommission D).

146.4 Arzneimittelprüfung

Stapf E: Archiv für die Homöopathische Heilkunst. Bd. 23. Weigl. Leipzig 1846.

Eine Arzneimittelprüfung wurde mit D 2 und D 3 an 3 Personen vorgenommen (1 Mann und 2 Prüfer weiblichen Geschlechts). Eine weitere Prüfung wurde von einem Mann mit der C 200 angestellt [2].

Dr. Brewster in Syrakus berichtet von einem Mann, der beim Versuch, ein störrisches Pferd zu zähmen, mehrere Meilen lang über einen holprigen Weg fuhr; er wurde am Gesäß und den Beinen arg gestoßen und verstaucht und war infolgedessen längere Zeit an das Zimmer gefesselt. Schließlich schien sich eine dauernde Kontraktur der Sehnen des Unterschenkels festgesetzt zu haben. Er gab dem Patienten eine Gabe von Jennichens 600. Potenz[181] von Cimex mit unmittelbarem Erfolg und Heilung [5].

146.5 Arzneimittelbild

Kopf: Kopf schwer und schmerzhaft. Auswärts pressender Kopfschmerz, zuerst am linken, dann am rechten Stirnhöcker. Stechender Schmerz am Os parietale, schlimmer durch Husten.

Nase: Flüssiger Schnupfen. Lästige Trockenheit der Nase.

Mund: Zunge schmutzig-weiß belegt. Gefühl wie verbrannt auf Zunge, Zahnfleisch und Gaumen.

Innerer Hals: Auftreten von reichlichem Schleim im Hals. Trinkt nur wegen Trockenheit des Halses, nicht infolge Durstes.

Magen: Saures Aufstoßen.

Abdomen: Schmerz in der Leber, wie wenn sie sich zu stark gebeugt hätte, auch beim Berühren und beim Husten. Kolik, besser nach Abgang von Blähungen.

Rektum und Stuhl: Stuhl wie kleine Nüsse.

---

180 Bettwanzenbefall.

181 Bei dem Jennichen'schen Potenzierungsverfahren liegt der Nachdruck auf den zahlreichen und sehr kräftigen Schüttelschlägen, wahrscheinlich mit Einglaspotenzen. Da Jennichen sein Verfahren nicht bekanntgegeben hat, sind sichere Angaben darüber nicht vorhanden.

Husten und Expektoration: Husten mit Würgen wie zum Erbrechen. Schweiß hervorrufend. Trockener Husten mit spannendem Schmerz auf der linken Seite der Luftröhre und des Rachens. Husten mit Erbrechen von saurem Schleim und von Speisen vom Tage zuvor.

Extremitäten: Schmerzen in Rücken, Lenden und Gliedern. **Jeder Versuch, die Arme und Beine zu strecken, ruft spannende Schmerzen in diesen Teilen hervor**, er leidet lieber Durst, als sich zu bewegen, um sich ein Getränk zu holen. Schmerzen in der rechten Schulter, über den ganzen Arm bis zu den Fingernägeln ziehend, wo es ein Gefühl des Einschlafens der Finger hervorruft.

Frost und Frösteln: Frieren zeitweise, gefolgt von trockener Hitze, dann von etwas Schweiß, mit Ängstlichkeit, fast ohne Durst, jedoch mit Verlangen zu trinken, da der Hals fast alle Tage trocken ist.

Schweiß: Übler, modriger Geruch des Schweißes.

Allgemein: Häufiges Gähnen, wie wenn er zu wenig geschlafen hätte, mit kaltem Gefühl, als wenn kalter Wind an die Knie bliese. – Die rechte Seite ist stärker betroffen.

146.6
Dosierung

D 6 und höhere Potenzen.

146.7
Vergleichsmittel

- Insekten-Arzneien: Apis mellifica, Cantharis, Coccinella septempunctata, Coccus cacti, Doryphora decemlineata.
- Gliederschmerzen, als wären die Sehnen zu kurz: Ammonium muriaticum, Causticum Hahnemanni, Guajacum officinale, Natrium muriaticum.

146.8
Literatur

[1] Allen TF. Cimex. Encyclopedia of pure Materia Medica. Bd. 3. New York: Boericke & Tafel; 1874–1880: 293–296

[2] Berridge EW. Provings. Cimex lectularius. New York Journal of Homoeopathy 1874; 2: 462

[3] Clarke JH. Cimex. Dictionary of practical Materia Medica. Bd. 1. London: Homoeopathic Publishing Company; 1900–1902: 517–519

[4] Feldmeier H. Wanzeninfestation (Cimicosis) – ungebetene Gäste im Bett – Serie Ektoparasitosen. Flug u Reisemed. 2007; 177–180, DOI: 10.1055/s-2008-1 038 298

[5] Nash EB, Wilbrand R. Leitsymptome in der homöopathischen Therapie. 2. Aufl. Stuttgart: Haug; 2009: 150

[6] Wahle W. Die gemeine Bettwanze (Cimex lectularius). Neues Archiv für die homöopathische Heilkunst 1846/48; 3 (1): 1–16

[7] Cimex lectularius. In: Gypser K, Waldecker A, Hrsg. Gesammelte Arzneimittelprüfungen aus Stapfs „Archiv für die homöopathische Heilkunst" (1822–1848). Bd. 1. Heidelberg: Haug; 1991–1994: 246–261

147 Cimicifuga racemosa – cimic

lt.: Actaea racemosa, syn.: Cimicifuga serpentaria, dt.: Traubensilberkerze, Schwarze Schlangenwurzel, Frauenwurzel, Wanzenkraut; engl.: black cohosh

147.1
Substanz

Plantae – Ranunculaceae (Hahnenfußgewächse) **– Actaea racemosa**

Actaea racemosa ist eine robuste Staude. Sie entwickelt aus dem dichten dunkelbraunen Rhizom bis zu 2 m hohe Stängel. Das Blattwerk ist groß, dreifach gefiedert, die eiförmig-länglichen Blättchen sind tief gezähnt. Am Ende der Stängel entsteht eine aufrecht stehende Blütentraube aus zahlreichen kleinen weißen Blüten. Der Blütenkelch ist vierblättrig, die kleinen Blütenblätter werden deutlich von den Staubgefäßen überragt. Nach der Blütezeit im Juli reifen aus dem Fruchtknoten Balgfrüchte[182] mit mehreren flachen Samen. Die Staude wächst in den USA und Kanada und wird in Europa als Gartenpflanze kultiviert.

Der in der Homöopathie angewandte Teil ist der frische Wurzelstock.

147.2
Pharmakologie und Toxikologie

Actaea racemosa enthält Cimicifugosid, das eine östrogenartige Wirkung über eine Modulation an Östrogenrezeptoren hat und so die LH-Ausschüttung im Hypophysenvorderlappen hemmt. Auch Östrogenrezeptoren im Knochen reagieren sensibel darauf und es zeigte sich im Tierversuch in sehr hohen Dosierungen ein positiver Einfluss auf die Knochendichte. Die Sorge, Östrogenrezeptor-positive Brustkrebszellen könnten durch Cimicifugosid stimuliert werden, bestätigt sich laut der aktuellen Studienlage nicht.

Vergiftungen mit der Pflanze scheinen nicht oft beobachtet worden zu sein. Lewin erwähnt, dass 12 g des Fluidextraktes Übelkeit, Erbrechen, heftiges Kopfweh, Schwindel, Angst, Gliederschmerzen, Rötung der Augen und Pulsschwäche hervorgerufen haben ([6]: 604). Bei äußerer Anwendung beobachtet man Hautreizung, ähnlich wie bei anderen Hahnenfußgewächsen.

147.3
Anwendung

Das Wirkungsgebiet umfasst nach den klinischen Erfahrungen hauptsächlich Erkrankungen, die mit Funktionsstörungen der weiblichen Geschlechtsorgane zusammenhängen. Schon den Ureinwohnern Nordamerikas waren die Heilwirkungen von Actaea racemosa bekannt, vor allem bei Frauenleiden sowie nach Schlangenbissen. Heute ist es ein anerkanntes Phytotherapeutikum bei klimakterischen Beschwerden.

Homöopathische Anwendung findet die Zubereitung bei rheumatischen und vertebragenen Myalgien, bei Krampfschmerzen des Herzens, des Magen-Darm-Kanals und der Gallenblase. Darüber wird sie bei Dysmenorrhö, Schwangerschafts- und klimakterischen Beschwerden eingesetzt. Bei Affektivitätsstörungen und Depression (nach Kommission D).

Nach Donner ist ein dankbarer Gegenstand der Behandlung der „arthralgisch-myalgisch-neuralgische Symptomenkomplex der Klimax und ähnlicher endokriner Zustände". Stiegele bestimmt Cimicifuga racemosa für das „gefährliche Alter und etwas darüber". Bergmann hat mit Erfolg bei der endokrinen Magersucht davon Gebrauch gemacht, während Donner und Stiegele das Mittel bei der beleibten Frau der Wechseljahre empfehlen. Neben **arthralgisch-myalgisch-neuralgischen Erscheinungen**, der *Anorexie* und den **klimakterischen Beschwerden** ist es zu schätzen bei *psychosomatischen Erkrankungen*, wie **psychogenen Kardiopathien**, allerlei **Psychopathien**, wie Platzangst und andere *Angstzustände, Erregungszustände, Depressionen*, ja selbst beim **schizophrenen Formenkreis**. Bei diesen oft schwer fassbaren Zuständen

---

182 Eine Fruchtform, bei der mehrere Samen von einer trockenen ledrigen Fruchthülle umgeben sind.

bewährt es sich oft in eindrucksvollster Weise, besonders wenn sie in das **Klimakterium** fallen.

Die Hauptwirkung entfaltet sich an den Geschlechtsorganen, wo man *atonische Hämorrhagien postpartum* sowie *Menorrhagien* mit Klumpenbildung findet. Auch die Verzögerung der Menses bis zu *Amenorrhö, Dysmenorrhö* und *Neuralgie* im Becken und an den Ovarien sowie *Descensus uteri* können von Cimicifuga racemosa beeinflusst werden.

Entzündliche Erkrankungen sind nicht das typische Einsatzgebiet von Cimicifuga racemosa.

Nach Donner kommt Cimicifuga racemosa zur Anwendung bei Migräneformen, die genital bedingt sind, also *Migränen*, die um die Menopause herum beginnen, Migräneformen, die im Anschluss an eine Geburt, eine Fehlgeburt oder nach Sistieren der Menses aus nicht physiologischen Gründen auftraten. Das Mittel wird gegenüber anderen, ebenfalls bei derartig bedingten *Migränen* in Frage kommenden Arzneien, wie etwa Lachesis muta, Sanguinaria canadensis und anderen, durch die speziellen Eigentümlichkeiten des Verlaufes der Cimicifuga-Migräne differenziert, die sich besonders in der Modalität des Besserwerdens der Schmerzen durch Wärmeanwendung äußern, besonders Warmeinhüllen des Kopfes, schlechter werden bei nasskalten Winden. Die Schmerzen strahlen in die Nackenmuskulatur aus, es besteht meist gleichzeitig eine Wetterempfindlichkeit der Nacken-, Rücken-, Schulter- und Kopfmuskulatur – Letztere oft verbunden mit Schmerzhaftigkeit der Kopfhaut beim Kämmen der Haare (nach Donner 1959).

147.4
Arzneimittelprüfung

(Bei der Mezger'schen Prüfung nach Ausscheidung von katarrhalischen Infekten keinerlei Symptome)

Unsere Kenntnis über das Mittel stützt sich fast mehr auf die praktische Erfahrung am Kranken als auf die Prüfung am Gesunden, die in den USA von verschiedenen Seiten an einer größeren Anzahl von Personen (darunter 13 Frauen) vorgenommen wurde und bezüglich der Regelbeschwerden und der sehr wichtigen Gemütssymptome verhältnismäßig unergiebig geblieben ist.

In den Jahren 1931 und 1932 sind von Donner 225 Patientinnen an Migräne mit Cimicifuga behandelt worden. Von diesen konnte er 145 über den Erfolg oder Misserfolg beobachten. Diese 145 verwertbaren Fälle hat er in folgende 3 Gruppen eingeteilt:
1. Kranke, die nur Cimicifuga racemosa erhielten,
2. solche, die Cimicifuga racemosa im täglichen oder wöchentlichen Wechsel mit Sepia succus einnahmen, und
3. diejenigen, welche Cimicifuga racemosa mit anderen Mitteln im Wechsel bekamen, meist Kranke, denen wegen der mitbestehenden rheumatischen Beschwerden in monatlichen Abständen Ameisensäure-Einspritzungen gegeben wurden und die dann in der Zwischenpause, gewöhnlich nach einer nach der jeweiligen Einspritzung dazwischengeschalteten 8-tägigen Arzneipause, Cimicifuga racemosa einnahmen.

Bei Gruppe 1, die nur Cimicifuga racemosa bekam, war Cimicifuga racemosa ohne Erfolg in 18,3%, mäßig erfolgreich in 13,3%, deutlich erfolgreich in 65%, von verblüffendem Erfolg in 3,3% der Fälle. Demnach war Cimicifuga racemosa in 18,3% der Fälle ohne Erfolg, in 81,7% mit Erfolg, davon in 68,3% mit sehr gutem Erfolg gegeben worden.

Cimicifuga racemosa im Wechsel mit Sepia succus war ohne Erfolg in 21%, mäßiger Erfolg in 16,6%, guter Erfolg in 62,4% der Fälle. Es wurde also bei diesen Fällen, die – wie die Mitverordnung von Sepia succus zeigt – neben Cimicifuga-Symptomen noch über sonstige, für Sepia succus sprechende klimakterische Beschwerden klagten, in 79% eine Besserung erzielt. Cimicifuga racemosa im Wechsel mit anderen Mitteln – meist Ameisensäure – war erfolglos in 22%, von mäßigem Erfolg in 17%, von gutem Erfolg in 58,6%, verblüffend in 2,4% der Fälle. Bei dieser Gruppe sind 78% erfolgreich behandelt worden.

Eine Ergänzung der alten AMP hat die Symptomatik erfahren durch eine AMP vom Verfasser im Jahre 1951 bis 1953 an 17 Personen. Davon waren 14 weiblichen Geschlechts (13 Ärztinnen und 1 Arztfrau) und 3 Ärzte. Sie hatten keine Kenntnis des Arzneistoffes und wurden auch einer Placebokontrolle unterworfen. Verwendet wurde hauptsächlich D 12 bei 10 Prüfern, 5-mal wurde

D 3 ausgegeben, 2 Prüfer nahmen die Tinktur. Die Dauer der Prüfstoffeinnahme betrug im Durchschnitt 21 Tage, wobei zu berücksichtigen ist, dass 3 Prüfer die Prüfung wegen der Heftigkeit der rscheinungen die Prüfung nur 5 Tage lang durchführten. Es konnte eine weitgehende Übereinstimmung mit den bisherigen Erfahrungen festgestellt werden. Besonders die Beziehung zum weiblichen Genitale wurde gesichert. Die psychogene Ruhelosigkeit und Neigung zu depressiver Verstimmung hat sich bestätigt. Die rheumatischen Beschwerden (neuralgisch-myalgisch-arthralgische Symptomatik) haben sich ebenfalls herausgehoben, die Sensationen am Herzen wurden ebenfalls berichtet. Dagegen wurden keine Symptome an den Atmungsorganen gewonnen. Neu haben sich auf das Gallensystem zu beziehende Symptome von krampfartigem Charakter und Ausstrahlung in den Rücken und rechten Brustkorb ergeben. Als einzigartige Beobachtung wurde ein Flimmerskotom im Auge bemerkt. Als mehrfach beobachtete Modalität hat sich das Bedürfnis nach frischer Luft und Besserung durch Bewegung im Freien gezeigt. Bei dieser Prüfung konnte nicht festgestellt werden, dass die D 12 weniger stark gewirkt hätte als die stofflich stärkeren Gaben.

Bei dieser Prüfung wurden an den Atmungsorganen keine Symptome gefunden, nachdem alle eindeutigen katarrhalischen Infekte, wie sie auch in den Placebophasen sich in mindestens gleichem Maße gezeigt hatten, ausgeschieden worden waren. Es muss also mit der Möglichkeit gerechnet werden, dass die katarrhalischen Beschwerden der Atmungsorgane, wie sie von den früheren Prüfungen berichtet wurden, ebenfalls durch katarrhalische Infekte zustande gekommen sind. Tatsächlich wurde in unserer Literatur seither nirgends darauf hingewiesen, dass die Prüfer im Falle solcher interkurrenter Erkrankungen auszuscheiden seien.

147.5
Konstitution

Cimicifuga racemosa ist für das weibliche Geschlecht von kaum geringerer Bedeutung als Pulsatilla pratensis, Aristolochia clematis und Sepia succus, setzt sich aber im ganzen Typ deutlich von den drei Mitteln ab. Die äußere Erscheinung zeigt öfters Fettleibigkeit. Fernerhin (nach Charette) Blässe des Gesichts, livide Farbe mit blassen Lippen und Bindehäuten und tief-bläulichen Ringen um die Augen und (nach Bergmann) Magersucht. Besonders hervorzuheben aber ist das Gefühl der **Angst, geisteskrank zu werden, und die verzweifelte Sorge, nicht mehr gesund zu werden**. Typisch ist die immer wiederholte Frage: „Werde ich auch sicher wieder gesund?", welche an den Arzt gerichtet wird. Diese Frauen weisen nicht selten intersexuelle Züge auf und sind zu ihrem sexuellen Leben problematisch eingestellt.

147.6
Arzneimittelbild

Die mit (M) gekennzeichneten Symptome stammen aus der AMP von J. Mezger

Leitsymptome: ⊙ **hormonelle Dysregulation, besonders im Klimakterium.**

Voller Angst und Besorgnis. Stille Bedrücktheit. ⊙ **Verzweifelt daran, wieder gesund zu werden, oder fürchtet, geisteskrank zu werden.**

⊙ **Gefäßspasmen, wie Migräne, Herzneurose und Angina pectoris.**

Große Erregung des Nervensystems, Ruhelosigkeit mit Bewegungsdrang.

Große Schwäche und Zittern, Lähmigkeit, allgemeine Zerschlagenheit und Wehtun.

Zahlreiche Schmerzen in Kopf und Nacken sowie Schlaflosigkeit infolge depressiver Gedanken.

⊙ **Häufiger Wechsel der Beschwerden, sowohl der psychischen wie der körperlichen.** Neuralgische und rheumatische Schmerzen im ganzen Körper mit großer Empfindlichkeit gegen Kälte und Besserung durch Warmeinhüllen. Kreuz schwach, überempfindlich und schmerzhaft.

⊙ **Verschlimmerung der Unterleibsbeschwerden während der Menses oder vor derselben, Besserung der Neuralgien und rheumatischen Symptome bei der Menses.** Jede Erregung <. Kälte <, durch nasskaltes Wetter <. Überwiegen der linksseitigen Wirkung (auch Rechtsseitigkeit wird beobachtet).

Depression
Psychose puerperal
Psychosen klimaterisch

147 – Cimicifuga racemosa – cimic

Geist und Gemüt: Kümmernis und Niedergeschlagenheit mit Seufzen. Angstgefühl. Depression bis zum Lebensüberdruss, mit innerer Unruhe und Unentschlossenheit.

Verzweifelte Stimmung, rennt in den Wald, um sich auszuheulen. Fängt in Gegenwart eines Bekannten an zu weinen. Alles ist so traurig (bei einer Prüferin mit anlagemäßig vorhandener Neigung zu depressiver Verstimmung).

⊙ **Voll Verzweiflung und Angst, nicht mehr gesund zu werden, dabei körperlich sehr unruhig und geschwätzig, springt von einem Gegenstand zum anderen.** ⊙ **Fürchtet, geisteskrank zu werden, da die Patientin ihre geistige Verwirrung empfindet.** ⊙ **Todesfurcht, Furcht vor allem.**

Sehr ausgelassen, übermütig, enthemmt, man hält sie nach zwei Gläsern Wein für beschwipst.

Schwindel: Drehschwindel, nachts im Bett auftretend, besser an der frischen Luft (M).

Kopf: Völle und Eingenommenheit mit Schmerz auf dem Scheitel.

Kopfschmerz: Kopfschmerz und Neuralgie im cervico-occipitalen Bereich.

Ständiger Schmerz an verschiedenen Stellen des Kopfes, besonders am Hinterkopf, schlimmer im Freien und durch Kälte.

Schmerz über der linken Augenbraue. Schmerz über dem rechten Auge und der rechten Stirne zum Hinterkopf, von dumpfer Art (M).

Regelmäßig wiederkehrende, linksseitige migräneartige Kopfschmerzen auf der linken Kopfseite, mit starker depressiver Verstimmung.

⊙ **Gefühl, als ob die Schädeldecke sich öffne und schließe, als ob der Schädel wegfliegen wolle.** Schießende Schmerzen im Kopf.

Von innen nach außen drängender Schmerz im Kopf, Gefühl, als wäre nicht genügend Raum im Kopf.

Stirnkopfschmerz auf der linken Seite, mit Verlangen nach frischer Luft, dabei aber Frieren.

Migräneartige Kopfschmerzen, seit langer Zeit bestehend, sind verschwunden (bei einer Frau; M).

Migräne
Neuralgie

Augen: Gefühl in den Augen wie geschwollen. Heftiger Schmerz in den Augäpfeln. Völle und Kongestion in den Augäpfeln. Schwarze Punkte vor den Augen. Auftreten eines kleinen Flimmerskotoms im rechten Auge, 15 bis 20 min lang. Eine Viertelstunde später dieselbe Erscheinung noch einmal (M).

Flimmerskotom

Nase: Flüssiger Schnupfen oder reichlicher, grünlicher oder leicht blutiger Schnupfen mit großer Empfindlichkeit gegen Kälte. Schnupfen mit trockenem Hals, in die Bronchien hinabziehend.

Gesicht: Gesichtsschmerzen. Gesicht erhitzt. Austrittspunkt des N. trigeminus druckempfindlich (M).

Ziliarneuralgie

Mund: Bläschen an der Innenseite der Unterlippe (bei 2 Prüfern) (M), bei einem Prüfer ein Geschwür an dieser Stelle. Mund trocken. Dicker Schleim sammelt sich an den Zähnen an. Zungenwurzel und Schlund geschwollen.

Zähne: Schmerzen im Wurzelbereich der Zähne.

Innerer Hals: Trockenheit im Rachen. Rauheit im Hals, Schlucken erschwert. Entzündung des Zäpfchens und des Gaumens. Wundheit und Trockenheit im Schlund beim Schlucken,

Magen: Appetitlosigkeit und Brechreiz. Schwäche und Leeregefühl im Magen. Gefühl, als ob man zu viel gegessen hätte. Schmerz und Hitzegefühl im Magen, gefolgt von Aufstoßen, welches bessert.

Sofort nach dem Essen starke krampfartige, manchmal bohrende Schmerzen in der Magengegend, die mehrere Stunden andauerten und durch Wärmeanwendung besser wurden (M).

Periodisch auftretende Kolik, mit Neigung, sich vornüberzubeugen, besser nach Stuhlgang (M). Blähsucht (M).

Gastropathie

Abdomen: Abends häufig Schmerzen von versetzten Blähungen und regelmäßig Abgang von vermehrten Blähungen (M). Starke Schmerzen unter dem rechten Rippenbogen in der Gallenblasengegend, in den Rücken ausstrahlend, besonders nach dem Essen und beim Gehen auftretend (M).

Am letzten Tage der Menses tritt mit D 3 ein brennender Schmerz in der Lebergallenblasengegend, in den rechten Brustkorb ausstrahlend, auf. Der Schmerz setzt sich bei der anschließenden Prüfung mit D 12 fort und strahlt zur Mitte des medialen Schulterblattrandes aus. Die Schmerzen treten ungefähr 3- bis 5-mal täglich auf, in den Zwischenpausen nur angedeutet. Frisches Brot und Kohl rufen die Schmerzen hervor bzw. verschlimmern sie. Abends von 20 bis 22 Uhr treten die Schmerzen besonders stark auf. Verschlimmerung durch Liegen auf der rechten Seite, durch Druck mit der Hand, durch Gürteldruck, durch Fahren in der Straßenbahn. Besserung besonders durch Bewegung in der frischen Luft, durch Hintenüberbeugen und durch trockene Wärme (M).

Enteropathie
Cholezystopathie

Rektum und Stuhl: Neigung zu Durchfall. Durchfall abwechselnd mit Verstopfung. Stuhl bleistiftartig, glänzend, gelegentlich frustraner Drang (M). Der Stuhl wird hellgelb, am nächsten Tag gesellt sich eine außerordentlich starke Diurese hinzu (M). Der Stuhl klebt wie Lehm am After, dazwischen auch harter Stuhl mit Hämorrhoidenblutung (M).

Blase: Leichte Diurese, Harn übelriechend (M). Der Stuhl wird hellgelb, am nächsten Tag stellt sich eine außerordentlich starke Diurese hinzu.

Urin: Leicht getrübt, stärker gefärbt, schärfer riechend, zeitweise mit Ziegelmehlsediment. In kurzen Abständen Entleerung von reichlichem, wasserklarem Urin (M).

Geschlechtsorgane:
- **weiblich: Herabdrängende Schmerzen während der Menses. Hin- und herziehende Schmerzen** im Rücken und den Hüften während der Menses, sodass sie sich niederlegen musste. Am 2. Tag der Prüfung mit D 12 Brennen und Stechen besonders in der rechten Eierstockgegend (ähnlich dem sonst gewohnten Mittelschmerz am Tag der Ovulation). Am 4. Tag zeigte sich eine sonst völlig ungewohnte Leukorrhö von rötlicher Beschaffenheit, der sie an zu früh kommende Menses denken lässt, was sich aber nicht bestätigt. Am 8. Tag dunkelgelbe Leukorrhö und spannende, stechende Schmerzen in der Brust. Nach 8-tägiger Leukorrhö ist endlich die Menses eingetreten. Alle Beschwerden klingen ab. Am 16. und den folgenden Tagen wehenartige Schmerzen, an- und abschwellend, unklar, ob es sich um das Ovar oder die Niere handelt. In der Nachbeobachtung, die sich über 10 Wochen erstreckt, ist eine anhaltende Wirkung auf die Menses auffällig. Es handelt sich um eine **gefärbte Leukorrhö 8 Tage, später 3 Tage vor den Menses** und um eine Abkürzung der Menses von früher 8 Tagen auf 4 Tage. Auch der Zyklus, der früher 26 bis 28 Tage betrug, zeigte Tendenz auf Verkürzung auf 25 Tage, während die Ovulation verzögert ist von früher 11 Tagen auf 14 Tage. Menses sehr schwach. Die nächste Menses in der Nachbeobachtung 5 Tage zu früh (M). Bei der Menses wandernde Schmerzen im Rücken und rund um die Hüften, alle Morgen, Blutung verstärkt. Menses sehr schwach, die nächste Menses unter Placebo 5 Tage zu früh (M). Unterdrückung der Menses. Menorrhagie. **Starke Uterusblutung während der Schwangerschaft** (M). Während der Menses sehr stark herabdrängende Schmerzen (M). Leukorrhö von rötlicher Beschaffenheit, später dunkelgelb, prämenstruell (M). Verstärkung einer Trichomonadenleukorrhö, gelbgrün, läuft morgens die Beine herab. Die Leukorrhö hat noch mehrere Wochen in dieser Weise angehalten (M). Eine schon vorher vorhandene Leukorrhö verstärkt sich, dünnflüssig, gelbgrün, etwas bräunlich, übelriechend (M).

Leukorrhö
Dysmenorrhö
Menorrhagie
Hämorrhagie atonisch
Folgen von unterdrückter Menses
Descensus uteri
Krampfwehen

- **männlich:** Schmerz und Empfindlichkeit in den Hoden und Samensträngen.

Sprache und Stimme: Heiserkeit.

Husten und Expektoration: Harter trockener Husten, lästig und quälend, bei Tag und bei Nacht, schlimmer beim Sprechen. Husten mit stechenden lanzinierenden Schmerzen in der Brust.

Brust: Herzbeschwerden in Verbindung mit hormoneller Dysregulation. **Unruhe und Druckgefühl in der Herzgegend, besser durch Umhergehen in der frischen Luft.** Wärme, Ruhe und Sitzen verschlimmern (M).
Anfälle von Herzklopfen, Puls verlangsamt und schwach oder beschleunigt. Puls unregelmäßig. Herzschlag setzt jeden 3. oder 4. Schlag aus. Schmerzen in der Herzgegend, ⊙ **in den linken Arm ausstrahlend.** ⊙ **Fesselnder Schmerz, der linke Arm ist wie an den Körper gebunden.** Anfälle von Herzklopfen mit Kollaps.
Herzstechen nachts, heftiger Drehschwindel im Bett, Herzstechen mit Schwindel, besser durch Druck. Anhaltendes Druckgefühl in der Herzgegend mit Beklemmung und Stechen. Unruhe und Druckgefühl in der Herzgegend, vor allem abends im Bett, mit erschwertem Einschlafen (M).

Kardiopathie psychogen
Angina pectoris

Rücken: Nacken und Rücken wie steif und verkrampft. Ziehender Schmerz an den drei oberen Dornfortsätzen der Brustwirbel. Druck und Schmerz in der Lenden- und Kreuzbeingegend. Linksseitige Interkostalneuralgie, besser durch Druck und Wärme der Hände (M).

Zervikalsyndrom

Extremitäten: Neuralgischer Schmerz, ziehend und stechend oberhalb des rechten Schultergelenks. Erinnert sie an Schmerz bei Herpes zoster (M).
Längs des Ischiasnerven von der Mitte des Oberschenkels zur dorsalen und volaren Seite des Fußes, stechend und Druckschmerzen (M).

Zittern der Finger beim Schreiben. Zittern der Glieder, sodass er kaum arbeiten kann. **Große Ruhelosigkeit, muss ständig umhergehen.**
Wandernde Schmerzen in allen Muskeln, Gelenken und Nerven. Erschöpfung des ganzen Körpers und Müdigkeit. Steifheit des ganzen Körpers. **Krampfartige Schmerzen in den Muskeln**, mit Lähmigkeit und Parästhesien. Nachts **Wadenkrämpfe.**
⊙ **Schmerzen scharf, schießend, reißend, wie elektrische Schläge.** ⊙ **Schmerzen an den Stellen, auf denen der Patient liegt.**

Myalgie
Arthropathie klimakterisch
Neuralgie
Neuritis

Schlaf: Schlaf sehr schlecht und unruhig. ⊙ **Kann wegen quälend depressiver Gedanken nicht einschlafen.** Der Schlaf, der bei einer Schwangeren für 2 Stunden unterbrochen war, hielt mit D 12 ununterbrochen bis zum Morgen an. Sie ist auch innerlich ruhiger und weniger ängstlich (M). Schlaflosigkeit depressiver Frauen.

Insomnie

Haut: Hyperallergie der Haut beim Darüberstreichen (M). Einzelne Pusteln. Hormonell bedingte Adipositas oder Anorexie.

Allgemein: Nervöses Schaudern am Oberkörper und der Rückenpartie.
Zittern am ganzen Körper. So schwach und zittrig, dass er unfähig ist, auszugehen oder zu studieren.
Allgemeine Ruhelosigkeit; will sich bewegen, weiß aber nicht, wohin er gehen oder was er tun soll. Hastiges Umhergehen im Zimmer, kann nicht still sitzen. Wandertrieb. Großes Gefühl von Mattigkeit und Erschöpfung, wie nach Überanstrengung.
Während der Menses sind die Unterleibsbeschwerden schlimmer, die übrigen Beschwerden treten in diesen Tagen zurück.

Die linke Seite ist stärker ergriffen (bei einer Prüferin der Mezger'schen Prüfung ist die rechte Seite stärker befallen).

147.7
Dosierung

Die Tinktur besitzt ⅓ Arzneigehalt. 3 Tropfen der Tinktur mit 7 Tropfen Alkohol ergeben also die D 1. Die Dosierungsempfehlungen bewegen sich zwischen D 2 und D 30 und noch höher. Je erregter der Kranke ist, um so mehr wird man zu höheren Verdünnungen greifen, zum Beispiel bei schlaflosen Patienten und bei Herzneurose, während bei den depressiven, apathischen Patienten Stiegele demgemäß D 3 empfiehlt. Bei erregten Patienten hat es sich mir in D 6 bis D 30 bewährt. Bei atonischen Blutungen post partum empfiehlt Bergmann 10 Tropfen der Tinktur, bei Wehenschwäche während der Geburt D 1 in häufigen Gaben bis zum Eintritt des Erfolgs, bei drohendem Abort D 4. Bei Stoffwechselstörungen (hypophysäre Kachexie) geben Donner ebenso wie Bergmann D 3. Bei atonischen Blutungen stellt es Bergmann direkt in Parallele zum Hypophysenextrakt nach Indikation und Dosierung.

147.8
Vergleichsmittel

- Ranunculaceae: Aconitum napellus, Actaea spicata, Adonis vernalis, Clematis erecta, Helleborus niger, Hydrastis canadensis, Paeonia officinalis, Pulsatilla pratensis, Ranunculus bulbosus, Ranunculus sceleratus, Staphysagria.
- Menorrhagie aktiv: Cinnamonum verum, Erigeron canadensis, Ipecacuanha, Millefolium, Sabina officinalis.
- Menorrhagie massiv, dunkel: Bovista, Crocus sativus, Hydrastis canadensis, Kreosotum, Platinum metallicum, Secale cornutum, Senecio aureus.
- Menorrhagie hellrot: Erigeron canadensis, Ipecacuanha, Millefolium, Trillium pendulum, Sabina.
- Menorrhagie: Caulophyllum, Secale cornutum.
- Menorrhagie mit Depression: Platinum metallicum.
- Depressionszustände in der Menopause oder Menarche: Conium maculatum, Pulsatilla pratensis, Sepia succus.
- Puerperale Manie: Platinum metallicum.
- Migräne im Klimakterium: Sepia succus.
- Ruhelosigkeit und Todesfurcht: Aconitum napellus.
- Erkrankungen des rheumatoiden Formenkreises und Neuralgie zephal, bei Einsetzen der Menses > : Aristolochia clematis, Pulsatilla pratensis.

147.9
Literatur

[1] Allen TF. Cimicifuga. Encyclopedia of pure Materia Medica. Bd. 3. 10. Aufl. New York: Boericke & Tafel; 1874–1880: 296–307, 468–469

[2] Donner F. Arzneiversuche mit Cimicifuga (225 Fälle). Allgemeine Homöopathische Zeitung 1933; 181: 406–425

[3] Donner F. Zwölf Vorlesungen über Homöopathie. 2. Aufl. Berlin, Tübingen, Saulgau: Haug; 1949: 72–74

[4] Hale EM. Cimicifuga racemosa. (Black cohosh). New Remedies. Bd. 1. 5. Aufl. Philadelphia: Boericke & Tafel; 1897: 200–209

[5] Hughes R. Cimicifuga. Cyclopaedia of Drug Pathogenesy. Bd. 2. London: Gould; 1886–1891: 223–234

[6] Lewin L. Actaea spicata L. Gifte und Vergiftungen. Lehrbuch der Toxikologie. 6. Aufl. Heidelberg: Haug; 1992: 604

[7] Mezger J. Über eine neue Arzneiprüfung von Cimicifuga racemosa. Allgemeine Homöopathische Zeitung 1971; 216 (4): 145–156

[8] Schnabel P. Eine Arzneimittelprüfung von Cimicifuga. Zeitschrift für Klassische Homöopathie 1958; 2 (4): 191–196

148 Cina maritima – cina

lt.: Artemisia cina, dt.: Wurmsamen, engl.: wormseed

148.1 Substanz

Plantae – Asteraceae (früher Compositae; Korbblütengewächse) **– Artemisia cina**

Es handelt sich um eine krautige bis strauchige Pflanze von bis zu 60 cm Höhe, die braungrüne Blütenstände ausbildet. Heimisch ist die Pflanze ursprünglich in den kirgisischen und asiatischen Steppengebieten.

Homöopathische Verwendung finden die getrockneten, kurz vor der Blüte gesammelten Blütenköpfe, nicht die Samen.

148.2 Pharmakologie und Toxikologie

Hauptinhaltstoffe sind die für die Gattung Artemisia typischen Sequiterpenalkaloide, hier vor allem das α-Santonin. Daneben finden sich ätherische Öle wie Cineol-, Thujon- und Camphen-Derivate, sowie Flavonoide in glycosilierter Form wie Apigenin, Quercetin und Campherol oder in ihrer lipophilen methylierten Form. Tierexperimentell führt Santonin zu einer Absenkung der Körpertemperatur.

Schwere Intoxikationen können auftreten bei Zufuhr von täglich 0,06 g Santonin. Sie können sich in renalen Irritationen, gastrointestinalen Beschwerden, Benommenheit und epileptiformen Krämpfen, Mydriasis, Xanthopsie[183] äußern. Zunächst beobachtet man Violettsehen, das später in Gelbsehen übergeht. Jedoch können auch alle anderen Farben vorgetäuscht werden. Blindheit kann für mehrere Wochen und sogar Monate hervorgerufen werden. Die Pupillen sind stark erweitert. Rollen der Augen und Krämpfe der Gesichtsmuskulatur sowie klonische und tonische Konvulsionen aller Skelettmuskeln können auftreten unter tiefer Bewusstlosigkeit. Die Augen sind krampfhaft verdreht oder nach oben gerollt. Bei den Krämpfen fällt das stoßweise Strecken des Rumpfes auf. Am Kinn wird Trismus, im Nacken Opisthotonus beobachtet.

Bei anderen Personen wird durch Santonin eine motorische Unruhe mit ständigem Umhergehen im Zimmer hervorgerufen. Halluzinationen des Geruchs, seltener des Geschmacks oder des Gefühls, sind eine häufige Erscheinung, ferner Delirien und Koma.

Am Magen-Darm-Kanal gehören Speichelfluss, Ulzerationen im Mund, Übelkeit, Erbrechen, Durchfall, Gelbsucht zu den beobachteten Erscheinungen.

An der Blase und Harnröhre treten Brennen, Harndrang und Blasenkrämpfe, die sich alle 5 Minuten wiederholen, auf. Die Schädigung der Nieren zeigt sich in Albuminurie und Zylindrurie. Der Urin nimmt eine auffallend gelbe Farbe an.

Hale berichtet über 30 Fälle von Santoninvergiftung, wobei beobachtet wurde: Gelbsehen bei allen 30, Violettsehen bei 19, Übelkeit und Erbrechen bei 14, Schwindel, Mattigkeit, Schwäche bei 9, Gesichtshalluzinationen bei 8, Halluzinationen des Geruches bei 6, Halluzinationen des Geschmacks bei 5, abnorme Gefühle und Schmerzen am Kopf bei 8, Herabsetzung des Pulses bei 2 [5].

148.3 Anwendung

Medizinische Anwendung fand das in Reinform bereits ab 1830 verfügbare Santonin bei Helminthiasis, vor allem der Ascaridose. Diese Indikation ist heute obsolet.

Homöopathische Verwendung findet die Zubereitung bei Fieberanfällen, Helminthiasis, Krampfneigung, Affektivitätsstörungen bei Kindern (nach Kommission D).

Cina maritima ahmt in geradezu vollendeter Form die geläufigsten Folgen einer *Helminthiasis* nach: Juckreiz und Bohren in der Nase, krank-

---

183 Gelbsehen.

hafter Hunger, krampfartige Leibschmerzen und Husten. Es werden durch Cina maritima nicht nur die Beschwerden beseitigt, sondern die Askariden werden häufig abgetrieben. Bei Bandwürmern dürfte eine besondere Kur nicht zu umgehen sein. Weiterhin wird Cina maritima bei **spasmophilen Zuständen**, bei *Pertussis* und dergleichen verwendet.

148.4
Konstitution

Affektlabile spasmophile Personen, meist Frauen und Kinder, mit sehr reizbarem Nervensystem und launischem Gemüt, wechselndem Appetit, Zähneknirschen im Schlaf und Neigung zu Krämpfen, mit Schreien und heftigen Zuckungen der Glieder. Seelisch gleichen sie wegen der Übellaunigkeit weithin Chamomilla recutita. Doch wollen die Chamomilla-Kinder aufgenommen werden, wenn sie schreien. Das Cina-Kind lässt sich im Zustand seiner Erregung nicht herumtragen oder führen; jedoch wollen sie manchmal umgekehrt auch immer getragen und auf den Arm genommen werden. Die Krämpfe sind meist als Reflex von Störungen der Bauchorgane aufzufassen, ohne dass Würmer vorhanden zu sein brauchen. Nach Borland ist eine Reizung der Nase charakteristisch, sie wird rot und juckt, das Kind greift an sie (auch ohne dass Würmer vorhanden sind). Ein gähnendes, seine Nase reibendes Kind ist nach diesem Pädiater stets ein Cina-Kind. Rollen des Kopfes und Reiben des Kopfes am Kissen, auch Schielen der Augen nach innen weisen bei Verdauungsstörungen auf Cina maritima hin.

148.5
Arzneimittelbild

Leitsymptome: Eigensinnige und launische Kinder.

Krämpfe an allen Gliedern, als Begleiterscheinung von Störungen der Bauchorgane ⊙ **und von Würmern**. Krampfhafte Zuckungen der Glieder und im Gesicht.

Gelbsichtigkeit und Augenschwäche, weite Pupillen.

Bohren in der Nase oder ⊙ **Reiben der Nase und häufiges Gähnen**. Krampf- und Keuchhusten bei großer Reizbarkeit und motorischer Unruhe.

Starker Hunger kurz nach der Mahlzeit. Reichlicher Harnabgang.

Nachts <. ⊙ **Schreck <, durch Aufregung <**. Berührung < und Druck <. Liegen >.

Ruhelosigkeit bei Nacht. Wirft sich von einem Platz zum andern aus Unbehagen. Zittern des Körpers und Krämpfe an Kopf und Gliedern. Schmerzendes Gefühl beim Bewegen der Glieder und beim Berühren.

Geist und Gemüt: Große Angst und Bangigkeit. Weinerlichkeit und Klagen. **Kind weint jämmerlich, wenn man es anfassen oder führen will**, und lässt sich weder durch Zureden noch durch Liebkosungen beruhigen. Sehr launisch, begehrt vieles und stößt es zurück, wenn man es ihm bringt; ⊙ **stößt nach der Wärterin.** ⊙ **Eigensinnige und störrische Kinder, die nicht getragen und nicht berührt werden wollen.** Jedoch auch: ⊙ **Kinder sind nur zu beruhigen, wenn sie auf den Arm genommen und umhergetragen werden.** ⊙ **Nach jeder Erregung fallen die Kinder in Krämpfe.** Gleichgültigkeit gegen Angenehmes wie gegen Unangenehmes. Epileptiforme Krämpfe ohne Verlust des Bewusstseins.

Sinnestäuschungen, Geruchs- und Geschmackshalluzinationen. **Motorische Unruhe, läuft beständig im Zimmer umher.**

⊙ **Auffahren aus dem Schlaf mit Schreck, zittert und sieht Gestalten.**

Affektivitätsstörung

Schwindel: Schwindel und Schwarzwerden vor den Augen beim Aufrichten. **Ohnmachtsanwandlungen beim Aufstehen**, alles besser beim Niederliegen.

Kopf: ⊙ **Rollen des Kopfes.**

Kopfschmerz: Kopfschmerz, der sich durch Lesen und Nachdenken vermehrt, durch Bücken vermindert. Vielerlei Kopfschmerzen in allen Teilen.

Zephalgie durch Anstrengung der Augen

148 – Cina maritima – cina

Augen: Die Gegenstände werden in unrichtigen Farben gesehen, vor allem in gelb, zuvor in violett. **Pupillen erweitert.** Monatelang anhaltende Erblindung. Krämpfe der Augenmuskeln, krampfartiges Verdrehen und Rollen der Augen. ☉ **Schielen und Akkommodationsstörungen.**

Visusminderung
Akkommodationsstörungen
Neuritis optica

Nase: Neigung, mit dem Finger in der Nase zu bohren ☉ oder die Nase zu reiben.

Gesicht: Weiß und bläulich um den Mund. Gesicht bleich und kalt. Ringe um die Augen. Gesichtsschmerzen, besonders in der Gegend der Jochbeine und Kiefer. ☉ **Die Kinder gähnen häufig, als wollten sie sich den Kiefer ausrenken.**

Mund: Speichelfluss. ☉ **Zunge meist rein.**

Zähne: ☉ **Zähneknirschen im Schlaf.**

Innerer Hals: Unvermögen, Flüssiges zu schlucken infolge eines lähmungsartigen Zustandes der Schlundmuskeln.

Magen: Übelkeit und Erbrechen, **Heißhunger nach der Mahlzeit.** ☉ **Nach dem Erbrechen Gefühl von Leere und Hunger.** ☉ **Hunger wechselt mit Appetitlosigkeit.**

Abdomen: Stechen und Schneiden im Bauch, viel Kollern im Leib. ☉ **Reflexkrämpfe von den Bauchorganen ausgehend, mit tiefer Bewusstlosigkeit.**

Helminthiasis

Rektum und Stuhl: (Wollüstiges Jucken am After, das zum Kratzen nötigt[184].)

Blase: Schwierigkeit, Urin zu lassen trotz starken Dranges. Blasenkrampf in Absätzen wiederkehrend; Harnverhaltungen. Reichlicher Harnabgang mit häufigem Harndrang.

Enuresis nocturna

Urin: Harn trübt sich beim Stehen. Harn hat auffallend gelbe Farbe.

Husten und Expektoration: Hustenreiz unter dem Sternum **durch tiefes Atemholen.** Morgens heftiger Husten infolge angestauten Schleims. Husten anfallsweise, heiserer Husten, krampfartig wie von Federstaub. Nach dem Husten wird das Kind blass, ist ängstlich, wimmert und lässt **in der Luftröhre ein glucksendes Geräusch hören. Krampfartiger Husten, vor demselben ist das Kind starr und bewusstlos.** ☉ **Husten ausgelöst durch Schreck.**

Pseudokrupp
Pertussis

Brust: Beklemmungsgefühl auf der Brust beim Atmen.

Extremitäten: Verdrehung und klonische Zuckungen aller Glieder, krampfartiges Zucken der Gesichtsmuskeln; Anfälle krampfartiger Streckung; rheumatoide Schmerzen in Armen und Gliedern, durch Bewegung teils gebessert, teils unverändert.

Schlaf: ☉ **Kinder können nur auf dem Bauch schlafen, oder sie schlafen auf Hände und Füße gestützt.**
Schläfrig den ganzen Tag, mit häufigem Gähnen. Erwachen nachts unter jämmerlichem Weinen, Stöhnen und Schluchzen mit unruhigen Bewegungen.

Frost und Frösteln: Schaudern und Frieren. Beim Gähnen Zittern des Körpers und Schauderempfindung.

Fieber: Fieberhitze.

Allgemein: ☉ **Häufiges krampfhaftes Gähnen.**

---

[184] Hahnemann hat dieses Symptom eingeklammert, da die Möglichkeit nicht auszuschließen war, dass es durch eine andere Ursache hervorgerufen wurde.

148.6
Dosierung

D 4 bis D 12. Hochpotenzen. Gegen Askariden D 2 bis D 6, längere Zeit geben.

Viele ältere Homöopathen haben bei Helminthiasis konstitutionell wirkende Mittel gegeben, die entweder durch den Grundtypus angezeigt waren (zum Beispiel Sulphur lotum, Calcium carbonicum, Phosphorus) oder sich durch die Reaktion des Kranken auf die Helminthen empfahlen. Zu den Letzteren gehörte neben Cuprum metallicum auch Cina maritima, das dann in niederen, mittleren oder höheren Verdünnungen gereicht wurde. Dieses Vorgehen empfiehlt sich auch heute noch bei häufigen Rückfällen der Verwurmung, wo man also eine Disposition des Darmes annehmen muss.

148.7
Vergleichsmittel

- Asteraceae: Abrotanum, Absinthium, Arctium lappa, Arnica montana, Bellis perennis, Calendula officinalis, Carduus marianus, Chamomilla recutita, Echinacea angustifolia, Erigeron canadensis, Eupatorium perfoliatum, Eupatorium purpureum, Gnaphalium polycephalum, Grindelia robusta, Lactuca virosa, Millefolium, Senecio aureus, Senecio fuchsii, Siegesbeckia orientalis, Solidago virgaurea, Taraxacum officinale, Tussilago petasites, Wyethia helenoides.
- Kinder kommen nur zur Ruhe, wenn man sie auf dem Arm trägt: Carcinosinum, Chamomilla recutita, Borax veneta.
- Kinder wollen nicht haben, dass man sie ansieht oder mit ihnen spricht oder sie berührt: Antimonium crudum.
- Leerer Magen nach dem Essen und Hunger: Mandragora officinarum.
- Helminthiasis: Artemisia vulgaris, Spigelia anthelmia, Sulphur lotum (Afterjucken).
- Kopfrollen der Kinder: Agaricus muscarius, Belladonna, Helleborus niger, Hyoscyamus niger, Stramonium, Zincum metallicum.
- Krämpfe und Zuckungen: Cuprum metallicum, Zincum metallicum.
- Husten mit gurgelndem Geräusch in der Luftröhre: Cuprum metallicum.
- Jucken an der Nasenspitze: Cobaltum nitricum, Conium maculatum, Lycopodium clavatum, Sulphur lotum.
- Gelbsehen: Digitalis purpurea.

148.8
Kasuistik

148.8.1 Nachts schreiender Säugling mit Enteropathie

Ein 3 Monate alter Säugling in gutem Ernährungszustand wird mir in die Sprechstunde gebracht, weil er die ganzen Nächte ohne Unterbrechung schreie, wenn er nicht herumgetragen werde. Die Stühle sind durchfällig. Das Kind befindet sich schon seit der Geburt in diesem Zustand und war ständig homöopathisch behandelt worden. Natürlich hat es Chamomilla recutita bekommen, damit sei jedoch keine Besserung festzustellen gewesen. Auf Cuprum metallicum habe sich der Zustand insofern gebessert, als das Kind weniger Zuckungen im Schlaf bekommen habe. Auch Sulpur lotum hatte versagt, das wegen des Durchfalles verschrieben worden war.

Die Mutter, welche das Kind noch ganz stillte, befand sich in einem Zustand von nervöser Überreizung, da sie keine Nacht schlafen konnte. Nur am Wochenende konnte sie von ihrem Gatten abgelöst werden. Sie litt unter Hämorrhoiden und an einer Dyspepsie. Sie erhielt von mir Magnesium carbonicum D 12, in der Hoffnung, dass auch die Enteropathie des Säuglings und sein Erregungszustand dadurch gebessert würde. Nach 2 Wochen war wohl bei der Mutter eine Besserung eingetreten, jedoch in keiner Hinsicht bei dem Säugling. Das Kind brüllte fast ununterbrochen, wobei es den Bauch mächtig vorwölbte. Sobald man es auf den Arm nahm, auch beim Autofahren, beruhigte es sich. Nach dem Versagen von Chamomilla konnte nur noch Cina maritima in Frage kommen. Es erhielt einige Globuli Cina maritima C 200. Nach 2 Tagen verzweifelter Anruf der Mutter, es sei mit dem Jungen nicht auszuhalten; ob sie ihm nicht ein Beruhigungsmittel, das ihr die Nachbarin empfohlen habe, geben dürfe. Dies wurde von mir entschieden widerraten. Darauf hörte ich nichts mehr von dem Kind. Erst nach 14 Tagen kam die Mutter mit dem Kleinen und berichtete, gleich in der folgenden Nacht nach dem Anruf habe das Kind gut geschlafen, und so sei es auch geblieben. Der Stuhl sei auch besser, aber doch noch durchfällig. Dieser kam mit Antimonium crudum, das wegen des noch teilweise vorhandenen verdrießlichen und weinerlichen Verhaltens gegeben wurde, in Ordnung. (Beobachtung des Verfassers)

148.9
Literatur

[1] Allen TF. Cina. Encyclopedia of pure Materia Medica. Bd. 3, 10. New York: Boericke & Tafel; 1874–1880: 307–316, 469–470

[2] Bethmann. Aus der Praxis. Cina-Krankheit. Archiv für die Homöopathische Heilkunst 1837; 16 (2): 106–108

[3] Clarke JH. Cina. Dictionary of practical Materia Medica. Bd. 1. London: Homoeopathic Publishing Company; 1900–1902: 520–524

[4] Hahnemann S. Cina. In: Lucae C, Wischner M, Hrsg. Gesamte Arzneimittellehre. Stuttgart: Haug; 2007: 669–679

[5] Hale EM. Santonine. New Remedies, Bd. 1. 5. Aufl. Philadelphia: Boericke & Tafel; 1897: 567–573

[6] Hughes R. Cina. Cyclopaedia of Drug Pathogenesy. Bd. 2. London: Gould; 1886–1891: 234–236

[7] Noack A. Erscheinungen von einer starken Cina-Gabe. Hygea 1842; 16 (1): 81–82

149 Cinnabaris – cinnb

lt.: Cinnabaris, Hydragyrum sulphuratum rubrum, dt.: rotes Quecksilber(II)-sulfid, Zinnober, engl.: red sulfide of mercury

149.1 Substanz

Mineralia – Anorganica – Composita – 12. Gruppe[185] – rotes Quecksilber(II)-sulfid – β-HgS

Quecksilber(II)-sulfid kommt in der Natur in drei Erscheinungsformen vor. Einer roten, auch Cinnabarit oder Zinnober genannt, dem β-HgS, bei der die Substanz trigonal-trapezoedisch kristallisiert ist. Während Quecksilbermohr (Aethiops mineralis) oder auch Metacinnabarit, α-HgS, ein schwarzes Pulver, aus vielen kleinen kubischen Kristallen besteht und Hypercinnabarit aus γ-HgS besteht. Rotes Quecksilber(II)-sulfid ist ein kräftig rotes geruchsloses Pulver und hat einen Quecksilberanteil von 86,2 %. Es ist in Wasser praktisch unlöslich. Seine Strichfarbe ist ein kräftiges Rot. Cinnabarit ist das technisch wichtigste Quecksilbererzmineral.

Die homöopathische Zubereitung wird aus dem natürlich vorkommenden Mineral Cinnabarit mit einem mindestens 90 %igen Gehalt an HgS hergestellt.

149.2 Anwendung

Homöopathische Anwendung findet die Substanz bei Konjunktivitis, Sinusitis, Urethritis, Balanitis und Verrucae (nach Kommission D).

Der Zinnober ist ein bewährtes Mittel bei **Sinusitis**, *subakut und chronisch*. Er bringt die vertrocknete Absonderung wieder in Gang, beseitigt dadurch die Kopfschmerzen und kann auch zur völligen Ausheilung führen. Auch bei alter **Syphilis** mit Kondylomen und feurigroten Ulzera hat er sich bewährt. Joh. Bergmann schreibt: „Als das Hauptmittel bei Lues I und Lues II halte ich Cinnabaris D 3. Davon ist 3-mal täglich die Menge einer Bohne einzunehmen, bis das Auftreten des bekannten Leitsymptoms ‚Druck an der Nasenwurzel' die Sättigung des Organismus anzeigt. Die Vorzüge dieser Behandlung sind gute Verträglichkeit, rasche Behebung der Ansteckungsfähigkeit und eine langsame und nachhaltige Beeinflussung der Wassermann'schen Reaktion[186]. Die von mir behandelten Kranken hatten es nicht nötig, Mundspülungen mit Kalium bichromicum D 2, 1 Tablette auf 1 Glas Wasser, zu machen, was sich bei den übrigen Quecksilbersalzen sehr empfiehlt. Gelegentlich kann in den ersten Tagen wegen nächtlicher Stirnkopfschmerzen Apis D 3 nötig sein." Trotz solcher Empfehlungen wird man die gründlichere Behandlung der Syphilis mit Antibiotika vorziehen.

Weitere Indikationen lassen sich von Fall zu Fall aus der Kenntnis der Wirkung der beiden Komponenten Quecksilber und Schwefelwasserstoff entwickeln. Quecksilber gewinnt in diesem Sulfid eine Vertiefung der Wirkung hauptsächlich bei chronischen Prozessen. Man wird es da bevorzugen, wo es sich um verschleppte oder chronische Mercur-Fälle handelt. So wird es zum Beispiel bei chronischen Entzündungen des Auges wie *Iritis* und *Keratitis*, auch auf chronischer Grundlage gerne verwendet.

149.3 Dosierung

D 3 bis D 12 in Verreibung.

---

185 Zink-Gruppe.

186 Veraltetes serodiagnostisches Nachweisverfahren der Syphilis auf der Basis einer Komplement-Bindungsreaktion, entwickelt von August Paul von Wassermann (1866–1925).

149.4
Vergleichsmittel

- Quecksilber-Arzneien: Aethiops antimonialis, Aethiops mineralis, Mercurius chromicus oxydulatus, Mercurius cyanatus, Mercurius dulcis, Mercurius iodatus flavus, Mercurius iodatus ruber, Mercurius solubilis Hahnemanni, Mercurius sublimatus corrosivus, Mercurius vivus.
- 12. Gruppe Periodensystem der Elemente: Aethiops antimonialis, Aethiops mineralis, Cadmium metallicum, Cadmium sulphuricum, Mercurius iodatus flavus, Mercurius iodatus ruber, Mercurius dulcis, Mercurius chromicus oxydulatus, Mercurius solubilis Hahnemanni, Mercurius sublimatus corrosivus, Mercurius vivus, Zincum metallicum, Zincum aceticum, Zincum cyanatum, Zincum oxydatum, Zincum phosphoricum, Zincum picrinicum, Zincum sulphuricum, Zincum valerianicum.

149.5
Literatur

[1] Allen TF. Cinnabaris. Encyclopedia of pure Materia Medica. Bd. 3. New York: Boericke & Tafel; 1874–1880: 323–333

[2] Clarke JH. Cinnabaris. Dictionary of practical Materia Medica. Bd. 1. London: Homoeopathic Publishing Company; 1900–1902: 526–529

[3] Hahnemann S. Cinnabaris. In: Lucae C, Wischner M, Hrsg. Gesamte Arzneimittellehre. Bd. 2. Stuttgart: Haug; 2007: 1238–1239

[4] Hughes R. Cinnabar. Cyclopaedia of Drug Pathogenesy. Bd. 3. London: Gould; 1886–1891: 281–293

150 Cistus canadensis – cist

lt.: Helianthemum canadense, dt.: Ziströschen, Frostkraut, engl.: rock rose

150.1 Substanz

Plantae – Cistaceae (Zistrosengewächse) – **Helianthemum canadense**

Cistus canadensis ist in Nordamerika heimisch. Sein einheimischer Name ist Frostkraut, da an der Wurzel an frostigen Morgen Eiskristalle beobachtet werden, auch wenn an anderen Pflanzen Tautropfen zu sehen sind.

Homöopathische Verwendung finden die frischen, zur Blütezeit gesammelten, oberirdischen Teile.

150.2 Pharmakologie und Toxikologie

Enthält verschiedene Polyphenole und antioxidativ wirkende Inhaltsstoffe. In-vitro-Untersuchungen haben eine antivirale Wirksamkeit ergeben.

150.3 Anwendung

Volksmedizinische Anwendung findet Cistus canadensis in Nordamerika als Tee bei Adenopathien und skorbutischen Zuständen, bei chronischen Hautulzera und Ekzemen.

Homöopathische Anwendung findet die Zubereitung bei juckendem Ekzem, Lymphadenitis, Mastitis, Erkrankungen der Atemwege (nach Kommission D).

Es soll in einem Fall, als es als Tee gegen die Folgen von Scharlach getrunken wurde, eine Verhärtung der linken Brust hervorgerufen haben, die wegen krebsähnlichem Aussehen operiert wurde (Lippe). Bei *Parodontose* hat es befriedigende Erfolge erbracht.

Führend ist durchweg die **außerordentliche Kälteempfindlichkeit**.

Besonders bewährt bei Schleimhautabsonderungen des Pharynx sowie collaren Lymphknotenschwellungen. Tiefgreifendes Mittel bei chronisch erhöhter Infektanfälligkeit. Wird empfohlen bei Drüsenverhärtungen und indolenten Ulcera.

150.4 Arzneimittelprüfung

(Herings Monographien, Philadelphia 1860).

Die Prüfung ist von Hering vorgenommen worden. Das von Hering aufgestellte Arzneimittelbild enthält offenbar sehr viele geheilte Symptome und klinische Erfahrungen, die nicht mit Zuverlässigkeit von den Prüfungssymptomen getrennt werden können. Es musste daher auf die Bezeichnung der klinischen Symptome, die sicher einen sehr beträchtlichen Anteil ausmachen, verzichtet werden.

150.5 Arzneimittelbild

Leitsymptome: Kältegefühl in Mund, Kehlkopf und Luftröhre, Magen und Darm.

Kälte und Zugluft ist unerträglich, große Infektneigung.

Jede Aufregung und jeder Ärger vermehrt die Beschwerden stark.

Besserung der Halsbeschwerden durch Essen und Trinken.

Verschlimmerung des Hustens und der Halsbeschwerden durch jede Erregung.

Kopf: Kopfschmerz in der Stirn, nachdem er lang auf das Essen warten musste, mit Besserung nach dem Essen.

Ohren: Geschwulst des inneren und äußeren Ohres, bis zur Wange sich erstreckend. Laufende Ohren.

150 – Cistus canadensis – cist

> *Infektneigung*
> *Adenopathie nasopharyngeal*

Nase: Entzündung und schmerzhafte Geschwulst der Nase.

Gesicht: Gefühl, als würden die Gesichtsmuskeln schief gezogen. Wärme und Hitzeempfindung in den Gesichtsknochen. Fliegende Gesichtshitze.
Schwellung der Parotis,

Mund: Zahnfleisch geschwollen, sich von den Zähnen ablösend und leicht blutend, eitrig. Böse Zunge, sie scheint wie wund. Trockenheit des Mundes und des Gaumens.
Kältegefühl auf der Zunge, der Atem ruft im Mund, in der Nase und im Kehlkopf ein Gefühl von Kälte hervor; viel Speichel im Hals, der ebenfalls kalt ist.

> *Parodontose*

Innerer Hals: Im Hals zeitweises Jucken, stets Trockenheitsgefühl und Hitze. Unerträgliches Gefühl beim Schlingen des Speichels, um die Trockenheit zu erleichtern. Ansammlung zähen Schleims im Hals und schwieriger Auswurf desselben.
Gefühl, als wäre Sand im Hals. **Besserung der Halsschmerzen nach dem Essen und Trinken. Schmerz beim Einatmen von frischer Luft. Stechen im Hals, das zum Husten reizt bei jeder Gemütsbewegung.**

Äußerer Hals: Lymphdrüsen am Hals geschwollen.

Magen: Kältegefühl im Magen vor und nach dem Essen, kaltes Aufstoßen. Stiche im Magen.

Abdomen: Auftreiben des Leibes, Abgang von reichlichen Blähungen.

Rektum und Stuhl: Stühle durchfällig, hellgelb, auch nach Früchten und nach Kaffee.

Larynx und Trachea: Schmerzen im Kehlkopf.

Husten und Expektoration: Husten, vom Stechen im Hals erregt. Atem übelriechend, Schweratmen und Angst, erleichtert durch frische Luft. Vollheitsgefühl in der Brust. ⊙ **Gefühl, als ob die Atemluft eiskalt in die Brust hinabströme.**

Brust: Die linke Mamma ist nach dem Gebrauch von Cistus-Tee krebsähnlich verhärtet (wurde operiert).

Extremitäten: Schmerz in allen Gelenken. Ziehen in allen Gelenken, besonders in den Fingern und Knien.

Frost und Frösteln: Kälte gefolgt von Hitze. Kältegefühl im Hals alle Tage, Kälte in der Nase, im Bauch. Im warmen Raum wird die Haut feucht, gleichzeitig ist die Stirn nicht nur äußerlich kühl, sondern es ist auch ein Gefühl von innerer Kälte vorhanden.

Haut: Vesikuläre Exantheme wie Herpes zoster. Jucken der Haut und Ameisenlaufen.

150.6 Dosierung

Niedere Potenzen (D 2 bis D 6) bis zu Hochpotenzen. Hering hat meist C 1, aber auch C 15 und C 30 angegeben.

150.7 Vergleichsmittel

- Lymphadenopathie: Acidum fluoricum, Barium carbonicum, Bromum, Calcium carbonicum, Carbo animalis, Hepar sulphuris, Iodum, Hedera helix, Magnesium fluoricum.
- Lymphadenopathie hart: Carbo vegetabilis, Conium maculatum, Szirrhinum, Teucrium marum.
- Pharyngitis: Antimonium tartaricum, Fluor-Arzneien, Iod-Arzneien, Kalium bichromicum, Luffa operculata.
- Halsschmerz, Schlucken >: Cuprum metallicum (Kalttrinken), Spongia tosta.

150.8 Literatur

[1] Allen TF. Cistus canadensis. Encyclopedia of pure Materia Medica. Bd. 3. New York: Boericke & Tafel; 1874–1880: 333–336

[2] Bude JH. Prüfung des Cistus canadensis L. Allgemeine Homöopathische Zeitung 1866; 72 (1,2,3,5): 2–3, 9–11, 17–19, 33–35

[3] Clarke JH. Cistus canadensis. Dictionary of practical Materia Medica. Bd. 1. London: The Homoeopathic Publishing Company; 1900–1902: 530–532

[4] Hale EM. Cistus canadensis. (Rock-Rose.). New Remedies. Bd. 1. 5. Aufl. Philadelphia: Boericke & Tafel; 1897: 209–213

[5] Hering C. New proving of the following remedies. Cistus canadensis. Philadelphia: Tafel; 1866: 1–14

151 Clematis erecta – clem

lt.: Clematis erecta, dt.: Aufrechte Waldrebe, engl.: upright virgin's bower

151.1 Substanz

Plantae – Ranunculaceae (Hahnenfußgewächse) **– Clematis erecta**

Es handelt sich um eine 50 bis 100 cm hohe, ausdauernde, nicht kletternde Pflanze mit gegenständigen Laubblättern, die meist endständige, scheindoldige Blütenstände ausbildet. Ihre Blütezeit ist von Juni bis August. Man findet sie in Europa und im gemäßigten Asien.

Homöopathische Verwendung finden die Stängel mit Blättern und Blüten.

151.2 Pharmakologie und Toxikologie

Wie bei allen Hahnenfußgewächsen findet sich bei Clematis erecta Anemonin, das Dimer des wasserdampfflüchtigen, leicht polymerisierbaren Proto-Anemonins, aus dem es beim Trocknen gebildet wird. Beide Substanzen haben eine antibakterielle, antipyretische, sedative, insektizide Wirkung gegen Drosophila melanogaster. Proto-Anemonin ist stark schleimhautreizend und verursacht Blasenbildung bis zu Geschwüren mit schlechter Heilungsneigung.

Exkurs: Zooanemonin findet sich in der Muschel Arca noae und in Anemonia sulcata, der Seeanemone.

151.3 Anwendung

Homöopathische Anwendung findet die Substanz bei Hautausschlägen, Lymphdrüsenschwellungen, Blepharitis, Konjunktivitis, Zystits, Urethritis, Orchitis und Mastitis (nach Kommission D).

Clematis recta ist eine deutliche organotrope Beziehung zu sämtlichen Schleimhäuten mit entzündlicher Reizung derselben eigen. Die Lymphdrüsen, soweit sie fühlbar sind, erweisen sich als empfindlich und geschwollen. Diese Affinität tritt bei der von Hahnemann und der österreichischen Prüfergesellschaft vorgenommenen Prüfung eindrucksvoll hervor. Es bestehen *entzündliche Dermatosen*, mit Bildung von schlechtheilenden *Papeln*, *Vesikeln* und *Pusteln*. Die Brustdrüsen sind bei den wenigen weiblichen Prüfern voller und schwerer als gewöhnlich, bei gesteigerter Schmerzempfindlichkeit, eine *Mastodynie*. Besonders muss noch die Beziehung zu den Harnwegen, *Urethritis*, und den Geschlechtsorganen hervorgehoben werden. Es wird ein Brennen und Stechen in der Harnröhre, auch eine schleimige Absonderung angegeben. Der Harn passiert mit unterbrochenem Strahl, wie wenn die Harnröhre zusammengeschnürt wäre. Die Hoden sind geschwollen und schmerzhaft wie bei einer *Orchitis*. Die Schmerzen dehnen sich auf die Samenstränge aus. Bei den Frauen erscheint die **Menses verstärkt** und zu **früh**. Im Gebiet der Glieder und peripheren Nerven kommt es zu *Neuritis* und rheumatischen Schmerzen.

Gegenüber der botanisch verwandten Pulsatilla pratensis fällt auch eine große Ähnlichkeit der Wirkung auf, die sich fast auf das ganze Arzneimittelbild erstreckt. Die Beziehung zur Haut, ebenso zum ganzen Drüsensystem und zum Lymphsystem ist offenbar noch wesentlich stärker als bei der Kuhschelle. An den weiblichen Organen ist eine Anschwellung der Brustdrüsen zu beobachten, auch die Menses ist verändert, teils zu früh und zu stark, teils zu früh und zu schwach. Dieses Ergebnis ist im Hinblick auf die geringe Anzahl der weiblichen Prüfer bemerkenswert. Am Venensystem wurde das stärkere Heraustreten von *Varizen* bemerkt. Dies führte dazu, dass Clematis erecta bei der Behandlung von Varizen, besonders solchen, die mit einem *Stauungsdermatitis* verbunden waren, häufig verwendet wurde und sich dabei einen festen Platz erobert hat. Auch gegen heftig juckende, pustulöse und *sezernierende Dermatosen* wird Clematis erecta gern gebraucht.

Im Übrigen wurde Clematis erecta besonders bei der Behandlung von entzündlichen Erkrankungen der männlichen Geschlechtsorgane (*Orchitis, Prostatitis, Urethritis, Neuralgie* der *Funiculi spermatici*) verwendet.

Die Modalitäten, zum Beispiel Besserung durch Bewegung im Freien, stimmen mit denen von Pulsatilla pratensis überein.

Clematis erecta wird gebraucht, wenn nach der erzwungenen Heilung von *Unterschenkelulzera* oder Suppression eines *Harnröhrensekretes* innere chronische Krankheiten auftreten.

151.4 Arzneimittelbild

Leitsymptome: Organotrope Beziehung zu der Haut, den Schleimhäuten, den Lymphdrüsen, den Brustdrüsen, der Harnröhre, den Hoden, mit entzündlicher Reizung derselben.

Empfindlichkeit gegen Kälte und kalte Luft und Verschlimmerung dadurch. Verschlimmerung (der Haut) durch Waschen. Gliederschmerzen, Bewegung <, aber Bewegung in frischer Luft >. ☉ **Bettwärme <**. Schweiß > (Kopfschmerz).

Die Hautnerven werden sehr empfindlich gegen kühle Temperatur und gegen Reiben durch die Kleider.

Geist und Gemüt: Heiterkeit und Lust zu geistiger Arbeit, mit reichlichem Schwitzen, nach 1 Stunde gefolgt von Erschöpfung, mit einer gewissen Angst und geistiger Depression, gereizter Stimmung und Erregung über Dinge, die ihn sonst gleichgültig lassen, und Schwinden jeder Lust für geistige Arbeit.

Furcht vor drohendem Unglück. Reizbar, ärgerlich, geht jedermann aus dem Wege, meidet die ihm sonst angenehmen Beschäftigungen, Furcht vor dem Alleinsein, lebensüberdrüssig, voll von Gedanken an den Tod, mit Angst, dass der Tod bald eintrete, mit Verlangen jedoch nach der Ruhe des Todes; auf diese Stimmung folgte Angst, Weinen und Heimweh, zuletzt Ausbruch von Tränen mit meist heftigem Zittern des ganzen Körpers.

Entschieden erhöhte geistige Aktivität, später Abneigung gegen geistige Arbeit mit geistiger Erschöpfung. Verwirrung des Kopfes.

Schwindel: Schwindel beim Bewegen des Kopfes, beim Neigen des Kopfes vorwärts oder rückwärts. Schwindel, kann den Kopf kaum aufrecht halten, muss ihn nach vorwärts oder nach rückwärts hängen.

Kopf: Kopf dick und schwindelig, wie nach einem Gelage. Gefühl, als ob das Schädelinnere zu klein wäre für das Gehirn.

Kopfschmerz: Kopfschmerz mit Schwindel, schlimmer beim Schließen der Augen, besser am offenen Fenster, besser mit dem Ausbruch von allgemeinem Schweiß. Kopfschmerz mit Schwindel und Übelkeit, plötzlich verschwindend mit dem Ausbruch von reichlichem Schweiß am ganzen Körper. Schmerzen in allen Teilen des Kopfes, besonders morgens. Schmerzen in den Schädelknochen. Kopfschmerz durch die gewohnte Zigarre. Kann nicht lesen und schreiben infolge Wüten und Schlagen im Kopf.

Augen: Entzündliche Reizung der Bindehäute und der Lider.

Gesicht: Schwellung der Submandibulardrüsen.

Mund: Speichelabsonderung im Mund vermehrt, mit Blut gemischt.

Zähne: Zahnschmerzen besser durch Einziehen **von kalter Luft** und durch Trinken von kaltem Wasser.

Innerer Hals: Brennen, Röte, Bildung von Vesikeln und Aphthen im Hals. Rauheit und Stechen beim Schlucken.

Äußerer Hals: Schilddrüse stark angeschwollen.

Abdomen: Reizung des Magen-Darm-Kanals.

Rektum und Stuhl: Durchfall oder Verstopfung. Hämorrhoiden.

Blase: Brennen und Stechen in der Harnröhre mit häufigem Harndrang. Schleimiger Ausfluss aus der Harnröhre. **Der Harn passiert langsam und in dünnem Strahl. Kann die Blase nicht auf einmal**

entleeren, der Harnstrahl ist unterbrochen durch **Spasmus** und fließt trotz Anstrengung erst wieder nach einer Weile.

> *Urethritis akut und subakut*
> *Harnröhrenstriktur drohend*

Prostata: Vorübergehender, stechender **Schmerz in der Prostata.**

> *Prostatitis*

Harnröhre: ☉ **Die Harnröhre fühlt sich an wie ein harter Strang** (Voisin).

Urin: Urin übelriechend oder nach Veilchen riechend.

Geschlechtsorgane:
- weiblich: Menses zu früh und zu stark. Menses 8 Tage früher und stärker als gewöhnlich, oder 10 Tage zu früh, aber nur 2 Tage dauernd, am 2. Tag mit Krämpfen im Bauch unterhalb des Nabels.
- männlich: **Hoden geschwollen und empfindlich gegen Druck, schmerzhaft. Schmerzen in den Samensträngen.** Schwellung der rechten Seite des Scrotums, welches dicker ist und weit herabhängt (Varikozele? [Der Verfasser]). **Vorübergehender, stechender Schmerz in der Prostata.** Heftige Erektionen mit Abneigung oder Angst vor Koitus, selbst bei vorhandener Erektion.

> *Orchitis*
> *Epididymitis*
> *Neuralgie Funiculi spermatici*

Larynx und Trachea: Unangenehme Trockenheit und Brennen längs der Luftröhre, verschlimmert bei Bewegung und im Freien, unerträglich beim Rauchen.

Atmung: Kurzatmigkeit bei geringer Anstrengung.

Husten und Expektoration: Sehr heftiges Husten, bellend, beim gewohnten Tabakrauchen, mit Brennen unter dem Brustbein.

Brust: Brustdrüsen schwerer und voller als gewöhnlich, schmerzhaft.

> *Mammatumor entzündlich*

Extremitäten: Rheumatische und neuralgische Schmerzen in den Muskeln, Gelenken und Nerven, mit Besserung durch Bewegung und häufigem Wandern dieser Schmerzen.

Ausbildung von sehr zahlreichen, prominenten und dicht anastomosierenden Venen, zwischen welchen eine Anzahl von Varizen bemerkt wird. Sichtbares Hervortreten der Venen an beiden Unterschenkeln. Neuralgien.

> *Varikosis*
> *Ulcus cruris*
> *Erkrankungen des rheumatischen Formenkreises*
> *Neuralgie*

Schlaf: Große Müdigkeit, auch nach dem Schlaf. Schläfrigkeit, dass er morgens nicht aufstehen kann. Unwiderstehliche Schläfrigkeit tagsüber, nach dem Essen.

Kann trotz großer Müdigkeit nicht einschlafen. Schlaf durch unruhige und ängstliche Träume gestört. Unerquicklicher Schlaf.

Frost und Frösteln: Sowohl Frösteln und Schaudern bei leichter Bekleidung als auch Hitzegefühle, mit reichlicher Schweißbildung.

Haut: Feiner stechender Schmerz in den Händen sobald sie mit Wasser gewaschen werden. **Prickeln und Stechen der Haut. Pickel, Bläschen und Pusteln mit heftigem Juckreiz.** Juckende Krusten auf der Kopfhaut.

> *Dermatose vesikulös pustulös*
> *Erythema exsudativum multiforme*
> *Herpes zoster*

Allgemein: Die fühlbaren **Lymphknoten** an Hals und Nacken, in den Leisten sind **deutlich geschwollen und schmerzhaft**. Lebhaftes Pulsieren der Blutgefäße durch den ganzen Körper.

Adenitis

151.5
Dosierung

Gebraucht werden vorwiegend niedere Verdünnungen, D 2 bis D 6.

151.6
Vergleichsmittel

- Ranunculaceae: Aconitum napellus, Actaea spicata, Adonis vernalis, Cimicifuga racemosa, Helleborus niger, Hydrastis canadensis, Paeonia officinalis, Pulsatilla pratensis, Ranunculus bulbosus, Ranunculus sceleratus, Staphysagria.
- Urethritis und Prostatitis mit Kälteempfindlichkeit: Aristolochia clematis, Dulcamara, Mercurius iodatus ruber, Pulsatilla pratensis, Sepia succus.
- Orchitis: Conium maculatum, Pulsatilla pratensis, Rhododendron chrysanthum.
- Mastitis, Mastopathie: Aristolochia clematis, Phytolacca decandra.
- Dermatosen: Croton tiglium, Graphites naturalis, Mezereum, Ranunculus bulbosus, Rhus toxicodendron.
- Varizen, Stauungsekzem, Ulcus varicosum: Acidum fluoricum, Aristolochia clematis, Magnesium carbonicum, Magnesium fluoratum, Pulsatilla pratensis, Sulphur lotum.
- Urin mit Veilchengeruch: Copaiva, Terebinthinae aetheroleum.

151.7
Literatur

[1] Allen TF. Clematis. Encyclopedia of pure Materia Medica. Bd. 3. New York: Boericke & Tafel; 1874–1880: 340–361

[2] Clarke JH. Clematis erecta. Dictionary of practical Materia Medica. Bd. 1. London: Homoeopathic Publishing Company; 1900–1902: 533–536

[3] Goldmann R. Clematis. Materia medica revisa homoeopathiae. Glees: Gypser; 2008

[4] Hahnemann S. Clematis. In: Lucae C, Wischner M, Hrsg. Gesamte Arzneimittellehre. Stuttgart: Haug; 2007: 679–685

[5] Heneke K. Materialien zur Arzneimittellehre. Clematis erecta. Allgemeine Homöopathische Zeitung 1863; 67 (26): 201–202

[6] Hughes R. Clematis. Cyclopaedia of Drug Pathogenesy. Bd. 2. London: Gould; 1886–1891: 243–261

[7] Lembke J. Arzneiprüfungen. Tinct. Clemat. erect. Zeitschrift für homöopathische Klinik 1853; 2 (15): 114–115

[8] Stapf JE. Brenn-Waldrebe. (Clematis erecta L. – Flammula Jovis.). Archiv für die Homöopathische Heilkunst 1828; 7 (1): 177–179

[9] Stapf JE. Brenn-Waldrebe. (Clematis erecta L. – Flammula Jovis.). In: Stapf JE, Hrsg. Beiträge zur reinen Arzneimittellehre. Leipzig: Reclam; 1836: 334–345

[10] Stoerck Av. Libellus quo demonstratur herbam, veteribus dictam Flammulam Iovis Jovis; posse tuto et magna cum utilitate exhiberi aegrotantibus. Viennae: von Trattner; 1769

[11] Voisin H. Materia medica des homöopathischen Praktikers. 3. Aufl. Heidelberg: Haug; 1991: 426–431

[12] Weinke F. Die aufrechte Waldrebe (Clematis erecta L.) in ihren physiologischen Reinwirkungen dargestellt. Zeitschrift des Vereins der Homöopathischen Aerzte Oesterreichs 1857; 1 (2): 277–295, 365–402

152 Cobaltum metallicum – cob

lt.: Cobaltum, dt.: Kobalt, engl.: cobalt

152.1 Substanz

Mineralia – Anorganica – Elementa – 9. Gruppe[187] – Cobalt – Co

Kobalt gehört zu den Schwermetallen. In Reinform ist es härter und fester als Stahl und sehr zäh. Das Metall ist ferromagnetisch. Die Substanz besitzt nur ein stabiles Isotop, das ^{59}Co. Als γ-Strahler wurde sein Isotop ^{60}Co, Halbwertszeit 5,3 Jahre, in den Telegamma-Geräten über viele Jahrzehnte zur Bestrahlung bei Krebserkrankungen eingesetzt. Heute ist die Technik obsolet.

Zusammen mit Eisen und Nickel in der 4. Periode bilden diese die Gruppe der Eisenmetalle.

Homöopathische Verwendung findet Kobalt.

152.2 Pharmakologie und Toxikologie

Kobalt gehört zu den Spurenelementen und hat eine bedeutende Rolle im hämatopoetischen System, da es das Zentralatom im Vitamin B$_{12}$ (Cobalamin) ist. Eine Unterversorgung führt zur perniziösen Anämie. Seine intestinale Resorption erfolgt aktiv über einen Cobalamin-Protein-Komplex. Kobalt wird in der Niere und anderen innersekretorischen Drüsen gespeichert, während Vitamin B$_{12}$ in der Leber gespeichert wird. Die Elimination erfolgt renal.

Vitamin B$_{12}$-Mangel bleibt von Kobalt-Substitution unbeeinflusst. Bei Kobalt-Mangel stellen sich schwere Anämie, Kreislaufstörungen, Aborte, Kachexie und Ikterus ein.

Intoxikationserscheinungen treten ab einer Aufnahme von 25 bis 30 mg/d Kobalt auf. Als Reaktionen einer Intoxikation beobachtet man Übelkeit, Diarrhö und Hitzegefühle. Es kommt zu Erkrankungen der Haut, der Lunge, der Leber, der Niere, des Herzens. Im hämatopoetischen System eine Polizytämie.

Chronische Einwirkung von Kobalt-Verbindungen führt zur Ausbildung von Strumen, da Kobalt die Thyreodinase hemmt, wodurch es zu einer hypothyreotischen Stoffwechsellage, konsekutiv zur Ausbildung einer Struma, eventuell sogar mit Myxödem kommen kann. Mitte der 60er Jahre wurden in Kanada, USA und Belgien bei der Bierherstellung Kobaltsulfat zur Schaumstabilisierung zugesetzt. Bei starken Biertrinkern kam es zu Todesfällen durch Herzmuskelschädigung. Die als Berufskrankheit anerkannte chronische Kobalt-Intoxikation äußert sich am zerebrospinalen Nervensystem und vor allem am Rückenmark mit Schmerzen in der Lumbosakralgegend, in einer Kraftlosigkeit der Glieder und in sexueller Schwäche.

Kontaktallergische Reaktionen werden bei kobalthaltigen Gegenständen wie Brillengestelle und Armbanduhren beobachtet.

Die Substanz ist karzinogen.

Tierexperimentelle Untersuchungen führen nach Lewin zu Entzündung des Magen-Darm-Kanals und Nephritis. Der Harn nimmt dunkles bis tintenfarbiges Aussehen durch Ausscheidung einer Kobalt-Verbindung an [5].

Aus Australien sind Kobalt-Mangelerscheinungen bei Schafen und Rindern bekannt geworden, die als Denmark Wasting Disease oder Enzooting Marasmus bezeichnet wurden. Dabei wurde festgestellt: Rasche Abmagerung, gewaltige Beschleunigung der Herz- und Atemtätigkeit, Rückgang der Milchleistung, Ausbleiben des Rinderns, Frühgeburten und Todesfälle. Das Haarkleid wurde struppig und glanzlos. Das erkrankte Vieh zeigte abnorme Geschmacksgelüste und fraß mit Vorliebe Baumrinde, Zweige und Steine. Ständiger Begleiter dieser Erkrankung war eine Anämie mit starker Verminderung der Erythrozyten und des Hämoglobins.

---

187 Kobaltgruppe: Kobalt Co, Rhodium Rh, Iridium Ir, Meitnerium Mt.

152.3 Anwendung

Homöopathische Verwendung findet die Zubereitung bei Lumbalgien und bei Paresen der unteren Extremitäten (nach Kommission D).

Daneben bei *Burnout-Syndrom*, bei *sexueller Dysfunktion* mit Rückenschmerzen, bei *Dyspepsie*, bei *Ekzemen*.

152.4 Arzneimittelprüfung

Eine Arzneimittelprüfung an 5 männlichen Prüfern wurde von C. Hering veröffentlicht.

152.5 Arzneimittelbild

Geist und Gemüt: Große Lebendigkeit und lebhafter Gedankenfluss. Vermehrte Lust, zu studieren.

Benommenheit und Schwäche mit Abneigung gegen geistige Tätigkeit. **Geistige Anstrengung vermehrt alle Beschwerden.** Meint verachtet und verdammt zu sein, wie wenn er sich schuldig gemacht hätte und die anderen davon wüssten.

Schwere Träume mit Pollutionen.

Kopfschmerz: Schlimmer vom Vorwärtsbeugen. Morgens beim Erwachen. Wie wenn im Magen unverdaute Speisen liegen würden.

Augen: Tränende Augen im Freien. Schmerzen in den Augen beim Schreiben.

Nase: Nase fühlt sich wie trocken und angefüllt mit trockenen Krusten an.

Mund: Zunge dickweiss belegt, in der Mitte rissig. Speichelfluss.

Zähne: Schmerzen in hohlen Zähnen, Gefühl wie zu lang.

Innerer Hals: Hals trocken und rau, mit Schmerzen beim Schlucken, mit Jucken.

Magen: Magenschmerzen nach dem Essen, schlimmer durch Druck. Magenschmerz, wie von Hunger, teilweise gebessert nach dem Essen. Gefühl im Magen wie zu voll.

Rektum und Stuhl: Dünner Stuhl mit heftigen Kolikschmerzen, gefolgt von Tenesmus. Harter, trockener, haselnussartiger Stuhl.

Blase: Häufiger Harndrang alle 20 Minuten.

Harnröhre: Schmerzen und Brennen in der Harnröhre beim Harnlassen.

Urin: Urin mit gelbroten Flocken, mit Fetthäutchen.

Geschlechtsorgane:
- männlich: **Sexuelle Schwäche mit erektiler Dysfunktion oder Pollutionen ohne Erektionen.**

Husten und Expektoration: Kurzer, hackender Husten. Mehrere Morgen hintereinander kommt viel dicker, zäher Schleim hoch, vermischt mit einer beträchtlichen Menge von rotem Blut, begleitet von Kratzen und Rauheit im Kehlkopf, welches sich bessert durch Leerschlucken und kaltes Wasser. Trockener Bellhusten mit Wehtun unter dem Brustbein, besonders beim Übergang vom Kalten ins Warme.

Rücken: Kreuzschmerzen, schlimmer im Sitzen, besser beim Aufstehen und Herumgehen oder Niederlegen.

Extremitäten: Schmerzen in allen Gliedern. Lähmungsartige Schwäche der Beine.

Schlaf: Ruhelosigkeit, geht abends spät zu Bett. Schlaf sehr unruhig und nicht erfrischend, durch lebhafte Träume gestört. Schläft abends spät ein, aber ist frisch nach wenigen Stunden Schlaf. Morgens unausgeschlafen.

Haut: Jucken der Haut in der Bettwärme. Pickel im Gesicht und an anderen Stellen.

152.6
Dosierung

Ab D 4. Mittlere und hohe Potenzen.

152.7
Vergleichsmittel

9. Gruppe Periodensystem der Elemente: Cobaltum nitricum.

152.8
Kasuistik

152.8.1 Kreuzschmerzen eines Kobalt-Arbeiters

In meiner Sprechstunde erscheint eines Tages ein junger Ingenieur; er schleppt sich mühsam an 2 Krücken, weil er seit 6 Monaten wegen einer sehr deutlichen, fortschreitenden, lähmenden Schwäche der unteren Gliedmaßen kaum noch gehen kann. Diese Schwäche widerstand aller bisher angewandten Therapie. Nach seinen Worten ist sie in den Knien besonders deutlich ausgeprägt, deutlicher nach Koitus und begleitet von Schmerzen in der Lumbosakralgegend, die sich beim Sitzen verschlimmern.

Die Untersuchung ergibt eine starke Lähmung der unteren Gliedmaßen, ohne Amyotrophie, aber mit einer deutlichen Minderung der Patellarreflexe.

Angesichts dieses so charakteristischen Arzneimittelbildes wende ich mich zu dem bei mir hospitierenden Kollegen und sage zu ihm „Kobalt". Bei diesem Wort fährt der Patient ganz überrascht hoch: „Woher wissen Sie, dass ich in einem Kobaltwerk arbeite?"

Die Erklärung ist einfach; dazu gehört die Kenntnis unserer Materia medica. Dort finden Sie im Kapitel „Kobalt" alle Symptome und Beschwerden unseres Patienten wieder.

Aus einer wissenschaftlichen Neugier frage ich ihn: „Haben Sie beobachtet, dass auch die Arbeiter Ihrer Fabrik an Kreuzschmerzen leiden und eine Schwäche der Knie haben?" Er darauf: „Das ist so deutlich, dass man sie alle an ihrem Gang erkennt, jeder ein kleiner Opa."

Ich verordne als Antidot eine Gabe Kobalt in der 30. Centesimalpotenz. 8 Tage später kann der Patient zum Erstaunen der Nachbarschaft ohne Stock einen Spaziergang von 1½ km um seine Wohnung machen. [6]

152.9
Literatur

[1] Allen TF. Cobaltum. In: Allen TF, Hrsg. Encyclopedia of pure Materia Medica. Bd. 3. New York: Boericke & Tafel; 1874–1880: 361–369

[2] Clarke JH. Cobaltum. In: Clarke JH, Hrsg. Dictionary of practical Materia Medica. Bd. 1. London: Homoeopathic Publishing Company; 1900–1902: 537–539

[3] Hering C. New proving of the following remedies. Cobaltum. Philadelphia: Tafel; 1866: 15–40

[4] Hering C. Prüfung von Cobaltum. Allgemeine Homöopathische Zeitung 1875; 90 (13): 101–103

[5] Lewin L. Kobalt, Kobaltchlorid, Kobaltsulfat, Kobaltultramarin, Kobaltzyanid, Kobaltzyankalium. In: Lewin L, Hrsg. Gifte und Vergiftungen. Lehrbuch der Toxikologie. 6. Aufl. Heidelberg: Haug; 1992: 332, 180, 502

[6] Voisin H. Die vernünftige kritische Anwendung der Homöopathie. Eine wohldurchdachte Anleitung für den Praktiker. Ulm: Haug; 1960: 18

153 Cobaltum nitricum – cob-n

lt.: Cobaltum nitricum, dt.: Kobaltnitrat, engl.: cobalt nitrate

153.1 Substanz

Mineralia – Anorganica – Composita –
9. Gruppe[188] – Cobaltum(II)-nitrat-Hexahydrat – $Co(NO_3)_2 \cdot 6H_2O$

Homöopathische Verwendung findet Cobaltum(II)-nitrat-Hexahydrat.

153.2 Pharmakologie und Toxikologie

Cobaltum(II)-nitrat ist brandfördernd, giftig, karzinogen und mutagen. Weitere Informationen siehe bei Cobaltum metallicum.

153.3 Anwendung

Homöopathische Anwendung findet das Arzneimittel bei Zephalgie, Lumbalgien, Paresen der unteren Extremitäten (nach Kommission D).

153.4 Arzneimittelprüfung

Cobaltum nitricum wurde von Dr. Maring (Hamburg) einer Arzneimittelprüfung an 15 Personen, 7 Männern und 8 Frauen, im Alter von 18 bis 63 Jahren unterzogen. Verwendet wurde D 3, D 6, D 12 und D 30 über eine Zeit von durchschnittlich 19 Tagen mit einer mehrwöchigen Nachbeobachtung.

G. Maring gibt es (nach persönlicher Mitteilung) mit Erfolg bei fieberhaften, deszendierenden *Infekten* mit Niesen und Absonderung aus der Nase, wodurch Besserung eintritt, bei Magen-Darm-Störungen, die sich vor dem Fond der psychischen Charakterisierung abspielen (Gastritis bis zum Ulkus, Cholezystopathien meist im Klimakterium, Kolitis, Obstipationen); bei *Asthenopie* im Gefolge physischer und psychischer *Erschöpfung*.

153.5 Arzneimittelbild

Leitsymptome: Frostigkeit, aber Hitze zum Kopf mit kalten Füßen.

Starkes Jucken an der Nasenspitze, häufiges Niesen.
Früher Morgen <.
Schlaf <.
Wein <.
Geistige Anstrengung <.
Aufstoßen > (kurzfristig), Blähungsabgang >.
Essen > (Magenschmerzen).
Bewegung > (Kreuzschmerzen).

Geist und Gemüt: Allgemein gesteigerte Arbeitskraft und Lebhaftigkeit, körperliche Anstrengung ermüdet nicht. Starker Tätigkeitstrieb.

Gute Laune, merkwürdig frisch. Unbekanntes Wohlbefinden, mit Drang zu studieren. Leicht nervös und reizbar, besonders morgens.

Unruhe und Angst, alles gehe schief oder er werde mit seiner Arbeit nicht fertig. Große nächtliche Angst, wie lähmend, ich konnte weder rufen noch mich bewegen, mit Hitze im Kopf.

Schwerbesinnlichkeit morgens beim Erwachen.

Konzentrationsunfähigkeit durch ruckartige, stechende Schläfenkopfschmerzen, durch Ohrgeräusche wie Wasserrauschen.

Stechender Schmerz in der Gegend der Stirnhöhlen bei geistiger Arbeit.

Geistige Trägheit, antriebsarm.

Gedrückte Stimmung; empfindsam, nachtragend, lustlos.

Stark deprimiert, abhängig von regnerischem, windigem Wetter.

---

188 Kobaltgruppe: Kobalt Co, Rhodium Rh, Iridium Ir, Meitnerium Mt.

153 – Cobaltum nitricum – cob-n

Gefühl, als seien die Dinge doppelt weit von mir entfernt.
Gesprochenes klingt wie aus weiter Ferne.
Träume erotischen Inhalts.

Schwindel: Schwindel mit Unwohlsein in der Magengegend; Schwindel bei schmerzhaftem, dünnem Stuhl. Unerträgliche Kopfschmerzen mit Schwindeligkeit.

Kopf: Kongestion zum Kopf mit Rötung desselben. Kopf morgens nach dem Erwachen benommen, wie nach Schlafmitteln oder durchzechter Nacht, im Laufe des Tages nachlassend. Kopfsausen mit anschließendem Nasenbluten.

Kopfschmerz: In allen Teilen des Kopfes, bei Erschütterung, bei geistiger Arbeit, sofort verschwindend mit Eintritt eines Gewitters, häufig besser am Abend. In der linken Schläfe Gefühl einer dort liegenden schweren Kugel, die bei kleinsten Kopfbewegungen, etwas verspätet folgend, Schwindel auslöst. Kopfschmerz wie von einem Eisenring von einer Schläfe zur anderen. Hämmernder, stechender **Kopfschmerz, von der rechten Schläfe über den Scheitel zur linken**, mit Schmerzen in der rechten Schläfe und Halsseite.

Augen: Augenlider dick und geschwollen, wie Sand in den Augen, Brennen der Augen, so dass sie geschlossen werden müssen; ferner Druck bessert etwas. Müdigkeit der Augen mit Doppelbildern. Beim Schreiben schweifen die Augen aus der Naheinstellung in die Weitsicht ab, mit Verwischen der Schrift. **Müde Augen wie kurzsichtig.**

Asthenopie

Ohren: Ohrgeräusche wie Wasserrauschen, Knacken und Sausen. Worte werden wie aus weiter Ferne gehört.

Nase: Unangenehme Trockenheit der Nasenschleimhäute, Schnupfengefühl, wässrige Absonderung mit **häufigem Niesen.** Heftiger Niesanfall für 5 Minuten ohne Unterbrechung. Kopfschmerzen mit Niesen und Absonderung aus der Nase und Besserung dadurch. **Starkes Jucken der Nasenspitze. Auffallend kalte Nasenspitze.** Nasenbluten.

Rhinitis mit häufigem Niesen

Mund: Trockenheit des Mundes und der Lippen, erwacht nachts daran. Unwiderstehlicher Durst. Wundheit der Lippen innen mit zahlreichen kleinen Bläschen. Zunge dick weiß belegt. Eine chronische Zahnfleischentzündung nimmt eitrigen Charakter an. Seit dem Einnehmen des Mittels keine Wundecken mehr.

Zähne: Phantomzahnschmerzen an gezogenen Zähnen.

Innerer Hals: Hitzegefühl im Hals, zum Räuspern zwingend, mit trockenem, unergiebigem Husten, besonders beim Übergang vom Kalten ins Warme.

Magen: Appetit verringert. Appetit auf Bratkartoffeln, aber Widerwille dagegen nach wenigen Bissen. Häufiges Aufstoßen, Übelkeit. Erbrechen gelb wie Galle. Unaufhörliches, zwanghaftes Gähnen mit Schlingschmerz und Gefühl im Magen, als wäre ein Bissen dort steckengeblieben. **Nagende Magenschmerzen, nach dem Essen gebessert für ½ Stunde, besser durch leeres Aufstoßen und durch Abgang von übelriechenden Blähungen,** wie verwest.

Gastritis
Ulcus ventriculi et duodeni
Cholezystopathie

Abdomen: Lautes Rumoren im Leib mit reichlichen übelriechenden Blähungen. Leibschmerzen krampfartig mit Stuhldrang.

Kolitis
Obstipation

Rektum und Stuhl: Stuhl mehrmals täglich, breiig, gelblich oder braun. Stuhl mit unvollkommener Entleerung und dem Gefühl des Nichtfertigseins. Stuhl bröcklig, hart. Hämorrhoiden bluten.

Blase: Häufiger Harndrang mit geringem Erfolg; Harn dabei trüb mit milchigem Satz. Auch häufiger Harndrang mit größeren Quantitäten, mit starkem Knoblauchgeruch. Unwiderstehlicher Harndrang und Überlaufen der Blase.

Urin: Geruch knoblauchartig. Harn trüb mit milchigem Sediment.

Geschlechtsorgane:
- weiblich: Wundheit in der Vagina.

Husten und Expektoration: Morgendliches Räuspern und Hustenreiz mit Schleimklümpchen, geballt, grüngelb oder glasklar, zählklebrig. Bellender Krampfhusten, nachts 1 Uhr, über 1 Stunde andauernd, wobei der Harn nicht gehalten werden kann (bei einer Frau).

Brust: Herzklopfen anfallsweise. Herzklopfen mit Angstgefühl, aus dem ersten Schlaf weckend. Herzklopfen morgens beim Erwachen.

Extremitäten: Bleischwere und lahmes Gefühl in den Beinen. Schmerzen in allen Muskeln und Gelenken, teilweise plötzlich eintretend. **Heftige Kreuzschmerzen, schlimmer durch Sitzen**, besser durch Umhergehen. Zittriges Gefühl in den Gliedern wie nach zu reichlichem Kaffeegenuss. Ödeme der Beine (statisch bedingt und nach Trauma des Kniegelenks) schwellen im Verlauf der Prüfung nicht mehr an, „obwohl ich ständig auf den Beinen sein muss".

Schlaf: Auffallend morgendliche Müdigkeit mit Torkeln, Schwindel und dumpfen Kopfschmerzen. Hellwachsein abends beim Schlafengehen, sehr spätes Einschlafen trotz größter Müdigkeit, Schlaf häufig unterbrochen; schlaflos zwischen 3 und 5 Uhr. Träume sehr lebhaft, gut erinnerlich, zum Teil erotischen Inhalts. Auffallend geringes Schlafbedürfnis, „je später ich ins Bett gehe, umso frischer bin ich morgens". Morgens unausgeschlafen trotz ausreichender Nachtruhe, kann nur mit äußerster Willensanstrengung morgens aufstehen, ebenso nach dem Mittagsschlaf.

Frost und Frösteln: Frieren und Frösteln, Schüttelfrost. Frieren in den Beinen bis zu den Knien, eiskalt, mit heißem Kopf. In den Kopf aufsteigende Hitze mit Rötung desselben.

Schweiß: Nachtschweiße, zum Teil riechend.

Haut: Heftiges Hautjucken. Quaddelartige, rot-unterlaufene Hauteffloreszenzen, über den Körper sich ausbreitend, am schlimmsten nachts 3 Uhr, wo der ganze Körper mit bläulich-livid geränderten Quaddeln übersät war, einige Tage lang. (Calcium-Injektionen ohne Erfolg, Rhus toxicodendron D 30 „ist das einzige, was mich davor bewahrt, wahnsinnig zu werden").

Aufflackern eines dyshidrotischen Ekzems beider Hände. Haut unter dem Ehering schwarz gefärbt. Aknepustelartige, knotig verhärtete Stellen an Ellbogen und Wange.

153.6
Vergleichsmittel

- Cobaltum metallicum.
- Jucken an der Nasenspitze: Cina maritima, Conium maculatum.

153.7
Kasuistik

153.7.1 Nasenspitze juckend

Eine junge, äußerst sensible Frau mit heftigen vegetativen Beschwerden (Überreiztheit, innere Ruhelosigkeit) erzählt mir bei der Erhebung der Anamnese spontan, dass ihre Angehörigen sie geradezu verletzend hänselten, weil sie immer an der Nasenspitze, die unausstehlich jucke, reiben müsse. Ob man wohl auch etwas dagegen tun könne? Sie meinte, dass es vielleicht die Nerven machten, womit sie sicher nichts Unwesentliches über **einen** therapeutischen Angriffspunkt des Kobalts aussagte.

Ein dürrer Schneider, Mitte 30, klagte über Beschwerden, die an ein Ulcus duodeni denken ließen, das dann auch röntgenologisch nachgewiesen wurde. Bei Weitem unangenehmer als die Erscheinungen vonseiten seines Magens war ihm, dass die Arbeitskollegen auf den anderen Tischen ihn auslachten, weil er sich ständig an der Nasenspitze jucke und außerdem seine Umgebung damit erheitere, dass er unzählige Male niesen müsse – ohne dass er etwa erkältet sei. Er arbeite also kaum mit der Nadel, dafür umso intensiver mit der Nase. In beiden Fällen wurde Cobaltum nitricum gegeben, und nur Cobaltum nitricum, das Heilung brachte. Es befreite nicht nur beide Patienten von ihren peinlichen Nasenbeschwerden, sondern die junge Frau verlor ihre knisternde Unrast, die bis zu heftigen Explosionen nicht sehr zum Familienfrieden beitrug, und bei unserem Schneider verschwand auch das Ulkus [2].

153.8
Literatur

[1] Lewin L. Kobalt, Kobaltchlorid, Kobaltsulfat, Kobaltultramarin, Kobaltzyanid, Kobaltzyankalium. In: Lewin L, Hrsg. Gifte und Vergiftungen. Lehrbuch der Toxikologie. 6. Aufl. Heidelberg: Haug; 1992: 332, 180, 502

[2] Maring G. Arzneimittelprüfung mit Cobaltum nitricum. Allgemeine Homöopathische Zeitung 1958; 203 (9 + 10): 419–435, 469–481

[3] Sparhawk G. Cobaltum nitricum. Allgemeine Homöopathische Zeitung 1857; 54: 2–8

154 Cocculus indicus – cocc

lt.: Menispermum cocculus, syn.: Anamirta cocculus, dt.: Kockelskörner, Fischkörner, engl.: fish berry

154.1 Substanz

Plantae – Menispermaceae (Mondsamengewächse) **– Menispermum cocculus**

Es handelt sich um die giftigen Samen der indischen Scheinmyrte, einer einhäusigen[189] Liane mit glatten herzförmigen Blättern. Sie bildet große hängende Blütenrispen aus. Die Pflanze ist in Ceylon, Vorderindien und dem Malaysischen Archipel heimisch.

Homöopathische Verwendung finden die reifen, getrockneten Früchte.

154.2 Pharmakologie und Toxikologie

Aus der Pflanze lässt sich der Bitterstoff Picrotoxin isolieren, bei dem es sich um eine äquimolare Mischung aus den beiden Sesquiterpen-Dilactonen Picrotoxinin und Picrotin handelt. Picrotin ist ungiftig. Das Picrotoxinin ist hochgiftig. Die Substanz wirkt als potenter GABA-Antagonist zentral stimulierend. Die letale Dosis für den Menschen liegt bei ca. 20 mg Picrotoxinin, welches etwa 2 bis 3 Kockelskörnern entspricht. Ähnlich wie Strychnin wirkt es in kleinen Dosen analeptisch, in größeren konvulsiv. Aus diesem Grunde fand es Anwendung als Antidot bei Barbituratintoxikationen. Die Substanz findet in der neurochemischen Forschung Anwendung aufgrund seiner effektiven präsynaptischen Hemmmechanismen. Picrotoxin findet heute Anwendung als Insektizid.

Die Kockelskörner verwendete man im Mittelalter zum Fischfang, indem man die zerstoßenen Früchte in Form von Pillen ins Wasser warf. Die Fische werden, sobald sie diese Pillen verschluckt haben, betäubt und schwindelig und kehren die Bauchseite nach oben, sodass man sie mit den Händen greifen kann. Cocculus wurde häufig als Verfälschungsmittel für Bier benützt, um dessen berauschende Wirkung zu erhöhen. Intoxikationen sind charakterisiert durch das kombinierte Auftreten von klonischen und tonischen Krämpfen. Die Substanz wirkt zentral erregend. Man beobachtet: gesteigerte Schweiß- und Speicheldrüsenabsonderung, Abnahme der Herzfrequenz, Blutdrucksteigerung, Verlangsamung, später Beschleunigung der Atmung, Herabsetzung der Körpertemperatur oder Temperatursteigerung, zentrales Erbrechen. Die Gefäße werden krampfhaft kontrahiert.

In Tierversuchen mit der Cocculus-Tinktur oder mit dem Alkaloid Picrotoxin wird beobachtet, dass die Tiere in ihren Bewegungen langsam und lethargisch werden und schließlich in einen Zustand übergehen, wo sie vollkommen gleichgültig und dumm zu sein scheinen. Es werden große Mengen von Urin entleert, auch erfolgt Erbrechen. Der Gang wird unsicher, es zeigt sich eine Schwäche der hinteren Extremitäten. Die Atmung wird leicht beschleunigt und unregelmäßig. In einigen Fällen zeigt das Tier Kaubewegungen, der Speichel läuft aus dem Maul, das Maul war meist nach rechts verzogen. Die Tiere werden steif, es treten allgemeine Krämpfe auf, die meistens in den Gesichtsmuskeln beginnen, seltener in den Pfoten. Es ist bemerkenswert, dass bei den Experimenten von Brown [3] beinah in allen Fällen der Kopf nach rechts gedreht wurde. Die Augen zeigen Andeutung von Nystagmus. Der Krampf der Kehlkopfmuskeln führt zum krampfhaften Ausstoßen von Luft und damit zu einem Schrei. Wenn das Tier nach dem Krampf wieder zur Besinnung kam, zeigten sich Gleichgewichtsstörungen und in einigen Fällen eine vorübergehende Paraplegie. – Die Krämpfe nehmen verschiedene Formen an und haben oft Ähnlichkeit mit Zwangsbewegungen. Es werden sowohl tonische Krampfzustände wie klonische Krämpfe beobachtet. Es ist erwiesen, dass das Erbrechen zentralen Ursprungs ist. Bei Tierversuchen wurden auch starke Kontraktionen des

---

[189] weibliche und männliche Blüten befinden sich auf der gleichen Pflanze.

Uterus festgestellt. Während der Krampfanfälle ist die Reflexerregbarkeit aufgehoben, im Gegensatz zu Strychnin, bei welchem diese aufs höchste gesteigert ist. Die Atmung ist beschleunigt und der Thorax in Inspirationsstellung aufgebläht. Die Ursache hiervon ist ein Spasmus der Glottis, welcher die Ausatmung behindert. Wenn der Vagus zuvor durchtrennt wurde, fehlt diese Erscheinung. Die Herzaktion ist bedeutend verlangsamt. (Boeck Ziemssen's Cyclopaedia, XVII, 811, zit. bei Hughes-Duke [6]).

Bei Intoxikationen mit Kockelskörnern am Menschen treten sehr bald unter Erregung großer Angst ein tetanischer Zustand und auch klonische Krämpfe ein. Die Haut ist von eiskaltem Schweiß bedeckt, und der Betroffene kann sich wegen heftigem Schwindel, Übelkeit und Erbrechen nicht mehr aufrecht halten. Das Erbrechen ist zentral bedingt. Erscheinungen von Kreislaufkollaps sind jedoch nicht vorhanden, der Puls ist meist verlangsamt, der kalte Schweiß ist offenbar auch durch zentrale Reizung hervorgerufen. Die Atmung ist beschleunigt, der Puls jedoch kräftig und meist nicht beschleunigt. Das Bewusstsein schwindet. Das Bild kann ganz ähnlich einem epileptischen Anfall werden mit plötzlichem Niederstürzen, eiskaltem Schweißausbruch und Heraustreiben von Schaum aus dem Mund, verbunden mit tonischen und klonischen Krämpfen. Des Weiteren ist der Leib aufgetrieben bei Durchfällen und stark angeregter Diurese. Unter Bewusstlosigkeit kann der Tod eintreten. Als Antidot hat sich Kampfer bewährt. Ein Teil der Vergiftungen ist dadurch eingetreten, dass eine Abkochung der Kockelskörner äußerlich gegen Läuse gebraucht wurde.

154.3 Anwendung

Volksmedizinische Anwendung finden Zubereitungen aus dieser Pflanze bei Haut- und Nervenkrankheiten, Nystagmus und Schwindel. Medizinische Anwendung fand die Substanz früher bei Barbitursäurevergiftungen.

Homöopathische Anwendung findet die Zubereitung bei Schwindel unterschiedlicher Genese wie bei Kinetose oder Zerebralsklerose. Bei okzipitalen Zephalgien, bei Krämpfen und Paresen, Dysmenorrhö, psychischen Störungen und Dysthymien auch nach Schlafmangel (nach Kommission D).

Der Angriffspunkt für die Cocculus-Wirkung liegt also am Nervensystem, und zwar sowohl an Gehirn und Rückenmark wie am sympathischen Nervensystem. Es treten auf: 1. Symptome der Sphäre des Geistes und Gemüts. 2. Vagussymptome mit Spasmen und Atonie der glatten Muskulatur der Verdauungsorgane und der Blutgefäße. 3. Steigerung und Herabsetzung des Muskeltonus der willkürlichen Muskulatur. Verwirrung des Kopfes und Schwindel sind im Vordergrund stehende Erscheinungen, zu denen sich eine intensive Brechübelkeit gesellt. Sobald der Kopf vom Kissen erhoben wird, scheint sich alles um den Prüfer beziehungsweise Vergifteten zu drehen, und Erbrechen tritt ein. Er kann kaum den Kopf aufrecht halten und wünscht sich immer zu liegen. Der unter dem Einfluss von Cocculus indicus stehende Mensch wird außerordentlich **leicht erregbar**, das geringste Geräusch lässt ihn zusammenfahren, er unterliegt allen ängstlichen Einflüssen, er ärgert sich leicht, er ist mutlos und verzweifelt, alles in allem ist **Depression** des Gemütszustands die durchgehende Verfassung. Die *Unruhe*, in die er gerät, gleicht weithin der Erschöpfung nach geistiger Überanstrengung. Auch in der Ruhe tritt keine Erholung ein, sodass er den Schlaf nicht finden kann.

Daher wird Cocculus indicus von jeher empfohlen bei Überreizung durch *geistige Überanstrengungen*, durch Kummer und Sorgen, durch Verärgerung und bei den Folgen von häufigem Schlafbrechen und von Nachtwachen. Man kann diesen Zustand besonders bei solchen Frauen finden, bei denen durch die Krankenpflege von Angehörigen der Mangel an Schlaf verbunden war mit der Sorge und Angst um das Leben derselben. *Kopfweh* und *Schwindel* mit Übelkeit, *Gedächtnisschwäche* und *Insomnie* sind dann die Folgen.

Als Gegenphase zu dieser Erregtheit der Gedanken und der vorschnellen Reaktion des Gemüts wird ein brütender und in sich versunkener, apathischer Zustand, der keine Anteilnahme an der Umgebung erkennen lässt, beobachtet. Der Ablauf der geistigen Funktion ist verzögert. Auf diese Weise kommt das Gefühl zustande, als vergehe die Zeit zu schnell, es ist dies die Projektion der eigenen Langsamkeit nach außen. Die Angst, Verärgerung oder Verzweiflung durchzieht auch noch diesen gehemmten geistigen Zustand und gibt das Bild der *Depression*, die sehr wesentlich im Gesamtbild von Cocculus indicus ist. Der Patient antwortet langsam, man sieht, er hat sogar Mühe zu verstehen, was er gefragt wird. Auch die Muskulatur befindet sich in diesem Stadium von Schwäche, die Glieder sind wie gelähmt. Es zeigt sich ein *Intentionstremor*. Der Kopf kann kaum aufrecht gehalten werden infolge Schwäche der Halsmuskeln. In Hinterkopf und Nacken treten Schmerzen auf, die das Liegen darauf unmöglich machen. Eine halbseitige oder symmetrische Lähmung der Glieder (*Hemiplegie* und *Paraplegie*), die nach Stunden oder Tagen zurückgeht, kann auftreten.

Die Übelkeit mit Brechreiz nötigt den Patienten, sich zu legen. Jeder Speisegeruch steigert die Übelkeit. Eine Appetitlosigkeit mit dieser Modalität muss also die Erinnerung an Cocculus indicus wachrufen.

Auch jede passive Bewegung, also Fahren im Wagen, im Schiff, im Flugzeug, ruft Kopfschmerzen mit Übelkeit hervor. Der homöopathisch Lernende, der noch nichts von Cocculus indicus weiß, kennt wenigstens diese Wirkung bei allen, die an *Kinetose* leiden. Man muss aber beachten, dass man das Mittel einsetzt vor dem Antritt der Reise und also einen Tag oder einige Stunden vorher einige Male eine Gabe nehmen lässt. Viele Menschen wurden bei längerem Gebrauch für immer von diesem Übel befreit.

Das Gefühl von Eingeschlafensein der Glieder, ebenso die Empfindung, als ob bald die eine, bald die andere Hand kalt sei, lässt sich beobachten. Die *Schwächeanfälle* sind von Schweißausbrüchen begleitet, die geringste Anstrengung ruft Schweiß, besonders auch kalten Schweiß, hervor.

154.4
Arzneimittelprüfung

Die Arzneimittelprüfung von Hahnemann mit einen Schülern vorgenommen, besitzt nicht den Umfang wie viele der Hahnemann'schen Prüfungen und macht nicht den Eindruck annähernder Vollständigkeit.

154.5
Arzneimittelbild

Leitsymptome: Nervöse, überreizte Menschen mit überempfindlichem Nervensystem. Gefühl von allgemeiner Schwäche und Erschöpfung, dabei Zittern und inneres Frieren. Besonders die Kreuz- und Halsmuskeln sind sehr schwach. Gefühl von **Leere und Hohlheit** in den befallenen Teilen. **Schwindelgefühl** bei jeder Bewegung, selbst beim Heben des Kopfes. **Kopfschmerzen** im Hinterkopf mit Schwäche der Nackenmuskeln, **kann nicht darauf liegen**. Neigung zu Schweißausbrüchen bei der geringsten Anstrengung, inneres Frieren und kalte Schweiße mit Erschöpfungsgefühl. **Seitenwechsel der Beschwerden**, zum Beispiel ist bald die eine Hand kalt, bald die andere, bald schwitzt die eine Hand, bald die andere. ☉ **Gefühl, als öffne und schließe sich der Hinterkopf. Fahren im Wagen <, ☉ im Schiff <**, Flugzeug <. **Überanstrengung der Nerven <, Schreck <, Kummer und Sorgen <, durch Ärger <. Verschlimmerung durch Nachtwachen** und Schlafbrechen, **aber trotzdem Verschlimmerung** aller Beschwerden **nach Schlaf. Essen und Trinken < (Benommenheit).** Tabak und Kaffee <. Frische Luft <, sowohl in kalter wie in warmer Luft.

Folgen von Schlafmangel und Überanstrengung auch durch Sorge
Kinetose

Geist und Gemüt: Ungewöhnliche Empfindlichkeit gegen Widerspruch, sehr ärgerlich, vor sich hinbrütend, alles greift ihr Gemüt sehr an. Angst, als ob der Patient ein Verbrechen begangen hätte. Plötzliche heftige Angst. Verzweifelte Stimmung. Er erschrickt leicht. Ein Geräusch fährt ihm durch alle Glieder. Hypochondrie, hat an nichts Gefallen und zu nichts Lust, verzweifelte Stimmung und Mutlosigkeit. Aussetzendes Gedächtnis, vergisst leicht etwas, an das er eben gedacht hat. ☉ **Auch empfohlen bei Frauen mit hin- und herspringendem Verhalten und undisziplinierter Gemütsart** (A. Stiegele). Die Gedanken sind auf einen einzigen unangenehmen Gedanken gerichtet. Sie ist in sich vertieft und bemerkt nichts um sich her.

154 – Cocculus indicus – cocc

> *Schwindel zerebrovaskulär*
> *Migräne*
> *Epilepsie*

Schwindel: Mit großer Übelkeit und Erbrechen, sobald man den Kopf hebt oder sich bewegt. Schwindel mit Übelkeit und Brechreiz, Schwindel beim Kopfheben, von Bewegung.

Kopf: Gefühl von Überreizung aller Kopfnerven. ☉ **Gefühl von Leere im Kopf.** Benommenheit im Kopf, schlimmer durch Essen und Trinken. Fallsuchtartige Zustände. Epileptische Krämpfe mit Bewusstlosigkeit und Zungenbiss, dabei Schaum vor dem Munde, die Hände sind kalt, das Gesicht mit kaltem Schweiß bedeckt; nachher Gewalttätigkeit mit Rauflust und Wutausbruch. **Schmerzen in Hinterkopf und Nacken** mit Schwäche der Halsmuskeln, **schlimmer beim Liegen auf dem Hinterkopf**; Schwäche der Nackenmuskeln mit Schwere des Kopfes. ☉ **Gefühl, als öffne und schließe sich der Schädel.** ☉ **Zunge wie lahm und schwer.**

Kopfschmerz: Kopfschmerzen. Bandgefühl um den Kopf.

Augen: Nystagmus der Augen in Tierversuchen. Trübsichtigkeit. Fliegen vor den Augen. Verengte Pupillen.

Nase: Schnupfen, ☉ **bei dem bald das eine, bald das andere Nasenloch verstopft ist.**

> *Rhinitis*

Gesicht: Krämpfe in den Kaumuskeln. Erdfarbenes Gesicht, mit kaltem Schweiß bedeckt.

Innerer Hals: Krampf im Schlund und in der Speiseröhre.

Magen: Widerwillen gegen jede Speise. Erbrechen. Widerwillen gegen Saures. **Übelkeit schon beim Geruch von Speisen,** ☉ **und beim bloßen Gedanken ans Essen.** Durst auf Kaltes, besonders Bier. **Beim Fahren im Wagen ungemeine Übelkeit und Brecherlichkeit.** Krampfhaftes Gähnen und Aufstoßen. Hungergefühl in der Herzgrube, durch Essen wenig vermindert. Versagendes Aufstoßen und Schlucksen.

> *Hyperemesis gravidarum*
> *Ösophagusspasmus*
> *Gastritis*

Abdomen: Sehr reichliche Bildung von Blähungen mit Auftreibung des Leibs und Kolikschmerzen, ☉ **wie wenn Steine gegeneinander reiben.** Gefühl, **als wäre der Bauch leer und hohl.**

> *Dyspepsie psychogen*
> *Blähungskolik*
> *Hernie inkarzeriert*

Rektum und Stuhl: Verstopfung mit vergeblichem Drang; heftiger Afterkrampf, der am Sitzen hindert.

Geschlechtsorgane:
- weiblich: **Menses zu früh**, dabei Auftreibung des Leibs und krampfartige Schmerzen bei jeder Bewegung und beim Atemholen; **dabei so matt und schwach**, dass sie kaum stehen kann. Schwäche nach der Menses, zu müde, um zu sprechen. Leukorrhö. ☉ **Die 1 Jahr ausgebliebene Menses kommt sogleich** (in 2 Fällen).

> *Menorrhagie*
> *Dysmenorrhö*
> *Intermenstrualschmerz*

- männlich: Heftige Schmerzen in beiden Hoden, wie zerschlagen, besonders bei Berührung. Erregung des Geschlechtstriebs.

Husten und Expektoration: Reizhusten mit Brustbeklemmung, besonders nachts.

Rücken: Lähmige Schwäche in den Halsmuskeln, Schmerzen mit Steifheit und Schwäche im ganzen Rücken und im Kreuz, was am Gehen hindert.

Extremitäten: Spasmen der Arterien mit dem Gefühl von Eingeschlafensein, von einem Glied zum andern ziehend. Schmerzen in allen Gliedern.

Gefühl von Taubheit und Eingeschlafensein, bald auf der einen Seite, bald auf der anderen, ebenso ist bald die eine Hand, bald die andere heiß und kalt.

Halbseitige Paresen. **Die Hand zittert** beim Essen, und zwar umso mehr, **je höher sie gehoben wird. Zittern der Glieder** vor Schwäche. Die Knie knicken vor Schwäche ein. Wankt beim Gehen und droht auf die Seite zu fallen. Allgemeine Erschöpfung. Die mindeste Bewegung schwächt sehr. Die Gliedmaßen sind wie gelähmt. Anfälle von lähmiger Schwäche. **Lähmung einzelner Glieder, tonische und klonische Krämpfe der Glieder** (bei Vergiftungen).

Neuralgie
Parese psychogen
Brachialgia paraesthetica nocturna

Schlaf: Der Schlaf wird durch öfteres Aufschrecken und Aufwachen unterbrochen. Gedanken von Tagesgeschäften hindern ihn am Einschlafen. Sehr lebhafte, furchterregende Träume. Schläft bis spät in den Tag hinein und ist auch am Tage schläfrig. **Die mindeste Verkürzung des Schlafs schwächt sehr.**

Insomnie

Frost und Frösteln: Frieren, Frostschauder und Fieberbewegung. Weder Kälte noch Wärme wird ertragen. Gesicht und Hände mit kaltem Schweiß bedeckt.

Schweiß: Neigung zu Ausbrüchen von kaltem Schweiß bei der geringsten Anstrengung.

Allgemein: Neigung zu **anfallsmäßig auftretender Schwäche**, welche nach der geringsten Bewegung und nach jeder Beanspruchung der Nerven eintritt. Spasmen an allen Hohlorganen, mit dem Gefühl von Hohlheit. Krampfhaftes Gähnen.

154.6
Dosierung

D 4 bis D 12 und Hochpotenzen.

154.7
Vergleichsmittel

- Menispermaceae: Pareira brava.
- Außergewöhnlich heftige Krämpfe: Pareira brava, hier jedoch auf die Harnwege gerichtet.
- Kinetose: Apomorphini hydrochloridum, Beryllium metallicum, Borax veneta, Cocculus indicus, Cytisus laburnum, Hyoscyamus niger, Mandragora officinarum (muss nach dem Erbrechen gleich wieder essen), Nux moschata (volksmedizinisch), Petroleum crudum, Sanicula aqua, Tabacum, Therebinthina.
- Schwindel: Argentum nitricum, Conium maculatum (bei Drehen des Kopfes im Bett), Tabacum.
- Übelkeit durch Speisegeruch: Arsenicum album, Colchicum autumnale, Sepia officinalis.
- Gefäßspasmen: Secale cornutum.
- Dysmenorrhö: Caulophyllum, Crocus sativus.
- Spasmen der Verdauungsorgane und Meteorismus: Carbo animalis, Carbo vegetabilis, Ignatia amara, Nux moschata, Nux vomica.
- Burnout-Syndrom: Acidum phosphoricum, Acidum picrinicum, Strychninum phosphoricum, Zincum phosphoricum.
- Paresen: Causticum Hahnemanni, Gelsemium sempervirens, Zincum metallicum.
- Die geistige Erschöpfung, der wir hier begegnen, gleicht oft der von Acidum phosphoricum auffallend. Jeder Speisegeruch steigert die Übelkeit: Colchicum autumnale.
- Zerebrovaskuläre Durchblutungsstörung mit Schwindel, Gedächtnisschwäche und Benommenheit: Acidum picrinicum, Arnica montana, Aurum metallicum, Barium carbonicum, Bellis perennis, Conium maculatum, Strontium carbonicum.

154.8
Kasuistik

154.8.1 Kinetose

Eine 42-jährige Patientin tritt in ambulante Behandlung, nachdem sie 4 Jahre vorher bei großer Hitze mit Nackenkopfschmerz, Schwindel und Durchfall erkrankt ist. Häufig Synkopen, kann seit dieser Zeit weder Eisenbahn, Auto oder Rad fahren. Häufig Kopfschmerzen, meist links, gelegentlich aber auch rechts. Besondere Schwierigkeiten bestehen morgens beim Aufstehen, Schlaflosigkeit besonders nach körperlichen Anstrengungen. Wärme-Besserung. Bei der Untersuchung fand sich lediglich ein Halswirbelsäulen-Syndrom, das während der ganzen Zeit im Mittelpunkt der bisherigen frustranen Behandlungen stand. Die Leber war etwas vergrößert, der RR 105/70. Auf Grund der Symptomatik verordnete ich Cocculus indicus D 6, 3-mal täglich und hörte zunächst einige Zeit nichts mehr. Nach 6 Monaten kommt die Patientin wieder, berichtet, dass die Migräne besser sei, dass sie Anstrengungen besser vertrage, beim Auto- und Eisenbahnfahren über kürzere Strecken bereits gut durchhalte. Nachdem die Migränesymptome mehr im Vordergrund standen, gab ich jetzt zusätzlich Gelsemium sempervirens D 12, 1-mal täglich. Kurze Zeit später erhalte ich einen Brief ihres Augenarztes, wonach kurz nach Beginn der Gelsemium-Behandlung bei der Patientin Sehstörungen am rechten Auge aufgetreten seien. Es handelte sich um eine Neuritis retrobulbaris, mit relativem Paraskotalsyndrom. Der Kollege schreibt mir, dass er über die Ursache keine eindeutige Aussage machen könne, bat mich aber, die Patientin in Bezug auf eine Multiple Sklerose nochmals speziell zu untersuchen. In der kurzfristig folgenden neurologischen Untersuchung fand sich ein Fehlen der Bauchdeckenreflexe, was aber in Anbetracht einer Sektionsnarbe noch keine eindeutige Aussage machen konnte. Nystagmus zweifelhaft, Romberg negativ. Die Sehnen- und Eigenreflexe der linken Körperseite waren lebhaft, im Sinne einer Hyperreflexie, der Babinski links zweifelhaft, rechts negativ. Finger-Nasenversuch: angedeutete Ataxie rechts. Ein Befund, der zwar zusammengefasst noch zweifelhaft war, den wir aber häufig genug als Frühsymptom einer multiplen Sklerose deuten können. Ich setzte zunächst jegliche Therapie ab und überließ dem Augenarzt die Lokalbehandlung mit Injektionen von Thiaminchloridhydrochlorid = Vitamin B$_1$. 2 Monate später Bericht über abgeklungene Neuritis des rechten Auges, noch ganz leichtes rechtes Skotalsyndrom. Neuerliches Einsetzen der Cocculus-Therapie, diesmal in der 6. LM. Seit dieser Zeit (2 Jahre) völlig beschwerdefrei, Normalisierung der neurologischen Symptome. Die Patientin fährt mit dem Rad und ist voll leistungsfähig. Die letzte Nachricht war eine Ansichtskarte von einer Bergtour in den Lienzer Dolomiten [7].

154.9
Literatur

[1] Allen TF. Cocculus. Encyclopedia of pure Materia Medica. Bd. 3. New York: Boericke & Tafel; 1874–1880: 388–402

[2] Boyd LJ. Beiträge zur Arzneiwirkung von Cocculus indicus. Allgemeine Homöopathische Zeitung 1927; 175 (3): 133–150

[3] Brown JC. On The Actions Of Picrotoxine, And The Antagonism Between Picrotoxine And Chloral Hydrate (Concluded). Brititish Medical Journal 1875; 743, 744, 745, 746, 747 (1): 409–411, 442–444, 476–478, 506–507, 540–542

[4] Clarke JH. Cocculus indicus. Dictionary of practical Materia Medica. Bd 1. London: Homoeopathic Publishing Company; 1900–1902: 544–549

[5] Hahnemann S. Cocculus. In: Lucae C, Wischner M, Hrsg. Gesamte Arzneimittellehre. Stuttgart: Haug; 2007: 685–700

[6] Hughes R. Cocculus. Cyclopaedia of Drug Pathogenesy. Bd. 2. London: Gould; 1886–1891: 278–280

[7] Zimmermann W. Der Schwindel und seine homöopathische Behandlung. Allgemeine Homöopathische Zeitung 1967; 212 (10): 437–448

155 Coccus cacti – coc-c

lt.: Dactylopeus coccus, dt.: Cochenillen-Laus, engl.: cochineal

155.1
Substanz

Animalia – Dactylopiidae – Dactylopeus coccus

Die Cochenillen-Laus, aus der Familie der Schildläuse, lebt auf Kakteen. Sie enthält den roten Farbstoff Karmin, dessen Hauptbestandteil Karminsäure ist. Dieser hat eine protektive Wirkung gegen Ameisen. Aus einem Kilogramm Schildläusen gewinnt man ca. 50 g Karmin. Heimisch ist diese Schildlausart in Mittelamerika, im westlichen Mittelmeerraum und auf den Kanarischen Inseln. Verwendung findet der Farbstoff als ungiftige Lebensmittelfarbe und in der Kosmetikindustrie, zur Bakterien- und Zellkernanfärbung.

Das homöopathische Arzneimittel wird aus den getrockneten, ca. 0,5 cm großen, weiblichen, befruchteten Nopal-Schildläusen gewonnen.

155.2
Anwendung

Homöopathische Anwendung findet das Arzneimittel bei Entzündungen des Nasen-Rachen-Raumes und der Atemwege, bei Metrorrhagien, Nieren- und Nierensteinleiden (nach Kommission D).

Die hauptsächlichen Indikationen, für die Coccus cacti in der Homöopathie angewandt wird, waren schon vor den Arzneimittelprüfungen bekannt, nämlich **Pertussis** und *Nephropathien*. Die besondere Aufmerksamkeit hat aber Rademacher in seiner 1848 erschienenen Erfahrungsheillehre auf Coccus cacti gelenkt. Es war für ihn ein wichtiges Organmittel für Nierenleiden jeglicher Art. Er hat es sowohl bei ausbleibender Diurese als auch gegen *Nephrolithiasis* und *Nephritis* empfohlen. Hier hat die homöopathische Arzneimittelprüfung und der darauf sich gründende klinische Gebrauch eine Sichtung gebracht, insofern es nur noch bei **Pyelonephritis** und **Zystitis**, auch bei **Nephrolithiasis**, jedoch nicht bei Nephritis und Ödemen auf dieser Grundlage verwendet wird. Die Behandlung von Krankheiten der Luftwege erstreckt sich auf **Bronchitis** und **Pertussis** mit besonders zäher, fadenziehender Sekretion.

Einen Einfluss auf eine Entzündung der Nieren selbst oder lithämische Konstitution oder hämorrhagische Tendenz oder Hämorrhagie anzunehmen, hat sich aus der AMP von Coccus cacti als nicht stichhaltig erwiesen. Auch die Annahme, dass die Wirkung durch Ansäuerung des Harns gesteigert werde, ist durch neuere Autoren nicht bestätigt worden.

155.3
Arzneimittelprüfung

Die Prüfungen haben einen klaren Hinweis auf Infektionen der Bronchien und der Harnwege ergeben.

155.4
Arzneimittelbild

Leitsymptome: Husten mit zähsträhnigem, fadenziehendem Auswurf mit Brechwürgen.

Periodisch wiederkehrende Anfälle von Husten.

Harn sauer, vermindert und hochgestellt, mit Schleim und ziegelrotem Satz. Entzündliche Reizung der Urogenitalschleimhäute.

Morgens nach dem Erwachen <, Wärme <.

Kühle Luft >, kalte Getränke >, in der Ruhe >.

Zähne: Zähneputzen ruft Hustenreiz hervor, welchem Erbrechen folgt.

Innerer Hals: Gefühl eines Fadens im Hals, Zusammenschnüren im Hals (Vagusreizung).

Magen: Katarrh des Magens und Darms mit den gewöhnlichen Beschwerden, Übelkeit mit Brechreiz morgens ⊙ **beim Zähneputzen**.

Abdomen: Blähungen, Kolikschmerzen.

Niere: Stechende, bohrende oder kolikartige Schmerzen in der Nierengegend und Kältegefühl im Rücken.

Pyelonephritis
Nephritis
Nephrolithiasis

Harnröhre: Häufiger Harnzwang und Harndrang mit Stechen in der Harnröhre. Brennende Schmerzen beim Wasserlassen und nachher. Durchschießende Schmerzen in der Harnröhre. Harn fließt langsam infolge Zusammenschnürens in der Harnröhre.

Urin: Nephrolithiasis besonders Urat- und Oxalat-Steine. Dabei (bei Husten) Harn oft sauer und vermindert mit Sediment. **Harn spärlich und sauer, schleimig mit ziegelrotem Niederschlag,** oder sehr reichlich und hell, ☉ **auch blutig.**

Geschlechtsorgane:
- weiblich: Entzündung der Vulva mit reichlicher Schleimabsonderung und mit Urethritis.
- männlich: Geschlechtstrieb vermehrt.

Atmung: asthmatische Beschwerden.

Husten und Expektoration: Krampfhafter Kitzelhusten mit reichlichem, fadenziehendem, zähem Schleim; der Husten ruft Erbrechen hervor. ☉ **Die zähen Schleimfäden haften am Mund und müssen mit dem Taschentuch entfernt werden (Kalium bichromicum). Der Husten bessert sich durch kühle Luft, durch kalte Getränke und ist schlimmer morgens nach dem Erwachen.**

Pertussis
Asthma bronchiale
Bronchitis

155.5
Dosierung

D 2 bis D 3 in Dilutionen oder Verreibungen. Bei Pyelonephritis auch die Tinktur (= D 1) bewährt.

155.6
Vergleichsmittel

- Husten mit zähem, fadenziehendem Schleim: Hydrastis canadensis, Kalium bichromicum.
- Zystitis: Acidum nitricum, Berberis vulgaris, Cantharis, Chimaphila umbellata, Conium maculatum, Helleborus niger, Lac caninum, Sarsaparilla officinalis, Staphysagria.

155.7
Kasuistik

155.7.1 Infizierte Hydronephrose

Ein jetzt 50-jähriger Rechtsanwalt berichtet, dass ein polypenartiger Blasentumor an der linken Harnleitermündung vor 7 Jahren durch Thermokauter weggebrannt worden sei. 3 Jahre später sei die gleiche Behandlung wegen Wiederholung der Blasenblutungen erneut durchgeführt worden. Anschließend erkrankte er an einer akuten Pyelonephritis. Diese Entzündungen des Nierenbeckens wiederholten sich seither etwa 5-mal, zuletzt im März 1959 nach einer Grippe. Er war jeweils in Behandlung von Fachärzten und Spezialkliniken. Es sei eine infizierte Hydronephrose festgestellt worden. Die Niere sei nach der pyelographischen Untersuchung von doppelter Größe und der Harn fast immer eitrig. Mehrfach sei ihm dringend eine operative Entfernung der Niere angeraten worden. Der Befund ergab einen befriedigenden Allgemeinzustand. BKS 9/23, Hb 74 %. Harn dick eitrig, Esbach 0,11/00. Jede Nacht starke Schweiße.

Mein Vorschlag war ebenfalls, eine Nephrektomie vornehmen zu lassen, falls die homöopathische Behandlung nicht in Bälde eine Beseitigung der eitrigen Entzündung ergebe. Ich erklärte ihm jedoch, dass bei dem vorhandenen Befund der eitrigen Hydronephrose der Ausgang der homöopathischen Behandlung ungewiss sei. Er erhielt zunächst Hepar sulphuris D 15 und Lachesis muta D 15. Da nach 3 Wochen keine Änderung eingetreten war, statt dessen Coccus cacti D 3, 3-mal täglich 5 Tropfen.

3 Wochen nach dem Beginn der Behandlung mit Coccus cacti war der Harn völlig klar geworden. Eine Untersuchung konnte jedoch erst nach 5 Wo-

chen durchgeführt werden, da der Patient 500 km entfernt wohnte. Es wurden nur einzelne Leukozyten im Harn gefunden, Eiweiß: Spuren. Hb 80%, BKS 5/12, völliges Wohlbefinden. Zur Nachbehandlung erhielt er noch einige Gaben Acidum nitricum D 30. Die Heilung war von Dauer, wie ich mich nach ¾ Jahren überzeugen konnte, als er sich mit den Folgen einer inzwischen überstandenen Hepatitis wieder vorstellte. [Eigene Beobachtung]

155.8 Literatur

[1] Allen TF. Coccus cacti. Encyclopedia of pure Materia Medica. Bd. 3. New York: Boericke & Tafel; 1874–1880: 402–429

[2] Clarke JH. Coccus cacti. Dictionary of practical Materia Medica. Bd. 1. London: Homoeopathic Publishing Company; 1900–1902: 550–554

[3] Hughes R. Coccus cacti. Cyclopaedia of Drug Pathogenesy. Bd. 2. London: Gould; 1886–1891: 282–301

[4] Lembke J. Fragmentarische Prüfungen Cochenille. Allgemeine Homöopathische Zeitung 1855; 49 (24): 185–197

[5] Reil W. Coccinella cacti, eine pharmakologische Skizze. Homöopathische Vierteljahrschrift 1850; 1 (2): 194–216

[6] Wachtel C. Die Cochenille in ihren Wirkungen auf den gesunden und erkrankten Organismus. Oesterreichische Zeitschrift für Homöopathie 1849; 4 (3): 497–629

156 Coffea cruda – coff

lt.: Coffea arabica, dt.: Ungeröstete Kaffeebohne, engl.: unroasted coffee

156.1 Substanz

Plantae – Rubiaceae (Rötegewächse) – **Coffea arabica**

Etwa 9 Monate nach der Blüte sind die Kaffeebohnen, auch Kaffeefrüchte oder Kaffeebeeren genannt, erntereif. Sie werden heute noch meist von Hand gepflückt und dann in der Sonne getrocknet, zunehmend auch künstlich im Warmluftstrom bei 60 °C. Nach 3 bis 4 Wochen enthalten sie nur noch ca. 12 % Feuchtigkeit. Danach werden die getrockneten Kirschen in einer Schälmaschine poliert, wobei auch der größte Teil der Silberhaut entfernt wird. Das Ergebnis ist die sogenannte grüne Kaffeebohne.

Die geschälten Samen sind abgeplattet ellipsoid, 7 bis 14 mm lang und 6 bis 8 mm breit und haben auf der abgeflachten Seite eine tiefe Furche, in der sich noch Reste der Silberhaut befinden. Die Samen sind grünlich, gelblich oder gelblichbraun. Hauptlieferländer sind Brasilien, Kolumbien, Mexiko und Äthiopien.

Homöopathische Verwendung finden die weitgehend von der Samenschale (Silberhaut = Testa) befreiten, reifen, getrockneten, ungerösteten Samen.

156.2 Pharmakologie und Toxikologie

Die grüne Kaffeebohne enthält Purinalkaloide, deren Hauptkomponente Coffein[190] ist. Andere Purinalkaloide wie Theophillin, Theobromin, Paraxanthin, Theacrin, Liberin und Methylliberin finden sich nur in sehr geringen Mengen. Eine Kaffeetasse (150 ml) aus 10 g Kaffee enthält zwischen 80 bis 160 mg Coffein. Daneben finden sich noch Chlorogensäure[191], ein Phytoalexin, das Aktivität gegen phytopathogene Viren und Pilze zeigt.

Coffein ist ein zentral wirkendes Psychostimulanz, das kompetitiv durch Blockade der Adenosin[192]-Rezeptoren A_1 und A_2 deren Aktivität hemmt. Seine Halbwertszeit beträgt 3 bis 5 Stunden.

Die Gedankentätigkeit ist überlebendig angeregt und flüssig, die Auffassungsgabe gesteigert, dabei ist die Stimmung euphorisch heiter. Die Sinnesorgane sind überempfindlich, besonders Lärm und Gerüche werden übermäßig empfunden. Bessere Wahrnehmung sensorischer Reize und verkürzte Reaktionszeiten. Insomnie. Systemisch kommt es zur vermehrten Ausschüttung von Adrenalin und Noradrenalin. Es wirkt anregend auf die Herztätigkeit und den Kreislauf (diskrete Blutdruckanstiege sind möglich), Stoffwechsel und Atmung. Eine leichte diuretische Wirkung wird beobachtet ohne dehydrierende Wirkung. Durch seine lipolytische Wirkung kommt es zu einem Anstieg der freien Fettsäuren.

156.3 Anwendung

Homöopathische Anwendung findet die Substanz bei Insomnie und Neuralgien (nach Kommission D).

Die Anwendung in der Homöopathie erstreckt sich überwiegend auf Coffea als Nerven- und Gefäßmittel bei **Insomnie** und **Neuralgien**. Als Gegenmittel gegen unangenehme Wirkung des Kaffeegenusses hat sich Coffea in höheren Potenzen sehr bewährt.

---

190 Syn.: 1,3,7-Trimethylxanthin, veraltet Guaranin, Thein, Methyltheobromin.

191 Syn.: 5-Caffeoylchinasäure.

192 Adenosin fällt in größeren Mengen bei erhöhtem Stoffwechsel der Nervenzellen an und führt durch Bindung an den Adenosinrezeptor zu einer Hemmung der Neurotransmitterausschüttung, was über eine negative Rückkopplung sedierend wirkt.

156.4
Arzneimittelbild

Leitsymptome: Geist und Körper überlebendig, Schlaflosigkeit infolge Gedankenzuflusses. Große nervöse Erregung und Ruhelosigkeit.
Lebhafte Herztätigkeit mit heftigem Herzklopfen.
⊙ **Folgen von freudiger Erregung, von Schreck, von Streit, von Genussmittelmissbrauch (Tabak, Alkohol und besonders von Kaffee).**
Überempfindlichkeit gegen Schmerzen; diese bringen zur Verzweiflung.
Sinneseindrücke <, Lärm <, Gerüche <.
Nachts <, Kälte <.

Geist und Gemüt: Ungewöhnliche Lebhaftigkeit des Geistes und Körpers bis tief in die Nacht. **Gedanken übermäßig tätig, können nicht zur Ruhe kommen, leichte Auffassungskraft, flüssige Gedanken, ist voller Pläne.** Heitere Erregung oder hypochondrische Stimmung. Überempfindlichkeit der Sinnesorgane, **kann keinen Lärm und keine Gerüche ertragen.**

Kopfschmerz: Kongestionen zum Kopf mit Hitze und warmem Schweiß. **Nagelkopfschmerz,** Migräne.

Migräne
Neuralgie

Zähne: Zahnschmerz mit Besserung durch kaltes Wasser, **Schmerzen bringen zur Verzweiflung.**

Dolor dentis

Magen: Magendruck nach dem Essen, nervöser Hunger mit gierigem, hastigem Essen

Abdomen: Blähungskoliken.

Blase: Harnabgang vermindert oder vermehrt.

Urin: Häufige Entleerung von farblosem Urin, wasserhell.

Geschlechtsorgane:
- weiblich: Krämpfe des Uterus.
- männlich: Verminderung der Libido und der Potenz, ebenso wie gesteigertes Verlangen.

Brust: Herzstörungen psychogen. Neigung zu **Kreislaufschwäche.** Herzklopfen nach Gemütserregungen.

Schlaf: Schlaflosigkeit infolge höchster geistiger und körperlicher Erregung. Aufschrecken aus dem Schlaf; verwirrte Träume oder Träume mit lebhaften Phantasiebildern.

Insomnie

Haut: Juckreiz überall, allgemeine Überempfindlichkeit der Haut, muss kratzen. Neuralgische Schmerzen.

156.5
Dosierung

Bevorzugt werden vor allem höhere und hohe Potenzen. Bei Gegenwirkung gegen die Folgen des Kaffeegenusses D 12 und höher, ebenso bei Schlaflosigkeit durch geistige Munterkeit. Bei Neigung zu Kollaps ist der Kaffeetrank angezeigt.

156.6
Vergleichsmittel

- Rubiaceae: Cainca, China pubescens, Ipecacuanha, Rubia tinctorum.
- Coffea tosta: Zahnschmerzen bringen ihn zur Verzweiflung, heftige Zahnschmerzen, die sich bessern, wenn er kaltes Wasser in den Mund nimmt. Heftige Erregung des Herzens, zuerst beschleunigt, nachher verlangsamt.
- Schmerzen sind unerträglich, bringen zur Verzweiflung: Aconitum napellus, Chamomilla recutita.
- Insomnie infolge Erregung: Cypripedium pubescens, Zincum valerianicum.

- Insomnie mit Palpitationen: Aconitum napellus.
- Folgen von Gemütserregung: Aconitum napellus, Carcinosinum, Ignatia amara, Opium.

156.7
Literatur

[1] Allen TF. Coffea. Encyclopedia of pure Materia Medica. Bd. 3, 10. New York: Boericke & Tafel; 1874–1880: 435–447, 473

[2] Clarke JH. Coffea cruda Coffea tosta. Dictionary of practical Materia Medica. Bd. 1. London: Homoeopathic Publishing Company; 1900–1902: 556–561

[3] Hahnemann S. Coffea. In: Lucae C, Wischner M, Hrsg. Gesamte Arzneimittellehre. Bd. 1. Stuttgart: Haug; 2007: 700–708

[4] Hähner-Rombach S. Coffea, Zinum metallicum (AMP 53). In: Hähner-Rombach S, Hrsg. Regesten der Arzneimittelprüfungen und Tierversuche am Robert-Bosch-Krankenhaus (1915–1978). Stuttgart; 2001: 5

[5] Hughes R. Coffea. Cyclopaedia of Drug Pathogenesy. Bd. 2 + 4. London: Gould; 1886–1891: 301–313, 558–559

[6] Ritter H. Arzneiversuche zu Gelsemium, Sanguinaria, Belladonna, Coffea, Zincum metallicum. In: Faltin T, Hrsg. Homöopathie in der Klinik: Die Geschichte der Homöopathie am Stuttgarter Robert-Bosch-Krankenhaus von 1940 bis 1973. Bd. 7. Quellen und Studien zur Homöopathiegeschichte. Stuttgart: Haug; 2002: 173

[7] Stapf JE. Kaffee (Coffea arabica L.). In: Gypser K, Waldecker A, Hrsg. Gesammelte Arzneimittelprüfungen aus Stapfs „Archiv für die homöopathische Heilkunst" (1822–1848). Bd. 1. Heidelberg: Haug; 1991–1994: 262–284

157 Colchicum autumnale – colch

lt.: Colchicum autumnale, dt.: Herbstzeitlose, engl.: meadow saffron

157.1 Substanz

Plantae – Colchicaceae (Zeitlosengewächse) – **Colchicum autumnale**

Es handelt sich um eine 8 bis 30 cm hohe, ausdauernde krautige Pflanze mit unterirdischem Rhizom, aus welchem im Frühjahr die im Herbst des Vorjahres befruchteten Samenanlagen treiben. Aus einer grundständigen Rosette bilden sich schmale lanzettliche Blätter, in deren Zentrum die Samenanlagen sitzen, welche im Juli ausgereift sind. Im Herbst erst, von September bis Oktober, wenn keine Laubblätter mehr vorhanden sind, zeigen sich die Blüten, die sich aus einer ca. 20 cm tief aus der Erde treibenden Blütenröhre entfalten. Ihre Blütenfarbe geht von rosa bis zart violett. Sie ist in ganz Europa heimisch. Tödliche Verwechslungen dieser hochgiftigen Pflanze mit dem heimischen Bärlauch, Allium ursinum, haben dazu geführt, dass Bärlauch zum Verkauf in Deutschland nicht gesammelt werden darf. Er muss aus Kultur gezogen sein.

Homöopathische Verwendung findet die frischen, vor der Blüte gesammelten Knollen.

157.2 Pharmakologie und Toxikologie

Hauptinhaltsstoff und hochgiftig ist Colchicin, $C_{22}H_{25}NO_6$, ein Tropolon-Derivat. Daneben Demecolcin, Cholchicosid, Colchicein, Colchicillin und Colchifolin.

Bei Colchicin handelt es sich um ein Mitosegift, welches durch Bindung an freie Tubulin-Dimere die Ausbildung der Mikrotubuli verhindert. Es kommt zur Arretierung der Mitose in der späten Metaphase bzw. frühen Anaphase. Daneben wirkt es zellmembranstabilisierend und führt so zu einer Hemmung der Ausschüttung chemotaktischer Substanzen. Aufgrund der geringen therapeutischen Breite und der vielen möglichen Interaktionen mit anderen Arzneisubstanzen wurde es in vielen Anwendungsbereichen ersetzt. Seine antikarzinogene Wirkung wurde durch Cantharanthus-Alkaloide wie Vinblastin und Vincristin ersetzt.

Akute Intoxikationen führen am Magen-Darm-Kanal zu heftiger Entzündung mit Schwellung und Hyperämie der Schleimhaut und Ulzerationen. An der Niere kommt es zu Hämaturie und Albuminurie, übergehend in Anurie. Die Harnsäureausscheidung steigt an. An den Gelenken werden schmerzhafte Anschwellung, Infiltration und Blutaustritt in die Gelenkhöhlen beobachtet. Hämorrhagische Ergüsse werden auch an Pleura, Perikard und Peritoneum hervorgerufen. Auch Hyperämie der Meningen mit Benommenheit, Delirien und Konvulsionen wird festgestellt. Es besteht eine Neigung zu Synkopen. Die Herzfrequenz wird verlangsamt, später sehr beschleunigt und schwach.

Der Verlauf einer akuten Intoxikation wird folgendermaßen beschrieben: Einige Stunden nach der Einverleibung tritt heftiges Erbrechen der Speisen, dann von Galle, später von reiswasserähnlichem Magenschleim auf. Heftiger Durst und große Übelkeit werden geklagt. Unter starken Leibschmerzen und Darmkoliken kommt es zu Diarrhöen von sehr üblem Geruch. Der Puls ist nach anfänglicher Verlangsamung sehr gesteigert und sehr elend. Die Herztätigkeit steigt bis auf 150 und mehr Schläge an und wird kaum wahrnehmbar. Das Gesicht wird sehr blass und eingefallen, bei blauen Lippen und Ohren und blauer Nasenspitze. Die Temperatur sinkt, die Haut ist mit kaltem, klebrigem Schweiß bedeckt. Es treten Krämpfe der Glieder auf, auch Zuckungen und Verkrampfungen der Gesichtsmuskulatur. Dazu treten lähmungsartige Zustände, die sich bis zu partiellen Lähmungen steigern können. Die Haut wird überempfindlich und schließlich empfindungslos. Die Gelenke werden schmerzhaft und schwellen an.

157.3
Anwendung

Eine Indikation, die sich aus den seitherigen Prüfungen und Vergiftungen nicht erkennen lässt, stammt von Rudolf Steiner[193] und bezieht sich auf die Behandlung von Strumen. Von dem im griechischen Altertum verwendeten Colchicum variegetum ist bekannt, dass es damals gegen Kröpfe gebraucht wurde.

Homöopathische Anwendung findet die Zubereitung bei akuter und chronischer Gicht, akuten Erkrankungen des rheumatischen Formenkreises, bei Tendovaginitis, Ergüssen in Körperhöhlen, Nephritis sowie Entzündung des Magen-Darm-Kanals (nach Kommission D).

Bewährt hat sich Colchicum autumnale bei **Gastritis** und **Enteritis**. Hierbei sind als kennzeichnend zu beachten: Übelkeit und anhaltendes Erbrechen von Speisen, Galle und Schleim, auch von reiswasserartigen Massen, das sich durch jede Bewegung erneuert. Es ist Heißhunger oder Mangel von Appetit vorhanden, oder Appetit wäre wohl vorhanden, allerdings ruft der Anblick, und noch mehr der Geruch von Speisen, **Ekel** hervor. Heftiger *Diarrhö* mit Kolikschmerzen und viel Tenesmus und vergeblichem Stuhldrang, ehe eine Entleerung erfolgt, auch nach dem Stuhl hält der Stuhldrang an. **Magenschmerzen** und *Darmkolik* verschlimmern sich bei Bewegung und nötigen zu zusammengekrümmter Haltung. Der Stuhl ist von sehr übelriechender Beschaffenheit und mit reichlichem Schleim durchsetzt. Auch die Verordnung bei **Colitis** *membranacea* ist durch die Beobachtung von Schleimhautfetzen gestützt.

Am Herzen zeigen sich sowohl **Bradykardien**, als auch später **Tachykardien**. Die Herztätigkeit ist verlangsamt oder, vor allem in den späteren Stadien, sehr beschleunigt bis zu 150 Schlägen und mehr, bei sehr elendem Puls. Schmerzen in der Brust und in der Herzgegend mit angstvoller Bangigkeit treten auf. Das Gesicht fällt durch die blasse Farbe bei tiefliegenden Augen und verzerrten Gesichtszügen (Spasmen) auf. Die Lippen, die Nasenspitze, die Ohren, ebenso die Nägel sind blau. Die Temperatur des ganzen Körpers ist herabgesetzt, die Haut fühlt sich kalt an, kalte, klebrige Schweiße. Dieser **synkopale Zustand** ist dem von Veratrum album zu vergleichen. Die Verordnung bei *Synkope* ist jedoch nicht üblich, jedoch wird der Gebrauch bei **Endokarditis** und **exsudativer Perikarditis** empfohlen.

Die Schmerzen in den Gliedern sind mit einer lähmungsartigen Schwäche, welche sich bis zu wirklichen **Paresen** steigern kann, verbunden. Bei *Intoxikationen* haben sich Gelenkprozesse bis zu Schwellungen gesteigert. Als bevorzugter Sitz darf die Kreuzbein- und Steißbeingegend bezeichnet werden. Die für die *Gicht* typischen Großzehenschmerzen treten nicht häufiger auf als einer normalen Streuung entspricht. Wenn bei *Gicht* eine Wechselbeziehung zu den Verdauungsorganen festzustellen ist oder wenn gleichzeitig diese Organe im Zusammenhang des Gichtprozesses angeschlagen sind, ist Colchicum besonders zu beachten. Die Heilwirkung von Colchicum autumnale ist nicht der *Gicht* vorbehalten, sondern erstreckt sich in gleicher Weise auf alle **Erkrankungen des rheumatischen Formenkreises** in seiner chronischen und subakuten Form.

Es besteht eine besonders stark ausgeprägte Berührungsempfindlichkeit, dass die **Schmerzen** dem Prüfer unerträglich sind. Geistige Anstrengung und Aufregung führen zu einer Verschlimmerung der Beschwerden. Das Gedächtnis ist auffallend unzuverlässig, sodass der Prüfer einen angefangenen Satz nicht zu Ende bringen kann. Die geistige Konzentration geht verloren. Grelles Licht, ein scharfer Geruch oder die Unarten der Kinder können ihn aus der Fassung bringen. Es besteht eine ungewöhnliche Muskelschwäche, die auch unabhängig von Schmerzen beobachtet wird. Mitunter treten wirkliche **Paresen** ein, die jedoch bald wieder zurückgehen.

Auffallend ist die Verschlimmerung der Gliederschmerzen durch Bewegung. Ferner begegnen wir einer Verschlimmerung durch Berührung. Diese wird man bei **Arthropathien** und bei **Gastroenteritiden** verwirklicht finden. Die Verschlimmerung durch Bewegung besitzt bei denselben Krankheitsgruppen ihren Wert. Von besonderer Bedeutung ist die Erregung von **Ekel** durch den Anblick oder den bloßen Geruch. Durch dieses Symptom geführt, habe ich selbst ein *Darmkarzinom* für eine Reihe von Wochen sich bessern sehen, indem eine mit Kolikschmerzen verbundene Diarrhö behoben wurde.

---

193 Philosoph, 1861–1925, Begründer der Anthroposophie.

Colchicum autumnale ist ein kaltes Mittel, die Prüfer leiden unter Frösteln, die Haut ist kalt, die Extremitäten sind kalt, selbst kalte Schweiße mit **präsynkopalem Zustand** treten in Erscheinung. Die Unverträglichkeit gegen Kälte und Nässe bedarf bei dem Standort der Pflanze auf nassen Wiesen keiner weiteren Erklärung. Gelegentlich wird auch eine Verschlimmerung durch warmes Wetter oder ein Frösteln am warmen Ofen angegeben.

157.4 Arzneimittelprüfung

Die erste Arzneimittelprüfung stammt von Anton Störck, der vor Hahnemann einzelne Arzneimittelprüfungen am Menschen vorgenommen hat [7].

157.5 Konstitution

Der Typus von Colchicum kann folgendermaßen umschrieben werden: Es handelt sich um Menschen mit Erkrankungen des rheumatischen Formenkreises, die leicht frösteln und stark den Einflüssen von Kälte und Nässe unterliegen. Es ist in Bezug auf die Wetterfühligkeit neben Rhododendron chrysanthum zu stellen, da eine Verschlimmerung bei Wetterumschlag und auch schon vor dem Wetterumschlag führend ist. Besonders dann, wenn sie zusätzlich noch an einer Dysfunktion der Schilddrüse leiden.

Das Magendarmsystem ist im Sinne einer Entzündung der Schleimhäute beteiligt, dabei ist entweder ungewöhnlicher Hunger oder völlige Appetitlosigkeit zugegen. Speisegerüche verschlimmern die Übelkeit und den Brechreiz. Allgemein kann man sagen, dass psychische Einflüsse stark in das körperliche Leben hineinwirken. Helles Licht oder Geräusche oder eine Aufregung oder körperliche Anstrengung verschlimmern den Allgemeinzustand und die lokalen Beschwerden (zum Beispiel Kopfschmerzen, Erbrechen, Gliederschmerzen). Die geistigen Funktionen sind in der Weise geschwächt, dass die Konzentration und das Gedächtnis leidet.

Sehr bemerkenswert ist die Veränderung des Geruchssinns: Gerüche, die sonst gar nicht als peinlich empfunden wurden, rufen große Übelkeit hervor.

157.6 Arzneimittelbild

Leitsymptome: Große Erschöpfung und Schwäche. Die Gliederschmerzen sind mit einer hervorstechenden Kraftlosigkeit verbunden, die bis zu wirklichen Lähmungen gehen kann.

Neigung zu Synkopen mit kalten Schweißen (bei Herzerkrankungen und Enteritis).

Übelkeit und Ekel vor Speisen schon beim Denken oder dem Geruch an Speisen. Durchfälle mit Tenesmus.

Jede Berührung <, körperliche und geistige Anstrengung <, grelles Licht <, Geräusche <, Aufregung <.

Kälte <. Colchicum ist ein kaltes Mittel. Wärme > und Ruhe >.

⊙ **Nässe < und nasskaltes Wetter <**. Vom Abend bis zum Morgen <.

Geist und Gemüt: Sehr ängstlich und schreckhaft, traurig und reizbar. Äußere Eindrücke, zum Beispiel helles Licht, scharfe Gerüche, Berührung, die Untaten anderer, bringen ihn aus der Fassung. Schwächung aller geistigen Funktionen. **Gedächtnisschwäche, er vergisst seine Gedanken, während er sie aussprechen will, und kann nur mit Mühe die Gedanken zusammenbringen, um seine Worte fortzusetzen.**

Heftige Gemütsdepression. Der Geruch von Schweinefleisch, helles Licht, Berührung, die Unarten der Kinder bringen ihn außer sich.

Kopf: Benommenheit mit kalter Stirn.

Neuralgie

Kopfschmerz: Neuralgiforme Schmerzen an verschiedenen Teilen des Kopfes und über den Augen mit Besserung durch Wärme und Bettruhe. Kopfschmerzen bei jeder Bewegung von solcher Heftigkeit, dass jedes leichte Geräusch unerträglich wird.

157 – Colchicum autumnale – colch

Augen: Sehvermögen ungewöhnlich scharf.

Nase: Geruchssinn sehr scharf, sodass er Laboratoriumsarbeiten nicht ausführen kann. Ganz indifferente Gerüche, wie z. B. Brot, rufen Übelkeit hervor.

Gesicht: Eingefallen, erdfahl. Lippen, Nase und Ohren blau. Gesichtszüge verzerrt, Zuckungen und Krämpfe im Gesicht.

Mund: Brennen und Trockenheit im Mund und im Hals, trotz Speichelfluss. Viel Durst, reichlicher Speichelfluss. Bitterer oder fader Geschmack. Zunge belegt, meist dick-weiß, auch gelb oder braun.

Magen: Verlust des Appetits oder Heißhunger. Er hat wohl Appetit auf mancherlei Speisen, **wenn er sie aber sieht oder auch nur riecht, wird es ihm übel und ekelt es ihm**. Ekel vor Fisch, Eier und fettem Fleisch. Übelkeit und heftiges anhaltendes Erbrechen von Speisen, Galle, Schleim und Wasser. Heftiges Brennen im Magen oder Gefühl von Eiseskälte. Magenschmerzen, kann nicht die geringste Berührung ertragen.

Gastritis
Gastroenteritis

Abdomen: Leib meteoristisch aufgetrieben, voller Blähungen, kolikartige Schmerzen zum Zusammenkrümmen. Jede Bewegung bringt Verschlimmerung hervor. Er liegt deshalb bewegungslos in zusammengekrümmter Haltung. Schmerzen bei Berührung.

Enteritis

Rektum und Stuhl: Durchfälle wässrig, mit glasigem Schleim wie Darmschabsel, blutig, sehr übelriechend. Dabei große Erschöpfung und drohender Kollaps. Durchfall mit starkem Tenesmus, vergeblicher Drang vor dem Stuhl, auch Wiederauftreten des Drangs nach dem Stuhl. Auch Durchfall mit unwillkürlichem Stuhlgang.

Nephropathie hyperurikämisch
Nephritis postinfektiös (Scharlach)

Blase: Zerren in der Lendengegend und in den Harnwegen mit ständigem Harndrang.

Harnröhre: Schründiges Gefühl in der Harnröhre beim Wasserlassen mit ständigem Harndrang.

Urin: Harn vermindert, dunkel, feuerrot, auch blutig, oder stark vermehrt und hell. Weißer Satz im Harn.

Larynx und Trachea: Kitzeln im Kehlkopf und in der Luftröhre mit Husten.

Brust: Herz verlangsamt oder stark beschleunigt. Ziehende, pressende und schießende Schmerzen mit Bangigkeit und Angstgefühl in der Brust und in der Herzgegend, schlimmer durch Atmen. – Kollaps mit blauen Lippen, blauer Nase und Ohren, blauen Fingernägeln sowie kalten, klebrigen Schweißen.

Endokarditis
Pericarditis sicca et exsudativa

Rücken:

Lumbalgie akut

Extremitäten: Schmerzen in Muskeln und Gelenken mit Schwellung der Gelenke und Empfindlichkeit gegen Berührung. Die Schmerzen sind oft mit einer außergewöhnlichen Schwäche und Lähmigkeit verbunden. Infolge schmerzhafter Lähmung, besonders in den Knien, sinkt er zusammen. Lähmung der Nackenmuskeln, sodass der Kopf rückwärts fällt, wenn das Kind aufgerichtet wird. Schießende und ziehende Schmerzen in den Gelenken und im Periost, mit lähmungsartiger Schwäche und auch mit wirklicher Lähmung. Befallen sind sowohl die großen wie die kleinen Gelenke (zum Beispiel Ferse, Hand- und Fingergelenke). Bevorzugt erscheint die Kreuz- und Steißbeingegend. Schmerzen in den Fingerspitzen auf der Volarseite.

Verschlimmerung tritt ein durch Bewegung, seltener ist Besserung durch Bewegung. Kälte und ☉ **nasskaltes Wetter verschlimmern**, auch Wetterwechsel verschlimmert die Gliederschmerzen.

Spasmen und schmerzhafte Konvulsionen der Glieder, Zittern der Hände.

Arthropathie akut und subakut
Ischialgie
Gicht
Erkrankungen des rheumatischen Formenkreises
Tendovaginitis

Schlaf: Unruhiger, nicht erfrischender Schlaf. Schlaflosigkeit nachts, tagsüber sehr schläfrig.

Frost und Frösteln: Haut kalt, mit herabgesetzter Temperatur der Haut.

Schweiß: Klebrige, kalte Schweiße und kalte Glieder. Auch Hitzegefühle mit heißer Haut und Neigung zu vielem Schwitzen von saurem Geruch.

Allgemein: Große Schwäche und Erschöpfung, Zittern und Konvulsionen der Glieder. Schwäche, Schmerz und Empfindlichkeit des ganzen Körpers, dass er sich kaum rühren kann, ohne zu wimmern. Mangel an Wärme, selbst im Bett. Puls elend und kaum fühlbar.

157.7 Dosierung

Bei Gicht werden die niederen Potenzen, D 2 bis D 4, selbst die Tinktur gegeben. Die niederen Potenzen werden mit Vorteil auch in den anfallfreien Zeiten gebraucht. Bei akuten Herzentzündungen und bei Krankheiten der Verdauungsorgane sind D 3 bis D 6 üblich. Bei guter Übereinstimmung der feineren Symptomatik, besonders auch der Unverträglichkeit durch Speisegeruch, auch Hochpotenzen.

157.8 Vergleichsmittel

- Bei Erkrankungen des rheumatischen Formenkreises: Antimonium crudum, Antimonium tartaricum (Verschlimmerung durch nasskaltes Wetter), Arnica montana, Bellis perennis, Bryonia alba (Verschlimmerung durch Bewegung), Rhododendron chrysanthum, Thuja occidentalis.
- Gicht: Acidum benzoicum, Antimonium crudum, Berberis vulgaris, Ledum palustre.
- Gicht in Verbindung mit Magen-Darm-Störungen: Abrotanum, Antimonium crudum.
- Gliederschmerzen, Bewegung >: Pulsatilla pratensis, Rhus toxicodendron.
- Lähmungsartige Schwäche der Beine: Cobaltum metallicum, Conium maculatum.
- Kardiopathie: Aconitum napellus, Kalmia latifolia, Spigelia anthelmia.
- Perikarditis exsudativ und Endokarditis: Aconitum napellus, Kalmia latifolia, Spigelia anthelmia.
- Diarrhö: Arsenicum album, Veratrum album.
- Diarrhö mit viel Tenesmus: Aristolochia clematis, Mercurius solubilis Hahnemanni.
- Diarrhö mit Synkope: Camphora, Carbo vegetabilis, Cuprum metallicum, Veratrum album, bei Verschlimmerung durch Speisegerüche Arsenicum album, Cocculus indicus, Sepia officinalis.
- Trockenheit des Mundes: Mandragora officinarum, Nux moschata (trotz Trockenheit kein Durst).
- Nephritis: Acidum nitricum, Cantharis, Terebinthinae.

157.9
Literatur

[1] Allen TF. Colchicum. Encyclopedia of pure Materia Medica. Bd. 3, 10. New York: Boericke & Tafel; 1874–1880: 448–473, 474–476

[2] Clarke JH. Colchicum. Dictionary of practical Materia Medica. Bd. 1. London: Homoeopathic Publishing Company; 1900–1902: 563–568

[3] Hahnemann S. Colchicum. In: Lucae C, Wischner M, Hrsg. Gesamte Arzneimittellehre. Stuttgart: Haug; 2007: 708–721

[4] Hughes R. Colchicum. Cyclopaedia of Drug Pathogenesy. Bd. 2, 4. London: Gould; 1886–1891: 316–343, 748–750, 559–560

[5] Reil W. Beiträge zu einem physiologischen Umbau der Hahnemann'schen Arzneimittellehre. Colchicum autumnale L. Homöopathische Vierteljahrschrift 1857; 8 (2,3): 113–208

[6] Stapf JE. Herbstzeitlose. (Colchicum auctumnale, Lichtblume.). In: Gypser K, Waldecker A, Hrsg. Gesammelte Arzneimittelprüfungen aus Stapfs „Archiv für die homöopathische Heilkunst" (1822–1848). Heidelberg: Haug; 1991: 285–320

[7] Störck Av. Antonii Störck Libellus, quo demonstratur: Colchici autumnalis radicem non solum tuto posse exhiberi hominibus, sed et ejus usu interno curari quandoque morbos difficillimos, qui aliis remediis non cedunt. Vindobonae: von Trattner; 1743

158 Collinsonia canadensis – coll

lt.: Collinsonia canadensis, dt.: Steinwurzel, engl.: stone root

158.1
Substanz

Plantae – Labiatae (gleich Lamiaceae, Lippenblütengewächse) – **Collinsonia canadensis**
Es handelt sich um eine ca. 120 cm hohe, krautige Pflanze, aus deren vielfaserigem Wurzelstock die aufrechten, spärlich verzweigten, kahlen Stängel wachsen. Die Laubblätter sind elliptisch, gestielt und verjüngen sich nach oben. Sie bildet von August bis Oktober reichblütige Rispen aus, an welchen die gelben Blüten sitzen. Sie verströmt einen stark aromatischen Geruch. Heimisch ist sie im atlantischen Nordamerika.
Homöopathische Verwendung finden die frischen unterirdischen Teile.

158.2
Pharmakologie und Toxikologie

Hauptinhaltsstoff ist Baicalein-6.7-dimethylether. Es zeigt antiallergische, antidepressive, antiinflammatorische, antitumorale, antivirale und neuroprotektive Wirkung. Die Verbindung hemmt die Differenzierung von Adipocyten, fördert die Differenzierung neuronaler Stammzellen, inhibiert viele Enzyme wie die reverse Transcriptase, 17β-Hydroxysteroid-Dehydrogenase, die Topoisomerase II, die Cytochrom O-450 (CYP), die Cyclooxigenase 2 und viele mehr.

158.3
Anwendung

Homöopathische Verwendung findet die Zubereitung bei Hämorrhoiden und Obstipation (nach Kommission D).
Wird in der Homöopathie fast ausschließlich gegen **venöse Stauungen im Becken mit Obstipation** und **Hämorrhoiden** verwandt. In ihrer Heimat hat sie einen Ruf bei *Lithiasis*, Harngrieß, daher der Name Grießwurzel, ferner bei *Ödemen* und *Kardiopathien*, bei *Metrorrhagien* und *Descensus uteri*, als Wundmittel bei *Verletzungen* und *Quetschungen*.

158.4
Arzneimittelprüfung

Die Arzneimittelprüfung stammt von nur 2 Prüfern. Die Herzstörungen und Pulsbeschleunigung sind zwar bei Hale als pathogenetische Symptome angeführt, doch scheint mir dies zweifelhaft, da sie in der Prüfung nicht erwähnt werden. Ich habe sie daher unter die klinischen Symptome eingereiht [3].

158.5
Arzneimittelbild

Geist und Gemüt: Gefühl, als seien die Lippen, das Gesicht und der Kopf mächtig **vergrößert** und mit Nadeln gestochen, die Arme von dem Ellbogen bis zu den Fingern wie **eingeschlafen**. Auch die Beine werden wie zu groß gefühlt und wie taub, sie scheinen elefantenartig dick und gefühllos (Nux vomica hat diese durch Collinsonia canadensis erzeugten Gefühlstörungen beseitigt).

Kopfschmerz:

Zephalgie

Mund: Gelb belegte Zunge mit bitterem Geschmack.

Innerer Hals:

Pharyngitis

Magen: Druck und Übelkeit im Magen, krampfartige Schmerzen in der Magengegend.

Abdomen: Scharfe schießende Schmerzen im Hypogastrium, alle paar Minuten sich wiederholend.

Rektum und Stuhl: Verstopfung mit hellfarbigen, knolligen Stühlen. **Durchfall, schleimig und gallig**, mit kolikartigen Leibschmerzen vor und nach dem Stuhl. **Abgang von Blut mit dem Stuhl.** Kopfschmerzen begleiten die gastrointestinalen Beschwerden.

> *Obstipation wechselnd mit Diarrhö*
> *Obstipation atonisch*
> *Obstipation mit Hämorrhoiden*
> *Obstipation mit Hyperämie im Becken in der Schwangerschaft*

Geschlechtsorgane:
- weiblich:

> *Pruritus vulvae*
> *Hyperämie des Uterus*
> *Descensus uteri*

Larynx und Trachea:

> *Laryngitis*

Brust: ⊙ **Funktionelle Störungen mit Beschleunigung der Herztätigkeit.** ⊙ **Anfälle von Herzschwäche, Beengung und Atemnot, schlimmer bei geringster Bewegung, Puls beschleunigt, 130 bis 140 in der Minute.** ⊙ **Herzbeschwerden als Folge von Pfortaderstauung oder im Wechsel mit Hämorrhoidalblutungen.**

> *Kardiopathie bei Pfortaderstauung*

Extremitäten:

> *Varikosis*

158.6
Dosierung

Ø bis D 3. Joh. Bergmann gab bei Schwangerschaftsverstopfung 3-mal täglich 8 bis 10 Tropfen D 1. A. Stiegele hält darauf, dass Collinsonia-Pulver, also die Verreibung aus der Wurzel, gegeben wird und empfiehlt sie. Ritter hat D 2 – D 4 – D 6 bei vegetative Dystonie im Unterleib erfolgreich gefunden.

158.7
Vergleichsmittel

- Labiatae: Agnus castus, Leonurus cardiaca, Lycopus virginicus, Ocimum canum, Origanum majorana, Orthosiphon stamineus, Salvia officinalis, Scutellaria lateriflora, Teucrium marum verum, Teucrium scorodonia.
- Aesculus hippocastanum, Carduus marianus, Chelidonium majus, Lycopodium clavatum, Mandragora officinarum, Nux vomica, Podophyllum peltatum, Sulphur lotum.

158.8
Literatur

[1] Allen TF. Collinsonia. Encyclopedia of pure Materia Medica. Bd. 3, 10. New York: Boericke & Tafel; 1874–1880: 507–509, 476–478

[2] Clarke JH. Collinsonia canadensis. Dictionary of practical Materia Medica. Bd. 1. London: Homoeopathic Publishing Company; 1900–1902: 568–570

[3] Hale EM. Collinsonia canadensis. (Stone Root). New Remedies. Bd. 1. 5. Aufl. Philadelphia: Boericke & Tafel; 1897: 236–239

[4] Hughes R. Collinsonia. Cyclopaedia of Drug Pathogenesy. Bd. 2. London: Gould; 1886–1891: 343–345

159 Colocynthis – coloc

lt.: Citrullus colocynthis, dt.: Koloquinte, engl.: bitter cumber

159.1 Substanz

Plantae – Cucurbitaceae (Kürbisgewächse) – **Citrullus colocynthis**

Es handelt sich um ein perennierendes Kürbisgewächs, an dessen niederliegenden Ranken gegenständige, drei bis fünffach gelappte Laubblätter sitzen. Von Mai bis September bilden sich in den Blattachseln einzelne gelbe Blüten aus. Ihre Früchte sind rund, weiß, etwa apfelgroß und sehr leicht. Sie schmecken sehr bitter. Heimisch ist die Pflanze in Syrien, Zypern und Nordafrika.

Homöopathische Verwendung finden die geschälten und entkernten Früchte, die ein apfelartiges Aussehen haben.

159.2 Pharmakologie und Toxikologie

Pharmakologisch wirksame Inhaltsstoffe sind die Cucurbitacine-Glykoside, mit sehr bitterem Geschmack. Cucurbitacine sind tetracyclische Triterpene, die als Bitterstoffe in Gurken- und Kürbisgewächsen (Cucurbitaceae), in einigen Kreuzblütlern (Brassicaceae) und aus einem Blätterpilz (Hebevinoside) isoliert wurden.

Ihre Wirkung ist abführend. Intoxikationen führen zu blutigen Durchfällen und Darmentzündungen, bis hin zur Darmperforation.

159.3 Anwendung

Neben der abführenden Wirkung ist aus dem Altertum noch die Behandlung des Hüftschmerzes und der Bettwanzen, Cimex leticularis, überliefert.

Homöopathische Anwendung findet die Substanz bei Koliken des Magen-Darm-Kanals, des Gallesystems, der ableitenden Harnwege, bei Neuralgien und Neuritis, besonders des Gesichtes und bei Ischialgie (nach Kommission D).

Colocynthis gehört in die erste Reihe der homöopathischen Kolik- und Schmerzmittel. Der Erfolg ist abhängig von der Beachtung der Modalitäten. Am Nachmittag, Abend und in der Nacht tritt Verschlimmerung ein.

Die beiden Anwendungsschwerpunkte in der Homöopathie sind **kolikartige Krämpfe** in allen Hohlorganen des Bauches, besonders des Magens, der Gallenblase, des Darmes und der Harnleiter. Sie zwingen zum Zusammenkrümmen, verlangen nach Wärme, bessern sich durch Druck und durch Entleerung des Darmes. Ärger und Verdruss rufen eine Verschlimmerung hervor. Heftige *Enteritiden* mit krampfartigen Schmerzen, die sich sofort nach dem Essen und Trinken verschlimmern.

Kolikartige Schmerzen in den Harnleitern und im Nierenbecken mit den gleichen Modalitäten, zum Beispiel bei *Nephrolithiasis*. Daneben noch **Schmerzen in den peripheren Nerven,** krampfartig, schießend, blitzartig, wie von einer eisernen Klammer eingeschnürt, anfallsweise auftretend, besser durch Wärme und Ruhe, schlimmer durch Bewegung.

159.4 Arzneimittelprüfung

Arzneimittelprüfungen wurden vorgenommen von Hahnemann und von der österreichischen Prüfergesellschaft. Welche Dosen Hahnemann verwendete, ist, wie auch bei seinen anderen Prüfungen, nicht bekannt, die österreichischen Ärzte gebrauchten die Tinktur. Dazu kommen einige Beobachtungen bei Vergiftungen.

159 – Colocynthis – coloc

159.5
Arzneimittelbild

Leitsymptome: Kolikartige Leibschmerzen, Zusammenkrümmen >, Druck und Wärme >, Stuhlgang und Abgang von Blähungen >.

Neuralgische Schmerzen, anfallsweise auftretend und periodisch wiederkommend, Druck und Liegen auf der befallenen Seite >, Ruhe und Wärme >.

Gefühl des Zusammenschnürens wie mit eisernen Klammern.

Nachmittags von 16 Uhr ab und nachts <.

☉ **Ärger und Verdruss <, Schreck <.**

Essen und Trinken < Magen- und Darmbeschwerden

Bewegung <, auch durch Erschütterung < (zum Beispiel Niesen und Husten bei Ischialgie).

Wärme >, Ruhe >, Druck >.

Kaffee und Tabakrauchen >.

Geist und Gemüt: Ärgerlich, reizbar und ungeduldig; große Angst und Ruhelosigkeit. Lässt sich durch jede Kleinigkeit in Wut bringen. In Schweigsamkeit versunken; ist verärgert über jedes Wort, das er reden muss.

Kopfschmerz: Heftige, reißende oder drückende Schmerzen im Kopf, schlimmer durch Bücken, besser an der frischen Luft, ☉ **besser durch Binden des Kopfes und durch Wärme.** Brennende, spannende, wühlende Schmerzen im Gesicht und in den Zahnreihen.

Zephalgie neuralgisch

Mund: Anhaltend bitterer Geschmack.

Magen: Magendrücken.

Kolik
Peritonitis
Hyperurikämie

Abdomen: K**rampfartige Bauchschmerzen mit Blähbauch und Rumpeln** im Bauch und heftigem Aufstoßen, begleitet von allgemeiner Aufregung und Unruhe. ☉ **Ärger kann die Krämpfe im Bauch hervorrufen.** Hochgradige Empfindlichkeit des Bauches, sodass Kleiderdruck nicht ertragen wird, während **kräftiger Druck und Zusammenkrümmen erleichtern.** Leibschneiden, wie wenn er sich eine Erkältung zugezogen hätte. Er presst die Fäuste gegen den Bauch.

Heftige, schneidende Koliken mit dünnen, auch blutigen **Stühlen.** Gefühl, als würden die Gedärme zwischen Steinen gequetscht. Er kann nicht ruhig liegen, wirft sich im Bett umher oder wird vornübergebeugt im Zimmer umhergetrieben. **Abgang von Stuhl und Blähungen bessert den Schmerz,** auch kräftige Bewegung. Tabak und Kaffee bessern die Kolik.

Nierenkolik
Hyperurikämie

Rektum und Stuhl: Durchfall alsbald nach Essen und Trinken, mit reichlichen Blähungen.

Blase: Starkes Drängen zum Harnlassen mit Brennen entlang der Harnröhre.

Urin: Geruch des Harns verstärkt.

Geschlechtsorgane:
- weiblich: ☉ **Schneidende Schmerzen in den Ureteren und in den Eierstöcken mit Ruhelosigkeit, zum Zusammenkrümmen nötigend.**

Ovarialgie

Extremitäten: Neigung zu schmerzhaften Muskelkrämpfen in allen Körperteilen. Schmerz im Oberschenkel, als wäre das Bein zu kurz. Heftiger Schmerz im Hüftgelenk ☉ **wie in einen Schraubstock gepresst oder wie mit eisernen Klammern festgehalten. Anziehen des Beins bessert,** ebenso Daraufliegen; Verschlimmerung nachts. Ziehende, stechende, brennende Schmerzen, oft **krampfartig und plötzlich einsetzend.** Taubheitsgefühl in den befallenen Teilen. Die Gliederschmerzen, besonders Ischialgie, bessern sich durch Stuhlgang und Abgang von Blähungen.

Neuralgie
Neuritis
Ischialgie (Hauptmittel)
Arthritis

Frost und Frösteln: Sowohl Frösteln wie Hitzegefühle mit Schweiß.

Schweiß: ⊙ **Schweiß riecht nach Urin.**

159.6 Dosierung

Es wird am besten vorbeugend in den Pausen zwischen den Schmerzanfällen gegeben; man kann damit häufig synthetische Analgetika ersparen.

Bei Kolikschmerzen D 3 bis D 12; bei Diarrhö nicht unter D 4. Neuralgien ertragen manchmal die niederen Potenzen nicht, dann sind Potenzen ab D 10 aufwärts zu empfehlen. Doch verlangen andererseits manche Neuritiden die tiefen Verdünnungen (D 2 und D 1); man wird aber mit diesen eine Behandlung nicht beginnen.

159.7 Vergleichsmittel

- Cucurbiaceae: Bryonia alba, Elaterium officinarum, Luffa operculata, Momordica balsamina.
- Am meisten Ähnlichkeit mit Colocynthis besitzt Magnesium phosphoricum, das die gleiche Besserung durch Wärme und durch Zusammenkrümmen besitzt. DD alle Magnesium-Arzneien.
- Eine Ähnlichkeit lässt sich zu der verwandten Bryonia alba feststellen. Beide Arzneistoffe haben die Ärgerlichkeit des Gemüts und die darauf beruhende Verschlimmerung durch Ärger, sowie die Verschlimmerung durch Bewegung in den Gliedern, obwohl Letztere bei Bryonia alba wesentlich stärker ausgebildet ist.
- Geruch des Harns verstärkt: Acidum nitricum, Acidum benzoicum.
- Als wäre das Bein zu kurz: Causticum Hahnemanni.

- Gliederschmerzen, besonders Ischialgie, bessern sich durch Stuhlgang und Abgang von Blähungen: Mandragora officinarum.
- Taubheitsgefühl in den befallenen Teilen: Gnaphalium polycephalum, Chamomilla recutita, Aconitum napellus.
- Gliederschmerzen, Abgang von Stuhl und Blähungen >: Agaricus muscarius, Mandragora officinarum.
- Nierenkolik: Berberis vulgaris, Equisetum hyemale.
- Neuralgie, periodisch: Arsenicum album, Cedron, China officinalis.
- Berührung <, aber besser durch festen Druck: China officinalis.
- Besserung durch Rückwärtsbeugen, im Gegensatz zu Colocynthis: Belladonna, Bismutum subnitricum, Dioscorea villosa, Mandragora officinarum.

159.8 Kasuistik

159.8.1 Ischialgie mit starken krampfartigen Schmerzen

Eine kräftige 31-jährige Frau litt seit 2 Jahren an Ischialgie mit starken krampfartigen Schmerzen im linken Bein, als wären Hüftgelenk und Unterschenkel mit Klammern umschlossen, zugleich an periodischen Durchfällen mit Kolik und außerdem noch an Gesichtsneuralgie. Colocynthis D 3 besserte sofort das langwierige Leiden, und nach 14 Tagen konnte die Kranke geheilt entlassen werden. Dass hier ein wirkliches Similimum in Colocynthis vorlag, lag auf der Hand, die Patientin bot gewissermaßen einen vollendeten Abklatsch des Arzneimittelbildes von Colocynthis. Die klemmenden Schmerzen an Unterschenkel und Hüftgelenk, die Trigeminusneuralgie, mit dem charakteristischen Darmkatarrh und Kolik, gebessert durch Druck, konnten einen Zweifel, ob etwa ein anderes Mittel in Betracht komme, nicht entstehen lassen. Es war ein „Schuss ins Schwarze" (Schier, zit. bei Stiegele [11]: 299).

159.9
Literatur

[1] Allen TF. Colocynthis. Encyclopedia of pure Materia Medica. Bd. 3, 10. New York: Boericke & Tafel; 1874–1880: 477–507, 478

[2] Arneth, Rabe, Gisevius. Colocynthis. Ausgewählte Arznei-Prüfungs-Protokolle 1927; 1

[3] Clarke JH. Colocynthis. Dictionary of practical Materia Medica. Bd. 1. London: Homoeopathic Publishing Company; 1900–1902: 572–576

[4] Hahnemann S. Colocynthis. In: Lucae C, Wischner M, Hrsg. Gesamte Arzneimittellehre. Bd. 1. Stuttgart: Haug; 2007: 721–735

[5] Hughes R. Colocynthis. Cyclopaedia of Drug Pathogenesy. Bd. 2. London: Gould; 1886–1891: 345–367

[6] Krumpholz M. Colocynthis. Homöopathische Vierteljahrschrift 1859; 10: 77–81

[7] Kurtz. Colocynthis. Allgemeine Homöopathische Zeitung 1844; 26: 298

[8] Lembke J. Prüfung mit Tct. Colocynthidis. Neue Zeitschrift für Homöopathische Klinik 1870; 15 (7, 9): 49–51, 65–68

[9] Lembke J. Colocynthis. Allgemeine Homöopathische Zeitung 1893 (118): 25, 198

[10] Müller. Colocynthis. Zeitschrift des Vereins der Homöopathischen Aerzte Oesterreichs 1857; 1: 43

[11] Stiegele A. Klinische Homöopathie. Homöopathische Arzneimittellehre. Stuttgart: Hippokrates; 1941: 33, 35, 250, 304, 311

[12] Watzke. Materialien zu einem physiologischen Umbau der Hahnemann'schen Arzneimittellehre. Die Koloquinte. Oesterreichische Zeitschrift für Homöopathie 1844; 1 (1): 4–151

160 Comocladia dentata – com

lt.: Comocladia dentata, dt.: Guao, engl.: toothed maidenplum

160.1
Substanz

Plantae – Anacardiaceae (Sumachgewächse) – **Comocladia dentata**

Es handelt sich um eine bis zu 120 cm hohe Pflanze. Die Laubblätter stehen gegenständig. Der Stamm und die Zweige enthalten eine milchige Flüssigkeit, die sich an der Luft schwarz färbt, ebenso die Kleidung färbt. Die Pflanze bildet weiße Blüten aus. Sie ist in Mittel- und Südamerika und der Karibik heimisch.

Homöopathische Verwendung findet die frische Stamm- und Zweigrinde.

160.2
Pharmakologie und Toxikologie

Die geringste Berührung, mitunter selbst das Vorübergehen an einem in der Nähe befindlichen Baum, kann die heftigste Hautentzündung hervorrufen.

160.3
Anwendung

Homöopathische Anwendung findet die Zubereitung bei Dermatosen, Reizzuständen der Augen und Lumbalgie (nach Kommission D).

Die Haut juckt unerträglich, schwillt heftig und rot an, mit Blasenbildung. Es treten starke *Kopfschmerzen* auf, die sich besonders im (rechten) Auge lokalisieren. Die Umgebung der Augen ist ebenfalls stark geschwollen. Das Auge wird doppelt so groß gefühlt. Die beobachteten *rheumatischen Beschwerden* sind besser bei Bewegung und schlimmer in Ruhe.

160.4
Arzneimittelbild

Leitsymptome: Wärme <, Berührung <, nachts <.

Kopf: Schweregefühl im Kopf und Vergrößerungsgefühl. Verschlimmerung der Kopfbeschwerden am warmen Ofen und beim Bücken.

Kopfschmerz: Scharfer Schmerz in der rechten Schläfenregion.

Augen: Augenlider rot und geschwollen, die Gefäße der Bindehäute kongestioniert, mit reichlicher Tränenabsonderung. Die Augen werden schwerer und größer gefühlt, schmerzhaft und wie wenn etwas die Augäpfel aus den Höhlen, nach abwärts und auswärts drücken würde. **Das rechte Auge wird sehr schmerzhaft, viel größer und mehr vorgetrieben als das linke empfunden**. Die Augen verschlimmern sich bei Bewegung des Kopfes, durch Lesen, durch Blicken in ein Kerzenlicht und auf helle Gegenstände.

> *Konjunktivitis*
> *Ziliarneuralgie*

Gesicht: Gesicht fürchterlich geschwollen, die Augen aus den Höhlen vorgetrieben und derart geschwollen, dass ich nur mit dem linken Auge einen schwachen Schimmer wahrnehmen konnte. Unterlippe mit Bläschen besetzt und geschwollen.

Mund: Zunge dunkelgelb belegt. Zahnfleisch entzündet.

Zähne: Zahnschmerzen, besser bei Druck.

Abdomen: Wundheitsgefühl im Bauch, die Atmung beeinträchtigend. Leib aufgetrieben und gebläht.

Husten und Expektoration: Leichter Reizhusten bei Nacht, im Bett.

Extremitäten: Rheumatische Schmerzen am ganzen Körper, scharf, stechend, brennend. Bewegung bessert.

> Myalgie
> Neuralgie

Haut: Heftiges Jucken, Röte und erysipeloide Schwellung des Gesichtes, der Hände und anderer Teile des Körpers, gefolgt von Bildung gelblicher Blasen und Abschälen der Haut. Schmerzhaftes Brennen an Gesicht und Armen. Ausbruch eines roten Hauterythems wie Scharlach.

⊙ **Entzündung der Haut, gefolgt von tiefen, hartrandigen Geschwüren, eine dicke, eitrige, grüngelbe Masse absondernd, von sehr üblem Geruch;** die Wunden sahen aus wie rohes Fleisch, die Haut bedeckt mit kleinen, hellen Schuppen.

> Urtikaria
> Erysipel bullös
> Ulzera der Haut
> Herpes zoster (gangraenosus)

160.5
Dosierung

Potenzen von (D 3) D 4 an aufwärts.

160.6
Vergleichsmittel

- Anacardiaceae: Anacardium orientale, Rhus toxicodendron, Rhus venenata.
- Apis mellifica, Euphorbia resinifera, Mancinella officinarum.

160.7
Literatur

[1] Allen TF. Comocladia. Encyclopedia of pure Materia Medica. Bd. 3,10. A record of the positive effects of drugs upon the healthy human organism. New York: Boericke & Tafel; 1874–1880: 509–516, 478–484

[2] Clarke JH. Comocladia. Dictionary of practical Materia Medica. Bd. 1 London: The Homoeopathic Publishing Company; 1900–1902: 577–579

[3] Houard JG. Comocladia dentata. (Guao). Philadelphia Journal of Homoeopathy 1856; 4: 73–91

[4] Hughes R. Comocladia. Cyclopaedia of Drug Pathogenesy. Bd. 2. London: Gould; 1886–1891: 370–371, 750–753

161 Conchiolinum – conch

lt.: Mater perlarum, dt.: Perlmutt, engl.: mother of perl

161.1 Substanz

Animalia – Ostreidae (Austern) **– Austernschalenperlmutt**

Homöopathische Verwendung findet die glatte, weißgräuliche Innenschicht der Austernschale. Die schillernden Farbvarianten entstehen durch die dünnen Aragonitschichten, die zu den Interferenzen und Reflexionen führen. Perlmutt ist zu 96 bis 98 % aus Calciumcarbonat, $CaCO_3$ und zu 2 bis 4 % aus Conchagenen. Diese bestehen aus Protein mit einem hohen Anteil an sauren und hydroxyhaltigen Aminosäuren sowie Chitin.

Homöopathische Verwendung findet die Innenschicht der Austerschale.

161.2 Pharmakologie und Toxikologie

Nach Beobachtungen, die bei Arbeitern in Perlmutterwerkstätten gemacht wurden, wird durch Einatmung des Staubes der Perlmutter eine Reizung der Atmungsorgane und später eine Entzündung der Knochenenden hervorgerufen. Diese beginnt an den Diaphysen und kann sich auf die Epiphysen ausbreiten. Zuerst setzt akut ein mehr oder weniger heftiger Schmerz ein, der dann aber kontinuierlich wird. Später tritt er mit Unterbrechungen auf. Bald nach dem Beginn der Knochenschmerzen zeigt sich Fieber, Durst, Verlust des Appetits, Schlaflosigkeit, dunkler absetzender Urin. Dann entwickelt sich an dem einen oder anderen Ende der Diaphyse eine Schwellung, jedoch nie in der Mitte oder in der Epiphyse. Die Schwellung hat eine deutliche scharfe Begrenzung; sie ist äußerst schmerzhaft bei jeder Berührung; zuerst weich, elastisch und leicht fluktuierend, später kann sie so hart wie Knochen werden. Auch Eiterung wurde beobachtet. Befallen wurden der Unterkieferknochen, die Skapula, Humerus, Radius, Ulna, Tibia, Fibula und die Tarsal- und Metatarsalknochen.

161.3 Anwendung

Homöopathische Anwendung findet die Zubereitung bei Knochenaffektionen, besonders wenn die Wachstumszone betroffen ist (nach Kommission D).

Gute Erfolge bei *Ostitis fibrosa cystica*.

161.4 Dosierung

D 3 bis D 6.

161.5 Vergleichsmittel

Calcium carbonicum, Causticum Hahnemanni, Hepar sulphuris.

161.6 Literatur

[1] Allen TF. Conchiolinum. Encyclopedia of pure Materia Medica. Bd. X. New York: Boericke & Tafel; 1874–1880: 484–490

[2] Clarke JH. Conchiolinum. Dictionary of practical Materia Medica. Bd. 1. London: Homoeopathic Publishing Company; 1900–1902: 579–580

[3] Flick R, Klun C. Mater perlarum. Documenta Homoeopathica 1996; 16: 237–259

162 Conium maculatum – con

lt.: Conium maculatum, dt.: Gefleckter Schierling, engl.: poison hemlock

162.1 Substanz

Plantae – Apiaceae (früher Umbelliferae, Doldengewächse) – **Conium macultatum**

Die Pflanze ist ein 2-jähriges kahles Kraut mit hohlem, meist rostrot geflecktem Stängel und 2- bis 4-fach gefiederten Laubblättern. Die Blüten sind zwittrig. Das Kraut wächst auf der nördlichen Hemisphäre von Europa, Vorder- und Mittelasien und in Nordafrika. In Australien, Neuseeland, Nord- und Mittelamerika ist es eingebürgert. Man findet die Pflanze an frischen bis feuchten, meistens stickstoffreichen Ruderalböden, in Gärten, auf Äckern, an Wegrändern und im Gebüsch vorkommend. Die Sammlung erfolgt aus Wildbeständen oder kleinflächigem Anbau. Morphologisch können Verwechslungen unter anderem mit Aethusa cynapium und Cicuta virosa auftreten.

Die Substanz ist von alters her als tödlich wirkendes Gift bekannt. Der älteste Bericht über den Verlauf einer tödlichen Vergiftung ist wohl der von der Hinrichtung des Sokrates durch den Schierlingsbecher. Die von Plato gegebene Beschreibung der Symptome beim Tod von Sokrates werden jedoch heute als beschönigende literarische Version angesehen.

Zur arzneilichen Verwendung gelangt in der Homöopathie das frische, blühende Kraut.

162.2 Pharmakologie und Toxikologie

Hauptinhaltsstoffe sind (+)-Coniin ((S)-Coniin), N-Methylconiin und γ-Conicein, daneben wenig Conhydrin, Conhydrinon, Pseudoconhydrin und 2-Methylconiin. Bei der Entwicklung von Blüten und Früchten steigt der Gehalt an Coniin und N-Methylconiin auf Kosten des Gehaltes an γ-Conicein. Der Anteil der einzelnen Alkaloide am Alkaloidgemisch ist abhängig vom Chemotyp. Es dominieren in den Früchten entweder Coniin, N-Methylconiin oder γ-Conicein. Auch Klimafaktoren beeinflussen Alkaloidgehalt und Alkaloidspektrum entscheidend.

Begleitsubstanzen in allen Organen der Pflanze sind u. a. Polyine, in besonders hohen Konzentrationen in der Wurzel, z. B. Falcarinon, Falcarinolon, Furanocumarine, z. B. Bergapten und Xanthotoxin, und Flavonoide, Diosmin (Diosmetin-3-O-(6-O-rhamnosyl)glucosid) und/oder Luteolin.

Intoxikationen zeigen zunächst eine zentrale Erregung, gefolgt von rasch aufsteigender Lähmung motorischer Rückenmarkszentren und schließlich Blockade der Medulla oblongata. Peripher werden nicotinergcholinerge Rezeptoren zunächst erregt, später curareartig gelähmt.

Bei Aufnahme toxischer Dosen durch den Menschen, etwa 0,15 g Coniin entsprechend, kommt es zu Brennen im Mund, Kratzen im Schlund, Speichelfluss, Augenrollen, Sehstörungen und Schwäche in den Beinen. Bei Gaben, die etwa 0,25 g Coniin entsprechen, treten zusätzlich Bewusstseinstrübungen und beginnende Lähmung auf. Dosen über 0,5 g Coniin entsprechend verursachen Zungenlähmung, Mydriasis, Kopfdruck, Schwindel, Übelkeit, Erbrechen, Durchfälle, Verlust des Lagegefühls, aufsteigende zentrale Lähmung, zunehmende Dyspnoe, Zyanose und führen nach 0,5 bis 7 h schließlich, bei guter Herztätigkeit und erhaltenem Bewusstsein, zum Tod durch zentrale Atemlähmung, sehr hohe Dosen auch durch curareähnliche Lähmung der Atemmuskulatur.

Orale Intoxikationen beim Menschen sind wegen des unangenehmen Geschmacks der Pflanze selten. Sie traten nach Verwechslung von Schierlingskraut mit Petersilie, der Schierlingsfrüchte mit Anisfrüchten, der Schierlingswurzeln mit Petersilienwurzel bzw. anderen essbaren Wurzeln und bei Verwendung der hohlen Stängel als Blasrohre oder Flöten durch Kinder auf. Die Droge und ihre Zubereitungen sind apothekenpflichtig und verschreibungspflichtig bis zur D 3, ausgenommen zum äußeren Gebrauch.

162.3 Anwendung

Früher wurde die Droge vor allem als Tranquilanz, bei Neuralgien, Tortikollis, tetanischen und epileptischen Krämpfen, spastischen Zuständen der Bronchien wie Asthma bronchiale und Pertussis und bei Pylorospasmus innerlich angewendet. Ebenso ist die äußerliche Anwendung in Form von Kataplasmen[194] oder Salben bei Pertussis, Asthma bronchiale, Ischialgie, Lumbalgie, Neuralgie und zur Zerteilung von Verhärtungen verwendet worden.

Homöopathische Anwendung findet die Zubereitung bei zerebrovaskulärer Durchblutungsstörung, Paralyse, Adenopathie, Neoplasien in verschiedenen Organen, Depression (nach Kommission D).

In der homöopathischen Anwendung finden sich folgende Schwerpunkte:

Die **Schleimhäute**, das **Lymphsystem** mit den **Lymphknoten**, dazu alle echten[195] **Drüsen** sind betroffen in Form von Reizung der Schleimhäute, mit Schwellung aller Drüsen und folgender Atrophie. Es finden sich katarrhalische Zustände aller Schleimhäute. An den Atemwegen findet man einen **Reizhusten** von krampfartigem Charakter, schlimmer nachts und im Liegen, der zum Gebrauch bei *Husten* alter Leute, bei *Lungentuberkulose*, bei *Hilusdrüsentuberkulose* und bei **Pertussis** geführt hat.

Es besteht eine **Konjunktivitis**, wobei ein Missverhältnis zwischen der starken Lichtempfindlichkeit und der verhältnismäßig nicht so starken Rötung der Augen auffällt.

An den Verdauungsorganen ist ebenfalls eine allgemeine Reizung der Schleimhäute wie der zugehörigen Drüsen erkennbar.

Am Mund finden sich Trockenheit des Mundes sowie Speichelfluss, Zunge wie geschwollen, Zunge wie gelähmt, kann nicht artikulieren.

An der Speiseröhre, im Magen und am Darm wie auch an den Bronchien findet sich ein spastischer Einschlag der Beschwerden. Symptome, die aus der Vielzahl herausragen, sind *Gastralgien*, die sich durch Essen bessern und Schwächegefühl nach dem Stuhl.

An der **Haut** treten allerlei *Effloreszenzen* wie Papeln, Pickel und Pusteln auf. Jucken, Brennen, auch Kribbeln der Haut.

Bei den **innersekretorischen Drüsen** findet man klinisch einen starken Bezug zu den Keimdrüsen und der Schilddrüse.

Bei Männern wird eine Überreizung des Geschlechtstriebs, ebenso wie eine völlige Abstumpfung der **Libido** beobachtet. Entweder besteht eine *Ejaculatio praecox* oder Libido ohne Erektion, oder gehäufte **Pollutionen** treten auf. Bei Frauen wird ein Sistieren der Menses wie ein verfrühtes Auftreten derselben und starke **Leukorrhö** beobachtet. Es besteht eine **Mastodynie** mit schmerzhaften und spannenden Brüsten. Bei Frauen, die Conium eingenommen hatten, um die Milch zu vertreiben, bildete sich eine **Atrophie der Mammae** aus. Conium hat sich einen Ruf erworben bei Männern, welche mit ihrem Triebleben nicht in Harmonie gelangen können und dadurch in eine **Depression** oder in einen Schwäche- und Reizzustand der Nerven geraten. Es ist angezeigt bei Folgen von sexueller Ausschweifung, wie **Schwindel**, **Gedächtnisschwäche**, Unfähigkeit zu denken, **Tremor**, oder Menschen, die nach Geschlechtsverkehr sich besonders geschwächt fühlen, oder bei *sexueller Neurasthenie* infolge erzwungener sexueller Abstinenz nach plötzlicher Unterbrechung der sexuellen Beziehungen, zum Beispiel bei Witwern und Witwen. Diese Verwendung ist schon uralt, Mathiolus belehrt uns 1536 darüber, indem er berichtet, dass der Brei aus den zerquetschten Blättern, auf die Hoden gelegt, „benimpt die begir der unkeuschheit / verschwendet den natürlichen Samen / und verstellet den nächtlichen Samenfluß / gehört in die Klöster / für die keuschen Ordensleute / damit sie ir gelübd desto baß mögen halten – ". Die Homöopathie aber ergibt erst die Möglichkeit, den Schierling ohne Schaden und mit größerer Sicherheit des Erfolgs durch Berücksichtigung des Gesamtbildes anzuwenden.

An der Schilddrüse kann es bei **Autoimmunthyreoiditis** und **Struma** indiziert sein.

Die Modalität Besserung durch Essen besitzt nach eigener Erfahrung nicht nur Bedeutung für Sodbrennen und Magenbeschwerden, sondern für das ganze Nervenleben, indem die Zittrigkeit, Ge-

---

[194] Breiumschlag.
[195] exokrin.

dankenschwäche und Benommenheit des Kopfes einschließlich des Schwindels sich bessern durch Essen. Besserung des **Kopfschmerzes** durch Essen ist durch die Prüfung belegt.

Sein besonderes Gesicht bekommt das Conium-Bild erst durch die Symptome aus dem Bereich des Gehirns und Rückenmarks. Die Gemütsverfassung liegt zwischen ängstlicher, furchtsamer Erregung mit Missmut und Neigung zu Ärger und Zorn, auch Heiterkeit und närrischem Wesen auf der einen Seite, und Gleichgültigkeit und Teilnahmslosigkeit, Menschenscheu und Unlust zu jeder geistigen Arbeit auf der anderen Seite.

Geistig tritt eine **Benommenheit des Kopfes** mit Unfähigkeit, neue Eindrücke aufzunehmen und zu denken, dazu **Schwindel** bei jeder Lageveränderung, selbst beim Drehen des Kopfes im Bett, auf.

Im Bereich der motorischen Nerven liegt der Raum, in dem sich die Wirkung bewegt, zwischen Spasmen, Störung der Koordination und lähmungsartiger Schwäche, um schließlich in zentralbedingte volle **Paralyse** überzugehen.

Die willkürliche Muskulatur zeigt Zittern, Zucken, Fibrillieren, auch Krämpfe, dazu auffallende Schwäche bei geringer Betätigung und schließlich Übergang in **Paresen, die von den Beinen aufsteigt**. Lähmungsartige Schwäche wird auch an der Zunge beobachtet mit dem Gefühl, als sei die Zunge steif, es besteht Schwierigkeit, zu artikulieren. Durch Parese der Augenmuskeln tritt **Schielen** und **Diplopie** auf. Der Einfluss auf das Vertibularorgan (Schwindel) mit der **Ataxie** der willkürlichen Muskeln ergibt bei Greisen einen typischen schwankenden und unsicheren Gang.

Der Einfluss der vegetativen Nerven auf die glatte Muskulatur zeigt sich gleichfalls in Spasmen, die zu einem **spastischen Husten**, zu **Krämpfen der Speiseröhre**, des **Magens** und des **Darmes** führen. Der Kopfschmerz hat einen kongestiven Charakter (wie zum Platzen), während an der Haut eine bläulich-livide Hautfarbe und kalter Schweiße beobachtet wird, so wie bei beginnender **Synkope**. Durch Störung der Adaptation der Augen kommt es zu unscharfem Sehen und zu Nausea. Die **Schweiße** sind erheblich vermehrt, sie treten bei geringer Anstrengung oder des Nachts auf. Auch kalte Schweiße an den Händen. Das eigenartige Symptom der „Schweiße, sobald man einschläft oder sobald man die Augen schließt", zeigt eine Verkoppelung der Schweißsekretion mit der Bewusstseinslage des beginnenden Schlafes.

Neben den Symptomen auf sexueller Ebene und den Thyreopathien liegt ein weiterer Schwerpunkt auf den Vorgängen **verfrühten Alterns**, die hervorgehen aus den Rückbildungsvorgängen der Geschlechtsdrüsen sowie Störungen des Greisenalters einschließlich der **Arteriosklerose**, die nicht selten Conium maculatum erfordern. Auch bei **multipler Sklerose** liegen Empfehlungen vor.

Aus den Modalitäten ist hervorzuheben die Verschlimmerung durch geringe körperliche oder geistige Anstrengung, die Verschlimmerung durch Geschlechtsverkehr oder Samenverluste, durch Kälte und in der Ruhe (Gliederschmerzen). Verschlimmerungszeit sowohl der seelisch-geistigen wie der somatischen Sphäre liegt in der Nacht und morgens nach dem Erwachen, Verschlimmerung nach Schlaf (zum Beispiel Mittagschlaf).

162.4
Konstitution

Der typische Conium-Patient ist gekennzeichnet durch eine Unausgeglichenheit und Disharmonie des innersekretorischen Systems mit dem entsprechenden Äquivalent im Zentralnervensystem, wie man sie mit Vorliebe bei alternden oder vorzeitig alternden Menschen mit Dysbalancen auf sexueller Ebene oder anderen Erkrankungen, bei denen die innersekretorischen Drüsen nicht ausbalanciert sind, auch Thyreopathien findet. Zu den hervorstechendsten Symptomen gehören Benommenheit der Gedanken mit Schwindel bei jedem Lagewechsel und mit Gedächtnisschwäche, Melancholie und Menschenscheu, Zittern und lähmige Schwäche der Extremitäten mit Verschlimmerung aller Beschwerden, wenn er nicht rechtzeitig zu essen bekommt.

162.5
Arzneimittelbild

Leitsymptome: Schwindel bei jeder Lageveränderung, selbst schon beim Umdrehen im Bett.

Unfähigkeit zu denken mit Schwinden der Gedanken und Gedächtnisschwäche.

Hypochondrie mit Menschenscheu, aber doch Furcht vor Alleinsein, nicht selten aufgrund sexueller Störungen oder ☉ im Alter.

Große Mattigkeit und Muskelschwäche der Glieder mit Zittern der Muskeln, besonders in den Beinen; Tremor der Hände, klonische Krämpfe. Schwäche, die zum Niederlegen zwingt.

Koordinationsstörungen bei Bewegungen der Glieder, an der Zunge (beim Sprechen), den Augen (Doppeltsehen).

Neigung zu Schweißen, Schweiße beim Einschlafen, selbst schon beim Augenschließen. Kalter Schweiß an den Handtellern und Fingern.

☉ **Besserung der Magenbeschwerden und des Gesamtbefindens durch Essen.**

☉ **Tumorbildung als Folge von Stoß und Schlag, Drüsenverhärtungen; bei bösartigen Tumoren als Palliativ.**

Nervöse Störungen als Folge von sexueller Schwäche oder Überreizung.

☉ **Verschlimmerung durch Geschlechtsverkehr und Samenverluste.**

Nachts < und morgens nach dem Erwachen <.
Schlaf <, auch Mittagschlaf <.
Geringe Menge Alkohol <.
Körperliche und geistige Anstrengung <, durch Kälte <, in der Ruhe < (Gliederschmerzen).

Geist und Gemüt: Gemütsverstimmung in Form von Ängstlichkeit und Furcht, Todesgedanken, Missmut und Verdrießlichkeit, oder auch heiteres, freies Gemüt. Geneigtheit zu Zorn und Ärger, außerordentliche Reizbarkeit wie auch Gleichgültigkeit und Teilnahmslosigkeit.

Menschenscheu, aber trotzdem Furcht vor dem Alleinsein.

Unlust und Unfähigkeit zu jeder geistigen Arbeit.

Verlust des Gedächtnisses, außerordentliche Unbesinnlichkeit und Eingenommenheit des Kopfes nach dem Schlaf, auch wenn er gut war. Er kann das Gelesene nicht verstehen und sich beim Sprechen nicht recht ausdrücken, verspricht sich leicht. Nach dem Erwachen vom Mittagschlaf Kraftlosigkeit. **Nervöse Schwäche mit Zittrigkeit und Ohnmacht, muss sich deshalb niederlegen. Schwindel bei geringste Bewegung.** Schon eine geringe Menge eines geistigen Getränkes berauscht ihn. ☉ **Essen bessert die nervösen Beschwerden und das Gesamtbefinden.**

Affektivitätsstörung
Neurasthenie sexuell

Schwindel: Schwindel bei Drehen des Kopfes, selbst im Bett und beim Drehen zur Seite, mit großer Übelkeit; alles dreht sich im Kreise.

Kopf: Blutandrang zum Kopf und Klopfen der Arterien, pulsierender Kopfschmerz. Kopf wie zu voll, als wolle das Gehirn bersten, morgens nach dem Erwachen. Haarausfall auf der Kopfhaut. Brennen und Jucken der Kopfhaut. Morgens nach dem Schlaf Eingenommenheit und Schwere des Kopfes.

Durchblutungsstörung zerebrovaskulär
Multiple Sklerose mit Tremor und Harnbeschwerden (besonders bei Männern)

Kopfschmerz: Kopfschmerzen mit größter Empfindlichkeit gegen jede Erschütterung (zum Beispiel beim Auftreten), selbst gegen Geräusche. **Kopfschmerzen bei leerem Magen, besser durch Essen.** Kopfschmerzen, morgens nach dem Schlaf.

Augen: Konjunktivitis mit auffallend starker Photophobie, stärker, als man nach dem Grad der Entzündung erwartet. Pupillen erweitert. Überempfindlichkeit gegen Lichteindrücke; dunkle oder helle Flecken vor den Augen, feurige Blitze, vorübergehende Blindheit. ☉ **Gegenstände erscheinen rot.** Adaptation erschwert, **beim Wechsel des Fixierens ferner und naher Gegenstände wird er wie seekrank,** sofort besser durch Augenschließen. Weitsichtigkeit oder größere Kurzsichtigkeit (bei einem Myopen). Dunkelheit vor den Augen. Doppeltsehen infolge Augenmuskelparese, Schielen. Druck auf die **Augenlider, kann sie kaum heben.**

Konjunktivitis
Uveitis
Augenmuskelparese
Akkomodationsstörung

Ohren: Gehör schmerzhaft überempfindlich, kann kein Geräusch ertragen, Sausen und Klingen in den Ohren.

Nase: Nase blutet leicht. Starke Schleimabsonderung. Geruchsempfindlichkeit gesteigert.

Gesicht: Verfallen, blassbläulich, oder kongestioniert. Zucken der Gesichtsmuskeln.

Mund: Ständiger Salzgeschmack im Munde. Zunge wie gelähmt, Sprechen erschwert, man kann nicht artikulieren. Auf der Zunge roter oder schmutziger Belag. Trockener Mund oder Speichelfluss.

Äußerer Hals: Verdickung des Halses, **Struma**. Krampf in der Speiseröhre.

Hyperthyreose
Autoimmunthyreoiditis

Magen: Übelkeit mit Erbrechen, Magenkrämpfe. Hochkommen von saurem Mageninhalt. Sodbrennen und Magenschmerzen, ☉ **welche sich durch Essen bessern.** Alle bei der Prüfung auftretenden Magenbeschwerden zeigen sich jedoch schlimmer nach dem Essen.

Gastritis

Abdomen: Leber geschwollen. Auftreibung des Leibes, Blähsucht und Kolik.

Rektum und Stuhl: Durchfälle oder Verstopfung mit viel Drang. **Schwäche mit Zittern nach dem Stuhl.**

Blase: Häufiger Harndrang mit Strangurie und Brennen in der Harnröhre. Muss nachts mehrmals aufstehen zum Harnlassen. ☉ **Harnabgang mit aussetzendem Harnstrahl.**
☉ **Schon bei geringer Füllung der Blase tritt Harndrang auf.** Morgens entleert sich die Blase nicht auf einmal, sondern er muss innerhalb ½ Stunde 3-mal Harn lassen. Wenn der Harndrang kommt, fängt es auf dem Weg zum Klosett schon zu tröpfeln an. Durch Kälte tritt Verschlimmerung ein (klinische Beobachtungen des Verfassers an Patienten mit Prostatopathie).

Prostatahyperplasie

Geschlechtsorgane:
- weiblich: Scharfe, ätzende Leukorrhö von milchiger Beschaffenheit, vor dem Auftreten derselben zeigen sich wehenartige Schmerzen. Menses zu früh oder unterdrückt.

Leukorrhö
Myom

- männlich: **Sexuelle Erregung bei geschwächter Potenz**, außerordentlich gesteigerter Geschlechtstrieb, oder völliges Fehlen der Libido. Sexuelles Verlangen ohne Erektion. Ejaculatio praecox. Gehäufte Pollutionen. Schmerzen in den Hoden und in den Samensträngen nach Erektion.

Libido gesteigert bei reduzierter Potenz
Hodentumor

Sprache und Stimme: Heiserkeit.

Husten und Expektoration: Krampfhafter Husten, verursacht durch ein Kitzeln im Hals, von einer kleinen Stelle im Hals ausgehend, schlimmer nachts und im Liegen. Aufsitzen bessert den Husten. ☉ **Der Schleim muss verschluckt werden, da er nicht herausbefördert werden kann.**
☉ **Der Husten ist mitbedingt durch eine Schwellung der Bronchialdrüsen.**

Pertussis
Bronchitis
Hiluslymphknotentuberkulose
Lungentuberkulose
Emphysem alter Menschen

Brust: Brüste gespannt und schmerzhaft, Härte und Gefühl von Stichen in den Brüsten, ☉ **besser von Gegendruck mit der Hand**, vor der Menses, später Brüste schlaff und welk, schwinden, sie schrumpfen zu einer Hautfalte zusammen. Heftiges Herzklopfen.

Mastopathie
Brusttumor nach Trauma
Brustatrophie prolongiert nach der Stillperiode

Extremitäten: Zittern der Glieder, Muskelzuckungen, Sehnenhüpfen. **Muskelkrämpfe**, allmählich in Lähmung übergehend. Wadenkrämpfe.

Sehr rasche Erschöpfung durch geringe Anstrengungen. Nach kurzem Gehen überfällt ihn eine plötzliche Schwäche, **dass er sich legen muss.**

Unsicherheit beim Gehen, er schwankt wie betrunken, mit Zittern und Schwäche der Beine. Lähmung, von den Beinen aufsteigend.

Taubheitsgefühl und Pelzigkeit in Fingern und Zehen. Reißende, ziehende Schmerzen in den Gliedern, kann nicht stillhalten, **Bewegung bessert.** Zerschlagenheitsschmerz. Knacken in den Gelenken bei Bewegungen.

Tremor der Hände
Parese untere Extremität
Schmerzen rheumatisch neuralgisch

Schlaf: Tagsüber schläfrig, selbst am Morgen nach dem Aufstehen, mit Kopfweh nach dem Erwachen. Nachts unruhiger, unterbrochener Schlaf mit lebhaften, angstvollen Träumen. Morgens nach dem Erwachen unausgeschlafen und müde.

Frost und Frösteln: Frostigkeit und Empfindlichkeit gegen Kälte, wie auch Hitzeüberlaufen und Fieber.

Schweiß: Schweiße bei der geringsten Anstrengung. Kalter Schweiß an den Händen. **Ständiges Schwitzen beim Einschlafen oder sobald die Augen geschlossen werden.** Ausbruch von kaltem Schweiß.

Haut: Gelbliche Haut. Erhebliches Jucken der Haut. Pustulöse Ausschläge, Geschwüre, Akne im Gesicht, erysipelartige Schwellung und Rötung. Haut kalt und zyanotisch,

Allgemein: Lymphdrüsen schwellen an. Harter, beschleunigter Puls, oder ungewöhnlich langsamer Puls (bis zu 30 Schlägen). Der Puls wird im ganzen Körper wahrgenommen. Ohnmachtsartige Schwäche. Verlangen nach Salz oder salzigen Speisen, ebenso nach Saurem.

162.6
Dosierung

Bei nervösen Störungen empfehlen sich D 6 bis D 12 und höher; bei organischen Veränderungen D 3 bis D 6; bei Drüsentumoren, wenn sonstige Übereinstimmung der Symptome vermisst wird, auch D 2. Arzneigehalt der Tinktur ½.

162.7
Vergleichsmittel

- Apiaceae: Aethusa cynapium, Asa foetida, Cicuta virosa, Hydrocotyle asiatica, Oenanthe crocata, Petroselinum crispum, Phellandrinum aquaticum, Sumbulus moschatus.
- Drüsenschwellung, zu Härte neigend, an Lymphknoten, Mammatumoren, Prostata, Fibrome, Struma: Acidum fluoricum, Aurum metallicum, Barium carbonicum, Calcium fluoratum, Carbo animalis, Hedera helix, Iodum purum, Silicea terra, Szirrhinum.
- Arteriosklerose, zerebrovaskuläre Durchblutungsstörung: Arnica montana, Aurum metallicum, Barium carbonicum, Barium iodatum, Bellis perennis, Opium, Plumbum metallicum, Radium bromatum, Strontium metallicum.
- Zerebrovaskuläre Durchblutungsstörung mit Schwindel, Gedächtnisschwäche und Benommenheit: Acidum picrinicum, Arnica montana, Aurum metallicum, Barium carbonicum, Bellis perennis, Cocculus indicus, Phosphorus, Strontium carbonicum, Theridion curassavicum.
- Schwindel bei Affektlabilität: Acidum phosphoricum, Acidum picrinicum, Argentum nitricum, Phosphorus.
- Augenadaptation verzögert: Cocculus indicus.
- Descensus uteri: Arctium lappa, Bellis perennis, Fraxinus americana, Helonias dioica, Lac caninum, Lilium tigrinum, Murex purpurea, Podophyllum peltatum, Sanicula aqua, Sepia succus, Trillium pendulum.
- Prostatahyperplasie: Euphrasia officinalis, Ferrum picrinicum, Populus tremuloides, Magnesium carbonicum, Magnesium iodatum, Sabal serrulatum.

- Geschlechtliche Überreizung: Agnus castus, Cantharis vesicatoria, Apis mellifica (nach Kent), Platinum metallicum, Staphysagria.
- Koitus <: Acidum phosphoricum, Agaricus muscarius, Agnus castus, China officinalis, Selenium amorphum, Staphysagria.
- Tremor senilis: Barium carbonicum, Aranea ixobola, Aranea diadema, Zincum metallicum.
- Tremor bei Hyperthyreose: Acidum fluoricum, Hedera helix, Iodum purum, Magnesium fluoratum.
- Mastopathie: Aristolochia clematis, Bryonia alba, Lac caninum, Phytolacca decandra.
- Schlaf <: Apis mellifica, Arnica montana, Crotalus horridus, Lachesis muta, Magnesium-Arzneien, Opium, Selenium amorphum.
- Argentum nitricum besitzt große Ähnlichkeit mit Conium maculatum, sodass die beiden oft füreinander eintreten oder aufeinander folgen. Die Vergleichspunkte liegen einmal in den nervösen Symptomen mit Schwindel infolge nervöser Schwäche (bei Argentum nitricum vielleicht mehr mit Verschwinden der Gedanken und infolge geistiger Anstrengung, bei Conium maculatum mehr durch Lageveränderung eintretend), den Magenbeschwerden und der Beziehung zu Tumoren, wobei Conium maculatum mehr für Drüsentumoren, entsprechend seiner Affinität zum Drüsensystem, Argentum mehr für Schleimhautulzera durch seine Beziehung zu den Schleimhäuten geeignet ist. Doch reicht Conium maculatum an Breitenwirkung über das Argentum-nitricum-Bild hinaus durch die tiefen innersekretorischen Beziehungen.

162.8 Literatur

[1] Allen TF. Conium. Encyclopedia of pure Materia Medica. Bd. 3, 10. New York: Boericke & Tafel; 1874–1880: 519–552, 490–491

[2] Clarke JH. Conium maculatum. Dictionary of practical Materia Medica. Bd. 1. London: Homoeopathic Publishing Company; 1900–1902: 581–589

[3] Hahnemann S. Conium. In: Lucae C, Wischner M, Hrsg. Gesamte Arzneimittellehre. Stuttgart: Haug; 2007: 735–761

[4] Hughes R. Conium. Cyclopaedia of drug pathogenesy. Bd. 2, 4. London: Gould; 1886–1891: 371–386, 560

[5] Kölliker A, Schlosser JM. Physiologische Arzneiprüfungen einiger Gifte! Allgemeine Homöopathische Zeitung 1858; 56 (9–11): 65–67, 73–74, 81–83

[6] Lembke J. Conium maculatum. Allgemeine Homöopathische Zeitung 1854; 47 (23 + 24): 177–180, 185–187

[7] Lembke J. Fragmentarische Prüfungen. Allgemeine Homöopathische Zeitung 1855; 49 (24): 185

[8] Schad-Hollenberg E. Conium maculatum. Hippokrates: Zeitschrift für praktische Heilkunde und für die Einheit der Medizin 1943; 14 (25/26): 389–391

[9] Schlosser JM. Conium. Allgemeine Homöopathische Zeitung 1858; 56 (9)

[10] Schneller J, Flechner A. Beiträge zur Physiologie der Arzneiwirkung. Conium maculatum. Zeitschrift der K.K. Gesellschaft der Ärzte zu Wien 1846; 2, 2: 409–410

163 Convallaria majalis – conv

lt.: Convallaria majalis, dt.: Maiglöckchen, engl.: lily of the valley

163.1 Substanz

Plantae – Convallariaceae (früher Liliaceae, Maiglöckchengewächse) **– Convallaria majalis**

Es handelt sich um eine in einem Rhizom ausdauernde, krautige, 10 bis 20 cm hohe Pflanze, die im Frühjahr weiße glockenartige nickende Blüten entwickelt, aus denen im Herbst rote Früchte entstehen. Die Blätter sind so hoch wie die Blütenstände und weisen eine längliche Ei- bis Ellipsenform auf.

Sie ist heimisch in Europa, außer im hohen Norden und Teilen des Südens, in Russland, Kleinasien, China, Japan und gilt in Nordamerika als eingebürgert. Man findet sie in lichten Wäldern, Flussalluvionen[196], auf Kalk und weniger auf Urgestein, selten in feuchten Wiesen. In Deutschland ist die Pflanze artengeschützt. Die Gewinnung der Droge erfolgt aus heimischen Wildvorkommen und aus Importen aus den Balkanländern.

Homöopathische Verwendung finden die getrockneten, während der Blütezeit gesammelten oberirdischen Teile.

163.2 Pharmakologie und Toxikologie

Die Pflanze ist sehr stark giftig. Wichtigste Inhaltsstoffe sind die Cardenolide, herzwirksamen Glykoside, die sich zu 0,1 bis 0,5 % in der Pflanze finden. Im Fruchtfleisch finden sie sich gar nicht. Die Blüten sind immer reicher an Cardenoliden als die Blätter. Wildbestände blühen im Mai/Juni, während kultivierte Bestände ihr Maximum des Wirkstoffgehaltes erst im Juli/August erreichen.

Bisher sind mehr als 40 Glykoside folgender Aglyka[197] in ihrer Struktur bekannt. Bipindogenin, Cannogenol, Periplogenin, Sarmentogenin, Sarmentologenin, Sarmentosigenin, Strophanthidin und Strophanthidol (vergleiche dazu Adonis vernalis).

Die häufigsten Cardenolide sind – je nach Herkunft der Droge – Convallatoxin (Strophanthidin-rhamnosid, 4 bis 40 % des Gesamtglykosidgehaltes), Convallosid (Strophanthidin-rhamnosido-glucosid, 4 bis 24 %), Desglucocheirotoxin (Strophanthidin-gulomethylosid, 3 bis 15 %), Strophanthidin-allomethylosidorhamnosid (3 bis 8 %), Convallatoxol (Strophanthidol-rhamnosid, 10 bis 20 %), Desglucocheirotoxol (Strophanthidol-gulomethylosid, 2 bis 5 %) und Lokundjosid (Bipindogenin-rhamnosid, 1 bis 25 %). Der Anteil der übrigen Cardenolide am Gesamtcardenolidgehalt ist kleiner als 5 %.

Convallaria-Glykoside wirken qualitativ digitoxin- und strophanthinartig, jedoch quantitativ wegen der geringen Resorptionsquote p. o. schwächer als Digitoxin. Sie steigern die Kontraktionskraft und -geschwindigkeit der Herzmuskulatur bei verzögerter Relaxationszeit (positiv inotrop), verlangsamen die Schlagfrequenz (negativ chronotrop), verzögern die Erregungsleitung (negativ dromotrop) und steigern die Erregbarkeit, besonders im Bereich der Kammermuskulatur (positiv bathmotrop).

Tierexperimentell zeigte sich eine diuretische und natriuretische Wirkung. Aufgrund der geringen Eiweißbindung wird Convallatoxin gut filtriert. Die Convallatoxinclearance ist, bezogen auf die Inulinclearance[198], größer als die Digoxinclearance. Venokonstriktorische Wirkung tierexperimentell.

Beim Menschen können prinzipiell die gleichen Symptome wie bei einer Digitalisüberdosierung auftreten. Hauptsymptome sind Herzrhythmus-

---

196 Boden, der durch Anschwemmungen in Flüssen entsteht.

197 Aglyka bezeichnet den zuckerfreien Rest eines Glykosides.

198 Abgelöstes laborchemisches Verfahren zur Abschätzung der Nierenfunktion.

störungen, gastrointestinale und zentralnervöse Störungen. Wegen der geringen Resorption von ca. 10 % sind schwere Intoxikationen allerdings kaum zu erwarten. Wiederholte Angaben darüber, dass Blumenwasser, in dem längere Zeit Maiglöckchen gestanden haben, giftig sein soll, haben sich tierexperimentell nicht bestätigt.

Convallaria-Glykoside sind kontraindiziert bei gleichzeitiger Anwendung von Digitalis-Glykosiden und Kalium-Mangelzuständen. Kalium-Mangelzustände können durch die Gabe von Chinidin, Calcium, Saluretika, Laxanzien, Glukokortikoide ausgelöst und verstärkt werden und so zu einer Wirkungsverstärkung führen.

Des Weiteren bedeutsam ist der Nachweis von Steroidsaponinen. Diese findet man besonders in den Rhizomen, wo sie als Convallamaronin und Convallamarosid einen Gehalt von ca. 0,205 % haben. In den Früchten sind Fruchtfleisch und Samen saponinfrei, das Exokarp[199] der Beeren enthält jedoch hämolysierende Substanzen, sodass nach Einnahme mit lokalen Reizungen zu rechnen ist.

Flavonoide sind überwiegend Glykoside von Isorhamnetin, Kämpferol und Quercetin mit Rhamnose und Galaktose als Zuckereinheiten. Der Flavonoidgehalt in den oberirdischen Teilen ist ebenfalls in der Blühperiode am höchsten. Daneben Progesteron, welches als Vorstufe der Cardenolide in Rhizomen[200] und Blättern zu finden ist. Als wichtigster Geruchsträger in den Blüten findet sich das ätherische Öl Farnesol.

163.3
Anwendung

Es wurde in der Volksmedizin gegen Herzleiden mit Ödemen, Wehenschwäche, Epilepsie, Apoplexie und Konjunktivitis genutzt.

Homöopathisch wird Convallaria majalis bei Herzrhythmusstörungen und bei Herzinsuffizienz eingesetzt (nach Kommission D).

Seine homöopathische Wirkung bei psychogenen Herzstörungen ist deutlich stärker als bei Digitalis purpurea. Bei **psychogenen Herzstörungen** hat es sich oft bewährt, besonders wenn ein Gefühl angegeben wird, „als ob das Herz aufhörte zu schlagen und plötzlich wieder einsetzte". Hier habe ich D 2 wirksam gesehen. Die Fälle, in denen Convallaria majalis angebracht ist, liegen nicht selten im Grenzgebiet organischer und psychischer Störungen. Dementsprechend ordnet sie auch Ritter den infektiösen und toxischen Herzneurosen zu, wo sie ihr breitestes Anwendungsgebiet findet, während die anderen Digitalis-Arzneien gewöhnlich verschlimmern. Herzbeschwerden, „sobald sie etwas vorhat", ist nach Schoeler eine bewährte Anzeige. Weitere Eigenschaften sind eine Steigerung der Diurese, die therapeutisch besonders mit starken Dosen ausgenützt werden kann. Die Herabsetzung der Schlagzahl des Herzens tritt erst bei starken Gaben in Erscheinung und ist wesentlich geringer als bei Digitalis purpurea. Man kann daher Convallaria majalis bei *Erregungsleitungsstörungen* und bei Linksherzinsuffizienz mit langsamem Puls, wo Digitalis purpurea nicht in Frage kommt, verwenden. Weitere Indikationen sind Aorten- und *Mitralinsuffizienz, Rechtsherzhypertrophie*. Bei *Nephrolithiasis* hat sich der Gebrauch eingebürgert.

163.4
Arzneimittelprüfung

Bei der nur an 3 Personen vorgenommenen Prüfung mit Fluidextrakt aus Blüten tritt eine auffallende Schwächung des Kreislaufs mit schwachem, leicht unterdrückbarem Puls hervor und dem Gefühl ohnmächtiger Schwäche sowie Erstickungsgefühl, als ob man keinen Atem bekäme. Auch diese Störungen machen gegenüber Digitalis purpurea einen lebhafteren Eindruck. Es besteht eine Besserung durch Aufenthalt in frischer Luft. Vorhanden ebenso Mouches volantes und im Parästhesien der Füße erblicken.

Eine auffallende Beziehung besteht zum weiblichen Genitale, von welcher meines Wissens noch keine therapeutische Anwendung gemacht wurde und die eine Verwandtschaft zu dem botanisch nahestehenden Lilium tigrinum erkennen lässt.

---

199 Äußere Hülle.

200 Ein meist unterirdisches oder dicht über der Oberfläche wachsendes Sprossachsensystem, von dem nach unten die eigentlichen Wurzeln abgehen und nach oben die Triebe der Blätter (Bsp.: Ingwerrhizom).

163.5
Arzneimittelbild

Augen: Mouches volantes. Graue Flecken vor den Augen.

Magen: Aufstoßen von Fett.

Abdomen: Kolikartige Schmerzen im Gedärm und Völlegefühl; dabei Stuhldrang, mit Besserung durch Stuhlabgang. Wundes Gefühl im Bauch und Kolik, welches veranlasst, den Atem anzuhalten.

Rektum und Stuhl: Aashafter Geruch der Stühle.

Geschlechtsorgane:
- weiblich: Wehenartige Schmerzen in der Articulatio sacroiliaca, alle 3 bis 4 min wiederkehrend, sehr schläfrig dabei. Gefühl in der Gebärmutter wie gesenkt und retrovertiert. Unerträgliches Jucken am Eingang der Scheide und der Harnröhre mit Hyperämie.

Brust: Scharfer Schmerz in der Gegend der linken Brustwarze. Bei Anstrengung Gefühl von Flattern am Herzen. **Gefühl, als ob das Herz aufhörte zu schlagen und plötzlich wieder einsetzte,** ein Gefühl ohnmächtiger Schwäche hervorrufend. Durch Essen tritt Besserung ein. Schwäche, dass die Patientin nicht ohne Unterstützung durch das Zimmer gehen kann. Erstickendes Gefühl im Hals, als ob sie keinen Atem bekäme. – **Scharfes Stechen unter dem Brustbein** in Höhe der 3. Rippe, nach allen Seiten ausstrahlend.

> *Palpitationen psychogen*
> *Herzinsuffizienz bei Bradykardie mit Ödemen*
> *besonders*
> *Erregungsleitungsstörung*

Rücken: Schmerz zwischen den unteren Enden der Schulterblätter, nach oben und unten entlang der Wirbelsäule sich fortsetzend.

Extremitäten: Schmerzen in Hand- und Fußgelenken. Schwäche in den Knien. Gefühl von Taubheit in den Füßen beim Aufstehen, oder als ob sie mit Nadeln gefüllt wären. Trotz der Kraftlosigkeit bessern sich viele Beschwerden beim Aufenthalt in der frischen Luft.

Schlaf: Erwacht nachts mit Ruhelosigkeit.

Allgemein: Puls weich und leicht unterdrückbar, schwache Herztöne. Beim Erheben des Armes über den Kopf ist der Puls kaum fühlbar. Nach dem Unterdrücken des Pulses bleibt derselbe für einige Minuten unterdrückt. Puls aussetzend und schwach, schlimmer durch Bewegung, besser im Liegen. Herabsetzung der Herzfrequenz. Schläfrigkeit bei Tage, viele Beschwerden sind mit Schläfrigkeit verbunden.

163.6
Dosierung

Bei nervösen Herzstörungen, bei denen eine Präinsuffizienz (noch) nicht erkennbar ist, ist D 2 ratsam. Je mehr die Insuffizienz in den Vordergrund tritt, umso mehr wird die Ø zu 5 bis 10 Tropfen mehrmals täglich nötig sein. Wenn starke Gaben erforderlich sind, ist die Verwendung eines standardisierten Präparates notwendig.

163.7
Vergleichsmittel

- Herzbezug: Adonis vernalis, Apocynum cannabium, Crataegus oxyacantha, Digitalis purpurea, Helleborus niger, Iberis amara, Kalmia latifolia, Laurocerasus, Oleander, Prunus spinosa, Sarothamnus scoparius, Scilla maritima, Strophantus gratus.
- Gefühl des Aussetzens des Herzens: Aurum metallicum, Digitalis purpurea, Gelsemium sempervirens.
- Erstickungsgefühl am Herzen: Cactus grandiflorus, Myrtillocactus geometrizans.
- Toxische Herzstörungen: Cactus grandiflorus, Crataegus oxyacantha, Iberis amara, Kalium carbonicum, Kalmia latifolia, Naja tripudians.
- Weiblich: Lilium tigrinum.

163.8
Literatur

[1] Clarke JH. Convallaria majalis. Dictionary of practical Materia Medica. Bd. 1. London: Homoeopathic Publishing Company; 1900–1902: 589–590

[2] Hughes R. Convallaria. Cyclopaedia of Drug Pathogenesy. Bd. 2, 4. London: Gould; 1886–1891: 390–395, 560–562

[3] König P, Santos U. Berberis, Rhododendron, Convallaria. Traumgeschehen und Psychodynamik dreier Arzneiprüfungen (1992–94). Göttingen: Burgdorf; 1997

[4] Lane. Convallaria majalis. North American Homoeopathic Journal 1883; 31: 595

164 Copaiva – cop

lt.: Balsamum cobaibae, syn.: Therebinthina copaiferae, dt.: Kopaivabalsam, engl.: Copaivae balsamum

164.1
Substanz

Plantae – Leguminosae (gleich Fabaceae, früher Papilionaceae, Hülsenfruchtgewächse) **oder Caesalpiniaceae – Balsamum cobaibae**

Es handelt sich um den Kopaivabalsam verschiedener Kopaiva-Arten (dies sind bis zu 35 m hohe, weit verzweigte Bäume mit starkem Stamm), insbesondere den an ätherischem Öl reichen wie Copaifera langsdorfferii und Copaifera multijuga. Diese Sorten eignen sich weniger für die Harzgewinnung, da sie wegen des hohen Anteils an ätherischem Öl sehr langsam trocknen. Die Bäume findet man in tropischen Regionen Amerikas, vor allem im Amazonasgebiet und im tropischen Westafrika. Hauptlieferant ist heute Brasilien. Die Droge selbst gewinnt man durch Anbohren des Stammes früher von Copaiva officinalis, heute Copaifera langsdorffii und Copaifera multijuga. Dazu bohrt man die 70 bis 80 Jahre alten Stämme 60 cm über dem Boden bis zum Kernholz an und lässt das Harz über Blechröhren abfließen. Die Erntezeit ist während der trockenen Zeit Juli bis Oktober. Danach verschließt man die Bohrlöcher mit Erde bis zur nächsten Ernte. Pro Baum gewinnt man so im Schnitt ca. 17 bis 18 kg Rohstoff. Das flüssige Harz kann direkt als nachwachsender Rohstoff als Dieseltreibstoff verwendet werden.

Homöopathische Verwendung findet der Kopaivabalsam.

164.2
Pharmakologie und Toxikologie

Der Kopaivabalsam besteht hauptsächlich aus ätherischen Ölen und Harzen. Inhaltsstoffe des ätherischen Öles sind verschiedene Sesquiterpenalkaloide.

Eine antiinflammatorische und antitumorale Wirkung im Tierversuch wurde nachgewiesen.

Die akute Toxizität führt beim Menschen nach Einnahme von 5 g Kopaivabalsam nach 1,5 h zu Bauchschmerzen. Nach Einnahme weiterer 5 g kommen Brechdurchfall, Schüttelfrost, Zittern, Lendenschmerz und Insomnie dazu. Darüber hinaus zeigen sich Hautausschläge wie Erytheme, Urtikaria und vesikuläre und morbilliforme Exantheme. Nierenreizung wurde ebenfalls beobachtet.

164.3
Anwendung

Volkstümliche Anwendung findet der Balsam als Carminativum[201], als Laxans, bei Diarrhö und bei Hämorrhoidalleiden. Des Weiteren wird es eingesetzt als Antiseptikum bei chronischen Urethritiden, als Diuretikum, bei Leukorrhö und bei Prostatatumoren. Ebenso bei chronischen Atemwegserkrankungen. Darüber hinaus fand es Anwendung bei Dermatosen und Ekzemen.

Homöopathische Anwendung findet die Zubereitung bei Erkrankungen der Atemwege, bei Dyspepsie und bei Entzündungen der Harn- und Geschlechtsorgane (nach Kommission D).

Obwohl das gesamte Schleimhautsystem ergriffen wird, wurde der Balsam früher medizinisch nur innerlich gegen *Gonorrhö* eingesetzt. Gegen *Urethritis, Zystitis* und *Entzündungen der Geschlechtsorgane* ist er auch heute noch angezeigt. In der Homöopathie wird er auch gegen *Bronchitis* und bei *Infekten der oberen Luftwege* verwendet. Es ist schon nichthomöopathischen Beobachtern aufgefallen, dass Copaiva dieselben Erscheinungen (an den Harnwegen) hervorruft, gegen die es angewendet wird.

---

[201] Arzneimittel gegen Blähungen.

164 – Copaiva – cop

164.4
Arzneimittelprüfung

Die Kenntnis des homöopathischen Arzneimittelbildes besitzen wir durch die Nebenwirkungen, die sich bei der Therapie der Gonorrhö ergeben haben, und durch eine Arzneimittelprüfung von Teste, die er an 7 oder 8 Personen vorgenommen hat.

164.5
Arzneimittelbild

Geist und Gemüt: Höchste Erregung des ganzen Nervensystems. Lebensüberdruss, zur gleichen Zeit aber Angst vor dem Tode. Ängstlich, zornig, mürrisch, unverträgliche Gemütsverfassung, mit Hitze und Blutwallung zum Kopf. Schwindel.
Ein junges Mädchen bricht in Tränen aus, als sie Klavierspielen hört. Äußerste Überempfindlichkeit des Gehörs, besonders gegen scharfe Geräusche.
Völlige Unfähigkeit zu geistiger Arbeit, Verwirrung der Gedanken. Mangelhaftes Gedächtnis.

Kopf: Schwere des Kopfes, besonders des Hinterkopfes. Jeder Schritt erschüttert den Kopf.

Kopfschmerz: Pulsierende Stiche tief im Hinterkopf. Hemikranie linksseitig mit brennenden Schmerzen und Kältegefühl dort.

Nase: Verstopfung der Nase, am Morgen. **Flüssiger Schnupfen, mit Kopfschmerzen, pressendem Schmerz an der Nasenwurzel.**

Rhinopharyngitis
Sinusitis

Gesicht: Empfindlichkeit der Parotis, deutliche Schwellung der Glandulae submandibularis.

Mund: Fauler Foetor ex ore am Morgen. Wundheitsgefühl am Zahnfleisch, Gaumen und Rachen. Die Zunge ist weiß belegt, am Grunde grün. Zäher Schleim im Mund und Rachen, der sich ständig erneuert, vermehrte Speichelabsonderung.

Zähne: Gefühl von Lockerung der Zähne. Kältegefühl in den Zähnen.

Innerer Hals: Hals wie zugeschnürt. Schwellung beider Gaumenmandeln.

Magen: Steigerung des Appetits, später Appetitlosigkeit, Ekelgefühl und Übelkeit. Die ganze Regio epigastrica spannt und schmerzt bei Berührung. Stiche im Magen, in Paroxysmen.

Abdomen: Flatulenz in den Gedärmen, mit Kneipen. Auftreibung der unteren Bauchpartie. Anschwellung und Empfindlichkeit der Leistendrüsen.

Rektum und Stuhl: Stechen im Rektum, ständiges Nässen aus dem After, Brennen und Jucken. Blutende Hämorrhoiden. Durchfall im Wechsel mit Verstopfung. Durchfall mit weißlichen Stühlen, mit Kälte und Ziehen im Bauch.

Proktitis

Blase:

Zystitis

Niere:

Pyelitis

Harnröhre: Brennen im Blasenhals und in der Harnröhre. **Häufiger, vergeblicher Harndrang, und Abgang des Harns Tropfen um Tropfen. Entzündung und Schwellung der Harnröhre mit Schleimabgang.** Milchige, scharfe, ätzende auch blutige Beschaffenheit der Absonderung. Häufiger, vergeblicher Harndrang, auch alsbald nach dem Harnlassen. Der Harn kann nicht auf einmal entleert werden, sondern in mehreren Portionen hintereinander. Jucken und Beißen vor und nach dem Harnlassen.

Urethritis

Urin: Geruch des Harns nach Veilchen. Die Harnröhrenausscheidung geht zurück, wenn der Hautausschlag erscheint und umgekehrt.

Geschlechtsorgane:
- weiblich: Ziehen in der Gebärmutter, der Harnröhrenmündung und im Rektum. Spasmen der Gebärmutter. Ständiger Druck in der Gebärmutter, als ob ein Prolaps einsetzen würde. Ätzende, milchige Leukorrhö. Die Menses setzen zu früh ein.

> *Leukorrhö*
> *Pruritus vulvae*

- männlich: Ständige sexuelle Erregung.

Larynx und Trachea: Wundheitsgefühl im Kehlkopf.

Sprache und Stimme: Heiserkeit am Morgen.

Husten und Expektoration: Trockener Husten und Heiserkeit am Morgen. Wundheitsgefühl im Kehlkopf. Husten erregt durch Kitzel im Kehlkopf, Luftröhre und Bronchien. **Husten mit weißlichem, reichlichem Auswurf. Schwierige Expektoration von grünlichem Schleim.**

Brust:

> *Bronchitis foetida*

Haut: Erythem, masern- oder scharlachähnlich, vorzugsweise an den Streckseiten der Gelenke sitzend. Übergang der erythematösen Flecken in **Papeln und Bläschen,** auch bullöse Formen, pemphigusartig. Blutflecken (Petechien) mit oder ohne Erythem. **Urtikaria mit Quaddeln.** Dem Ausbruch des Hautausschlags kann allgemeines Krankheitsgefühl und etwa 2tägiges Fieber vorausgehen. Das Gesicht, die Hände und Arme können anschwellen.

164.6 Dosierung

Zu empfehlen D 4 bis D 6. Tiefere Potenzen wegen der Möglichkeit einer Reizung der Harnwege zu vermeiden.

164.7 Vergleichsmittel

- Leguminosae: Alfalfa, Baptisia tinctoria, Cytisus laburnum, Dolichos pruriens, Lathyrus sativus, Lespedeza sieboldii, Melilotus officinalis, Ononis spinosa, Physostigma venenosum, Robinia pseudacacia, Sarothamnus scoparius, Senna, Trifolium pratense.
- Entzündung der Harnwege: Acidum nitricum, Cannabis indica, Cannabis sativa, Cantharis vesicatoria, Coccus cacti, Conium maculatum, Mercurius corrosivus, Pareira brava, Staphysagria, Terebinthinae.
- Bronchitis foetida: Capsicum annuum, Carbo vegetabilis, Phellandrium aquaticum, Pix liquida, Sulphur iodatum.
- Uringeruch nach Veilchen: Clematis erecta.

164.8 Literatur

[1] Allen TF. Copaiva. Encyclopedia of pure Materia Medica. Bd. 3, 10. New York: Boericke & Tafel; 1874–1880: 554–561, 491–492

[2] Clarke JH. Copaiva. Dictionary of practical Materia Medica. Bd. 1. London: Homoeopathic Publishing Company; 1900–1902: 592–594

[3] Hahnemann S. Copaiva. In: Lucae C, Wischner M, Hrsg. Gesamte Arzneimittellehre. Stuttgart: Haug; 2007: 761–762

[4] Hughes R. Copaiva. Cyclopaedia of Drug Pathogenesy. Bd. 2. London: Gould; 1886–1891: 395–402

[5] Lembke J. Copaiva-Balsam. Neue Zeitschrift für Homöopathische Klinik 1866; 11 (21): 161–162

165 Corallium rubrum – cor-r

lt.: Corallium rubrum, dt.: Rote Koralle, engl.: red coral

165.1 Substanz

Animalia – Coralliidae – Corallium rubrum

Korallentiere leben im Meer, sind sessil und koloniebildend. Die Einzelpolypen selbst überziehen als weiche Rinde die von den Polypen gebildeten Kalkskelette. Die Polypen einer Kolonie sind durch ein zusammenhängendes Röhrensystem untereinander verbunden. Korallenbänke bilden sich aus Kalkskeletten abgestorbener Polypen. Die lebenden Mitglieder der Kolonie bilden die obere Schicht der Korallenbänke. Korallen können sich geschlechtlich und ungeschlechtlich vermehren. Zum Gedeihen benötigen Korallen einen festen Untergrund, gleichbleibende Wassertemperatur von 13 bis 16 °C, schwache Wasserbewegungen, konstanten Salzgehalt und gedämpftes Tageslicht in einer Wassertiefe von 50 bis 200 m. Man findet sie hauptsächlich an den Küsten des Mittelmeeres, der Kanarischen Inseln, des Roten Meeres, des Ostatlantiks und Japans.

Homöopathische Verwendung finden die Bruchstücke des Kalkskelettes.

165.2 Pharmakologie und Toxikologie

Das Skelett der Roten Koralle besteht zu 85 % des Nassgewichtes aus Calciumcarbonat in der Kristallform von Calcit. In Koralle-Proteinen konnte die Struktur 3,5- Diiodthyrosin isoliert werden, die eine strukturelle Verwandtschaft mit den Schilddrüsenhormonen hat. Die rote Farbe wird durch den Gehalt an Eisenoxiden (bis zu 4,5 %) bestimmt.

165.3 Anwendung

Volkstümliche Anwendung findet die Koralle bei Psoriasis palmar, zur Senkung des Blutzuckers und als Zahnpulver.

Homöopathische Anwendung findet die Zubereitung bei Atemwegserkrankungen, Rhinitis, Sinusitis, Tussis, Pertussis, Psoriasis (nach Kommission D).

Die Wirkung ist ganz bevorzugt auf den Nasen-Rachen-Raum und die Luftröhre gerichtet. Aus dem Nasen-Rachen-Raum erfolgt eine starke Absonderung von Schleim, die Husten und Räuspern verursacht. **Krampfartiger Husten**, jäh einsetzend, die Hustenstöße erfolgen so rasch aufeinander, dass sie fast ineinander übergehen. Diese besondere Art des Hustens hat sich bei der Anwendung am Kranken von Guernsey ergeben und hat sich oft bewährt. Die **Zephalgien** und die starke Absonderung aus Nase und Rachen weisen auf Beteiligung der Nasennebenhöhle hin.

165.4 Arzneimittelbild

Kopf: Kopf wie hohl und leer. Kopf wie 3-mal so groß wie normal.

Kopfschmerz: Heftige Kopfschmerzen mit Blutandrang zum Kopf, dunkelrotes Gesicht. Äußerst heftige Kopfschmerzen, die Stirn auseinanderpressend, gebessert durch Entblößen des brennend heißen Körpers.

Nase: Nach 2-tägigem Stockschnupfen ein sehr heftiger Fließschnupfen, wobei ein dem geschmolzenen Talk ähnlicher, auch ähnliche Flecke in der Wäsche bildender Schleim in solcher Menge abfloss, dass in einer Stunde vier Sacktücher voll wurden. Der beschriebene geruchlose Schleim tröpfelte aus der Nase so frei heraus wie das Blut beim Nasenbluten, hörte für eine kurze Zeit auf und kam dann wieder 2 Wochen lang. Im rechten

Nasenloch an der Innenseite seines Flügels ein schmerzhaftes Geschwür, der Schmerz zieht sich bis in die Stirnhöhle, teils seitwärts gegen die Augen hin und bis in die Schläfe. Nächtliches Nasenbluten, Bluten bald aus dem rechten, bald aus dem linken Nasenloch.

Sinusitis

Innerer Hals: Große Trockenheit der Nasen- und der Rachenschleimhaut. **Starke Schleimabsonderung durch die hinteren Nasenlöcher, was ihn zu ständigem Räuspern nötigt. Bei tiefem Einatmen Gefühl von Eiskälte der Luft, die durch die Luftwege streicht, mit einigem Hustenreiz** und vielem Ausraksen von Bronchialschleim. Sehr schmerzhafter Husten.

Nasopharyngitis

Larynx und Trachea:

Tracheitis
Laryngitis

Husten und Expektoration: ⊙ **Jäh einsetzende Hustenanfälle, wobei die Hustenstöße so rasch aufeinanderfolgen, dass sie ineinander überzugehen scheinen (Schnellfeuerhusten).**

Bronchitis

Extremitäten: Anfangs korallen-, dann funkel-, endlich kupferrote glatte Flecken an der Handfläche und an einzelnen Fingern.

Haut: Die ganze Eichel und die innere Fläche der Vorhaut sondern einen gelblich-grünen, übelriechenden Eiter ab; dabei große Empfindlichkeit, Röte und Geschwulst. Rote, flache Geschwüre an der Eichel und inneren Fläche der Vorhaut, mit viel gelblicher Jauche.

165.5
Dosierung

D 3 und höher.

165.6
Vergleichsmittel

- Reizhusten (Schnellfeuerhusten): Ammonium bromatum, Ammonium carbonicum, Belladonna, Cuprum metallicum, Conium maculatum, Drosera rotundifolia, Hepar sulphuris, Hyoscyamus niger, Ipecacuanha, Spongia tosta.
- Gefühl von Eiskälte in der Luftröhre, mit Husten: Bromum, Cistus canadensis.
- Sinusitis: Gelsemium sempervirens, Hedera helix, Hydrastis canadensis, Iodum purum, Kalium bichromicum, Luffa operculata, Magnesium fluoratum.

165.7
Literatur

[1] Allen TF. Corallium rubrum. Encyclopedia of pure Materia Medica. Bd. 3. New York: Boericke & Tafel; 1874–1880: 561–564

[2] Attomyr J. Rothe Korallen. (Corallia rubra.). Archiv für die Homöopathische Heilkunst 1832; 11 (3): 166–172

[3] Clarke JH. Corallium rubrum. Dictionary of practical Materia Medica. Bd. 1. London: Homoeopathic Publishing Company; 1900–1902: 594–597

[4] Hughes R. Corallium. Cyclopaedia of Drug Pathogenesy. Bd. 2. London: Gould; 1886–1891: 402–404

166 Corticotropinum – cortico

syn.: Corticotropin, dt.: Adrenocorticotropes Hormon, engl.: adrenocorticotropic hormone

166.1
Substanz

Mineralia – Organica – Aromatica – Adrenocorticotropes Hormon (ACTH)

Es handelt sich um ein aus 39 Aminosäuren aufgebautes Polypeptid, das im Hypophysenvorderlappen gebildet wird. Das Hormon hat Wirkung auf die Zona fasciculata und reticularis der Nebennierenrinde.

Homöopathische Verwendung findet adrenocorticotropes Hormon.

166.2
Pharmakologie und Toxikologie

Seine Ausschüttung wird durch Corticotropin-Releasing-Hormon (CRH) des Hypothalamus und Vasopressin des Hypophysenhinterlappens gesteuert und stimuliert die Nebennierenrinde zur Ausschüttung von Kortikosteroiden. In der Nebennierenrinde werden auch kardiotrope Steroide gebildet wie Cardenolide, Bufadienolide, Digoxin und Ouabain (g-Strophantin), deren pathophysiologische Zusammenhänge mit der Entstehung der essenziellen Hypertonie noch nicht vollständig geklärt sind. Daneben hat es direkten Einfluss auf den Insulinstoffwechsel. Die ACTH-Ausschüttung folgt einer zirkadianen Rhythmik und ist morgens am höchsten.

ACTH bindet an die Melanocortinrezeptoren, die sich an der Oberfläche der Nebennierenrindenzellen finden. Intrazellulär führt das zur Synthetisierung von zyklischem Adenosinmonophosphat, das als sekundärer Botenstoff zur Bildung der Gluko- und Mineralokortikoide führt. Erhöhte ACTH-Werten führen klinisch zum Cushing-Syndrom mit Hirsutismus, Amenorrhö, Virilismus. Bei einem ACTH-Mangel kommt es zur Atrophie der Nebennierenrinde. Über zentralnervöse Effekte kommt es zu verminderter Nahrungsaufnahme und Hypertension. ACTH und seine Spaltprodukte stimulieren die Melaninbiosynthese in der Haut, was klinisch zu einer Hyperpigmentierung führt.

Hypoaldosteronismus bewirkt Na^+- und Flüssigkeitsverluste mit folgender Hypotonie, folgender Hperkaliämie und metabolischer Azidose. In Folge von schweren Traumata, Operationen und Infektionen kann es zu lebensbedrohlichen Addison-Krisen kommen: Blutdruckabfall bis zum Schock, Erbrechen, Fieber und eine hypoglykämiebedingte Bewusstseinstrübung bis zum Koma.

Die sekundäre NNR-Insuffizienz ist durch ACTH-Mangel gekennzeichnet. Häufigste Ursache ist zu schnelles Absetzen einer Kortison-Langzeitbehandlung, da es durch Suppression des ACTH zu einer Atrophie der Zona fasziculata und reticularis kommt, die sich nach dem Absetzen nur langsam erholt.

166.3
Anwendung

Medizinische Anwendung findet ACTH bei Nebennierenrindeninsuffizienz, Multipler Sklerose, Erkrankungen des rheumatischen Formenkreises, allergischen Dermatosen und Colitis ulcerosa. Sein antiemetischer Effekt findet bei der Cisplatin-Therapie Anwendung.

166.4
Arzneimittelprüfung

Templeton führte die Arzneimittelprüfung von ACTH an 4 Prüfern und 5 Kontrollpersonen mit C 6, C 12, C 30 durch [5].

166.5
Arzneimittelbild

Leitsymptome: Kopfschmerzen meist rechts, rechtes Auge und occipital. Husten<, gehen<. Augen schmerzen bei grellem Licht und bei Bewegung, sandig, verklebt. Augen schließen>.

In Mund und Rachen besteht Trockenheit, die durch kaltes Wasser und trinken gebessert wird.

An der Haut finden sich juckende Frostbeulen, die sich in Bettwärme verschlimmern. Juckreiz, warmes Zimmer<. Juckreiz mit Hauttrockenheit an Händen und Gesicht, mit feiner Abschuppung an der Nasenwurzel. Hautjucken am Penis. Ohrjucken im äußeren Gehörgang, reiben>. Akne anfangs verschlimmert, später gebessert (schon vor dem vorhanden).

Geist und Gemüt: Nervöse Spannung beim Alleinsein. Schwere, dösig, nur halbwach, vormittags<. Kann sich nicht konzentrieren. Müde. Fürchtet das Zusammentreffen mit Gleichaltrigen. Scheu in Gesellschaft, was nie zuvor der Fall war. Niedergedrückt, will am liebsten tot sein. Nur halb bei sich. Benommen. Verwendet Worte falsch, stottert, spricht einfach Worte falsch aus. Spricht er zu Leuten, hat er das Gefühl, sie hören ihn nicht. Geistesabwesend. Fühlt sich getäuscht. Denkt daran dieses oder das zu tun, schafft es aber nicht. Tut er das eine, meint er etwas anderes tun zu müssen. Gespannt und verwirrt. Hat das Gefühl, mehreres gleichzeitig tun zu müssen. Kann sich nicht konzentrieren oder klar denken. Nicht ganz da. Mutlos oder nichts ernst nehmend, fast albern. Plagt sich mit zu viel gleichzeitig herum. Kann nicht stillsitzen zum Arbeiten. Mangelnde Arbeitslust. Fühlt sich isoliert. Kommt mit der Arbeit nicht voran. Gehirn wie benebelt. Kann nicht klar denken. Vergisst, was er gerade tun wollte oder zum Beispiel, was er im Geschäft kaufen wollte. Alles ist schlechter, wenn zu wenig Schlaf. War zuvor geistig lebendiger. Schwierigkeiten sich an Eigennamen zu erinnern. Vergisst Kleinigkeiten, an die er sich erinnern sollte. Zögernde Sprache, schwierige Konzentration.

Spricht im Schlaf. Träumt vom Sterben in Bezug auf sich und anderen, murmelt und seufzt im Schlaf, schwer davon loszukommen, 0 Uhr bis 1 Uhr. Träumt vom Reisen, oder eine Reise vorzubereiten, vom Verletztwerden durch Maschinen. Von Höhe, von Zugreisen, dass ein Freund bald sterben muss. Träumt von kommenden Ereignissen, Geist überaktiv.

Kopf: Dumpfer, klopfender Schmerz von rechter Schläfe zu rechtem Auge, Husten<, im Stehen<, beim Gehen<. Stirnkopfschmerz, Husten<, spannend<, in Gesellschaft<. Rechtsseitiger Hinterkopfschmerz, 16h<, mit Kongestionen in der Stirn. Stechendes Weh im rechten Hinterhaupt, berührungsempfindlich. Schwarzwerden vor Augen beim schnellen Aufstehen von Sitzen, Bücken oder Kopf neigen.

Augen: Schmerz beim Bewegen der Augäpfel von einer Seite zur anderen. Fährt bei jeder Bewegung zusammen. Schmerz, grelles Licht<. Morgens verklebt. Gefühl, als ob die Lider verklebt, ohne dass sie es sind. Wie granuliert auf dem Oberlid. Glaubt Mäuse auf dem Boden zu sehen. Müde, wie Sand darin, wie Grieß, reiben<. Wehtun, grelles Licht<. Brennen, Augen schließen>, kalter Wind<.

Ohren: Ohren juckend und gereizt. Ohrenschmerz, waschen<, auf der kranken Seite liegen>. Ohr berührungsempfindlich auch beim darauf liegen. Äußerer Gehörgang juckt, reiben>.

Nase: Nase verstopft, gelbgrün, blutig tingiert. Trockenheit, nachmittags<, als wenn die Tonsillen geschwollen (was nicht der Fall). Ohren juckend und gereizt. Kälteempfindlichkeit der Nase.

Gesicht: Viel Akne (schon zuvor vorhanden).

Mund: Trockner Mund, trinken>. Zahnfleisch des Unterkiefers und der Zungenwurzel wund.

Innerer Hals: Trockener Pharynx, singen<. Splittergefühl, leichte Bewegung<, schlucken>. Pharynx trocken, kaltes Wasser>.

Magen: Lachen verursacht Erschütterung im Magen. Will kein Essen. Übelkeit beim Busfahren. Übelkeit, kleine Schlucke kaltes Wasser>. Unpässlichkeit, 21 Uhr<, Aufstossen>. Spannung, Ärger< und Aufregung<, tags mehr als nachts. Spannungsgefühl. Spannungsgefühl, als ob ein

Bissen am Mageneingang stecken geblieben wäre. Während er früher gerne salzte, will er es jetzt nicht mehr.

Abdomen: Blähsucht. Blähungen gleich p. c. <, Aufstoßen >, widerlich mit Speisengeschmack. Gluckern wie wenn Wasser im Bauch. Krampfiger Schmerz unterhalb des Nabels, vor dem Stuhl <, danach >. Schmerzen in der Leiste bei Bewegen des Knies.

Geschlechtsorgane:
- männlich: Penishaut juckt.

Husten und Expektoration: Husten gleich beim Aufstehen früh <. Husten, Zugluft <, kaltes Zimmer <, kalte Luft <, 22 Uhr bis 24 Uhr <. Reizhusten aus dem Kehlgrübchen, warmes Zimmer <. Expektorat schaumig.

Brust: Trockenheitsempfindung morgens bei Aufstehen. Reißende Empfindung unterm Sternum. Hört das Herz im Bett schlagen. Klopfen, Anstrengung <, Unterhaltung <. Unter der linken Rippe Beengung.

Rücken: Nackenschmerz beim Kopfdrehen.

Extremitäten: Viele Frostbeulen. Sie jucken, in Bettwärme < (Gesichts- und Kopfhitze nachts). Leistenschmerz, Kniebewegung <. Schmerz Kniegelenkskapsel medial, Gehen <. Jucken Knie dorsal, warmes Zimmer <, im Bett <. Knieschmerz ventral und lateral, treppauf- treppabsteigen <, radfahren <, gehen <, Druck <, extreme Beugung <, extreme Streckung <. Schwäche linker Schenkel und Nates. Starker Schweißfuß, nicht stinkend.

Schlaf: Braucht lange zum Einschlafen. Wacht früh auf, 4 Uhr und 5 Uhr. Vorzeitiges Aufwachen 4 Uhr.

Haut: Jucken an den Händen, Armen, Schenkeln, Bettwärme <. Rhagaden am linken Daumen.

Allgemein: Schweregefühl. Ärgert sich über Belanglosigkeiten, gereizt, niedergedrückt, lieber allein, in Unruhe, dass er die Dinge nicht fertig bekommt, schwierige Konzentration, lustlos, nachmittags >, vormittags < dösig, nicht ganz da, fühlt sich benommen, halb betäubt, geistig abgestumpft, Leib gespannt. Muss daran denken, was er alles zu tun hat. Abwesend, dösig, benommen.

166.6
Dosierung

In Fällen, wo eine Überfunktion durch ACTH anzunehmen ist, sind höhere Potenzen angezeigt, mindestens D 10 oder D 12. Wo eine geschwächte oder verminderte Drüsenfunktion anzunehmen ist, kann auf tiefere Potenzen herabgestiegen werden.

166.7
Vergleichsmittel

- Fremdkörpergefühl unter dem Oberlid: Staphysagria.
- Cortisonum.

166.8
Literatur

[1] Deutzmann R. Hormonelle Regulation. In: Behrends JC, Hrsg. Physiologie. Duale Reihe. Stuttgart: Thieme; 2010: 378–387

[2] Meyler L. Schädliche Nebenwirkungen von Arzneimitteln. Vienna: Springer Vienna; 1956

[3] Paschke R, Voigt K. Endokrines System. In: Klinke R, Hrsg. Physiologie. 6. Aufl. Stuttgart: Thieme; 2010: 541–547

[4] Schilsky B. Das Cortison- und ACTH-Bild. Klassische Homöopathie 1961; 5 (1): 1–11

[5] Templeton WL. Provings of the Cortisone and ACTH (Adrenocorticotrophic Hormone). British Homoeopathic Journal 1955; 45 (1): 89–97

167 Cortisonum – cortiso

lt.: Cortisonum, dt.: Kortison, engl.: cortisone

167.1 Substanz

Mineralia – Organica – Aromatica – 11-Dehydro-17-hydroxycorticosteron – $C_{21}H_{28}O_5$

Kortison gehört zur Gruppe der Glukokortikosteroide, Steroid-Hormone, die im Cortex glandulae suprarenalis gebildet werden. 1935 wurde es erstmals von Kendall aus Nebennierenrinden von Rindern isoliert. Zeitgleich gelangen auch Reichstein und Winterstein die Reinherstellung. Für die Synthese von 0,2 g Kortison benötigten sie die Organe von 20.000 Rindern. Ab 1948 gelang die Synthese aus Gallensäuren. Es kann auch aus Progesteron, Diosgenin[202], Stigmasterol und Ergosterol durch Partialsynthese gewonnen werden, wobei hier die Konjunktion der Hydroxy-Gruppe am Kohlenstoffatom 11 durch Mikroorganismen katalysiert wird. Der 1951 bis 1952 von Woodward und Sarett gefundene Totalsyntheseweg hat keine größere technische Bedeutung erlangt. Die Substanz wurde erstmals 1948 von Hench bei einer Patientin mit schwerem Rheuma appliziert und führte zur Schmerzfreiheit. Für ihre Entdeckungen bei den Hormonen der Nebennierenrinde, ihrer Struktur und ihrer physiologischen Wirkungen erhielten Hench, Kendall und Reichstein 1951 den Nobelpreis für Medizin.

Homöopathische Verwendung findet 11-Dehydro-17-hydroxycorticosteron.

167.2 Pharmakologie und Toxikologie

Kortison leitet sich, wie alle Steroid- Hormone, vom tetrazyklischen Pregnan ab und greift in den Kohlenhydrat-, Lipid- und Proteinstoffwechsel ein.

Die Ausschüttung der Glukokortikoide unterliegt dem hypothalamisch-hypophysären Regelkreis. Sinkt die Hydrokortison(Cortisol)-Konzentration, wird aus dem Hypothalamus CRH (Corticotropin-Realisinghormon) freigesetzt, das seinerseits den Hypophysenvorderlappen zur Ausschüttung von ACTH (adrenocorticotropes Hormon, syn. Corticotropin) stimuliert, welches in der Nebennierenrinde zur Ausschüttung von Steroidhormonen führt.

Kortison selbst ist ein relativ schwach wirksames Nebennierenrindenhormon, dass im Organismus durch die NADPH[203]-abhängige 11β-Hydroxysteroid-Dehydrogenase 1 zu dem stark wirksamen Hydrokortison (Cortisol) reduziert wird. Die Rückreaktion wird von der NAD$^+$[204]-abhängigen 11β-Hydroxysteroid-Dehydrogenase 2[205] katalysiert.

Als lipophiles Molekül passiert es die Zellmembran und bindet intrazellulär an zytosolische Rezeptoren. Diese Rezeptoren werden dadurch zu ligantenaktivierten Transkriptionsfaktoren, die im Zellkern dann entweder hemmend oder aktivierend in Transkriptionsvorgänge eingreifen.

Unter Ruhebedingungen unterliegt das System der Cortisolausschüttung einer zirkadianen Rhythmik, das seinen Peak in den ersten 6 Stunden nach dem Erwachen hat und die übrigen 18 Stunden fast inaktiv ist. Unter Stress, wie Nahrungsmangel, schwerer körperlicher Arbeit, psychischem Stress wird Cortisol ausgeschüttet und führt zu einer Reihe von physiologischen Regulationsvorgängen.

Die hydrophoben Moleküle passieren die Blut-Hirn-Schranke und greifen dort in zahlreiche Stoffwechselvorgänge des Zentralnervensystems ein. Sie binden an MR(TypI)-Rezeptoren und aktivieren dort Lernbereitschaft, Aufmerksamkeit, Wachsam-

---

202 Siehe Dioscorea villosa (Yamswurzel).

203 Reduktionsmittel (wird dabei selbst oxidiert), Elektronendonator.

204 Oxidationsmittel (wird dabei selbst reduziert), Elektronenakzeptor.

205 Ein genetisch bedingter 11β-Hydroxysteroid-Dehydrogenase 2-Mangel oder die übermäßige Einnahme von Lakritze, deren Bestandteil Glycyrrhinsäure bei sehr hohen Einnahmemengen eine Hemmung der 11β-Hydroxysteroid-Dehydrogenase 2 bewirkt, können zu einer Hypertension durch Hypernatriämie und Hypokaliämie führen.

167 – Cortisonum – cortiso

keit, Informationsaufnahme und Verarbeitung, Verbesserung des Erinnerungsvermögens und der kognitiven Fähigkeiten. In hohen Dosierungen stimulieren sie GR(TypII)-Rezeptoren, deren Aktivierung vermutlich für Dysphorien, Depressionen und Lernschwierigkeiten verantwortlich sind.

Vermutlich durch Wirkung im Nucleus paraventricularis kommt es zur Stimulierung des Appetits. Allerdings hemmt die Substanz auch vegetative Funktionen wie den Sexualtriebs und den Hunger. Es führt zur Mobilisierung von Energiereserven, um Gehirn- und Muskelfunktionen zu optimieren.

Die Substanz wirkt langfristig hemmend auf das Immunsystem.

Cortisol bewirkt eine größere Wirksamkeit der Katecholamine und des Angiotensin II und über die Aktivierung des Minaralocorticoidrezeptors[206] eine Hypertonie. Durch diese vaskuläre Wirkung und renalen Regulationen kommt es zur Retention von Wasser und damit zur Ödembildung.

Gewichtszunahme, durch die erhöhten Serumglukosespiegel[207], die zu einer vermehrten Ausschüttung von Insulin führen und darüber zur Bildung von viszeralen Fettdepots mit den Symptomen Fazies lunata, Stiernacken und Stammfettsucht. Es kommt zu einer verminderte Glukosetoleranz bis zum Typ II Diabetes, hervorgerufen durch die Stimulation der Glukoneogenese und konsekutiver Erhöhung des Serumglukosespiegels. Transparente Haut, Stria distensae, Muskelschwäche durch Proteolyse in der Folge der katabolen Wirkung des Cortisols. Im Knochenstoffwechsel hemmt die Substanz das Knochenlängswachstum und bewirkt eine Osteoporose[208]. Pränatal ist das Hormon essenziell und fördert die Organreife unter anderem von Lunge, Nieren, Herz und Gefäßsystem und die Bildung von Fettzellen.

Glukokortikoide haben eine antiphlogistische[209], antirheumatische, antiallergische und immunsuppressive Wirkung.

167.3 Anwendung

Eine medizinische Bedeutung hat Kortison als Therapeutikum nicht, da hier Hydrokortison (Cortisol) und die synthetischen Kortisone deutliche pharmakologische Vorteile besitzen.

Homöopathische Anwendung findet die Zubereitung bei Schleimhautentzündungen der Augen und der Atemorgane, bei Asthma bronchiale, bei Entzündungen, Ulzerationen und Blutungen der Schleimhaut des Verdauungskanals, Osteoporose, Haut-, Blut- und Gefäßerkrankungen sowie Verhaltensstörungen und Depressionen (nach Kommission D).

167.4 Arzneimittelprüfung

Templeton veröffentlichte eine von ihm mit Kortison vorgenommene Arzneimittelprüfung, die er mit Ärzten unter Verwendung der D 30 an 8 Prüfpersonen und 5 Kontrollpersonen angestellt hat [5].

167.5 Arzneimittelbild

Geist und Gemüt: Vergisst leicht, schwerfällig, dösig, müde, reizbar. Dösig mit Abneigung gegen Unterhaltung zusammen mit Druck auf Scheitel, Augen und Schläfen. Abspannung. Geistige Arbeit, Reisen, Aufenthalt im warmen Zimmer macht Schmerz über rechten Auge: ebenso Schwindel, im warmen Zimmer (Luft) < . Gereiztheit beim Fahren,

---

206 Durch die hohen Cortisolkonzentrationen kommt es zu einer Sättigung der 11β-Hydroxysteroid-Dehydrogenase 2, die in der Niere Cortisol in Kortison umwandele. Durch die jetzt steigenden Cortisolkonzentrationen kommt es zur Aktivierung der Mineralokortikoid-Rezeptoren, was zu Na$^+$ und Wasserrückresorption führt.

207 Glukokortikoide fördern die Glukoneogenese aus Proteinen, stimulieren die Glykogensynthese in der Leber, senken die Nierenschwelle für Glukose.

208 Im Knochenstoffwechsel verlangsamt sich das Längenwachstum der Knochen durch Hemmung der Knorpelzelldifferenzierung in den Epiphysenfugen und der Osteoblastenproliferation. Auch kommt es zu Osteoporose durch Calciumverluste.

209 Durch Hemmung der Prostaglandinsynthese. Durch Induktion der Synthese von Lipocortin hemmt es die Phospholipase A$_2$. Dadurch wird die Freisetzung der Arachidonsäure als Ausgangsprodukt der Prostaglandinsynthese erschwert. Daneben hemmt Cortisol direkt die Transkription der Phospholipase A$_2$ und der Zyclooxygenase II (COX-2). Auch hemmt es die Histaminfreisetzung.

„als wenn der Bus zu langsam geht". Hätte losschreien können, konnte aber keinen triftigen Grund dazu finden noch irgendeinen, sich Luft zu machen.

Kopf: Linksseitiger Kopfschmerz, nachmittags <, drückend auf dem Scheitel. Stirnkopfschmerz, nachmittags <, im warmen Zimmer <, Sonne <. Klopfender Stirnkopfschmerz, sich bewegen <. Hinterkopfschmerz, hinter den Ohren, Druck <, sich bücken <.

Augen: Müde Lider. Trockenheit der Lidränder. Augen gereizt und entzündet. Entzündeter innerer Augenwinkel. Verklebtes unteres Lid mit Konjunktivitis. Hordeolum. Schmerz des rechten Auges, Druck <, Drandenken <. Stechender Schmerz am rechten Auge „heftig", Druck <, im Freien >. Schmerzhafter rechter Augapfel, abends <, als wenn ein Fremdkörper im Augenwinkel säße.

Nase: Niesen vormittags, vormittägliches Waschen (Gurgeln ?) >.

Innerer Hals: Uvula gerötet. Uvula und Rachen trocken, vormittags <. Pharynx sehr trocken. Mund und Schlund trocken, vormittags <, leer schlucken <, heiß trinken >.

Rektum und Stuhl: Dünner Stuhl früh, nach dem Aufstehen und dem Frühstück. Der Rest des weichen Stuhl ist schwer zu entleeren. Muss sich dabei anstrengen. „Gefühl, als ob etwas zurückbleibt". Harte Kotstücke, die nur mit Anstrengung entleert werden können. Durchfall bald nach der Mahlzeit. Übelkeit auf Milch und Fettes.

Blase: Häufiges Harnen, muss sich beeilen.

Niere: Schmerz in der Nierengegend, sitzen <, liegen <.

Geschlechtsorgane: Schwere und Völleempfindung, Ausscheidungen >, gehen >.

Atmung: Kurzatmig im warmen Zimmer.

Husten und Expektoration: Husten, vormittags in frischer Luft <, Aufregung <, beim Gehen <, Warmwerden beim Laufen <, Rasieren <, sich ausziehen <, Lachen <. Honig >. Expektoration grau, qualstrig. Hustenreiz durch Trockenheit im Pharynx mit vormittäglichem Niesen.

Brust: Roter Ausschlag am unteren Sternum, konfluierend.

Rücken: Wehtun nachts sakroiliakal, sitzen <, halb vorn über beugen <, Stehen >, Liegen >. Sakroiliakal, sitzen <, aufstehen vom sitzen <, sich bücken vormittags <. „Als ob das Kreuz durchbrechen wollte". Kissendruck >, sich bewegen >: ebenso und mit denselben Modalitäten in Höhe der linken Rippen nach vorne. Juckreiz zwischen den Schultern.

Extremitäten: Müde Beine nach dem Stehen beim Plätten. Beinunruhe nicht gebessert von Bewegung im Bett. Reißender Schmerz in den Knien hinten, der zu den Schenkeln ausstrahlt, stehen <, auf der befallenen Seite liegen <, abends <. Roter Ausschlag, konfluierend an Nagelwurzeln und Fingerrücken.

Schlaf: Unruhig. Kann nicht einschlafen. Leicht gestört. Vormittags müde.

Haut: Trockenheit und Reizung auf Handrücken. Fühlt sich rau an. Handrücken rissig, Wärme >. Ausschlag mit wallartigen Rändern. Sonne <. Fleckiger Ausschlag. Oberfläche rau. Rote rundliche Flecken an beiden Händen, linkem Knöchel, Wange und Hals links. Fast verhärtet, beim Aufstehen aus dem Bett <, beim ins Bett gehen <, Hitze <, Waschen <, Kratzen <. Juckender Ausschlag an Unterschenkeln, Füßen und Händen (Fingerrücken). Juckreiz zwischen den Schultern, am Körper, linken Oberschenkel, Anstrengung <, Bettwärme <, Kratzen > vorübergehend.

Allgemein: Müdigkeit.

167 – Cortisonum – cortiso

167.6 Dosierung

In Fällen, wo eine Überfunktion durch Kortison anzunehmen ist, sind höhere Potenzen angezeigt, mindestens D 10 oder D 12. Wo eine geschwächte oder verminderte Drüsenfunktion anzunehmen ist, kann auf tiefere Potenzen herabgestiegen werden.

167.7 Vergleichsmittel

Corticotropinum.

167.8 Literatur

[1] Deutzmann R. Hormonelle Regulation. In: Behrends JC, Hrsg. Physiologie. Duale Reihe. Stuttgart: Thieme; 2010: 378–387

[2] Meyler L. Schädliche Nebenwirkungen von Arzneimitteln. Wien: Springer; 1956

[3] Paschke R, Voigt K. Endokrines System. In: Klinke R, Hrsg. Physiologie. 6. Aufl. Stuttgart: Thieme; 2010: 541–547

[4] Schilsky B. Das Cortison- und ACTH-Bild. Klassische Homöopathie 1961; 5 (1): 1–11

[5] Templeton WL. Provings of the Cortisone and ACTH (Adrenocorticotrophic Hormone). British Homoeopathic Journal 1955; 45 (1): 89–97

168 Corydalis cava – cory-c

syn.: Corydalis bulbosa, Radix Aristolochiae cavae, Fumaria bulbosa, dt.: Hohler Lerchensporn, engl.: Hollowroot-birthwort

168.1
Substanz

Plantae – Papaveraceae (Mohngewächse) – **Corydalis cava**

Es handelt sich um eine 1- bis mehrjährige krautige Pflanzen mit einzelnen oder verzweigten aufrechten oder kriechenden Stängeln. Die rispigen oder traubigen Blütenstände sind end- oder achselständig, weiß oder purpurn blühend. Die Blüte tritt erst im 4. oder 5. Jahr auf. Die Pflanze ist hermaphrodit. Als Früchte bilden sie zweifächrige Schoten aus, die schwarz glänzenden Samen enthalten.

Man findet sie im borealen Florenbereich der nördlichen Hemisphäre bis hin zum nordafrikanisch-indischen Wüstengebietes. Sie wächst in Europa und Deutschland verbreitet, stellenweise häufig in Gebüschen, besonders Auwäldern, Hainen, Grasgärten, Hecken.

In der Homöopathie wird die vor Beginn der Blüte gesammelte frische Knolle verwendet.

168.2
Pharmakologie und Toxikologie

Als Hauptwirkstoffe sind in der Knolle bis zu 6% Gesamtalkaloide enthalten, die sich in drei Gruppen einteilen lassen. Die **Aporphin**-Gruppe mit Bulbocapnin, Corydin, Isocorydin, Corytuberin, die **Protopin**-Gruppe mit Corycavin, Corycavidin, Corycavamin, sowie die **Corydalin**-Gruppe mit Corydalin, Corybulbin, Isocorybulbin, Corypalmin und Isocorypalmin. Im Kraut wurden bisher nachgewiesen: Corydalin, Bulbocapnin, Protopin, Glaucin u. a. noch nicht näher bestimmte Alkaloide. **Pharmakologisch** bewirkt die 1. Gruppe Steigerung der Reflexerregbarkeit, die 2. Gruppe Erregung der motorischen Zentren und die 3. Gruppe Lähmung des Rückenmarks.

Bulbocapnin, das pharmakologisch bisher wichtigste Corydalisalkaloid, wirkt vor allem auf das Zentralnervensystem und erzeugt eine katalepsieartige Bewegungsarmut bis zur Aufhebung der willkürlichen und reflektorischen Bewegungen (Bulbocapninstarre), wobei Muskeltonus, Stellreflexe und Sensibilität voll erhalten bleiben. Es potenziert die Wirkung der indifferenten Narkotika, speziell auch der Hypnotika, wobei es deren stellreflexlähmende und exzitatorische Wirkungen dämpft oder aufhebt. Auch Morphin wird durch Bolbocapnin potenziert bei gleichzeitiger Unterdrückung seiner emetischen Wirkung. Große Dosen wirken hypnotisch, noch höhere führen zu Muskelstarre und klonischen Krämpfen, letale Dosen zu Kreislauf-, Atemlähmung und Herzstillstand. Weitere Bulbocapninwirkungen: durch Erweiterung der peripheren Blutgefäße bedingte Blutdrucksenkung (die blutdrucksteigernde Wirkung von Adrenalin wird antagonisiert, wie auch durch Sanguinarin und Chelidonin), Hemmung der Darmperistaltik, dosisabhängige Erregung bzw. Lähmung der Uterusmuskulatur, Steigerung der Speichel- und Tränensekretion sowie zentrale Hyperglykämie.

Corydin erzeugt Vagusreizung mit Puls- und Atmungsverlangsamung bis zur Atemlähmung.

Corytuberin bedingt Steigerung der Reflexerregbarkeit bis zu tonischen Krämpfen und führt nach vorübergehender Vagusreizung zu Blutdruckanstieg, Zunahme der Atemfrequenz und schließlich zur zentralen Atemlähmung.

Corycavin bewirkt Zunahme der Speichel- und Tränensekretion, klonische Krämpfe ohne Reflexerregbarkeitssteigerung, Bradykardie und Blutdrucksteigerung, am Darm Spasmolyse, am Uterus Wehenerregung und schließlich Steigerung der Sexualreflexe (etwa doppelt so stark wie Yohimbin).

Corydalin wirkt zentral schwach narkotisch, auf das Rückenmark ähnlich wie Bulbocapnin. Am Kreislauf zeigt es wechselnde Beeinflussung der Herzfrequenz und Blutdrucksenkung, außerdem wirkt es lokalanästhetisch, in etwa $1/5$ so stark wie Cocain (Tropan-Alkaloid).

Glaucin wirkt vorübergehend schwach narkotisch, führt später zu klonischen Krämpfen, Lähmung der quergestreiften und glatten Muskulatur, auch am Herzen, sowie Sensibilitätsverlust.

168.3
Anwendung

Anwendung fand die Knolle früher als Anthelminthikum und Emmenagogum. Bulbocapnin fand eine Zeitlang medizinische Anwendung bei Parkinson-Krankheit und anderen extrapyramidalen Störungen, beim Morbus Menière, als Hypnotikum sowie zur Prä- und Postmedikation bei Narkosen Anwendung.

Homöopathische Verwendung findet die Zubereitung bei Schleimhautentzündungen des Auges, der Atemwege, bei Dyspepsie, Palpitationen und Erkrankungen des rheumatischen Formenkreises (nach Kommission D).

168.4
Arzneimittelprüfung

Eine Arzneimittelprüfung wurde 1951 vom Verfasser und Mayer an 14 Personen, darunter 2 Frauen durchgeführt, wobei die Urtinktur, sowie die Potenzen D 1, D 2, D 3, D 6 geprüft wurden. 11 Protokolle waren verwertbar. Es ergaben sich Hauptwirkungsrichtungen auf Psyche, Kopf, Herz- und Kreislauf, Magen-Darm-Kanal, Bewegungsapparat, Haut und Schleimhäute.

168.5
Arzneimittelbild

Leitsymptome: Katarrhalisch-entzündliche Prozesse der Schleimhäute mit Brennen (Konjunktiva, Mund, Magen, Zungenspitze, Rachen, Anus, Vulva, Urethra). Husten mit Auswurf nach Jasmin riechend.

Heißhunger, lästig, gierig, auch nachts. Verlangen nach Saurem und Pikantem. Übelkeit, Magendruck, Blähsucht.

Durchfälle, schlimmer nach dem Essen, nach Bohnenkaffee, durch Zusammenkrümmen, besser durch Ausstrecken. Durchfälle mit Tenesmus.

Herzklopfen mit Angstgefühl und Atemnot, anfallsweise, stechend, schlimmer bei Linksliegen. Herzklopfen bei Treppensteigen.

Rheumatische Schmerzen in verschiedenen Muskeln, Gelenken, Lendenwirbeln (Lumbalgie), besonders in Finger- und Handgelenken, schlimmer durch Bewegung, besser durch Wärme.

Furunkulose der Haut.

Geist und Gemüt: Die psychische Verfassung lässt eine deutliche Beeinflussung erkennen; es wird ein gereizter und unruhiger Zustand berichtet. Die Stimmung ist traurig ohne ersichtlichen Grund; kann sich an nichts mehr freuen, unlustig und energielos, Unfähigkeit zu geistiger Arbeit. Abgestumpftes Gefühlsleben, Insuffizienzgefühl. Bei einem Prüfer setzt sich die Gegenphase durch mit Euphorie, optimistischer als früher, arbeitet ohne zu ermüden.

Der Schlaf tritt erst verspätet ein und ist oberflächlich. Viele Träume.

Schwindel: Schwindel, als schwanke der Boden, schlimmer beim Schließen der Augen.

Kopfschmerz: Es werden Kopfschmerzen an Stirne, Schläfe, Scheitel und Hinterkopf berichtet, die sich bevorzugt auf der rechten Kopfseite zeigen, teils drückend, teils durchschießend und blitzartig, besser an der frischen Luft, schlechter durch Bewegung. Kopf heiß und hitzig.

Augen: Es wird **Brennen** angegeben. Blepharitis. Sehkraft des rechten Auges scheint herabgesetzt. Augen verklebt.

Ptosisähnliche Augenerscheinungen.

Nase: Fließschnupfen mit verstopfter Nase. Gelblichschleimige Absonderungen. **Verschlimmerung in Ruhe und Wärme.**

Mund: Brennen der Zungenspitze, schlimmer durch Heißes. Aphthen im Mund, wundes Zahnfleisch.

Innerer Hals: Brennen und Kratzen im Hals mit Hustenreiz.

Äußerer Hals: Völlegefühl im Hals beim Liegen, als ob die Schilddrüse angeschwollen wäre.

Magen: Unangenehmer **Heißhunger,** isst 3-mal so viel als früher. Erwacht nachts mit Hungergefühl, muss etwas Brot essen. Übelkeit, Druck und Völle nach dem Essen. Druck im Oberbauch, muss den Gürtel öffnen, Sodbrennen mit saurem Aufstoßen, schlimmer nach Süßem. Heftige Übelkeit und Magendruck mit Brechreiz, schlimmer **nach dem Gehen,** durch **Zusammenkrümmen, Bohnenkaffee, besser durch Ausstrecken.**

Abdomen: Schweregefühl in der Lebergegend mit stechenden und ziehenden Schmerzen, Aufgetriebenheit und morgendlicher Flatulenz. Überempfindlichkeit gegen Druck und Berührung am Oberbauch.

Rektum und Stuhl: Stuhl bei der Hälfte der Prüfer **durchfallartig,** tags und nachts, **schlimmer nach dem Essen,** z. T. grünlich, übelriechend, gussartig, penetrant stinkend, mit Schleimbeimengung. Tenesmus, Gefühl des Nichtfertigseins nach dem Stuhlgang. Obstipation mit frustranem Drang. Brennen und Jucken am Anus.

Geschlechtsorgane:
- weiblich: (2 Prüferinnen): Leukorrhö verstärkt, gelblich, bräunlich. Menses zu spät oder zu früh, sehr stark, hellrot, wehenartige Schmerzen. Brennen beim Wasserlassen.

Larynx und Trachea: Stridor.

Husten und Expektoration: Krampfartige Hustenanfälle. Wenig Auswurf mit Jasmingeruch.

Brust: Herzklopfen und Angstgefühl mit kurzen Anfällen, mehrmals am Tage Herzklopfen beim **Liegen,** besonders **bei linker Seitenlage.** Herzklopfen beim Treppensteigen. Atemfrequenz beschleunigt. Herzklopfen wird noch einen Monat nach der Prüfung beobachtet.

Morgens 3 Uhr Herzklopfen, Atemnot, Angst, kalter Schweiß auf der Stirn, Vernichtungsgefühl.

Extremitäten: Von den 11 Prüfern hatten 9 **rheumatische Schmerzen** in den Armen und Beinen, Schultern, im Kreuz. Bevorzugt befallen waren die **Finger-** und **Handgelenke** (7-mal), sodass man auf eine pathotrope Beziehung zu den Finger- und Handgelenken im Besonderen schließen kann. **Bewegung verschlimmert, Wärme bessert.** Pelzigkeitsgefühl in den Fingern beim Mappetragen, Kribbeln in den Händen bei kälterem Wetter.

Haut: Juckreiz, stark juckendes Erythem, Aknepusteln. **Furunkel** bei 4 Prüfern, Schweißdrüsenabsonderung (1 Prüfer).

Allgemein: Verlangen nach sauren Speisen und Pikantem, Abneigung gegen Wein.

168.6
Dosierung

D 2 bis D 6.

168.7
Vergleichsmittel

- Papaveraceae: Chelidonium majus, Corydalis formosa, Opium, Sanguinaria canadensis.
- Morphinum, Sanguinarinum nitricum.

168.8
Literatur

[1] Clarke JH. Corydalis. Dictionary of practical Materia Medica. Bd. 1. London: Homoeopathic Publishing Company; 1900–1902: 603

[2] Leeser O. Lehrbuch der Homöopathie. Spezieller Teil. B: Pflanzliche Arzneistoffe. Teil 1. Heidelberg: Haug; 1973: 783–785

[3] Schweigg u. Koerte. Corydalis cava. In: Gessner O, Hrsg. Gift- und Arzneipflanzen von Mitteleuropa. 3. Aufl. Heidelberg: Winter; 1974: S. 57–59

169 Corydalis formosa – cory

lt.: Dicentra formosa, dt.: Schöner Lerchensporn, Herzblume, engl.: wild Turkey-pea

169.1 Substanz

Plantae – Papaveraceae (Mohngewächse) **– Dicentra formosa**

Es handelt sich um eine 20 bis 40 cm hohe, aufrecht wachsende, mehrjährige krautige Pflanze. Sie zeigt dreifachgefiederte Laubblätter. Im Mai bis Juni zeigen sich an langen markigen Stängeln hängende traubenrispige dichtgedrängte rosa Blüten. Beheimatet ist die Pflanze in Nordamerika.

Homöopathische Verwendung findet die frische Wurzel.

169.2 Pharmakologie und Toxikologie

Alkaloide siehe unter Corydalis cava.

169.3 Anwendung

Volksmedizinische Anwendung findet die Substanz als Tonikum und Diuretikum.

Medizinische Anwendung als Anthelminthikum und bei Amenorrhö.

Boericke u. a. geben als Indikationen an: syphilitische Beschwerden, *Ulzera*, Mund und Rachen, *Krebskachexie*, chronische Krankheiten mit *Atonie*, *Gastritis*.

169.4 Vergleichsmittel

- Papaveraceae: Chelidonium majus, Corydis cava, Opium, Sanguinaria canadensis.
- Morphinum, Sanguinarinum nitricum.

169.5 Literatur

[1] Boericke W. Corydalis formosa. Handbuch der homöopathischen Materia medica. 9. Aufl. Heidelberg: Haug; 1992: 274

170 Crataegus oxyacantha – crat

lt.: Crataegus laevigata, syn.: Crataegus oxyacantha, dt.: Zweigriffeliger Weißdorn, engl.: hawthorn berries

170.1
Substanz

Plantae – Rosaceae (Rosengewächse) – **Crataegus laevigata**

Beim zweigriffeligen Weißdorn handelt es sich um einen sommergrünen Strauch oder Baum mit einer Wuchshöhe von 2 bis 10 m. Er ist stark verzweigt und zeigt eine große Anzahl an Sprossdornen. Die zwittrigen Blüten erscheinen mit fünf reinweißen Kronblättern (Petalen), zwei bis drei Griffeln (Stylus) und roten Staubgefäßen (Stamen) im Mai. Aus ihnen entwickeln sich rote Apfelfrüchte, die 2–3 Steinkerne enthalten.

Die Pflanze ist in Europa heimisch.

Homöopathische Verwendung finden die reifen Früchte.

170.2
Pharmakologie und Toxikologie

Hauptinhaltstoffe sind Proanthocyanide und Flavonoide, hier unter anderen Quercetin-3-β-D-galactosid und Rutin. Durch Hemmung der cAMP-Phosphodiesterase kommt es zu einer Durchblutungssteigerung der Koronarien. Indikation ist Herzinsuffizienz und Bradykardie.

Crataegus wurde etwa seit der Jahrhundertwende häufig nach empirischen Gesichtspunkten verwendet.

Tierexperimentelle Untersuchungen von G. Schimert jun. an Hunden, führten zu folgenden Ergebnissen [4]:

„1. Wirkstoffkonzentrate des Weißdorns (Crataegus oxyacantha und monogyna) führen mit großer Regelmäßigkeit zu einer durch Gefäßerweiterung bedingten Zunahme der Koronardurchblutung.

2. Große Dosen haben eine ungünstige Wirkung auf die Dynamik des Herzens, in dem unter Senkung des Blutdruckes und der Frequenz der Venendruck ansteigt.

3. Kleine Dosen wirken dynamisch günstig, indem es bei sinkender Frequenz und leicht abnehmendem Blutdruck zu einer Senkung des vorher pathologisch erhöhten Vorhofdruckes kommt.

4. Der Blutdruck wird von großen und kleinen Dosen in der Mehrzahl der Fälle erniedrigt. Bei Kollapszuständen kommt gelegentlich eine Steigerung des Blutdruckes vor.

5. Crataegus besitzt demnach außer der gefäßwirksamen Komponente auch eine auf die Dynamik des Herzens gerichtete digitalisähnliche Wirkung.

6. Die klinischen Indikationen des Mittels, das sich besonders bei der Hypertonie und kompensierten sowie leichtinsuffizienten koronargeschädigten Herzen bewährt, werden bestätigt und unterbaut."

170.3
Anwendung

Homöopathische Anwendung findet die Zubereitung bei Herz- und Kreislaufstörungen wie Herzinsuffizienz, Herzrhythmusstörungen, Angina pectoris und Störungen des Blutdrucks (nach Kommission D).

Die experimentell beobachtete günstige Wirkung auf die Koronardurchblutung gibt der klinischen Auffassung, dass das Mittel gerade bei *Herzerkrankungen* älterer Menschen geeignet ist, eine besondere Bestätigung, da ja gerade im höheren Alter die *Herzerkrankungen* aufgrund von Gefäßprozessen im Verhältnis zu den *Herzerkrankungen* anderer Ätiologie zahlenmäßig immer mehr in den Vordergrund treten. Auch die in der Mehrzahl beobachtete blutdrucksenkende Wirkung spricht für die Richtigkeit der Indikationsstellung bei *Hypertonie*. Die in einem Fall von *Synkope* beobachtete Blutdrucksteigerung deutet auf eine eher regulative Kreislaufwirkung hin, wie wir sie gleicherweise auch bei den Herzglykosiden beobachten können.

Über die klinische Anwendung schreibt Assmann: „Crataegus ist ein organspezifisch wirkendes Herz- und Blutgefäßmittel von langsamem Einsetzen und nicht anhaltender Wirkung. Aus diesem Grunde ist es bei akutem Versagen des Herzens nicht angezeigt, muss aber andererseits längere Zeit fortgegeben werden. Besonders geeignet ist es zur Dauerbehandlung chronischer Leiden, da keine Kumulation oder Angewöhnung zu befürchten ist und das Mittel auch den Allgemeinzustand günstig beeinflusst [1].

Als besondere Indikation gelten **Kreislaufstörungen** im höheren Lebensalter, **leichte Herzinsuffizienz, Linksherzhypertrophie** bei arterieller Hypertonie. Crataegus oxyacantha hat einen beruhigenden Einfluss auf das Nervensystem und wirkt günstig auf die subjektiven Beschwerden vieler Herzkranker, besonders beim *Hypertonus*. In akuten kardialen Dekompensationen ist Crataegus oxyacantha wirkungslos. Für leichte Fälle und im Intervall ist es dagegen sehr zu empfehlen. Bei konstitutioneller *Hypotonie* legt ihm Seel große Bedeutung bei. „Anstiege von 80/50 mm auf 120/70 mm waren in der Regel in 4 bis 6 Wochen erreicht. In diesem Stadium wurde die Gabe von 2-mal 5 bis 2-mal 10 Tropfen auf 2-mal 3 Tropfen Crataegus-Tinktur erniedrigt."

Bei thyreogenen Herzbeschwerden ist keine Wirkung zu erwarten.

Stiegele verwendet Crataegus oxyacantha bei Myokardschwäche nach akuten Erkrankungen und zur Behandlung der *Frühinsuffizienz*. Fernerhin wird es von Ritter noch empfohlen bei *arteriosklerotischer Herzinsuffizienz*. Derselbe glaubt damit bei *Angina pectoris* die Anfallbereitschaft wesentlich herabsetzen zu können, während beim akuten Anfall nichts davon zu erwarten ist.

Die klinischen Erfahrungen bei der **Hypertonie** werden von Assmann und Ritter so beurteilt, dass Crataegus oxyacantha zwar ein Mittel ist, welches die subjektiven Beschwerden bei *Hypertonie* beeinflusst, jedoch nicht den Blutdruck senkt. Dieser Beobachtung entsprechen auch meine eigenen Erfahrungen. Mit der Wirkung der modernen Antihypertonika kann sich Crataegus oxyacantha nicht messen.

Gute Ergebnisse wurden auch gemeldet bei **Herzinsuffizienz bei akuter Myokarditis durch Infektionen.** „Hier schwinden sehr oft die unangenehmen subjektiven Empfindungen in der Herzgegend, Stechen, ausstrahlende Schmerzen, Beklemmungsgefühl und *Palpitationen*. Aber auch objektiv nimmt die Neigung zu *Tachykardie* und vor allem zu der so häufigen *extrasystolischen Arrhythmie* ab" [5].

Nach Digitalis-Behandlung, um die Kompensation zu erhalten, findet Crataegus oxyacantha nicht selten Verwendung. Crataegus oxyacantha wird auch die Eigenschaft zugeschrieben, das Herz für die Digitalis-Therapie zu sensibilisieren. Nach einer Crataegus-Behandlung spreche Digitalis besser an und bei gleichzeitiger Darreichung könne die Digitalis-Gabe herabgesetzt werden – ja sie müsse es, wenn man eine toxische Wirkung von Digitalis vermeiden will [5].

Die Wirksamkeit von Crataegus oxyacantha bei *Herzinsuffizienz* im Verhältnis zu Digitalis purpurea, Scilla maritima, Oleander, Convallaria majalis und Strophantus gratus ist erheblich geringer. Es hat jedoch den Vorzug völliger Ungiftigkeit. Wenn man damit nicht vorwärts kommt, sollte man nicht zögern, die letzteren zu verordnen. Bei bereits deutlich gewordener *Herzinsuffizienz* ist mit Crataegus oxyacantha nichts mehr zu erwarten. Man hat es deshalb zweckmäßig als ein „Pflegemittel" des Herzens bezeichnet, um es gegen die Dekompensationsmittel abzugrenzen.

Die Organotropie zum Herzen überwiegt derart, dass die übrigen Symptome von geringer Bedeutung sind. Als Nebenerscheinungen bei der Verordnung wurden kongestive *Kopfschmerzen, Magenbeschwerden, Herzbeschwerden* bzw. Verschlimmerung derselben beobachtet.

W. Schwabe berichtet, dass es ihm bei alpinen Hochtouren außerordentliche Hilfe geleistet hat zur Steigerung der Herzleistung und Erleichterung der Atmung. Dosis in diesem Falle alle 20 min 20 bis 30 Tropfen.

170.4
Arzneimittelprüfung

Ich folge bei der Darstellung des Arzneimittelbildes in erster Linie Assmann, der im Jahre 1930 eine Prüfung am Gesunden vorgenommen hat [1].

170.5
Arzneimittelbild

Geist und Gemüt: Deprimierte, ängstliche, reizbare Stimmung. Benommener Kopf, Schwindel. Schlaf auffallend gut oder unruhiger Schlaf mit ängstlichen Träumen.

Kopf: Starker Blutandrang zum Kopf.

Kopfschmerz: Stirnkopfschmerz, meist links. Schmerzen in der linken Schläfe.

Innerer Hals: Kratzen im Hals und vermehrte Schleimbildung. Halsschmerzen mit Rötung des Gaumens.

Magen: Appetitlosigkeit, Brechreiz, Luftaufstoßen.

Rektum und Stuhl: Breiiger Durchfall mit starkem Drang, kneifender Schmerz im Dickdarm, Hämorrhoiden.

Blase: Bei öfterem Harnlassen kommt nur wenig Harn.

Husten und Expektoration: Trockener Husten, nachts quälender Hustenanfall mit starker Schweißabsonderung.

Brust: Herzklopfen, Pulsus respiratorius. Brustbeklemmung bei geringer körperlicher Anstrengung, krampfartiger Schmerz in der Herzgegend, der sich bis in den linken Arm und in die Fingerspitzen fortpflanzt. Druckgefühl am Herzen. Erniedrigung des Blutdrucks. ☉ **Gefühl, als sei das Herz zu groß** [1].

Herzinsuffizienz beginnend
Arteriosklerose
koronare Herzkrankheit
Linksherzhypertrophie

Rücken: Nacken- und Rückenschmerzen.

Extremitäten: Schmerzen im linken Unterarm, im linken Schulter-, Knie- und Fußgelenk.

Allgemein: Große Mattigkeit, Müdigkeit. Zerschlagenheitsgefühl. Appetitlosigkeit. **Extrasystolen, unregelmäßiger Puls, verlangsamte Herztätigkeit.**

170.6
Dosierung

Im Allgemeinen wird die Tinktur verordnet in Einzelgaben von 2 bis 20 Tropfen, je nach dem Grade der Minderleistung. Die Tagesdosis schwankt zwischen 4 und 100 Tropfen. Gewöhnlich werden täglich 5 bis 10 bis 15 Tropfen verschrieben. Bei Übererregbarkeit des Herzens können die D 2 oder D 3 gegeben werden. Es wird empfohlen, die Tinktur nach dem Essen einnehmen zu lassen, um Magenbeschwerden, die jedoch nur selten beobachtet werden, vorzubeugen.

170.7
Vergleichsmittel

- Rosaceae: Laurocerasus, Potentilla anserina, Potentilla tormentilla, Prunus spinosa, Sanguisorba officinalis, Spiraea ulmaria.
- Herzbezug: Adonis vernalis, Apocynum cannabium, Convallaria majalis, Digitalis purpurea, Helleborus niger, Iberis amara, Kalmia latifolia, Laurocerasus, Oleander, Prunus spinosa, Sarothamnus scoparius, Scilla maritima, Strophantus gratus.

- Die Arzneikraft von Crataegus ist weit schwächer als jene von Digitalis purpurea, Strophantus gratus oder Scilla maritima. Wenn Digitalis versagt, soll man aber stets Crataegus oxyacantha versuchen und das Mittel auch bei längerer Digitalisierung interponieren.

170.8 Literatur

[1] Assmann E. Zur Nachprüfung von Crataegus oxyacantha (Weißdorn). Hippokrates : Zeitschrift für praktische Heilkunde und für die Einheit der Medizin 1939; 10 (12): 282–286

[2] Clarke JH. Crataegus oxyacantha. Dictionary of practical Materia Medica. Bd. 1. London: Homoeopathic Publishing Company; 1900–1902: 605–606

[3] Ritter H. Die Behandlung der Herz- und Gefässkrankheiten; unter besonderer Berücksichtigung der Homöopathie. Berlin: Haug; 1947

[4] Schimert G. Experimentelle Untersuchungen über die Wirkung von Crataegus oxyacantha auf die Durchblutung und die Dynamik des Herzens. Zeitschrift für die gesamte experimentelle Medizin 1943; 113 (1): 113–121

[5] Schimert G. Über Wirkungsweise und Indikationsbereich von Crataegus. Neue medizinische Welt 1950; 14

[6] Stoschitzky M. Crataegus oxyac. Documenta Homoeopathica 1995; 15: 191–209

171 Crocus sativus – croc

lt.: Crocus sativus, dt.: Safran, engl.: saffron

171.1 Substanz

Plantae – Iridaceae (Schwertliliengewächse) – **Crocus sativus**

Es handelt sich um eine oberirdisch stängellose Pflanze mit einer parallelfaserigen Knolle. Die schmalen, aufrechten dunkelgrünen Laubblätter sind in etwa so lang wie die Blüte. Aus der Knolle treibt eine etwa 15 cm lange Blütenröhre, an deren Ende sich die blass violette Blüte öffnet. Crocus sativus besitzt einen triploiden Chromosomensatz, ist damit unfruchtbar und vermehrt sich vegetativ durch Knollenteilung. Die Pflanze stammt ursprünglich aus Südeuropa (Griechenland, Kreta). Sie wurde schon früh von Menschen kultiviert und erfuhr dabei eine ausgedehnte Verbreitung in den gesamten mediterranen Raum bis nach Vorderasien. Früher vielfach als Farbstoff z. B. für Speisen, als Gewürzstoff.

Homöopathische Verwendung finden die getrockneten Blütennarben.

171.2 Pharmakologie und Toxikologie

Der für die stark färbenden Eigenschaften der Blütennarben verantwortliche Inhaltsstoff ist Crocetin, ein Apo-Carotinoid, dessen Di-β-gentiobiosylester das Crocin ist. Crocetin wirkt photosensibilisierend, erhöht die plasmatische Sauerstoffdiffusion und beeinflusst den Bilirubinstoffwechsel. Beide Substanzen sind in Deutschland als Lebensmittelzusatzstoffe und -würzmittel nicht zugelassen. Daneben findet sich noch Irigenin, welches fungizide Wirkung besitzt. Es findet Anwendung zum Bleichen der Haare.

Orale Intoxikationen führen zu einer Reizung der Schleimhäute des Magen-Darm-Kanals mit Gastroenteritis und Koliken, ferner Schwindel, Berauschung, Kopfschmerzen, später auch Krämpfe und Delirien. Weiter kommt es zu ausgesprochenen Hämorrhagien, wie Uterusblutungen, Blutungen der Mundhöhle, des Magen-Darm-Systems sowie Blutungen der Nierens. Die letale Dosis für einen Erwachsenen Menschen wird mit 20 g angegeben. Bei Schwangeren führen Safranabkochungen zu Abortus nach etwa 3 Tagen. Die Vergiftungen wurden besonders bei Abtreibungsversuchen beobachtet. An den Skleren wird eine Gelbfärbung erkennbar, welche einen Ikterus vortäuschen kann.

171.3 Anwendung

Es fand Anwendung als Aphrodisiakum und Abortivum.

Homöopathische Anwendung findet die Zubereitung bei Hämorrhagie, Neigung zu schmerzhaften Krämpfen sowie Affektivitätsstörungen (nach Kommission D).

Die Hauptwirkung entwickelt sich im Wesentlichen nach 3 Richtungen. Es ist ein wertvolles Mittel bei **hyperämischen Kongestionen** mit *Hämorrhagie* aus allen Körperöffnungen, wenn das austretende Blut dunkle, zähe, schnurartige und klumpige Beschaffenheit hat. Bei der Arzneimittelprüfung hat sich diese Neigung zu Blutungen nur als Nasenbluten erkennbar gemacht. Die Übertragung dieser Tendenz auf die übrigen Organe ist aufgrund der Toxikologie und klinischer Erfahrung vorgenommen worden. Crocus sativus wird nicht selten gegen *Abortusblutungen*, gegen *Abortus imminens* und gegen *Menorrhagien* verwendet. Ein wertvolles Symptom scheint ein abstoßender Geruch aus den weiblichen Genitalien zu sein, der auch als geiler Geruch beschrieben wird. Stiegele hat einen Fall berichtet, wo eine durch einen solchen Geruch schwer gefährdete Ehe durch den Einsatz von Crocus sativus gerettet wurde.

Ein weiterer Hauptzug von Crocus sativus liegt in der Erzeugung von Krämpfen und Spasmen besonders in der glatten Muskulatur. Es wurde aus diesem Grund früher gegen *krampfartige Schmerzen* und *Meteorismus* der Kinder gebraucht. In der

171 – Crocus sativus – croc

alten Tinctura Opii crocata nimmt Crocus sativus die Stelle eines Adjuvans ein. Das Gefühl, als ob sich etwas Lebendiges im Leib bewege, dürfte diesen Spasmen seine Entstehung verdanken. Dieses Symptom soll sich sowohl bei übermäßigen Kindsbewegungen wie auch bei eingebildeter Schwangerschaft bewährt haben.

Das dritte Hauptcharakteristikum ist der Einfluss auf die Sphäre des Geistes und Gemüts. Man beobachtet *Kopfschmerzen* und *Schwindel* mit einer erregten Blutzirkulation und *Kongestionen* zum Kopf und Gesicht, wodurch die Modalität der Besserung aller Beschwerden im Freien und Verschlimmerung im geschlossenen Raum hervorgerufen wird. Es bildet sich eine ängstliche und traurige Stimmung aus. Kleinigkeiten bringen in Wut. Ausbrüche von Zorn, die jedoch sofort wieder bereut werden. Bemerkenswert ist auch eine unwiderstehliche Neigung, zu lachen und zu singen. Bei Vergiftungen sollen sich die Betroffenen zu Tode gelacht haben. Typisch ist der rasche Stimmungswechsel: Zornesausbruch wird alsbald wieder von Reue darüber gefolgt, oder Lachen, das schnell in Tränen übergeht. Bei Überdosierungen wurden Lähmungen der motorischen Nerven beobachtet, manchmal beim männlichen Geschlecht ein Orgasmus.

Im Ganzen kann man sagen, dass sich Crocus sativus nach seinem ganzen Charakter besonders für das weibliche Geschlecht eignet. Die psychische Eigenart ist stark von hormonalen Vorgängen abhängig, ähnlich dem in mancher Hinsicht zu vergleichenden Platinum metallicum.

171.4
Arzneimittelbild

Leitsymptome: Krampfmittel: Gefühl, als bewege sich etwas Lebendiges in den kranken Teilen. Gefühl von Hohlheit im Leib. Zuckungen der Augenlider.

Blutungen zäh, schnurartig, schwarz, aus Nase ☉ **und Uterus, schlimmer von der geringsten Bewegung.** Schlechter Geruch der Sekretionen und der Haut.

☉ **Abstoßender, geiler Geruch aus den Genitalien der Frau, besonders bei der Menses und beim Koitus.**

Kindische, läppische Heiterkeit, übernatürliche Lebendigkeit oder Schläfrigkeit und depressive Verstimmung.

Ausbrüche von Zorn, die alsbald wieder von Reue gefolgt werden.

Auffallend rasches Hin- und Herschwanken der Stimmung zwischen Heiterkeit und übler Laune. Übersteigerter Affekt.

Geistige Beschäftigung > (Schwäche). Heißem Wetter < und im geschlossenen Raum <. Im Freien >. Am frühen Morgen < und nachts <. Gähnen >.

Geist und Gemüt: Läppische Heiterkeit, unnatürliche Lebhaftigkeit. **Äußerste Lustigkeit mit unwiderstehlicher Neigung, zu lachen und zu scherzen und zu singen.** Wenn die Patientin jemand singen hört, muss sie unwillkürlich einstimmen. Sie muss singen entgegen ihrem eigenen Vorsatz.

Sehr missvergnügt, traurig und freudlos, auch mit Lustigkeit wechselnd. Sehr verstimmt, sie lässt sich durch Kleinigkeiten leicht in Zorn bringen, aber im Begriff, in Zorn auszubrechen, wird sie wieder ruhig. **Jede Kleinigkeit erregt seinen Zorn, den der Kranke im nächsten Augenblick wieder bereut, welcher jedoch bald wieder zurückkehrt,** mit stetem Schwanken zwischen Zornausbrüchen und Nachgeben. Eine Kleinigkeit bringt die Patientin außer sich, dass sie nicht mehr weiß, was sie tut, dabei Angst und Zittern am ganzen Körper.

Gedankenlosigkeit nach der geringsten Aufregung. Große Vergesslichkeit und Zerstreutheit, selbst Personen des täglichen Umgangs werden nicht erkannt oder mit anderen verwechselt. Eingenommenheit des Kopfes, wie berauscht.

Träume verworren, oder mit furchtbarem Inhalt, auch heitere Träume.

Kopf: Schwindel und Benommenheit des Kopfes. Gehirnhyperämie und Kongestion zu Kopf und Gesicht, mit Röte des Gesichts und Hitzegefühl, alles besser im Freien.

Kopfschmerz: Dumpfe Kopfschmerzen. Heftiger Schlag gegen die Schläfe.

Zephalgie klimakterisch und puerperal (mit Nasenbluten), besser im Freien

Augen: Zucken der Augenlider. Druck und Spannung auf die Augenlider, sodass sie nur schwer und nicht völlig geöffnet werden können. Erweiterte Pupillen. Brennen der Augen. Gefühl, als hätte man viel geweint. Bedürfnis, die Lider zusammenzupressen und die Augen zu weiten. Starke Absonderung von Schleim und Tränen, besser im Freien. Elektrische Funken vor den Augen.

Nase: Nasenbluten von sehr zähem, dickem und **schwarzem Blut**, mit Schweiß auf der Stirn in dicken Tropfen.

Epistaxis

Gesicht: Auffallende Hitze im Kopf, mit rotem Gesicht und viel Durst.

Innerer Hals: Gefühl eines Pfropfens im Hals.

Magen: Gefühl von Leere oder des Herabsinkens in Magen und Bauch.

Abdomen: Gefühl in der Magengrube, im Bauch, in den Armen und anderen Teilen des Körpers, **als ob etwas Lebendiges sich bewege oder umherginge**. Auftreibung des Leibs, kolikartige Leibschmerzen.

Rektum und Stuhl: Stechen und unerträgliches Jucken im After.

Geschlechtsorgane:
- weiblich: Metrorrhagie bei der leichtesten Bewegung. Gefühl, als wolle die Menses eintreten, mit Kolikschmerzen und Drängen gegen die Geschlechtsorgane. Abort. ⊙ **Menses dunkel, zäh, klumpig oder schnurartig, zu oft und zu stark.** ⊙ **Libidinöser, abstoßender Geruch der Genitalien während der Menses und beim Koitus.** ⊙ **Vermehrtes Zärtlichkeitsbedürfnis während der Menses.** ⊙ **Leukorrhö dick und zäh bei zu starker Menses.**

Leukorrhö
Dysmenorrhö
Metrorrhagie
Menorrhagie
Uterusatonie post partum

- männlich: Geschlechtliche Erregung.

Atmung: Übler Geruch des Atems.

Husten und Expektoration: Anfälle von erschöpfendem, trockenem Husten. Schleimiger Auswurf.

Hämoptysis

Brust: Schwere auf der Brust mit Bedürfnis, tief zu atmen. Wärmegefühl um das Herz, mit Angst und etwas Atemnot, sodass man nicht tief Atem holen kann; nach öfterem Gähnen tritt jedesmal Besserung ein. Großes Leeregefühl in der Herzgegend.

Rücken: Gefühl im Rücken, wie mit kaltem Wasser übergossen.

Extremitäten: Beide Arme schlafen ein am Tage, erwacht des Nachts daran. Schmerzen in den Gelenken.

Schlaf: Tagesschläfrigkeit mit großer Mattigkeit. Schlaf nachts sehr unruhig, mit öfterem Erwachen, ungemein zeitiges Erwachen am Morgen.

Frost und Frösteln: Viel Frieren, selbst im warmen Raum, das bis zu einem Schüttelfrost anwächst. Kältegefühl wie in einem ungeheizten Raum. Dieses Gefühl steigert sich bis zu einem Schüttelfrost mit Blässe des Gesichts und eiskalten Händen.

Haut: Die Haut über den ganzen Körper ist scharlachrot. Umschriebene rote Stellen im Gesicht.

Allgemein: Äußerste Ermattung bis zum Umsinken, mit dem Gefühl, als sollte allgemeiner Schweiß ausbrechen, mit steter Neigung, zu sitzen und zu liegen, selbst mit Ohnmachtsgefühl. Geistige Beschäftigung beseitigt diese Schwäche. Heftiges Hitzegefühl über den ganzen Körper, besonders am Kopf, mit rotem Gesicht und viel Durst. Auch Hitzewallungen. Heftige Erregung des Bluts.

171 – Crocus sativus – croc

171.5 Dosierung

Meist D3 bis D6. Bei Menorrhagie, welche die häufigste Indikation darstellt, muss es etwa 5 Tage vor beginnender Menses bis zum Schluss derselben eingesetzt werden, wenn man es nicht fortlaufend einnehmen lassen will.

171.6 Vergleichsmittel

- Iridadeae: Iris versicolor.
- Dunkle, klumpige Menorrhagie mit psychischen Störungen und agitiertem Verhalten: Magnesium carbonicum, Platinum metallicum.
- Menorrhagie mit sexueller Erregung: Platinum metallicum, Sabina officinalis.
- Menorrhagie massiv, dunkel: Bovista, Crocus sativus, Hamamelis macrophylla, Hydrastis canadensis, Kreosotum, Platinum metallicum, Secale cornutum, Senecio aureus.
- Menorrhagie dunkel und übelriechend: Magnesium carbonicum, Secale cornutum.

171.7 Literatur

[1] Allen TF. Crocus. Encyclopedia of pure Materia Medica. Bd. 3, 10. New York: Boericke & Tafel; 1874–1880: 578–588, 495

[2] Clarke JH. Crocus sativus. Dictionary of practical Materia Medica. Bd. 1. London: Homoeopathic Publishing Company; 1900–1902: 606–611

[3] Hughes R. Crocus. Cyclopaedia of Drug Pathogenesy. Bd. 2. London: Gould; 1886–1891: 404–411

[4] Reichert M. Crocus. Materia medica revisa homoeopathiae. Glees: Gypser; 2011

[5] Stapf JE. Safran (Crocus sativus L.). In: Gypser K, Waldecker A, Hrsg. Gesammelte Arzneimittelprüfungen aus Stapfs „Archiv für die homöopathische Heilkunst" (1822–1848). Heidelberg: Haug; 1991: 327–362

[6] Sundelin. Fragmente über physiologische Wirkung einiger Arzneien. Allgemeine Homöopathische Zeitung 1841; 20 (18): 286–288

[7] Wolff KH. Crocus sativus. Allgemeine Homöopathische Zeitung 1967; 212 (6): 241–253

172   Crotalus horridus – crot-h

lt.: Crotalus horridus, dt.: Waldklapperschlange, engl.: rattlesnake

172.1
Substanz

Animalia – Serpentes Schlagen – **Viperidae** (Vipern) – **Crotalideae**[210] (Grubenottern) – **Crotalus** (Klappschlagen) – **Crotalus horridus**

Es handelt sich bei der Ausgangssubstanz um das Wehr- und Jagdsekret von Crotalus horridus. Die Schlange wird duchschnittlich 1 m lang und weist, wie für die Grubenottern typisch, zwei lange Giftzähne im Oberkiefer aus, die Solenoglyphen, die gewöhnlich zurückgeklappt in einer Schleimhauttasche am Oberkiefer anliegen. Es sind lange Hohlzähne, die mit den Giftdrüsen in Verbindung stehen. Sie ist im Osten und Südosten der Vereinigten Staaten von Amerika heimisch.

Homöopathische Verwendung findet das Wehr- und Jagdsekret von Crotalus horridus.

172.2
Pharmakologie und Toxikologie

Wie alle Schlangengifte besteht die Substanz aus ca. 95 % Proteinen im Trockengewicht, was die bei allen vorhandene antigene Potenz erklärt, die in Einzelfällen direkt zur Anaphylaxie führen kann.

Die Toxizität eines Schlangenbisses ist von vielen Faktoren abhängig, wie dem Ort der Bissstelle (peripher oder zentral), der Menge des applizierten Giftes, der individuellen Sensibilität des gebissenen Individuums, dem Gesundheitszustand desselben und seinem Körpergewicht sowie von Umgebungsparametern wie Temperatur und Luftfeuchtigkeit.

Wie alle Grubenottern weist ihr Toxingemisch einen Schwerpunkt bei den gewebenekrotischen Substanzen, wie Myotoxinen und Zytotoxinen, und eine starke hämolytische und koagulatorische Aktivität auf. Membranotoxine sorgen für ein rasches Durchdringen der Gefäßmembranen und zeigen daher schnell eine systemische Wirkung.

Berichte zu tödlichen Schlangenbissen durch diese Schlange sind selten.

172.3
Anwendung

Homöopathische Anwendung findet die Zubereitung bei schweren Infektionen der Haut und Schleimhäute, bei Sepsis, Hämorrhagien sowie Paresen (nach Kommission D).

Die homöopathische Anwendung erstreckt sich auf **septische Prozesse mit Neigung zu *Hämorrhagie* und *Gangrän*,** auf ***Kardiopathie*** auf **Infektionskrankheiten mit septischer Tendenz und Kreislaufschwäche,** auf ***klimakterische Kongestionen*** und des ***Morbus Basedow***, auf *Thrombophlebitis* und entspricht im großen Ganzen dem Wirkungskreis von Lachesis muta.

Bei Crotalus horridus ist die hämolytische und hämorrhagische Wirkung von allen Schlangengiften am deutlichsten. Für die behauptete rechtsseitige Wirkung bestehen in dem Prüfungs- und Vergiftungsbild keine Unterlagen, man wird daher diese Modalität streichen dürfen. Sie bedeutet eine ungerechtfertigte Einengung des Arzneimittelbildes. Das Umschnürungsgefühl und die Verschlimmerung durch Schlaf, die für Lachesis bedeutsam ist, finden wir auch bei Crotalus horridus wenigstens angedeutet wieder.

Hering hat in seiner Monographie „Wirkungen des Schlangengiftes", auf welche die homöopathische Verwendung der Schlangengifte zurückgeht, für Crotalus horridus häufig Angaben über „Blutungen aus allen Organen des Körpers, aus Augen, Ohren, Nase, Mund und Harnröhre" erwähnt [3]. Fayrer und Brunton haben durch ausgedehnte Beobachtungen bestätigt, dass bei Vergiftungen durch Klapperschlangen „eine größere Tendenz zu lokalen und allgemeinen Hämorrhagien und Blutextravasationen eintritt, als durch Bisse anderer Schlangen".

---

[210] Crotalidae: Bothrops lanceolatus, Cenchris contortrix, Lachesis muta.

172 – Crotalus horridus – crot-h

Das vorliegende Material an Prüfungen und an Bissfolgen ist weniger umfangreich als bei Lachesis muta, sodass die Symptomatik weniger weit gefächert ist als bei dieser. Möglicherweise ist das Fehlen einzelner, dem Symptomenbild von Lachesis muta entsprechender Symptome nur auf den geringeren Umfang der Crotalus-Prüfung zurückzuführen.

172.4 Arzneimittelbild

Leitsymptome: Neigung zu Gangrän und Gewebszerfall und zu septisch-fieberhaften Prozessen.
 Herzschwäche mit großer Elendigkeit und Neigung zu Kollaps.
 Blutungen von dunklem, flüssigem Blut aus allen Körperöffnungen, das Blut bleibt flüssig.
 Wiederkehr der Symptome in langen Intervallen bei den lokalen Bisssymptomen, vor allem jährlich.
 Feuchtwarmes Wetter <.
 Morgens nach dem Erwachen <.

Geist und Gemüt: Leicht zu Tränen gerührt, ekstatisches Wesen. Ängstlichkeit und Depression. Tagesschläfrigkeit. Nachts ängstliche Träume. ☉ **Schläfrigkeit, aber kann nicht schlafen.**

Kopf: Blutandrang zum Kopf, Kopfschmerzen.

Augen: Augen gelb, oft auch der ganze Körper. Blutaustritt aus den Augen. Drückende Schmerzen in und um die Augen.

Nase: Blutaustritt aus der Nase.

Gesicht: Blasses Gesicht, wie Blei, oder gelblich. Gedunsenheit des Gesichts.

Mund: Zunge stark geschwollen, füllt den ganzen Mund.

Innerer Hals: ☉ **Gefühl im Hals wie zugeschnürt;** die Schleimhaut ist dabei nicht verändert. ☉ **Feste Speisen können schwerer geschluckt werden als flüssige.**

Äußerer Hals: Kehlkopf ist schmerzhaft bei Berührung.

Magen: Übelkeit und Erbrechen von Galle und Blut. **Kann den Kleiderdruck nicht ertragen.**

Abdomen: Auftreibung des Leibs. Schwellung der Leistendrüsen.

> *Hepatitis*

Rektum und Stuhl: Durchfall mit Kolikschmerzen. Verstopfung. Blutabgang aus dem After.

Niere:

> *Nephritis*
> *Pyelonephritis*

Urin: Harn wie bei Gelbsucht.

Geschlechtsorgane:
- weiblich: Menses zu früh mit Bauch- und Rückenschmerzen, zuvor Kopfdruck.

Husten und Expektoration: Husten mit blutigem Auswurf. Blutspucken.

> *Hämoptoe*

Brust:

> *Myokarditis akut*
> *Synkope*
> *Hypotonie*
> *Endokarditis*

Extremitäten: Die gebissenen Glieder entzünden sich, schwellen an und werden gangränös. Geschwüre mit Neigung zu Gangrän. Die Haut verfärbt sich schwarz oder marmoriert gelb und schwarz. Die Schwellung und Flecken infolge von Bissen wiederholen sich jährlich.

Fieber:

Infektionskrankheiten septisch
Hämorrhagie mit zersetztem, flüssigem Blut
Septikopyämie

Haut: Geschwüre brechen auf; Haut färbt sich schwarz oder gelb und schwarz. Alte Wunden brechen wieder auf. Bläschen, welche in Geschwüre übergehen. Schwellung der Haut über dem ganzen Körper. Gelbsucht, blutige Schweiße.

Karbunkel
Phlegmone
Gangrän, blauschwarz
Purpura haemorrhagica

Allgemein: Puls zuerst hart und schnell, später weich und langsam, kaum fühlbar, mit Elendigkeit. Schwächeanfälle.
Schwellung des ganzen Körpers nach Biss, besonders am Kopf. **Blutungen aus allen Körperöffnungen:** Augen, Ohren, Nase, Mund, After, Harnröhre. **Häufige Schwächeanfälle** und zittrige Schwäche. Verlangen nach Stimulanzien, besonders nach Wein.

172.5
Dosierung

Üblich sind die D 8 bis D 30.

172.6
Vergleichsmittel

- Schlangen-Arzneien: Bothrops lanceolatus, Cenchris contortrix, Elaps corallinus, Hydrophis cyanocinctus, Lachesis muta, Naja tripudians, Vipera berus.
- Hypotonie: Lachesis muta, wobei Crotalus horridus keine stenokardischen Beschwerden dabei hat.
- Carbo vegetabilis, Magnesium carbonicum.
- Herzinsuffizienz mit synkopalen Zuständen: Aconitum napellus, Lachesis muta, Naja tripudians, Veratrum album.

- Kann den Kleiderdruck nicht ertragen, Gefühl im Hals wie zugeschnürt: Lachesis muta.
- Blutungen dunkel, flüssig, aus allen Körperhöhlen: Acidum nitricum, Acidum sulphuricum, Carbo vegetabilis, Kreosotum, Secale cornutum.
- Crotalus terrificus D 30 wird als fast spezifisches Mittel gegen Brachialgie paraesthetica nocturna in subkutaner Injektion genannt. Wenn eine einmalige Injektion nicht hilft, so ist der zugrundeliegende Wirbelsäulenprozess zu behandeln.

172.7
Literatur

[1] Allen TF. Crotalus horridus. Encyclopedia of pure Materia Medica. Bd. 3,10. New York: Boericke & Tafel; 1874–1880: 588–598, 497–498

[2] Clarke JH. Crotalus horridus. Dictionary of practical Materia Medica. Bd. 1. London: Homoeopathic Publishing Company; 1900–1902: 613–618

[3] Hering C. Wirkungen des Schlangengiftes. Leipzig: Kummer; 1837

[4] Hughes R. Crotalus. Cyclopaedia of Drug Pathogenesy. Bd. 2. London: Gould; 1886–1891: 411–446

173 Croton tiglium – crot-t

lt.: Croton tiglium, dt.: Purgierbaum, engl.: croton oil seed

173.1 Substanz

Plantae – Euphoribiaceae (Wolfsmilchgewächse) – Croton tiglium

Es handelt sich um einen kleinen Baum oder Strauch von 4 bis 6 m Höhe und großen elliptischen Laubblättern. Sie bilden endständige, aufrechte, kleine weiße Blütentrauben aus, bei denen die männlichen Blüten distal stehen und die deutlich dichteren weiblichen Blüten proximal. Sie bilden eiförmige gelbe Früchte aus. Die ovalen, einseitig abgeflachten Samen sind ca. 1 cm groß und von schwarzer glänzender Farbe. Heimisch ist die Pflanze in Südostasien, Westafrika und auf Mauritius.

Zur Herstellung der homöopathischen Arznei werden die reifen getrockneten Samen verwendet.

173.2 Pharmakologie und Toxikologie

In der Urtinktur findet man 0,022 % Phorbol-12,13-diester und 0,1 % Phorbol-12,13, 20-triester, Substanzen, die einen gewissen tumorpromovierenden Faktor haben.

173.3 Anwendung

Homöopathische Anwendung findet die Substanz bei akuten Exanthemen und Schleimhautreizungen, Entzündungen der vorderen Augenabschnitte, bei drastischen Diarrhöen (nach Kommission D).

Bei der Verwendung des Croton-Öls als Hautreizmittel bilden sich auf der Haut zahlreiche Bläschen mit bemerkenswertem Jucken und Brennen. Als Laxans innerlich eingenommen, entstehen gussartig herausschießende, mit großer Gewalt entleerte *Diarrhö*.

Als wertvolle Indikationen bei äußerer Anwendung des Croton-Öls werden genannt langanhaltende *Aphonie* und *Dysphonie*, *Uveitis*, *Iridozyclitis* und *Iritis* (Anwendung im Nacken und hinter den Ohren), *Konjunktivitis* und *Keratitis* mit *Hypopyon*. Eine Empfehlung bei *Ischialgie* mit *Obstipation* wird in der Literatur ebenfalls geführt.

Dazu kommen als homöopathische Indikationen: *Diarrhö* mit gussartiger Entleerung unter großem Druck. Stühle gelb, schleimig grün. Als besonderer Hinweis gilt die Erneuerung der *Diarrhö* durch jedes Essen und Trinken.

Bei der Behandlung des Ekzems hat es sich besonders bewährt, wenn dieses seinen Sitz am Skrotum oder im Gesicht hat, doch kommt es auch für andere Lokalisationen in Frage. Eine Beteiligung des Darmes kann die Wahl von Croton tiglium noch bekräftigen, ebenso ein besonders prominenter Juckreiz.

Bei *Mastitis* wird Croton tiglium empfohlen, wenn beim Anlegen des Kindes ein ziehender Schmerz von der Brustwarze nach hinten auftritt.

Die Gemütsverfassung ist mitbeteiligt in trauriger, ängstlicher oder mürrischer Verstimmung.

173.4 Arzneimittelprüfung

Die Kenntnis des Arzneimittelbildes verdanken wir Buchner [2], der eine Sammlung von absichtlichen Prüfungen, Überdosierungen und Nebenwirkungen des Croton-Öls bei innerlichem und äußerlichem Gebrauch zusammengestellt hat. Diese Angaben sind in den Enzyklopädien von Allen und Hughes noch um weitere Beobachtungen erweitert.

173.5 Arzneimittelbild

Leitsymptome: Durchfälle gelbwässrig, reichlich und mit Gewalt entleert, schlechter von jedem Essen und Trinken.

Zahllose juckende Bläschen auf der Haut. ☉ **Hautausschläge und Durchfall sowie auch Husten können einander ablösen.**

Geist und Gemüt: Mürrische, unzufriedene Stimmung. Ängstliche und traurige Verfassung.

Augen: Äußeres Auge heftig gereizt und entzündet, Hypopyon. Schmerz im Auge, als würde das Auge nach hinten gezogen.

Konjunktivitis
Keratitis

Nase: Schnupfen.

Magen: Übelkeit und Erbrechen von Speisen, Schleim und Galle. Dabei ohnmachtsartige Schwäche. Brennen im Magen.

Gastritis akut

Rektum und Stuhl: Durchfälle gussweise, sehr reichlich und mit großer Gewalt herausschießend, gelbwässrig, grünlich, schleimig, Durchfall auf das geringste Essen und Trinken. Viel Gurgeln und Schwappen im Bauch dabei, Stuhlzwang und Herauspressen des Afters. Erbrechen und Durchfall sind von großer Erschöpfung und Schweißausbruch begleitet.

Diarrhö „wie aus dem Hydranten"

Sprache und Stimme: Heiserkeit.

Husten und Expektoration: Husten.

Brust: ☉ **Ziehender Schmerz von der linken Brustwarze nach hinten gegen den Rücken, sobald sie das Kind an die Brust legt.**

Rhagaden der Mamille
Mastitis

Haut: Auf der geröteten Haut unzählige Bläschen auf rotem Grund mit viel Jucken, Brennen, Stechen. Haut überempfindlich bei Berührung, schlimmer durch Kratzen. Gesicht und Hodensack sind besonders befallen.

Ekzem vesikulär
Herpes zoster

173.6
Dosierung

Ab D 4. Salben ab D 3. Da die homöopathische Tinktur nicht die Konzentration des Croton-Öls besitzt, kann allenfalls bis zur D 3 herabgegangen werden. Empfehlenswerter sind jedoch Potenzen ab D 4 aufwärts.

173.7
Vergleichsmittel

- Euphorbiaceae: Acalypha indica, Euphorbia resinifera, Hura brasiliensis, Mancinella hippomane, Stillingia silvatica.
- Gussartige Hydrantenstühle: Aloe socotrina, Mandragora officinarum, Podophyllum peltatum, Thuja occidentalis, Veratrum album.
- Diarrhö auf jedes Essen: Aloe socotrina, Arsenicum album, China officinale, Ferrum metallicum, Podophyllum peltatum.
- Bläschenausschläge: Acidum carbolicum, Anacardium orientale, Cantharis, Clematis erecta, Euphorbia resinifera, Mercurius solubilis Hahnemanni, Mezereum, Ranunculus bulbosus, Rhus toxicodendron.

173.8
Kasuistik

173.8.1 Exanthem vesikulär skrotal

Herr, 33 Jahre alt, klagt seit 1 Jahr über einen blasigen Ausschlag am Hodensack, der bisher jeder ärztlichen und fachärztlichen Behandlung getrotzt hat. Das Unterhautzellengewebe ist geschwollen, die Oberhaut gerötet, mit Bildung von Bläschen und Eiterpusteln, die stark jucken, zeitweise verschorfen und sich abschuppen. Dabei besteht häufiger Harndrang, ungewöhnliche geschlechtliche Reizbarkeit. Auftreibung des Bauches mit viel Blähungen und häufigen diarrhoischen Stuhlentleerungen mit lästigem Zwang. Dabei eine recht verdrießliche Gemütsstimmung. Da die äußere Behandlung mit den verschiedenen Salben, auch streng reizlose Diät keinen Erfolg gebracht hatten, wurde auf jede äußere Behandlung verzichtet und Croton tiglium D 3 2-mal täglich 5 Tropfen innerlich gegeben. Nach 2wöchigem Gebrauch des Mittels eine wesentliche Besserung; Croton tiglium D 3, 1-mal täglich, brachte in 4 Wochen restlose Heilung. (Schier sen., zit. nach Janson [5])

173.9
Literatur

[1] Allen TF. Croton tiglium. Encyclopedia of pure Materia Medica. Bd. 3, 10. New York: Boericke & Tafel; 1874–1880: 606–625, 498

[2] Buchner J. Krotonöl. Beobachtungen über die physiologischen Wirkungen desselben. Archiv für die Homöopathische Heilkunst 1841/42; 19 (1): 113–173

[3] Clarke JH. Croton tiglium. Dictionary of practical Materia Medica. Bd. 1. London: Homoeopathic Publishing Company; 1900–1902: 618–627

[4] Hughes R. Croton. Cyclopaedia of Drug Pathogenesy. Bd. 2, 4. London: Gould; 1886–1891: 447–463, 562–563

[5] Janson P. Eigenes und Fremdes. Croton tiglium. Deutsche Zeitschrift für Homoeopathie und deren Grenzgebiete 1938; 17: 37–40

174 Cubeba officinalis – cub

lt.: Piper cubeba, dt.: Kubeben-Pfeffer, engl.: cubeb

174.1 Substanz

Plantae – **Piperaceae** (Pfeffergewächse) – **Piper cubeba**

Es handelt sich um einen diözischen[211] Kletterstrauch, der 6 bis 8 mm lange Früchte ausbildet. Er ist in Indonesien heimisch. In Ost- und Westindien wird die Pflanze zur Beschattung der Kaffeebäume kultiviert.

Homöopathische Verwendung finden die getrockneten, nicht ganz reifen, graubraunen, runzligen, an schwarzen Pfeffer erinnernden Früchte.

174.2 Pharmakologie und Toxikologie

Es enthält 2 bis 12 % ätherisches Öl, in welchem unter anderen Sabinen, Caren und Cineol nachgewiesen wurden, sowie das Cubebin, bei welchem eine harnantiseptische Wirkung sicher ist.

174.3 Anwendung

Die arabischen Ärzte verwendeten seit dem 10. Jahrhundert den aus Java eingeführten Kubebenpfeffer. Die heilige Hildegard von Bingen rühmt seine Heilkräfte. In den mittelalterlichen Kräuterbüchern wird er angeführt bei Reizung der Harnwege, Gonorrhö, Metritis und Leukorrhö.

Mukositis der Harn- und Geschlechtsorgane (nach Kommission D).

Ätzende, rahmige *Leukorrhö*, vor allem bei jungen Mädchen. Die reichliche, rahmige, ätzende Absonderung ist unerlässlich. Häufig ist ein Gefühl von Zusammenschnüren der Blase nach der Entleerung vorhanden.

Metritis mit ***Dysurie***. Unerlässlich ist bei der *Metritis* die reichliche, rahmig dicke, ätzende Absonderung mit häufigen, schmerzhaften Miktionen. Die *Dysurien* sind entweder brennend oder rufen ein Gefühl der Zusammenschnürung am Blasenhals nach dem Wasserlassen hervor.

174.4 Dosierung

D 3 bis D 6, bei vorwiegend entzündlichem Zustand tiefe Potenzen, bei vorwiegend psychischer Genese höhere Potenzen.

174.5 Vergleichsmittel

- Piperaceae: Piper methysticum, Piper nigrum.
  Die drei Piperaceen Piper nigrum, Piper methysticum und Cubeba officinalis zeigen alle eine starke Reizung der Schleimhäute, zu welcher bei Piper methysticum noch eine ausgeprägte und charakteristische Wirkung auf das zentrale und periphere Nervensystem tritt. Diese Beziehung zum Nervensystem ist bei Cubeba officinalis noch angedeutet, bei Piper nigrum kaum erkennbar. Von Cubeba officinalis wird wegen seiner Beziehung zu den Schleimhäuten der Geschlechtsorgane Gebrauch gemacht.
- Leukorrhö: Cannabis sativa (Vulva entzündet und berührungsempfindlich, sexuelle Erregung), Mercurius solubilis Hahnemanni (gelbgrünliche Leukorrhö).
- Metritis: Mercurius solubilis Hahnemanni (gelbgrüne Leukorrhö, Miktion mit Tenesmen und Brennen).

---

[211] Männliche und weibliche Blüten kommen auf verschiedenen Individuen vor, wie auch bei Urtica urens, Cannabis indica, Cannabis sativa und Populus tremuloides.

174.6
Literatur

[1] Allen TF. Cubeba. Encyclopedia of pure Materia Medica. Bd. 3, 10. New York: Boericke & Tafel; 1874–1880: 626–636, 498–499

[2] Clarke JH. Cubeba. Dictionary of practical Materia Medica. Bd. 1. London: Homoeopathic Publishing Company; 1900–1902: 627–628

[3] Voisin H. Materia medica des homöopathischen Praktikers. 3. Aufl. Heidelberg: Haug; 1991: 493–494

175 Cundurango – cund

lt.: Marsdenia cundurango, dt.: Kondorliane, engl.: condor plant

175.1 Substanz

Plantae – Asclepiadaceae (Seidenpflanzengewächse) **– Marsdenia cundurango**
Es handelt sich um einen Kletterstrauch mit behaarten Trieben, dessen Stamm einen Durchmesser von bis zu 10 cm haben kann. Die großen elliptischen Blätter stehen kreuzständig. Die getrocknete Rinde und die Zweige der Kondorliane der Stammpflanze Marsdenia cundurango bilden 5 bis 10 cm lange, bis zu 3 cm breite Stücke von graubrauner Farbe. Die Liane ist an den Westhängen der Kordilleren von Ecuador, Peru und Kolumbien heimisch. In Ostafrika wird sie kultiviert.

Homöopathische Verwendung finden die getrocknete Rinde und die Zweige von Marsdenia cundurango.

175.2 Pharmakologie und Toxikologie

Hauptinhaltsstoffe der Droge sind mit ca. 2 % die bitteren Cundurangoglykoside, deren Gemisch unter dem Namen Cundurangin zusammengefasst wird. Daneben finden sich Flavonoide, Cumarinderivate, Cunduritole (Glucosidase-Hemmer).

In Tierversuchen zeigte Cundurangin deutliche toxische Effekte. Die Vergiftungserscheinungen bei Hunden und Katzen treten erst nach einigen Stunden auf. Vergiftungssymptome sind: Speichelfluss und Erbrechen, ataktischer, unbeholfener Gang, Störung der Koordination, Tremor des Kopfes, motorische Unruhe, Steifheit der Extremitäten, beschleunigte Atmung, beschleunigter Puls, Krämpfe, allgemeine Schwäche der Respiration, die schließlich zum Tod führt.

Eine antitumorale Wirkung des Pflanzenextraktes konnte nicht bestätigt werden. Jedoch gelang der Nachweis einer antitumoralen Wirkung der isolierten Cundurangoglycoside.

175.3 Anwendung

Die Tinktur beziehungsweise der Extrakt wird vielfach als Stomachikum geschätzt. Die Einnahme von Drogenzubereitungen kann bei Magenkrebserkrankungen das Allgemeinbefinden der Patienten deutlich bessern durch Appetitanregung, Brechreizminderung und größere Speiseaufnahmefähigkeit.

Homöopathische Anwendung findet die Substanz bei Fissuren und Ulzera an Lippen und After, Entzündungen und Strikturen des Ösophagus (nach Kommission D).

Von Clotar Müller[212], James Taylor Burnett[213] und Robert Ellis Dudgeon[214] ([4]: 543) wird von Heilungen an unzweifelhaft Krebskranken berichtet.

Stauffer empfiehlt es bei trockenen und rissigen *Rhagaden* an Lippen und Mundwinkeln. Burnett betrachtet die schmerzhaften Risse der Mundwinkel als Schlüsselsymptom bei der Verordnung von Cundurango und gibt an, damit Patienten geheilt zu haben, welche dieses Symptom als Begleiterscheinung anderer Krankheiten aufwiesen. Er schreibt Cundurango auch eine starke Affinität zur Zunge zu.

Kennzeichnend sind folgende Indikationen: **andauernde schmerzhafte Reizung des Magens, der Schleimhäute und der Haut, besonders an allen Übergängen der Haut zur Schleimhaut (***Fissuren*** und ***Ulzerationen***).** Bei **Ösophagusschmerzen** (brennende Schmerzen hinter dem Sternum, die Nahrung scheint steckenzubleiben). Bei ***Epitheliomen***, besonders an Zunge, Lippen, Ösophagus, Anus und der Brust, wenn sie brennende Schmerzen verursachen.

---

[212] deutscher homöopathischer Arzt, 1818–1877, Sohn von Dr. Moritz Wilhelm Müller, ebenfalls homöopathischer Arzt, erster Leiter des Deutschen Zentralvereins homöopathischer Ärzte.

[213] 1840–1901, Mitglied des Londoner Cooper-Clubs.

[214] 1820–1904 homöopathischer Arzt, London, Präsident der British Homeopathic Society.

175.4 Arzneimittelprüfung

Es wurden vier Arzneimittelprüfungen mit je einer Prüfperson durchgeführt; dabei ergaben sich folgende Symptome: das Auftreten einer kleinen Pustel an der rechten Seite der Zungenspitze, ein Riss im rechten Mundwinkel, starke Magenschmerzen mit Völlegefühl ohne Einfluss von bestimmten Speisen und Getränken oder von warm oder kalt. An der Haut bildeten sich Pickel und Furunkel.

175.5 Arzneimittelbild

Leitsymptome: Haut-Schleimhautübergänge Rhagaden, Fissuren, Ulzerationen. Schmerzcharakter brennend.

Mund:

> Mundwinkelrhagaden
> Epitheliom

Magen: Andauernde brennende Schmerzen im Magen.

> Magenkarzinom roborierend

Rektum und Stuhl:

> Analfissur

175.6 Dosierung

D 2 bis D 3, auch Tinktur (= D 1). Bei fehlender Magensäure hat sich die Tinktur 5 bis 10 Tropfen in 2 bis 3 Löffel Wasser 10 bis 15 Minuten vor dem Essen oft bewährt. Voisin empfiehlt bei Fissuren an den Orifizien, bei Hautulzerationen und Ösophagusbeschwerden die C-Potenzen.

175.7 Vergleichsmittel

- Asclepiadaceae: Asclepias tuberosa, Uzara.
- Fissuren an Lippen bluten leicht und sind schmerzhaft: Acidum nitricum.

175.8 Literatur

[1] Allen TF. Cundurango. Encyclopedia of pure Materia Medica. Bd. 4, 10. New York: Boericke & Tafel; 1874–1880: 1–4, 499–500

[2] Braun. Rezeptmäßige Arzneiverordnung 1947: 160

[3] Clarke JH. Cundurango. Dictionary of practical Materia Medica. Bd. 1. London: Homoeopathic Publishing Company; 1900–1902: 630–632

[4] Dudgeon. Original communications. Some cures with unproved medicines. Cundurango in Cancer. Homoeopathic World 1889; 24 (Dec): 543–546

[5] Hering C. Cundurango. The Guiding Symptoms of our Materia Medica. Bd. 5. Philadelphia: Estate of Constantine Hering: 1–6

[6] Hughes R. Cundurango. Cyclopaedia of Drug Pathogenesy. Bd 2. London: Gould; 1886–1891: 463–465

[7] Stauffer K. Klinische homöopathische Arzneimittellehre. 4. Aufl. Regensburg: Sonntag; 1955: 248

[8] Voisin H. Materia medica des homöopathischen Praktikers. 3. Aufl. Heidelberg: Haug; 1991: 466–468

176 Cuprum aceticum – cupr-acet

lt.: Cuprum aceticum, dt.: Kupferacetat, engl.: copper(II)-acetate monohydrate

176.1 Substanz

Mineralia – Organica – Aliphatica – 11. Gruppe[215] – Kupfer(II)-acetat – $C_4H_6CuO_4 \cdot H_2O$

Es handelt sich um dunkelgrüne Kristalle, Farbpigmente. Natürlich findet man es im Mineral Hoganit.

Homöopathische Verwendung findet Kupfer(II)-acetat-Monohydrat.

176.2 Pharmakologie und Toxikologie

Es ist haut- und schleimhautreizend.

176.3 Anwendung

Verwendung als Adstringens und als Fungizid.

Homöopathische Anwendung findet die Zubereitung bei Epilepsie, Wadenkrämpfen, Asthma bronchiale, Pertussis und Angina pectoris (nach Kommission D).

176.4 Arzneimittelbild

Leitsymptome: Krampfzustände.

Geist und Gemüt: Anfälle von Tobsucht, Delirien.

> *Delir*

Husten und Expektoration: Anfälle von krampfartigem Husten zwischen 23 und 1 Uhr.

Extremitäten: Konvulsionen so heftig an allen Gliedern, dass der Betroffene von mehreren Männern nicht gehalten werden kann.

176.5 Dosierung

D 4 bis D 12.

176.6 Vergleichsmittel

11. Gruppe: Argentum metallicum, Argentum nitricum, Aurum colloidale, Aurum iodatum, Aurum muriaticum, Aurum muriaticum natronatum, Aurum sulphuratum, Cuprum arsenicosum, Cuprum metallicum, Cuprum sulphuricum.

176.7 Literatur

[1] Allen TF. Cuprum aceticum. Encyclopedia of pure Materia Medica. Bd. 4. New York: Boericke & Tafel; 1874–1880: 16–28

[2] Clarke JH. Cuprum aceticum. Dictionary of practical Materia Medica. Bd. 1. London: Homoeopathic Publishing Company; 1900–1902: 633–636

[3] Hähner-Rombach S. Carduus marianus, Cuprum aceticum (AMP 54). In: Hähner-Rombach S, Hrsg. Regesten der Arzneimittelprüfungen und Tierversuche am Robert-Bosch-Krankenhaus (1915–1978). Stuttgart; 2001: 6

---

215 Kupfergruppe: Kupfer Cu, Silber Ag, Gold Au, Roentgenium Rg.

177 Cuprum arsenicosum – cupr-ar

lt.: Cuprum arsenicosum, dt.: Kupferarsenit, Scheeles Grün, engl.: cupric acetate

177.1 Substanz

Mineralia – Anorganica – Composita – 11. Gruppe[216] – Kupfer(II)-arsenit – $CuHAsO_3$

Basisches Kupfer(II)-arsenit ist ein grünes Pulver. Die Substanz wurde früher als Farbe benutzt, wird jedoch wegen seiner Giftigkeit heute nicht mehr verwendet.

Für die Herstellung werden 10 g As_2O_3 mit 20 g KOH unter Kochen in 20 g H_2O gelöst und zu 400 ml verdünnt. Die abgekühlte $CuHAsO_3$-Lösung wird mit einer Lösung von 20 g $CuSO_4$ ad 200 ml Wasser gefällt, getrennt und anschließend bei max. 50 °C getrocknet.

Das homöopathische Medikament wird aus Kupfer(II)-arsenit hergestellt.

177.2 Anwendung

Homöopathische Anwendung findet das Arzneimittel bei akuten Diarrhö, bei Spasmen, auch Spasmen bei Nephritis und Niereninsuffizienz, Gefäßspasmen bei Arteriosklerose (nach Kommission D).

Es hat sich bewährt bei **Urämie** mit *Koliken*, bei **Enteritis** mit Krämpfen, mit nächtlicher Verschlimmerung, bei faulig riechenden Stühlen. Bei Gefäßspasmen mit Schmerzen in der Nacht (zum Beispiel bei drohender *Gangrän*). Kupfer wird in der Homöopathie bei solchen **Nephropathien** verwendet, welche mit spastischen Erscheinungen verknüpft sind, wie zum Beispiel bei der *Urämie*. Hier wird besonders Cuprum arsenicosum von den Amerikanern verwendet und empfohlen in C 3.

Ganz allgemein hat sich Cuprum arsenicosum als **Antispastikum** eingebürgert, und Stiegele hat es in diesem Zusammenhang öfter genannt, zum Beispiel bei **Angina pectoris** oder bei Gefäßkrämpfen im peripheren Gebiet, bei **drohender** *Gangrän* mit nächtlichen Schmerzattacken.

J. Anide in Philadelphia hat 1889 von einer Zusammenstellung der Ergebnisse bei *Gastroenteritis* und bei *Cholera* berichtet. Die Ergebnisse mit Cuprum arsenicosum waren auffallend gut.

177.3 Dosierung

Meist D 6. Anide empfiehlt D 4 und D 5 alle Stunde bei Gastroenteritis.

177.4 Vergleichsmittel

11. Gruppe: Argentum metallicum, Argentum nitricum, Aurum colloidale, Aurum iodatum, Aurum muriaticum, Aurum muriaticum natronatum, Aurum sulphuratum, Cuprum aceticum, Cuprum metallicum, Cuprum sulphuricum.

177.5 Literatur

[1] Allen TF. Cuprum arsenicosum. Encyclopedia of pure Materia Medica. Bd. 4, 10. New York: Boericke & Tafel; 1874–1880: 28–34, 501–502

[2] Clarke JH. Cuprum arsenicosum. Dictionary of practical Materia Medica. Bd. 1. London: Homoeopathic Publishing Company; 1900–1902: 636–638

[3] Hughes R. Cuprum arsenicosum. Cyclopaedia of Drug Pathogenesy. Bd. 2, 4. London: Gould; 1886–1891: 481–483, 565–566

---

216 Kupfergruppe: Kupfer Cu, Silber Ag, Gold Au, Roentgenium Rg.

178 Cuprum metallicum – cupr

lt.: Cuprum metallicum, dt.: Kupfer, engl.: copper

178.1 Substanz

Mineralia – Anorganica – Elementa – 11. Gruppe[217] – Kupfer – Cu

Der Name leitet sich von dem lateinischen Ausdruck aes cyprium für zyprisches Erz ab. Das Element wurde der zyprischen Göttin Aphrodite zugeordnet und bekam das Symbol ♀. Kupfer ist gemeinsam mit Silber der beste Wärme- und Elektrizitätsleiter. Reines Kupfer ist rot. Bei den Mollusken wirkt das kupferhaltige Hämocyanin als Atmungskatalysator. Kupferreich sind Leguminosen, Krusten- und Weichtiere, Nüsse, Kakao, Bierhefe und Haferflocken.

Homöopathische Verwendung findet elementares Kupfer.

178.2 Pharmakologie und Toxikologie

Kupfer gehört zu den essenziellen Spurenelementen und ist Bestandteil vieler Enzyme.[218]

Kupfer wird im Magen zu 30 bis 67 % resorbiert. Proteine, Aminosäuren, Citrate, Lactate, Oxalate und Malate erhöhen die Resorptionsrate. Bei niedrigem Kupferangebot erfolgt die Resorption aktiv. Bei hoher Konzentration durch Diffusion. Vom Darm gelangt das Element, gebunden an die Transportproteine Caeroluplasmin (90 bis 95 %), Albumin (5 bis 10 %), Histidin (0,2 bis 0,4 %) über die Pfortader zur Leber. Bei hohen Kupferkonzentrationen wird das Element von Metallothionein[219] eingefangen. Die Körper-Kupferkonzentration beim Menschen unterliegt hormonellen Einflüssen. Sie ist bei Männern niedrige als bei Frauen, wobei Hormonanstiege, wie beispielsweise in der Schwangerschaft, zu einem physiologischen Anstieg des Kupferspiegels führt. Kupfermangel führt zu Neutropenien, hypochrome Anämie, Osteoporose, Aneurysmen und spontanen Gefäßrupturen, Depigmentierungen von Haut und Haaren und neurologischen Störungen.

Toxische Reaktionen bei Inhalation oder Inkorporation können ein sogenanntes Metall-Fieber erzeugen. Die Inhalation führt zu Reizungen der oberen Luftwege. Zu oralen Intoxikationen kann es bei Aufnahme von gelösten Kupfer-Ionen, zum Beispiel durch Einnahme von Zitronensaft, der in Kupfergefäßen aufbewahrt wurde, zu Erbrechen und Durchfall kommen. Bei stärkeren Vergiftungen kommen hämolytische Erscheinungen hinzu, Leber- und Nierenschäden bis zum Koma. Kinder und Kleinkinder sind durch die Unreife der biliären Elimination im Verlauf des 1. Lebensjahres besonders anfällig bei erhöhten Kupferwerten. Schwere Schäden bis zu Todesfällen kamen durch Zubereitung von Babynahrung in Kupfergefäßen (Indian Childhood Cirrhosis), sowie durch stark kupferhaltiges Trinkwasser (German Childhood Cirrhosis) vor. Ein erhöhter Kupfergehalt im Trinkwasser findet sich bei neuen Kupferleitungen bei einem Ph < 7 und Sauerstoffarmut, das bedeutet, wenn Wasser in neuen Rohren lange steht.

---

217 Kupfergruppe: Kupfer Cu, Silber Ag, Gold Au, Roentgenium Rg.

218 Beispielsweise als Kupfer-Zink-Superoxid-Dismutase zur Entgiftung freier Radikale, Ferroxidase II und Caeruloplasmin (Ferroxidase I) bei der Oxidation von Eisen (II) zu Eisen(III), Thyrosin-Hydroxylase bei der Synthese des Melanins, Dopamin-β-Hydroxylase bei der Catecholamin-Synthese.

219 Das sind cytosolische metall- und schwefelhaltige Proteine, deren Funktion die Zinkhomöostase, die Bindung toxischer Metallionen wie Cadmium, sowie der Protektion vor oxidativem Stress dienen. Sie können bis zu 7 zweiwertige und bis zu 12 monovalente Kupfer-Ionen in Thiolat-Clustern binden. Die Bindungsaffinität der Proteine ist am höchsten für Kupfer, gefolgt von Cadmium und Zink. Blei, Quecksilber, Silber und Bismuth können auch gebunden werden. Metallothionine kommen im gesamten Organismus vor, zu 40 % in der Muskulatur, 15 % in der Leber, 10 % im Gehirn. Ihre Synthese wird durch Interferon, Kortikosteroide und erhöhte Schwermetallkonzentrationen stimuliert.

178 – Cuprum metallicum – cupr

178.3 Anwendung

Homöopathische Verwendung findet die Substanz bei Epilepsie, Muskelkrämpfen, Krämpfen der glatten Muskulatur des Magen-Darm-Kanals, der Atmungsorgane, der Gefäße, der Koronarien, bei Synkope (nach Kommission D).

Die arzneiliche Wirkung ist bevorzugt auf das Nervensystem gerichtet, wo Kupfer **Spasmen** sowohl im **Zentralnervensystem** wie an den **willkürlichen** und **unwillkürlichen Muskeln** hervorruft und in arzneilichen Gaben zu heilen vermag. Das blassbläuliche, zerfallene Aussehen hat seinen Grund in dem Einfluss auf die Muskulatur der Blutgefäße, wo es sowohl Spasmen wie Relaxation bewirken kann.

Bei tetanischen Zuständen empfiehlt sich Kupfer nicht nur durch die Spasmen, sondern auch durch die Neigung zu **Synkopen**, die besonders bei warmem Wetter aufzutreten drohen.

Hervorzuheben ist ferner der starke Einfluss auf die Verdauungsorgane durch Erregung infektiöser Zustände mit **Koliken**. Sehr zu beachten ist die glückliche Wirkung bei *Epilepsie*, wo es meines Erachtens vielleicht das Mittel ist, mit dem die meisten Erfolge zu erzielen sind. Bei der kindlichen *Epilepsie* habe ich mit Hochpotenzen in seltenen Gaben völliges Ausbleiben der Anfälle beobachtet. Cuprum metallicum hat sich bei **genuiner** wie bei **traumatischer** Epilepsie bewährt.

In der Therapie der **Pertussis** gehört Cuprum metallicum zu den Standardmitteln und ist umso mehr angezeigt, je stärker der spastische Charakter und das zyanotische Aussehen hervortreten.

Cuprum metallicum hat einen Bezug zu **Hepatopathien**. Es wird zur Behandlung von **Leberzirrhosen** in der Homöopathie gebraucht, sei es, dass diese durch Alkoholabusus oder im Anschluss an infektiöse Prozesse entstanden sind. Zu der Wahl des Kupfers wird man hier weniger durch das Kupfer-Bild im Ganzen, als durch die organotrope Beziehung geführt werden. G Schimert sen. schreibt: „Bei Leberzirrhose wird Kupfer oft mit anderen pflanzlichen Lebermitteln, Carduus marianus, Ceanothus americanus, Chionanthus virginica usw. im Wechsel angewendet. Cuprum metallicum habe ich hauptsächlich bei Zirrhosen, aber auch bei anderen Lebererkrankungen angewendet. Bei einer 60-jährigen, an splenomegaler Zirrhose und abdominalem Aszites leidenden Frau, welche bereits 8 Jahre lang auf 4- bis 6monatliche Punktionen angewiesen war, trat auf innerliche Anwendung von Cuprum metallicum colloidale D 5 ein gewisses Gleichgewicht ein, so daß die Patientin noch 4 Jahre ohne Punktionen beschwerdefrei gelebt hat. Leber- und Milztumor bildeten sich in diesem Falle nur in geringem Maße zurück." [6].

Zu den Vergiftungserscheinungen des Kupfers zählen auch Nierenschädigungen geringeren Grades. Entsprechend dem speziellen Charakter des Kupfer-Bildes wird in der Homöopathie Kupfer bei solchen **Nephropathien** verwendet, welche mit spastischen Erscheinungen verknüpft sind, wie zum Beispiel bei der **Urämie**. Hier wird besonders Cuprum arsenicosum von den Amerikanern verwendet.

Bei *Enteritiden* wird Kupfer dann angewendet, wenn die obengenannten Kennzeichen sich aufdrängen. Bei *Gastroenteritis* genießt es einen guten Ruf, auch hier nicht selten in Verbindung mit Arsen als Cuprum arsenicosum angewendet. Von dem Einfluss des Kupfers auf die Blutzirkulation und besonders das venöse System wird Gebrauch gemacht bei der Bekämpfung von **Wadenkrämpfen**, die durch **Varizen** und andere **venöse Stauungen** der Beine bedingt sind.

Wenn nach einem Infekt oder durch Unterdrückung ein Ekzem, ein Beinulkus oder ein Sekret (zum Beispiel eine Leukorrhö), welche als Sicherheitsventil des Organismus angesehen werden konnte, verschwinden und sich Krämpfe einstellen, wurde Cuprum metallicum von den Homöopathen und offenbar auch schon früher als Wiederhersteller der alten Ordnung empfohlen.

Ein ähnlicher Fall liegt vor, wenn **bei Masern** oder akuten Exanthemen **Meningismus** oder **Pneumonie** auftreten. Die Krämpfe sind auch hier mit lividem bis zyanotischem Aussehen von Haut und Schleimhäuten verbunden. Auch Stiegele leiht dieser Indikation seine Empfehlung. Cuprum metallicum spielt hier die Rolle eines Reaktionsmittels.

178.4 Arzneimittelprüfung

Das Arzneimittelbild beruht auf der offenbar nicht sehr umfangreichen und erschöpfenden Arzneimittelprüfung Hahnemanns, die ergänzt wurde durch viele Vergiftungen. Von Anfang an wurden die Symptome von Cuprum metallicum nicht getrennt von Cuprum aceticum und sulphuratum.
 Hahnemann: Chronische Krankheiten. Bd. 3.

178.5 Konstitution

Beherrschend für das Kupfer-Bild ist die Neigung zu Krämpfen an allen Gebieten des Körpers. Diese Krampfbereitschaft ist bedingt durch die besondere, dem Kupfer eigene Reizbarkeit des Zentralnervensystems und des Vagus. Als Gegenphase dieser spastisch-hyperergischen Verfassung haben wir die ebenso bedeutsame hypoergische Zustandslage mit Erschlaffung im Gefäßsystem und Kapillarsystem mit Neigung zum Auftreten von Kollaps wie auch zeitweiliges Auftreten von spastischen Zuständen zu betrachten. Dadurch entsteht Zyanose der Haut, Kälte und Bläue der Glieder.

178.6 Arzneimittelbild

Leitsymptome: Krämpfe an der willkürlichen Muskulatur, an einzelnen Muskelgruppen oder an der gesamten Muskulatur, Muskelzuckungen, Wadenkrämpfe.
 Krämpfe der glatten Muskulatur (Bronchien, Speiseröhrenkrampf, Magen- und Darmkolik), intermittierendes, plötzliches und heftiges Einsetzen der Krämpfe; sie beginnen oft an Fingern und Zehen.
 Kollaps mit Kälte, Zyanose und Krämpfen.
 Verschlimmerung durch jede Berührung.
 ⊙ nachts <, vor den Menses <, durch Hitze <, von kalter Luft < (Husten), durch Erbrechen <.
 ⊙ Schreck <.
 Erbrechen, Kalttrinken >.
 ⊙ Husten, Kalttrinken >.

Geist und Gemüt: Ängstliches und gedrücktes Gemüt. Apathisches gleichgültiges Wesen. Ruhelosigkeit, wirft sich im Bett umher. Anfälle von Todesangst. Anfälle von Tobsucht, Delirien.
 Plötzliches Niederstürzen infolge Bewusstlosigkeit mit heftigen Krämpfen und Schaum vor dem Mund.
 Verwirrung der Gedanken und Versagen des Gedächtnisses. Ruheloses Wesen.

> Epilepsie bei exanthematischen Infekten und „zurücktretenden Ausschlägen"
> Epilepsie
> Chorea minor
> Tetanie

Schwindel: Schwindel, besonders beim Blicken in die Höhe, Benommenheit der Gedanken, besser beim Niederliegen.

Kopf: Starker Blutandrang zum Kopf.

Kopfschmerz: Auftreten von heftigen Kopfschmerzen, schießend, in verschiedenen Teilen des Kopfes, schlimmer durch den leichtesten Druck und durch Bücken.

Augen: Schmerzen in den Augenhöhlen wie zerbrochen, beim Drehen der Augen. Augen eingesunken, haloniert. Pupillen erweitert oder stark kontrahiert.

Ohren: Dröhnen und Läuten in den Ohren, besonders auf dem Ohr, auf dem der Patient liegt.

Gesicht: Schmutzigfarbene, bleigraue Gesichtsfarbe und eingefallene elende Gesichtszüge, in anderen Fällen rot und gedunsen. Ringe um die Augen, **blaues Gesicht und blaue Lippen.** (Ikterische Gesichtsfarbe oder kupferfarbene Verfärbung durch das resorbierte Kupfer scheiden für den homöopathischen Bezug aus.)

Mund: Speichelfluss.

Innerer Hals: Getränke rollen gurgelnd die Speiseröhre hinab. Zusammenschnürendes Gefühl in der Speiseröhre.

178 – Cuprum metallicum – cupr

Äußerer Hals:

> *Thyreopathie*

Magen: Verlust des Appetits, exzessiver Durst, Durst auf kaltes Wasser. Heftiges Erbrechen, auch vergebliches Würgen ohne Erbrechen, äußerste Übelkeit. **Erbrechen bessert sich durch Trinken von kaltem Wasser.** Krampfhafter Schluckauf.
Heftiges Magendrücken, mit Anfällen von Magenkrämpfen.

> *Gastritis*

Abdomen: Wundheitsgefühl im Magen und Bauch, besonders bei Berührung, Leib gespannt und eingezogen. Leber geschwollen. **Heftiges Leibschneiden und krampfartige, in Abständen auftretende Kolikschmerzen.** Bauch schmerzhaft bei Berührung. Zusammenkrampfen der Bauchmuskeln.

> *Gastritis akut und chronisch*
> *Hepatitis*
> *Ikterus*
> *Leberzirrhose*

Rektum und Stuhl: Heftige Durchfälle, grünlich, blutig, mit Tenesmus und Erschöpfung. Auch Verstopfung oder Durchfall wechselnd mit Verstopfung.

Niere:

> *Nephritis mit Anurie*

Urin: Eiweiß, Zylinder und rote Blutkörperchen im Harn.

Sprache und Stimme: Heiserkeit, kann kein Wort sprechen.

Atmung: Schleimrasseln auf der Brust.

> *Pertussis*
> *Bronchitis*
> *Asthma bronchiale*
> *Cheyne-Stokes-Atmung*

Husten und Expektoration: Heftiger, trockener Husten, der ihm den Atem raubt. Anfälle von krampfartigem Husten zwischen 23.00 und 1.00 Uhr.

Brust: Anfälle von krampfartigem Zusammenschnüren auf der Brust, dass er nicht atmen kann.
Husten und Expektoration:
Zäher, schleimiger, auch blutiger Auswurf. ☉ **Kaltes Trinken bessert den Husten.**

Extremitäten: Starker Abfall der Muskelkraft. Lähmung der Arme wie bei **Blei**. Zucken der Glieder und Sehnenhüpfen. Muskelkrämpfe, besonders in den Waden. Schießende neuralgische Schmerzen. Finger krampfhaft gebeugt, Daumen gegen die Handfläche gezogen. – Eiskalte Hände und Füße.

> *Muskelkrämpfe*
> *Schreibkrampf*
> *Spasmophilie*

Frost und Frösteln: Kälte der Glieder, der Hände und Füße. Die ganze Körperoberfläche ist kalt und mit klebrigem, kaltem Schweiß bedeckt. Seltener Fieberhitze.

Schweiß: klebriger, kalter Schweiß.

Haut: Kälte und fleckige Röte der Haut, Zyanose der Glieder, besonders an Fingern und Zehen.

Allgemein: Erschöpfung, Abzehrung, Muskelkraft stark herabgesetzt. **Lymphknoten** geschwollen und schmerzhaft.

178.7 Dosierung

D 4 bis D 12 und höhere Potenzen; von D 8 ab flüssig. Bei Epilepsie habe ich Cuprum metallicum nur in Hochpotenz und alle 3 bis 4 Wochen eine Gabe verwendet und damit eine ganze Reihe von Epilepsien im Kindesalter und im Entwicklungsalter dauernd geheilt. Mit keinem anderen Mittel, außer vielleicht noch Argentum nitricum, habe ich solche Heilungen gesehen. Urämie C 3 empfohlen von den Amerikanern.

178.8 Vergleichsmittel

- 11. Gruppe Periodensystem der Elemente: Argentum metallicum, Argentum nitricum, Aurum colloidale, Aurum iodatum, Aurum muriaticum, Aurum muriaticum natronatum, Aurum sulphuratum, Cuprum aceticum, Cuprum arsenicosum, Cuprum sulphuricum.
- Krämpfe aller Art und Koliken: Colocynthis, Belladonna, Magnesium-Arzneien.
- Nervöse Krämpfe bei zurückgetretenen und vertriebenen Ausschlägen: Apis mellifica, Sulphur lotum, Zincum metallicum.
- Pertussis: Belladonna, Drosera rotundifolia, Ipecacuanha, Mephitis putorius.
- Krampfhusten zwischen 23.00 Uhr und 1.00 Uhr: Arsenicum album, Carbolicum acidum, Cuprum aceticum, Hepar sulphuris.
- Epilepsie: Argentum nitricum, Cicuta virosa, Oenanthe crocata, Opium, Zincum metallicum.
- Diarrhö: Arsenicum album, Mercurius corrosivus, Veratrum album.
- Urämie: Cuprum arsenicosum.
- Delirien: Cuprum aceticum.

178.9 Kasuistik

178.9.1 Epilepsie traumatisch

Ein 8-jähriger Junge hat vor 3 Jahren den ersten Anfall von Epilepsie bekommen, nachdem er 10 Tage vorher heftig auf den Kopf gefallen war. 20 bis 30 Minuten nach dem Einschlafen tritt der Anfall mit Zusammenbeißen der Zähne und tonischen Krämpfen an den Gliedern ein, dabei starkes Schäumen aus dem Mund. Die Anfälle dauern einige Minuten, sie wiederholen sich in Abständen von 2 bis 12 Wochen. Es besteht ein chronischer Racheninfekt mit vergrößerten Tonsillen. Die Behandlung wird zunächst 6 Monate mit Calcarea carbonica D 15 und Argentum nitricum D 15 geführt. Dabei schien zuerst eine Verminderung der Anfälle eintreten zu wollen, dann jedoch wieder der gleiche Zustand.

Dann erhielt er alle 14 Tage Cuprum C 500. In den ersten Wochen dieser Verordnung noch 2 leichte Anfälle, nachdem er vom Rad gefallen war. Dann blieben die Anfälle für immer aus. 19 Jahre später sah ich ihn wieder als 30-jährigen Mann, als er mich mit einer Gastritis aufsuchte. Er war seither von jedem Anfall verschont geblieben. [Eigene Beobachtung]

178.10 Literatur

[1] Allen TF. Cuprum. Encyclopedia of pure Materia Medica. Bd. 4. New York: Boericke & Täfel; 1874–1880: 4–16

[2] Clarke JH. Cuprum metallicum. Dictionary of practical Materia Medica. Bd. 1. London: Homoeopathic Publishing Company; 1900–1902: 638–643

[3] Franz EG. Kupfer. Archiv für die Homöopathische Heilkunst 1824; 3: 166–188

[4] Hahnemann S. Cuprum metallicum. In: Lucae C, Wischner M, Hrsg. Gesamte Arzneimittellehre. Bd. 1. Stuttgart: Haug; 2007: 762–772

[5] Hughes R. Cuprum. In: Hughes R, Hrsg. Cyclopaedia of Drug Pathogenesy. Bd. 2, 4. London: Gould; 1886–1891: 465–480, 753–754, 563–565

[6] Schimert G. Über Möglichkeiten für Homöotherapie bei Erkrankungen der Leber. Allgemeine Homöopathische Zeitung 1948; 193 (2): 33–64

[7] Sparhawk G. Cuprum metallicum. Allgemeine Homöopathische Zeitung 1877; 94: 2, 4, 6, 8

179 Cuprum sulphuricum – cupr-s

lt.: Cuprum sulphuricum, dt.: Kupfer(II)-sulfat, engl.: copper(II)sulfate

179.1 Substanz

Mineralia – Anorganica – Composita – 11. Gruppe[220] – Kupfer(II)-sulfat Pentahydrat – $CuSO_4 \cdot 5\,H_2O$

Beim Pentahydrat handelt es sich um hellblaue bis türkise Kristalle. Durch seine physikalischen Eigenschaften findet die Substanz als Kontrastmittel in der Magnetresonanzspektroskopie Anwendung.

Homöopathische Verwendung findet Kupfer(II)-sulfat Pentahydrat.

179.2 Pharmakologie und Toxikologie

Die Substanz ist wassergefährdend.

179.3 Anwendung

Medizinische Anwendung früher lokal als Adstringens und zur Wundversorgung, oral als Emetikum, zur Blutstillung.

Homöopathische Anwendung findet die Zubereitung bei Muskelkrämpfen und nächtlichem Reizhusten (nach Kommission D).

179.4 Dosierung

D 4 bis D 12.

179.5 Vergleichsmittel

11. Gruppe: Argentum metallicum, Argentum nitricum, Aurum colloidale, Aurum iodatum, Aurum muriaticum, Aurum muriaticum natronatum, Aurum sulphuratum, Cuprum aceticum, Cuprum arsenicosum, Cuprum metallicum.

179.6 Literatur

[1] Clarke JH. Cuprum sulphuricum. In: Clarke JH, Hrsg. A Dictionary of practical Materia Medica. London: The Homoeopathic Publishing Company; 1900–1902: 643–644

---

220 Kupfergruppe: Kupfer Cu, Silber Ag, Gold Au, Roentgenium Rg.

180 Curare – cur

lt.: Extractum toxiferum americanum, Venenum americanum, dt.: Curare Pfeilgift, engl.: arrow poison

180.1 Substanz

Plantae – Loganiaceae (Brechnussgewächse) – **Extractum toxiferum americanum**

Curare ist das von den Indianern Südamerikas nördlich und südlich des Äquators im Stromgebiet des Orinoko und Amazonas verwendete Pfeilgift.

Je nach stammesspezifischer Rezeptur werden frische oder getrocknete Teile der Blätter, Wurzeln oder Rinde verschiedener Strychnos- und/oder Chondrodendron-Arten verwendet. Die Inhaltsstoffe werden mit warmem oder heißem Wasser extrahiert. Das Extrakt seinerseits entweder rasch in 1 bis 2 Stunden bei Siedetemperatur oder langsam in einigen Tagen bei mäßiger Wärmezufuhr zu einem Sirup konzentriert.

Die Gattung Strychnos umfasst ca. 200 Arten. In Mittel- und Südamerika kommen ca. 75 verschiedene Arten vor. Sie kommen in Form von Lianen, kletternden Sträuchern, Sträuchern und 10 bis 35 m hohen Bäumen mit bis zu 1 m Durchmesser vor.

Homöopathische Verwendung findet der von den Indianern als Pfeilgift benutzte eingedickte Saft aus der Rinde verschiedener Strychnos-Arten (Loganiaceae)[221].

180.2 Pharmakologie und Toxikologie

Die verschiedenen Curare-Mischungen enthalten Alkaloide, von denen die Indol-Alkaloide vom Strychnintyp und die Isochinolin-Alkaloide für die lähmende Wirkung an der quergestreiften Muskulatur verantwortlich sind. Die aktivsten Verbindungen sind C-Toxiferin I und C-Dihydrotoxiferin. C-Toxiferin I ist das effektivste periphere nichtdepolarisierende Muskelrelaxans, das durch kompetitive Verdrängung des Acetylcholins vom nikotinergen Acetylcholin-Rezeptor an der motorischen Endplatte zu einer schlaffen Lähmung der quergestreiften Muskulatur führt. Bei parenteraler Aufnahme wirkt es rasch tödlich (der Herzmuskel ist davon unberührt, da hier die Reizübertragung über Gap Junctions[222] erfolgt).

Die Muskellähmungen beginnen an den Extremitäten, breiten sich über Gesicht, Hals, Nacken und Bauch aus, es folgen Sehstörungen, Schluckstörungen, Kreislauf- und Atemstörungen bis hin zum Ersticken bei vollem Bewusstsein. Orale Inkorporation ist unbedenklich, da es im Magen-Darm-Trakt schlecht resorbiert und rasch renal eliminiert wird.

Als Antidot wird ein indirektes Parasympathomimetikum verwendet, das die Aktivität des Enzyms Acetylcholin-Esterase hemmt und so zu einer erhöhten Konzentration von Acetylcholin im synaptischen Spalt führt (z. B. Neostigmin).

Die Auswaschung der Wunde mit Kaliumpermanganat wird ebenfalls empfohlen, da es damit zu einer Oxidation der toxischen Substanz kommt.

180.3 Anwendung

Homöopathische Anwendung findet die Substanz bei Paresen, Paralyse und Krämpfen (nach Kommission D).

Therapeutische Versuche wurden vorgenommen bei *Diabetes mellitus,* bei *Parese* und *Paralyse* der Muskeln, bei *Emphysem* mit *asthmoiden Erscheinungen* infolge Schwäche der Atemmuskulatur u. a.

Neuere Erfahrungen fehlen fast ganz. K. Wizenmann (Heilung und Heiligung) empfiehlt Curare bei *Nephritis* mit stockender Diurese. Wesselhöft

---

221 Das Loganiaceaen-Curare (Strychnos-Arten) wird von den Indianern Kolumbiens und Venezuelas verwendet und in kleinen flaschenförmigen Kürbissen aufbewahrt, woher der Name Calebassen-Curare stammt.

222 Proteinkanäle, die das Zytoplasma benachbarter Zellen miteinander verbinden.

180 – Curare – cur

hält Curare für empfehlenswert bei Lähmungen, wenn die besondere Form der Kopfschmerzen, das Herzklopfen, die Blutwallungen und arteriellen Pulsationen zugegen sind.

180.4
Arzneimittelbild

Leitsymptome: Lähmung der Muskulatur bei erhaltenem Bewusstsein und erhaltener Sensibilität. Reflexe sind herabgesetzt oder aufgehoben.

Geist und Gemüt: Reizbarkeit und Vergesslichkeit, Unfähigkeit zu geistiger Arbeit. Niedergeschlagenheit und Verzagtheit.

Kopf: Gefühl, als ob der Kopf zu groß sei oder als ob er mit einem Band umwickelt sei.

Kopfschmerz: Schmerzen in allen Teilen des Kopfes, begleitet von Übelkeit und Speichelfluss.

Augen: Schwere der Augenlider.

Ohren: Klingen in den Ohren.

Mund: Fauler Geschmack im Mund und gelbbelegte Zunge. Bitterer Geschmack.

Magen: Übelkeit am Morgen. Heftige Schmerzen im Magen. Schmerz und Vollheit im Magen wie von Gas.

Rektum und Stuhl: Durchfall in der Nacht. Weißer Stuhlgang.

Blase: Urin stark vermehrt, mit reichlichem Drang.

Urin: Zucker im Harn.

Geschlechtsorgane:
- weiblich: Starke Menses, nachts fließend, von hellrotem Blut. Nach der Menses ätzende Leukorrhö. Menses 7 bis 8 Tage zu früh.

Brust: Herzklopfen, verschwindet durch Hinlegen, begleitet von Kurzatmigkeit, Schlagen der Kopfadern. Herzklopfen beim Steigen.

Extremitäten: Die Glieder sind schwach und schwer. Dumpfe Schwere in den Gliedern, Zittern der Glieder. Steifigkeit und Ziehen in den Muskeln von Nacken und Schultern. Heftiges Stechen in Armen und Beinen. Schmerzen und Brennen an schwieligen Stellen. Reflexe herabgesetzt oder aufgehoben, bei erhaltener Sensibilität. Lähmungserscheinungen beginnen an den Augen oder im Nacken, jedenfalls an der oberen Körperhälfte.

Paralyse progressiv von oben absteigend

Schlaf: Schlaf unterbrochen. Schlaflosigkeit vor und bis einige Stunden nach Mitternacht. Frühzeitiges Erwachen.

Allgemein: Hitzeüberlaufen im Gesicht und am ganzen Körper. Pulsationen der Blutgefäße am Hinterhaupt, den Nacken abwärts längs der Wirbelsäule. Den ganzen Tag müde, schläfrig und schwach.

180.5
Dosierung

D 6 und höher.

180.6
Vergleichsmittel

- Loganiceae: Ignatia amara, Nux vomica, Spigelia anthelmia.
- Strychnos-Präparate: Strychninum purum, Strychninum nitricum, Strychninum phosphoricum.
- Gelsemium sempervirens, Causticum Hahnemanni, Zincum metallicum, Nux vomica, Strychninum nitricum.
- Lähmung aufsteigend: Conium maculatum.
- Reflexe sind herabgesetzt oder aufgehoben: Curare, Reflexe verstärkt: Nux vomica, Strychninum purum.

180.7 Literatur

[1] Allen TF. Curare. Encyclopedia of pure Materia Medica. Bd. 4,10. New York: Boericke & Tafel; 1874–1880: 37–46, 504

[2] Clarke JH. Curare. Dictionary of practical Materia Medica. Bd. 1. London: Homoeopathic Publishing Company; 1900–1902: 644–647

[3] Hughes R. Curare. Cyclopaedia of Drug Pathogenesy. Bd. 2. London: Gould; 1886–1891: 483–493

[4] Wesselhoeft C. Prüfung von Curare. Zeitschrift des Berliner Vereines Homöopathischer Ärzte 1887; 6 (3): 221

181 Curcuma xanthorrhiza – curc

lt.: Curcuma xanthorrhiza, Curcuma longa, dt.: Kurkuma, Gelbwurz, engl.: kurkuma

181.1 Substanz

Plantae – Zingiberaceae (Ingwergewächse) – **Curcuma xanthorrhiza**

Es handelt sich um eine ausdauernde, bis zu 1 m hohe, krautige Pflanze, die als Überdauerungsorgan ein innen kräftig gelbes Rhizom hat. Die Laubblätter stehen wechselständig. Blütezeit ist im August, wo die Pflanze auf einem ca. 20 cm langen Blütenschaft einen ährenartigen, aufrechten Blütenstand ausbildet. Sie verströmt einen ingwerähnlichen Geruch. Kultiviert wird die Pflanze in Indien und China.

Homöopathische Verwendung finden die nach der Ernte gebrühten und getrockneten Rhizome.

181.2 Pharmakologie und Toxikologie

Curcumin I ist der gelbe Farbstoff der Pflanze. Ansonsten ätherisches Öl, welches Turmeron und Ar-Turmeron sowie Zingiberen enthält. Die Pflanze hat cholagoge Eigenschaften. Für die antioxidative Wirkung ist das Turmeronol A und B_1 verantwortlich. Auch eine antibakterielle Wirkung wird beschrieben.

181.3 Anwendung

Curcuma regt die Gallensekretion an und wird daher bei *Cholezystopathien* verwendet.

181.4 Dosierung

Die zu empfehlende Dosis liegt bei D 2 bis D 3.

181.5 Vergleichsmittel

- Zingiberaceae: Zingiber officinale.
- Berberis vulgaris, Carduus marianus, Chelidonium majus, China officinalis, Chionanthus virginica, Taraxacum officinale.

182 Cyclamen europaeum – cycl

lt.: Cyclamen europaeum, syn. Cyclamen purpurascens, dt.: Alpenveilchen, engl.: sowbread

182.1 Substanz

Plantae – Primulaceae (Primelgewächse) – **Cyclamen europaeum**

Es handelt sich um eine ausdauernde, ca. 10 bis 20 cm große krautige Pflanze, mit einer Knolle als Überdauerungorgan. Sie bildet herzförmige gemusterte Laubblätter aus und in ihrer Blütezeit, von Juli bis August, entwickeln sich an Stielen endständig einzelne Blüten in Rot. Man findet sie in Süd- und Mitteleuropa.

Homöopathische Verwendung findet der frische Wurzelstock mit den Wurzeln.

182.2 Pharmakologie und Toxikologie

Cyclamen enthält ein stark wirksames Saponin Cyclamin, das hautreizend wirkt; es verursacht Hämoglobinurie, Gastritis, Enteritis, Krämpfe, Stupor und zentrale Lähmung. Die hämolytische Wirksamkeit ist beträchtlich.

182.3 Anwendung

Homöopathische Verwendung findet die Substanz bei Zephalgie und Migräne, Dysmenorrhö, Dyspepsie, Rhinitis, Erkrankungen des rheumatischen Formenkreises und Depression (nach Kommission D).

Die Anwendung in der Homöopathie beruht vor allem in seiner Affinität zu den weiblichen Geschlechtsorganen, wo zu frühe, zu starke und klumpige *Hämorrhagien* hervorgerufen werden. Die Patientinnen leiden an **nervösen Störungen**, wie *Migräne*, **Schwäche**, **Schlaffheit** usw. Es wird daher oft bei **Störungen** in der **Pubertät** und bei **Anämie** verwendet. **Cystitiden** und **Dyspepsien** gehören ebenfalls zum Wirkungskreis.

182.4 Arzneimittelbild

Leitsymptome: Besonders für den weiblichen Organismus geeignet. Menses zu früh, zu stark, klumpig oder ☉ **zu spät**. Ovarielle Insuffizienz. Migräne und Sehstörungen; Augenschwäche. Besserung des Allgemeinbefindens durch Bewegung, aber im Unterschied zu Pulsatilla pratensis Verlangen nach Wärme.

Geist und Gemüt: Gedrückt und verstimmt, meidet andere Menschen, sehr reizbar. Innerer Gram und Gewissensangst, als ob er seine Pflicht nicht getan oder ein Verbrechen begangen hätte.

Benommenheit, mag nicht geistig arbeiten, Gedächtnis geschwächt. Schläfriges Wesen oder ruheloser, unterbrochener Schlaf.

Schwindel: Die Gegenstände drehen sich im Kreise.

Kopf: Benommenheit und Verdunkelung des Gesichts, mit Ohrgeräuschen, Kopfschmerz und Schwindel, Blutandrang zum Kopf. **Kopfschmerz mit Flimmern vor den Augen.**

Kopfschmerz: Schmerzen in der Stirn oder der Schläfengegend. Klopfen im Kopf, Pulsieren in den Schläfenarterien.

> *Zephalgie*
> *Migräne mit Aura visuell*

Augen: Pupillen erweitert. Verschwommenes Sehen und Punkte vor den Augen. Brennen in den Augen. **Verschiedenfarbiges Flimmern, Farbensehen, Doppeltsehen.** Abnahme der Sehkraft.

Ohren: Benommenheit mit Ohrgeräuschen.

Nase: Flüssiger Schnupfen, verminderter Geruch.

Rhinitis

Mund: Reichlicher Speichelfluss von salzigem Geschmack, der sich allen Speisen mitteilt. Durstig mit Verlangen nach Limonade oder fehlender Durst. Gefurchte Zunge.

Innerer Hals: Kratzen im Hals. Schlund gerötet.

Magen: Singultus nach dem Essen. Magenbeschwerden, wie nach zu fettem Essen. Erbrechen.

Hyperemesis gravidarum

Abdomen: Leibschneiden mit Durchfall, Auftreibung des Bauches, Rumpeln und Schmerzen, ⊙ **die durch Aufstehen und Umhergehen gebessert werden**.

Blase: Schmerzen in Blase und Harnröhre beim Harnlassen, Harn vermehrt.

Geschlechtsorgane:
- weiblich: **Menses tritt zu früh ein**, mit heftigen Leibschmerzen, **ist zu stark und klumpig**, mit Hautfetzen. Die Menses tritt 4 Tage zu früh ein, wodurch der traurige Gemütszustand sich bessere. Menses unterbrochen. ⊙ **Menses verspätet.** ⊙ **Leukorrhö.**

Leukorrhö
Dysmenorrhö
Menorrhagie
Amenorrhö sekundär

Husten und Expektoration: Heftiger Husten bei Nacht mit Schmerzen im Hals und dickem Schleim. Husten nachts im Schlaf, dagegen nicht beim Sprechen oder in kaltem Wind.

Brust: Brüste hart, gespannt und vergrößert, es bildet sich wässrige Milch, darauf lassen die Beschwerden in den Brüsten nach.

Mastopathie

Extremitäten: Rheumatoide Schmerzen in den Muskeln, besser durch Bewegung, schlimmer in Ruhe. Die Venen auf dem Handrücken sind geschwollen. Schwere in den Füßen, besser beim Wiedereintritt der Menses. Fersenschmerzen.

Frost und Frösteln: Frieren an der frischen Luft. Frieren und Frösteln am ganzen Körper, unterbrochen von Hitzewallungen.

Haut: Juckende Bläschen auf der Haut.

Allgemein: Müdigkeit und Schwäche im ganzen Körper.

182.5
Dosierung

D 3 bis D 30 in Verdünnungen. Schilsky empfiehlt bei in Anfällen auftretender Rhinitis vasomotorica D 15, 2 bis 3 Monate einzunehmen. Bei niederen Verdünnungen (D 3) sollen nach anderen Beobachtungen auch bei richtiger Wahl der Arznei nicht selten die charakteristischen Sehstörungen (Doppeltsehen, Flimmern und Funken vor den Augen, Sehschwäche) beobachtet worden sein.

182.6
Vergleichsmittel

- Primulaceae: Primula obconica.
- Kalium sulphuricum, Pulsatilla pratensis. Wie bei Pulsatilla pratensis tritt auch bei Cyclamen europaeum Besserung durch Bewegung ein, aber nicht in der kühlen Luft. Die Durstlosigkeit, typisch für Pulsatilla pratensis, ist bei Cyclamen europaeum nicht vorhanden.
- Aussetzende Menses: Aristolochia clematis, Pulsatilla pratensis.
- Mastopathie: Aristolochia clematis, Conium maculatum, Lac caninum, Phytolacca decandra.
- Migräne mit Sehstörungen: Cocculus indicus, Conium maculatum, Gelsemium sempervirens, Iris versicolor.

182.7 Literatur

[1] Allen TF. Cyclamen. Encyclopedia of pure Materia Medica. Bd. 4. New York: Boericke & Tafel; 1874–1880: 46–66

[2] Clarke JH. Cyclamen. Dictionary of practical Materia Medica. Bd. 1. London: Homoeopathic Publishing Company; 1900–1902: 647–653

[3] Hahnemann S. Cyclamen. In: Lucae C, Wischner M, Hrsg. Gesamte Arzneimittellehre. Stuttgart: Haug; 2007: 772–781

[4] Hampe C. Die Reinwirkungen der Erdscheibe. Zeitschrift des Vereins der Homöopathischen Aerzte Oesterreichs 1857; 2: 445–488

[5] Heneke K. Materialien zur Arzneimittellehre. Cyclamen europacum. Allgemeine Homöopathische Zeitung 1859; 58 (12): 94

[6] Hughes R. Cyclamen. Cyclopaedia of Drug Pathogenesy. Bd. 2. London: Gould; 1886–1891: 493–503

[7] Kowzan E. Cyclamen. Materia medica revisa homoeopathiae. Glees: Gypser; 2008

[8] Lembke J. Cyclamen europaeum. Neue Zeitschrift für Homöopathische Klinik 1858; 3 (9): 65–66

[9] Voisin H. Materia medica des homöopathischen Praktikers. 3. Aufl. Heidelberg: Haug; 1991: 504–508

[10] Walther. Cyclamen. Zeitschrift des Vereins der Homöopathischen Aerzte Oesterreichs 1857; 1: 189

183 Cyripedium pubescens – cypr

lt.: Cypripedium pubescens, dt.: Frauenschuh, engl.: yellow lady's slipper

183.1 Substanz

Plantae – Orchideae (Orchideengewächse) – **Cypripedium pubescens**

Es handelt sich um eine ca. 50 cm hohe, ausdauernde, krautige Pflanze. Die Stängel weisen 3 bis 5 ovale, ca. 10 cm lange Blätter auf. Von Mai bis Juni bilden sie gelbe Blüten aus.

Homöopathische Verwendung findet der frische, im Herbst gesammelte Wurzelstock.

183.2 Pharmakologie und Toxikologie

Beim Hantieren mit der frischen Pflanze wurden Erscheinungen, welche der Rhus-Dermatitis zum Verwechseln ähnlich sind, beobachtet.

183.3 Anwendung

In der Volksheilkunde als Hausmittel bei Zuständen nervöser Reizbarkeit gebraucht.

Homöopathische Verwendung findet die Substanz bei Insomnie (nach Kommission D).

183.4 Arzneimittelbild

Geist und Gemüt: Anregung und Erheiterung des Nervensystems. Gesprächig und mehr arbeitsfreudig. Gefühl von Ruhe und geistiger Schlappheit. Gefühl von Schwere und Bedrücktheit des Gemüts.

Tiefe Gleichgültigkeit gegenüber allem, selbst gegenüber den Studienpflichten.

Unfähigkeit, zu studieren, zu denken oder die Vorlesungen anzuhören.

Reizbarkeit, Schreckhaftigkeit, Ärger über Kleinigkeiten

⊙ **Funktionelle Störungen des Gehirns, besonders bei kleinen Kindern, vom Zahnen oder infolge intestinaler Reizung.**

Augen: Wundheit und Reizung der Augen jeden Abend um 17 Uhr.

Schlaf: Leichte Neigung zu Schläfrigkeit. Schwere und Völle im Gehirn, mit Schlaflosigkeit. **Schlaflosigkeit mit ständigem Drang zu sprechen, oder mit ständigem Zudrang angenehmer Gedanken, wie nach Kaffee- oder Teegenuss. Schlaflosigkeit mit Ruhelosigkeit des Körpers und Zucken der Glieder.** ⊙ **Schlaflosigkeit der Kinder; wenn das Kind schlaflos ist, lacht und es in der Nacht spielt.**

Insomnie wie nach Kaffee- oder Teegenuss
Insomnie bei reizbaren Kindern
Folge geistiger Überanstrengung

183.5 Dosierung

Meist werden niedere Potenzen bis D 6 gebraucht. Bei Schlaflosigkeit wird meist D 3 oder D 4 verwendet.

183.6 Vergleichsmittel

- Insomnie infolge heiterer Erregung: Coffea cruda.
- Insomnie mit Ruhelosigkeit der Glieder: Zincum metallicum.

183.7 Kasuistik

183.7.1 Schlafstörung 13-jährig

Eine 53-jährige Patientin hat einen mit 1 Tablette Tolbutamid täglich ausgeglichenen Diabetes. Seit 13 Jahren leidet sie an einer ständigen Schlafstörung mit ungenügendem, unruhigem Schlaf, der regelmäßig zur Vollmondzeit in eine ausgesprochene Schlaflosigkeit ausartet.

Schon im nächsten Monat ist nach der Verabfolgung von Cypripedium pubescens D 3 der durchschnittliche Schlaf gut und auch zur Vollmondzeit eine gewisse Besserung eingetreten. In der Hoffnung, wie in den anderen Fällen durch eine Verstärkung der Dosis das Ergebnis zu vervollständigen, wird Cypripedium pubescens D 2 gegeben. Aber das Gegenteil tritt ein. Der Schlaf ist wieder so schlecht wie anfangs. Es wird darin ein Wink gesehen, die Dosis lieber gegen den Anfang zu verringern. Nach Cypripedium pubescens D 4 ist der Durchschnittsschlaf wieder vollkommen gut und die Schlaflosigkeit in einen zunächst noch unruhigen Schlaf umgewandelt. Nach 3 Monaten ist unter dem Fortgebrauch derselben Dosis die ganze 13-jährige Schlafstörung dauerhaft beseitigt, ohne dass das Mittel noch regelmäßig weiter genommen werden muss [5].

183.8 Literatur

[1] Clarke JH. Cypripedium. Dictionary of practical Materia Medica. Bd. 1. London: Homoeopathic Publishing Company; 1900–1902: 653–654

[2] Hale EM. Cypripedium pubescens. New Remedies. Bd. 1. Detroit, Michigan: Lodge; 1864: 143–146

[3] Hering C. Cypripedium. Guiding Symptoms. Bd. 5. Philadelphia: Estate of Constantine Hering: 78–79

[4] Lind D, Swoboda F. Cypripedium. Documenta Homoeopathica 1998; 18: 291–302

[5] Ritter H. Die Dosis als pragmatisches Argument der Homöopathie. Hippokrates : Zeitschrift für praktische Heilkunde und für die Einheit der Medizin 1961; 32: 676

184 Cytisus laburnum – cyt-l

lt.: Cytisus laburnum, syn.: Laburnum anagyroides, dt.: Goldregen, engl.: golden rain

184.1 Substanz

Plantae – Leguminose (gleich Fabaceae, früher Papilionaceae, Hülsenfruchtgewächse) – **Laburnum anagyroides**

Es handelt sich um einen bis zu 7 m hohen Strauch oder kleinen Baum mit grünen, wechselständigen, typischerweise dreigefiederten Blättern. Von April bis Juni bildet er üppige goldgelbe, herabhängende, bis zu 50 cm lange Blütenrispen aus. Seine hülsenförmigen Früchte enthalten Samen von ca. 3 mm Durchmesser. Er ist in Südeuropa, im Gebiet des Mittelmeeres und der Kanarischen Inseln heimisch. Als Zierstrauch findet man ihn in Gartenanlagen, mittlerweile auch verwildert.

Homöopathische Verwendung finden die Blüten und jungen Blättern.

184.2 Pharmakologie und Toxikologie

Hauptinhaltstoffe sind die hochgiftigen Chinolizidin-Alkaloide, wobei hier besonders das Cytisin für die toxische Wirkung verantwortlich ist. Cytisin wirkt ähnlich wie Nikotin als zentraler Ganglienblocker besonders im Brech-, Vasomotoren- und Atemzentrum zunächst erregend und dann lähmend.

Intoxikationen rufen beim Menschen Blässe, Durst, Konstriktionsgefühl am Larynx, kalten Schweiß, Erbrechen, Benommenheit, Halluzinationen, Delir bis zur Bewusstlosigkeit und strychninartigen Krämpfen hervor. Auch die sensiblen Nerven sind ergriffen mit Hyperästhesie und folgender Anästhesie. Dabei beobachtete Schier, dem wir die Prüfung verdanken, eine Bevorzugung der linken Seite. Des Weiteren zeigt sich eine starke Reizung des Magen-Darm-Systems mit heftigen Diarrhöen, kolikartigen Schmerzen und Tenesmus. Bei letalen Dosen tritt der Tod durch zentrale Atemlähmung ein. Bei Tabakrauchern besteht eine größere Toleranz gegen das Gift, da ihr Organismus über den regelmäßigen Nikotinkonsum unempfindlicher für die pathophysiologische Wirkung ist.

Cytisus laburnum ist in Deutschland für die häufigsten Vergiftungen durch Pflanzen bei Kindern verantwortlich. Orale Intoxikationen bei Kindern sind ab einer Menge von ca. 10 Blüten, 15 bis 20 Samen oder 3 bis 4 Hülsen der Pflanze tödlich.

184.3 Anwendung

Früher bei Obstipation, zur Diurese, als Emetikum sowie bei Asthma bronchiale und Neuralgien eingesetzt. Außerdem bei Angstzuständen, bei Migräne und als Analeptikum bei Kollaps und Schock verordnet. In Osteuropa wird es als Raucherentwöhnungsmittel verwendet.

Medizinische Verwendung findet die Substanz als Antitussivum und als Antiemetikum.

Homöopathische Anwendung findet die Zubereitung bei Entzündungen und Reizzuständen des Zentralen Nervensystems (nach Kommission D).

Indikationen sind *Neuralgien* in der (linken) Schläfe, im Nacken und in den Gliedern, mit Krämpfen und Zuckungen in den Muskeln mit anfänglicher Verengerung der peripheren Gefäße und anfänglicher hypertensiver Reaktion, sekundär dann Relaxation mit Blässe und Kälte der Haut und kalten Schweißen oder livider Färbung. Zentral bedingtes **Erbrechen**, Spasmen im Gastro-Intestinal-Trakt mit Kollern und Rumpeln, *kolikartigen Schmerzen* und *Tenesmus. Enteritis* mit durchfälligen wässrigen Stühlen.

Nach J. Schier ist Cytisus laburnum vor allem bei der *Seekrankheit,* bei *Commotio cerebri* und ihren Folgen sowie bei *Migräne* zu verwenden. Doch bezweifelt Zweig die Berechtigung der Verwendung bei diesen entzündlichen Erkrankungen des Zentralnervensystems, während derselbe Autor gute

Erfolge unter der Verwendung der D 3 bei *Migräne*, *klimakterischen Beschwerden*, bei *Somatisierungsstörungen* im Magen-Darm-Bereich und der *psychogene Hypertonie* gesehen hat. Auch die Verwendung bei *Seekrankheit* und bei *Commotio cerebri* erscheint ihm berechtigt [2].

In einer eigenen Erfahrung habe ich das Mittel wirken sehen bei einem Fall hochgradiger psychogener Erregung mit völliger Schlaflosigkeit und depressiver Gemütsverfassung, die als Begleiterscheinung einer chronischen Gastritis und Duodenitis bestand. Während einer Phase akuter Verschlimmerung dieses Leidens, die mit großer Erregung und depressiver Verstimmung verlief, gab ich Cytisus laburnus D 3. Es wirkte dabei überaus wohltuend und sehr rasch und überzeugend mit einer sofortigen Aufhellung der finsteren und sehr gereizten Gemütsverfassung und Besserung der Magenbeschwerden. Man sollte meines Erachtens dem Stoffe mehr Aufmerksamkeit schenken und seinen Wirkungsumfang durch therapeutische Versuche genauer abstecken. Unter anderem scheint mir der Gebrauch bei *Hitzschlag* und *Sonnenstich* in Frage zu kommen. Bei der *Depression* mit Überempfindlichkeit gegen alle äußeren Eindrücke scheint es mir eine Bedeutung zu besitzen.

184.4
Arzneimittelprüfung

Die Prüfung wurde von Dr. Joseph Schier im Jahre 1900/1901 mit 16 Prüfern unter Verwendung niederer Verdünnungen und der Essenz vorgenommen. Bei der Aufstellung des Arzneimittelbildes sind die Vergiftungserscheinungen mitberücksichtigt [1].

184.5
Arzneimittelbild

Leitsymptome: Zentral erregtes Erbrechen, gastroenteritische Zustände mit Spasmen und Tenesmus.
Trockenheit im Mund.
Anstieg des Blutdrucks mit folgenden kollapsartigen Zuständen, blasser livider Gesichtsfarbe, kalten Schweißen.

Neuralgiforme Schmerzen im Kopf und allen Teilen, migräneähnlicher Kopfschmerz.
Ärgerliche, gereizte, depressive Stimmung.
Die linke Seite scheint stärker befallen zu sein.
Kältegefühle begleiten die Beschwerden; auch Verschlimmerung durch Kälte.
Nachmittag und Abend < .
⊙ **Abgang von Blähungen und Stuhl > .**

Geist und Gemüt: Heftige nervöse Unruhe und Erregung. Gereizte und gedrückte Stimmung, melancholische Verfassung, Angstgefühle. Schlaflosigkeit mit Delirien. Wirre, qualvolle Träume. Schläfrigkeit bis zu vollständigem Stupor. Soporöser Zustand.

Schwindel: Schwindel und Benommenheit.

Kopfschmerz: Pulsierender Kopfschmerz, drückender Kopfschmerz in der Stirn. Stechende Kopfschmerzen in der (linken) Schläfe. Reißende Schmerzen vom Genick bis tief in den Hinterkopf. Besser beim Liegen mit geschlossenen Augen.

Commotio cerebri
Hitzschlag
Sonnenstich
Migräne Schläfe links

Augen: Erweiterung der Pupillen.

Nase: Nasenbluten.

Gesicht: Blass bis livide, kalt; oder fieberhaftes Brennen des Gesichts.

Mund: Trockenheit im Mund, auf der Zunge, im Gaumen. Brennen im Mund und im Rachen.

Innerer Hals: Kratzen und Verschleimung im Hals.

Magen: Übelkeit mit Schwindel und Brechreiz; starkes Erbrechen. Magendrücken, Brennen und Schmerzen im Magen.

Gastritis
Enteritis

Rektum und Stuhl: Durchfall mit kolikartigen Schmerzen, Kollern und Rumpeln im Bauch, Tenesmus im After. Ruhrartige Durchfälle. Darmentzündung und Entzündung des Mesenteriums.

Geschlechtsorgane:
- weiblich: Leukorrhö, auffallend stark.

> Klimakterische Beschwerden

- männlich: Erektionen.

Larynx und Trachea: Gefühl von Konstriktion in der Kehle.

Atmung: Respiration beschleunigt, später mühsam mit langsamem, stertorösem Atmen.

Brust: Beengung auf der Brust. Herzklopfen mit beschleunigtem Puls. Gefühl des Herzversagens. Starker Blutandrang zum Herzen.

Extremitäten: Glieder schwach und schlaff, Zerschlagenheit in allen Gliedern. Reißen und Ziehen überall. Steifigkeit und Schmerzen in den Gliedern.

> Neuralgie
> Neuritis

Frost und Frösteln: Kühle Haut, kaltes Fieber, kalter Schweiß, Untertemperatur. – Fieberhaftes Brennen des Gesichts, Trockenheit, Hitze, heftiges Fieber. Kälte am ganzen Körper.

Schweiß: Kalte Schweiße.

Haut: Kühle der Haut, kalter Schweiß. Hautjucken. Blasenartiger Ausschlag um den Mund.

Allgemein: Klopfen in allen Gliedern.

> Synkope orthostatisch

184.6
Dosierung

Empfehlenswert dürfte im Allgemeinen die D 3 bis D 6 sein.

184.7
Vergleichsmittel

- Leguminosae: Alfalfa, Baptisia tinctoria, Copaiva, Dolichos pruriens, Lathyrus sativus, Lespedeza sieboldii, Melilotus officinalis, Ononis spinosa, Physostigma venenosum, Robinia pseudacacia, Sarothamnus scoparius, Senna, Trifolium pratense.
- Schier führt Apomorphinum, Baptisia tinctoria, Belladonna, Cocculus indicus, Eupatorium perfoliatum, Nux vomica und Zincum metallicum als Vergleichsmittel an [1].
- Lachesis muta, Nux moschata, Petroleum crudum, Sanguinaria canadensis und Tabacum nennt Zweig [2]. Die Verwandtschaft mit Tabacum ist derart, dass man beinahe von einer Gleichheit sprechen kann.
- Zu diesen möchte ich hinzufügen: Veratrum album (Kollaps, Durchfälle) und Secale cornutum (Schwindel und Erbrechen).
- Kinetose: Apomorphini hydrochloridum, Beryllium metallicum, Borax veneta, Cerium oxalicum, Cocculus indicus, Hyoscyamus niger, Mandragora officinarum, Nux moschata (volksmedizinisch), Petroleum crudum, Tabacum, Therebinthina.

184.8
Kasuistik

184.8.1 Grippaler Infekt mit Meningismus

Eine 51-jährige Frau wurde plötzlich von Grippe befallen; ohne irgendwelche Vorboten fühlte sie sich äußerst elend, fror am ganzen Körper und hatte das Empfinden, am Anfang einer schweren Krankheit zu stehen. Irgendwelche Lokalisationen, etwa an den Schleimhäuten, waren noch nicht aufgetreten. Sie erhielt wenige Stunden nach dem Auftreten dieser Erkrankung Pyrogenium D 30, eine Gabe. Nach 2 Stunden war ein völliger Wandel eingetreten, sie fühlte sich wieder leidlich wohl und konnte ihrer Hausarbeit nachgehen. Am nächsten Tag nochmals Wiederholung von Pyrogenium. Damit schien sie wiederhergestellt zu sein. Es traten nun aber in den nächsten Tagen lästige Schwindelzustände mit Übelkeit ein, die auch des Nachts im Bett nicht aufhörten und wegen des Drehgefühls den Schlaf störten. Da die Patientin – eine Familienangehörige – sich aber im Übrigen wohl fühlte und ich über den Charakter der damaligen Grippe noch unerfahren war, unterblieb eine weitere Behandlung, außer einigen Gaben von Pyrogenium. Schließlich steigerte sich der Schwindel bei einem Besuch, den sie bei Verwandten in der Stadt ausführte, derart, dass sie kaum mehr nach Hause gelangte trotz der Hilfe der Straßenbahn. Zu Hause angekommen, lag sie totenblass und völlig überwältigt durch den wellenartig an- und abschwellenden Schwindel und die begleitenden Kopfschmerzen mit geschlossenen Augen auf dem Sofa. Jeder Versuch, die Augen zu öffnen, steigerte den Schwindel aufs äußerste und führte zu Erbrechen.

Nun war ich gezwungen, meine Unentschlossenheit zu überwinden und nach einem geeigneten Mittel für diesen zerebralen Schwindel zu suchen. Was konnte hier hilfreich sein? Ich hatte mich in der vergangenen Zeit ab und zu mit Cytisus laburnum beschäftigt und mir auch während des verflossenen Sommers eine Tinktur aus den Zweigen des blühenden Goldregenstrauches hergestellt. Diese griff ich heraus, fertigte D 6 in Verdünnung an und tropfte der Patientin 1 Tropfen davon auf die Zunge; dies wiederholte ich eine Viertelstunde später. Bald darauf öffnete sie die Augen und erzählte in lebhafter Weise und mit frischer Stimme den Hergang, als sie auf dem Ausgang von dem Schwindel befallen wurde. In der folgenden Nacht und am folgenden Tag wurde Cytisus laburnum weitergegeben. Am Abend war die Patientin wieder so hergestellt, dass sie an einem einige Tage zuvor angesetzten Hauskonzert, das nicht mehr abgesagt werden konnte, mit Interesse teilnehmen konnte. Bis zur völligen Wiederherstellung dauerte es noch mehrere Tage, während welcher auch eine Sehstörung auf dem rechten Auge auftrat. Während der ganzen Zeit des Krankseins wurde über Kältegefühle mit Schaudern am ganzen Körper geklagt, die Bettdecke wurde gern über den Kopf gezogen. (Beobachtung des Verfassers)

184.9 Literatur

[1] Schier J. Prüfung von Cytisus laburnum, Goldregen. Allgemeine Homöopathische Zeitung 1901; 143 (15,16): 113–124

[2] Zweig. Cytisus laburnum. Allgemeine Homöopathische Zeitung 1927; 175: 279

185 Damiana aphrodisiaca – dam

lt.: Tunera diffusa, syn.: Turnera aphrodisiaca, dt.: Damiana, engl.: damiana

185.1
Substanz

Plantae – Turneraceaea (Safranmalvengewächse)
– Turnera diffusa

Es handelt sich um einen kleinen, ca. 150 cm großen, verzweigten Strauch. Die Pflanze ist in Mittelamerika von Südkalifornien bis Argentinien heimisch.

Homöopathische Verwendung finden die während der Blüte gesammelten getrockneten Blätter.

185.2
Pharmakologie und Toxikologie

Die Blätter enthalten α-Pinen, Cineol, *p*-Cymol, Sesquiterpene, Harz, Bitterstoffe wie Damianin ätherische Öle und Gerbstoffe.

Bei Inhalation des Rauches tritt eine leichte Euphorie und Entspannung ein, die bei oraler Aufnahme durch Aufgüsse nur noch sehr diskret wahrnehmbar ist.

185.3
Anwendung

Damiana aphrodisiaca wurde in der Form eines Dekokts in der Eingeborenenmedizin Mexikos als Kräftigungsmittel bei Erschöpfung, zum Beispiel bei anstrengenden Reisen, und gegen Beschwerden infolge Verletzungen, zum Beispiel des Rückgrats, verwendet. Daneben als Diuretikum, bei Asthma bronchiale, bei Dysthymien, Dysmenorrhö sowie als Aphrodisiakum

Homöopathische Anwendung findet die Zubereitung bei Verminderung der Libido und bei Dysmenorrhö (nach Kommission D).

Die Hauptwirkung entfaltet Damiana am Urogenitalsystem, wo es bei *sexueller Dysfunktion* beider Geschlechter, ferner bei *Amenorrhö, Dysmenorrhö* und bei *Leukorrhö* Anwendung findet. Es werden Fälle berichtet, wo *Harninkontinenz* älterer Menschen damit kuriert wurde.

185.4
Dosierung

Ø bis D 2.

185.5
Literatur

[1] Clarke JH. Turnera aphrodisiaca = Damiana. Dictionary of practical Materia Medica. Bd. 2b. London: Homoeopathic Publishing Company; 1900–1902: 1469

[2] Conover CH. Proving of Damiana. Hahnemannian Monthly 1880; 15: 266–272

[3] Prentner A. Bewusstseinsverändernde Pflanzen von A–Z. Damiana. 2. Aufl. Wien, New York: Springer; 2010

186 Dichapetalum cymosum – dicha

lt.: Dichapetalum cymosum, syn.: Dichapetalum thunbergh, Dichapetalum mombuttense, dt.: Dichapetalum, engl.: gifblaar, poison leaf, hook

186.1 Substanz

Plantae – Dichapetalaceae – Dichapetalum cymosum

Es handelt sich um Sträucher und Bäume. Heimisch ist die Pflanze in den Tropen von Afrika und Asien. Dr. Willmar Schwabe brachte die Pflanze aus Südafrika mit.

Homöopathische Verwendung finden die frischen Blätter und die Stammrinde.

186.2 Pharmakologie und Toxikologie

Das toxische Prinzip ist die stark giftige Fluoressigsäure. Der Kontakt mit Fluoressigsäure führt am Auge zu starken Reizungen und Schädigungen, an der Haut zu Verätzungen und kann darüber resorbiert werden. Bei Inhalation kann es zu einem Lungenödem kommen. Sein Gehalt ist besonders in den Samen sehr hoch, wo es in Form von ω-Fluorfettsäuren vorliegt.

186.3 Anwendung

Homöopathische Anwendung findet die Substanz bei rheumatischen Erkrankungen der Wirbelsäule (nach Kommission D).

186.4 Arzneimittelprüfung

Das Arzneimittelbild ist der homöopathischen Arzneimittelprüfung von Dr. G. Maring entnommen entnommen. Er prüfte mit 7 Prüfern doppelverblindet in D 3, D 4, D 5 und D 30. Hier ließ sich ein Bezug zur Wirbelsäule erkennen [1].

186.5 Arzneimittelbild

Leitsymptome: Allgemeinbefinden und Geistes- und Gemütssymptome, Essen >, Alkohol > und Kaffee >.

Kopfschmerzen, Essen >, Kaffee >, Ruhe > und frische Luft >.

Myalgisch-rheumatische Beschwerden besser durch Ruhe, besonders durch Liegen, durch leichtes Herumgehen und durch das Einsetzen der Menses, schlimmer durch Stehen und durch Sitzen.

Beschwerden in der Sakralgegend besser durch Zusammenkauern und durch Blähungsabgang, durch Wasserlassen.

Geist und Gemüt: Gefühl gesteigerter Leistungsfähigkeit mit erheblich vermehrter Arbeitsfreude. Lustlos, muss sich zu jeder Arbeit zwingen. Erschwertes Einschlafen abends infolge einer gewissen Herzangst und Unruhe. Schlaf unruhig. Träume von vieler, schwerer Arbeit. Aufregende Träume, mit Schreck erwachend.

Kopfschmerz: Kopfschmerzen in allen Teilen des Kopfes, klopfend, besser in der Ruhe und an der frischen Luft. Schmerz im Nacken, Kopf wie zu schwer infolge steifen Nackens.

Innerer Hals: Schluckbeschwerden rechts im Hals.

Magen: Hungergefühl bei plötzlicher Energieschwäche mit Müdigkeit und Schlappheit, besser durch Essen.

Abdomen: Rumoren und Kneifen im Leib, besser durch Essen und durch Abgang von Blähungen.

Rektum und Stuhl: Stuhl beschleunigt.

186 – Dichapetalum cymosum – dicha

Geschlechtsorgane:
- weiblich: Besserung der rheumatischen Beschwerden bei Beginn der Menses.

Brust: Schmerz unter dem Brustbein beim Schlucken. Herzschmerz mit anschließendem Herzklopfen, verbunden mit aufsteigender Hitze.

Rücken: Vollkommen steifer Nacken, bis auf die Schulterblätter ausstrahlend. Schmerz im Dornfortsatz des 7. Halswirbels, im Nacken hochziehend mit rechtsseitigem Stirnkopfschmerz. Genickstarre, den ganzen Tag anhaltend. Schmerzen zwischen den Schulterblättern. Rücken- und Kreuzschmerzen. Heftigste Kreuzschmerzen, wie verrenkt, im Sitzen und Gehen. Schmerzhafte Hexenschüsse, zum Oberschenkel ausstrahlend. Ziehschmerz in der Sakralgegend, besser durch Abgang von Blähungen, nach Wasserlassen, durch Zusammenkauern, schlimmer im Stehen.

Extremitäten: Allgemeine Gliederschlappheit – „Gummibeine". Rheumatische Schmerzen in den Schultern und Armen, ebenso in den Beinen.

Frost und Frösteln: Frieren und Frösteln, auch im warmen Zimmer. Aufsteigende Hitze wie von Fieber.

Haut: Juckreiz an beiden Händen. Tiefer ekzematöser Riss in der Handinnenfläche, mit Schuppung in der Umgebung. Herpesartige juckende Eruptionen hinter dem Innenknöchel des linken Fußes.

Allgemein: Vermehrte Arbeitsfreudigkeit – große körperliche Müdigkeit. Plötzliche Energieschwäche mit Schlappheit und Hungergefühl, besser durch Essen, durch Alkoholgenuss.

186.6
Dosierung

Von G. Maring besonders die D 6 sowohl als toxisch-schädigende (bei der AMP) und Heildynamik erzeugende Potenz hervorgehoben.

186.7
Vergleichsmittel

- Die Beeinflussung der geistigen Aktivität und der körperlichen Spannkraft finden wir in der gleichen Weise bei Acidum fluoricum und Calcium fluoratum, ebenso die Besserung durch Essen.
- Zervikalsyndrom: Menyanthes trifoliata.
- Stehen <: Sulphur lotum.

186.8
Literatur

[1] Maring G. Eine Arzneimittelprüfung mit Dichapetalum. Allgemeine Homöopathische Zeitung 1960; 205 (1,3): 24–34, 127–134

187 Dictamnus albus – dict

lt.: Dictamnus fraxinella, dt.: Brennkraut, Pfefferkraut, engl.: burningbush

187.1 Substanz

Plantae – Rutaceae (Rautengewächse) – **Dictamnus fraxinella**

Es handelt sich um mittelgroße mehrjährige Stauden, deren Blütezeit von Mai bis Juni ist. Ihre traubenartigen Fruchtstände bildet die Pflanze im Hochsommer aus. In Mitteleuropa werden verschiedene Variationen unterschieden, die sich in Blattform, Blütenblattform und Fruchtknotenstil unterscheiden. Man findet sie von der Ebene bis zur unteren montanen Stufe, besonders zahlreich auf kalkhaltigen, trockenen, sonnigen Böden im südlichen und mittleren Europa, in Mittelrussland und Sibirien, im Himalaya und in Nordchina. In Deutschland besteht Artenschutz.

Homöopathische Verwendung finden meist die getrockneten, seltener die frischen Blätter.

Namensverwechslungen mit der Lamiaceae Herba dictamni cretici, die ebenfalls als Dictam bezeichnet wird, kommen vor.

187.2 Pharmakologie und Toxikologie

Furanocumarine[223] (Psoralen, Bergapten, Xanthotoxin) gehören zu den sekundäre Pflanzenmetaboliten, sogenannten Phytoalexinen, die als Stressreaktion von Pflanzen gebildet werden. Sie sind phototoxisch und der Kontakt kann in Verbindung mit Sonneneinstrahlung zu einer Photodermatitis führen. Die Inkorporation führt zu einer generalisierten Sonnenüberempfindlichkeit. Dabei kann es bereits bei schwacher Sonnenexposition zu Rötungen und Ödembildungen, Schwindelanfällen, Übelkeit und Erbrechen kommen. Bei oraler Gabe werden sie rasch resorbiert, in der Leber durch Cytochrom-P-450-abhängige Monooxigenasen metabolisiert und rasch über die Niere ausgeschieden. Mutagene Wirkung am Mensch wird beschrieben.

Die ebenfalls enthaltenen Furochinolin-Alkaloide sind zum Beispiel Dictamnin, Skimmianin und Dubinidin. Auch diese haben mutagene und phototoxische Eigenschaften. Der Skimmianin-Gehalt ist in den Blättern am höchsten und dort zur Zeit der Blüte.

Flavone und Flavonole wie Rutin, Isoquercitin, Kämpferol konnten ebenso nachgewiesen werden. Limonoide Bitterstoffe wie Limonin, Rutaevin und das limonoide Abbauprodukt Fraxinellon findet sich. Ätherische Öle aus Mono- und Sequiterpenen, Phenlypropanderivate findet man in den Blättern.

187.3 Anwendung

Dictamnus albus wurde im Mittelalter als Wundheilmittel und als Wurmmittel verwendet, ferner zur Verstärkung der Monatsblutung und zur Austreibung der Nachgeburt gebraucht. Der Harn und die Nierensteine sollen ebenfalls damit ausgetrieben werden. Außerdem wurde es noch gegen Epilepsie (zusammen mit Paeoniawurzel und Mistel) verwendet. Bei Erkrankungen des rheumatischen Formenkreises fand die Droge als Externum Verwendung. Teils wurde das Kraut, teils die Wurzel verwendet.

Homöopathische Verwendung findet die Zubereitung bei Dysmenorrhö (nach Kommission D).

187.4 Arzneimittelprüfung

Die Kenntnis der spärlichen Prüfungssymptome gründet sich auf Stoerck, den Zeitgenossen Hahnemanns, wiedergegeben in der Materia medica von Noack und Trinks, und in Allens Enzyklopädie.

---

[223] Natürliche Pflanzeninhaltsstoffe vieler Pflanzen, besonders der Apiaceae, Fabaceae und der Rutaceae.

187.5 Arzneimittelbild

Rektum und Stuhl: Häufige und reichliche, übelriechende Blähungen. Jucken am After. Vermehrte Stühle. Verstopfung.

Blase: Stark vermehrte Urinabsonderung.

Geschlechtsorgane:
- weiblich: Ausscheidung von viel zähem Schleim aus der Gebärmutter, zuerst braun, nachher weiß, zuletzt blutig tingiert. Verstärkung des Weißflusses, mit reichlichem Urin, mit lästigem Drang und schmerzender Wundheit der Genitalien. Starke Gebärmutterblutung für 9 Tage, wiederkehrend nach 10 Tagen und einige Tage anhaltend, mit körperlicher Schwäche. Verschlimmerung des epileptischen Anfalls. Reichlicher Schweiß.

Leukorrhö
Menorrhagie

187.6 Dosierung

Empfehlenswert sind die 4. bis 6. Potenz.

187.7 Vergleichsmittel

- Rutaceae: Angustura vera, Jaborandi, Ptelea trifoliata, Ruta graveolens, Xanthoxylum fraxineum.
- Menorrhagie aktiv: Cinnamonum verum, Erigeron canadensis, Ipecacuanha, Millefolium, Sabina officinalis.
- Menorrhagie massiv, dunkel: Bovista, Crocus sativus, Hamamelis macrophylla, Hydrastis canadensis, Kreosotum, Platinum metallicum, Secale cornutum, Senecio aureus.
- Menorrhagie dunkel und übelriechend: Magnesium carbonicum, Secale cornutum.
- Menorrhagie hellrot: Erigeron canadensis, Ipecacuanha, Millefolium, Sabina officinalis, Trillium pendulum.

187.8 Literatur

[1] Allen TF. Dictamnus. Encyclopedia of pure Materia Medica. Bd. 4. New York: Boericke & Tafel; 1874–1880: 74–75

[2] Clarke JH. Dictamnus. Dictionary of practical Materia Medica. Bd. 1. London: Homoeopathic Publishing Company; 1900–1902: 661

188 Digitalis purpurea – dig

lt.: Digitalis purpurea, dt.: Roter Fingerhut, engl.: foxglove

188.1 Substanz

Plantae – Scrophulariaceae (Braunwurzgewächse) – **Digitalis purpurea**

Es handelt sich um eine 2-jährige krautige Pflanze mit grundständigen langen Laubblättern und aufrechten unverzweigten Stängeln. Sie bildet von Juni bis September endständige, einseitswendige, bauchglockige purpurne Blüten aus. Sie ist in Westeuropa heimisch.

Für die homöopathische Zubereitung werden die frischen, vor der Blüte gesammelten Blätter verwendet.

188.2 Pharmakologie und Toxikologie

Für ihre Wirkung sind in erster Linie aus der Stoffklasse der Triterpene die Cardenolid-Glykoside, speziell die Digitalisglykoside verantwortlich. Es handelt sich dabei um Steroid-Glykoside pflanzlicher Herkunft mit 5β,14β-Steroid-Grundgerüst in *cis-trans-cis*-Verknüpfung.

Diese hemmen die Natrium-Kalium-ATPase des Herzmuskels, sodass der Ionengradient des Natriumstroms abnimmt und zu einer intrazellulären Ca-Ionen-Zunahme führt, was sich positiv auf die Kontraktilität der Herzmuskelzellen auswirkt.

Insgesamt wirken Herzglykoside positiv inotrop (Steigerung der Kontraktilität des Herzmuskels), negativ chronotrop (Verlangsamung der Schlagfrequenz), negativ dromotrop (Verzögerung der Erregungsleitung) und positiv bathmotroph (weiteres Absenken der Herzmuskelreizschwelle und damit Steigerung der Herzerregbarkeit).

Indikationen sind akute wie chronische Herzinsuffizienz sowie Vorhofflimmern und Vorhofflattern.

Digitalis-Glykoside haben ein enges therapeutisches Fenster, da sie akkumulieren. Der Pflanzenauszug selbst wird hauptsächlich hepatisch eliminiert, während das reine Alkaloid Digoxin hauptsächlich renal eliminiert wird.

Intoxikationen führen zu Übelkeit und Erbrechen, Xanthopsie, Parästhesien und Arrhythmien wie AV-Block (Bradykardie), ventrikulären Tachykardien, ventrikulären Extrasystolen.

Interaktionen über Hemmung des renalen P-Proteins mit Amiodaron, Ciclosporinen, Makroliden, Propafenon und Verapamil.

188.3 Anwendung

Homöopathische Anwendung findet die Zubereitung bei Herzinsuffizienz und Migräne (nach Kommission D).

Hahnemann war der Ansicht, dass die Erstwirkung von Digitalis purpurea in einer Verlangsamung der Herzaktion beruhe, und hat darum die Verwendung bei tachykardem Herzen völlig verworfen. Es war ihm nicht bekannt, dass dieser Verlangsamung nicht selten eine Beschleunigung vorangeht. Die homöopathische Verordnung von Digitalis hielt er nur bei der Erstwirkung ähnlichen Fällen angezeigt. Da er aber als Erstwirkung nur die Verlangsamung kannte, so musste er die Verordnung bei Herzleiden mit beschleunigter Herzaktion als unhomöopathisch verwerfen. Diese Einstellung Hahnemanns machten sich seine Schüler lange zu eigen, wodurch eine Verwendung von Digitalis purpurea nach ihrem wahren Wert verhindert wurde.

Nach homöopathischen Gesichtspunkten kann Digitalis purpurea sowohl bei **Tachykardie** als auch bei **Bradykardie**, auch wenn sie durch Erregungsleitungstörungen, selbst bei AV-Block, bedingt sind, angewendet werden. Hier ist Digitalis purpurea in der konventionellen Medizin kontraindiziert. Stiegele hat jedoch gezeigt, dass Digitalis purpurea hier in kleinen Gaben (Bruchteil eines Tropfens der Tinktur in einer oder einzelnen

Gaben) sehr nützlich sein. Digitalis kann also sowohl **Tachykardie** wie **Bradykardie**, **Arrhythmie** und **Vorhofflimmern** hervorrufen, wie es auch alle diese Zustände beseitigen kann. Je weniger das Digitalis-Arzneimittelbild mit dem Patienten übereinstimmt, umso mehr wird man bei Herzpatienten mit materiellen Dosierungen arbeiten. Hierbei muss dann auf korrekte Dosierung und die Gefahr der Akkumulation geachtet werden.

Als Voraussetzung für eine erfolgversprechende Digitalis-Verschreibung ist eine Herzdilatation. Diese Erkenntnis bedingt eine wesentliche Einengung der Digitalis-Anwendung, während im Gegensatz dazu Strophantus gratus hier auch wirksam ist. Auch in anderer Hinsicht unterscheidet sich Digitalis von Strophanthin, indem letzteres stärker auf die Systole einwirkt, während Digitalis eine Vertiefung der Diastole hervor.

Am Herz-Kreislaufsystem beobachtet man folgende Wirkung:

Als Erstwirkung sieht man eine mäßige Beschleunigung der Pulszahl, die danach deutlich herunter geht, bis auf 30 und weniger Schläge. Dabei steigt die Ejektionsfraktion an und der arterielle Druck geht in die Höhe, sodass sich der Blutdruck erhöht. Als Zweitwirkung beobachtet man einen unregelmäßigen Puls, der leicht unterdrückbar ist. Es wird Beschleunigung des Herzens beim Aufrichten mit Schwindel- und Ohnmachtsanwandlungen beobachtet. Die Drittwirkung schließlich ist durch toxikologische Versuche bekannt. Es werden abnorm hohe Pulszahlen bei niederem Druck beobachtet, die Herzleistung verschlechtert sich zusehends, der Puls wird immer unregelmäßiger bis zum Delirium cordis. Schließlich versagt das Herz und steht in der Diastole still. Die subjektiven Empfindungen sind dabei folgende: Bangigkeit und Zusammenschnüren der Brust, besonders morgens beim Erwachen; der Patient ist gezwungen, sich schleunigst aufzurichten und umherzugehen. Plötzliches Gefühl, als stehe das Herz still, mit großer Angst. Elendigkeit und Schwächegefühl im Magen, als ob das Leben verlöschen wollte. Aufschrecken aus dem Schlaf mit Erstickungsangst. Öfteres Erwachen nachts an einem Traum, als falle er von einer Höhe herab oder ins Wasser.

Der Fingerhut kann als **Sedativum** für das Herz und damit auch als Schlafmittel Verwendung finden, wenn starkes Herzklopfen, dem eher eine verlangsamte Herztätigkeit entspricht, die Schlaflosigkeit bedingt, oder bei Formen von Frühinsuffizienz, bei denen das Sinken der Pulszahl in der Nacht zu Atemnot und Herzbeklemmungen führt, die den Kranken aus dem Schlaf aufschrecken lassen und zum Aufsitzen nötigen. Desgleichen kann auch eine beschleunigte Herztätigkeit in der Nacht durch Digitalis angegangen werden.

Die **Gefäßwirkung** ist für das homöopathische Arzneimittelbild von nicht geringer Bedeutung. Eine Erweiterung aller Gefäße wie auch eine stärkere Gefäßverengerung ist experimentell nachgewiesen. Auf diesen Digitalis-Einfluss der Gefäßerschlaffung ist die Neigung zu *Synkope mit Zyanose* der Haut, das große Bedürfnis, sich niederzulegen, und die Verschlimmerung durch Aufrichten zurückzuführen.

Bei der Betrachtung des Arzneimittelbildes von Digitalis purpurea muss man sich von der Vorstellung freimachen, dass der Fingerhut ausschließlich eine Herzarznei und seine Wirkung nur über den Einfluss auf das Herz zu verstehen sei. Es sei an die bei der Digitalis-Therapie häufig auftretenden Nebenerscheinungen vonseiten des Magens erinnert. Klar tritt auch eine deutliche Beeinflussung der Leberfunktion hervor, erkennbar unter anderem an grauen Stühlen. Der Zusammenhang mit dem Zentralnervensystem zeigt sich an der Übelkeit beim bloßen Sehen oder beim Geruch der Speisen, Erbrechen mit reiner Zunge. Jede Aufregung, wie zum Beispiel eine schlechte Nachricht, schlägt auf den Magen.

Ferner liegt eine direkte Beziehung zum System der **Nieren und Geschlechtsorgane** vor, die sich in *Dysurie spastisch-atonisch* zeigt, ebenso wie in einer diuretischen und antidiuretischen Wirkung. Eine verminderte Diurese infolge Herzinsuffizienz ist durchaus keine notwendige Voraussetzung der durch Digitalis hervorgerufenen Steigerung der Diurese, sondern Digitalis besitzt auch eine unmittelbare Beziehung zur Niere. Die Miktionsstörungen haben zur Verwendung von Digitalis bei *Prostatahyperplasie* geführt. Auch eine Schwächung der sexuellen Potenz, ebenso wie eine Reizung derselben bei Männern ist erwiesen und kann im Zusammenhang mit anderen Digitalis-Symptomen therapeutisch ausgenützt werden.

Bezüglich der Anwendung bei *Migräne* weist J. Bergmann darauf hin, dass Digitalis dann angezeigt ist, wenn der Kopfschmerz im Vordergrund steht, dem das Erbrechen erst später folgt. „Die optische Aura ist meistens sehr deutlich und bei allen Anfällen ähnlich, entweder buntfarbig oder schneeweiß. Begleitet oft mit Gesichtsödemen oder zumindest Lidödemen. Neben dem zerebralen Erbrechen besteht auch *Nystagmus*. Auf eine Reizung der Meningen deutet die Steifigkeit der Nackenmuskulatur hin." Die Beziehung der Digitalis zum Zentralnervensystem hat auch zu Erfolgen geführt bei **Depressionen auch manischer Art**. Auch wurde über die Behandlung meningitischer Zustände berichtet.

Depression
Manie

Schwindel: Schwindel beim Aufrichten und Stehen.

Liftschwindel (Stiegele)

Kopfschmerz: Kopfschmerzen mit dem Gefühl von Blutandrang. Stechen, Reißen oder Klopfen im Kopf. Migräne mit ausgeprägter Nausea, visuellen Störungen und meningealer Reizung.

Migräne

188.4
Arzneimittelbild

Leitsymptome: Puls verlangsamt oder beschleunigt und unregelmäßig.

Elendigkeitsgefühl in der Magengrube, Übelsein zum Sterben, Aufrichten < und jede Bewegung <.

Aufschrecken bei Nacht mit Angst; muss umhergehen. Nykturie. Gefühl, als stehe das Herz plötzlich still.

Zyanose der Haut, besonders des Gesichts.

Beim Aufsitzen < und durch die geringste Bewegung <.

Großes Bedürfnis zu liegen, das bessert.

Geist und Gemüt: Stimmung niedergeschlagen und mutlos, unlustig zum Arbeiten, große Unruhe und Aufregung, lebhafte Phantasie, Erregungszustände manischer Natur, besonders nachts. Angst, als hätte er ein Verbrechen begangen oder als hätte er Vorwürfe zu erwarten. Schreckliche Angst, schlimmer durch Musik. Mag nicht reden, will allein sein. Alles, besonders aber Trauriges, greift ihn sehr an, die geringste Kleinigkeit kann ihn in trostlose Verzweiflung bringen.

Eingenommenheit des Kopfes, wie im Rausch. Schwindelanfälle und Anfälle von Benommenheit. Die Fähigkeit zu denken und das Gedächtnis lassen nach. Wallender Kopfschmerz, wie Wellenschlagen, besser beim Liegen und Vorwärtsbücken. Benommenheit des ganzen Kopfes, und Empfindung, als ob das Gehirn wie Wasser an beiden Seiten des Schädels anschlüge. Anhaltende **Neigung zu Ohnmachten**. Lebhafte Träume.

Augen: Pupille erweitert und auf Lichtreiz schlecht reagierend, oder verengt. Gesichtstäuschungen, wie Fliegen oder Funken vor den Augen; rote, grüne oder vor allem **gelbe Farberscheinungen vor den Augen**; tagelang anhaltende Erblindung, Doppeltsehen mit Flimmern und Schwindelgefühl.

Nase: Schnupfen, Nasenbluten.

Gesicht: Gesicht blass mit Gedunsenheit des Gesichts.

Mund: Zunge weiß oder gelb belegt oder es fehlt trotz Magenbeschwerden der Zungenbelag. Speichelfluss von zähem, dickflüssigem, oder von süßem oder übelriechendem Speichel.

Innerer Hals: Racheninfekt mit Schlingbeschwerden.

Magen: Der Appetit geht verloren oder ist übermäßig gesteigert. **Reichlicher Durst**. Nach den Mahlzeiten werden die Hustenanfälle und die Übelkeit schlimmer. **Hervorstechend ist das Elendigkeitsgefühl und die Sterbensübelkeit sowie das anfallweise auftretende Schwächegefühl mit Ohnmachtsanwandlungen**. Es entwickeln sich die Anzeichen eines Infektes des Magens und Darmes mit Empfindlichkeit der Lebergegend. Tödliche Übelkeit mit Erbrechen von Speisen, Schleim und Galle, mit kaltem Schweiß. Übelkeit, nicht besser nach Erbrechen. ⊙ **Übelkeit bei der geringsten Nahrungsaufnahme, oder beim Anblick oder Ge-**

ruch von Speisen. **Großes Bedürfnis zu liegen, Verschlimmerung beim Aufrichten.** ☉ **Jede Aufregung, wie zum Beispiel eine schlechte Nachricht, schlägt auf den Magen.**

Ikterus
Hepatomegalie
Stauungsleber

Rektum und Stuhl: Stühle gallearm, hellfarbig. Durchfall mit aschgrauen Stühlen.

Blase: Störungen der Diurese im Sinne einer Hemmung oder Anregung, sowohl wie Störungen der Kinetik der Blasenentleerung mit Spasmen oder Atonie.
Harndrang, aber erschwertes Harnlassen. Häufiges Harnen von rotem Harn, mit Brennen in Harnröhre und Eichel. Vergeblicher Versuch zu urinieren. Unwillkürlicher Abgang des Harns. Tröpfelnder Harnabgang. **Ständiger Harndrang bei Nacht. Häufiger Harndrang mit starker Vermehrung der Harnmenge, jedoch nie viel auf einmal.** Schmerzhaftes Harnlassen von scharfem rotem Harn. Harnverhaltung mit Ausdehnung der Blase, die über dem Schambein gefühlt wird. Brennen in der Mitte der Harnröhre, wie zu eng, sich bessernd beim Harnlassen

Nykturie

Urin: Der Urin ist hell, wenn vermehrt. Urin scharf, rot oder bräunlich, wenn vermindert auch übelriechend. Weißes, rotes oder braunes Sediment.

Geschlechtsorgane:
- männlich: Pollutionen und geschlechtliche Erregung bei Männern; oder Verlust des geschlechtlichen Verlangens.

Prostatahyperplasie

Larynx und Trachea: Zäher Schleim im Kehlkopf, Dysphonie, Laryngitis, Tracheitis.

Atmung: Atmung unregelmäßig und unterbrochen durch häufiges tiefes Seufzen. Bedürfnis tief Atem zu holen oder zu Seufzen mit dem Gefühl, als ob die Lunge nur halb gefüllt werden könnte.

Husten und Expektoration: Reizhusten, dass er kaum sprechen kann; Husten nach dem Essen so heftig, dass er erbricht. Trockener, krampfartiger Husten mit Atemnot. Husten mit Auswurf von grauem, süßlichem, übelschmeckendem Schleim, auch von Blut. Husten mit Auswurf von Schleim und blutigem Sekret, oder trockener Husten, schlimmer nach dem Essen.

Brust: Engbrüstigkeit, muss tief Atem holen, trotzdem Gefühl, als bekäme er nicht genug Luft.

Herzinsuffizienz mit Insomnie
koronare Herzkrankheit
Erregungsleitungsstörung
Kardiomyopathie dekompensiert
Vitium cordis dekompensiert

Extremitäten: Schwäche und Mattigkeit. Schmerzen in den Gliedern, reißend, stechend, zitternd, in Ruhe und Bewegung.

Schlaf: Unruhiger Schlaf mit Hin- und Herwerfen im Bett. **Häufiges Erwachen nachts mit Angst, oder wie durch Schreck.**

Haut: Zyanose der Haut, besonders an Lippen, Zunge, Augenlidern, Nägeln. Fressendes Jucken, an verschiedenen Teilen des Körpers; wenn er nicht kratzt, so steigert es sich zu unausstehlichen brennenden Nadelstichen, das bald nachlässt, bald stärker zurückkehrt.

Allgemein: Schwäche und Mattigkeit der Unterglieder mit zittriger Empfindung. Starker Grad von Mattigkeit und Schwindel mit aussetzendem Puls. **Schwäche, Sinken der Kräfte**, muss im Bett liegen.
Konvulsionen und epileptische Anfälle.
Puls kräftiger und langsamer – oder beschleunigt, unregelmäßig, schwach. **Jede Bewegung, schon das Aufrichten, verschlimmert.** Pulsus bigeminus.

188.5
Dosierung

D 3 bis zu hohen Potenzen, auch bei funktionellen Herzstörungen und Kreislaufstörungen. Bei organischen Herzleiden richtet sich die Dosis nach dem Grade der Insuffizienz. In diesem Fall schrumpft die Ähnlichkeitsbeziehung zur homöopathischen Organotropie zusammen.

Bei dieser Behandlung des Herzens bei beginnender und bei schon ausgeprägter Dekompensation mit Digitalis und anderen glykosidhaltige Arzneien werden die Stauungserscheinungen an den in erster Linie herzabhängigen Organen wie Leber, Magen, Darm sowie der ganze periphere Kreislauf nicht in vollkommener Weise mit erfasst. Es ist dann sinnvoll und hat sich mir außerordentlich bewährt, die Herzarznei durch das nach homöopathischen Ganzheitsgesichtspunkten angezeigte Mittel zu ergänzen. Es kommen hier in erster Linie in Frage Carbo vegetabilis, China officinalis, Magnesiumsalze, Kalium carbonicum, Lycopodium clavatum, Sulphur lotum u. a. Dadurch wird ein weit besseres Gesamtbefinden hergestellt, sondern die Dosis an Glykosiden kann herabgesetzt werden (der Verfasser).

Ein solches Abtasten auf die Verträglichkeit ist besonders dann vorteilhaft, wenn man die Digitalisierung über lange Zeit mit kleinen Gaben aufrechterhalten muss.

Bei beginnender Insuffizienz wie den Schlafstörungen oder der nächtlichen Angst, die zum Umhergehen nötigt, genügen D 3 bis D 6.

Die Tinktur nach dem Homöopathischen Arzneibuch besitzt ½ Arzneigehalt. 2 Tropfen der Tinktur mit 8 Tropfen 40%igen Alkohol ergeben die D 1.

188.6
Vergleichsmittel

- Scrophulariaceae: Euphrasia officinalis, Gratiola officinalis, Leptandra virginica, Scrophularia nodosa, Verbascum thapsiforme.
- Herzbezug: Adonis vernalis, Apocynum cannabium, Convallaria majalis, Crataegus oxyacantha, Helleborus niger, Iberis amara, Kalmia latifolia, Laurocerasus, Oleander, Prunus spinosa, Sarothamnus scoparius, Scilla maritima, Strophantus gratus.
- Welche von den verschiedenen Pflanzen mit Digitalisglykosiden man im einzelnen Fall von kardialer Insuffizienz wählen soll, ist oft eine Frage des Versuchs. Manchmal, wenn Digitalis purpurea schlecht ertragen wird, hilft Digitalis lanata, Oleander, Scilla officinalis oder Strophantus gratus besser und ohne Nebenwirkung und auch in kleineren Dosen, ohne dass die Arzneibilder einen Hinweis für die Wahl geben könnten.
- Herzinsuffizienz: Convallaria majalis, Crataegus oxyacantha, Oleander, Scilla maritima, Strophantus hispidus.
- Bradykardie: Barium carbonicum, Gelsemium sempervirens.
- Ödeme kardial: Apocynum cannabinum, Convallaria majalis, Oleander, Scilla maritima, Strophantus hispidus.
- Zyanose kardiogen: Camphora, Carbo vegetabilis, Lachesis muta, Laurocerasus officinalis (Cor pulmonale), Veratrum album.
- Gefühl, als ob das Herz plötzlich still stehe: Aurum metallicum, Gelsemium sempervirens (muss sich bewegen).
- Aufschrecken aus dem Schlaf mit Angst: Aconitum napellus (Herzklopfen mit Todesangst), Apis mellifica, Carcinosinum, Lac caninum, Lachesis muta (mit Herzklopfen, Bangigkeit, mit dem Gefühl des Zusammenschnürens am Hals oder Herzen), Spongia tosta.
- Prostatahyperplasie benigne: Conium maculatum, Ferrum picrinicum, Magnesium carbonicum, Magnesium iodatum, Populus tremuloides, Sabal serrulatum.
- Migräne: Iris versicolor. Es ist das Mittel der Wahl bei den Fällen, in welchen die Migräne eine paroxysmale Form der Vertigo e stomacho laeso darstellt. „Im Vordergrund steht bei Iris versicolor das Erbrechen, und zwar das ausgesprochen saure Erbrechen. Das Verschwimmen vor den Augen dürfte sekundärer Natur sein. Auslösendes Moment kann eine Änderung im Rhythmus der Tageseinteilung sein. Das ist Iris." (Bergmann)

188.7
Literatur

[1] Allen TF. Digitalis. Encyclopedia of pure Materia Medica. Bd. 4, 10. New York: Boericke & Tafel; 1874–1880: 92–121, 505–506, 655

[2] Bähr B. Digitalis purpurea in ihren physiologischen und therapeutischen Wirkungen. Leipzig: Weigel; 1859: VI, 219

[3] Clarke JH. Digitalis. Dictionary of practical Materia Medica. Bd. 1. London: Homoeopathic Publishing Company; 1900–1902: 664–669

[4] Hahnemann S. Digitalis purpurea. In: Lucae C, Wischner M, Hrsg. Gesamte Arzneimittellehre. Stuttgart: Haug; 2007: 781–803

[5] Hartlaub, Carl G. C., Trinks CF. Fingerhut. Reine Arzneimittellehre. Leipzig: Brockhaus; 1828–1831: 159–166

[6] Hughes R. Digitalis. Cyclopaedia of drug pathogenesy. Bd. 2, 4. London: Gould; 1886–1891: 503–526, 755, 566–569

[7] Jörg J. Materialien zu einer künftigen Heilmittellehre durch Versuche der Arzneyen an gesunden Menschen. Bd. 2. Leipzig: Cnobloch; 1825

[8] Knorre. Miscellen. Digitalis purpurea. Allgemeine Homöopathische Zeitung 1841; 19 (15): 233

[9] Lembke J. Herba digitalis purpureae. Neue Zeitschrift für homöopathische Klinik 1857; 2 (22): 171

[10] Mezger J. Die Behandlung des Kreislaufs bei Herzkrankheiten des Alters. Allgemeine Homöopathische Zeitung 1960; 205 (3): 99–112

189 Dioscorea villosa – dios

lt.: Dioscorea villosa, dt.: Yamswurzel, engl.: wild yam

189.1 Substanz

Plantae – Dioscoreaceae (Yamswurzelgewächse) – **Dioscorea villosa**

Dioscorea villosa ist eine ausdauernde Schlingpflanze mit gestielten herzförmigen Blättern. Die Yams[224]-Wurzel, deren Namen vom senegalesischen Wort *nyami* abgeleitet ist, welches „essen" bedeutet, ist eine essbare Wurzel von knolliger Beschaffenheit. Der Name wird für ca. 10 tropische und subtropische Dioscorea-Arten verwendet. Ihre Wurzeln erreichen ein Gewicht von bis zu 20 kg. Sie besteht zu ca. 69 % aus Wasser, 22 % Stärke, 2 % Proteine, 1 % Zucker, hat einen hohen Kaliumanteil und einen geringen Vitamin-C-Gehalt.

Die Pflanze ist in den Tropen und Subtropen heimisch. Kultiviert wird sie in Westafrika, Ostasien, Mittelamerika und der Karibik. Sie dient als wichtiges stärkehaltiges Nahrungsmittel.

Homöopathische Verwendung findet der frische Wurzelstock.

189.2 Pharmakologie und Toxikologie

Die Wurzel enthält Diosgenin[225], welches ein wichtiger Rohstoff für die Partialsynthese von Steroidhormonen ist. Es kann chemisch in Progesteron und Cortodoxon umgewandelt werden. Nach mikrobieller Hydroxylierung an der 11β-Stelle des Pregnangerüstes entsteht unter anderem Hydrocortison. Das Glykosid wirkt emetisch.

189.3 Anwendung

Volksmedizinische Anwendung als Externum findet die Pflanze bei Ulzera und bei Skorpionbissen.

Homöopathische Verwendung findet die Substanz bei Magen-Darm-Koliken (nach Kommission D).

Die Arzneimittelprüfungen lassen als Hauptrichtung eine bevorzugte Einwirkung auf das vegetative Nervensystem erkennen, die sich in **Spasmen** und **kolikartigen Schmerzen** der Verdauungsorgane äußert. Auch finden sich vielfach **rheumatoide** und **neuralgische** Schmerzen im ganzen Körper.

189.4 Arzneimittelbild

Leitsymptome: Krampfartige Schmerzen, die oft die Stelle wechseln oder nach allen Richtungen ausstrahlen, die sich bessern durch Aufrechtstehen, Rückwärtsbeugen und Druck, durch Bewegung im Freien. Der Schmerz von Dioscorea villosa ist konstanter Art mit zeitweise krampfhafter Steigerung.

Kopfschmerz: Dumpfe Kopfschmerzen und neuralgische Schmerzen in allen Teilen des Kopfes.

Mund: Bitterer Mundgeschmack.

Larynx und Trachea: Entzündung der Rachenorgane und des Kehlkopfes.

Magen: Aufstoßen reichlicher Mengen übelriechender Luft, saures Aufstoßen.

Abdomen: Ständige dumpfe Schmerzen in der Magengegend und um den Nabel mit scharfen, heftigen Schmerzen durch den ganzen Bauch; gebessert durch Aufrechtstehen und ⊙ durch Rückwärtsneigen. Schmerz entlang des Sternums, der sich in die Arme erstreckt. **Blähsucht mit hef-**

---

224 Yams wird auch im Zusammenhang mit anderen knollenliefernden Arten gebraucht wie Ipomea-Arten, Colocasia-Arten, Marantaceae.
225 Die Verbindung findet man in Dioscorea-Arten, Solanum-Arten und Trillium erectum (Melanthiaceae) vor.

tiger **Kolik**, anfallweise auftretend. Windende Schmerzen in den Därmen.

> *Magenkrampf*
> *Gallenkolik*
> *gastrokardialer Symptomenkomplex*
> *Angina abdominalis*
> *Appendizitis*
> *Dysenterie*
> *Cholera*

Rektum und Stuhl: Durchfälle morgens in der Frühe beim Aufstehen, dabei reichliche Blähungen und Kolikschmerzen. Die Entleerungen bessern die Schmerzen nicht, bringen dagegen große Schwäche und Erschöpfung. Hämorrhoiden.

> *Diarrhö*

Niere:

> *Nierenkolik*

Geschlechtsorgane: Stark riechende Schweiße an den Genitalien. Große geschlechtliche Erregung, Erektionen die ganze Nacht.
- weiblich:

> *sexuelle Überreiztheit*
> *Dysmenorrhö*
> *Krampfwehen*

- männlich: Erschlaffung und Kälte der männlichen Teile. Atonische Pollutionen ☉ **mit folgender großer Schwäche.**

> *Pollutionen*

Extremitäten: Rheumatoide Schmerzen in allen Teilen des Körpers, in Brust, Rücken, Nacken, Armen und Beinen. Sie wechseln oft den Platz; schießende, schneidende Schmerzen neuralgischer Art; Besserung durch Druck.

> *Fibromyalgie*
> *Neuralgie*
> *Neuritis*

189.5
Dosierung

Kann in allen Potenzen gebraucht werden von der D 1 ab. Stauffer empfiehlt hohe Verdünnungen bei Agitationen und tiefe, wenn die Schwäche und Erschöpfung im Vordergrund steht.

189.6
Vergleichsmittel

Koliken: Belladonna, Bismutum subnitricum, Colocynthis, Mandragora officinarum

Zusammenkrümmen >, Druck >, Ruhe >, schmerzfrei in den Krampfpausen: Colocynthis

Rückwärtsneigen >, Essen >: Mandragora officinarum

Rückwärtsneigen >, kaltes Wasser >, das vorübergehend lindert: Bismutum subnitricum

Rückwärtsneigen <, Druck <, schmerzfrei in den Krampfpausen: Belladonna

189.7
Literatur

[1] Allen TF. Dioscorea villosa. Encyclopedia of pure Materia Medica. Bd. 4, 10. New York: Boericke & Tafel; 1874–1880: 123–161, 506–507

[2] Clarke JH. Dioscorea. Dictionary of practical Materia Medica. Bd. 1. London: Homoeopathic Publishing Company; 1900–1902: 671–675

[3] Donner F. Über eine Nachprüfung von Belladonna. Allgemeine Homöopathische Zeitung 1962; 207 (10): 609–623

[4] Hale EM. Dioscorea villosa. (Wild Yam Root. Colic Root.). New Remedies. Bd. 1. 5. Aufl. Philadelphia: Boericke & Tafel; 1897: 258–275

[5] Hughes R. Dioscorea villosa. Cyclopaedia of Drug Pathogenesy. Bd. 2. London: Gould; 1886–1891: 538–540

[6] Schnabel PAM. Dioscoreaceae (Dioscorea villosa). Allgemeine Homöopathische Zeitung 1965; 210 (12): 541–550

[7] Wecker L. Eine Arzneimittelprüfung von Dioscorea D 4 und Diosgenin D 6. Allgemeine Homöopathische Zeitung 1981; 226 (5): 188–195

190 Dolichos pruriens – dol

lt.: Mucuna pruriens, dt.: Juckbohne, engl.: cowhage

190.1 Substanz

Plantae – Leguminosae (gleich Fabaceae, früher Papilionaceae, Hülsenfruchtgewächse) – **Mucuna pruriens**

Es handelt sich um eine verholzende, bis zu 4 m hoch kletternde Schlingpflanze. Sie bildet 7,5 cm lange bis 1,5 cm breite Früchte aus, die an der Spitze hakenförmig ausgezogen sind. Diese sind dicht mit 1 bis 2,5 mm langen, dünnen, rotbraunen Borstenhaaren mit kurzen Widerhaken besetzt. Die Pflanze ist in tropischen Gebieten zu finden und stammt vermutlich ursprünglich aus dem tropischen Asien. Selten wird sie kultiviert, zum Beispiel zur Gründüngung oder als Bodendecker. Die Haare können Bestandteil von afrikanischen Pfeilgiften sein, die auf Basis von Strophantus-Arten hergestellt werden.

Homöopathische Verwendung finden die Haare der Fruchthülsen.

190.2 Pharmakologie und Toxikologie

Die Haare bewirken durch ihren hohen Serotoningehalt, der seinerseits zur Histaminausschüttung führt, und der Protease Mucunain an der Haut starken Juckreiz bis hin zu starken Schmerzen und Rötungen.

190.3 Anwendung

Volkstümlich werden die Haare im Senegal zusammen mit Honig und Melasse bei Wurminfektionen eingesetzt. In Äthiopien mischt man sie zusammen mit Fett und setzt sie als Salbe bei Erkrankungen des rheumatischen Formenkreises ein.

Die homöopathische Anwendung erfolgt bei hepatogenem Pruritus (nach Kommission D).

Ihre Verwendung erstreckt sich auf **heftigen Juckreiz der Haut**, zum Beispiel bei **Ikterus**, bei **Pruritus senilis** oder anderen Ursachen. Außerdem wird sie gegen *Ikterus* empfohlen. Doch ist die Wirkung nicht auf hepatogenen Ikterus beschränkt, was ausdrücklich hervorgehoben werden soll, sondern es wird auch ein Juckreiz anderer Genese, zum Beispiel bei **Leukämie,** dadurch gebessert.

Nach Voisin soll sich Dolichos pruriens besonders bei Pruritus von Obstipierten bewährt haben.

190.4 Dosierung

Sie bringt in D 2 bis D 3 (auch als Ø) alle 2 bis 4 Stunden eine Linderung dieses Juckens.

190.5 Vergleichsmittel

Leguminosae: Alfalfa, Baptisia tinctoria, Copaiva, Cytisus laburnum, Lathyrus sativus, Lespedeza sieboldii, Melilotus officinalis, Ononis spinosa, Physostigma venenosum, Robinia pseudacacia, Sarothamnus scoparius, Senna, Trifolium pratense.

190.6 Literatur

[1] Allen TF. Dolichos pruriens. Encyclopedia of pure Materia Medica. Bd. 4. New York: Boericke & Tafel; 1874–1880: 167

[2] Clarke JH. Dolichos. Dictionary of practical Materia Medica. Bd. 1. London: Homoeopathic Publishing Company; 1900–1902: 677–678

[3] Voisin H. Materia medica des homöopathischen Praktikers. 3. Aufl. Heidelberg: Haug; 1991: 518–519

191   Doryphora decemlineata – dor

lt.: Leptinotarsa decemlineata, dt.: Colorado- oder Kartoffelkäfer, engl.: colorado potatoe beetle

191.1 Substanz

Animalia – Chrysomelidae (Blattkäfer) – **Leptinotarsa decemlineata**

Dieser Kartoffelkäfer ist in den Rocky Mountains zu Hause, wo er auf einer Solanaceae lebt. Er ist im Begriff, sich über die ganze Welt zu verbreiten, da er auch die Kartoffel als Wirtspflanze benützt.

Homöopathische Verwendung findet der lebende Kartoffelkäfer.

191.2 Pharmakologie und Toxikologie

Wenn man den Käfer auf der Haut zerquetscht, kommt es zur Blasenbildung. Er verfügt über eine Vielzahl ausgeklügelter chemischer Abwehrmechanismen zur Abwehr von Fraßfeinden.

191.3 Anwendung

Homöopathische Verwendung findet die Substanz bei akuten Nieren- und Harnwegserkrankungen (nach Kommission D).

Die Affektion der **Nieren** und der **Blase** scheinen geringer und die **entzündliche Kongestion des Gehirns** stärker als bei Cantharis. Die Schwellung der Haut bei äußerer Anwendung nimmt erhebliche Grade an, auch die **Verdauungsorgane** befinden sich in einem entzündlichen Zustand. **Tachykardien**, die in ihrer Ursache ungeklärt sind, geben dem Mittel ein besonderes Gepräge.

191.4 Arzneimittelprüfung

Die Prüfungssymptome wurden gewonnen aus einer Prüfung mit der Tinktur (2 Prüfer), im Übrigen aus Verunreinigung der Hände oder Berührung einer offenen Wunde beim Sammeln der Käfer, ferner beim Einatmen der Dämpfe beim Verbrennen der Käfer oder bei Überbrühen derselben mit heißem Wasser.

191.5 Arzneimittelbild

Geist und Gemüt: Reizbare Laune. Delirium mit rotem gedunsenem Gesicht, vorgetriebenen Augen und einem Puls von 124/Min. Stupor mit Murmeln und lautem Rumpeln in den Gedärmen. Komatöser Schlaf mit wilden Träumen und Schreien wie in großer Bedrängnis.

Kopf: Blutandrang zum Kopf. Gehirn kongestioniert (post mortem). Rotes gedunsenes Gesicht gleich einem Trunkenbold.

Gesicht: Gesicht gedunsen, fleckig, mit roten, starren Augen, dabei Delirium, Erbrechen und Stupor. Erysipel des Kopfes und Gesichtes, Augen rot und vorgetrieben, Pupillen erweitert.

Innerer Hals: Brennen im Schlund, die Speiseröhre hinunter, mit Schmerz im Magen. Hals trocken mit dem Bedürfnis zu schlucken.

Magen: Erbrechen von dunklem, scharfem Wasser. Erbrechen begleitet Stupor und Delirium. Erbrechen von schmutzig-brauner Flüssigkeit.

Abdomen: Heftige Schmerzen in den Gedärmen, vermehrt nach Essen und Trinken.

Rektum und Stuhl: Entleerung von blutigen und schleimigen Stühlen mit heftigen Schmerzen im Rektum.

Blase: Harnverhaltung vom Morgen bis zur Nacht.

> *Zystitis*

Harnröhre:

> *Urethritis*

Urin: Entleerung von reichlichem, dunkelrotem Harn, von schmutziger Farbe unter beträchtlichen Schmerzen.

Extremitäten: Zittern in Arm und Bein, wie durch einen elektrischen Strom.

Fieber: Heftiges Fieber mit Gehirnkongestion, Erbrechen und Delirium. Puls 120 bis 140. Haut abwechselnd kalt und klebrig, dann brennend heiß. Typhöses Fieber.

Haut: Aus einer Schürfung entwickelt sich (durch äußere Berührung) ein tiefes Geschwür von rotem, entzündetem Aussehen, das sich in die Tiefe bis auf den Knochen frisst. Enorme Schwellung des ganzen Körpers mit den obengenannten Geistes- und Gehirnsymptomen. Die Schwellung ist elastisch, ohne einen Fingereindruck zu hinterlassen.

Allgemein: Anstieg des Pulses nach einigen Stunden auf 120, selbst auf etwa 150 nach der 2. Gabe (zuerst 10 Tropfen, dann 5 Tropfen der Tinktur). Puls sehr schwach. Das Blut will nicht gerinnen. Die Blutkörperchen lösen sich auf, wie nach Schlangenbissen.

191.6 Dosierung

Empfehlenswerte Dosierung D 6 und höher.

191.7 Vergleichsmittel

- Insekten-Arzneien: Apis mellifica, Cantharis, Coccinella septempunctata, Coccus cacti.
- Zystitis: Apis mellifica, Aristolochia clematis, Cantharis, Chimaphila umbellata, Coccus cacti, Conium maculatum, Dulcamara, Eupatorium purpureum, Fabiana imbricata, Populus tremuloides, Solidago virgaurea, Staphysagria, Terebinthinia.

191.8 Literatur

[1] Allen TF. Doryphora. Encyclopedia of pure Materia Medica. Bd. 4. New York: Boericke & Tafel; 1874–1880: 167–170

[2] Clarke JH. Doryphora. Dictionary of practical Materia Medica. Bd. 1. London: Homoeopathic Publishing Company; 1900–1902: 678–679

[3] Hale EM. Doryphora Decem-Lineata. (Colorado Potato Bug.). New Remedies. Their pathogenetic effects and therapeutical application in Homoeopathic pratice. Bd. 1. 5. Aufl. Philadelphia: Boericke & Tafel; 1897: 275–278

[4] Jenkins. Doryphora decemlineata N. Y. Homöop. Med. Coll. 1876

192 Drosera rotundifolia – dros

lt.: Drosera rotundifolia, dt.: Sonnentau, engl.: round leaved sundew

192.1 Substanz

Plantae – Droseraceae (Sonnentaugewächse) – **Drosera rotundifolia**

Es handelt sich um eine kleine carnivore, krautige, mehrjährige Pflanze. Die Pflanze bildet aus ihrer Winterknospe eine bodenständige Blätterrosette und mehrere aufrechte Blütentriebe. An deren Ende sitzen die runden Fangblätter, die mit vielen kleinen sezernierenden Tentakeln besetzt sind. Das sezernierte Sekret ist sehr klebrig und dient dem Fang kleiner Insekten. Die Blütezeit ist von Juli bis August. Die Pflanze wächst in Mooren und Feuchtgebieten und ist über die gesamte nördliche Erdhalbkugel verbreitet. In Deutschland besteht Artenschutz.

Homöopathische Verwendung findet die ganze frische, zu Beginn der Blüte gesammelte Pflanze.

192.2 Pharmakologie und Toxikologie

0,14 bis 0,22 % Naphtochinonderivate, hauptsächlich Ramentaceon, daneben Plumbagin[226]. Sie besitzen eine spasmolytische Wirkung. Daneben noch Flavonole wie das Quercetin, Myricetin und Kämpferol. Im Sekret der Tentakeln finden sich proteolytische Enzyme.

192.3 Anwendung

Homöopathische Indikationen sind Entzündungen der oberen Luftwege und besonders Pertussis (nach Kommission D), Krampf- und Reizhusten (nach Kommission E).

Drosera rotundifolia erfreut sich eines ausgezeichneten Rufs bei *Pertussis* und anderen Husten von krampfartigem Charakter. Auch bei *Lungentuberkulose* wird es geschätzt. Die Wirkung geht hier offenbar über eine symptomatische Besserung des Hustens hinaus. Von Dr. Margarete Tyler wurde Drosera rotundifolia gegen tuberkulöse Drüsenleiden sehr geschätzt, besonders bei *Drüsentumoren* am Hals und im Bauch. Auch *tuberkulöse Osteopation* wird damit geheilt, zum Beispiel der bei der Gelenktuberkulose zu beobachtende *Tumor albus*[227] des Knies und der Pott'sche Buckel, eine *Kyphose*, die bei der wirbelsäulenbetonten Tuberkulose entstehen kann. Sie legt Wert darauf, dass Hochpotenzen (C 200) gegeben werden und diese erst wiederholt werden, wenn die Wirkung einer Potenz sich erschöpft hat, also in langen, mehrwöchigen Abständen ([6]: 12).

192.4 Arzneimittelbild

Leitsymptome: Krampfhaftes Husten nachts, mit Schmerzen in der Brust, sodass diese mit den Händen gehalten wird.

Geist und Gemüt: Niedergedrückt und verzweifelt, zu Selbstmord geneigt. Voller Angst und Ruhelosigkeit. Abneigung gegen körperliche und geistige Arbeit.

> *Pertussis*
> *Reizhusten (mit Erbrechen, tuberkulöser Husten)*

Nase: Flüssiger Schnupfen, Epistaxis.

Rektum und Stuhl: Durchfall.

Larynx und Trachea: Kitzel im Kehlkopf zu Husten reizend.

---

[226] Ein Hexaketid, das in Drosera-Arten Droseraceae, Plumbago-Arten Plumbaginaceae und Diospyros-Arten Ebenaceae vorkommt. Es hat eine tuberkulostatische, bakteriostatische und fungizide Aktivität.

[227] Die beim Übergreifen einer Gelenktuberkulose auftretende diffuse, evtl. spindelförmige Schwellung der Gelenkregion.

Husten und Expektoration: Tief aus der Brust kommender Husten. **Hustenanfälle, besonders nachts, die sich so rasch folgen, dass der Patient kaum zu Atem kommen kann.** Raue, trockene Kehle mit Heiserkeit, bellender Husten mit gelbschleimigem Auswurf. Unerträgliche **Stiche in der Brust und im Hypochondrium beim Husten** und Tiefatmen; gebessert, wenn die Hände gegen die Brust gepresst werden. Brenzlicher Geruch des Atems beim Husten; Auswurf ekelhaft oder bitter schmeckend, Auswurf von Eiter mit Blut gemischt. Brechreiz beim Husten.

Extremitäten: Alle Glieder sind wie zerschlagen, Schmerzen aller Glieder, auf denen er liegt, als wenn das Lager zu hart wäre. Schmerzhafte Steifigkeit der Gelenke und Schwäche im Beginn des Gehens, besser bei fortgesetztem Gehen. Auch äußerlich sind die Glieder schmerzhaft.

Frost und Frösteln: Viel Frostigkeit. Fieberanfälle täglich, um 9 Uhr mit Frost beginnend, nachmittags besser.

Schweiß: Nachtschweiße.

192.5 Dosierung

Meist werden niedere Verdünnungen (D 1 bis D 6) gegeben. Stauffer und andere setzen sich, besonders bei Keuchhusten mit der typischen nächtlichen Verschlimmerung, für hohe Potenzen als entschieden besser ein.

192.6 Vergleichsmittel

Reizhusten, krampfhafter, Pertussis: Acidum carbolicum, Ammonium bromatum, Belladonna, Bryonia alba, Coccus cacti, Conium maculatum, Corallium rubrum, Cuprum metallicum, Ipecacuanha, Kalium carbonicum, Magnesium carbonicum, Spongia tosta.

192.7 Literatur

[1] Allen TF. Drosera. Encyclopedia of pure Materia Medica. Bd. 4. New York: Boericke & Tafel; 1874–1880: 170–178

[2] Barzen D. Drosera. Materia medica revisa homoeopathiae. Glees: Gypser; 2008

[3] Clarke JH. Drosera. Dictionary of practical Materia Medica. Bd. 1. London: Homoeopathic Publishing Company; 1900–1902: 679–683

[4] Hahnemann S. Drosera. In: Lucae C, Wischner M, Hrsg. Gesamte Arzneimittellehre. Stuttgart: Haug; 2007: 803–813

[5] Hughes R. Drosera. Cyclopaedia of Drug Pathogenesy. Bd. 2. London: Gould; 1886–1891: 541–542

[6] Renard. Drosera rotundifolia. L' Homoéopathie Française 1929: 12

193 Dulcamara – dulc

lt.: Solanum dulcamara, dt.: Stechapfel, engl.: woody nightshade

193.1 Substanz

Plantae – Solanaceae (Nachtschattengewächse) – **Solanum dulcamara**

Es handelt sich um einen verzweigt wachsenden Halbstrauch, dessen Triebe kletternd oder niederliegend bis zu 2 m lang wachsen. Von Juni bis August zeigen sich Blütenrispen mit violetten Blüten, die auffallende goldgelbe Staubbeutel haben. Die Pflanze bildet glänzende, scharlachrote, hängende, eiförmige Früchte aus. Man findet sie an Ufern und feuchten Standorten in Europa und Asien.

Homöopathische Anwendung finden die frischen Triebe und Blätter vor der Blüte.

193.2 Pharmakologie und Toxikologie

Hauptinhaltsstoffe von Dulcamara sind Solanum-Alkaloide, eine Untergruppe der Steroid-Alkaloide. Alkaloideinteilung nach Herkunft. Wie diese leiten sie sich vom C 27-Cholestan-Gerüst ab. In der Pflanze liegen sie überwiegend in ihrer hydrophilen Form als Solanum-Steroidalkaloid vor. Man findet das α-Solamarin (3-O-β-Solatriosyltomatidenol) und das β-Solamarin (3-O-β-Chacotriosyltomatidenol).

Ihre Wirkung ist lokal reizend auf Haut und Schleimhäute. Inkorporiert wirken sie cytolytisch. Sie hemmen die Cholin-Esterasen, sind positiv inotrop am Herzen und im zentralen Nervensystem zunächst erregend, dann lähmend.

Bei oraler Aufnahme wird zunächst ein bitterer Geschmack wahrgenommen, danach durch die enzymatische Aktivität des Speichels, ein süßer (Dulcamara-Bittersüß). Im Hals kommt es zu einem Kratzen und Brennen. Magenbeschwerden wie Übelkeit und Erbrechen stellen sich ein. Es kommt zu Enteritis, Myalgien, Nierenreizung und Hämolyse.

Einige Solanum-Steroidalkaloidglykoside zeigen in vitro Aktivität gegen humane Cervix-, Kolon-, Leber-, Lymphom- und Magenkrebszelllinien.

193.3 Anwendung

Bittersüß fand volksmedizinische Anwendung bei Dermatosen, bei Erkrankungen des rheumatischen Formenkreises und bei Husten. Dabei war es von alters her bekannt, dass das Kraut besonders bei Krankheiten zu gebrauchen ist, die ihre Entstehung dem Einfluss von kalter Feuchte verdanken. So schreibt zum Beispiel Lonicerus, es würde „nur für Menschen von kalter und feuchter Natur passen". (Auch Carrère: Traité des propertés, usages et effets de la Doucamère. Paris 1787). In der Arzneimittelprüfung hat sich diese Eigenschaft als Gefühl innerer Kälte, als ob man sich erkältet hätte, offenbart.

Homöopathische Anwendung findet die Zubereitung bei fieberhaften Infekten, Entzündungen der Atemorgane, des Magen-Darm-Kanals, der Harnwege, der Gelenke, der Haut, ausgelöst durch Kälte und Nässe (nach Kommission D).

Dulcamara ist heilsam gegen die gesundheitlichen Folgen der Einflüsse von Kälte und Nässe. W. Zimmermann orientierte seine therapeutischen Versuche an Erkrankungen, bei welchen *pathologische Cholesterinspiegel* bestanden, soweit dabei das führende Symptom der Verschlimmerung durch Nässe und Feuchtigkeit zugegen war. Der Erfolg dieser Behandlung mit Dulcamara – es handelte sich um *Erkrankungen des rheumatischen Formenkreises*, um das *Nierenblasensyndrom,* um die *seborrhoische Dermatitis*, um die *Kältepurpura* und um das *Erythema nodosum*. Die Ergebnisse waren auffallend günstig. Die Cholesterin-Werte waren, soweit die Untersuchung auf diese ausgedehnt worden war, dabei erhöht und erfuhren im Laufe der Behandlung mit Dulcamara eine Normalisierung.

Außer diesen Indikationen findet Dulcamara in der Homöopathie vielfache Verwendung bei *Diarrhö*, die auf *Erkältung* und Nässe zurückzuführen ist, zum Beispiel, wenn im Sommer und Herbst auf heiße Tage kühle Nächte folgen. Darüber hinaus hat es sich mir auch bewährt bei infektiöser *Diarrhö*, mit plötzlichem Einsetzen und mit Fieber.

193.4 Arzneimittelbild

Leitsymptome: Charakteristisch ist das Gefühl, sich erkältet zu haben, die Beschwerden sind mit Kältegefühl verbunden.
⊙ **Folgen von Kälte und Nässe, von nasskalter Witterung, von Durchnässung, bei plötzlichem Wechsel von Wärme zu Kälte, zum Beispiel wenn auf heiße Tage kalte, kühle Nächte folgen, durch Sitzen auf kaltem Boden, beim Wechsel von warmen und kalten Räumen.**
Gliederschmerzen, Bewegung >.
Wärme >.
⊙ **Vikariierendes Auftreten der Beschwerden, zum Beispiel Asthma im Wechsel mit Hautausschlägen oder rheumatischen Beschwerden, Durchfall wechselnd mit Hautausschlägen usw.**

Geist und Gemüt: Zänkisch und ungeduldig. Stampft vor Wut mit den Füßen. Ruhelosigkeit, Phantasien im Delirium. Benommenheit des Kopfes. Schlaflosigkeit mit Umherwerfen im Bett.

Kopfschmerz: Kopfschmerzen und Schwere des Kopfes.

Augen: Pupillen erweitert. Beginnende Erblindung. Funken vor den Augen. Entzündung des äußeren Auges. ⊙ **Jede Erkältung schlägt sich aufs Auge.**

Konjunktivitis
Skotom

Ohren: Ohrenschmerzen während der ganzen Nacht, nachher Klingen und Rauschen.

Otitis media

Nase: Schnupfen, Nasenbluten mit hellem Blut.

Mund: Zunge gelähmt. Unfähig, ein Wort zu sprechen. Geschwüre in der Schleimhaut des Mundes, Speichelfluss; zäher, seifenartiger Speichel. Trockenheit im Mund und Hals.

Magen: Aufstoßen, Übelkeit, Erbrechen. Heftiger Durst. Schmerzen in Magen und Bauch, schneidend, kneifend. Magen-Darm-Beschwerden besonders im Sommer und Herbst infolge Erkältung oder Infektion.

Gastroenteritis

Abdomen: Bauchschmerzen, wie sie sonst durch kaltes, nasses Wetter hervorgerufen werden.

Rektum und Stuhl: Gelbwässrige Stühle mit schneidenden und ziehenden Leibschmerzen vor jeder Entleerung wie nach Erkältung.

Blase: Strangurie. Unwillkürlicher Harnabgang. Blasenbeschwerden mit Verschlimmerung durch Kälteeinfluss.

Zystitis
Urethralsyndrom

Harnröhre: Schmerzen in der Harnröhre beim Harnlassen.

Urin: Trüb, satzig.

Husten und Expektoration: Kurzer bellender Husten, mit Auswurf zähen Schleimes. ⊙ **Husten durch nasses, kaltes Wetter hervorgerufen.**

Bronchitis
Asthma bronchiale

Extremitäten: Steifigkeit im Nacken, in den Lenden. Schmerzen im Kreuz, wie nach langem Bücken. Rheumatoide Schmerzen in den Gliedern, wie zerschlagen und gelähmt, dabei eiskalt. **Besserung durch kräftige Bewegung.** Reißen und Ziehen und Muskelzuckungen.

193 – Dulcamara – dulc

Erkrankungen des rheumatischen Formenkreises
Neuralgie

Haut: Brennen oder stechendes Jucken, schlimmer in der Nacht. Ausschläge wie Flohstiche, Nesselausschlag über den ganzen Körper. Rote Flecken wie Scharlach über den ganzen Körper. Hellrote spitze Bläschen. Herpes um den Mund.

Dermatitis seborrhoisch
Herpes simplex
Urtikaria
Erythema nodosum
Kältepurpura

193.5 Dosierung

Meist D 2 bis D 6 in akuten Fällen, bei chronischen auch höhere Verdünnungen.

193.6 Vergleichsmittel

- Solanaceae: Belladonna, Capsicum annuum, Fabiana imbricata, Hyoscyamus niger, Mandragora officinarum, Stramonium, Tabacum.
- Folgen von Nässe und Kälte: Natrium sulphuricum, Thuja occidentalis.
- Zystitis durch Kälte, Reizblase: Aristolochia clematis, Pulsatilla pratensis.
- Myalgie, Neuralgie infolge Nässe und Kälte: Rhus toxicodendron, Nux vomica.
- Urtikaria: Acidum carbolicum, Alumina oxydatum, Apis mellifica, Carbo animalis, Carbo vegetabilis, Carboneum sulphuratum, Cocculus indicus, Conium maculatum, Dulcamara, Graphites naturalis, Rhus toxicodendron, Ruta graveolens, Staphysagria.

193.7 Kasuistik

193.7.1 Rezidivierende Zystopyelitis

25-jährige Patientin floh mit 6 Jahren mit der Mutter und 4 Geschwistern aus Danzig und wurde im Winter 1944 auf dem Schiff „Wilhelm Gustloff" torpediert und schwamm am Rettungsring 5 Stunden im eiskalten Wasser, bis sie von Wasserflugzeugen geborgen wurde. ½ Jahr später auf der Flucht nach Thüringen Lähmungen an Armen und Beinen – man sprach von Kinderlähmung –, nach langem Krankenhausaufenthalt Besserung und nahezu Ausheilung. 1955 fuhr sie nach einem Freibad an einem See mit dem Badeanzug und nassen Haaren auf dem Fahrrad nach Hause, erkrankte anschließend an schwerer Nierenbeckenentzündung beiderseits. Kurze Zeit später an einer immer wieder rezidivierenden Otitis media, wurde an Blinddarm, Tonsillen, Polypen und Stirnhöhlen operiert, doppelseitige Parazentese. Seit dieser Zeit rezidivierte jährlich zur kalten Jahreszeit die Pyelitis. Einweisung erfolgte schließlich wegen Pyelonephritis beiderseits, BKS 18/30, Leuko 105 000, Urin E., Leuko, Epith., gran. Zyl. In der Elektrophorese α2- und β-Globulinämie, Cholesterin war mit 271 mg% vermehrt, Xanthoprotein und Harnsäure normal, ebenso Rest-N. Behandlung nur anfangs Dulcamara D 4, 3-mal 10 Tropfen, nach 5 Tagen D 12, 2-mal 5 Tropfen. Entlassung am 20. Tag. BKS: 4/11. Leuko 64 000, Urin zeigt nur noch einzelne Epithelien und Leuko. Cholesterin bei salzarmer Normalkost mit 220 mg% normalisiert [14].

193.7.2 Erythema nodosum

76-jährige Patientin, die bereits vor 2 Jahren in stationärer Behandlung wegen eines Herpes zoster stand, jetzt aber mit einem Krankheitsbild eingewiesen wurde, das etwa 3 Wochen vorher sich mit großflächigen, sehr schmerzhaften Rötungen an beiden Unterschenkeln und Unterarmen entwickelte. Die Patientin gibt dazu an, dass sie im Laufe des vergangenen strengen Winters erheblich frieren musste, da sie in einer Behelfswohnung untergebracht sei, die nicht nur feucht, sondern ausgesprochen kalt sei. Der Kälteeinfluss wurde von ihr selbst als Ursache des Leidens vermutet. Der behandelnde Arzt dachte anfangs an eine septische Thrombophlebitis, als sich aber das Leiden über beide Unterschenkel und Arme ausbreitete, stand die Diagnose Erythema nodosum sicher. Die Befunde waren erheblich. Neben einem subfebrilen Kontinuafieber war die BKS mit 69/110 erhöht, im Blutbild bestand eine Leukozytose von 10 800. Linksverschiebung. Weltmann[228] war auf 1 KB verkürzt – ein Befund, den wir noch nie erlebten, im Urin bestanden alle Zeichen, der toxischen Nierenreizung mit Eiweißopaleszenz usw. Gesamtcholesterin war auf 345 mg% erhöht, Harnsäure normal. Im Serumeiweißbild bestand eine schwere Dysproteinämie mit 34% Hypalbumie, 28% Gammavermehrung sowie Vermehrung der $\alpha 1$- und $\alpha 2$-, sowie der β-Fraktionen. Im EKG toxischer Myokardschaden. Behandlung mit Dulcamara D 4 und D 12, in den ersten Tagen zusammen mit Bryonia alba D 4. Nach 14 Tagen BKS 40/68, nach 3 Wochen 30/57. Entlassung nach 34 Tagen, völlig beschwerdefrei. BKS noch 22/45. Bereits nach 3 Wochen hatte sich in der Elektrophorese die Dysproteinämie ausgeglichen bei 45% Albumin, 20% Gammaglubulin. Cholesterin 220 [14].

193.8 Literatur

[1] Allen TF. Dulcamara. Encyclopedia of pure Materia Medica. Bd. 4, 10. New York: Boericke & Tafel; 1874–1880: 178–190; 511

[2] Carrère JBF. Traité des propertés, usages et effects de la Doucamère. Paris; 1787

[3] Clarke JH. Dulcamara. Dictionary of practical Materia Medica. Bd. 1. London: Homoeopathic Publishing Company; 1900–1902: 686–690

[4] Clarus J. Dulcamara. Zeitschrift des Vereins der Homöopathischen Ärzte Österreichs 1863; 2 (2)

[5] Gypser K. Dulcamara. Materia medica revisa homoeopathiae. Glees: Gypser; 2007

[6] Hahnemann S. Dulcamara. In: Lucae C, Wischner M, Hrsg. Gesamte Arzneimittellehre. Stuttgart: Haug; 2007: 813–831

[7] Hallmann L. Klinische Chemie und Mikroskopie. Ausgewählte Untersuchungsmethoden für das medizinisch-klinische Laboratorium. 11. Aufl. Stuttgart, New York: Thieme; 1980

[8] Hartlaub CC, Trinks CF. Bittersüss. Reine Arzneimittellehre. Bd. 1. Leipzig: Brockhaus; 1828–1831: 291–294

[9] Hoppe. Dulcamara. Allgemeine homöopathische Zeitung Monatsblatt 1860; 61 (2)

[10] Hughes R. Dulcamara. In: Hughes R, Hrsg. Cyclopaedia of Drug Pathogenesy. Bd. 2. London: Gould; 1886–1891: 542–544

[11] Knorre. Beobachtungen nebst Bemerkungen aus der homöopathischen Praxis von Dr. Knorre, Stadtphysikus zu Pernau in Liefland. Dulcamara. Allgemeine Homöopathische Zeitung 1835; 6 (3): 35

[12] Leeser O. Solanaceen. Allgemeine Homöopathische Zeitung 1963; 208(6): 341–364

[13] Weltmann R. Serumkoagulationsreaktion – eine einfache Probe von bedeutendem klinischem Wert. Acta Medica Scandinavica 1945; 122: 360–380

[14] Zimmermann W. Toxikologie, Pharmakologie und Therapie der Solanumgruppe. II. Teil: Solanum Dulcamara. AHZ 1963; 208 (11): 611–620, 687

---

228 Überholter Laborparameter zur Differenzierung akuter von chronischen Erkrankungen. Bei Zunahme der α- und $\beta 1$-Globuline zeigt sich ein verkürztes Weltmannband [7], [13].

194 Echinacea angustifolia – echi

syn.: Braunonia angustifolia, dt.: Schmalblättriger Sonnenhut, Kegelblume, engl.: black sampson

194.1 Substanz

Plantae – Asteraceae (früher Compositae, Korbblütengewächse) **– Echinacea angustifolia**

Es handelt sich um eine mehrjährige, krautige 10 bis 50 cm hohe Staude mit einfachen oder mehrfach verzweigten Stängeln und einer tiefen Pfahlwurzel. Die Blätter sind länglich schmal bis elliptisch, weisen eine Behaarung auf und die Blüten relativ kurze Zungenblüten. Die Pflanze wächst in Nordamerika und wird in der Schweiz und in Deutschland in kleinen Mengen kultiviert. Häufige Verwechslungen mit den Wirkbeschreibungen von Echinacea pallida und Echinacea purpurea, sodass bei älteren Angaben eine sichere Zuordnung nicht gelingt.

Homöopathische Verwendung findet die ganze frische, blühende Pflanze mit Wurzel.

194.2 Pharmakologie und Toxikologie

Das Kraut enthält Flavoinoide von Quercetin und Kämpferol-Typ.

Für Echinacea purpurea und Echinacea pallida sind von Presssaft und Extrakten aus Kraut und Wurzeln schwach antibakterielle (über Hemmung der bakteriellen Hyaluronidasen), antivirale (vermutlich aufgrund der Kaffeesäurederivate) und unspezifische immunmodulierende Wirkungen nachgewiesen worden. Sie wirken stimulierend auf die Phagozytoseaktivität.

Zu toxischen Reaktionen in Form von Schüttelfrost, Fieberreaktionen, Übelkeit und Erbrechen kann es bei parenteraler Einnahme kommen. Auch allergische Reaktionen vom Soforttyp sind beschrieben. Vorsicht bei allergischer Disposition, vor allem bei Sensitivität gegen Asteraceae. Bei Diabetikern kann es zu Blutzuckerschwankungen kommen.

Historischer Exkurs: Dass Echinacea nicht die Krankheitserreger tötet beziehungsweise schädigt, sondern durch eine Steigerung der Abwehrleistung wirksam ist, konnte zum Beispiel an der Ohrenräude der Kaninchen, einer Krankheit mit schlechter Heilungstendenz, festgestellt werden. Die Innenseite der Ohrmuscheln dieser Tiere ist meist in großer Ausdehnung hochgradig ekzematös und mit blutigen Borken bedeckt. Werden diese Hautpartien 1- bis 2-mal täglich mit Echinacea gut angefeuchtet, so kommt es in 6 bis 8 Tagen zu völliger Abheilung, ohne dass die verursachenden Milben irgendwie in ihrer Pathogenität und Fortpflanzungsfähigkeit geschwächt werden [5].

194.3 Anwendung

Volkstümliche Anwendung fand die Droge bei den Indianern äußerlich als Wundauflage bei Verletzungen und Verbrennungen. Bei Zahn- und Halsschmerzen wurde die Wurzel gekaut. Innerliche Anwendung erfolgte bei Schmerzen und Magenkrämpfen, Husten, Infekten.

Medizinische Anwendung findet Echinacea angustifolia als Externum bei allerlei Verwundungen wie Verätzungen, Erfrierungen, Verbrennungen, Starkstromverbrennungen, Röntgenulzera, allerlei Weichteilwunden, schlechtheilenden Weichteil- und Knochenwunden ohne phlegmonös-eitrige Tendenz. Foudroyant verlaufende Wundinfektionen, ebenso stark eitrig sezernierende und zur Verjauchung neigende intraorale Wunden seien nicht geeignet für Echinacea angustifolia. Ulcus cruris am besten in der Form der „feuchten Kammer". Es wird eine stärkere Durchblutung, eine Hebung der Gewebsresistenz und eine Förderung der Granulationsbildung beobachtet. Auch bei Ekzemen scheint Echinacea angustifolia, äußerlich angewendet, manchmal vorteilhaft zu sein. Selbst Berufsekzeme konnten damit geheilt werden.

Homöopathische Anwendung findet die Zubereitung zur unterstützenden Behandlung bei schweren und fieberhaften Infekten (nach Kommission D).

Eine intravenöse Applikation kann wegen des allergischen Potenzials nicht empfohlen werden und macht hinsichtlich eines homöopathischen Heilansatzes keinen Sinn.

194.4 Arzneimittelprüfung

Eine Arzneimittelprüfung wurde von Fahnenstock vorgenommen, veröffentlicht in Medical Century 1899, Augustnummer; in der AHZ [4]. Es wurden die Tinktur und die 30. Dilution gebraucht. Während von der Letzteren wenig beobachtet wurde, ergab die Tinktur: es „zeigt sich bald eine beißende, prickelnde Empfindung an der Zunge, den Lippen und im Rachen, etwa ähnlich wie sie Aconitum napellus erzeugt. Hierauf folgt bald ein Angstgefühl mit Schmerz um das Herz und beschleunigtem Puls; sodann macht sich ein dumpfer Schmerz in beiden Schläfen, ein Druckschmerz bemerkbar, hierauf schießende Schmerzen, die dem N. Quintus folgen. Das nächste Symptom bestand in einer Anhäufung von zähem Schleim im Mund und Rachen. Dann folgte eine allgemeine Ermattung und Schwäche, die sich nachmittags immer steigerte. Alle Glieder fühlen sich schwach und unaufgelegt zu Bewegungen, was von scharfen, schießenden, umherziehenden Schmerzen begleitet war. Bei einer Anzahl war der Appetit gar nicht verändert. Diejenigen, welche eine ausgiebige Quantität der Tinktur genommen, verloren jedoch den Appetit unter Aufstoßen geschmackloser Gase, Schwäche im Magen, Schmerz im rechten Hypochondrium, dazu Flatulenz der Gedärme, kneifende Schmerzen, begleitet von Abgang stinkender Winde oder einem losen, gelblichen Stuhl, dem immer hohe Erschöpfung folgte. Nach mehrtägiger Anwendung des Mittels wurde das Gesicht blass, der Puls nahm an Frequenz sehr ab, und es folgte eine allgemeine Erschöpfung, wie nach einer langwierigen, schweren Krankheit. Von der Mehrzahl der Prüfer wurde Abgang sehr stinkender Gase und stinkender Stühle beobachtet. Das Mittel wirkt auf die Nieren, jedoch ergab die Harnanalyse keinen abnormen Befund". An den Harnorganen wurde beobachtet: reichlicher und häufiger Harnabgang, unwillkürlicher Harnabgang; Schmerz und Brennen beim Harnabgang. Harn blass und reichlich, oder dunkel und spärlich. Es besteht eine Kongestion zum Kopf, der Puls ist beschleunigt.

Verschlimmerung nach den Mahlzeiten, abends, nach körperlicher und geistiger Anstrengung. Deutliche Besserung im Liegen, in der Ruhe. Es besteht eine Neigung zum Frieren und Schaudern, namentlich an der kalten Luft [4].

„Fast sämtliche Prüfer klagten über Benommenheitsgefühl im Kopf, inneres Zittern, Mattigkeitsgefühl, heiße Wallungen wechselnd mit Frösteln, Knochenschmerzen, ganz eigenartige scharfe, stichartige Schmerzen in den Gelenken und den verschiedensten Gliedmaßen. Auffällig ist dabei, dass diese Erscheinungen vorwiegend bei der 12. Dezimal-Potenz aufgetreten sind. – Bei den tiefen Potenzen und der Urtinktur standen Herzaffektionen in Verbindung mit lebhaften Rachenkatarrhen im Vordergrund." [6]

194.5 Arzneimittelbild

Leitsymptome: Nach den Mahlzeiten <, abends <, nach körperlicher und geistiger Anstrengung <.

Im Liegen > >, in der Ruhe > >.

Es besteht eine Neigung zum Frieren und Schaudern, namentlich an der kalten Luft.

194.6 Dosierung

Verordnung bei Sepsis nur in der Tinktur zu 5 bis 10 Tropfen, 2- bis 3-stündlich bis 3-mal täglich. Äußerlich werden Umschläge mit der im Verhältnis 1 : 3 verdünnten Tinktur angewendet. Die schmerzstillende Wirkung dieser Umschläge wird hervorgehoben.

194.7 Vergleichsmittel

- Asteraceae: Abrotanum, Absinthium, Arctium lappa, Arnica montana, Bellis perennis, Calendula officinalis, Carduus marianus, Chamomilla recutita, Cina maritima, Erigeron canadensis, Eupatorium perfoliatum, Eupatorium purpureum, Gnaphalium polycephalum, Grindelia robusta, Lactuca virosa, Millefolium, Senecio aureus, Senecio fuchsii, Siegesbeckia orientalis, Solidago virgaurea, Taraxacum officinale, Tussilago petasites, Wyethia helenoides.
- Sepsis: Acidum carbolicum, Anthracinum, Arnica montana, Baptisia tinctoria, Carbo vegetabilis, Chininum arsenicosum, Carcinosinum, Crotalus horridus, Lachesis muta, Pyrogenium, Siegesbeckia orientalis.

194.8 Literatur

[1] Anshutz EP. Echinacea angustifolia. New, old and forgotten remedies. Papers by many writers. 2. Aufl. Philadelphia: Boericke & Tafel; 1917: 172–186

[2] Boger CM. Proving of Echinacea angusifolia. Dezember 1896–Februar 1897. Im Internet: http://www.homoeopathie-zentrum-karlsruhe.de/pdf/1897%20-%20%20C.M.Boger%20-%20PROVING%20OF%20ECHINACEA%20ANGUSIFOLIA.pdf;

[3] Clarke JH. Echinacea angustifolia. Dictionary of practical Materia Medica. Bd. 1. London: Homoeopathic Publishing Company; 1900–1902: 691–694

[4] Fahnenstock JC. Prüfung von Echinacea angustifolia. Allgemeine Homöopathische Zeitung 1901; 143 (3,4): 24–27

[5] Kriebisch O. Experimentelle Untersuchungen über die antiphlogistische Wirkung der Echinacea. Köln; 1939

[6] Rabe. Echinacea angustifolia. Allgemeine Homöopathische Zeitung 1927; 175: 437

195 Eichhornia crassipes – eich-c

lt.: Eichhornia crassipes, dt.: Tropische Wasserpest, engl.: common water hyacinth

195.1 Substanz

Plantae – Pontederiaceae (Wasserhyazinthengewächse) – **Eichhornia crassipes**

Eichhornia crassipes ist eine Wasserpflanze, mit schwimmender krautiger Sprossachse, um die die hellgrünen glänzenden Blätter rosettenartig angeordnet sind. Ihre Blütenstände sind 20 bis 25 cm hoch und haben, abhängig von der Wasserqualität, eine helle, rosa, blaue oder lila Farbe. Die Blütezeit ist August bis September. Ursprünglich stammt die Pflanze aus tropischen und subtropischen Gewässern mit niedriger Flussgeschwindigkeit. Durch ihre rasche vegetative Vermehrung hat sie sich seit dem 19. Jahrhundert auch in Asien, Australien, Nordamerika und Afrika als Wasserunkraut ausgebreitet. Die Möglichkeiten einer Nutzung der Wasserhyazinthe zur biologischen Reinigung von durch Schwermetalle belastetem Wasser wird in vielfältigen Studien zurzeit untersucht.

Homöopathische Verwendung findet die ganze frische Pflanze.

195.2 Pharmakologie und Toxikologie

Eine antibakterielle Wirkung konnte nachgewiesen werden [3]. Die frischen Blätter enthalten Sterole, Phenalene, Anthocyane.

195.3 Anwendung

Volkstümliche Anwendung finden die zerhackten oberirdischen Teile der Pflanze als Nahrungszusatz bei den Indianern im Orinokogebiet Südamerikas zur Behandlung von Verdauungsstörungen. Zur Behandlung einer Hydrocele finden die getrockneten Blätter zusammen mit Brassica nigra in Form von Salben in Indien Anwendung.

Homöopathische Anwendung findet die Pflanze bei Dyspepsie (nach Kommission D).

Von H. Schoeler wurden therapeutische Versuche bei Krankheitszuständen vorgenommen, die auf eine Pankreasbeteiligung schließen lassen: *Meteorismus, Völlegefühl, Anorexie, Übelkeit, Obstipation, Stearrhö*, unverdaute Stuhlbestandteile, Abmagerung, Oberbauchschmerzen links vom Nabelgebiet bis zum linken Rippenbogen, mit entsprechendem Druckschmerz über der Pankreasregion und hyperalgetischen Zone im Gebiet D 7 bis D 8 [2].

195.4 Dosierung

Am besten bewährt hat sich bei Schoeler die D 2, D 3 war oft wirkungslos, während D 1 häufig von laxierender Wirkung war.

195.5 Vergleichsmittel

Pankreasbezug: Carbo animalis, Conium maculatum, Hydrastis canadensis, Spongia tosta.

195.6 Kasuistik

195.6.1 39-jähriger Mann mit Pankreatitis

Der Patient kam am 16.06.1983 mit einer akuten Pankreatitis ins Krankenhaus. Leukocytose von 10 700. Antibiose. 6 Tage später am 21.06.1983 fand sich eine Leukocytose von 33 800, der Patient wurde operiert. Es zeigte sich eine Fettgewebsnekrose mit Pseudocystenbildung. Es wurden 2 Drainagen gelegt. 4 Wochen später, am 25.07. erfolgte die Entlassung. Am 16.09.1983 kam der Patient zu mir wegen einer intraoperativ erworbenen Ulnarisparese, die seit 12 Wochen klinisch konstant war. Unter Hypericum perforatum D 12, D 30, D 200 heilte diese in 12 Tagen aus. Am 23.09 erhielt der Patient wegen seiner vermutlich pankreasbedingten Beschwerden (Übelkeit, Meteorismus, Flatulenz) Eichhornia crassipes D 2 3x tgl. 10 Trpf. Die Pankreassekretion lag seit Entlassung konstant bei 80 ml/d. Unter Eichhornia crassipes verdoppelte sich die Sekretion auf 160 ml/d und blieb auf diesem Stand für eine Woche. Der Patient setzte das Medikament dann ab, weil er befürchtete, dass sich der Fistelverschluss verzögern würde. In den folgenden 5 Tagen ging die Sekretionsrate tgl. zurück bis auf die anfänglichen 80 ml/d. Am 6.10. waren die Fisteln plötzlich verschlossen. Beim Patienten stellte sich eine starke Übelkeit morgens ein, Essen >, Trinken >, fragl. Folge unterdrückter Absonderung? Die Folgeverschreibung war Lobelia inflata D 4, 3x tgl. 10 Trpf. Ab dem 25.11.1983 völliges Wohlbefinden auch unter starker Belastung [1].

195.7 Literatur

[1] Schlüren E. Eichhornia – Ein Wirkungsnachweis. Allgemeine Homöopathische Zeitung 1987; 232 (2): 68–69

[2] Schoeler H. Über die Wasserhyazinthe, Eichhornia crassipes. Allgemeine Homöopathische Zeitung 1973; 218(1): 2–6

[3] Shanab, Sanaa M. M., Shalaby EA, Lightfoot DA et al. Allelopathic Effects of Water Hyacinth [Eichhornia crassipes]. PLoS ONE 2010; 5 (10): e13 200

196 Elaps corallinus – elaps

lt.: Micrurus corallinus, Elaps Venustissimus, dt.: Korallenotter, engl.: coral snake

196.1
Substanz

Animalia – Serpentes (Schlangen) – **Elapidae**[229] (Giftnattern) – **Elapinae** (echte Giftnattern) – **Micrurus** (Korallenottern) – **Micrurus corallinus**

Es handelt sich um das physiologische Wehr- und Jagdsekret von Micrurus corallinus. Das ist eine kleine, 40 bis 80 cm lange Schlange mit schlankem Körperbau und proteoglypher Zahnanlage mit starren, senkrechten, paarigen Oberkiefergiftzähnen, an der Vorderseite längs gefurcht. Es handelt sich um eine sehr scheue Schlange, die bei Bedrohung ihren Kopf zunächst unter ihrem eigenen Körper versteckt und mit ihrem Schwanz droht. Heimisch ist sie in Südamerika.

Homöopathische Verwendung findet das Wehr- und Jagdsekret von Micrurus corallinus.

196.2
Pharmakologie und Toxikologie

Im Vordergrund der Wirkung dieses Toxingemisches stehen, wie bei allen Elapidae, Neurotoxine. Postsynaptische Neurotoxine antagonisieren die nikotinergen Rezeptoren der motorischen Endplatte. Dazu kommen präsynaptische Neurotoxine wie das α-Elapitoxin und die Phospholipase A2, die zu einer Hemmung der Acetylchoin-Freisetzung führen. Ebenso wurden, wie für die Familie der Elapidae typisch, Kardiotoxine nachgewiesen. Ebenso Myotoxine, die durch den Untergang von Muskelgewebe zu sekundären Nephropathien führen können.

Klinisch treten nach dem Biss kaum Schmerzen auf. Nach einiger Zeit kommt es zu unspezifischen Symptomen wie Schwitzen, Hypersalivation, Übelkeit, Erbrechen, Zephalgien, Diarrhö, Krämpfe und Erregungsleitungsstörungen. Auf Grund der großen allergenen Potenz der Schlangengiftproteine kann es über allergische Reaktionen zum anaphylaktischen Schock kommen. Es zeigen sich zunehmend Paresen, meist mit Ptosis beginnend und abhängig vom Ort der Giftinjektion, der Menge des applizierten Giftes, dem Zustand des gebissenen Individuums, seinem Körpergewicht und klimatischen Faktoren wie Umgebungstemperatur und Luftfeuchtigkeit. Diese Paresen können bis zur Atemlähmung und Tod innerhalb von 36 Stunden führen.

196.3
Anwendung

Homöopathische Verwendung findet die Zubereitung bei Sepsis, Hämorrhagien, chronischer Rhino- und Pharyngitis, Pneumonie (nach Kommission D).

Die klinische Anwendung erstreckt sich auf Empfehlungen bei *Hämorrhagien*, bei *Lungentuberkulose* mit Hämoptysis, bei chronischer *Rhinopharyngitis* mit üblem Geruch, bei *Lymphadenitis*. 1967 gibt R. Römer eine Kasuistik von 16 Fällen, bei denen er sich von dem partiellen Kältegefühl an verschiedenen Körperstellen leiten ließ, das er besonders an der rechten, weniger an der linken Körperseite beobachtet hat [5].

196.4
Arzneimittelprüfung

Elaps corallinus ist durch eine Prüfung von Mure in die homöopathische Literatur eingeführt worden, der das Gift der Micrurus corallinus mit unbekannter Prüfungsdauer an 2 Personen geprüft hat; Allen gibt als verwendete Dosis die D 3 an. Das Ergebnis dieser Prüfung ist in phantasievollen Worten abgefasst, die Symptome gehen, wenn man der Prüfung vertrauen darf (Mure wird als Prüfer von seinen Zeitgenossen wenig Vertrauen

---
[229] Elapinae: Naja tripudians.

entgegengebracht), bis zu erheblicher toxischer Wirkung. Auch Leeser begegnet diesem Bericht mit größtem Misstrauen. So findet sich neben mehrfachen Angaben über Blutungen das Symptom: arterielles Blut fließt aus Nase und Ohren (!). Ferner: heftige Hustenanfälle, mit Auswurf von schwarzem Blut endend; oder: Metrorrhagie mit schwarzem Blut; Absonderung von schwarzem Blut zwischen den Perioden; heftiger Durchfall von blutigem Schleim und gelber Galle.

Die Beziehung zum Nervensystem hat sich gezeigt an Symptomen wie: vollständige Lähmung der rechten Seite mit Unfähigkeit am Morgen, sich zu erheben.

An den Hohlorganen werden krampfartiges Zusammenschnüren, wie es auch für andere Schlangengifte typisch ist, beobachtet: Gefühl von Krampf in der Speiseröhre, gurgelndes Geräusch in der Speiseröhre beim Durchgehen von Flüssigkeiten, krampfartiges Zusammenschnüren im Gedärm. Diese Hyperaktivität im Verdauungssystem äußert sich unter anderem auch an einem Heißhunger mit Kopfweh, wenn er nicht gestillt wird.

Am Kreislauf finden sich neuromuskuläre Störungen wie Kopfschmerzen mit heftiger Kongestion zum Kopf. Arm und Hand blau mit roten Flecken, ebenso das rechte Bein und Fuß. An den Sinnesorganen und am Zentralnervensystem zeigen sich Störungen wie Schwindel zum Vorwärtsfallen, Ohrgeräusche, Trübungen der Sehkraft und farbige Flecken vor den Augen, vorübergehende Blindheit, auch eine anhaltende Taubheit. Es bilden sich hier also Erscheinungen aus, wie sie auch Bothrops lanceolatus zugeschrieben werden. An der Peripherie des Nervensystems: vollständige Lähmung der rechten Seite mit Unfähigkeit, sich zu erheben.

Nicht zu übersehen sind die entzündlichen Erscheinungen, die sich zu erkennen geben durch Reizerscheinungen an allen Schleimhäuten, Schwellung der Inguinaldrüsen, Schmerzhaftigkeit der Parotis. Zusammen mit dem frostig-fiebrigen Gefühl kann dieser Befund ein Hinweis sein auf septische Zustände, wie sie uns bei anderen Schlangengiften geläufig sind.

196.5
Arzneimittelbild

Leitsymptome: Neigung zu infektiösen und septischen Zuständen mit Fieber.

Zynose und Schwellung der Glieder.

Neigung zu Blutungen mit dunklem oder arteriellem Blut (Lunge, Gebärmutter). Blutwallungen, welche die allgemeine Frostigkeit unterbrechen.

Spasmen an den inneren Organen, besonders Speiseröhre, Magen, Darm, Lunge, Blase.

Empfindlichkeit gegen Kälte. Nach Trinken entsteht das Gefühl von eisiger Kälte in Magen und Brust.

Partielle Kälte, am Rücken, den Händen, besonders Eiskälte der Beine.

Die rechte Seite ist stärker befallen als die linke (?). Morgens <. Trinken <.

Geist und Gemüt: Niedergedrückt, will nicht allein sein. Ausgesprochene Scheu vor Regen. Furcht vor dem Alleinsein, als ob ihm etwas zustoßen könnte. Neigung, zu schlagen und einen Streit zu beginnen. Träumt am hellen Tag; träumt, gebissen zu sein. Im Schlaf erregte Träume, beißt sich in den eigenen Arm, ohne zu erwachen. – Geist nicht aufnahmefähig, versteht das Gehörte nicht.

Schwindel: Mit Neigung, vorwärtszufallen.

Kopf: Heftiges Kopfweh, besonders morgens.

Augen: Entzündet, Blut sickert aus den Augen. Große Empfindlichkeit gegen kaltes Wasser. Überempfindlichkeit gegen Licht. Verdunklung des Gesichtsfelds, Blindheit für einige Minuten.

Ohren: Schwarzer, harter Ohrenschmalz. Gelbgrüne Eiterung aus dem Ohr; helles Blut fließt aus den Ohren. Summen und Klingen in den Ohren. Schlechtes Gehör und langdauernde Taubheit.

Otitis media

Nase: Schnupfen nach dem geringsten Luftzug. Verstopfung der Nase, übler Geruch aus der Nase. Arterielles Blut fließt aus der Nase.

Ozaena

Gesicht: Rötung und Schwellung des Gesichts. Schmerzhaftigkeit der Glandula parotis.

Mund: Speichel wässerig, salzig, oder bitter. Anschwellen des Zahnfleisches, Zunge geschwollen und weiß oder schwärzlich belegt.

Zähne: Lockerheit der Zähne

Innerer Hals: Brennen im Hals, Ösophagusspasmus, welcher das Durchgehen der Speisen behindert. Nachher fallen sie wie durch eine Röhre schwer in den Magen. Flüssigkeiten passieren mit gurgelndem Geräusch die Speiseröhre.

Ösophagusspasmus

Äußerer Hals:

Thyreopathie

Magen: Brennender Durst. Heißhunger mit Kopfweh, wenn er nicht gestillt wird. Früchte und kalte Getränke liegen wie Eis im Magen. Erbrechen der Speisen. Erbrechen von grüner Galle, gefolgt von galligem Durchfall.

Gastritis, auch hämorrhagisch

Abdomen: Gefühl, als seien die Gedärme zusammengedreht zu einem Seil oder geknotet mit zusammenschnürendem Schmerz. Kolik längs des Dickdarmes vom Zökum bis zum Rektum. Anschwellen der Leistendrüsen.

Enteritis, auch hämorrhagisch

Rektum und Stuhl: Durchfall mit schwarzem, blutigem, schaumigem Stuhl. Gefühl von Zusammenschnüren im Anus.

Geschlechtsorgane:
- weiblich: Schweregefühl in Uterus und Vagina, mit scharfen, stechenden Schmerzen. Metrorrhagie mit schwarzem Blut. Schwarze Blutung zwischen den Regeln.

Metrorrhagie
Menorrhagie

Husten und Expektoration: Heftige Anfälle von trockenem Husten, endigend mit Auswurf mit schwarzem, klumpigem Blut und heftigen Schmerzen in den Lungen, als ob sie gedreht würden. Gefühl von Kälte in der Brust nach dem Trinken. Zusammenschnüren der Brust, wie von einem Korsett. Blutiges Expektorat.

Brust: Heftiges Herzklopfen mit Angst. Umschnürungsgefühl an der Schilddrüse.

Bronchitis
Lungenembolie
Lungentuberkulose

Rücken: Steifigkeit im Nacken und der Schulter, Rückenschmerzen bei eiskalten Füßen. Stechende Schmerzen längs der ganzen Wirbelsäule. Rheumatoide Schmerzen in allen Teilen, lanzinierende Schmerzen.

Extremitäten: Hände zyanotisch mit roten Flecken, geschwollen, ebenso der Fuß. Die ganze rechte Seite ist vollständig gelähmt; von der Schulter bis zu den Knien. Das Blut staut sich in der rechten Hand, diese ist blau und wie gelähmt.

Frost und Frösteln: Frieren und Hitze im Wechsel. Schüttelfrost mit innerer Kälte. Bemerkenswertes Kältegefühl nach Trinken mit Zähneklappern. Große Empfindlichkeit gegen Kälte. Kalte Glieder.

Fieber:

Infekt grippal
Sepsis

Haut: Bläschenbildung hier und dort; die Haut schält sich nach Eintrocknen ab. Furunkel. Schwarzes Blut spritzt aus dem Finger beim geringsten Stich.

Allgemein: Hitzewallungen. Verlangen nach Apfelsinen, Säuren oder saurer Tunke. Verlangen nach Speisen, aber Widerwillen zu essen.

> Lymphangitis

196.6
Dosierung

D 10 bis D 30.

196.7
Vergleichsmittel

- Schlangen-Arzneien: Bothrops lanceolatus, Cenchris contortrix, Crotalus horridus, Hydrophis cyanocinctus, Lachesis muta, Naja naja, Vipera berus.
- Sepsis: Acidum carbolicum, Ailanthus glandulosa, Anthracinum, Arnica montana, Baptisia tinctoria, Carbo vegetabilis, Carboneum sulphuratum, Chininum arsenicosum, Carcinosinum, Crotalus horridus, Echinacea angustifolia, Lachesis muta, Pyrogenium, Siegesbeckia orientalis, Staphylococcinum, Streptococcinum, Tarantula cubensis.
- Neigung zu septischem Fieber: Arsenicum album, Echinacea angustifolia, Lachesis muta, Pyrogenium; mit Blutungen: Carbo vegetabilis, Crotalus horridus, Magnesium carbonicum.
- Phthisis mit blutigem Auswurf und hektischem Fieber: Acidum muriaticum, Acidum nitricum, Phosphorus.

196.8
Kasuistik

Gerda W., 44 Jahre alte Frau, kommt am 13.8.1964. In jüngeren Jahren habe sie viel Schmerzen im rechten Unterleib gehabt, bis 1959 eine Blinddarm- und Knickungsoperation sie beseitigt habe. Wegen eines Myoms sei 1964 der Uterus entfernt worden. 9 Tage später: Lungenembolie. Nach der Operation sei ein scharfer, beißender Ausfluss aufgetreten, der lange Zeit von einem Frauenarzt behandelt worden sei. Vor 6 Wochen habe er aufgehört zu fließen. Seitdem aber leide sie nun an heftig brennenden Schmerzen in der rechten Bauchseite, abwärtsstrahlend bis zum rechten Fuß, am schlimmsten 1 Stunde nach den Mahlzeiten mit Druck zur Harnblase. Sie verspüre Kullern und schneidende Schmerzen im Leib zuweilen, die durch Reiben und Massieren nachlassen.

Befund: Leber stößt eben an, allenthalben druckschmerzhaft. Druckschmerzhaftigkeit im gesamten Bauchraum, am stärksten indes im rechten Unterleib. Rechte Tibia druckschmerzhaft. Wegen der Lokalität: rechter Unterbauch und der Modalität: „schneidende Leibschmerzen bessern sich durch Reiben" verordne ich eine Podophyllum peltatum C 30.

20.8.64: Die allgemeinen schneidenden Schmerzen im Leib haben auf Podophyllum peltatum rasch nachgelassen, sie verspüre indes noch Schmerzen im rechten Unterleib. Von dort aus bemerke sie öfters ein Gefühl als krabble etwas im rechten Bein abwärts. Stühle noch hell. Chelidonium majus D 6.

30.10.64: Stuhl inzwischen dunkler. Die Patientin fühlt sich wesentlich besser. Vor 8 Tagen habe sie einige Tage lang Schmerzen im rechten Unterleib (Eierstocks- oder Verwachsungsbeschwerden an der Appendektomienarbe?) bei jedem Schritt gehabt mit krampfartigen Schmerzen ins rechte Bein abwärts und Druck zur Blase hin. Gewisse Übelkeit dabei. Seitdem habe sie auch dort ein intensives Kältegefühl. Arme schlafen in letzter Zeit leicht ein. Elaps corallinus C 30.

30.11.64: Auf Elaps corralinus habe sie sich 2 Tage lang sehr zerschlagen gefühlt. Das Kältegefühl sei aus dem rechten Unterleib sofort verschwunden und bisher nicht mehr wiedergekehrt. Die Gliedmaßen schlafen nicht mehr ein. Sie habe auch keine Leibschmerzen mehr und fühle sich wohl [5].

196.9 Literatur

[1] Allen TF. Elaps. Encyclopedia of pure Materia Medica. Bd. 4. New York: Boericke & Tafel; 1874–1880: 190–200

[2] Clarke JH. Elaps corallinus. Dictionary of practical Materia Medica. Bd. 1. London: Homoeopathic Publishing Company; 1900–1902: 696–699

[3] Lippe A. Einige Worte über Mure's Prüfungen und eine Nachprüfung von Elaps corall. Allgemeine Homöopathische Zeitung 1860; 61 (4, 5): 27–29, 33–36

[4] Mure. Elaps corallinus. Mat. med. Brasil.

[5] Römer R. Elaps corallinus. Zeitschrift für Klassische Homöopathie 1967; 11 (1): 9–17

197 Elaterium – elat

lt.: Ecballium elaterium, syn.: Elaterium officinarum, Momordica elaterium, dt.: Springgurke, engl.: squirting cucumber

197.1 Substanz

Plantae – Cucurbitaceae (Kürbisgewächse) – **Ecballium elaterium**

Es handelt sich um eine krautige Pflanze, die niederliegende, fleischige, verzweigte, dicke, behaarte Stängel ausbildet. Von Juni bis August bildet sie einhäusige[230] Blüten. Die Pflanze gehört zu den Hygroballochoren[231], bei welchen es bei der Reifung der Früchte zur Ausbildung eines Überdrucks in der Fruchtschale kommt. Wird während der Reifung ein bestimmter Druck überschritten, kommt es zur Absprengung der Frucht vom Stängel und die Samen schießen heraus. Elaterium ist im südlichen Europa heimisch.

Homöopathische Verwendung finden die frischen, nicht ganz reifen Früchte.

197.2 Pharmakologie und Toxikologie

Sie enthalten verschiedene Cucurbitacine[232], darunter das α-Elaterin[233]. Die bitteren Cucurbitacine sind sehr giftig und haben eine stark abführende, diuretische, blutdrucksenkende und antirheumatische Wirkung.

197.3 Anwendung

Volkstümlich wurde sie als Diuretikum gebraucht.

Homöopathische Anwendung findet die Zubereitung bei Fieberschüben, Entzündungen des Magen-Darm-Kanals und bei Neuralgien (nach Kommission D).

Die Wirkung ist charakterisiert durch wässrige Stühle, gussartig auftretend. Bei *infantiler Diarrhö* und bei *Gastroenteritis* wurde sie hilfreich gefunden. Ein besonderes Kennzeichen ist ständiges und anhaltendes Gähnen und der Drang, von zu Hause wegzulaufen.

197.4 Arzneimittelbild

Leitsymptome: Gussartiger Durchfall. Ständiges Gähnen vor dem Frost.
 ⊙ **Unwiderstehlicher Drang, von zu Hause wegzulaufen.**
 ⊙ **Feuchter Boden <, feuchtes Wetter <.**

Geist und Gemüt: Niedergedrücktes Gemüt. ⊙ **Unwiderstehlicher Drang, von zu Hause wegzulaufen.**

Nase: Gefühl, als ob der hintere Teil der Nase und der Speiseröhre erweitert wäre.

Magen: Übelkeit und Erbrechen von wässriger Substanz oder von grünen, galligen Massen, mit großer Schwäche.

Abdomen: Schneidende und krampfartige Schmerzen in den Gedärmen.

Rektum und Stuhl: Reichliche, flüssige Stühle. Entleerung von schaumigem Wasser, **wie ein Wasserstrahl**. Dunkle, olivgrüne Stühle. Bluten von Hämorrhoidalknoten.

---

230 Weibliche und männliche Blüten befinden sich an der gleichen Pflanze.
231 Saftdruckstreuer.
232 Eine Gruppe von trizyklischen Triterpenen, die als giftige Bitterstoffe in Gurken- und Kürbisgewächsen (Cucurbitaceae), in einigen Kreuzblütlern (Brassicaceae) und in einem Blätterpilz (Hebevinoside) isoliert wurden.
233 Es wirkt als Pheromon im Pflanzenschutz gegen den Maisschädling Corn rootworm.

Extremitäten: Schmerzen in den Armen und Beinen und am Rumpf. Wandernde und schießende oder dumpfe Schmerzen bald hier, bald dort.

Frost und Frösteln: Frösteln mit ständigem Gähnen. Gähnen vor dem Frost.

Allgemein: Schweiß bessert alle Symptome.

197.5
Dosierung

D 4 bis D 12.

197.6
Vergleichsmittel

- Cucurbiaceae: Bryonia alba, Colocynthis, Luffa operculata, Momordica balsamica.
- Diarrhö gussartig: Croton tiglium, Gambogia, Gratiola officinalis, Mandragora officinarum, Podophyllum peltatum.
- Diarrhö durch Nässe: Dulcamara, Natrium sulphuricum.

197.7
Literatur

[1] Allen TF. Elaterium. Encyclopedia of pure Materia Medica. Bd. 4. New York: Boericke & Tafel; 1874–1880: 200–202

[2] Clarke JH. Elaterium. In: Clarke JH, Hrsg. Dictionary of practical Materia Medica. Bd. 1. London: Homoeopathic Publishing Company; 1900–1902: 699–700

[3] Hughes R. Elaterium. Cyclopaedia of Drug Pathogenesy. Bd. 2. London: Gould; 1886–1891: 547–549

[4] Matthews. Eine Prüfung des Elaterium. Allgemeine Homöopathische Zeitung 1871; 83 (16): 125–127

[5] Watzke. Momordica elaterium. Allgemeine Homöopathische Zeitung 1866; 73: 206

198 Equisetum hyemale – equis

lt.: Equisetum hyemale, dt.: Ackerschachtelhalm, engl.: shavegrass

198.1 Substanz

Plantae – Equisetaceae (Schachtelhalmgewächse) **– Equisetum hyemale**

Es handelt sich um eine ausdauernde, krautige, 0,30 bis 1,50 m hohe Pflanze mit tief wurzelndem Rhizom. Die aus Gliedern aufgebauten Sprossen sind längsgerippt. Equisetum hyemale ist weitverbreitet in Eurasien und Nordamerika. Man findet die Pflanze global mit Ausnahme von Australien, Neuseeland und Tasmanien. Die Sammlung erfolgt aus Wildbeständen. Hauptlieferländer sind die osteuropäischen Länder. Das frische Kraut fand früher aufgrund seines hohen Kieselsäuregehaltes Verwendung als Zinnputzmittel, daher auch der Name Zinnkraut.

Homöopathische Verwendung findet die ganze Pflanze.

198.2 Pharmakologie und Toxikologie

Inhaltsstoffe von Equisetum sind bis zu 8 % Kieselsäure, Alkaloide, Polyphenole, hier vor allen die Flavonoidglykoside des Quercetin-, des Kämpferol- und des Apigenintypus.

Die diuretische Wirkung ist tierexperimentell gesichert.

198.3 Anwendung

Volkstümliche Anwendung findet die Substanz als Heilmittel bei Lungentuberkulose, Dermatosen, Ulzera, Hämorrhagien aller Art sowie als Tee zur Förderung der Diurese.

Equisetum findet als Tee und Extrakt Verwendung als Phytopharmakon bei Bakteriurie infolge Harnwegs- und Nierenbeckenerkrankungen.

Homöopathische Indikationen sind Nieren- und Harnwegsinfekte (nach Kommission D).

In der Homöopathie hat es sich bei *Erkrankungen der Harnwege* bewährt. Bei *Nephrolithiasis* im Intervall der Koliken gegeben, hat es sich mir oft bewährt.

198.4 Arzneimittelbild

Abdomen: Heftige krampfartige Schmerzen im Hypogastrium, die durch Wasserlassen etwas besser werden.

Blase: Heftiger Schmerz in der Blase, **nicht gebessert durch Harnlassen**, Blase wie wund und übervoll. **Ständiger Drang zum Harnlassen**, mit Abgang von viel Harn. Enuresis im ersten Schlaf. Harnverhalt infolge Sphinkterkrampf.

> *Zystitis*
> *Ischurie*
> *Nephritis*
> *Nephrolithiasis*
> *Enuresis*

Niere: Wundheitsgefühl an beiden Nieren. Dumpfer Schmerz in den Nieren mit Drang zu urinieren.

Harnröhre: Brennen, Schneiden und Stechen in der Harnröhre.

Urin: Harn dunkel und scharf, enthält viel Schleim.

198.5 Dosierung

D 2 bis D 6, auch ∅. Um die harntreibende Wirkung zu erzielen, wird man die Tinktur wählen, während die entspannende, entkrampfende Wirkung mehr den Potenzen eigen ist.

198.6 Vergleichsmittel

- Nephrolithiasis: Acidum benzoicum, Asarum europaeum, Berberis vulgaris, Calculi renales, Colocynthis, Lycopodium clavatum, Sarsaparilla officinalis, Silicea terra.
- Zystitis: Aristolochia clematis, Cantharis, Chimaphila umbellata, Coccus cacti, Conium maculatum, Dulcamara, Eupatorium purpureum, Fabiana imbricata, Solidago virgaurea, Staphysagria, Terebinthinia.

198.7 Literatur

[1] Allen TF. Equisetum. In: Allen TF, Hrsg. Encyclopedia of pure Materia Medica. Bd. 4, 10. New York: Boericke & Tafel; 1874–1880: 204–210, 512–513

[2] Clarke JH. Equisetum. In: Clarke JH, Hrsg. Dictionary of practical Materia Medica. Bd. 1. London: Homoeopathic Publishing Company; 1900–1902: 707–709

[3] Hughes R. Equisetum. In: Hughes R, Hrsg. Cyclopaedia of Drug Pathogenesy. Bd. 2. London: Gould; 1886–1891: 549–552

[4] Smitz HM. Proving of Equisetum New York Homoeopathic Coll; 1876

199 Erigeron canadensis – erig

lt.: Conyza canadendis, dt.: Kanadisches Berufkraut, Katzenschweif, engl.: canada fleabane

199.1
Substanz

Plantae – Asteraceae (früher Compositae; Korbblütengewächse) **– Erigeron canadensis**

Es handelt sich um eine 1- bis 2-jährige, krautige, 30 bis 90 cm hohe Pflanze mit geradem Stängel, der erst im Bereich der Blüte verzweigt ist. Sie wurzelt bis zu einem Meter tief. Die lanzettlichen Blätter stehen wechselständig. Sie bilden rispenartige Blütenstände mit vielen Blütenkörbchen aus. Die Pflanze ist in Nordamerika heimisch. Sie wurde um 1655 mit Getreidesendungen in Europa eingeschleppt. In geschlossenen Lebensgemeinschaften wie Gärten oder Kulturen findet man sie nicht. Man findet sie an Schutthalden und Wegrändern.

Homöopathische Verwendung finden die frischen oberirdischen Teile zur Blütezeit.

199.2
Pharmakologie und Toxikologie

Hauptbestandteil ätherisches Öl, darin das d-Limonen und Dipenten, ferner ein Flavon, Gallussäure und Gerbstoff sowie Cholin.

199.3
Anwendung

In ihrer Heimat wurde sie bei hämorrhagischer Diarrhö, bei Dysenterie, bei Bronchitis und als Hämostyptikum bei Menorrhagie und Epistaxis gebraucht. Von den Soldaten wurde sie im Zweiten Weltkrieg gegen hämorrhagische Diarrhö in Teeform verwendet. Dabei wurde (nach [6]) bei einem Teil derselben eine angenehm euphorische Stimmung mit erotischer Betonung erzeugt [6].

Homöopathische Anwendung findet die Zubereitung bei Blutungen wie Metrorrhagie, Hämaturie und bei Hämorrhoidalblutungen. Ebenso bei Gastritis, Hepatitis und Cholezystitis (nach Kommission D).

Fr. Linss gab bei *Myomblutungen im Klimakterium* Erigeron canadensis D 3 und sah dabei wiederholt vorhandene Leberbeschwerden verschwinden [5]. *Cholezystopathie* und *Zerebralsklerose mit Durchblutungsstörungen* des Gehirns und *drohender Apoplexie* können in Frage kommen. Bisher wurde Erigeron canadensis fast nur bei *hellroten Blutungen* verwendet und bewährt gefunden.

199.4
Arzneimittelprüfung

Eine Prüfung an sich selbst von W. H. Burt erschien im Amer. Homoeop. Observer 1866: 357 (Allen 1874 bis 1880, Hughes 1886 bis 1891, Hales 1864). Die Verwendung, die sich in der Homöopathie fast nur auf Blutungen aus allen Organen erstreckte, hat sich jedoch auf die Erfahrung gestützt. Im Jahre 1950/51 wurde von J. Mezger an 16 Prüfern, Teilnehmern von Ärztekursen am Robert-Bosch-Krankenhaus in Stuttgart (Dir. Dr. Dr. Leeser), eine Prüfung mit D 3 und Tinktur vorgenommen. Dabei wurde an 13 Personen eine 4-malige Bestimmung der Säurewerte des Magens erhoben. Die Veröffentlichung und Bearbeitung der Arzneimittelprüfung erfolgte durch M. Stübler, der noch einige (3) weibliche Prüfpersonen hinzufügte, wodurch das Wirkungsbild wesentlich verbreitert wurde.

Die von alters her bekannte Wirkung bei Hämorrhagien wurde in der Arzneimittelprüfung bestätigt durch das Auftreten von Zahnfleischblutungen und Blutbeimengung mit Schleim beim Stuhl.

Das Blutgefäßsystem ist sehr deutlich betroffen und zeigt sich besonders an durch Kopfschmerzen kongestiver Art, wobei offenbar der arterielle Schenkel (klopfender Schmerz) als auch der venöse (Besserung durch Bewegung in frischer Luft) betroffen ist. Sehr bemerkenswert ist das Auftreten eines apoplektischen Zustandes von kurzer Dauer, der wohl auf einen Spasmus in der Arteria cerebri media zurückzuführen ist (M. Stübler).

Auch an Magen, Darm und an der Gallenblase finden sich Zeichen einer Hypermotilität und von Spasmen. Es wird unter anderem Heißhunger bald nach dem Essen, Magen- und Darmspasmen und Gallenkoliken beobachtet, welche die gastroenteritischen Symptome begleiten.

Sehr deutlich ist das Leber-Gallen-System befallen mit Fettunverträglichkeit und Meteorismus. Die Folgen einer früheren Hepatitis werden bei einem Prüfer beseitigt.

199.5
Arzneimittelbild

Leitsymptome: ☉ **Bewährtes Mittel bei Blutungen aus allen Organen von hellroter Beschaffenheit**, verbunden mit durch Kongestion bedingten Wallungen und Erneuerung der Blutung bei jeder Wallung, es kommt zu gussweiser Blutung, die sich bei jeder Bewegung verschlimmert.

Zerschlagenheitsgefühl und Konzentrationsmangel morgens nach dem Erwachen, von Mittag ab besser werdend. Euphorische Stimmung.

Kongestive, klopfende Kopfschmerzen.

Antriebsschwäche.

Gallenblasenschmerzen, brennend, oder wie von einer glühenden Kugel.

Anstrengung körperlich und seelisch <.
Wetter schwül und gewittrig <.
Morgens <, besser vom Mittag ab, und nachts.
Kopfschmerzen, Bücken <, Drehen <, Husten <.
Fette Speisen < (Gallenkolik), Abneigung gegen Süßigkeiten.

Bewegung und in frischer Luft > bei fast allen eschwerden (Stimmung, Kopfschmerzen, auch die Magen-Darm-Symptome, mit Ausnahme der Leber-Gallenblasen-Schmerzen, die sich durch Ruhe auch durch leichtes Reiben und Wärme bessern).

Geist und Gemüt: Minderung der geistigen Leistungs- und Konzentrationsfähigkeit. Stimmung euphorisch oder mürrisch und gereizt. **Antriebsschwäche.** Beim Schreiben werden Worte oder Buchstaben ausgelassen.

Auffallend tiefer Nachtschlaf, morgens unausgeschlafen, nicht erholt, mit dumpfem, leerem Kopf. **Schlaf sehr unruhig, mit Schreckträumen und Aufwachen, morgens gereizt, unausgeschlafen, verstimmt.**

Depression

Kopfschmerz: Kongestiv, klopfend, Sitz meist in der Stirn, Besserung durch frische Luft und Kälte, schlimmer beim Bücken, raschem Drehen, Husten und Pressen, schlimmer morgens und vormittags, bei einem Prüfer fast regelmäßig von 15 bis 17 Uhr.

Bei einem Prüfer: In der Frühe Wachwerden mit Wadenkrampf. Nach dem Aufstehen ½ Stunde später taubes Schwellungsgefühl im rechten Unterbauch, das sich sehr schnell auf das ganze rechte Bein und langsamer auf die rechte obere Körperhälfte einschließlich Arm ausbreitet, in der rechten Gesichtshälfte nur ganz leicht und kurz verspürt. Am Bein Verstärkung zu starker Lähmigkeit und einem eigenartigen Gefühl schlaffer Steifigkeit. Beim Versuch zu gehen scheint das Knie nach hinten durch zu knicken. Es scheint vollständig die sensible Kontrolle über die Muskulatur aufgehoben. Das Ganze dauert etwa 15 bis 20 Minuten und verschwindet dann ohne Restzustand. Empfindungen wie Hitze, Kälte, Parästhesien traten nicht auf. (Gefäßspasmus im Bereich der li. Arteria cerebri media?)

Zephalgie
Apoplex

Augen: Konjunktivitis.

Nase: Scharfer Fließschnupfen und Bindehautentzündung. Bei einem Prüfer mit chronischer Rhinitis geht das wässrige Sekret in ein zäh-glasiges über.

Gesicht: Eitrige Pickel im Gesicht. Drei Furunkel im Gesicht, von denen einer sich entleert, während zwei eintrocknen.

Mund: Trockenheit mit Durstgefühl, Zunge gelbweiß mit Zahneindrücken. Zunge wund, mit Bläschen besetzt, Rhagade in der Mitte der Unterlippe während der Menses. **Zahnfleischblutungen. Pappiger, übler Mundgeschmack, Brennen der Zunge.**

Innerer Hals: Räuspern und Kratzen im Hals und im Kehlkopf, Schluckschmerzen. Kloßgefühl im Hals, muss oft schlucken.

Magen: Völlegefühl im Magen nach dem Essen. Sodbrennen nach jeder Mahlzeit. Wund- und Brennschmerz im Magen. **Erheblicher Anstieg der Säurewerte im Magen oder Abfall derselben.** Guter Appetit, Heißhunger – oder Appetitlosigkeit. Heißhunger vor dem Mittagessen 10 bis 12 Uhr, und vor dem Abendessen von 16 bis 18 Uhr. **Muss schon 1 Stunde nach der Mahlzeit wieder essen.**

Gastritis

Abdomen: Gallenkoliken mit Erbrechen und Verstopfung, durch fette Mahlzeit ausgelöst, oder auch ohne erkennbaren Grund, Temperaturanstieg bis 39 °C. **Heftige, brennende Gallenschmerzen wie von einer glühenden Kugel.** Die Gallenblasengegend ist druckempfindlich; leichtes Reiben bessert. Gasbildung, Rumpeln und Völlegefühl im Bauch.

Cholelithiasis
Cholezystopathie
Hepatopathie

Rektum und Stuhl: Viele Blähungen und dünnbreiige, gelbe Stühle. Stuhl teils hart und kleinknollig, teils massig, gärig, auffallend stinkend, mit 2 bis 3 Entleerungen und dem Gefühl des Nichtfertigseins. Starke Darmspasmen in der Nabelgegend mit Durchfall. Blut- und Schleimspuren auf dem Stuhl. Entzündete Hämorrhoiden, nässendes Ekzem am After.

Analekzem
Hämorrhoiden hepatogen

Blase: Reizung der Harnblase mit verstärktem Harndrang, gehäuftem Harnlassen.

Niere: ☉ **Nieren- und Blasenblutungen.**

Nephrorrhagie

Harnröhre: Kitzelgefühl in der Harnröhre.

Urin: Urobilinogen im Harn vermehrt.

Geschlechtsorgane:
- weiblich: Ist die Menses stark und lang, wird sie abgekürzt; bei normaler und schwacher Menses wird sie verlängert. Die Blutung ist hell und gussweise und geht mit Spasmen am Blasenhals und schmerzhaftem Entleerungszwang einher.

Menorrhagie

- männlich: Gesteigerte, sexuelle Erregbarkeit, reichliche schmerzhafte Erektionen, sexuelle Vorstellungen plagen ihn; er hält sich deshalb für moralisch gesunken. Lokale Entzündung der Vorhaut. Verspätung der Ejakulation und Herabsetzung der Libido.

Extremitäten: Schmerzen in Muskeln und Gelenken, teils besser in Ruhe, teils durch fortgesetzte Bewegung.

Schlaf: Erwachen morgens nach unruhiger Nacht mit dumpfem Kopf, müde, zerschlagen, unkonzentriert und mit schlechtem Allgemeinbefinden, Besserung meist gegen Mittag.

Insomnie

Haut: Flüchtiges, brennendes, rotfleckiges Exanthem, an der Stirn-Haar-Grenze beginnend und einige Stunden lang Gesicht und Hals überziehend. Meist folgt am nächsten Tag ein ätzender Fließschnupfen und Konjunktivitis. Knötchenförmiges Exanthem an den Extremitäten. Juckendes, schmerzendes, erst nässendes, dann trockenes Ekzem an der Innenseite der Ferse.

Allgemein: Müdigkeit den ganzen Tag über, sodass man auch am Tag in tiefen Schlaf sinkt. Müdigkeit nach dem Essen. **Verlangen nach Fleisch, Wurst und Saurem. Ekel vor süßen Speisen, vor Fett.** Unverträglichkeit von Erbsen und Kohl. Nach süßem Kuchen Magenkrampf. Pfannkuchen und Fett machen übel, es ekelt sie davor.

199.6
Dosierung

Meist D 3 bis D 6.

199.7
Vergleichsmittel

- Asteraceae: Abrotanum, Absinthium, Arctium lappa, Arnica montana, Bellis perennis, Calendula officinalis, Carduus marianus, Chamomilla recutita, Cina maritima, Echinacea angustifolia, Eupatorium perfoliatum, Eupatorium purpureum, Gnaphalium polycephalum, Grindelia robusta, Lactuca virosa, Millefolium, Senecio aureus, Senecio fuchsii, Siegesbeckia orientalis, Solidago virgaurea, Taraxacum officinale, Tussilago petasites, Wyethia helenoides.
- DD Asteraceae:
  - Beziehung zum Gefäßsystem: Arnica montana, Bellis perennis, Calendula officinalis, Eupatorium perfoliatum, Millefolium, Senecio vulgaris.
  - Galle-Leber-Beziehung: Carduus marianus, Chamomilla recutita, Senecio aureus, Taraxacum officinale.
  - Geschlechtsorgane: Senecio aureus.
- Die Verwandtschaft mit anderen Korbblütengewächsen, besonders mit Arnica montana und Bellis perennis, ist deutlich erkennbar an der Neigung zu Blutungen, dem typischen Zerschlagenheitsgefühl, den Beschwerden vonseiten des Magen-Darm-Kanals und der Leber und der Entzündlichkeit der Haut.
- Zerschlagenheitsgefühl, Folgen von Verletzungen: Arnica montana, Bellis perennis, Eupatorium perfoliatum, Ruta graveolens.

- Blutungen:
  - hellrot: Millefolium, Phosphorus, Sabina officinalis.
  - hellrot und gussweise: Belladonna, Ipecacuanha, Trillium pendulum.
- Gallenblasenschmerzen, Reiben > : Podophyllum peltatum.
- Zerebrovaskuläre Durchblutungsstörung: Arnica montana, Barium carbonicum, Radium bromatum, Strontium carbonicum.
- Drohende Apoplexie und Folgen von Apoplexie: Acidum carbolicum, Arnica montana, Carbo animalis, Cocculus indicus, Opium.
- Furunkel fazial: Arnica montana.

199.8
Literatur

[1] Allen TF. Erigeron. Encyclopedia of pure Materia Medica. Bd. 4. New York: Boericke & Tafel; 1874–1880: 211–213

[2] Clarke JH. Erigeron. Dictionary of practical Materia Medica. Bd. 1. London: Homoeopathic Publishing Company; 1900–1902: 711–712

[3] Hale EM. Erigeron canadense. (Flea Bane.). New Remedies. Bd. 1. 5. Aufl. Philadelphia: Boericke & Tafel; 1897: 280–284

[4] Hughes R. Erigeron. Cyclopaedia of Drug Pathogenesy. Bd. 4. London: Gould; 1886–1891: 581–582

[5] Mezger J. Aus Lehre und Praxis der Homöopathie. Stuttgart: Hippokrates; 1937: 280

[6] Stübler M. Eine Arzneimittelprüfung mit dem Berufskraut Erigeron canadensa. Archiv für Homöopathie 1955; 2: 51–104

200 Eucalyptus globulus – eucal

lt.: Eucalyptus globulus, dt.: Fieberbaum, engl.: blue gum tree

200.1 Substanz

Plantae – Myrtaceae (Myrtengewächse) – **Eucalyptus globulus**

Eucalyptus globulus ist ein bis 60 m hoher Baum mit gedrehtem Stamm. Der Baum ist eines der bekanntesten Beispiele für Heterophyllie. Das bedeutet, dass sich die Blätter der jungen Pflanze (elliptisch bis lanzettlich 5 bis 8 cm lang mit einem kurzen Dorn an der Blattspritze) von den sogenannten Folgeblättern der älteren Pflanze (schmal lanzettlich, ca. 20 cm lang, sichelförmig herabhängend, dickledrig, graugrün) unterscheiden. Er stammt originär aus Australien und Tasmanien, der malaysischen Inselgruppe und Neu-Guinea. Seit dem 18. Jahrhundert wird er weltweit in frostfreien mediterranen, tropischen und subtropischen Regionen ausgesiedelt. Kulturen an Mittelmeer und Schwarzmeerküste liefern den Drogenbedarf. Zum Abernten wird der Baum meist gefällt und die Blätter werden im Schatten getrocknet.

Homöopathische Verwendung finden die getrockneten Folgeblätter.

200.2 Pharmakologie und Toxikologie

Ätherisches Öl mit Monoterpenen, vor allem 1,8-Cineol[234] (Eucalyptol), α-Pinen, ρ-Cymol, Limonen und trans-Pinocarneol. Daneben finden sich Gerbstoffe und Flavonoide im Blatt in Form von Flavonoidglykosiden der Aglyca Quercetin, Kämpferol, Myricetin, Rutin und Ascorbinsäure. Das ätherische Öl hat eine spasmolytische, expektorierend und sekretomotorische Wirkung.

200.3 Anwendung

Volkstümliche Anwendung weltweit bei Erkältungskrankheiten zur Inhalation bei Atemwegserkrankungen, äußerlich bei rheumatischen Erkrankungen.

Homöopathische Indikationen sind Erkältungskrankheiten der Luftwege (nach Kommission E).

Eine sehr wertvolle empirische Anzeige ist seine Verwendung gegen **Tuberkulose** der **Nieren** und **Harnwege** und gegen **Pyelonephritis**. Am Homöopathischen Krankenhaus in Stuttgart hat sich diese Empfehlung bestätigt (A. Stiegele).

200.4 Dosierung

D 2 bis ∅, mehrmals täglich.

200.5 Vergleichsmittel

Myrtaceae: Syzygium jambolanum.

200.6 Literatur

[1] Allen TF. Eucalyptus. Encyclopedia of pure Materia Medica. Bd. 4. New York: Boericke & Tafel; 1874–1880: 228–230

[2] Clarke JH. Eucalyptus. Dictionary of practical Materia Medica. Bd. 1. London: Homoeopathic Publishing Company; 1900–1902: 720–722

[3] Hughes R. Eucalyptus. Cyclopaedia of Drug Pathogenesy. Bd. 2. London: Gould; 1886–1891: 552–553

---

234 Cineole sind campherähnlich riechende bicyclische Monoterpen-Epoxide, die als 1,4-Cineol in Piper cubeba und als 1,8-Cineol in Eucalyptus globulus vorkommen.

201 Eupatorium perfoliatum – eup-per

lt.: Eupatorium perfoliatum, dt.: Durchwachsener Wasserhanf, Knochenheil, engl.: thoroughwort, boneset

201.1 Substanz

Plantae – Asteraceae (früher Compositae, Korbblütengewächse) – **Eupatorium perfoliatum**
Es handelt sich um eine ca. 100 cm hohe ausdauernde Pflanze, die aufrechte, sich nach oben stark verzweigende Stängel ausbildet. Ihre lanzettlichen Laubblätter wachsen gegenständig und die älteren verwachsen am Grunde miteinander, wodurch der Eindruck entsteht, dass der Stängel durch das Blatt wächst. Die Pflanze bildet von August bis Oktober doldentraubige weiße Blüten aus. Der Wasserhanf ist in Nordamerika heimisch. Er wächst an Seen und Bächen.
Homöopathische Verwendung finden die frischen, vor der Blüte gesammelten oberirdischen Pflanzenteile.

201.2 Pharmakologie und Toxikologie

Charakteristisch für die Gruppe der Asteraceae ist das Vorkommen von Polyinen, Sesquiterpen-Lactonen und Diterpenen. Zu den Polyinen zählen die Mycomycine, die eine antibiotische Wirkung haben. Auch Thiarubrine werden zu den Polyinen gezählt, bei welchen antibakterielle, antifungale, nematicide, antivirale und HIV1-hemmende Eigenschaften nachgewiesen wurden. Die Sesquiterpen-Lactone sind eine Untergruppe der Sesquiterpene, und haben mit diesen den Υ-Lacton-Ring gemeinsam. Sie haben cytotoxische und allergene Eigenschaften.

201.3 Anwendung

Der Wasserhanf wird als Volksmittel wegen seiner heilenden Eigenschaft bei Knochenverletzungen Knochenheil genannt. Er genießt in seiner Heimat einen Ruf bei Malaria mit Gliederschmerzen.
Homöopathische Anwendung findet die Zubereitung bei grippalen Infekten, fieberhaften Erkrankungen des Leber-Galle-Systems und bei Erkrankungen des rheumatischen Formenkreises (nach Kommission D).
Die Arznei hat bei *grippalen Infekten* große Bedeutung erlangt. Es ahmt weitgehend die Symptome der Grippe mit Infektion der Luftwege, *Gliederschmerzen* und Zerschlagenheitsgefühl sowie *biliösem Erbrechen* nach.

201.4 Arzneimittelbild

Leitsymptome: Fieber mit auffallendem Zerschlagenheitsgefühl und Schmerzhaftigkeit im ganzen Körper. Knochen wie gebrochen oder verrenkt. Gallenfieber mit Kopfschmerz und Schwindel, heftiger Durst und Erbrechen von Galle. ⊙ **Husten so schmerzhaft, dass die Brust gehalten werden muss.** ⊙ **Folgen von feuchtkalter Witterung oder von feuchten Gegenden.**

Infekt grippal

Kopfschmerz: Klopfendes Kopfweh, besser nach dem Aufstehen. **Kopfschmerz zum Bersten beim Husten.**

Augen: Schmerzhaftigkeit der Augäpfel.

Nase: Schnupfen mit Niesen.

Gesicht: Hitzewallungen zum Kopf mit rotem, erhitztem Gesicht.

201 – Eupatorium perfoliatum – eup-per

Mund: Zunge gelb oder weiß belegt.

Innerer Hals: Trockenheit im Hals.

Magen: Nächtlicher Durst. Durst auf kaltes Wasser. Erbrechen nach jedem Trinken; Erbrechen von Galle. Völlegefühl im Magen.

Abdomen: Schmerzempfindlichkeit in der Lebergegend.

Rektum und Stuhl: Stühle dünn, wässrig, ☉ **grün**.

Larynx und Trachea: Kehlkopf wie wund.

Sprache und Stimme: Heiserkeit.

Husten und Expektoration: Husten schmerzhaft, ☉ **muss die Brust halten beim Husten vor Wehtun; dabei Kopfschmerz zum Bersten.** Der durch den Husten bedingte Schmerz ist besser in **Knie-Ellenbogen-Lage**. Kann wegen **Schmerzen hinter dem Brustbein** keinen natürlichen Atemzug tun oder den Körper nach rechts oder nach links drehen. Auch lockerer Husten.

Brust: Schmerzen hinter dem Brustbein, bei jeder Bewegung sich verschlimmernd.

Extremitäten: Schmerzen im Rücken wie zerschlagen. Schmerzen tiefsitzend in allen Knochen und Gelenken, wie verrenkt.

Frost und Frösteln: Großer Durst vor dem Frost, Frost während der Nacht und am Morgen mit Übelkeit bei der geringsten Bewegung, und Schmerzen in den Armen, Beinen und Rücken, wie zerschlagen. Frost am Morgen, Hitze über den Rest des Tages, aber kein Schweiß. ☉ **Intermittierendes Fieber, wenn der Anfall am Morgen einsetzt, mit Durst einige Stunden vor dem Frost;** der Durst setzt sich fort während Frost und Hitze, Erbrechen am Ende des Frostes.

Schweiß: ☉ **Ausbrechender Schweiß bringt allgemeine Besserung.**

201.5 Dosierung

D 2 bis D 6 in Verdünnung.

201.6 Vergleichsmittel

- Asteraceae: Abrotanum, Absinthium, Arctium lappa, Arnica montana, Bellis perennis, Calendula officinalis, Carduus marianus, Chamomilla recutita, Cina maritima, Echinacea angustifolia, Erigeron canadensis, Eupatorium purpureum, Gnaphalium polycephalum, Grindelia robusta, Lactuca virosa, Millefolium, Senecio aureus, Senecio fuchsii, Siegesbeckia orientalis, Solidago virgaurea, Taraxacum officinale, Tussilago petasites, Wyethia helenoides.
- Infekt grippal: Acidum sarcolacticum, Bryonia alba, Carcinosinum, Cocculus indicus, Ferrum phosphoricum, Gelsemium sempervirens, Lachesis muta, Pyrogenium.
- Zephalgie zum Bersten: Bryonia alba.

201.7 Literatur

[1] Allen TF. Eupatorium perfoliatum. Encyclopedia of pure Materia Medica. Bd. 4, 10. New York: Boericke & Tafel; 1874–1880: 234–237, 520

[2] Clarke JH. Eupatorium perfoliatum. Dictionary of practical Materia Medica. Bd. 1. London: Homoeopathic Publishing Company; 1900–1902: 727–730

[3] Hale EM. Eupatorium Perfoliatum. (Boneset.). New Remedies. Bd. 1. 5. Aufl. Philadelphia: Boericke & Tafel; 1897: 294–298

[4] Hughes R. Eupatorium perfoliatum. Cyclopaedia of Drug Pathogenesy. Bd. 2, 4. London: Gould; 1886–1891: 554–555, 586

202 Eupatorium purpureum – eup-pur

lt.: Eupatorium purpureum, syn.: Eutrochium purpureum, dt.: Roter Wasserhanf, engl.: truped weed

202.1 Substanz

Plantae – Asteraceae (früher Compositae, Korbblütengewächse) – **Eutrochium purpureum**

Es handelt sich um eine bis 2 m hohe, ausdauernde, krautige Pflanze mit aufrechten Stängeln, die von Mai bis Juli rosa Blütendolden ausbildet. Sie ist in Nordamerika heimisch.

Homöopathische Verwendung finden die frischen, nach der Blüte gesammelten, unterirdischen Teile.

202.2 Pharmakologie und Toxikologie

Eupatoriaceae enthalten, wie auch Senecioneae, Boraginaceae, Fabaceae, Apocyanaceae und Poaceae Pyrrolizidin-Alkaloide, hauptsächlich vom Lycopsamin-Typ. Indicin das (2′S)-Isomer des Lycopsamins, zeigt eine starke antitumorale Wirkung, wahrscheinlich durch seine purinantagonisierende Aktivität, die jedoch bisher wegen seiner Toxizität noch keine therapeutische Bedeutung erlangt hat.

202.3 Anwendung

Homöopathische Anwendung findet die Substanz bei Fieberschüben und Zystitiden (nach Kommission D).

Er wirkt ganz ähnlich dem Eupatorium perfoliatum und findet Einsatz bei **grippalen Infekten**. Die große Zerschlagenheit und die Gliederschmerzen, ferner Frostschauder mit folgendem Fieber sind ihm ebenso eigen wie dem Eupatorium perfoliatum. Hervorzuheben ist das **Wandern der Gliederschmerzen von unten nach oben** sowie der Beginn des Frostes im Kreuz. An den Harnorganen findet sich ein **Urethralsyndrom** mit Reizung der Harnröhre und des Blasenhalses. Er hat sich bewährt bei Reizbarkeit der Blase bei gynäkologischen Erkrankungen und wird dem Eupatorium perfoliatum vorgezogen, wenn die Harn- und weiblichen Geschlechtsorgane besonders ergriffen sind.

202.4 Dosierung

D 2 bis D 6 in Verdünnung.

202.5 Vergleichsmittel

- Asteraceae: Abrotanum, Absinthium, Arctium lappa, Arnica montana, Bellis perennis, Calendula officinalis, Carduus marianus, Chamomilla recutita, Cina maritima, Echinacea angustifolia, Erigeron canadensis, Eupatorium perfoliatum, Gnaphalium polycephalum, Grindelia robusta, Lactuca virosa, Millefolium, Senecio aureus, Senecio fuchsii, Siegesbeckia orientalis, Solidago virgaurea, Taraxacum officinale, Tussilago petasites, Wyethia helenoides.
- Cantharis vesicatoria, Copaiva, Ferrum metallicum, Senecio aureus.

202.6 Literatur

[1] Allen TF. Eupatorium purpureum. Encyclopedia of pure Materia Medica. Bd. 4. New York: Boericke & Tafel; 1874–1880: 237–240

[2] Clarke JH. Eupatorium purpureum. Dictionary of practical Materia Medica. Bd. 1. London: Homoeopathic Publishing Company; 1900–1902: 730–732

[3] Hale EM. Eupatorium purpureum. (Queen of the Meadow.). New Remedies. Bd. 1. 5. Aufl. Philadelphia: Boericke & Tafel; 1897: 298–302

[4] Hughes R. Eupatorium purpureum. Cyclopaedia of Drug Pathogenesy. Bd. 2. London: Gould; 1886–1891: 554–555

203 Euphorbia resinifera – euph

lt.: Euphorbia resinifera, dt.: Euphorbium, engl.: resin spurge

203.1 Substanz

Plantae – Euphorbiaceae (Wolfsmilchgewächse) – **Euphorbia resinifera**

Es handelt sich um eine kaktusähnliche Pflanze. Sie erreicht Höhen von 0,25 bis 1,5 m teilweise bis zu 2,5 m und besteht aus zahlreichen parallel zueinander stehender Stängel. Die Früchte enthalten ein ausgeprägtes Milchröhrensystem, das einen dickflüssigen, weißen, an Stärke reichen Milchsaft enthält. Die Ernte erfolgt im Spätsommer durch Anschneiden der Seitenachsen. Nach einiger Zeit sondert die Pflanze Milchsaft ab, der sich über die Pflanze ergießt. Nachdem die Substanz erhärtet ist, kann sie abgesammelt werden. Mund und Nase müssen dabei geschützt werden. Euphorbia resinifera ist in Nordafrika und auf den Kanarischen Inseln heimisch.

Homöopathische Verwendung findet der an der Luft getrocknete Milchsaft.

203.2 Pharmakologie und Toxikologie

Resiniferatoxin ist ein Diterpen-Ester und Analogon des Capsaicins. Es ist wie dieses mit einem Homovanillinsäurerest verestert und interagiert mit dem Vanilloid-Rezeptor TRPV1, was zu der stark hautreizenden Wirkung führt. Daneben finden sich Diterpenester des Tiglian-, Ingenol- und Daphnan-Typs. Diese wirken inflammatorisch und einige von ihnen kokarzinogen, indem sie die Protein-Kinase C aktivieren. Die Droge wirkt laxierend und zeigt tierexperimentell eine unspezifische immunstimulierende Wirkung.

Bei Intoxikation kommt es zu Hautreizungen mit Rubor und bullösem Exanthem, zu Schleimhautreizung mit Niesen und Epistaxis und auch Hämoptysis, Konjunktivitis, Keratitis werden beobachtet. Die Sammler verbinden Mund und Nase, um nicht durch den starken Niesreiz belästigt zu werden. Intestinal führt die Substanz zu Brennschmerz in Magen und Abdomen, Speichelfluss, krampfhaften Schmerzen und Koliken. Flüssige Diarrhö mit Tenesmen und Afterbrennen sowie Nephritis.

203.3 Anwendung

Sie fand Anwendung bei Dermatosen, Infekten der Atemwege, Obstipation, Dysmenorrhö und als Abortivum.

Homöopathische Anwendung findet die Zubereitung bei akuter Dermatitis und bei Entzündungen der Atemwege (nach Kommission D).

Die Substanz wirkt stark reizend und entzündungserregend auf die Haut und die Schleimhäute. Die Wirkung ist hauptsächlich durch unfreiwillige Schäden beim Arbeiten mit der Droge bekannt. Euphorbia resinifera wird hauptsächlich bei **vesikulären Dermatosen** gebraucht und empfohlen. Stauffer hat viel davon gehalten bei **akuten Infekten** der oberen Luftwege. Er warnt vor dem Gebrauch tiefer Potenzen wegen beobachteter Erstreaktionen. Nach Stauffer soll ein Gefühl von Brennen in den kranken Teilen kennzeichnend sein.

203.4 Arzneimittelbild

Augen: Jucken und Trockenheitsgefühl, Reizung der Lider, der Lidränder und der Bindehaut. Gesichtstäuschungen; alles erscheint zu groß oder in bunten Farben.

Blepharitis
Konjunktivitis

Ohren: Klingen in den Ohren.

Seromukotympanon akut

Nase: In der Nase heftiger Niesreiz, ohne dass es zum Niesen kommt, oder häufiges Niesen. Schleimiger Schnupfen mit heftigem Jucken, bis in die Stirnhöhle hinaufziehend. Nach Stauffer heilt ein Schnupfen bei frühzeitiger Anwendung in 2 bis 3 Tagen.

Rhinitis fieberhaft

Mund: Ungeheurer Speichelfluss. Brennen und Wundheit der Mundschleimhaut. Sehr bitterer Geschmack. Unlöschlicher Durst. Übelkeit, öfter Singultus. Heftiges Erbrechen und Purgieren.

Zähne: Zahnschmerzen heftig, schlimmer beim Kauen, Schmerz schraubend.

Dolor dentis

Innerer Hals: Trockener, brennender Infekt.

Pharyngitis

Rektum und Stuhl: Durchfall mit Brennen und Jucken um den After.

Blase: Häufiger Harndrang mit tropfenweiser Entleerung.

Larynx und Trachea:

Laryngitis

Husten und Expektoration: Heftiger Reiz zu kurzem Husten. Fast ununterbrochener Husten, von Kitzel in der Mitte der Brust ausgehend.

Extremitäten: Schmerzen aller Art, in Muskeln und Gelenken.

Haut: Hauptsächlich bei äußerer Einwirkung des Arzneistoffes Knötchen- und Blasenbildung, Neigung zu brandiger Zerstörung der Blasen; scharlachartige oder rosenartige Entzündung mit erbsgroßen Blasen, die mit gelber Flüssigkeit gefüllt sind. Entzündliche Schwellung und Rötung der Haut im Gesicht. Die Hautaffektionen sind verbunden mit heftigem Jucken, Brennen und ätzendem Schmerz.

Herpes zoster
Exanthem bullös mit Nekrose
Acne vulgaris fazial schmetterlingsförmig

203.5 Dosierung

D 4 bis D 12 in Verdünnungen. Bei niederen Verdünnungen werden manchmal heftige Erstverschlimmerungen beobachtet, zum Beispiel bei Schnupfen oder Hautentzündungen (Stauffer).

203.6 Vergleichsmittel

- Euphorbiaceae: Acalypha indica, Croton tiglium, Hura brasiliensis, Mancinella hippomane, Stillingia silvatica.
- Dermatosen: Cantharis, Croton tiglium, Hura brasiliensis, Mercurius solubilis Hahnemanni, Mezereum, Ranunculus bulbosus, Rhus toxicodendron.

203.7 Literatur

[1] Allen TF. Euphorbium. Encyclopedia of pure Materia Medica. Bd. 4, 10. New York: Boericke & Tafel; 1874–1880: 246–254, 521

[2] Clarke JH. Euphorbium. Dictionary of practical Materia Medica. Bd. 1. London: Homoeopathic Publishing Company; 1900–1902: 737–740

[3] Hahnemann S. Euphorbium. In: Lucae C, Wischner M, Hrsg. Gesamte Arzneimittellehre. Bd. 2. Stuttgart: Haug; 2007: 831–839

[4] Hartlaub CC, Trinks CF. Euphorbium. Reine Arzneimittellehre. Bd. 1. Leipzig: Brockhaus; 1828–1831: 300–301

[5] Hughes R. Euphorbia. Cyclopaedia of Drug Pathogenesy. Bd. 2. London: Gould; 1886–1891: 555–557, 755–756

[6] Stapf JE. Euphorbium. (Euphorbium officin.). Archiv für die Homöopathische Heilkunst 1827; 6 (3): 157–182

204 Euphrasia officinalis – euphr

lt.: Euphrasia officinalis, dt.: Augentrost, engl.: eyebright

204.1 Substanz

Plantae – Scrophulariaceae (Braunwurzgewächse) **– Euphrasia officinalis**

Es handelt sich um ein 1-jähriges, bis 40 cm hohes Kraut. Dieses bildet von Juli bis September einen vielblütigen, beblätterten Blütenstand aus. Die weißen Einzelblüten zeigen eine purpurne Streifung. Man findet die Pflanze auf der nördlichen Halbkugel auf Wiesen und Weiden.

Verwendet wird die frische blühende Pflanze mit Wurzel.

204.2 Pharmakologie und Toxikologie

Die Substanz enthält als Inhaltsstoffe Iridoid-Glykoside wie das Aucubin. Ihm wurde eine antibiotische und antiinflammatorische Wirkung nachgewiesen.

204.3 Anwendung

Volksmedizinische Anwendung bei Okkulopathien und innerlich bei Gastropathie.

Homöopathische Anwendung findet die Zubereitung bei Entzündungen der Augen und Entzündungen der oberen Luftwege (nach Kommission D).

Als Volksmittel wird es empfohlen bei *Husten* mit zähem Auswurf, *Heiserkeit, Rhinitis* mit reichlicher Absonderung und gleichzeitigem *Stirnkopfschmerz*, sezernierenden Erkrankungen des Auges mit schleimiger Absonderung, *Augenentzündungen*, Schwäche der Augen infolge von Überanstrengung der Augen. Nach meinen persönlichen Erfahrungen ist damit nur ein Teil der sehr tiefgehenden Wirkung umrissen. Bei *Adenopathien* mit Schwellung, bei hartnäckigen *Ulcera ventriculi et duodeni* und chronischen *Gastropathien* mit Kachexie und bei *Arthrosen* habe ich schon erstaunliche Wirkungen und Heilung gesehen.

Bei *Prostatahyperplasie* habe ich günstige Wirkung gesehen. Nachdem ich Euphrasia officinalis bei dieser Indikation schon jahrelang im Gebrauch hatte, fand ich bei Clarke, dass Ames (Ohio) sie bei *prostatic troubles* verwendete.

204.4 Arzneimittelbild

Leitsymptome: Von 3 Uhr bis in den Vormittag hinein <, abends alles >.

Verschlimmerung der Augenbeschwerden durch Lesen, besser durch Augenblinzeln und bei Auftreten von Tränenfluss.

Besserung der Magenbeschwerden durch Essen, der Übelkeit durch Trinken von kaltem Wasser.

Schnupfen mit Stirndruck, kaltes Waschen >.

Gliederschmerzen, Bewegung >.

Die rechte Körperseite scheint stärker betroffen zu sein.

Als bewährte Indikation gilt: scharfe Tränen bei milder Nasensekretion (Allium cepa umgekehrt). Augenbrennen als Begleiterscheinung innerer Krankheiten (z. B. Hepatitis).

Geist und Gemüt: Gemüt reizbar, träge, hypochondrisch. Die äußeren Gegenstände hatten keinen Reiz, kein Leben für ihn. In sich gekehrt und Unlust zu sprechen den ganzen Tag. Er setzt beim Reden allzu oft an, wie eine Art Stottern.

Kopf: Morgens beim Erwachen Wüstheit im Kopfe und Druckschmerz im Vorderhaupt. Dumpfer Stirnkopfschmerz, im Freien besser. Feine Nadelstiche an den Schläfen. Scharfe, reißende Stiche an der linken Seite des Hinterhauptes. Heftiger Schmerz unter dem Auge.

Augen: Brennen und Schwellung der Lidränder, besonders morgens bis 11 Uhr dauernd. Große **Trockenheit der Lider** und der Nase, dabei Lichtempfindlichkeit. Drücken in der Stirn- und Augengegend mit Lichtscheu und Tränenfluss, muss das Zimmer verdunkeln lassen. Öfters **brennendes Beißen in den Augen,** zum häufigen Blinzeln nötigend, durch vermehrte Tränenabsonderung gebessert. Vermehrte wässrige Absonderung, Bulbus wie in Wasser schwimmend. Gefühl, als ob die Kornea mit Schleim überzogen wäre. Die Buchstaben schwimmen ineinander. Beim Lesen schmerzen die Augen so, dass er aufhören muss.

Konjunktivitis
Lakrimation ätzend
Blepharitis

Nase: Beim Erwachen morgens 5 Uhr leicht fließender Schnupfen, mit Drücken an der Nasenwurzel, durch kalte Waschung vergehend. – Heftiger Husten durch Kitzel im Kehlkopf. Husten des Tags am stärksten, mit schwer löslichem Schleim auf der Brust. Reichlicher Schleimauswurf beim Räuspern. Während des Hustens bekommt er keinen Atem (wie bei Keuchhusten).

Gesicht: Heftige Stiche unter dem rechten Unterkiefer, die bei Berührung schnell vergingen.

Mund: Starkes Bluten des Zahnfleisches. Morgens dick belegte Zunge, lehmiger Geschmack.

Zähne: Stiche im hohlen Zahn im Freien, verschwinden im warmen Zimmer.

Innerer Hals: Isthmus faucium etwas schmerzhaft.

Magen: Verminderter Appetit, pappiger Geschmack. Öfteres Aufstoßen des Genossenen. Appetit zum Essen, schmeckt aber nicht. Übelkeit, drückender Kopfschmerz bis in die Augen, im Freien besser. Übelkeit, besser durch kaltes Wasser. Es wird ihm übel vom gewohnten Tabakrauchen, welches ihm bitter, beißend schmeckt. **Brechübelkeit** und Hitzeaufsteigen, auf den ganzen Körper sich ausdehnend, **nach Tisch alles besser**. Auftreibung der Magengegend und des Unterleibs.

Gastritis
Ulcus ventriculi et duodeni
Hepatopathie

Rektum und Stuhl: Brennen und Jucken am After durch zwei bohnengroße Hämorrhoidalknoten. Jucken, Stechen und Wundheitsgefühl in vorhandenen Feigwarzen.

Blase: Öfteres Drängen zum Harnen, mit geringem Urinabgang.

Prostata:

Prostatahyperplasie

Geschlechtsorgane:
- männlich: Beide Hoden sind heraufgezogen. Anhaltende, brennende Stiche am Hodensack und an der Schambeinvereinigung.

Rücken: Morgens heftige Rückenschmerzen im Sitzen und Gehen. **Morgens heftige stechende Schmerzen längs des Rückgrats, welche sich nach Bewegung allmählich verlieren**. Kreuzschmerzen morgens, im Laufe des Vormittags sich verlierend.

Extremitäten: Einzelne, umherspringende Stiche in den Händen, der Wirbelsäule, den Armen, Schenkeln, Genitalien. Stichschmerz oder dumpfer Schmerz in der rechten Schulter, in Ober- und Unterarm, bis zu den Fingern ziehend. Schmerz im rechten Unterarm wie von Eingeschlafensein. Lähmungsgefühl im rechten Handgelenk. Krampfender Schmerz in den Fingern der linken Hand. Heftige Nadelstiche in den Muskeln des rechten Oberschenkels beim Stehen. Stiche im rechten Auge, der Magengegend, der rechten Brust, im rechten Oberarm. Beim Gehen schmerzhafte Spannung in den Flechsen der Kniekehle, als wären sie zu kurz. Bei längerem Stehen ein klammerartiger Schmerz in den Waden, mit Gefühl von Schwere. Heftige, lanzinierende Stiche im linken Fersenbein. Finger, Zehen und Ferse sind häufig von Schmerzen befallen.

> Arthrose
> Arthritis
> Osteochondrose

Schlaf: Sehr schläfrig am Tage, obwohl er nachts gut geschlafen hatte. Sehr müde am Tage, trotzdem kann er nachts erst um 2 Uhr einschlafen. Sehr schreckhafte und beunruhigende Träume. 3 Morgen hintereinander wachte er morgens von 3 Uhr ab alle Augenblicke auf, fällt dann um 6 Uhr in einen betäubenden Schlaf. Beim Erwachen Schwindel und Schwere im Kopf, dabei Übelkeit mit Schweißausbruch über und über; bei jeder, selbst kleinen Bewegung wird der Schwindel größer. Schwindel zum Seitwärtsfallen, alle Glieder sind dabei schwach und zittrig, der Oberkörper deucht beim Aufrichten allzu schwer, als wenn die Beine ihn nicht tragen könnten; der Anfall nimmt allmählich ab bis Mittag unter Unbehagen.

Frost und Frösteln: Starker Frost über und über. Jählings aufsteigende Hitze mit Röte des Gesichts bei kalten Händen, ohne Durst.

Schweiß: Nachtschweiße 3 Nächte hintereinander von heftigem Geruch.

Haut: Jucken und Beißen am ganzen Körper, wie von Flöhen.

Allgemein: Bei bedeutender physischer Anstrengung geringe Ermüdung. Große Mattigkeit, muss sich beim Gehen ungemein anstrengen. **Gefühl allgemeiner Abgeschlagenheit, besonders morgens, das Bett erscheint zu hart**.

204.5
Dosierung

D 3 bis D 6 zu empfehlen, bei Arthrosen auch als Injektion der mit Kochsalzlösung hergestellten Potenz (D 3 bis D 4). Bei Augenleiden auch als Tee zu Augenbädern, oder 20 bis 50 Tropfen der Tinktur auf eine Tasse warmes Wasser. Bei Prostatahyperplasie monatelang D 6, absteigend auf D 4 und D 3, mit eingeschalteten Pausen, fortzugeben.

204.6
Vergleichsmittel

- Scrophulariaceae: Digitalis purpurea, Gratiola officinalis, Leptandra virginica, Scrophularia nodosa, Verbascum thapsiforme.
- Infekte der oberen Luftwege und der Augen: Allium cepa, Apis mellifica, Arsenicum album, Arsenicum iodatum, Belladonna.

204.7
Literatur

[1] Allen TF. Euphrasia. Encyclopedia of pure Materia Medica. Bd. 4. New York: Boericke & Tafel; 1874–1880: 254–266

[2] Clarke JH. Euphrasia. Dictionary of practical Materia Medica. Bd 1. London: Homoeopathic Publishing Company; 1900–1902: 741–743

[3] Hahnemann S. Euphrasia officinalis. In: Lucae C, Wischner M, Hrsg. Gesamte Arzneimittellehre. Stuttgart: Haug; 2007: 839–844

[4] Hughes R. Euphrasia. Cyclopaedia of Drug Pathogenesy. Bd. 2. London: Gould; 1886–1891: 557–563

205 Fabiana imbricata – fab

lt.: Fabiana imbricata, dt.: Pichi, engl.: pichi

205.1 Substanz

Plantae – Solanaceae (Nachtschattengewächse) – **Fabiana imbricata**

Es handelt sich um einen bis zu 3 m hohen, immergrünen Strauch, zu den Zweigenden hin stark verzweigend. Die winzigen, dichten, nadelähnlichen Laubblätter stehen dachziegelartig aneinander. Von November bis Januar bilden sie auf der südlichen Hemisphäre trompetenförmige Blüten aus, deren Farbspektrum von weiß über gelb hin zu bläulich lila geht. Heimisch ist der Strauch in den Andengebieten Südamerikas.

Homöopathische Verwendung finden die getrockneten, beblätterten Zweigspitzen.

205.2 Pharmakologie und Toxikologie

Wie bei den anderen Pflanzen dieser Familie lassen sich Solanaceen-Alkaloide nachweisen. Deren Hauptwirkung ist die Hemmung der Cholin-Esterase. Dies führt zu einer positiv inotropen kardialen Wirkung. Am zentralen Nervensystem kommt es nach anfänglicher Erregung zu einer sedierenden Wirkung.

205.3 Anwendung

Homöopathische Verwendung findet die Substanz bei Entzündungen der ableitenden Harnwege und bei Lithiasis (Kommission D).

Sein Gebrauch erstreckt sich auf die Verwendung als Tonikum und als gallentreibendes Mittel. Es wird angewendet bei **Rhinitis, Ikterus, Dyspepsie** und als **Choleretikum**. Nützlich bei der **Hyperurikämie, Strangurie** und Brennen nach dem Harnlassen, Wundheitsschmerz beim Harnlassen, **Dysurie,** bei **Zystitis** auch bakteriell, bei **postgonorrhoischer Zystitis, Gonorrhö, Prostatopathie** und *Prostatitis,* bei **Gallenblasen-** und **Leberleiden,** sowie bei **Urolithiasis.**

A. Stiegele setzte die Zubereitung mit Erfolg bei **Pyelitiden,** die trotz aller therapeutischen Bemühungen immer wieder rückfällig wurden, und bei nicht zu massiver **Nephrolithiasis**, besonders bei Kindern ein. Er berichtet über einen Fall einer *Analfistel* mit 18 Öffnungen „ganz verschwärt, lag in einer chirurgischen Klinik seit 4 Monaten, ein Anus praeter musste angelegt werden, ohne Erfolg. – Ich riet zu einer innerlichen Behandlung mit Fabiana imbricata D 2; die Fistel kam in kurzer Zeit zur Heilung. Der Chirurg erklärte schlicht und richtig, einen solchen Vorgang noch nicht gesehen zu haben" [3].

Schwarzhaupt empfiehlt Fabiana imbricata bei Bandscheibenentartung.

205.4 Dosierung

Während bei Clarke 10 bis 20 Tropfen des Fluidextrakts und entsprechend bei Boericke ebenso viel Tropfen der Tinktur genannt werden, schreibt Stiegele: „Davon möchte ich abraten. Ich verwende meist die D 2, aber auch bei ihr ist während einer längeren Behandlung chemische und mikroskopische Urinkontrolle notwendig. – Bei innerlicher Verwendung muss man sich der hochentzündlichen Reizwirkung der Droge bewusst bleiben."

205.5 Vergleichsmittel

- Solanaceae: Belladonna, Capsicum annuum, Dulcamara, Hyoscyamus niger, Mandragora officinarum, Stramonium, Tabacum.
- Zystopyelitis: Cantharis vesicatoria, Chimaphila umbellata, Coccus cacti, Terebinthinae.

- Zystitis: Apis mellifica, Aristolochia clematis, Cantharis vesicatoria, Chimaphila umbellata, Coccus cacti, Conium maculatum, Dulcamara, Eupatorium purpureum, Solidago virgaurea, Staphysagria, Terebinthiniae aetheroleum.

205.6 Literatur

[1] Boericke W. Pocket manual of the Homoeopathic Materia medica. 3. Aufl. New York: Boericke & Runyon; 1906: 513–514

[2] Clarke JH. Pichi. In: Clarke JH, Hrsg. Dictionary of practical Materia Medica. Bd. 2.2. London: Homoeopathic Publishing Company; 1900–1902: 812

[3] Stiegele A. Über Grenzerweiterungen in der Homöopathie. Deutsche Homöopathische Monatsschrift 1956; 7 (12): 603–610

206 Fagopyrum esculentum – fago

lt.: Fagopyrum esculentum, dt.: Buchweizen, engl.: buckwheat

206.1 Substanz

Plantae – Polygonaceae (Knöterichgewächse) – **Fagopyrum esculentum**

Fagopyrum esculentum ist ein 1-jähriges, aufrecht wachsendes, 15 bis 60 cm hohes Kraut mit wechselständigen, gestielten, herzförmigen Blättern. Die Blütezeit ist Juli bis Oktober. Seine ursprüngliche Heimat ist Zentralasien und Sibirien. Es wird in Mitteleuropa vielfach angebaut. Das aus der Frucht gewonnene Mehl wird als Nahrung für Mensch und Vieh verwendet. Durch den hohen Anteil von Proteinen gehört Buchweizen zu den großen pflanzlichen Proteinlieferanten.

Homöopathische Verwendung finden die frischen, nach der Blüte und vor der Fruchtreife geernteten oberirdischen Teile.

206.2 Pharmakologie und Toxikologie

Sie enthält hauptsächlich Flavonoide, davon vor allem Rutin[235], Quercitrin, Hyperosid.

Der Rutingehalt der Pflanze ist photosyntheseabhängig und wird durch Licht stark gefördert. Er unterliegt vegetationszeitlichen und tagesperiodischen Schwankungen. Die geringsten Rutinverluste hat die Droge bei optimaler Trocknungstemperatur von 105 bis 135 °C und einer Trocknungsdauer von 20 bis 40 Minuten. Die Verbindung hat eine starke Wirkung auf Krankheitszustände, die mit erhöhten kapillaren Blutungen einhergehen, mit gesteigerter Kapillarbrüchigkeit sowie Membranbrüchigkeit.

Intoxikationen mit der Substanz führen durch die Inhaltsstoffe Naphthodianthrone, hier vor allem Protofagopyrin und Fagopyrin[236] zum klinischen Bild des Fagopyrismus. Dabei beobachtet man bereits seit Jahrhunderten, dass es bei der Fütterung von nicht pigmentierten Weidetieren wie weißen Schafen, Pferden, Ziegen mit blühendem Buchweizen auf der Haut zu Erythemen, Ulzera und Nekrosen durch eine Photosensibilisierung kommt. Wenn sie der Sonne ausgesetzt sind kommt es bei ihnen vor allem an den nicht oder wenig behaarten Körperstellen wie Augen, Pfoten, Schnauze und Ohren zu schlimmem Juckreiz. Die Tiere werden unruhig, wälzen sich und in schlimmen Fällen kommt es zu Krämpfen bis hin zum Tod, bei Hämolyse der Erythrozyten.

Für den Menschen besteht eine geringe akute Toxizität. Chronische Toxizität konnte ebenfalls nicht durch Einnahme von Tabletten und Tees nachgewiesen werden. Die häufiger beschriebenen Allergien lassen sich auf den Umgang mit Buchweizenfrüchten und Buchweizenmehl zurückführen.

206.3 Anwendung

Homöopathische Verwendung findet die Substanz bei Zephalgien, Pruritus, bei Dermatosen und Hepatopathien (nach Kommission D).

Die durch Fagopyrum bewirkten Erscheinungen bestehen in *Pruritus* und *Ekzemen, Kopfkongestionen, Gastro-* und *Enteropathien* und *Hepatopathien*. Auffallende Symptome sind das sichtbare Klopfen der Karotiden und schmerzhafte Anschwellen der *Glandula parotis* und der **Glandulae submandibulares**.

Der klinische Gebrauch beschränkt sich auf *Ekzeme* und *Pruritus*. Bei *Erythema solare* zu versuchen.

---

[235] Rutin ist ein Glykosid des Quercetins mit Rutinose, das in vielen Pflanzen häufig als Begleiter des Vitamin C vorkommt.

[236] Fagopyrin ist strukturverwandt mit Hypericin, das für den phototoxischen Effekt des Johanniskrautes verantwortlich ist (Hyperizismus).

206 – Fagopyrum esculentum – fago

206.4
Arzneimittelbild

Leitsymptome: Hauterscheinungen, Bewegung >, im Freien >, kaltes Wasser >, Essen > (Kopf und Magen) und Kaffee > (Magen).
Nachmittags <, abends <, Sonne <.

Kopfschmerz: Pressende Kopfschmerzen einschließlich Nasenwurzel, Nacken und Augen durch Blutandrang. Verschlimmerung durch Vorwärtsbeugen, Besserung durch Rückwärtsbeugen.

Augen: Katarrhalische Erscheinungen.

Ohren: Katarrhalische Erscheinungen.

Nase: Wässriger Schnupfen, wechselnd mit verstopfter Nase. Wundheit der Nase und trockene Krusten.

Gesicht: Heftiges Klopfen der Karotiden, äußerlich sichtbar. Parotis- und Submandibulardrüsen geschwollen, schmerzhaft und entzündet.

Mund: Schleimhäute des Mundes und der Zunge entzündet. Übler Mundgeruch.

Innerer Hals: Tonsillen und Pharynx entzündet und geschwollen. Schmerzen beim Schlucken.

Magen: Aufstoßen von üblem Geruch und Geschmack, ständige Säure im Magen. Durchfälle mit viel Drang vor und nach dem Stuhl.

Brust: Stechende Schmerzen am Herzen, besser durch Aufstoßen, sehr beschleunigter oder rasch in der Frequenz wechselnder Puls. Klopfen der Arterien.

Extremitäten: Schmerz und Steifigkeit der Nackenmuskeln, besser beim Rückwärtsbeugen. Schmerzen in den Gliedern, schlimmer durch Kälte.

Haut: Immerwährendes Jucken, Ausbruch roter Pusteln an Gesicht und Körper, besonders an allen behaarten Stellen, besser durch kaltes Wasser, schlimmer durch Sonne. Ausschlag wie von Flohstichen. – Übelriechende Schweiße der Achselhöhlen und Genitalien.

Pruritus
Ekzem
Erythem

Allgemein: Pulsieren der Blutgefäße.

206.5
Dosierung

D 3 bis D 6 in Verdünnungen.

206.6
Vergleichsmittel

- Polygonaceae: Rumex crispus, Rheum palmatum.
- Apis mellifica, Dolichos pruriens, Euphorbia resinifera, Graphites naturalis, Medusa, Mezereum, Rhus toxicodendron, Urtica urens.

206.7
Literatur

[1] Allen TF. Fagopyrum. Encyclopedia of pure Materia Medica. Bd. 4. New York: Boericke & Tafel; 1874–1880: 277–301

[2] Clarke JH. Fagopyrum. Dictionary of practical Materia Medica. Bd. 1. London: Homoeopathic Publishing Company; 1900–1902: 749–751

207 Fel tauri – fel

lt.: Fel tauri, dt.: Rindergalle, engl.: ox gall

207.1 Substanz

Animalia – Bovidae – Bos taurus

Ochsengalle ist bräunlich-grün oder dunkelgrün, schleimig, dicklich, mit sehr bitterem unangenehmem Geschmack.

Aufgrund ihrer emulgierenden und Netzmittelwirkung wird Rindergalle für technische Emulsionen, Aquarellfarben, Seifen und in bakteriologischen Spezialnährböden verwendet.

Homöopathische Verwendung findet die frische aus der Gallenblase des Rindes (Bos taurus) gesammelte Galle.

207.2 Pharmakologie und Toxikologie

Fel tauri enthält hauptsächlich Natrium- und Kaliumsalze der Taurochol- und der Glykocholsäure, daneben weitere Gallensäuren, Gallenfarbstoffe, Cholesterol, Lecithin und Cholin. Taurolsäure wirkt emulgierend auf Blutfette sowie regulierend auf die Zusammensetzung des Pankreassekretes. Gallensäuren besitzen dispergierende, Micellen bildende Eigenschaften und fördern so die Resorption von Fett im Dünndarm. Die primären Gallensäuren werden in der Leber aus Cholesterol[237] über verschiedene Zwischenschritte synthetisiert. Sie werden im Dünndarm zu 90 % rückresorbiert, in der Leber konjugiert und dem Gallekreislauf wieder zugeführt.

207.3 Anwendung

Homöopathische Anwendung findet Fel tauri bei Leber-Galle-Beschwerden (nach Kommission D).

Fel tauri, ist von alters her im Gebrauch zur Anregung der Peristaltik. Sie wurde zum Beispiel zusammen mit Opium gegeben, um die verstopfende Wirkung des Mohns aufzuheben. In der Homöopathie wird sie als Cholagogum gegen *Insuffizienz der Gallensekretion* verwendet. Außer der Cholerese wird offenbar auch die Cholekinese angeregt. Es können dementsprechend Folgen von *Hepatitis*, Dyskinesie der Gallenblase, *Cholelithiasis* und *Cholezystitis* damit behandelt werden. Auch der *gastrokardiale Symptomenkomplex* fällt unter seinen Wirkungsbereich.

207.4 Dosierung

Zu empfehlen sind die Potenzen D 3 bis D 6 (Verreibung).

207.5 Vergleichsmittel

Wie Fel tauri wird Natrium choleinicum gebraucht.

207.6 Literatur

[1] Allen TF. Fel tauri. Encyclopedia of pure Materia Medica. Bd. 4. New York: Boericke & Tafel; 1874–1880: 302

[2] Clarke JH. Fel tauri. Dictionary of practical Materia Medica. Bd. 1. London: Homoeopathic Publishing Company; 1900–1902: 752–753

---

237 Gehört zu den Lipiden und ist ein wichtiger Bestandteil von Biomembranen. Es wird in den Leberzellen gebildet und ist eine Vorstufe für Gallensäuren, Steroidhormone, Cholesterolsulfat.

208 Ferrum aceticum – ferr-acet

lt.: Ferrum aceticum, dt.: Eisen(III)-azetat, engl.: iron(III) acetate

208.1 Substanz

Mineralia – Organica – Composita –
8. Gruppe[238] – basisches Eisen(III)-azetat – $Fe(OH)(CH_3COO)_2$

Es handelt sich um eine organische Säure.

Homöopathische Anwendung findet Eisen(III)-azetat.

208.2 Anwendung

Homöopathische Anwendung findet die Zubereitung bei Anämie (nach Kommission D).

208.3 Dosierung

Ab D 2.

208.4 Vergleichsmittel

8. Gruppe Periodensystem der Elemente: Chininum ferro citricum, Ferrum arsenicosum, Ferrum carbonicum, Ferrum citricum, Ferrum colloidale, Ferrum iodatum, Ferrum metallicum, Ferrum muriaticum, Ferrum phosphoricum, Ferrum picricum, Ferrum sulphuricum, Pyrit.

---

238 Eisengruppe: Eisen Fe, Ruthenium Ru, Osmium Os, Hassium Hs.

209 Ferrum arsenicosum – ferr-ar

lt.: Ferrum arsenicosum, dt.: Ferriarsenit, engl.: ferrous arsenate

209.1 Substanz

Mineralia – Anorganica – Composita – 8. Gruppe[239] – Eisen(III)-arsenit – $Fe_3(AsO_3)_2$

Das basische Eisen(III)-arsenit entsteht durch Fällen einer Eisen(III)-acetat-Lösung mit einer Alkaliarsenit(III)-Lösung.

Homöopathische Verwendung findet Eisen(III)-arsenit.

209.2 Anwendung

Homöopathische Anwendung findet die Zubereitung bei Erkrankung mit Hepato- und Splenomegalie (nach Kommission D).

Sie hat sich als kräftiger Katalysator bei *Anämie* bewährt. Auch bei Appetitlosigkeit der Kinder und Schwächlichkeit, bei *Malariakachexie*, in der Rekonvaleszenz nach schweren Krankheiten, bei *sekundärer Anämie*, bei *Leukämie* empfehle ich sie nach vielfacher eigener Beobachtung.

209.3 Dosierung

D 4 bis D 6.

209.4 Vergleichsmittel

- 8. Gruppe Periodensystem der Elemente: Chininum ferro citricum, Ferrum aceticum, Ferrum carbonicum, Ferrum citricum, Ferrum colloidale, Ferrum iodatum, Ferrum metallicum, Ferrum muriaticum, Ferrum phosphoricum, Ferrum picricum, Ferrum sulphuricum, Pyrit.
- Arsen-Präparate: Antimonium arsenicosum, Arsenicum album, Arsenicum iodatum, Calcium arsenicosum, Chininum arsenicosum, Cuprum arsenicosum.
- Asthenische Kinder: Calcium phosphoricum.

209.5 Literatur

[1] Clarke JH. Ferrum arsenicicum. Dictionary of practical Materia Medica. Bd. 1. London: The Homoeopathic Publishing Company; 1900–1902: 759

---

[239] Eisengruppe: Eisen Fe, Ruthenium Ru, Osmium Os, Hassium Hs.

210 Ferrum carbonicum – ferr-c

lt.: Ferrum carbonicum, dt.: Eisen(II)-carbonat, engl.: iron carbonate

210.1 Substanz

Mineralia – Organica – Composita – 8. Gruppe[240] – Eisen(II)-carbonat-Lactose-Saccharose-Komplex

Homöopathische Verwendung findet ein Eisen(II)-carbonat-Lactose-Saccharose-Komplex mit 9,5 bis 10,0 % Eisen.

210.2 Anwendung

Homöopathische Anwendung findet die Zubereitung bei Anämie (nach Kommission D).

210.3 Dosierung

Ab D 2.

210.4 Vergleichsmittel

8. Gruppe Periodensystem der Elemente: Chininum ferro citricum, Ferrum aceticum, Ferrum arsenicosum, Ferrum citricum, Ferrum colloidale, Ferrum iodatum, Ferrum metallicum, Ferrum muriaticum, Ferrum phosphoricum, Ferrum picricum, Ferrum sulphuricum, Pyrit.

---

240 Eisengruppe: Eisen Fe, Ruthenium Ru, Osmium Os, Hassium Hs.

211 Ferrum citricum – ferr-cit

lt.: Ferrum citricum, syn.: Ferrum citricum oxydatum, dt.: Eisen(III)-citrat, engl.: iron(III)-citrate

211.1 Substanz

Mineralia – Organica – Composita – 8. Gruppe[241] – Eisen(III)-citrat – $C_6H_5FeO_7$

Eisen(III)-citrat-Hydrate bilden rubinrote, durchscheinende Plättchen.

Homöopathische Verwendung findet Eisen(III)-citrat.

211.2 Pharmakologie und Toxikologie

Eisen(III)-citrate finden parenteral oder oral gekoppelt mit Reduktanzien therapeutische Anwendung und als Antianämika.

211.3 Anwendung

Homöopathisch empfohlen wird die Zubereitung besonders bei *Chorea minor*.

211.4 Dosierung

D 2 bis D 6.

211.5 Vergleichsmittel

8. Gruppe Periodensystem der Elemente: Chininum ferro citricum, Ferrum aceticum, Ferrum arsenicosum, Ferrum carbonicum, Ferrum colloidale, Ferrum iodatum, Ferrum metallicum, Ferrum muriaticum, Ferrum phosphoricum, Ferrum picricum, Ferrum sulphuricum, Pyrit.

---

[241] Eisengruppe: Eisen Fe, Ruthenium Ru, Osmium Os, Hassium Hs.

212 Ferrum colloidale – ferr-col

lt.: Ferrum colloidale, dt.: Kolloidales Eisen, engl.: colloidal iron

212.1
Substanz

**Mineralia – Anorganica – Colloid – 8. Gruppe[242]
– Ferrum colloidale**

Es handelt sich um ein rotbraunes Pulver mit einem Eisengehalt von 11 % und 89 % Proteinderivaten als Schutzkolloid.

Die homöopathische Zubereitung wird aus Ferrum colloidale hergestellt.

212.2
Vergleichsmittel

8. Gruppe Periodensystem der Elemente: Chininum ferro citricum, Ferrum aceticum, Ferrum arsenicosum, Ferrum carbonicum, Ferrum citricum, Ferrum iodatum, Ferrum metallicum, Ferrum muriaticum, Ferrum phosphoricum, Ferrum picricum, Ferrum sulphuricum, Pyrit.

---

[242] Eisengruppe: Eisen Fe, Ruthenium Ru, Osmium Os, Hassium Hs.

213 Ferrum iodatum – ferr-i

lt.: Ferrum iodatum, dt.: Eisen(II)-iodid, engl.: iron (II)-iodide

213.1 Substanz

Mineralia – Anorganica – Composita – 8. Gruppe[243] – Eisen(II)-iodid – FeI$_2$

Zur Herstellung der Substanz werden 3 Gewichtsteile Eisenpulver mit 10 Gewichtsteilen Wasser übergossen und unter Umschwenken in kleinen Portionen 8 Gewichtsteile Iod zugegeben. Die Lösung wird filtriert und in einer blanken eisernen Schale schnell so weit eingedampft, bis ein herausgenommener Tropfen beim Erkalten erstarrt.

Homöopathische Verwendung findet Eisen(II)-iodid.

213.2 Anwendung

Homöopathische Anwendung findet die Zubereitung bei Thyreopathien, Nephritis, chronischen Adenopathien und Descensus uteri (nach Kommission D).

Bewährt hat sie sich bei Appetitlosigkeit und Schwäche der Kinder mit *Adenopathie*, bei *Lungentuberkulose*, bei *Strumen* der Kinder und der Mädchen in der Pubertät, bei *Pädatrophie*, bei *Hoden- und Urogenitaltuberkulose*, bei *Syphilis* in Verbindung mit Drüsenschwellungen, *hereditärer Syphilis*, bei *Descensus uteri* mit den üblichen Beschwerden.

213.3 Dosierung

D 3 bis D 6.

213.4 Vergleichsmittel

8. Gruppe Periodensystem der Elemente: Chininum ferro citricum, Ferrum aceticum, Ferrum arsenicosum, Ferrum carbonicum, Ferrum citricum, Ferrum colloidale, Ferrum metallicum, Ferrum muriaticum, Ferrum phosphoricum, Ferrum picricum, Ferrum sulphuricum, Pyrit.

213.5 Literatur

[1] Allen TF. Ferrum jodatum. Encyclopedia of pure Materia Medica. Bd. 4. New York: Boericke & Tafel; 1874–1880: 324–329

[2] Clarke JH. Ferrum iodatum. Dictionary of practical Materia Medica. Bd. 1. London: Homoeopathic Publishing Company; 1900–1902: 761–764

[3] Hughes R. Ferrum iodatum. Cyclopaedia of Drug Pathogenesy. Bd. 2, 4. London: Gould; 1886–1891: 573, 578, 586–587

---

243 Eisengruppe: Eisen Fe, Ruthenium Ru, Osmium Os, Hassium Hs.

214 Ferrum metallicum – ferr

lt.: Ferrum metallicum, dt.: Eisen, engl.: iron

214.1
Substanz

Mineralia – Anorganica – Elementa – 8. Gruppe[244] – Eisen – Fe

Es handelt sich um ein silberweißes Schwermetall. Durch die Besonderheit seines Wertigkeitswechsels von zweiwertigem und dreiwertigem Eisen ist es Bestandteil vieler physiologischer Redox-Systeme.

Homöopathische Verwendung findet Eisen.

214.2
Pharmakologie und Toxikologie

Die Resorptionsrate oral aufgenommenen Eisens beträgt 10 bis 20 %. Ernährungsphysiologisch unterscheidet man zwischen Häm-Eisen aus Hämoglobin oder Myoglobin und sonstigem Eisen. Häm-Eisen wird über Endozytose in die Darmzelle aufgenommen. Das Enzym Hämoxygenase sorgt katalytisch für die Freisetzung von Fe^{3+}, welches dann reduziert zu Fe^{2+} an das zytosolische Mobilferritin gebunden wird. Das sonstige Eisen liegt als Fe^{3+} oder Fe^{2+} in der Nahrung vor. Bei einem pH-Wert > 3 bildet Fe^{3+} Salzkomplexe, die in dieser Form nicht enteral resorbiert werden können. Anders das Fe^{2+}, das bis zu einem pH-Wert von 8 gut löslich ist. Enteral kann das Fe^{3+} dann durch verschiedene Ferrireduktasen, wie die Cytb-DCYTB, Vitamin C-abhängig, reduziert werden. Das Fe^{2+}-Ion wird über den apikalen sekundär-aktiven Divalent Cation Transporter 1, DCT 1, aufgenommen. Es besteht eine kompetetive Hemmung durch Schwermetall-Ionen wie Cadmium und Blei. Nach der Resorption wird jetzt auch dieses Eisen an Mobilferritin gebunden. Jetzt erfolgt der Transport zur basolateralen Membran. Dort erfolgt seine Freigabe über das Ferroportin, IREG 1, ins Blut.

---

[244] Eisengruppe: Eisen Fe, Ruthenium Ru, Osmium Os, Hassium Hs.

Über das Gefäßsystem gelangt es zu den Zielzellen, wo es zum größten Teil an Ferritin gebunden wird. Ein kleiner Teil bindet an Hämosiderin. Im Ferritin erfolgt wieder eine Reduktion zu Fe^{3+}. An Transferrin gebunden gelangt Eisen hämatogen ins Knochenmark, wo es essenziell für die Hämoglobin-Synthese ist. Über viele Eisen-abhängige Enzyme ist das Element an zahlreichen Oxidationsreaktionen und Reduktionsreaktionen beteiligt.

Die häufigsten Ursachen eines Eisenmangels sind akute und chronische Hämorrhagien, verminderte Zufuhr, Resorptionsstörungen, Eisenverteilungsstörungen, Eisentransportstörungen und ein erhöhter Bedarf. Ein Eisenmangel führt zu einer hypochromen, mikrozytären Anämie mit Verminderung von Hb, MCH und MCV.

214.3
Anwendung

Homöopathische Anwendung findet die Zubereitung bei Hämorrhagien, Anämie, Kreislaufstörungen, Dyspepsie, Neuralgie und Entzündung der Atemwege (nach Kommission D).

Den Beziehungen des Eisens zum **Blutgefäßsystem** kommt besondere Bedeutung zu. Die Herztätigkeit ist im Allgemeinen beschleunigt, es wurde aber auch Verlangsamung beobachtet. Ganz allgemein ist eine vermehrte Erregung im gesamten Gefäßsystem vorhanden mit Herzklopfen und Klopfen in der Herzgrube. Psychische Ursachen geben dazu oft Veranlassung, besonders auch zu den typischen *Kongestionen* zum Kopf mit plötzlichem Erröten und einem Gefühl lästiger Blutfülle im Kopf und Gesicht. Dabei wird ein Pulsieren in den Gefäßen, besonders in den Karotiden und den Schläfenarterien, wahrgenommen. Der Puls wechselt rasch an Fülle und an Frequenz, aber auch zu anderen Körpergebieten kann diese Kongestion auftreten, so zum Beispiel zur Lunge mit dem Gefühl der Beklemmung und dem Bedürfnis, tief Atem zu holen.

Diese Neigung zu **Kongestionen** und der Blutandrang zum Kopf gibt dem Typus des Ferrum-

Patienten oft das Gepräge. Zugleich sehen wir auch darin das Spiegelbild zu **fieberhaften Zuständen**. In der Tat hat sich die Verwendung von Eisen bei infektiösen Fiebern, besonders von Ferrum phosphoricum bei *Pneumonie*, bei *Bronchitis* und *grippalen Infekten*, gut eingebürgert. Bei *Anämie* werden diese Schwankungen der Blutzirkulation zusammen mit *Schwindel* regelmäßig gefunden und geben die Indikation für den Eisen-Gebrauch ab. Bei diesen Schwankungen im Gefäßsystem kommt es auch zur Erschlaffung, die sich in einer verstärkten Füllung der sichtbaren Venen und vorhandener *Varizen* äußert.

Die **Verdauungsstörungen** im Eisen-Versuch am Gesunden mit Neigung zu Erbrechen, Heißhunger oder Appetitlosigkeit, mit *Obstipation* oder *Diarrhö* unverdauter wässriger Massen gleich nach dem Essen oder nachts und ohne wesentliche Schmerzen, geben eine gute Indikation für die Behandlung bei *akuter* und *chronischer Gastritis* und *Enteritis* ab. Die Behandlung von *Colitis ulcerosa*, *Colitis postdysenterica*, *Gärungsdyspepsie* mit Eisen ist auch in der Schule nicht vergessen. Von Hahnemann stammt das Prüfungssymptom der „Vorliebe für Brot und Fett und der Abneigung gegen Fleisch".

Die Beziehung zu den **Atmungsorganen** ist bei der Behandlung fieberhafter Zustände bereits berührt in der Erwähnung bronchitischer und pneumonischer Krankheitsbilder. Bei den Prüfungen haben sich katarrhalische Zustände von der Nase bis zu den Bronchien ergeben, auch blutig tingiertes Expektorat wurde von Hahnemann genannt. Die Rachenorgane finden sich schmerzhaft beim Schlucken, die Stimme neigt zu *Heiserkeit*.

An der **Blase** tritt eine Reizbarkeit mit gesteigertem Drang zum Wasserlassen auf. Unwillkürlicher Harnabgang während des Tages mit Einnässen wird erwähnt. Entsprechende Zustände von *Enuresis* bei Nacht und bei Tage sind dementsprechend eine bewährte Indikation zur Eisen-Verordnung.

Eisen verursacht und heilt **Hämorrhagien** aus den Schleimhäuten. Bei den alten Ärzten wird die Möglichkeit von *Hämoptysis* bei Tuberkulose nach Eisen-Gebrauch erwähnt.

Bei *Eisenmangelanämien* beobachtet man ein Sistieren der **Ovarialfunktion**. Bei den Prüfungen werden *Menorrhagien* und, besonders typisch, unterbrochene Menses beobachtet. Eine veränderte Ovarialfunktion trifft hier mit der Neigung zu Blutungen zusammen. Bei Männern finden wir gesteigerte Erregbarkeit und Neigung zu Pollutionen. Eine gesteigerte Libido wird von Eisen-Bädern auch bei Frauen angegeben.

Das **Allgemeinbefinden** wird stark beeinflusst. Nach einer Phase der Hebung des Allgemeingefühls und Steigerung des Kraftgefühls der Muskulatur folgt eine auffallende Leistungsunfähigkeit, Schlappheit und Unlust zu jeglicher Arbeit. Dabei ist es typisch, dass diese Funktionsherabsetzung und Schwäche nicht nur die körperliche Kraft, sondern auch die psychischen Funktionen umfasst.

Es tritt ein Bedürfnis niederzuliegen ein, obwohl mäßige Bewegung ganz allgemein die lokalen Beschwerden bessert. Die Anfälligkeit gegenüber seelischen Erregungen und geistigen Beanspruchungen fällt in die Augen. Geistige Beanspruchung ruft *Kopfschmerzen* und Abspannung sowie Unfähigkeit zu Konzentration hervor. Auch depressive Verstimmung wird gefunden, besonders auch nach Erregung und geistiger Anstrengung. Bei Ferrum-Patienten findet man auch oft *Kopfschmerzen* periodischer Natur und migräneartige Zustände. Die Abspannung führt jedoch nicht zu einem vertieften Nachtschlaf, vielmehr ist dieser unruhig und auch wieder durch Herzklopfen und ungeregelte Blutzirkulation gestört. Die Völle im Kopf verbunden mit *Kopfschmerzen* wird schlimmer durch Bücken, *Husten* und jede plötzliche Bewegung, durch Treppensteigen, und gelindert durch Hinlegen und langsames Umhergehen. Die **Muskel-** und **Gelenkschmerzen** sowie *Neuralgien* werden durch Ruhe schlimmer und nötigen zu Bewegung, wodurch sie erträglicher werden. Die Partien der Schultern scheinen besonders befallen zu sein. Dass hierbei Ferrum metallicum eine bevorzugte Wirkung auf das linke und Ferrum aceticum auf das rechte Schultergelenk besitzen soll, scheint mir jedoch völlig unbewiesen.

214 – Ferrum metallicum – ferr

214.4 Konstitution

Schwächliche, anämische Menschen mit blasser, durchscheinender Haut, in der die erweiterten Venen hervortreten, mit fliegendem Erröten des Gesichts, oder blühendem Gesicht mit roten Wangen, aber großer Erschöpfbarkeit und Übererregbarkeit mit sehr geringer Leistungsfähigkeit und Widerstandskraft, besonders auch gegenüber Gemütsbewegungen.

214.5 Arzneimittelbild

Das Arzneimittelbild beruht überwiegend auf Prüfungen an Ferrum aceticum und carbonicum.

Leitsymptome: Gesicht entweder gerötet und vollblütig mit blühendem Aussehen, oder aschfahl, bleich oder grünlich, mit plötzlichem Erröten und Blutwallungen. Pulsieren in den Schläfenarterien und Karotiden; Venen im Gesicht blutgefüllt. Neigung zu hellroten Blutungen.
Neigung zu Blutwallungen zum Kopf mit Röte des Gesichts.
Große Schwäche und Anfälligkeit, die im Gegensatz steht zu dem manchmal blühenden Aussehen. Bedürfnis, sich niederzulegen. Aus der schlechten Blutzirkulation und dem Kongestions-Zustand lässt sich ableiten, dass sowohl Wärme wie Kälte Beschwerden machen können.
Erbrechen und Durchfälle verschlimmern sich durch Essen und Trinken.
Abneigung gegen das Essen von Eiern.
Gliederschmerzen bessern sich bei langsamem Umhergehen und werden schlimmer bei Ruhe. Diese Beobachtung dürfte auf den günstigen Einfluss der Bewegung auf die gestörte Blutzirkulation zurückzuführen sein. Desgleichen wurde auch beim Herzklopfen und selbst bei den Blutungen eine Besserung durch mäßige Bewegung beobachtet. Eine allgemeine nächtliche Verschlimmerung der Beschwerden ist nicht hinreichend gestützt durch die Arzneimittelprüfung.

Geist und Gemüt: Gedrücktes, ängstliches Wesen, sehr erregt beim geringsten Widerspruch. Alles regt auf oder verstimmt.

Kopf: Gefühl strotzender Fülle im Kopf. Anfallweise auftretende Blutwallungen zum Kopf und zur Brust mit Herzklopfen.

Kopfschmerz: Klopfender Kopfschmerz mit Gesichtsröte und Schwindel mit heißem Kopf und kalten Füßen. Kopfschmerzen bessern sich im Liegen, oder durch Umhergehen in frischer Luft, dagegen nicht durch Abkühlung.
Kopfschmerzen nach den Menses. Migräneartiges Kopfweh. Schwindel, wie betrunken beim Gehen oder beim Schauen auf fließendes Wasser.

Migräne
Neuralgie zephal

Augen: Infektion der Bindehaut mit Augentränen und Schwellung der Lider.

Blepharitis
Konjunktivitis

Nase: Wässrige Absonderung aus der Nase. Nasenbluten, ⊙ **welches die Kopfschmerzen bessert.**

Rhinitis akut

Gesicht: Gesicht gerötet, blass oder grünlich, **bei jeder Erregung färbt es sich hellrot oder wird rot gefleckt.** Die Venen am Kopf sind vorübergehend angeschwollen. Venöse Stauungen am Kopf mit Auffüllung der Venen am Kopf, an den Händen. Gesicht und Lippen bleich. Haarausfall und Wundheitsgefühl im Haarboden.

Innerer Hals:

Pharyngitis

Magen: Heißhunger, sodass kaum die doppelte Menge genügt, ihn zu sättigen. Widerwillen gegen jede Speise. Unstillbarer Durst, oder fehlender Durst. Magenschmerzen nach Fleischspeisen. **Widerwillen gegen Eier und Verschlimmerung durch Eier.** Übelkeit und Aufstoßen, übler Geschmack im Mund; Gefühl wie Zusammenschnüren im Schlund.
Erbrechen der genossenen Speisen sofort oder auch erst nach einigen Stunden. Nach dem Essen steigen ihm die Speisen stoßweise wieder hoch ohne Übelkeit und ohne Erbrechen. Heftiger Druck in der Magengegend.

Gastritis akut und chronisch

Abdomen: Rumpeln und kolikartige Leibschmerzen.

Gärungsdyspepsie
Diarrhö bei Thyreopathie
Colitis ulcerosa

Rektum und Stuhl: Stuhl verstopft oder Durchfall; oder Durchfall wechselnd mit Verstopfung. **Wässriger Durchfall mit vielen Blähungen, schlimmer nach dem Essen und Trinken.** ⊙ Durchfällige Stühle, unverdaute Speise enthaltend.

Blase: Unwillkürlicher Harnabgang, vorzüglich am Tage.

Enuresis nocturna
Harninkontinenz tags

Harnröhre: Vermehrter Harndrang mit Reiz in der Harnröhre bis zum Blasenhals.

Geschlechtsorgane:
- weiblich: Menses verfrüht, blassrot, verstärkt und länger. Neigung zu Fehlgeburt. Menses auch verspätet und unterdrückt. ⊙ **Statt der Menses tritt Nasen- oder Lungenbluten auf oder eine Leukorrhö.** Unterbrochene Menses ist charakteristisch. Amenorrhö und Oligomenorrhö. Sehr angegriffen, körperlich und seelisch während der Menses. Leukorrhö milchig, wässrig und wundmachend.

Leukorrhö
Menorrhagie
Zyklusstörung bei Anämie (Amenorrhö und verspätete Menses, unterbrochene Menses)

- männlich: Geschlechtliche Erregung mit Pollutionen.

Larynx und Trachea: Heiserkeit.

Laryngitis

Husten und Expektoration: Trockener Husten, besonders nach dem Niederlegen, Husten mit schleimigem Auswurf, blutig tingierte Expektoration, schweres Atemholen. **Husten schlimmer bei Bewegung.** ⊙ **Beim Husten spritzt der Harn (bei Frauen) weg.**

Hämoptysis

Brust: Beengung der Brust und Angst, besser beim Umhergehen. Blutandrang zur Brust mit Beklemmung und dem Bedürfnis, tief zu atmen.

Bronchitis
Pneumonie

Extremitäten: Rheumatoide Schmerzen in allen Muskeln und Gelenken, **schlimmer in der Ruhe, muss nachts das Bett verlassen und umhergehen.** Venen erweitert und blutgefüllt. Varizen verschlimmern sich. Ausgesprochene Mattigkeit.
Stechende und reißende Schmerzen im Schultergebiet, ⊙ **besonders links.** Schmerzen im Hüftgelenk, abends nach dem Niederlegen am schlimmsten, muss aufstehen und herumgehen, um den Schmerz zu lindern, bis zur Mitternacht. Varizen.

Arthropathie akut rheumatisch
Myalgie M. deltoideus besonders
Neuralgie
Neuritis

Frost und Frösteln: Kalte Hände und Füße, Frösteln überall. Hitzewallungen über den ganzen Körper, besonders zum Kopf, mit Rötung des Gesichts.

Fieber: Fiebrige Hitze, dabei Puls voll, ☉ **aber leicht zu unterdrücken.**

Infekt grippal

Schweiß: Ausbruch von Schweiß am ganzen Körper.

Haut: Akne im Gesicht, an Hals und Brust.

Acne vulgaris

Allgemein: Auffallende Schwäche und Angegriffenheit gegenüber körperlicher und seelischer Beanspruchung. Zittern der Glieder, nervöse Schwäche nötigt zum Liegen. **Doch treten die Beschwerden in der Ruhe vermehrt auf.**
☉ **Puls voll, weich, leicht unterdrückbar.** Beschleunigter und voller Puls, oder Verlangsamung der Herztätigkeit. Pulsieren in den Blutgefäßen.
Blutwallungen zum Kopf mit kalten Füßen und Händen, aber heißem Kopf.
Blässe aller Schleimhäute.

Eisenmangelanämie

214.6
Dosierung

Bei Eisenmangelanämie ist Ferrum metallicum nur angezeigt, wenn die typischen Ferrum-Symptome vorliegen. In solchen Fällen genügt die Anregung mit homöopathischen Dosen, dass der Organismus seinen Eisenbedarf aus der Nahrung deckt. Zubereitungen zwischen D 3 und D 6, auch D 12 üblich.

214.7
Vergleichsmittel

- 8. Gruppe Periodensystem der Elemente: Chininum ferro citricum, Ferrum aceticum, Ferrum arsenicosum, Ferrum carbonicum, Ferrum citricum, Ferrum colloidale, Ferrum iodatum, Ferrum muriaticum, Ferrum phosphoricum, Ferrum picricum, Ferrum sulphuricum, Pyrit.
- Gliederschmerzen, Bewegung >, Ruhe <: Bellis perennis, Hedera helix, Iodum purum, Pulsatilla pratensis, Rhus toxicodendron.
- Erbrechen nach dem Essen: Antimonium crudum, Arsenicum album, Pulsatilla pratensis.
- Diarrhö nach dem Essen: Arsenicum album, China officinalis, Croton tiglium.
- Hämophysis: Acalypha indica, China officinalis, Erigeron canadensis, Ferrum phosphoricum, Ipecacuanha, Millefolium, Phosphorus, Sanguinaria canadensis.

214.8
Kasuistik

214.8.1 Anämie hypochrom

Bei Frau K., 56 Jahre alt, wurde 1953 ein Hypophysentumor festgestellt. Die Patientin erhielt daraufhin 30 Röntgentiefenbestrahlungen der Hypophyse. Nach dieser Röntgentiefenbestrahlung entwickelte sich klinisch das Bild eines Myxödems mit starker Fettleibigkeit und einer deutlichen geistigen Verlangsamung. Seit der Kindheit ist nach Angaben der Patientin eine Anämie bekannt.

Das Gewicht der Patientin beträgt durchschnittlich 103,5 kg und schwankt im Allgemeinen nur um wenige Pfunde. (Der klinische Untersuchungsbefund zeigte außer dem typischen Bild des Myxödems eine geringe prätibiale Ödembildung. Das Herz lässt auskultatorisch keinen krankhaften Befund erkennen, stellt sich jedoch röntgenologisch als breitbasig aufliegend, schlaff und etwas linksverbreitert dar.) Der Blutdruck betrug anfänglich 160/90 mm Hg, zeigte aber im Verlauf der weiteren Jahre meist hypotone Werte von durchschnittlich 110/70 mm Hg mit den entsprechenden subjektiven Beschwerden, wie Schwindel,

Müdigkeit und Hohlheitsgefühl im Kopf. Nach dem damaligen klinischen Bild verordnete ich zunächst Cimicifuga racemosa D 12, unter dessen Medikation zunächst eine spürbare Besserung eintrat, dann wurde allerdings über starken Mittelkopfschmerz geklagt. Das daraufhin längere Zeit eingenommene Graphites naturalis D 12 führte lange Monate zur Beschwerdefreiheit.

Im Blutbild bestand eine Anämie mittleren Grades, die sich jedoch im Oktober 1958 sehr verschlechterte und von geringfügigen Schwankungen abgesehen einen Durchschnittswert von Hb 12,6 g und Ery 2,15 Mill. zeigte. Vor meiner Untersuchung war die Patientin schon mit zahlreichen Eisenpräparaten behandelt worden, ohne dass ein Anstieg der Blutwerte zu erzielen gewesen wäre. Auch durch intravenöse Eisen-Substitution und Vitamin B_{12} konnte kein Anstieg der Blutwerte beobachtet werden. Da die Magensäurewerte größtenteils hypazid, vorübergehend auch anazid waren, wies ich die Patientin zum Ausschluss einer perniziösen Anämie in eine Klinik ein. Während der 4-wöchigen Klinikbehandlung wurde, nachdem die hypaziden Säurewerte festgestellt waren, Betainhydrochlorid + Pepsin und täglich Vitamin B_{12} verabfolgt. Das Sternalmark war nicht ganz typisch für eine perniziöse Anämie, für die die histaminrefraktäre Achylie, der hohe Färbeindex und der geringgradig vergrößerte Erythrozytendurchmesser sprachen. Unter der Behandlung stieg der Erythrozytenwert von 2,9 Mill. auf 3,5 Mill., das Hb von 69% auf 72% an. In dem Krankenhausbericht wurde mir eine weitere Durchführung der Vitamin B_{12}-Substitution empfohlen. Ich führte diese Behandlung mehrere Wochen durch, ohne dass eine weitere Verbesserung der Blutwerte zu beobachten war, im Gegenteil, die Patientin fiel mit den Blutwerten weiter ab.

Obwohl ich Frau K. während der mehrjährigen Behandlung anamnestisch sehr genau ausgefragt hatte und sie immer wieder nach unverträglichen Speisen usw. gefragt hatte, gab sie mir wenige Wochen nach der Krankenhausentlassung auf Befragen erstmalig an, dass sie schon immer Eier schlecht vertragen könne. Mir fiel bei dieser Bemerkung sofort Ferrum metallicum ein, obwohl die Patientin praktisch nichts vom Ferrum-Bild aufwies. Ich setzte daraufhin alle Medikamente ab und gab Ferrum metallicum D 6 3-mal 1 Tablette. Innerhalb von 14 Tagen stiegen daraufhin die Blutwerte auf ein Hb von 16,0 und Ery 4,5 Mill. Mehrfache Blutkontrollen zeigten diese Werte ungefähr in der gleichen Höhe, sie sanken auch nach Absetzen von Ferrum metallicum, das insgesamt 5 Wochen gegeben wurde, nicht ab. Die Patientin zeigt auch heute, 6 Monate nach Absetzen des Eisens praktisch noch die gleichen Werte (nach Haaksfort [4]).

214.9
Literatur

[1] Allen TF. Ferrum. Encyclopedia of pure Materia Medica. Bd. 4. New York: Boericke & Tafel; 1874–1880: 303–324

[2] Clarke JH. Ferrum. Dictionary of practical Materia Medica. Bd 1. London: Homoeopathic Publishing Company; 1900–1902: 753–759

[3] Gekle M. Funktion des Magen-Darm-Trakts, Energiehaushalt und Ernährung. In: Klinke R, Hrsg. Physiologie. 6. Aufl. Stuttgart: Thieme; 2010: 465–466

[4] Haakshorst R. Ferrum metallicum. Zeitschrift für Spagyrik 1960: 17

[5] Hahnemann S. Ferrum metallicum. In: Lucae C, Wischner M, Hrsg. Gesamte Arzneimittellehre. Stuttgart: Haug; 2007: 844–853

[6] Hughes R. Ferrum. Cyclopaedia of Drug Pathogenesy. Bd. 2. London: Gould; 1886–1891: 564–579

215 Ferrum muriaticum – ferr-m

lt.: Ferrum muriaticum, dt.: Eisen(III)-chlorid Hexahydrat, engl.: iron(III)chloride

215.1
Substanz

Mineralia – Anorganica – Composita – 8. Gruppe[245] – Eisen(III)-chlorid Hexahydrat – $FeCl_3 \cdot 6\,H_2O$

Es handelt sich um eine gelb-orange kristalline Substanz.

Homöopathische Verwendung findet Eisen(III)-chlorid Hexahydrat.

215.2
Anwendung

Homöopathische Anwendung findet die Zubereitung bei Splenomegalie und chronischer Diarrhö.

215.3
Dosierung

In allen Potenzen gebräuchlich.

215.4
Vergleichsmittel

- 8. Gruppe Periodensystem der Elemente: Chininum ferro citricum, Ferrum aceticum, Ferrum arsenicosum, Ferrum carbonicum, Ferrum citricum, Ferrum colloidale, Ferrum iodatum, Ferrum metallicum, Ferrum phosphoricum, Ferrum picricum, Ferrum sulphuricum, Pyrit.
- Splenomegalie: Ceanothus americanus.

215.5
Literatur

[1] Allen TF. Ferrum muriaticum. Encyclopedia of pure Materia Medica. Bd. 4. New York: Boericke & Tafel; 1874–1880: 329–330

[2] Blackwood AL. Ferrum muriaticum. Materia Medica, Therapeutics an Pharmacology. Philadelphia: Boericke & Tafel; 1906: 274

[3] Clarke JH. Ferrum muriaticum. Dictionary of practical Materia Medica. Bd. 1. London: Homoeopathic Publishing Company; 1900–1902: 767–769

[4] Hughes R. Ferrum muriaticum. Cyclopaedia of Drug Pathogenesy. Bd. 2, 4. London: Gould; 1886–1891: 577–579, 741–743

---

245 Eisengruppe: Eisen Fe, Ruthenium Ru, Osmium Os, Hassium Hs.

216   Ferrum phosphoricum – ferr-p

lt.: Ferrum phosphoricum, dt.: Eisen(III)-phosphat, engl.: Iron(III)-phosphate

216.1
Substanz

**Mineralia – Anorganica – Composita –
8. Gruppe**[246] **– Eisen(III)-phosphat-Tetrahydrat –
$FePO_4 \cdot 4\,H_2O$**

Der Gebrauch stützt sich auf die Angaben Schüßlers.[247]

Homöopathische Anwendung findet Eisen(III)-phosphat-Tetrahydrat.

216.2
Anwendung

Als **Fieber- und Entzündungsmittel im akuten und subakuten Stadium, besonders beim Ferrum-Typus**: bei agitierten, überempfindlichen Menschen mit Neigung zu Kongestionen und auffallender Erschöpfung sowie Abmagerung. Der Puls ist weich und wenig gespannt.

Das Fieber ist hervorgerufen durch *Erkältung, rheumatische Arthropathie, grippaler Infekt* oder *Sepsis*. Ferrum phosphoricum steht bei dem Fieber durch Infektionskrankheiten in erster Linie. Auch bei chronischen Fieberzuständen oft wirksam.

Die Schmerzen, ob entzündlich oder rheumatisch, sind schlimmer nachts, durch Kühle, durch Bewegung.

Besonders wirksam bei **Erkrankungen der Luftwege**: *Rhinitis, Laryngitis, Tracheitis, Pneumonie, Pleuritis* und *grippalem Infekt*. Heftige Reizerscheinungen der Schleimhäute, dabei zum Beispiel starker *Fließschnupfen* mit vielem Niesen, lästiger, fortdauernder *Reizhusten*. Gute Wirkung bei *Otitis media*.

Bei **Lungentuberkulose** mit subfebrilen und febrilen Temperaturen wird oft mit D 3 oder D 4 Entfieberung erreicht, auch bei Patienten, die vorher wochenlang subfebrile oder febrile Temperaturen hatten [3].

Bei akuter *Otitis media* und *Seromukotympanon* wird es von einigen nahezu als Spezifikum betrachtet.

Die Beziehung zu den Kapillaren des Blutes zeigt sich in Erfolgen beim *Haemangioma vasculosum*.

Unwillkürlicher Harnabgang bei geschwächten Menschen.

216.3
Arzneimittelprüfung

Arzneimittelprüfung an einem Prüfer wurde von J. C. Morgan vorgenommen [4].

216.4
Dosierung

D 3 bis D 6 bis D 12.

216.5
Vergleichsmittel

- 8. Gruppe Periodensystem der Elemente: Chininum ferro citricum, Ferrum aceticum, Ferrum arsenicosum, Ferrum carbonicum, Ferrum citricum, Ferrum colloidale, Ferrum iodatum, Ferrum metallicum, Ferrum muriaticum, Ferrum picricum, Ferrum sulphuricum, Pyrit.
- Fieber:
  - mit dem gespannten Puls und erregter Blutzirkulation: Aconitum napellus.
  - mit aktiver Kongestion und Überreizung: Belladonna.
  - mit Schwäche und Benommenheit: Gelsemium sempervirens.
- Bewegung <: Ferrum phosphoricum, Bewegung >: Ferrum metallicum.
- Pleuritis: Carbo animalis.

---

246 Eisengruppe: Eisen Fe, Ruthenium Ru, Osmium Os, Hassium Hs.
247 Wilhelm Heinrich Schüßler, 1821–1898, Arzt.

216.6
Literatur

[1] Clarke JH. Ferrum phosphoricum. Dictionary of practical Materia Medica. Bd. 1. London: The Homoeopathic Publishing Company; 1900–1902: 770–774

[2] Hughes R. Ferrum phosphoricum. Cyclopaedia of drug pathogenesy. Bd. 2, 4. London: Gould; 1886–1891: 571–579, 587–596

[3] Köhler. Ferrum phosphoricum. Hippokrates: Zeitschrift für praktische Heilkunde und für die Einheit der Medizin 1949 (3): 105

[4] Morgan JC. Ferrum phosph., 2x. American Journal of Homoeopathic Materia Medica 1876; 5 (3): 308–313

217 Ferrum picrinicum – ferr-pic

lt.: Ferrum picrinicum, dt.: Eisen(II)-pikrat, engl.: iron(II)-picrate

217.1
Substanz

Mineralia – Organica – Aromatica – Composita – 8. Gruppe[248] **– Eisen(II)-pikrat –** $C_{12}H_4N_6O_{14}Fe$

Die Substanz wird durch Fällung aus einer Lösung von Calciumpicrat und Eisen(II)-sulfat hergestellt.

Homöopathische Anwendung findet Eisen(II)-pikrat.

217.2
Anwendung

Homöopathische Anwendung findet die Zubereitung bei Prostatahyperplasie (nach Kommission D).

Gerade bei Neigung zu *Ischurie* durch periodisch auftretende *akute Prostataschwellung*, nicht aber bei der ausgesprochenen chronischen *Prostatahyperplasie* [2]. Wird bei Prostatahyperplasie meist der Säure vorgezogen. Es hat sich hier gut bewährt.

217.3
Dosierung

D 2 und D 3. Blasenpapillom.

217.4
Vergleichsmittel

8. Gruppe Periodensystem der Elemente: Chininum ferro citricum, Ferrum aceticum, Ferrum arsenicosum, Ferrum carbonicum, Ferrum citricum, Ferrum colloidale, Ferrum iodatum, Ferrum metallicum, Ferrum muriaticum, Ferrum phosphoricum, Ferrum sulphuricum, Pyrit.

217.5
Literatur

[1] Clarke JH. Ferrum picricum. Dictionary of practical Materia Medica, Bd. 1. London: Homeopathic Publishing Company; 1900–1902: 775–776

[2] Janert. Beeinflussung des Kardiovaskulärsystems durch die Prostatahypertrophie. Allgemeine Homöopathische Zeitung 1934; 182: 279

---

248 Eisengruppe: Eisen Fe, Ruthenium Ru, Osmium Os, Hassium Hs.

218 Ferrum sulphuricum – ferr-s

lt.: Ferrum sulphuricum, dt.: Eisen(II)-sulfat, engl.: iron(II)-sulfate

218.1 Substanz

Mineralia – Anorganica – Composita – 8. Gruppe[249] – Eisen(II)-sulfat-Heptahydrat – $FeSO_4 \cdot 7\,H_2O$

Homöopathische Verwendung findet Eisen(II)-sulfat.

218.2 Anwendung

Homöopathische Anwendung findet die Zubereitung bei Hypothyreose (nach Kommission D).

Die klinische Empfehlung besteht bei *Thyreopathien* mit *schmerzloser, wässriger Diarrhö*.

218.3 Dosierung

D 3 bis D 6.

218.4 Vergleichsmittel

8. Gruppe Periodensystem der Elemente: Chininum ferro citricum, Ferrum aceticum, Ferrum arsenicosum, Ferrum carbonicum, Ferrum citricum, Ferrum colloidale, Ferrum iodatum, Ferrum metallicum, Ferrum muriaticum, Ferrum phosphoricum, Ferrum picricum, Pyrit.

218.5 Literatur

[1] Allen TF. Ferrum sulfuricum. Encyclopedia of pure Materia Medica. Bd. 4, 10. New York: Boericke & Tafel; 1874–1880: 330; 528

[2] Clarke JH. Ferrum sulfuricum. Dictionary of practical Materia Medica. Bd. 1. London: Homoeopathic Publishing Company; 1900–1902: 776–778

---

249 Eisengruppe: Eisen Fe, Ruthenium Ru, Osmium Os, Hassium Hs.

219 Ficus religiosa – fic

lt.: Ficus religiosa, dt.: Heiliger Feigenbaum, engl.: sacred fig

219.1
Substanz

Plantae – Moraceae (Maulbeergewächse) – **Ficus religiosa**

Bei Ficus religiosa handelt es sich um einen mäßig großen, Milchsaft führenden Laubbaum mit deutlich gestielten, hängenden herzförmigen Blättern mit auffällig langen Träufelspitzen. Man findet 3 unterschiedliche Blütentypen an der Pflanze. Männliche Blüten mit 1 bis 5 Staubblättern, weibliche Blüten mit Griffel und Fruchtknoten und sogenannten Gallblüten, das sind durch die Eiablage der Feigengallwespe veränderte weibliche Blüten. Die Blüten sind klein und unscheinbar. Die dunklen, kugeligen pupurfarbenen bis schwarzen Früchte haben einen Durchmesser von 10 bis 12 cm. Der Baum ist ursprünglich in Ceylon und Ostindien verbreitet, wo er auch heute noch in vielen buddhistischen Tempelanlagen zu finden ist. Der Überlieferung zufolge wurde Buddha 528 v. Chr. unter einem solchen Baum erleuchtet. Die Pflanze wird aus Wildsammlungen in Asien gewonnen.

Homöopathische Verwendung finden die jungen belaubten Zweige mit Blättern.

219.2
Pharmakologie und Toxikologie

Der Milchsaft von Ficus religiosa enthält hauptsächlich Kautschuk, Wachse, Triterpene[250], Polyphenole und Proteine. Bei den Proteinen ist vor allem die Protease Ficin hervorzuheben, die ähnlich wie Bromelain und Papain zu ihrer Aktivierung eine SH-Gruppe benötigt. Sie wirkt anthelminthisch gegen Darmwürmer. Der Proteingehalt ist in den Blättern besonders hoch. Die Rinde enthält Tanine, Sitosterol, Oleanolsäure und Saponine, Sapogene, Kautschuk und Latex.

219.3
Anwendung

Wird in Indien als Antidiabetikum verwendet. Bei Gicht, als Aphrodisiakum, bei Lumbalgie, Stomatitis, als Adstringens bei Leukorrhö, bei Infertilität.

Homöopathische Verwendung findet die Zubereitung bei hellroten Schleimhautblutungen (nach Kommission D).

Neben Hahnemann wurde Ficus religiosa auch von Clarke empfohlen. Die therapeutischen Erfolge erstrecken sich auf **Blutungen aller Art**, einschließlich arterieller *Blutungen* bei *Verletzungen, hämorrhagische Enteritis, Hämoptysis, Menorrhagie, Epistaxis, Hämorrhoidalblutungen, Nephrorrhagie*.

219.4
Arzneimittelprüfung

Von Dr. S. Ch. Ghose wurde Ficus religiosa einer kurzen Prüfung an sich, seiner Frau und seinem Hund unterworfen. Verwendet wurden die frischen Blätter. Bemerkenswert war, dass bei allen 3 Prüfern schon nach 1 bis 3 Tagen unter dem Gebrauch von 20 bis 40 Tropfen der Tinktur an jedem Tag starke Blutungen teils aus dem Magen, den Bronchien, teils den Nieren und der Gebärmutter sich ergaben, dazu Diarrhö.

219.5
Arzneimittelbild

Geist und Gemüt: Ruhig und jeder Bewegung abgeneigt – traurig und melancholisch.

---

250 Naturstoffe, die aus 6 Isopren-Einheiten mit 30 Kohlenstoffatomen aufgebaut sind und zur Gruppe der Terpene, einer großen Gruppe meist wohlriechender Naturstoffe, gehören.

219 – Ficus religiosa – fic

Kopf: Übelkeit, Schwindel und leichtes Kopfweh (mit Blutungen). Brennen auf dem Scheitel.

Augen: Schwäche der Augen.

Nase:

Epistaxis

Gesicht: Gelbliche Gesichtsfarbe.

Gastrorrhagie

Magen: Erbrechen von hellrotem Blut.

Enteritis hämorrhagisch
Hämorrhoiden hämorrhagisch

Rektum und Stuhl: Blutige Dysenterie mit hellroten Blutungen. Dysenterie mit Menorrhagie.

Hämorrhagie urethral

Blase: Häufiger Drang zu urinieren, der Harn enthält reichlich Blut.

Menorrhagie
Metrorrhagie

Geschlechtsorgane:
- weiblich: Menorrhagie, Blut hellrot; herab drängende Schmerzen im Unterleib.

Atmung: Erschwertes Atmen.

Hämoptysis

Husten und Expektoration: Neigung zu Husten, welcher blutigen Auswurf im Gefolge hat.

Allgemein: Sehr schwach und ruhelos.

219.6 Dosierung

Verwendet wurden die Tinktur in einzelnen Tropfen und niedere Potenzen bis zur D 3. Die bei der Prüfung entstandene Blutungsneigung kam nach dem Gebrauch geringerer Gaben als bei der Prüfung verwendet (3 Tropfen der Tinktur alle 2 h) angeblich zum Stehen.

219.7 Vergleichsmittel

Blutungen: Acalypha indica, China officinalis, Crocus sativus, Erigeron canadensis, Geranium maculatum, Hamamelis macrophylla, Ipecacuanha, Millefolium, Natrium nitricum, Phosphorus, Sabina officinalis, Thlaspi bursa pastoris, Trillium pendulum.

219.8 Literatur

[1] Anshutz EP. Ficus religiosa. New, old and forgotten remedies. 2. Aufl. Philadelphia: Boericke & Tafel; 1917: 212–218

[2] Clarke JH. Ficus religiosa. Dictionary of practical Materia Medica. Bd. 1. London: Homoeopathic Publishing Company; 1900–1902: 779–780

[3] Srivastava RB. Betrachtungen über Ficus religiosa. Allgemeine Homöopathische Zeitung 1966; 211 (1): 337–345

220 Flor de Piedra – flor-p

lt.: Lophophytum leandri, dt.: Steinblüte, engl.: Lophophytum leandri

220.1 Substanz

Plantae – Balanophoraceae – Lophophytum leandri

Flor de Piedra ist eine Schmarotzerpflanze und benützt die Wurzeln mancher Baumarten als Wirtspflanze. Wegen ihrer steinartig anmutenden Gestalt in Form einer mit Narben besetzten Knolle von rötlich-brauner Farbe, die nur zur Blütezeit durch einen zapfenähnlichen Blütenstand auffällt, wird sie im Volke Flor de Piedra, Steinblüte, genannt. Sie wächst in den tropischen Wäldern der Provinz Missiones in Argentinien sowie in den angrenzenden Gebieten von Paraguay und Brasilien. Dort wurde Dr. W. Schwabe auf die Pflanze aufmerksam.

Homöopathische Verwendung findet die ganze getrocknete Pflanze.

220.2 Pharmakologie und Toxikologie

Es konnten Leukoanthocyanide, die zu den Flavonoiden gehören, nachgewiesen werden. Man findet sie in Pflanzen als Zwischenstufen bei der Synthese der Anthocyane und der Proanthocyanidine.

Proanthocyanidine wirken adstringierend, antihypertensiv (ACE-Hemmung), antiarteriosklerotisch, antibakteriell, antiviral, antiallergen, antiinflammatorisch, antioxidativ, beeinflussen die Thrombozytenaggregation und verbessern die Kapillarpermeabilität und -stabilität.

Auch Katechin-Gerbstoffe wurden nachgewiesen. Pharmakologisch haben Gerbstoffe antisekretorische, peristaltikhemmende, antimikrobielle, antiinflammatorische, antivirale, antihypertensive, antioxidative, kardioprotektive, antikarzinogene Aktivität.

220.3 Anwendung

Die Pflanze wurde von den Indianern Südamerikas vorwiegend bei Verdauungsstörungen und Leberkrankheiten sowie verschiedenen bösartigen Krankheiten gebraucht (z. B. Karzinom-Metastasen). Daneben wurde sie noch bei Rachitis und Epilepsie eingesetzt.

Homöopathische Anwendung findet die Zubereitung bei chronischen Hepatopathien und bei Hyperthyreose (nach Kommisssion D).

Die Hauptwirkungen beziehen sich auf Leber, Gallenwege, Schilddrüse, Herz.

Bei der Anwendung in der Praxis zahlreicher praktischer Ärzte und Fachärzte sowie in Kliniken, ergaben sich ermutigende Erfolge bei *Leberparenchymerkrankungen* als Folge einer früheren *Hepatitis* oder toxischer Genese, von chronischem oder subchronischem Charakter, mit schneller, evidenter Besserung der subjektiven Beschwerden und teilweise auch Rückgang der objektiven Befunde wie *Hepatomegalie*, Besserung der Transaminasewerte u. a. Außerdem wurde ein Rückgang *euthyreoter Strumen* beobachtet.

Nausea, wie sie bei *Digitalis-Unverträglichkeit* und bei *Kinetosen* beobachtet werden,

Strumen, und zwar sowohl die harte Knotenstruma, als auch bei parenchymatöser und in geringerem Maße auch bei juveniler Struma, mit Nachlassen des Druckgefühls bei gleichzeitigem Weicherden der Struma schon von der 2. Woche ab. *Hyperthyreose* und *Thyreotoxikose* (in Potenzen von D 12 an aufwärts).

Weitere Indikationen wurden von Elis Freiwald angegeben und sind noch weiter zu prüfen: Erkrankungen der Leber- und Gallenwege; hepatogene Migräne, spastische Obstipation; Erkrankungen des Herzens, wie koronare Herzerkrankung, darunter Myokardinfarkte (hierbei auch Injektionen von D 6, wenige Minuten nach erfolgter Injektion klangen die Stenokardien ab, welche dann mehrere Stunden bis zu 1 bis 2 Tagen und selten längere Zeit ausblieben); dekompensierte Hypertonien und Vitien (? [Der Verf.]), Erkrankun-

220 – Flor de Piedra – flor-p

gen des Hypophysen-Hypothalamus-Systems (Diabetes mellitus). Auffallend ist auch das sehr gute Ansprechen von Tinnitus aurium in 3 Fällen und bei chronischen Hauterkrankungen (Psoriasis, chronisches Ekzem). Bezüglich der Herzerkrankungen liegt ein Vergleich mit der ebenfalls iodhaltigen Spongia nahe.

220.4
Arzneimittelprüfung

Eine Arzneimittelprüfung wurde von Schwabe und Herz mit D 6, D 4, D 3 und D 2 an 16 Personen durchgeführt [3].

220.5
Arzneimittelbild

Schwindel: Schwindelgefühl mit Tendenz, nach links zu fallen (1-mal).

Kopf: Hitzegefühl am Kopf und Hitzewallungen (2-mal).

Kopfschmerz: Kopfschmerzen linke Stirnseite (2-mal), linksseitiger Schläfenkopfschmerz (3-mal), mit Besserung im Freien (1-mal), gegen Abend zunehmende Kopfschmerzen (2-mal).

Augen: Nachlassen der Sehkraft (2-mal).

Nase: Trockenheit der Nase (4-mal).

Mund: Trockenheit der Mundschleimhäute (2-mal).

Innerer Hals: Schluck- und Räusperzwang (3-mal).

Äußerer Hals: Druckbeschwerden an der Schilddrüse (1-mal).

> Struma parenchymatös und nodulär
> Hyperthyreose
> Strumata juvenil

Magen: Übelkeit und Brechreiz (3-mal), flaues Gefühl im Magen (1-mal), starkes Durstgefühl (4-mal).

Abdomen: Allgemeines Spannungsgefühl und Völlegefühl im Bauch (7-mal). Druckgefühl in der Gürtellinie (1-mal), Druck der Unterwäsche wird unangenehm empfunden (1-mal), Druckempfindung im Oberbauch (1-mal), Druckbeschwerden im rechten Unterbauch (1-mal), Schmerzen unter dem rechten Rippenbogen (1-mal), reichlich Blähungen (3-mal).

> Hepatopathie
> Hepatitis chronisch

Rektum und Stuhl: Stuhl nimmt grauen Farbton an (1-mal), Stuhl hellbraun-gelblich (1-mal), leichter Durchfall tagsüber (4-mal), erschwerter Stuhlgang (1-mal nach D 2), Sodbrennen (2-mal).

Blase: Vermehrte Harnausscheidung (2-mal),

Geschlechtsorgane:
- weiblich: Menses sehr stark und 5 Tage verspätet (1-mal).

Husten und Expektoration: Leichter Reizhusten (2-mal).

Brust: Engegefühl in der Brust, rechts stärker als links (1-mal), Herzklopfen (1-mal).

Rücken: Beim Heben des rechten Armes leichter Schmerz unter dem rechten Schulterblatt (1-mal).

Extremitäten: Schmerzhaftes Ziehen und Kribbeln linker Arm und linke Hand (1-mal), anhaltendes Ziehen und Schmerz im linken Oberarm, gebessert durch Wärme (2-mal), Schweregefühl in den Beinen (1-mal), Ziehen im rechten Oberschenkel bis zu Wade und Ferse (1-mal), rechter Fuß etwas geschwollen und druckempfindlich (1-mal).

Schweiß: Starke Schweißabsonderung (3-mal).

Haut: Juckreiz an den Ohren (5-mal), starker Juckreiz an der Kopfhaut (4-mal), Juckreiz an den Armen (2-mal), generalisierter Juckreiz (1-mal), Juckreiz am After (1-mal), leichtes Jucken an der Gürtellinie (1-mal), juckender Ausschlag im Gesicht (2-mal).

Allgemein: Auffallende Müdigkeit (nach D 6 – 1-mal), vermehrte Aktivität (nach D 2 und D 3 – 4-mal), Hitzegefühl (1-mal).

Ergebnisse der gleichzeitig vorgenommenen Placeboprüfung:

Kopf: Gegen Abend Hitzegefühl im Kopf (1-mal).

Magen: Übelkeit (1-mal), Appetitlosigkeit (1-mal), leichtes Völlegefühl (2-mal), Aufstoßen (1-mal).

Abdomen: Blähungen (1-mal).

Rektum und Stuhl: Durchfall (2-mal),

Extremitäten: Leichtes rheumatisches Ziehen im linken Schulterblatt (1-mal).

Schlaf: Unruhige Träume und mehrfach nächtliches Aufwachen (1-mal).

Haut: Brennende, stecknadelkopfgroße Bläschen am Kinn sowie zwischen Ring- und Zeigefinger (1-mal).

Allgemeines: Antipathie gegen Fett (1-mal).

220.6
Dosierung

Meist verwendet D 6, bei Hyperthyreosen D 12. Langzeitige Anwendung nötig (Illing).

220.7
Vergleichsmittel

Kinetose: Apomorphini hydrochloridum, Beryllium metallicum, Borax veneta, Cerium oxalicum, Cocculus indicus, Cytisus laburnum, Hyoscyamus niger, Magnesium sulphuricum, Mandragora officinarum, Nux moschata (volksmedizinisch), Petroleum crudum, Sanicula aqua, Symphoricarpus racemosus, Tabacum, Therebinthina.

220.8
Literatur

[1] Freiwald E. Therapeutische Erfahrungen mit Flor de Piedra. Allgemeine Homöopathische Zeitung 1964; 209 (5): 232–236

[2] Raeside JR. A Proving of Flor de Piedra (Lophophytum leandri). British Homoeopathic Journal 1969; 58 (4): 240–246

[3] Schwabe W. Flor de Piedra – eine vielseitig wirksame Urwaldpflanze für die Therapie. Allgemeine Homöopathische Zeitung 1964; 209 (5): 228–232

221 Formica rufa – form

lt.: Formica rufa, dt.: Rote Waldameise, engl.: red ant

221.1
Substanz

Animalia – Formicidae (Ameisen) – **Formica rufa**

Es handelt sich um ein staatenbildendes Insekt. Die Ameise zählt wie Biene und Wespe zur Ordnung der Hautflügler (Hymenoptera). Der Gehalt an Ameisensäure bezogen auf das Gesamtgewicht des Insektes wird mit ca. 18 % angegeben.

Homöopathische Verwendung finden die lebenden ungeflügelten Arbeiterinnen.

221.2
Anwendung

Homöopathische Anwendung findet die Zubereitung bei Erkrankungen des rheumatischen Formenkreises, Hyperurikämie, Entzündungen der Luftwege und allergischer Diathese (nach Kommission D).

Es scheint, als werden bei Formica rufa depressive Gefühle durch gesteigerte Aktivität abgewehrt.

221.2.1 Dosierung

Ab D 4.

221.3
Vergleichsmittel

Insekten-Arzneien: Apis mellifica, Cantharis, Cimex leticularius, Coccinella septempunctata, Coccus cacti, Doryphora decemlineata.

221.4
Kasuistik

221.4.1 Burnout-Syndrom

Ein Großindustrieller aus Düsseldorf, 60 Jahre, leidet seit etwa 1 Jahr an dauernder körperlicher und geistiger Erschöpfung. Es fällt ihm außerordentlich schwer, seine Tätigkeit, die ihn weit über die Bundesrepublik hinaus in ferne Länder führt, auch nur noch einigermaßen auszuüben, und er fürchtet, sich mit dem Gedanken der Pensionierung abfinden zu müssen.

Neben der körperlichen und geistigen Schwäche rheumatische Beschwerden, vom linken Oberarm wandernd zum rechten.

Es folgte der übliche Weg vom Hausarzt zur Klinik mit den bekannten Untersuchungsmethoden, die kein differenziertes Bild boten. Schließlich Entlassung mit einem Multivitamin-Präparat und Urlaub. Da der Urlaub keine Besserung brachte, riet man ihm – Geld spielte ja keine Rolle – zu einem Aufenthalt in Ägypten. Auch das brachte er hinter sich, aber leider ebenfalls ohne Erfolg. Nun kehrte er heim, krank und der Verzweiflung nahe. Da entsann er sich, dass ich während des Krieges seine Frau und seine 3 Kinder betreut hatte und ihn auch gelegentlich, wenn er als Major von der Front heimkam, behandelte. So landete er eines Tages bei mir.

Keinerlei besondere Befunde, nur eine Leukozytose von 10 300 und eine BSG von 28/43. Ich verordnete Formica rufa D 3, 3-mal täglich 1 Tablette.

Nach 14 Tagen kam er wieder und betrat mit einem Fluch mein Zimmer, mit einem Fluch über die vielen Tausende von vergeudeten DM. Was er sonst noch sagte, will ich hier lieber nicht verraten.

Er fühlte sich völlig wohl und wieder voll arbeitsfähig; die rheumatischen Schmerzen waren ganz verschwunden, die körperliche und geistige Müdigkeit weg. Unerklärlich war es mir, dass die Leukozytose noch gestiegen war auf 11 000 und die BSG immer noch 25/40. Etwas ratlos, was ich machen sollte, verordnete ich nochmals Formica rufa D3, 3-mal täglich 1 Tablette. Eine Woche später war er schon wieder da. „Doktor, ich bekomme einen Furunkel und muss morgen unbedingt zum Libanon fliegen." Was tun? Der Furunkel war noch ganz im Beginn. Ihn ausreifen lassen? Vielleicht wurde daraus eine große Geschichte. Und dann in die Hitze hinein? Vielleicht glückte eine alte Erfahrung. Ich gab Sulphur lotum D6 i.v. Dann flog er zum Libanon.

10 Tage später erschien er wieder bei mir in der Sprechstunde. Reise gut überstanden, Furunkel war nicht zum Ausbruch gekommen. Leukozyten lagen bei 7200; die BSG war noch etwas beschleunigt. Später sah ich ihn noch einige Male. Das Allgemeinbefinden blieb hervorragend, die BSG war vor 2 Tagen 5/14. (Beobachtungen des Verfassers)

221.5
Literatur

[1] Allen TF. Formica. In: Allen TF, Hrsg. The Encyclopedia of pure Materia Medica. A record of the positive effects of drugs upon the healthy human organism. New York: Boericke & Tafel; 1874–1880: 355–364

[2] Clarke JH. Formica. In: Clarke JH, Hrsg. A Dictionary of practical Materia Medica. London: The Homoeopathic Publishing Company; 1900–1902: 786–788

[3] Leeser O. Lehrbuch der Homöopathie. Spezieller Teil. Arzneimittellehre. C: Tierstoffe. Ulm: Haug; 1961; 97–106

[4] Lippe C. Prüfung der Ameise. AHZ 1871; 83 (25 + 26): 197–198, 206–207

222 Fraxinus americana – frax

lt.: Fraxinus americana, dt.: Weißesche, engl.: white ash

222.1 Substanz

Plantae – Oleaceae (Ölbaumgewächse) – **Fraxinus americana**

Es handelt sich um einen 12 bis 25 m hohen Baum. Die Blätter sind 20 bis 30 cm lang und paarig gefiedert. Die Blütenrispen erscheinen im Frühjahr vor den Blättern. Die Pflanze ist diözisch[251]. Die Früchte sind 2,5 bis 5 cm lang und können mit ihrem zungenförmig auslaufenden Flügel eine Gesamtlänge von 32 cm erreichen. Die Rinde ist dunkelgrau und tief längsgefurcht. Der Baum ist in Nordamerika heimisch. Seit 1723 wird er auch in Europa kultiviert.

Homöopathische Verwendung findet die frische Rinde.

222.2 Pharmakologie und Toxikologie

An Sterolen[252] finden sich Campersterol, Stigmasterol, Sitosterol. Der Hauptbestandteil der vorkommenden Triterpene ist das Betulin. In der Rinde finden sich Fraxinol, das Cumaringlycosid Fraxin, Fraxetin, Tannine[253] und ätherische Öle. Cumarinderivate haben eine antikoagulatorische Wirkung, indem sie auf die Vitamin-K-antagonistische Hemmung der Biosynthese von Prothrombin und anderen Gerinnungsfaktoren der Leber einwirken.

222.3 Anwendung

Volkstümliche Anwendung fand in Deutschland die heimische Esche, Fraxinus excelsior, bei Erkrankungen des rheumatischen Formenkreises, einer Indikation, die von dem hervorragenden Beobachter Rademacher in seiner Erfahrungsheillehre in Form von Tees aus Blättern empfohlen wird.

Homöopathische Anwendung sind Erkrankungen des Uterus (nach Kommission D).

Burnett empfiehlt es als ein Gebärmuttertonikum bei allen schweren Zuständen von *Prolaps uteri* und *Descensus uteri*. Er nennt es das homöopathische Pessar. Clarke ebenso R. Haehl schließen sich dieser Empfehlung an. Es wird außer den genannten Verlagerungen verordnet bei *Uterushypertrophie, Subinvolution* nach Geburten, bei *Myomen*, besonders wenn das typische Gefühl des Herabdrängens im Genitale angegeben wird. Als Mittel, das seine Verwendung allein organotropen Beziehungen verdankt, werden lediglich niedere Potenzen (D 1 und D 2) gebraucht.

222.4 Vergleichsmittel

- Oleaceae: Chionanthus virginicus.
- Descensus uteri: Aurum metallicum, Conium maculatum, Helonias dioica, Lilium tigrinum, Kreosotum, Podophyllum peltatum, Senecio aureus, Sepia succus.

222.5 Literatur

[1] Allen TF. Fraxinus. Encyclopedia of pure Materia Medica. Bd. 4. New York: Boericke & Tafel; 1874–1880: 368–369

[2] Clarke JH. Fraxinus americana. Dictionary of practical Materia Medica. Bd. 1. London: Homoeopathic Publishing Company; 1900–1902: 791–792

---

251 Es gibt männliche und weibliche Individuen.
252 Sterole sind eine vom Cholesterol abgeleitete Gruppe natürlich vorkommender Steroide.
253 Hydrolisierbare pflanzliche Gerbstoffe, die sich von der Gallussäure ableiten. Sie wirken adstringierend bei Durchfällen, als Antiseptikum, Hämostyptikum.

223 Fucus vesiculosus – fuc

lt.: Fucus vesiculosus, dt.: Blasentang, engl.: sea kelp

223.1
Substanz

Plantae – Fucuaceae (Braunalgen) – **Fucus vesiculosus**

Fucus vesiculosus ist eine in vorwiegend kühlen Küstengewässern der nördlichen Halbkugel vorkommende oliv-gelblichbraune Braunalgenart. Sie besteht aus einem über 1 m langen Thallus[254] mit gasgefüllten Schwimmblasen. An der Unterseite des Thallus befinden sich Haftscheiben. Fucus vesiculosus wird an den Ufern der Nordsee und des Atlantischen Ozeans gefunden, wo die von der Strömung abgerissene Pflanze angeschwemmt wird. Die Sammlung erfolgt aus Wildvorkommen an Küsten mit ausgeprägtem Tidenhub. Hauptlieferländer sind Frankreich und Irland sowie die Oststaaten der USA. Die Pflanze wird bei Ebbe gesammelt, gereinigt und dann schnell bei ca. 60 °C getrocknet. Dabei färbt sie sich dunkel. Die Droge hat einen schleimig, salzigen Geschmack und einen meerartigen, fischigen Geruch.

Homöopathische Verwendung findet die getrocknete Pflanze.

223.2
Pharmakologie und Toxikologie

Als Inhaltsstoffe findet man Polyuronide (Alginsäure), sulfatierte Fucane, Glucane (Laminarin). Sterole (Fucosterol) sowie carotinähnliche Farbstoffe (Fucoxanthin). Fucoidin besteht hauptsächlich aus sulfatierter L-Fucose, Polysacchariden von glitschigem Schleimcharakter, die bei Ebbe von den Algen auf ihrer Oberfläche ausgeschieden werden und ihr Austrocknen verhindern sollen. Sie wirken antikoagulatorisch, fibrinolytisch, antikarzinogen und es wurde eine antivirale Wirkung gegen HIV nachgewiesen.

Des Weiteren finden sich die aus dem Meerwasser akkumulierten, in ionischer oder gebundener Form vorliegenden Halogenide, vor allem Brom und Iod. Diiodthyrosin wurde ebenfalls nachgewiesen. Aufgrund des hohen Iodgehaltes kann es zu allergischen Allgemeinreaktionen kommen sowie zu Induktion oder Aggravationen einer Hyperthyreose.

Es gibt ein spezielles Verfahren zur Herstellung von Protoexoplasmakonzentraten aus dieser Algenart. Dabei wird die Droge in Flüssigstickstoff bei −10 °C bis −30 °C gefrostet und kältevermahlen. Das danach durch Hochgeschwindigkeitszentrifugation gewonnene polysaccharid- und mineralienreiche Protoexoplasma findet medizinische Anwendung zur Behandlung erhöhter Kapillarfragilität, als Immunstimulans bei viralen Infektionen durch Erhöhung des Immunglobulin-G-Titers und zur Supplementierung von Spurenelementenmängeln, besonders der Elemente Cu, Mg, Mn, Zn.

Tierexperimentell konnte eine antimikrobielle, fungizide, hypoglykämische und immunmodulierende Wirkung nachgewiesen werden.

223.3
Anwendung

Phytotherapeutische Anwendung findet die Droge bei Thyreopathien, besonders der Hypothyreose mit Struma und Myxödem. Auch bei Adipositas findet die Droge in Kombination mit Laxanzien Anwendung. Weiter wird sie bei Erkrankungen des rheumatischen Formenkreises, bei Arteriosklerose und bei Obstipation angewendet. Äußerlichen Gebrauch findet sie bei Distorsionen.

Homöopathische Anwendung findet die Zubereitung bei Struma und bei Adipositas (nach Kommission D).

Die Anwendung erfolgt auf der empirisch gefundenen guten Wirkung bei **Struma**, bei **Arteriosklerose** und **Skrofulose**[255].

---

254 Vielzellige Vegetationskörper.

255 Überholter medizinischer Begriff für eine **klinisch morphologische** Symptomengruppe, die heute auf der Grundlage eines differenzierteren Verständnisses pa-

Besondere Wertschätzung erfährt Fucus vesiculosus bei Adipositas in einer Dosis von 3-mal täglich 10 bis 20 Tropfen. Trotz des Iodgehalts scheinen diese Dosen im Allgemeinen gut verträglich zu sein bei mehrwöchentlichem Gebrauch. Da es sich bei der Verordnung bei Adipositas nicht um eine homöopathische, sondern mikrotoxische Anwendung handelt, und die Empfindlichkeit gegen iodhaltige Substanzen bei den verschiedenen Individuen sehr unterschiedlich ist, ist eine ärztliche Beobachtung erforderlich. Auch ist nicht zu erwarten, dass die Adipositas dadurch geheilt wird, die Gewichtsreduktion also von Dauer ist. Eine Gewichtsabnahme von 5 bis zu 30 Pfund wird berichtet, ohne Veränderung der Diät und der Lebensgewohnheiten.

223.4
Dosierung

Die Dosis beträgt 3-mal täglich 10 bis 20 Tropfen ⌀. Gegenanzeige bei Iodüberempfindlichkeit erst ab D 4 verwenden.

223.5
Literatur

[1] Allen TF. Fucus vesiculosus. Encyclopedia of pure Materia Medica. Bd. 4. New York: Boericke & Tafel; 1874–1880: 369

[2] Clarke JH. Fucus vesiculosus. Dictionary of practical Materia Medica. Bd. 1. London: Homoeopathic Publishing Company; 1900–1902: 792

---

thophysiologischer Zusammenhänge unter verschiedenen Erkrankungen und Erkrankungsgruppen differenziert wird. Stiegele subsummiert klinisch unter Skrofulose Patienten mit *rezidivierenden Atemwegsinfekten*, *Rhinitis* mit ätzendem Sekret, *collarer Adenopathie*, *Tonsillenhypertrophie* sowie rezidivierenden Augenentzündungen von ätzendem Charakter, klinisch auffallend, durch eine ausgeprägte *Photophobie*.

224 Galphimia glauca – galph

lt.: Thyrallis glauca, syn.: Galphimia glauca, dt.: Galphimia, engl.: golden thyrallis

224.1 Substanz

Plantae – Malpighiaceae (Malpighiengewächse) **– Thyrallis glauca**

Es handelt sich um einen bis zu 2 m hohen immergrünen Strauch mit ca. 5 cm langen oval bis elliptischen gegenständig stehenden Blättern. Sie bildet gelbe, ca. 2 cm große Blüten aus. Heimisch ist die Pflanze in Mexiko, wo man sie besonders in Laub- und Kieferwäldern in Höhen von 700 bis 2300 m findet. Der Homöopath Willmar Schwabe führte 1960 die Droge in die Homöopathie ein.

Homöopathische Verwendung finden die getrockneten Blätter und Blütenstände von Thyrallis glauca.

224.2 Pharmakologie und Toxikologie

Für die sedative Wirkung ist das Triterpen Galphimin B verantwortlich. Die stärkste antiasthmatische Wirkung hat das Gallotannin Tetra-Galluschinasäure. Daneben finden sich weitere Galphimine A–I, Flavonoide und Phytosterole.

Tierexperimentelle Untersuchungen ergaben eine Hemmung der Histaminausschüttung, eine antiasthmatische, gefäßdilatierende und spasmolytische Wirkung. Neuropharmakologische Testungen an Mäusen zeigten eine sedative, stark dämpfende, antikonvulsive und anxiolytische Wirkung. Auch konnte eine Modifikation der Dopaminausschüttung in der ventralen tegmentalen Area des mesolimbischen System nachgewiesen werden, womit Einfluss auf Motivation, Suchtverhalten und Belohnung genommen wird.

224.3 Anwendung

Volkstümliche Anwendung findet die Pflanze in ihrer Heimat Mexiko als Antiallergikum, Sedativum und Tranquilizer (einheimische Bezeichnung Buena Noche für Gute Nacht). Daneben wird sie bei Erkrankungen des rheumatischen Formenkreises, Asthma, kardialen Beschwerden, Diarrhö, Gastroenteritis verwendet. Als Externum findet es Anwendung zur Behandlung von Wunden, auch postpartal und bei Akne.

Homöopathische Anwendung findet die Zubereitung bei allergischen Reaktionen der Haut- und Schleimhäute (nach Kommission D).

Erweitert bei *Pollinosis, Erschöpfungssyndromen, depressiver Verstimmung.*

224.4 Arzneimittelprüfung

Das Präparat wurde in den letzten Jahren an zahlreichen Heuschnupfenpatienten geprüft, wobei sich Galphimia glauca D 6 und D 12 als Prophylaktikum und Galphimia glauca D 4 und D 3 als Therapeutikum recht gut bewährten.

Es liegen Berichte von 11 Beobachtern über Behandlungsverläufe bei insgesamt 68 Heuschnupfenpatienten im akuten Stadium vor, von denen 13 sehr gut und 22 gut auf Galphimia glauca reagierten. 17 Patienten zeigten eine nur mäßige Wirkung des Präparates und 16 Fälle sprachen nicht auf die Arznei an.

Eine randomisierte, doppelblinde und placebokontrollierte homöopathische Arzneimittelprüfung wurde 2006 von Teut, Dahler und Schnegg durchgeführt. Das Studiendesign hatte eine einwöchige Run-in-Baseline, eine vierwöchige Beobachtungsphase und eine zweiwöchentliche Nachbeobachtungsphase.

224.5
Arzneimittelbild

Leitsymptome: Reaktionen an den Schleimhäuten (der Augen, Nase, Mund, Rachen) und der Haut wie bei Allergie. Sedative Wirkung wie unter Tranquilizern.
Anwendung: Pollinosis, depressive Verstimmung in Verbindung mit Allergien, rheumatische Erkrankungen.

Geist und Gemüt: Müde, verwirrt, unkonzentriert und vergesslich. Gedämpft, wie nicht richtig da. Euphorisch.
Polare Symptome wie innere Unruhe, inneres Aufgewühltsein, Schlafstörungen.
Leichte Reizbarkeit mit spontaner Wut, die sie sich jedoch nicht anmerken lässt.
Wut, als schlage eine Faust aus ihrem Bauch in Richtung der anderen.
Wut auf Menschen, die ihre Freundlichkeit nicht erwidern.
Innerlich sehr empfindsam bei gleichzeitiger Abstumpfung gegen äußere Reize.
Vermehrtes Träumen. Nach dem Aufwachen erinnerlich, vergessen beim Aufstehen. Träume bezogen auf den Inhalt wenig emotional.

Burnout-Syndrom
Depression

Kopf: Drückende Kopfschmerzen, einen Finger über der Nasenwurzel, an den Schläfen wie in einem Schraubstock, von den Schläfen auf die Augen drückend.
Ruhe >, Massieren >.
Kälte <, Bewegung und Anstrengung <.

Zephalgie

Augen: Augenjucken mit Niesen, Reiben <. Unscharfes Sehen.

Pollinosis

Ohren: Juckreiz linker Gehörgang. Kratzen >. Rechtes Ohr mit Druck beim Erwachen, mit Berührungsempfindlichkeit, mit Hitze. Der Druckausgleich bei der Flugzeuglandung war problemlos (geheiltes Symptom in der Prüfung).

Nase: Heftiges Niesen bei Luftzug. Nasenbluten profus, hellrot, gleich nach dem Aufstehen. Blutig tingierter Schnupfen rechtes Nasenloch.

Epistaxis

Gesicht: Parästhesien rechte Gesichtshälfte. Erbsengroße Effloreszenz am Lippenrand, unter Krustenbildung livide abheilend. Verrenkungsgefühl im Kiefergelenk.

Mund: Mundtrockenheit. Schleimhaut wie wund. Metallischer Geschmack. Brennen der Zungenspitze. Aphthenbildung. Riss Mundwinkel rechts, Oberlippe links.

Zähne: Empfindliche Zähne und Zahnschmerzen.

Innerer Hals: Gaumenjucken. Rachentrockenheit.

Äußerer Hals: Heißer, einschießender Schmerz von der Clavicula kommend bis hinter das rechte Ohr mit Missempfindung im Arm.

Magen: Krampfartige, brennende Bauchschmerzen. Vernichtender Schmerz nach heißem Tee (Prüfsymptom). Sodbrennen und Völlegefühl nach auch geringen Mengen von Essen oder Trinken. Verlangen nach Saurem, das zu einem Schauder über die rechte Körperhälfte führt.

Abdomen: Darmspasmus bis ins Rektum.

Rektum und Stuhl: Stuhldrang mit Flatulenz, mit Obstipation, schafskotartig. Kleine Stühle nach jeder Mahlzeit. Diarrhö, übelriechend, nachts, nach Trinken von Wasser.

Gastroenteritis

Blase: Nächtlicher Harndrang gemindert bei einem Prüfer.

Geschlechtsorgane:
- weiblich: Kurz stechender Schmerz rechtes Ovar beim Geschlechtsverkehr.
- männlich: Druckgefühl des rechten Hodens gebessert (ein Prüfer).

Larynx und Trachea: Fremdkörpergefühl, wie von einem Staubkorn.

Sprache und Stimme: Heisere, schwache, belegte Stimme. Silben werden mehr als sonst verschluckt und vernuschelt.

Brust: Stark stechender Schmerz in der linken vorderen Brustseite, Druck <. Zusammenschnürungsgefühl, vom oberen Mittelbauch zum Hals, wie ein Brennen, mit einem Anflug von Angst. Palpitationen. Innere Unruhe und Erregung im Brustkorb.

Rücken: Verspannungen der Nackenmuskulatur. Juckreiz zwischen den Schulterblättern. Schauder über den Rücken und den ganzen Körper.

Ischialgie

Extremitäten: Morgendliche Schwellung der proximalen Interphalangealgelenke. Koordinationsstörungen der Extremitäten mit großer Schwäche und Schweregefühl (bei bestehender Gemütssymptomatik). Bewegungen erscheinen ruckartig. Missempfindungen, als seien die Arme fremd, oder die Beine zu weit entfernt. Gliederschwere ohne Schmerzen. Parästhesien im Innervationsgebiet des N. ulnaris und der unteren Extremitäten.

Schlaf: Insomnie, hellhörig, mit gutem Einschlafen. Unerfrischender Schlaf, bleierne Müdigkeit tags. Schlaflage auf dem Rücken mit angezogenen gegrätschten Beinen, die Füße aneinander liegend. Beide Arme hinter dem Kopf.

Frost und Frösteln: Viel Schaudern, streng auf die rechte Körperseite beschränkt.

Schweiß: Salzkrusten rechte Schläfe. Rechte Körperhälfte mit Hitze ohne Schweiß.

Haut: Exantheme der Unterarme, der Innenseite, juckend, Sonne <. Juckreiz an den Seiten der Finger. Vesikuläres Exanthem dorsal Digitus IV rechts mit weißlichem Inhalt. Gefühl, als ginge sie durch Spinnennetze.

Allgemein: Schwere und Trägheit des Körpers alternierend mit längeren leistungsstarken und wachen Phasen. Ausgeprägte allgemeine Schwäche wie nach großer Anstrengung. Muss sich hinlegen.

224.6 Dosierung

Im akuten Stadium der Pollinosis ist Galphimia glauca D 4 bzw. Galphimia glauca D 3 angezeigt, wobei mit niedriger Dosierung von 2-mal 5 bzw. 3-mal 3 Tropfen begonnen werden sollte, um allmählich auf 3-mal 10 Tropfen pro Tag zu steigern. Bei Anwendung von Galphimia glauca D 3 wurden bei einigen wenigen Patienten recht heftige Erstreaktionen beobachtet.

224.7 Vergleichsmittel

Pollinosis: Acidum carbolicum, Carcinosinum, Carboneum sulphuratum, Conium maculatum.

224.8
Literatur

[1] Dahler J, Schnegg C, Teut M. „Wie unter Tranquilizern" – Galphimia glauca, ein Antiallergikum wird spezifisch. Allgemeine Homöopathische Zeitung 2009; 254 (2): 22–27

[2] Herrera-Arellano A, Jiménez-Ferrer E, Zamilpa A et al. Efficacy and Tolerability of a Standardized Herbal Product from Galphimia glauca on Generalized Anxiety Disorder. A Randomized, Double-Blind Clinical Trial Controlled with Lorazepam. Planta Medica 2007; 73 (8): 713–717

[3] Herz W. Galphimia glauca, ein neues unspezifisches Antiallergicum? Allgemeine Homöopathische Zeitung 1967; 212 (12): 533–542

[4] Teut M, Dahler J, Schnegg C. A Homoeopathic Proving of Galphimia glauca. Forsch Komplementmed 2008; 15 (4): 211–217

[5] Teut M, Dahler J, Schnegg C. Just Like Taking Tranquilisers. Homoeopathic links 2010; 23 (03): 172–176

[6] Wiesenauer M. Doppelblindstudie zum Wirkungsvergleich einer Galphimia-Lösung (10~6) und einer Galphimia-Potenz (D 6) - Vorläufige Mitteilung. Allgemeine Homöopathische Zeitung 1984; 229 (6): 233–234

[7] Wiesenauer M. Klinisch-pharmakologische Untersuchungen mit Galphimia glauca bei der Pollinosis. Allgemeine Homöopathische Zeitung 1984; 229 (1): 3–9

[8] Wiesenauer M. Zur Pharmakodynamik von Galphimia glauca. Allgemeine Homöopathische Zeitung 1984; 229 (5): 185–189

225 Gambogia – gamb

lt.: Garcinia, syn.: Gummi gutti, dt.: Gummigutt, engl.: gamboge

225.1 Substanz

Plantae – Clusiaceae (gleich Guttiferae) – **Garcinia**

(Gummi) Gutti liefernde Arten sind hauptsächlich Garcinia hanburyi, Garcinia morella, Garcinia cocinesis Garcinis, Garcinia travancorica, Garcinia gambogia, Garcinia pictoria, Garcinia heterandra. Gutti stammt aus Kambodscha, Thailand, Südvietnam und Singapur. Das aus Indien, Sri Lanka und Südostasien kommende Gutti stammt von Garcinia morella. Die Pflanzengattung findet als Gewürz- und Heilmittel in der ayurvedischen Medizin Anwendung.

Homöopathische Verwendung findet das nach Einschneiden von Stämmen und Zweigen verschiedener Garcinia-Arten gewonnene getrocknete Gummiharz.

225.2 Pharmakologie und Toxikologie

Hydroxycitronensäure[256] und Garcinia-Extrakte werden als appetitzügelnde und lipidsenkende Nahrungsergänzungsmittel zur Gewichtsreduktion vermarktet. Hydroxycitronensäure wirkt hemmend auf die α-Amylase, die α-Glucosidase und die ATP-abhängige Citrat-Lyase. Das Substrat für die Cholesterol- und Fettsäure-Biosynthese, die im Cytosol stattfindet, ist Acetyl-CoA. Dieses entsteht in den Mitochondrien aus dem Pyruvat des Kohlenhydrat-Abbaus, welches durch den Pyruvat-Dehydrogenase-Komplex oxidativ zu Acetyl-CoA decarboxyliert wird. Dieses kann die Mitochondrienmembran in Form von Citrat über den Tricarbonsäure-Carrier verlassen und muss dann unter ATP-Verbrauch wieder in Oxalacetat und Acetyl-CoA gespalten werden, bevor es zur Fett-Synthese zur Verfügung steht. Diese Reaktion wird durch die Citrat-Lyase katalysiert, was eine lipidsenkende Wirkung erklären könnte. Daneben finden sich Mono- bis pentahydroxylierte Xanthone, Flavonoide, Biflavonoide, Benzophenone und Triterpene.

225.3 Anwendung

Homöopathische Anwendung findet die Substanz bei Gastralgien, Diarrhö, Schleimhautreizungen an Augen und Atemwegen (nach Kommission D).

225.4 Arzneimittelbild

Augen: Brennen und Jucken der Augen mit Lichtscheu, besser beim Gehen im Freien.

Nase: Schnäuzen. Absonderung von eitrig riechendem Schleim.

Innerer Hals: Wunder, rauer, brennender Hals.

Magen: Übelkeit mit Speichelfluss, heftiges Erbrechen und Durchfall mit Schwäche. Appetit bis zu Heißhunger gesteigert, Wundheitsgefühl und krampfartige Schmerzen im Magen und Kältegefühl, mit Empfindlichkeit bei Berührung, besser durch Essen. Leeregefühl im Magen, Rumpeln und reichliche Flatulenz im Bauch.

Rektum und Stuhl: Übelriechender Durchfall mit Kältegefühl im Bauch, die Stühle werden mit großer Gewalt in einem Guss entleert. Nach heftigem Kneifen um den Nabel gelber oder grüngefärbter Durchfall, mit Schleim vermischt. Durchfall mit brennendem Schmerz und Tenesmus im Rektum, Vorstülpen des Afters, mit Entleerung von Schleim.

---

256 Auch in Tamarinden und Hibiscus-Arten.

Husten und Expektoration: Trockener heftiger Husten bei Nacht, oder nächtlicher Husten mit lockerem Schleim.

225.5
Dosierung

Von D 4 an aufwärts.

225.6
Vergleichsmittel

- Stühle in einem Guss: Croton tiglium, Elaterium, Gratiola officinalis, Mandragora officinarum, Podophyllum peltatum.
- Magenschmerzen besser durch Essen, Hunger nach dem Erbrechen: Mandragora officinarum.

225.7
Literatur

[1] Allen TF. Gambogia. Encyclopedia of pure Materia Medica. Bd. 4. New York: Boericke & Tafel; 1874–1880: 373–379

[2] Clarke JH. Gambogia. Dictionary of practical Materia Medica. Bd. 1. London: Homoeopathic Publishing Company; 1900–1902: 800–802

[3] Hughes R. Gambogia. Cyclopaedia of Drug Pathogenesy. Bd. 2. London: Gould; 1886–1891: 579–583

226 Gaultheria procumbens – gaul

lt.: Gaultheria procumbens, dt.: Amerikanisches Wintergrün, engl.: creeping wintergreen

226.1 Substanz

Plantae – Ericaceae (Heidekrautgewächse) – **Gaultheria procumbens**

Es handelt sich um einen perennierenden, immergrünen, 15 cm hohen Halbstrauch, dessen Rhizom flach unterirdische Ausläufer bildet. Aus diesem entwickeln sich aufrechte Stängel, an denen wechselständig die ledrigen elliptischen Laubblätter sitzen. Von Juni bis September bildet er weißrosa, nickende, zwittrige Blüten aus, die meist einzeln blattachselständig stehen. Aus ihnen entwickeln sich die roten Scheinbeeren. Heimisch ist die Pflanze in Nordamerika. Sie benötigt sauren humusreichen Boden.

Homöopathische Verwendung finden die getrockneten Blätter.

226.2 Pharmakologie und Toxikologie

Enthält das Glykosid Gaultherin. Dieses kann enzymatisch in Salicylsäuremethylester und das Disaccharid Primverose gespalten werden. Salicylsäureester haben eine stark allergisierende Wirkung.

226.3 Anwendung

Sie wurde in Nordamerika mit großem Erfolg gegen rheumatische Gelenkerkrankungen und gegen alle Arten von Neuritiden, wie Ischialgie und Trieminusneuralgie, verwendet.

Homöopathische Anwendung findet die Zubereitung bei Neuralgien und Erkrankungen des rheumatischen Formenkreises (nach Kommission D).

Die Indikationen bestehen in *akuten und subakuten rheumatischen Gelenkerkrankungen, Pleurodynie und Interkostalneuralgie, Neuralgie des Superziliarnerven, des Trigeminus und des N. ischiadicus, ferner Lumbal- und Zervikalsyndrom* (von Unger empfohlen).

226.4 Dosierung

Tinktur und tiefe Potenzen, ferner das Öl (Oleum Gaultheriae) in 5 bis 15 Tropfendosen auf Zucker. Auch äußerliche Anwendung über schmerzhaften Gebieten gebräuchlich.

226.5 Vergleichsmittel

Ericaceae: Chimaphila umbellata, Kalmia latifolia, Ledum palustre, Rhododendron chrysanthum.

226.6 Literatur

[1] Allen TF. Gaultheria. Encyclopedia of pure Materia Medica. Bd 4. A record of the positive effects of drugs upon the healthy human organism. New York: Boericke & Tafel; 1874–1880: 384–385

[2] Anshutz EP. Gaultheria. New, old and forgotten remedies. Papers by many writers. 2. Aufl. Philadelphia: Boericke & Tafel; 1917: 236–242

[3] Clarke JH. Gaultheria. Dictionary of practical Materia Medica. Bd. 1. London: The Homoeopathic Publishing Company; 1900–1902: 804

[4] Hahn. Gaultheria procumbens Rec.; 9: 214, 340

227 Gelsemium sempervirens – gels

lt.: Gelsemium sempervirens, dt.: Gelber Jasmin, engl.: yellow jasmine

227.1 Substanz

Pflanze – Gelsemiaceae – Gelsemium sempervirens

Es handelt sich um einen immergrünen, sich windenden, viele Meter hohen Schlingstrauch, mit rotgelber Rinde und gelbem Holz. Gegenständig stehen elliptisch bis elliptisch-lanzettliche Laubblätter. Die duftenden gelben trompetenartigen Blüten sitzen einzeln blattachselständig und zeigen sich von März bis April. Heimisch ist die Pflanze im südöstlichen Nordamerika. Die Zuordnung zur Pflanzenfamilie hat sich aufgrund genetischer Untersuchungsergebnisse geändert. Die Gelsemiaceae sind den Rubaceae, den Gentianaceae und den Apocynaceae ähnlich.

Homöopathische Verwendung finden die frischen unterirdischen Teile.

227.2 Pharmakologie und Toxikologie

Hauptinhaltsstoffe sind polycyclische Indolalkaloide, vor allem das Gelsemin. Dieses findet sich auch in allen Loganiaceae. Daneben Iridoide vom Asperulosid-Typ, Steroide vom 12β-Hydroxypregnan-3,20-dion-Typ und Sempervin, ein Indol-Chinolizin.

Die Substanz führt bei Intoxikation zu Appetitlosigkeit, Bauchschmerzen, Muskelschwäche, Paresen der Gliedmaßen, Atemdepression bis hin zum Atemstillstand. Es treten Arrhythmien, Hypotonie, Mydriasis und Untertemperatur auf. Zentralnervös kommt es zunächst zu einer Stimulierung und dann zu einer Sedierung. Es besteht eine analgetische und spasmolytische Wirkung. Das Bewusstsein bleibt dabei auffallend lange erhalten.

Beim Weidevieh führt sie zu Aborten und tödlichen Intoxikationen.

227.3 Anwendung

Anwendung fand die Pflanze als Fischgift, in der chinesischen Volksmedizin als Analgetikum, Spasmolytikum und zur Behandlung von Ulzera. Auch bei Asthma bronchiale, Neuralgien und Migräne.

Homöopathische Anwendung findet die Zubereitung bei Kopfschmerzen, nervösen Störungen, Infektionskrankheiten, Lähmungen und Epilepsie (nach Kommission D).

Nach dem durch die Arzneimittelprüfung und die Vergiftungen aufgestellten Arzneimittelbild wird Gelsemium sempervirens bei folgenden klinischen Zuständen mit Erfolg angewendet:

Bei kongestiven *Kopfschmerzen* mit dunkelrotem Gesicht, mit Benommenheit und Schläfrigkeit und Schwindel. Die Augenlider hängen halb herab und können nur mit Mühe geöffnet werden. Die *Kongestion* ist vorwiegend passiver Art. Der Kopf wird wie vergrößert wahrgenommen, auch ein Gefühl wie zu leicht ist als typisch anzusehen. – Die *Kopfschmerzen* können den Charakter einer *Hemikranie* annehmen, wobei besonders die vorausgehenden *Sehstörungen* und die Besserung unter Eintritt einer Diurese als kennzeichnend zu betrachten sind. Auch das Gefühl wie zusammengeschnürt beziehungsweise wie ein Band um die Stirn wird nicht selten gefunden.

Die *Sehstörungen* beruhen zum Teil auf einer *Parese der Augenmuskeln*, wodurch Doppeltsehen und Schielen hervorgerufen wird. Teilweise handelt es sich auch um eine Schädigung des N. opticus, und Gelsemium sempervirens wird mit Recht als ein Hauptmittel bei akuten entzündlichen Erkrankungen des neuronalen Teils des Auges genannt. *Neuritis optica, Retinitis, Iritis*, ebenso das *Glaukom* stellen wertvolle Indikationen dar. Kongestive *Kopfschmerzen* in der oben geschilderten Art gehören dabei mit zum Bilde.

Soweit Gelsemium sempervirens als ein Mittel für die *Infekte* der oberen Luftwege angeführt wird, ist eine besondere Eigenart durch die damit verbundene *Kongestion* zum Kopf mit zum Teil sehr heftigen *Kopfschmerzen* und Schläfrigkeit bestimmt. So entsteht oft das Bild einer akuten *Sinusitis frontalis* oder Entzündung der anderen Nebenhöhlen der Nase. Hier gehört Gelsemium sempervirens zu den zuverlässigsten Mitteln, das kaum einmal im Stich lässt. Die Schlaffheit der Blutgefäße und der lähmige Zustand hat Gelsemium sempervirens viele Empfehlungen bei *grippalen Infekten* der oberen Luftwege eingebracht, besonders wenn sie in die sommerliche Jahreszeit fallen. Die Wirkung von Gelsemium sempervirens ist jedoch auf Schleimhautinfekte beschränkt; das Mittel ist weniger angezeigt bei eitrigen Zuständen wie *Sinusitis* im eitrigen Stadium und eitrigen *Anginen*.

Der Einfluss von Gelsemium sempervirens auf die Muskulatur erinnert an die der anderen Loganiaceae, besonders an das in Nux vomica und Ignatia amara enthaltene Strychnin, sowie an Curare. Während Curare auf die Übertragung der Nervenimpulse von Nerven auf die Muskelfaser einwirkt, hat das Strychnin seinen Angriffspunkt an den Zentren des Rückenmarks, welche in höchste Erregbarkeit versetzt werden. Wie beim Strychnin liegt der Angriffspunkt von Gelsemium sempervirens ebenfalls im Zentralnervensystem, die lähmende Phase tritt im Verhältnis zu Strychnin wesentlich schneller ein. In der Homöopathie hat sich Gelsemium sempervirens noch mehr als Strychnin einen Namen als Heilmittel bei *Paresen* erworben. Gelsemium sempervirens gilt als das erste Mittel bei *diphtherischen Paresen*, sei es, dass die Schlundmuskulatur, die Stimmbänder oder die Muskulatur der Glieder und des Rumpfes befallen sind. Die Beurteilung der Heilerfolge bei solchen Lähmungen ist wohl schwer, da spontane Heilung zu erwarten ist; doch sprechen die Beobachtungen mehrerer Generationen von Ärzten für eine Beschleunigung des Heilungsvorgangs. Über die Lähmungen hinaus besitzen wir in Gelsemium sempervirens bei diphtherischen *Myokarditiden* eine wertvolle Hilfe. Nicht nur die drohende Lähmung der Herzinnervation, sondern auch die schwere toxische Myokardschädigung wird durch Gelsemium sempervirens aufgehalten und in entscheidender Weise gebessert, wie Stiegele in jahrzehntelanger Erfahrung feststellen konnte. Die Herztätigkeit ist beschleunigt, dabei aber schwach und unregelmäßig, selbst aussetzend.

Die Empfindungen, als müsse man in Bewegung bleiben, damit das Herz nicht stehen bleibe, und das Gefühl, als wolle das Herz einen Schlag tun, den es nicht vollenden kann, werden in der Mehrheit wohl psychogene Herzstörungen oder dem Grenzgebiet zwischen psychogenen und somatischen Herzstörungen zuzuweisen sein; sie haben sich vielfach bewährt.

Wenn auch die Lähmungserscheinungen bei Gelsemium sempervirens im Vordergrund zu stehen scheinen, so dürfen die spastischen Symptome nicht außer Acht gelassen werden. Globusgefühle in der Speiseröhre, krampfartige Zuckungen im Gesicht, Zittern der Glieder mit Spasmus sind Erscheinungen, die zur Verordnung bei *Tic-Störung* im Gesicht, bei *Schluckkrämpfen* und bei *Beschäftigungskrämpfen* führen.

Auch an der Muskulatur der Gebärmutter bewegt sich die Einwirkung des Jasmins zwischen den beiden Polen des Spasmus und der Lähmung. Bei *Dysmenorrhö* sind gute Erfolge zu verzeichnen, wenn gleichzeitig eine *Kongestion* zum Kopf mit Betäubung und Schläfrigkeit gefunden wird. Beim Geburtsakt kann Gelsemium sempervirens sowohl bei Rigidität des Muttermunds als auch bei dessen Erschlaffung erfolgreich verordnet werden. Bei Fruchtübertragung, wenn die Wehentätigkeit nicht in Gang kommen will infolge Schlaffheit der Uterusmuskulatur, oder bei Aussetzen der schon begonnenen Wehen darf es nicht übersehen werden. Auch in diesen Fällen wird man die *Kongestion* zum Kopf mit betäubtem Zustand, oder auch die Gegenphase, nämlich eine große psychische Erregung bis zur Gehirnreizung, erwarten müssen.

Eine der häufigsten Indikationen stellt die Verordnung bei *grippalen Fiebern* dar, besonders wenn eine Somnolenz und Röte des Kopfes besteht. Trotz der *Kopfschmerzen* versinken die Patienten immer wieder in Schlaf, aus dem sie schwer zu erwecken sind. Die Röte des Gesichts ist dunkler als bei Belladonna, auch unterscheidet sich das reizüberempfindliche Verhalten von Belladonna sehr von der Somnolenz von Gelsemium sempervirens. Es besteht eine Verschlimmerung durch äußere Wärme, oft handelt es sich um grippale Fieber der heißen Jahreszeit oder des feuchtwarmen Frühjahrs. Am meisten Ähnlichkeit hat hier Gelsemium sempervirens mit Apis mellifica. Wenn *grippale Infekte* mit *rheumatoiden Gliederschmerzen* und mit körperlicher Unruhe verbunden sind, so wird man zu Rhus toxicodendron greifen. Ferrum phosphoricum zeichnet sich durch aktive *Kongestionen* mit weichem und vollem Puls aus. Auch ist die Entzündung bei Letzterem nicht so sehr auf die oberen Luftwege beschränkt wie bei Gelsemium sempervirens und wird daher auch bei tiefsitzender *Bronchitis* und bei katarrhalischer *Pneumonie* gegeben. Wegen eines außerordentlich masernähnlichen *Hauterythems* wurde Gelsemium sempervirens auch sehr gegen *Masern* empfohlen.

Gelsemium sempervirens ruft eine Überempfindlichkeit gegenüber seelischen Erregungen hervor, durch welche körperliche Funktionen gestört werden. *Psychogene Herzbeschwerden* oder *Diarrhö* sind die Folgen von Schreck oder Angst, ebenso Zustände von *psychischer Erschöpfung* mit Benommenheit und Apathie, Schläfrigkeit bei rotem, gedunsenem Gesicht. Gelsemium sempervirens hat einen besonderen Ruf bei *Lampenfieber* und *Examensangst*, besonders für die Folgen der schon zurückliegenden Erregung (Argentum nitricum wird als Mittel **vor** dem Auftreten beziehungsweise vor dem Examen genannt).

227.4
Arzneimittelprüfung

Gelsemium sempervirens gehört zu den Arzneimitteln, welche von der amerikanischen Schule geprüft und in der Therapie eingeführt worden sind. Im Jahre 1862 hat Hale aufgrund seiner Prüfung und seiner therapeutischen Erfahrungen eine Monographie über Gelsemium sempervirens veröffentlicht; er fasst die Wirkung der Vergiftungen folgendermaßen zusammen:

1. Allgemeine Erschöpfung mit Lähmung aller **willkürlichen Muskeln**, während der Geist klar ist und die unwillkürlichen Bewegungen erhalten bleiben. In diesem Stadium sind fast immer Sehstörungen, leicht oder vollständig, zugegen, dabei Herabhängen der Augenlider, mit großer Schwierigkeit, sie zu heben. Ein leichter Grad von Stupor und Schläfrigkeit ist gewöhnlich vorhanden, oder eine Erschlaffung aller geistigen Funktionen, welche jedoch leicht zu beheben ist.
2. Partielle Lähmung aller **unwillkürlichen Muskeln**, zuerst der Sphinkteren, dann der Atmung, und zuletzt das Herz. In diesem Stadium sind die Gehirnfunktionen nicht immer aufgehoben und können durch Stimuli und Bewegung leicht wiederhergestellt werden. In anderen Fällen tritt ein tiefer Stupor auf, welcher bis zum Tode oder der Genesung dauert.
3. In einigen seltenen Fällen, wenn eine sehr große Dosis einverleibt wurde, scheint das Gehirn plötzlich kongestioniert, und es tritt eine Art von Apoplexie ein [5].

Hale vertritt die Ansicht, dass die Depression der geistigen Funktionen und die Lähmung der willkürlichen und unwillkürlichen Muskeln als Erstwirkung zu betrachten sei. Danach folgt bei Gelsemium sempervirens eine Zweitwirkung mit Krämpfen wie Erbrechen, Schlundkrampf, Laryngospasmus, Muskelzuckungen im Gesicht, Kolikschmerzen im Bauch und anderen spastischen Symptomen. Aus der nicht geringen Zahl von Fällen, welche in Allens Enzyklopädie angeführt sind, scheint es in der Tat hervorzugehen, dass die toxische Wirkung mit Betäubung beginnt, wobei die ebenfalls auftretenden spastischen Symptome nur als Wechselwirkung zu den lähmenden eingestreut sind. Nun ist aber in Clarkes *Dictionary of practical Materia Medica* ein Bericht von Dr. Logan zu finden, wo primär eine Erregung eintrat. Dessen Frau hat nach dem Einnehmen von Gelsemium sempervirens D 2, das ihr gegen Kopfschmerzen und Schlaflosigkeit verordnet worden war, mit einer starken manischen Erregung und bedeutend besserer Gedächtnisleistung reagiert. Derselbe Dr. Logan berichtet von einem weiteren Patienten, der nach dem Gebrauch von einigen (5 bis 6) Tropfen Gelsemiumtinktur in eine schwere manische Erregung geriet, die erst nach 3 Stunden unter dem Einsatz von China officinalis 30, das als Gegenmittel verordnet worden war, verschwand. Es sind also Fälle bekannt, wo die toxische Wirkung von Gelsemium sempervirens mit einer Steigerung der Funktionen beginnt, ja wo der ganze Ablauf der Wirkung lediglich in einer solchen Steigerung der Funktionen besteht, und man kann die Vermutung aussprechen, dass in manch anderem Fall die primäre Reizung mit Steigerung der Funktionen so kurz und so unbedeutend verläuft, dass sie der Beobachtung entgeht. Man hätte es also mit einer Parallele von Digitalis zu tun, wo die primäre Steigerung der Pulsfrequenz in verhältnismäßig so wenig Fällen klar beobachtet werden kann, dass sie auch Hahnemann verborgen blieb.

Auch die **Tierversuche** lassen erkennen, dass dem Stadium der Lähmung eine große Ruhelosigkeit mit Zittern vorausgeht. Dann erst folgen Lähmungserscheinungen der Glieder und eine beschleunigte mühsame Atmung. Der Tod erfolgt meist durch Asphyxie infolge Atemlähmung. Der Tod kann abgewendet werden, wenn künstliche Atmung angewendet wird. Die Lähmung der Muskulatur einschließlich der Atemmuskulatur tritt ein durch zentrale Lähmung der Gehirn- und Rückenmarkzentren. Die Herztätigkeit wird bei diesen Versuchen nur durch höchste Dosen beeinflusst. Der Lähmung der Glieder folgen Konvulsionen.

Beim **Menschen** läuft die Vergiftung, wie folgendes Beispiel zeigt, ab: Ein Arzt, der versehentlich einen Schluck eines Fluidextraktes von Gelsemium sempervirens geschluckt hatte, wurde nach einigen Minuten schwindelig und schläfrig. Zugleich setzte Strabismus ein, mit Lähmung von Mund und Schlund, murmelnder Sprache und Herabhängen der Lider, besonders links. Diese Symptome nahmen rasch zu, sodass er einen kurz zuvor eingenommenen Bissen mit dem Finger wieder aus dem Mund holen musste. Die willkürlichen Muskeln waren zu dieser Zeit noch ungeschwächt, ebenso das Gefühl und das Bewusstsein. Ein herbeigerufener Arzt versuchte, ihm ein Brechmittel beizubringen, doch konnte es nicht geschluckt werden. Nun konnte er feststellen, dass die Lähmung um den Mund im Zurückgehen war, aber sich auf die Atemmuskeln ausdehnte. Dyspnoe setzte ein mit Präkordialangst. Er wurde halb bewusstlos. Die Atemnot nahm schnell zu, eine Reihe von kurzen, schnellen Atemzügen ging 3 bis 4 verlängerten Atemzügen voraus. „Die Atmung setzte dann aus, ich wurde livide, und rollte im Todeskampf vom Sofa auf den Boden. Ich war zu dieser Zeit soweit bei Bewusstsein, dass ich mich erstarren fühlte und sagte: ‚Vorüber.' Dann verließ mich das Bewusstsein völlig. Mein Puls war nur noch flatternd und setzte meist aus. Es wurden Kaltwasserduschen, Reiben der Haut und künstliche Atmung angewendet. In 3 bis 4 Minuten war ich soweit erholt, dass ich wieder Licht wahrnahm, bestehend in Myriaden von Sternen, wie beim Erwachen aus einer Chloroformnarkose. Die Lichter der Leuchter konnten dann wieder unterschieden werden, und das Bewusstsein war so weit zurückgekehrt, dass ich zu sprechen in der Lage war und bald darauf aufsitzen konnte. Die Atemnot wiederholte sich nicht, und ich konnte bald ein wenig Kaffee schlucken. Die verwaschene Sprache blieb noch einige Stunden. Der Puls bis zu dem Augenblick, wo er unfühlbar wurde, blieb regelmäßig und ziemlich voll. Das Gesicht war erhitzt, bis die Lividität begann. Später war reichlicher Schweiß vorhanden." ([6]: 596)

Auffallend ist der rasche Beginn und die schnelle Erholung von den schwersten Vergiftungszuständen, wenn sie nicht zur Atemlähmung geführt haben. Auf Analeptika wie Campher, Strychnin, Hautreize und elektrischen Strom sprechen die Vergifteten gut an. Sehr wichtig ist die künstliche Atmung. Von länger anhaltenden Folgen wird nichts berichtet. – Der Lähmung der Gesichtsmuskulatur kann ein Gefühl von Spannung mit Zuckungen der Muskeln und ein Globusgefühl im Hals vorausgehen. Der für die Gelsemium-Vergiftung charakteristische Tremor, der schon meist zu Beginn beobachtet wird, ist ebenfalls als spastisches Symptom zu werten. Die Lähmung der Extremitätenmuskeln bedingen sehr schnell ein Schwanken und Zittern, der Vergiftete kann sich nicht mehr aufrecht halten und seine Glieder versagen den Dienst. Das Bewusstsein ist meist erhalten.

227.5 Arzneimittelbild

Leitsymptome: Allgemeine Schwäche und Lähmigkeit aller Muskeln und Wehtun des ganzen Körpers. Zittrige Schwäche und Tremor.

Kongestion zum Kopf mit Benommenheit und Betäubung, schläfrig vor Erschöpfung. Adynamisches Fieber mit dunkelrotem Gesicht, wie trunken.

Seelische Erregung <, ⊙ **Schreck**, ⊙ **Erregung** <, Schreck <, Angst < und Folgen von Angst oder Erregung <, zum Beispiel Kopfweh, Krämpfe oder

227 – Gelsemium sempervirens – gels

Durchfälle nach Aufregung, nach einem Examen oder öffentlichem Auftreten (Argentum nitricum vor solchen Ereignissen).

◉ **Darandenken <**.

◉ **Sommerhitze <, Sonne <, feuchtwarmes Wetter <, Bewegung <**.

Tabak <, Alkohol > und Reizmittel >.

Das Kopfweh bessert sich mit dem Abgang von reichlichem, hellem Harn.

◉ **Alkoholische Stimulanzien >** (Clarke).

Geist und Gemüt: Nach einer Phase von geistiger Erregung und Ruhelosigkeit folgt Stumpfheit aller Sinne; trübe Gedanken. Geistige Benommenheit, gebessert nach Entleerung von reichlichem, wasserhellem Harn. Gefühl wie berauscht, **auffallende Schläfrigkeit**, betäubter Schlaf; kann die Gedanken nicht konzentrieren. Schlechter Schlaf und schwere Träume. Wird sehr angegriffen beim Anblick von Wunden oder infolge einer anderen Erregung.

Schwindel: Bei jeder Bewegung des Kopfes und beim Gehen. Immerwährender Schwindel.

Kopf: Benommenheit **mit dumpfem, schwerem Gefühl**; heftiger Blutandrang mit dunkelrotem Gesicht. Völlige Erschlaffung und Erschöpfung, mag sich nicht bewegen. **Kopf wie vergrößert** und wie leicht, Bewegung schmerzt. Kopf sinkt vornüber, da die Hals- und Nackenmuskeln gelähmt sind.

Kopfschmerz: Dumpfe Kopfschmerzen im ganzen Kopf, Schmerz im Hinterkopf. Nacken steif mit Schmerzen vom Nacken zur Stirne. ◉ **Kopfschmerz mit Bandgefühl um den Kopf. Sehstörungen** beim Kopfschmerz. **Die Kopfschmerzen werden gebessert durch reichlichen hellen Harnabgang.** Rauchen verschlimmert die Kopfschmerzen.

Migräne
Zephalgie nach schweren Ereignissen

Augen: Augenlider schlaff, herabhängend, halb geöffnet, Lähmung der Augenmuskeln (Doppeltsehen und mangelnde Akkommodation). ◉ **Zuckungen der Augäpfel und der Lider.** Augapfel gerötet und entzündet. Pupillen erweitert. Verschleiertes Sehen mit Schwindel. **Visusverlust bis zur Erblindung. Heftige Schmerzen in den Augäpfeln**, öfters halbseitig, **verschlimmert durch Bewegung der Augen.** Trübsichtigkeit mit Schwindel, Trübsichtigkeit, gebessert mit dem Eintreten einer Harnflut.

Konjunktivitis
Glaukom
Parese der Augenmuskeln und der Augenlider
Neuritis Nervus ophthalmicus

Nase: Dünne und scharfe Absonderung aus der Nase, mit Kopfschmerz (siehe bei Kopf).

Rhinitis bei föhnigem, heißem Wetter besonders
Sinusitis akut
Pollinosis

Gesicht: Wie betrunken, voll und rot. Gesichtsmuskeln und die herausgestreckte Zunge zittern. Krampfartiges Zucken der Gesichtsmuskeln. Lähmung der Gesichtsmuskulatur.

Trigeminusneuralgie
Tic-Störung

Mund: Kann nicht sprechen wegen Lähmung der Zunge; Kinn hängt herab.

Innerer Hals: Anfälle von Heiserkeit mit Trockenheit im Hals. Erschwertes Schlucken und Unfähigkeit zu schlucken infolge Lähmung der Schlingmuskeln und der Zunge. Schmerzhaftes Gefühl, als ob etwas in der Speiseröhre steckt. Wundheit und katarrhalische Reizung in Rachen und Kehlkopf ◉ **mit Schmerz beim Schlucken, der in das Ohr schießt.**

Angina tonsillaris
Pharyngitis
Gaumensegellähmung nach Diphtherie, Masern, Scharlach

Magen: Schmerzen im Magen und Koliken im Bauch, mit viel Rumpeln und Besserung nach Abgang von Blähungen.

Abdomen:

Hepatopathie

Rektum und Stuhl: Stühle gelb, reichlich, durchfällig, ☉ **besonders nach Aufregungen**. Hellfarbene, gallearme Stühle.

Diarrhö psychogen

Blase: Harnmenge stark vermehrt. Häufiger Harndrang, mit Tenesmus. Lähmung der Blase mit unwillkürlicher Harnentleerung.

Geschlechtsorgane:
- weiblich: Krampfartige Schmerzen der Gebärmutter in Rücken und Hüften ausstrahlend. ☉ **Menses unterdrückt mit Kongestionen zum Kopf und Betäubung.** ☉ **Wehen ausbleibend, statt dessen Gehirnreizung.**

Dysmenorrhö
Amenorrhö
Wehenschwäche
Krampfwehen
Zervixrigidität
Übertragung der Frucht (bei nervöser Erregung und Kopfkongestionen)

- männlich: Atonische Pollutionen und Spermatorrhö ohne Erektion mit folgender lähmender Abspannung und Depression.

Pollutionen
Spermatorrhö

Larynx und Trachea:

Laryngitis

Husten und Expektoration: Husten infolge Kitzels und trockener Rauigkeit im Kehlkopf. Krampfartiger Husten.

Brust: In den Fällen, in denen die Herztätigkeit verändert wird, ist der **Herzschlag schwach, beschleunigt bis auf 120/Min., aussetzend, unregelmäßig**. Wacht nachts an Herzbeschwerden auf. Gefühl, als wollte das Herz aufhören zu schlagen, oder **als müsse man in Bewegung bleiben, damit das Herz nicht aufhöre**, dabei Zittern und Frieren, mit heftigem Schütteln, wünscht dabei gehalten zu werden. Gefühl, als ob das Herz einen Schlag tun wollte, den es nicht vollenden kann.

Herzbeschwerden psychogen
Myokarditis infektiös mit Synkope
Kardiopathie bei Nikotinabusus

Extremitäten: Zittern, Schwäche und Lähmigkeit aller Muskeln; große Abspannung und Kraftlosigkeit der Muskulatur. Gefühl, als würden die Glieder vom elektrischen Strom durchflossen. Tiefsitzende Schmerzen in den Knochen und Gelenken. Scharfe schießende Schmerzen längs einzelner Nervenbahnen in fast allen Teilen des Körpers. Zittern der Glieder. Völlige Lähmung der willkürlichen Muskeln bei erhaltenem Bewusstsein.

Schreibkrampf
Neuralgie
Parese auch nach Diphtherie

Frost und Frösteln: Frostschauer und Hitze mit großer Schwäche, Kongestion zum Kopf, Benommenheit und Lähmigkeit, der ganze Körper ist wie zerschlagen, wenig Durst. Ausbruch kalten Schweißes über den ganzen Körper. Kalte Füße und kalte Hände bei heißem Kopf. Schläfrigkeit und Apathie.

Fieber: Infekt grippal mit Zephalgie und Somnolenz.

Haut: Papulöser Hautausschlag, wie Masern.

Allgemein: Puls rasch und schwach, weich, kaum wahrnehmbar, auch verlangsamt und arterielle Spannung erhöht.

227.6
Dosierung

Meist gebraucht werden D 3 bis D 6; bei chronischen Leiden auch höhere und Hochpotenzen.

227.7
Vergleichsmittel

- Loganiaceae: Curare, Ignatia amara, Nux vomica, Spigelia anthelmia.
- Fieber mit Kongestion und Somnolenz: Ailanthus glandulosa, Apis mellifica, Baptisia tinctoria, Belladonna, Ferrum phosphoricum, Lachesis muta.
- Paresen: Causticum Hahnemanni, Convallaria majalis, Curare, Strychninum purum, Zincum metallicum.
- Zephalgien mit Sehstörungen: Cyclamen europaeum, Iris versicolor, Kalium bichromicum, Natrium muriaticum, Sanguinaria canadensis.

227.8
Literatur

[1] Allen TF. Gelsemium. Encyclopedia of pure Materia Medica. Bd 4, 10. A record of the positive effects of drugs upon the healthy human organism. New York: Boericke & Tafel; 1874–1880: 385–403, 529–534

[2] Clarke JH. Gelsemium. Dictionary of practical Materia Medica. Bd. 1. London: The Homoeopathic Publishing Company; 1900–1902: 805–814

[3] Goldmann R. Gelsemium. Materia medica revisa homoeopathiae. Glees: Gypser; 2009

[4] Hale EM. Monographie upon Gelsemium. Detroit: Lodge; 1862

[5] Hale EM. Gelsemium sempervirens. New Remedies. their pathogenetic effects and therapeutical application in Homoeopathic pratice. Bd. 1. 5. Aufl. Philadelphia: Boericke & Tafel; 1897: 320–330

[6] Hughes R. Gelsemium. Cyclopaedia of drug pathogenesy. Bd. 2, 4. London: Gould; 1886–1891: 583–605, 596–598

[7] Leeser O. Arzneiprüfung von Gelsemium D 2 und D 4 (25 Teilnehmer). Archiv des Instituts für Geschichte der Medizin der Robert-Bosch-Stiftung; 12

[8] Leeser O. Arzneiprüfung von Gelsemium D 4 (13 Teilnehmer). Archiv des Instituts für Geschichte der Medizin der Robert-Bosch-Stiftung; 12

[9] Omlor R. Gelbe Jasminwurzel. Im Internet: http://www.botgarten.uni-mainz.de/1123.php; Stand: 10.11.2015

[10] Pirtkien R. Arzneiprüfung von Gelsemium (Arbeit wurde eingestellt). In: Faltin T, Hrsg. Homöopathie in der Klinik: die Geschichte der Homöopathie am Stuttgarter Robert-Bosch-Krankenhaus von 1940 bis 1973. Bd. 7. Quellen und Studien zur Homöopathiegeschichte. Stuttgart: Haug; 2002: 173

[11] Ritter H. Arzneiversuche mit Belladonna und Gelsemium. Allgemeine Homöopathische Zeitung 1970; 215: 494–503

[12] Ritter H. Arzneiversuche zu Gelsemium, Sanguinaria, Belladonna, Coffea, Zincum metallicum. In: Ritter H, Hrsg. Polyklinisches Memorandum aus dem Robert-Bosch-Krankenhaus. Greifenau: Trechel & Moser; 1978: 19

228 Gentiana lutea – gent-l

lt.: Gentiana lutea, dt.: Gelber Enzian, engl.: yellow gentian

228.1
Substanz

Plantae – Gentianaceae (Enziangewächse) – **Gentiana lutea**

Es handelt sich um eine ausdauernde, langsam wachsende, 45 bis 140 cm hohe Pflanze mit aufrechten einzelnen Stielen, an denen die bis 30 cm langen und bis 15 cm breiten Blätter gegenständig angelegt sind. Die gelben Blüten sind langgestielt in 3- bis 10-blütigen Trugdolden. Die Pflanze besitzt einen graubraunen bis rotbraunen großen Wurzelstock. Es ist eine mittel- bis südeuropäische Gebirgspflanze. Die Gewinnung erfolgt aus Wildbeständen vorwiegend aus Spanien (Pyrenäen), Frankreich (Zentralmassiv, Pyrenäen), Italien und dem Balkan. In den Alpen und dem Jura wird der Gelbe Enzian als Enzler zu Branntwein verarbeitet, wobei die Bitterstoffe durch die Destillation verloren gehen. Beim Alpenbitter, einem alkoholisch-wässrigen Auszug einer Mischung verschiedener bitterstoffenthaltender Pflanzen der Alpenregion, bleiben sie erhalten. Verwechslungen kommen wegen des ähnlichen Habitus der Pflanzen mit dem giftigen Veratrum album vor. Cave: Wechselständige Blätter bei Veratrum album. Die Pflanze ist in Deutschland geschützt.

Homöopathische Verwendung finden die frischen unterirdischen Teile.

228.2
Pharmakologie und Toxikologie

Bitterstoffe aus der Gruppe der Secoiridoidglykoside, zum Beispiel Gentiopicrosid, das in der Wurzel homolog verteilt ist. Der für die Bitterkeit verantwortliche Anteil von Amarogentin dagegen findet sich vor allem in der Wurzelrinde und dient dort wohl als Frassschutz. Es finden sich Polyphenole in Form von Xanthonen wie Gentiosid, Isogentisin sowie Flavone als Farbstoffe. Xanthone sind mutagen und haben lipidsenkende Eigenschaften.

Das in der Literatur beschriebene stickstoffhaltige Alkaloid Gentianin ist ein Artefakt, das bei der Aufbereitung mit Ammoniak aus den Secoiridoidglykosiden Gentiopicrosid und Swertiamarin entsteht.

Es besteht eine anthelminthische, antiparasitäre, hypoglykämische, antioxidative und antiinflammatorische Wirkung.

Unerwünschte Wirkungen können in seltenen Fälle Kopfschmerzen sein. Die Bitterstoffe können bei Einnahme in Einzelfällen Ekel bis hin zu Brechreiz erzeugen. Intoxikationen von Gentiana lutea stehen ausschließlich im Zusammenhang mit Verwechslungen mit Veratrum album.

228.3
Anwendung

Volkstümliche Anwendung in Indien als Psychostimulans. Die volkstümliche Anwendung bei Appetitlosigkeit steht in Kombination mit anderen bitterstoffhaltigen Drogen in Form von Teezubereitungen, Roboranzien, Tonika wie Schwedenbitter im Vordergrund. Bei Flatulenz wird Enzianwurzel mit Kamille und Pfefferminze kombiniert.

Homöopathische Anwendung findet die Substanz bei Dyspepsien (nach Kommission D).

228.4
Arzneimittelbild

Geist und Gemüt:

Anorexie

Kopf: Verwirrung und Schwere des Kopfes mit spannenden und klopfenden Schmerzen. Kopf wie zu groß. Es wird dunkel vor den Augen für ein paar Augenblicke. ⊙ **Kopfschmerzen, besser durch Essen.**

Mund: Trockenheit im Mund. Speichel dickflüssiger als gewöhnlich.

Innerer Hals: Rauigkeit im Hals mit zähem Schleim.

Magen: Appetitlosigkeit oder gieriger Hunger. Übelkeit. Druck und Schwere im Magen mit Völlegefühl und Übelkeit.

Abdomen: Auftreibung des Leibs mit Rumpeln.

Dyspepsie

Rektum und Stuhl: Häufiger Stuhldrang mit reichlicher Entleerung. Hellgelbe Stühle.

228.5 Dosierung

Niedere Potenzen. Eine Anwendungsbeschränkung besteht bei Schwangeren und bei ausgeprägter Hypertonie.

228.6 Vergleichsmittel

Antimonium crudum, China officinalis, Iodum purum, Lycopodium clavatum, Mandragora officinarum, Sulphur lotum.

228.7 Literatur

[1] Allen TF. Gentiana lutea. Encyclopedia of pure Materia Medica. Bd. 4. New York: Boericke & Tafel; 1874–1880: 407–410

[2] Buchner J. Versuche mit Gentiana lutea L. an Gesunden. Hygea 1841; 14: 1–124

[3] Clarke JH. Gentiana lutea. Dictionary of practical Materia Medica. Bd 1. London: Homoeopathic Publishing Company; 1900–1902: 816–818

[4] Hughes R. Gentiana lutea. Cyclopaedia of Drug Pathogenesy. Bd. 2. London: Gould; 1886–1891: 607–609

[5] Watzke. Der Kreuzenzian in seinen Wirkungen auf den gesunden Menschen. 3. Versuche mit der Tinctur Gentiana lutea. Oesterreichische Zeitschrift für Homöopathie 1845; 1 (3): 140–141

229 Geranium maculatum – ger

lt.: Geranium maculatum, dt.: Gefleckter Storchschnabel, engl.: cranesbill

229.1
Substanz

Plantae – Geraniaceae (Storchenschnabelgewächse) **– Geranium maculatum**

Geranium maculatum ist eine ausdauernde krautige Pflanze mit 30 bis 60 cm hohem aufrechtem Stamm und dickem verzweigtem zylindrischem blassbraunem Wurzelstock. Die alten Blätter zeigen weißlich-grüne Flecken. Von April bis Juni bildet sie endständige purpurfarbene Blütendolden. Heimisch ist die Pflanze in Nordamerika südlich von Georgia und Missouri. Das Rhizom wird im Spätsommer und Herbst gesammelt.

Homöopathische Verwendung findet der frische Wurzelstock.

229.2
Pharmakologie und Toxikologie

Hauptinhaltsstoffe sind Gerbstoffe[257]. Sie haben adstringierende, blutstillende und wundheilende Wirkung, was durch den Gehalt an Gerbstoffen erklärbar ist. Daneben besteht eine antisekretorische und peristaltikhemmende Wirkung. Des Weiteren antimikrobiell, antiviral, antiinflammatorisch, antihypertensiv, kardioprotektiv, antioxidativ und antikarzinogen.

Die Adstringenz und Bitterkeit von Pflanzen hängt von der Wechselwirkung phenolgruppenreicher Verbindungen mit prolinreichen Proteinen und Glykoproteinen des Speichels ab, die von den Geschmackspapillen der Zunge aufgenommen werden. Dabei spielt sowohl der Polymerisationsgrad der Flavan-3-O-Körper bzw. des Tanninkörpers als auch die Verknüpfungsart die entscheidende Rolle, ob eine Substanz noch als bitter oder bereits als adstringierend empfunden wird. Daneben Spuren von Procyaniden.

229.3
Anwendung

Volkstümliche Anwendung findet die Droge bei Hämorrhoidalleiden, Diarrhöen, Duodenalulzera, Metrorrhagien und Hypermenorrhö.

Homöopathische Anwendung findet die Zubereitung bei Schleimhautblutungen und Magenulzera (nach Kommission D).

Die klinischen Empfehlungen erstrecken sich auf *chronische Diarrhö* und *Leukorrhö*, ganz besonders aber auf *Hämorrhagien* aus den verschiedenen Organen wie Nase, Magen, Lunge, Nieren, Uterus. A. Stiegele hat es als das Mittel der Wahl bei blutendem *Ulcus ventriculi* angewendet. Geranium robertianum wird wie Geranium maculatum im Volke innerlich gegen Blutungen bei Harnleiden und Diarrhöen, äußerlich bei Wunden und Geschwüren gebraucht. Quilisch hat damit bei Thyreopathien Gewichtszunahme beobachtet [5].

229.4
Arzneimittelbild

Augen: Nach wenigen Minuten trat Doppeltsehen mit Schwindel ein, mit großer Schwierigkeit, mit offenen Augen zu gehen, während Gehen mit geschlossenen Augen keine Mühe machte. Ptosis der Augenlider und Erweiterung der Pupillen (mit Tee aus der Pflanze).

Mund: Trockenheit des Mundes, die Zungenspitze ist trocken und brennt.

---

[257] Gerbstoffe können unter Vernetzung der Kollagenketten der Haut die nativen Hautproteine fällen und so Häute in Leder verwandeln. Bei den pflanzlichen Gerbstoffen unterscheidet man Catechin(Flavan-3-ol)-Gerbstoffe von den Tannin-Gerbstoffen. Typisch für beide Gruppen ist die Vielzahl an phenolischen Hydroxy-Gruppen.

Rektum und Stuhl: Ständiger Stuhldrang, bei natürlicher Beschaffenheit des Stuhls (mit Präparation der Wurzel).

Hämorrhagie

229.5
Dosierung

Da der Gebrauch bei Blutungen sich nicht auf die Symptomatik der Prüfung stützt und die übrige Symptomatik im Allgemeinen außer Acht gelassen wird, sind tiefe Potenzen, besonders die D 1, und die Tinktur angezeigt.

229.6
Vergleichsmittel

- Geranium cicutarium soll bei Meno- und Metrorrhagien eine bessere hämostyptische Wirkung als Secale cornutum und Hydrastis canadensis haben.
- Acidum phosphoricum, Acidum sulphuricum, China officinalis, Erigeron canadensis, Ficus religiosa, Hamamelis virginiana, Ipecacuanha, Millefolium, Phosphorus.

229.7
Literatur

[1] Allen TF. Geranium maculatum. Encyclopedia of pure Materia Medica. Bd. 4, 10. New York: Boericke & Tafel; 1874–1880: 407, 534

[2] Clarke JH. Geranium maculatum. Dictionary of practical Materia Medica. Bd 1. London: Homoeopathic Publishing Company; 1900–1902: 819–820

[3] Hale EM. Geranium maculatum. (Granesbill). New Remedies. Their pathogenetic effects and therapeutical application in Homoeopathic pratice. Bd. 1. 5. Aufl. Philadelphia: Boericke & Tafel; 1897: 330–331

[4] Hughes R. Geranium. Cyclopaedia of Drug Pathogenesy. London: Gould; 1886–1891: 598–599

[5] Quilisch W. Homöopathie als Therapie der Person. 2. Aufl. Ulm: Haug; 1957

230 Ginseng – gins

lt.: Panax ginseng, Aralia ginseng, dt.: Ginseng, engl.: wild ginseng

230.1 Substanz

Plantae – Araliaceae (Araliengewächse) – **Panax ginseng**

Es handelt sich um eine 40 bis 80 cm hohe, aufrecht wachsende Pflanze mit kahlem Stängel. Die Blätter sind fünfgefiedert und stehen gegenständig. Die erbsengroßen, kugelig bis nierenförmigen Früchte sind scharlachrot. Der spindelförmige Wurzelstock ist endständig handförmig geteilt. Panax ginseng findet man in den schattigen Gebirgswäldern Ostasiens von Nepal bis zur Mandschurei. Ihr Anbau erfolgt in China, Korea, der Mandschurei und Japan. Die Wurzeln der 4 bis 7 Jahre alten Pflanzen werden im Herbst geerntet. Abhängig von der Weiterverarbeitung werden zwei Handelsarten unterschieden: der weiße (Shenghaishen) und der rote (Hongshen) Ginseng.

Homöopathische Verwendung findet die getrocknete Wurzel.

230.2 Pharmakologie und Toxikologie

Die Inhaltsstoffe im weißen und roten Ginseng unterscheiden sich nicht wesentlich. Hauptinhaltsstoffe sind die Ginsenoside, das sind eine Gruppe Glycoside aus tetracyclischen Triterpenen[258]. Ihr Gehalt ist stark abhängig vom Anbaugebiet, dem Alter der Pflanze und den untersuchten Pflanzenteilen. Diese zeigen eine antiischämische, antithrombotische, cholesterolsenkende und hypoglykämische Wirkung. Es enthält ebenso Sitosterol (das häufigste Phytosterol), das mit Cholesterol Darmwand-impermeable Komplexe bildet und so Einsatz als Lipidsenker bei Hypercholesterinämie zur Prophylaxe der Arteriosklerose findet. Aus Sitosterol können Steroide und Sexualhormone synthetisiert werden. Für die Polyacetylene Panaxynol, Panaxydol, Panaxytriol wurde eine gegen verschiedene Krebszellen gerichtete zytotoxische Aktivität nachgewiesen.

In der experimentellen Pharmakologie konnten adaptogene Effekte nachgewiesen werden. Diese Effekte führen zu einer unspezifischen Erhöhung der körpereigenen Abwehr gegenüber physikalischen, chemischen und biologischen Stressoren. Ebenso wurde eine radioprotektive Wirkung von Saponinfraktionen und Ginsengextrakten nachgewiesen.

230.3 Anwendung

Sie gilt in der chinesischen Medizin als lebensverlängerndes, aphrodisierendes Tonikum, das auch bei Magenschwäche Verwendung findet. Zur Stärkung von Schwächezuständen wird die Ginsengwurzel seit Jahrtausenden in der Ostasiatischen Medizin verwendet. Bei kalten Gliedmaßen, zur Appetitanregung, als roburierende Maßnahme nach langer Krankheit, bei *Angstzuständen* mit Herzklopfen und *Insomnie*, bei *kardiogenem Schock*, bei *erektiler Dysfunktion*, bei *Infertilität* der Frau, *Depressionen* aufgrund sexueller Störungen. Bei Neuralgien. Nach anderen Quellen wird Ginseng verwendet als Tonikum bei Schwächezuständen verschiedenster Ursache und Form. Das größte Ansehen genießt sie bei Krankheiten, die mit **Störung des Nervensystems** verbunden sind und bei denen auch psychische Funktionen eine Rolle spielen, vor allem bei *Depression*. Auch gilt sie als sicher wirkendes *Aphrodisiakum*. Opium-Raucher nehmen sie nach dem Rausch. Sie wird andererseits auch bei *Erregungszuständen* als Sedativum gegeben. Nach uralter chinesischer Anschauung wirkt Ginseng lebensverlängernd und wird deshalb für ältere Menschen verwendet.

Homöopathische Anwendung findet die Zubereitung bei Erkrankungen des rheumatischen Formenkreises und Schwächezuständen (nach Kommission D).

---

258 Aus 6 Isopreneinheiten aufgebaute Naturstoffe mit 30 Kohlenstoffatomen, zugehörig der Gruppe der Terpene.

230 – Ginseng – gins

230.4
Arzneimittelbild

Leitsymptome: Nervöse Erschöpfung und Abspannung mit Lendenschwäche. Rheumatische Beschwerden, besonders in Hüften, Rücken und Kreuz bei sexuell geschwächten Menschen. Sexuelle Erregung bei Männern und sexuelle Schwäche.

Geist und Gemüt: Schwäche des Denkvermögens, Eingenommenheit der Sinne.

Burnout-Syndrom

Kopf: Schwere im Kopf. Hitze im Kopf.

Augen: Schwere der Augenlider.

Mund: Mund trocken.

Innerer Hals: Mund und Rachen trocken. Tonsillen rot und schmerzhaft beim Sprechen und Schlucken.

Pharyngitis
Angina tonsillaris

Abdomen: Dyspepsie mit Blähsucht und Leibschneiden.

Rektum und Stuhl: Erschwerte Stuhlentleerung bei weichen oder harten Stühlen.

Blase: Häufiger Harndrang.

Urin: Harn wasserhell oder mit reichlicher Harnsäureausscheidung.

Geschlechtsorgane: Starke sexuelle Erregung nachts.

Brust: Ängstliche Bewegung der Brust beim Atmen, Herzklopfen, rasch wechselnde Herztätigkeit.

Rücken: Schwäche der Nackenmuskeln, Schmerzen längs der Wirbelsäule, Zerschlagenheitsgefühl und schmerzhafte Schwäche in der Lenden- und Kreuzbeingegend.

Ischialgie im Zusammenhang mit sexueller Schwäche

Extremitäten: Schmerzen und Abgeschlagenheit in den Gliedern. Reißen in den Hüftnerven.

230.5
Dosierung

D 2.

230.6
Vergleichsmittel

- Araliaceae: Aralia racemosa, Hedera helix.
- Geistige Erschöpfung: Acidum picrinicum, Acidum phosphoricum, Argentum nitricum, Strychninum purum, Zincum metallicum.
- Sexuelle Schwäche: Agnus castus, Conium maculatum.

230.7
Literatur

[1] Allen TF. Ginseng. Encyclopedia of pure Materia Medica. Bd. 4. New York: Boericke & Tafel; 1874–1880: 415–424

[2] Clarke JH. Ginseng. Dictionary of practical Materia Medica. Bd. 1. London: Homoeopathic Publishing Company; 1900–1902: 820–824

[3] Lembke J. Beiträge zur angewandten Pharmakodynamik. Allgemeine Homöopathische Zeitung 1849; 2 (6): 43–47

[4] Lembke J. Ginseng. Neue Zeitschrift für Homöopathische Klinik 1857; 6 (11): 81–83

231 Glonoinum – glon

lt.: Glyceroltrinitrat, syn.: Nitroglycerinum, dt.: Nitroglyzerin, engl.: nitroglycerine

231.1
Substanz

Mineralia – Organica – Aliphatica – Glyceroltrinitrat – $C_3H_5N_3O_9$

Es handelt sich um den Trisalpetersäureester des Glycerols. Der chemisch inkorrekte Trivialname ist Nitroglycerin. Es handelt sich um eine ölige, geruchslose, je nach Reinheitsgrad farblose bis leicht gelbliche Substanz. Die Substanz reagiert auf Druck, Erschütterung, Reibung, Ozon und Hitze explosiv. Sie wurde von Hering in die Homöopathie eingeführt.
Homöopathische Verwendung findet Glyceroltrinitrat.

231.2
Pharmakologie und Toxikologie

Beim Abbau des Glyceroltrinitrates kommt es durch das damit frei werdende Stickstoffmonoxid zur Aktivierung des zyklischen Guanosinmonohydrates in den Zellen der glatten Muskulatur, was zu einer Vasodilatation besonders der Koronarien und des venösen Systems führt. Die Inhalation führt zu Kopfschmerzen, Gesichtsröte, Hitzegefühlen, Tachykardie. Transdermale Applikation führt zu Vasodilatation.

231.3
Anwendung

Homöopathische Anwendung findet die Substanz bei Zephalgien, Hypertonie sowie Angina pectoris (nach Kommission D).
Bei der Prüfung mit Glonoinum ergaben sich Oppressionsgefühle auf der Brust mit Angst und Unruhe, im linken Arm Taubheit und Ermüdung; Herzklopfen mit Pochen der Karotiden. Aus diesen Symptomen der Arzneimittelprüfung wird man schließen dürfen, dass der Erweiterung der Gefäße einschließlich der Koronargefäße eine Phase von erhöhtem Gefäßtonus mit stärkerer Erregung vorausgeht. So betrachtet ist die Therapie der Angina pectoris mit Nitraten eine homöopathische.
Am Gefäßsystem kommt es zu Vasodilatation mit Senkung der Blutdrucks, begleitet von Rötung und Überwärmung, besonders am Kopf. Häufig werden *Zephalgien* beobachtet. Am Herzen kommt es zu *Tachykardie*. Es besteht eine Verschlimmerung durch Alkohol. An der Haut beobachtet man *Wundheilungsstörungen*, *Ekzeme* und andere *Dermatosen*.

231.4
Arzneimittelbild

Leitsymptome: Die Zirkulationsstörungen, die das Mittel auszeichnen, sowie die damit verbundenen Angiospasmen, Migräne, Stenokardie zeigen einen plötzlichen Charakter.
Die linke Seite ist anscheinend stärker befallen.
Alkohol <, besonders Wein.
⊙ **Wärme <, besonders Sonnenhitze.**
Bewegung <, Schütteln und Zurückbeugen des Kopfes <.
Entblößen des Kopfes >, im Freien >.
Alte Narben brechen wieder auf.

Geist und Gemüt: Angst und Furcht, will fortgesetzt herumgehen. Hochgradige nervöse Erregung. Apathie und Interesselosigkeit. Bekannte Straßen erscheinen ihm fremd.

> *Sonnenstich*
> *Migräne nach Haarschneiden*
> *Apoplex drohend*

Kopf: Heftiges Klopfen der Karotiden und der Temporalarterien. Schwer, wie zu groß, Gesicht hochrot, später blass mit eingefallenen Zügen. Blutwallungen zum Kopf und heftiger Schwindel. Kann den Kopf nicht auf das Kissen legen. Bei

231 – Glonoinum – glon

Schütteln des Kopfes Gefühl, als wäre das Gehirn locker.

Kopfkongestionen bei unterdrückter Menses oder im Klimakterium

Kopfschmerz: Heftig pulsierender, im Rhythmus des Herzschlags klopfender Kopfschmerz, vom Nacken aufsteigend, besser im Freien und bei entblößtem Kopf, besser durch Nasenbluten, schlimmer in Wärme und bei Zurückbiegen des Kopfes sowie bei jedem Schütteln und jeder Bewegung desselben. ☉ **Besonders strahlende Wärme und Besonnung verschlimmern.** ☉ **Harnflut bringt Besserung des Kopfschmerzes.** Kopfschmerzen schlimmer durch Wein, besser durch kräftigen Druck mit den Händen, in der frischen Luft.

Morbus Menière

Augen: Werden infolge des Blutandrangs wie zu groß gefühlt und als ob die Augäpfel aus den Höhlen gedrängt würden. Blitze- und Funkensehen. Gegenstände werden halb hell, halb dunkel gesehen. Die Buchstaben erscheinen kleiner.

Glaukom
Hämorrhagie intravitreal

Ohren: Ohrensausen und Stiche in den Ohren.

Brust: Blutandrang zum Herzen und zur Brust. Herztätigkeit beschleunigt. **Pulsieren durch den ganzen Körper** bis in die Fingerspitzen. **Heftiges und beschleunigtes Klopfen des Herzens.** Schmerzen am Herzen, nach allen Richtungen ausstrahlend, mit Oppression und Präkordialangst.

Angina pectoris
Hypertonie

Extremitäten: Brennen zwischen den Schulterblättern.

Haut: Frostbeulen, die schon seit mehreren Jahren ausgeblieben waren, machen sich bemerkbar. Alte Narben brechen wieder auf. Purpurartiger Hautausschlag. An den Händen großkleiiger, psoriasisähnlicher Ausschlag und schlecht heilende Geschwüre an den Fingerspitzen und Nägeln.

Allgemein: Müdigkeit, Mattigkeit, Arbeitsunlust.

231.5
Dosierung

Im Anfall von Angina pectoris D 3 bis D 4, sonst D 6 und höhere Potenzen.

231.6
Vergleichsmittel

- Kopfkongestionen, plötzlich: Aconitum napellus, Belladonna.
- Besonnung < : Apis mellifica, Lachesis muta, Opium, Antimonium crudum, Iodum purum, Hedera helix, Natrium carbonicum, Natrium muriaticum, Selenium amorphum (Kopfschmerz).
- Apoplex: Arnica montana, Opium, Lachesis muta.
- Zephalgie, Diurese > : Aconitum napellus, Gelsemium sempervirens, Ignatia amara, Mandragora officinarum, Sanguinaria canadensis, Silicea terra, Veratrum album.
- Koronarsklerose mit Angina pectoris: Arnica montana, Arsenicum album, Aurum metallicum, Bellis perennis, Cactus grandiflorus, Lachesis muta, Latrodectus mactans, Tabacum.

231.7
Literatur

[1] Allen TF. Glonoine. Encyclopedia of pure Materia Medica. Bd. 4, 10. New York: Boericke & Tafel; 1874–1880: 425–456; 534–538

[2] Buchner J. Glonoine, ein neues Arzeimittel von Buchner. Allgemeine Homöopathische Zeitung 1852; 42: 190

[3] Clarke JH. Glonoinum. Dictionary of practical Materia Medica. Bd. 1. London: Homoeopathic Publishing Company; 1900–1902: 824–829

[4] Demme. Glonoinum. Monatsblatt zur Allgemeinen Homöopathischen Zeitung; 65 (6)

[5] Eichhorn. Glonium. Zeitschrift des Vereins der Homöopathischen Aerzte Oesterreichs 1858; 4: 7

[6] Hering C. Glonoin oder Nitro-Glycerin. geprüft und angewendet von 1847 bis1851 in Philadelphia. Amerikanische Arzneiprüfungen und Vorarbeiten zur Arzneilehre als Naturwissenschaft. Leipzig: Winter; 1857: 21–143

[7] Hughes R. Glonoinum. Cyclopaedia of Drug Pathogenesy. Bd. 2, 4. London: Gould; 1886–1891: 609–621, 599–600

[8] Leibinger H. Bericht über eine Glonoinumprüfung des Gaues Schwaben 1925. Deutsche Zeitschrift für Homoeopathie und deren Grenzgebiete 1926 (5): 194–209

[9] Lembke J. Arzneiprüfungen. Glonoin. Zeitschrift für homöopathische Klinik 1853; 2 (16): 122–123

[10] Payne WE. Journalauszüge. Prüfung des Glonoin. Allgemeine Homöopathische Zeitung 1861; 63 (15–16): 119, 128

232 Gnaphalium polycephalum – gnaph

syn.: Pseudognaphalium obtusifolium, dt.: Vielköpfiges Ruhrkraut, engl.: cud weed

232.1 Substanz

Plantae – Asteraceae (früher Compositae, Korbblütengewächse) – **Pseudognaphalium octusifolium**

Es handelt sich um eine 1-jährige, 90 cm hohe, krautige Pflanze mit aufrechten Stängeln, an welchen lanzettliche Laubblätter sitzen. Sie bildet vielblütige Blütenstände mit röhrenförmigen Blüten aus. Heimisch ist die Pflanze in Nordamerika.

Verwendet wird die frische blühende Pflanze ohne Wurzel.

232.2 Pharmakologie und Toxikologie

Als Inhaltsstoffe finden sich Flavonoide wie das Gnaphalin und das Obtusifolin.

232.3 Anwendung

Homöopathische Anwendung findet die Zubereitung bei Erkrankungen des rheumatischen Formenkreises, Ischialgie, Neuralgie, Diarrhö (Kommission D).

Das Ruhrkraut besitzt Beziehungen zu den Verdauungsorganen und ruft Diarrhö hervor, ferner zu den Harnwegen und Geschlechtsorganen, besonders zur Prostata. Am wichtigsten ist die Beziehung zu den rheumatischen Erscheinungen geworden, da es sich bei **Ischialgie mit Taubheitsgefühl** oft bewährt hat und dadurch zu den wertvollsten Mitteln bei **Neuritis lumbosacralis** gehört. (Taubheitsgefühl wird zwar bei fast allen Mitteln mit Ischialgie und anderen Neuralgien gefunden, doch kann es bei Gnaphalium polycephalum die Bedeutung als Leitsymptom beanspruchen).

232.4 Arzneimittelbild

Kopfschmerz: Schießende Schmerzen in den Schläfen, den Augäpfeln und im Oberkiefer.

Magen: Dyspeptische Beschwerden ohne besondere Kennzeichen.

Rektum und Stuhl: Durchfall mit Rumpeln und Blähungen, Kolikschmerzen. Wässriger, stinkender Durchfall am Morgen mit großer Erschöpfung.

Blase: Spannen und Vollheitsgefühl in der Blase mit Harndrang.

Niere: Schmerzen in der Nierengegend.

Prostata: Dumpfer Schmerz in der Vorsteherdrüse.

Geschlechtsorgane:
- männlich: Vermehrter Geschlechtstrieb, mit nächtlichen Erektionen. Stechen in der Eichel, Erektionen.

Rücken:

> Lumbalgien

Extremitäten: Schmerzen in den Armen und Beinen, Waden- und Fußkrämpfe, **heftiger Schmerz im N. ischiadicus und seinen Ästen, mit Taubheitsgefühl.** Lumbago mit Taubheitsgefühl.

> Ischialgie mit Parästhesie

232.5 Dosierung

Am gebräuchlichsten ist die D 2 bis D 3 in Verdünnung.

232.6
Vergleichsmittel

- Asteraceae: Abrotanum, Absinthium, Arctium lappa, Arnica montana, Bellis perennis, Calendula officinalis, Carduus marianus, Chamomilla recutita, Cina maritima, Echinacea angustifolia, Erigeron canadensis, Eupatorium perfoliatum, Eupatorium purpureum, Grindelia robusta, Lactuca virosa, Millefolium, Senecio aureus, Senecio fuchsii, Siegesbeckia orientalis, Solidago virgaurea, Taraxacum officinale, Tussilago petasites, Wyethia helenoides.
- Neuralgien sind sehr oft von Taubheitsgefühl begleitet. Dasselbe gilt auch für die Arzneien mit neuralgischen Schmerzen. Besondere Betonung besitzt die Hypästhesie bei Aconitum napellus, Agaricus muscarius, Chamomilla recutita, Graphites naturalis, Mandragora officinarum, Rhus toxicodendron, Secale cornutum.

232.7
Literatur

[1] Allen TF. Gnaphalium. Encyclopedia of pure Materia Medica. Bd. 4. New York: Boericke & Tafel; 1874–1880: 456–458

[2] Banks W. Fragmentary provings of the Gnaphalium-Polycephalum. North American Homoeopathic Journal 1859; 7: 383–384

[3] Clarke JH. Gnaphalium. Dictionary of practical Materia Medica. Bd. 1. London: Homoeopathic Publishing Company; 1900–1902: 829–831

[4] Hughes R. Gnaphalium. Cyclopaedia of Drug Pathogenesy. Bd. 2. London: Gould; 1886–1891: 621–622

233 Gossypium herbaceum – goss

lt.: Gossypium herbaceum, dt.: Baumwollstaude, engl.: cotton plant

233.1
Substanz

Plantae – Malvaceae (Malvengewächse) – **Gossypium herbaceum**

Es handelt sich um einen immergrünen Strauch von einer Wuchshöhe bis 2 m. Die Blätter sind breit-herzförmig. Die Blüten sind gelb mit roter Färbung am Grund der Kronblätter. Die eckigen Samen zeigen eine graue Behaarung und sind in die Schwebehaare eingebettet. Diese Schwebehaare können bis zu 5 cm lang sein. Die Hauptanbaugebiete liegen in Ägypten, China, Indien und in Kleinasien.

Homöopathische Verwendung findet die frische innere Wurzelrinde.

233.2
Pharmakologie und Toxikologie

Als Inhaltsstoffe findet man fettes Öl mit den cyclopropenoiden Fettsäuren Malvaliasäure und Sterculiasäure. Des Weiteren die Flavoinoide Gossypetin, Gossypitrin, Herbacitrin, Gossypol. Gossypol ist eine Substanz, die aufgrund ihrer fertilitätshemmenden Eigenschaften intensiv als Kontrazeptivum für den Mann diskutiert wird, allerdings erhebliche unerwünschte Wirkungen im therapeutischen Bereich aufweist.

233.3
Anwendung

Es wurde in Amerika als Ersatz des *Mutterkorns* empfohlen und soll auch als Abortivum verwendet worden sein.

Homöopathische Indikationen sind prämenstruelles Syndrom, Dysmenorrhö, Metrorrhagie, Emesis gravidarum (nach Kommission D).

Seine Verwendung wurde empfohlen bei *Hyperemesis gravidarum* mit Erbrechen, bei *Hämorrhagien* postpartal und bei *Myomen*, bei Zurückbleiben der Nachgeburt infolge *Uterusatonie*, bei *Dysmenorrhö*, wenn der Schmerz bei der Menses sehr wechselt oder das eine Mal mit, das andere Mal ohne Schmerz verläuft, bei *Amenorrhö*, bei *Infertilität*, bei *habituellen Aborten*, bei *Oligomenorrhö*, mit dem Gefühl, als wolle die Menses eintreten und erscheint doch nicht.

233.4
Arzneimittelprüfung

Aus der Wurzelrinde des Baumwollstrauchs wird eine Tinktur bereitet, die im Arzneimittelversuch bemerkenswerte Beziehungen zu den weiblichen Geschlechtsorganen gezeigt hat: Stechende Schmerzen intermittierenden Charakters in beiden Ovarien und im Uterus. Menses tritt wässrig-blass und 19 Tage zu spät ein. Wundheit und Schwellung der Vulva, begleitet von unerträglichem Jucken. Ausbruch eines warzenähnlichen Ausschlags an der äußeren Haut der großen Labien. Übelkeit mit Brechreiz morgens.

233.5
Vergleichsmittel

- Infertilität und Amenorrhö, sekundär: Aristolochia clematis, Pulsatilla pratensis.
- Abort habituell: Kalium carbonicum.
- Uterusatonie: Helonias dioica.

233.6
Literatur

[1] Allen TF. Gossypium. Encyclopedia of pure Materia Medica. Bd. 4, 10. New York: Boericke & Tafel; 1874–1880: 458–459; 538–539

[2] Clarke JH. Gossypium herbaceum. Dictionary of practical Materia Medica. Bd. 1. London: Homoeopathic Publishing Company; 1900–1902: 831–832

[3] Hale EM. Gossypium herbaceum. (Cotton Plant.). New Remedies. Their pathogenetic effects and therapeutical application in Homoeopathic pratice. Bd. 1. 5. Aufl. Philadelphia: Boericke & Tafel; 1897: 217–220

234 Graphites naturalis – graph

lt.: Graphites, dt.: Reißblei, engl.: black lead

234.1
Substanz

Mineralia – Anorganica – Elementa – 14. Gruppe[259] **– Graphit – C**

Der Name leitet sich vom griechischen *graphein* = schreiben ab. Es handelt sich um eine grauschwarze, hexagonale oder rhomboedrische kristalline, metallische glänzende, stark abfärbende, weiche Variation des Kohlenstoffs[260]. Die physikalischen Eigenschaften des Graphits erklären sich aus seiner Schichtgitterstruktur. Jedes Kohlenstoffatom geht drei Sigma-Bindungen ein mit benachbarten Kohlenstoffatomen. Dadurch entstehen flächige Hexaederstrukturen. Das vierte Außenelektron steht dann für eine nichtlokalisierte π-Bindung zur Verfügung. Die Hexaederschichten sind untereinander lediglich durch die relativ schwachen Van-der-Waals-Kräfte miteinander verbunden, was die Weichheit der Substanz erklärt. Dieser Schichtaufbau des Graphitgitters erklärt auch, warum Graphit senkrecht zur Schichtebene nahezu ein Isolator ist, während er parallel dazu ein guter Leiter ist. Innerhalb dieser Schichtung kommt es zur Ausbildung von Interkalationsverbindungen mit Fremdatomen und -molekülen wie Halogenen, Alkali- und Erdalkalimetallen, Metallhalogeniden, -sulfiden, -oxiden, Säuren und Edelgasverbindungen. Das in der Natur vorkommende Graphit ist selten rein und hinterlässt bei seiner Verbrennung bis zu 20 % Asche[261].

Natürliche Vorkommen findet man besonders in Gebieten, wo Erstarrungsgesteine (oft Gneis) an Schichtgesteine angrenzen. Diese finden sich bei Passau (Kropfmühl), in der Steiermark, an der Ostküste Madagaskars und in Sri Lanka, Mexiko, Nord- und Südkorea, Tschechien, Russland, China, USA und Norwegen. Die Substanz kann heute synthetisch hergestellt werden.

Homöopathische Verwendung findet das natürlich vorkommende Mineral Graphit.

Hahnemann wurde auf Graphites aufmerksam, nachdem D. Weinhold 1812 beschrieben hatte, wie Spiegelarbeiter in Venedig Graphites äußerlich zur Behandlung von Flechten anwendeten, und nachdem er selbst auch auf diese Weise Heilerfolge beobachten konnte.

234.2
Anwendung

Homöopathische Anwendung findet das Arzneimittel bei Dysmenorrhö, Dyspepsie, bei altersbedingten Erkrankungen, Ekzemen und anderen Erkrankungen der Haut und Entzündungen der Schleimhäute (nach Kommission D).

Die **Hauptbeziehung** besteht zur Haut, zu den Schleimhäuten des Verdauungskanals (speziell von Magen und Dickdarm) sowie zu Unterfunktionen von Thyroidea und Gonaden.

Graphites naturalis ist ein für sämtliche Formen des *Erysipels*, einschließlich derjenigen mit Blasenbildung und *Gangrän* und septischem Zustand, ein sehr beachtenswertes Mittel. In meinen Fällen trat jeweils innerhalb 12 bis 48 Stunden die Entfieberung ein, während die Hauterscheinungen langsamer zurückgingen. Einige Jahre lang habe ich sämtliche in meine Behandlung kommenden Fälle damit entscheidend beeinflussen können. Später hat es nicht mehr regelmäßig gewirkt. Es hat sich bei rezidivierendem *Erysipel* bewährt.

Die Affektion sämtlicher Schleimhäute bedingen den Wert von Graphites naturalis bei **Adenopathien** mit Schwellung und Verhärtung der Lymphknoten. Die Schleimhäute der Augen, die Augenlider und Ohren sind mitbeteiligt. Es dürfte sich auch hier um chronische Prozesse mit verlangsamter Reaktion handeln. Das *Ektropium* der Augenlider kann Gegenstand der Behandlung wer-

---

259 Kohlenstoffgruppe: Kohlenstoff C, Silicium Si, Germanium Ge, Zinn Sn, Blei Pb, Flerocium Fl.

260 Reiner Kohlenstoff kommt noch als Diamant, als Kubin und als Kohle vor.

261 Besteht aus den bei der restlosen Verbrennung organischer Substanzen zurückbleibenden anorganischen Bestandteilen.

den. Übelriechende *Otorrhö* infolge von *Otitis externa* und *Otitis media* gehören ins Bild. In der Nase findet sich *Stockschnupfen* oder schleimige Absonderung, besonders nach trockener *Rhinitis*. Die Reizung der Schleimhäute zieht sich bis in den Kehlkopf mit Kratzen im Hals und *Heiserkeit* der Stimme hinab. Entsprechend dem langsamen Verlauf der Graphitreaktion kommen auch hier chronische Prozesse in Frage, ähnlich der verwandten Kieselsäure.

Von wesentlicher Bedeutung sind die **chronischen Ekzeme**: Entweder ist die Haut trocken und rissig mit Neigung zu Schrunden, besonders an den Körperöffnungen, oder man findet nässende Hautausschläge mit ätzenden und übelriechenden Absonderungen und dicken honiggelben Borken. Graphites naturalis ist eines der am häufigsten mit Erfolg verordneten Heilmittel für *chronische Hautekzeme* an allen Körperregionen. Es besteht Neigung zu *seborrhoischen Ekzemen* mit trockener, rissiger, schuppender Haut. Unter anderem findet es häufig Verwendung gegen hornige und schrundige *Ekzeme* an den strapazierten Händen von Handarbeitern. Auch eine deutliche Wirkung auf Narben und *Keloiden* wird beobachtet.

Die arzneiliche Kraft von Graphites naturalis ist sehr stark auf die **Verdauungsorgane** gerichtet. Hervor tritt eine Fehlregulation der Peristaltik mit viel Kneifen und Spasmen im Leib, eine Umkehrung der Peristaltik mit Brechübelkeit und Aufstoßen, häufige spastische Stauung des Verdauungsablaufs. Dabei werden ein schlechter Mundgeschmack und Speichelfluss beobachtet. Im Ganzen zeigt sich die Verdauung verlangsamt, mit Neigung zu faulig riechenden Blähungen. Die Untätigkeit des Mastdarms ist wohl mehr auf Spasmus als auf Atonie zurückzuführen. Der venöse Abfluss im Bauchraum ist gehemmt und gilt als Anlass zu *Abdominalplethora* mit *Hämorrhoiden*, diese Stauung überträgt sich auch auf die Beinvenen.

Die Verwandtschaft zu Carbo vegetabilis zeigt sich an einer ausgesprochenen Blähsucht mit Abgang von übelriechenden Winden. Der üble Geruch der Ausscheidungen und die Neigung zu Fäulnis treten ebenso wie dort hervor. Seine besondere Ausprägung erhält der Graphit-Fall durch einen gierigen Hunger, der bis zur Gefräßigkeit geht, der unter die Leitsymptome von Graphites naturalis gehört. Die Magenbeschwerden, wie Sodbrennen und Magenkrämpfe, bessern sich durch Essen. Diese Art der Beschwerden führt zu erfolgreicher Verwendung bei *Gastroduodenitis* und geschwürigen Prozessen an Magen und Zwölffingerdarm. Am unteren Darmabschnitt haben wir ebenfalls entzündliche Vorgänge, die entweder mit *Obstipation* und mangelndem Drang zu Stuhl, oder – weniger oft – mit durchfälligen Stühlen einhergehen. Den Stühlen von faulig-üblem oder saurem Geruch ist nicht selten Schleim beigemengt. Der Darmausgang ist durch das Auftreten von *Hämorrhoiden* durch Jucken und Wundheit im After und in der Umgebung desselben an der allgemeinen Entzündlichkeit des Verdauungskanals beteiligt.

An den Geschlechtsorganen beim männlichen Geschlecht beobachtet man sowohl eine Erregung als auch eine Schwächung der Vita sexualis. Bei Frauen eine Verspätung der Menses bis zu 11 Tagen. Vorher und während der Menses sind alle für Graphites naturalis typischen Beschwerden schlimmer: z. B. *Hauteruptionen*, *Dyspepsie*, Frostigkeit. Profuse weißliche *Leukorrhö*.

234.3
Arzneimittelprüfung

Samuel Hahnemann: Die chronischen Krankheiten. 5 Bände. Bd. 3. Dresden, Leipzig ²1837, S. 290–338 [4].

234.4
Konstitution

Diese Hemmung der ovariellen Funktion und die Frostigkeit der Graphit-Patienten sowie eine Neigung zum Dickwerden, welche man den Graphit-Patienten zuschreibt, hat zur Aufstellung des **Graphit-Typus** geführt, den man als „fett, frostig und verstopft" beschreibt. Die Ähnlichkeit mit einer hypothyreotischen Konstitution, bei welcher ja auch psychische Depression, Obstipation, Amenorrhö, allgemeines Ekzem, Gewichtszunahme gefunden wird, und welche eine sekundär bedingte Hypofunktion der Schilddrüse einschließt, fällt in die Augen. Es ist auch keine Frage, dass Graphites naturalis für solche Patienten vorzüglich passt. **Doch sollte der Arzt sich hüten, diese Veranlagung als notwendige Vorbedingung für den Einsatz von Graphites naturalis zu halten.** Besonders für Magenpatienten mit reduziertem Gewicht kann sich die Wirkung sehr tief entfalten.

234.5
Arzneimittelbild

Leitsymptome: Kalte, frostige Naturen, ertragen keine äußere Kälte.

Große Neigung zu **Hautaffektionen, teils trockene, rissige, schrundige Haut** und trockene Hautausschläge, Schrunden an den Körperöffnungen (Übergang der äußeren Haut in die Schleimhaut), teils Hautausschläge mit **scharfen, übelriechenden Absonderungen und dicken, honiggelben Sekreten.**

Hartnäckige Verstopfung mit fehlendem Stuhldrang, harte Knollen mit Schleim bedeckt.

Heißhunger, Brennen und Krampf im Magen, **besser durch Essen.**

Widerwille gegen gekochte Speisen und Fleisch, gegen Süßigkeiten. Blähsucht mit reichlichen, übelriechenden Winden.

Menses zu spät und schwach, mit blassrötlichem Blut.

Leukorrhö reichlich, ätzend und flüssig.

Übler Geruch der Ausscheidungen (Hautausdünstung, Schweiß, Mundgeruch, Stuhl).

Einige Beschwerden sind morgens nach dem Erwachen schlimmer (Eingenommenheit des Kopfes und Schwindel, Übelkeit, Gliederschmerzen), auch nach dem Mittagsschlaf.

Die Zeit der Menses stellt eine Zeit allgemeiner Verschlimmerung dar.

Besserung durch Bewegung in frischer Luft (auch das Gegenteil ist Prüfungssymptom).

Geist und Gemüt: Traurige und trübe Stimmung voll Sorge und Ahnungen; denkt nur an den Tod; ängstlich und schreckhaft, zu weinen geneigt; Ärgerlichkeit und Reizbarkeit. Muss bei Musik weinen. **Langsam von Gedanken und langsam von Entschluss.** Unfähig zu geistiger Arbeit. Anhaltende Vergesslichkeit. Verspricht sich und verschreibt sich leicht.

Schlaf unruhig, mit ängstlichen Träumen; liegt stundenlang wach. Sorgenvolle Gedanken hindern am Einschlafen. Tagesschläfrigkeit.

Kopf: Morgens früh nach dem Erwachen Eingenommenheit des Kopfes und Schwindel mit Übelkeit. Drückende oder zusammenschnürende Kopfschmerzen, zum Teil halbseitig, Blutwallungen zum Kopf mit Hitzegefühl und Nasenbluten.

Augen: Augenlider und Lidränder geschwollen und rissig. Brennen und Trockenheit der Bindehäute oder scharfe Tränen. Helles Licht blendet die Augen. Chronische Entzündungen des äußeren Auges und der Augenlider.

Lidekzem
Chalazion
Photophobie
Ektropium
Entropium

Ohren: Nässende und trockene Entzündung des äußeren Gehörgangs und hinter den Ohren. Stechen in den Ohren. Klingen und Hämmern in den Ohren. **Schwerhörigkeit, besser im fahrenden Wagen** ⊙ **und bei Geräuschen.** Brausen im Kopf, dann Platzen in den Ohren, darauf besseres Gehör.

Otitis externa
Seromukotympanum
Otosklerose
Hypakusis

Nase: Wundheit des Naseneingangs. ⊙ **Schrundige Nasenlöcher.** Flüssiger Schnupfen oder Katarrh mit verstopfter Nase, mit großer Empfindlichkeit gegen kalte Luft. Überempfindlichkeit gegen Gerüche, z. B. Blumen. Nimmt falsche Gerüche wahr, z. B. verbrannte Haare, brennenden Ruß. Nasenbluten mit Blutwallungen zum Kopf.

Rhinitis chronisch
Rhagade Meatus nasi

Gesicht: Geschwollene Submandibulardrüsen.

Acne vulgaris
Tinea barbae

Mund: Aufgesprungene, wunde Lippen. Brennende Bläschen auf der Zunge; brennende Bläschen an der Unterseite und der Spitze der Zunge. Wundheit der Mundschleimhaut. Salziger Geschmack im Mund. Trockenheit im Mund als auch Speichelfluss. Morgens übler Geruch aus dem Munde wie faule Eier. Bitterer Geschmack im Mund und saures Aufstoßen. Salziger, bitterer oder saurer Geschmack im Mund.

Innerer Hals: Gefühl eines Klumpens im Schlund oder als würde er zusammengeschnürt. Die Tonsillen sind angeschwollen und schmerzen.

Pharyngitis

Äußerer Hals: Die Submandibulardrüsen und die Lymphdrüsen sind geschwollen und schmerzhaft bei Berührung.

Magen: Heißhunger und gefräßiger, gieriger Appetit; Abneigung gegen Fleisch, schon beim Darandenken. Widerwille gegen Gesalzenes und gegen gekochte warme Speisen. Süßes ruft Widerwillen und Übelkeit hervor. Ungewöhnlicher Durst.
  Hat viel Verlangen nach Bier; trinkt, um innere Kühlung zu erlangen. Viel Aufstoßen, Übelkeit und Speiseerbrechen. Versagendes Aufstoßen, es will immer aufstoßen und kann nicht. Sodbrennen mit saurem Aufstoßen und Heißhunger. **Krampfartige Magenschmerzen, besser durch Essen ☉ und durch warme Getränke, besonders warme Milch.** Kältegefühl und große Leerheitsempfindung im Magen. Brennen im Magen.

Gastritis chronisch
Ulcus ventriculi et duodeni, auch bei Mageren
Pfortaderstauung

Abdomen: Aufgetriebener Leib infolge von Anhäufung von Gasen. Bauchgrimmen wie durch nicht abgehende Blähungen.

Colitis mucosa

Rektum und Stuhl: Sehr reichliche, übelriechende Winde. Jucken und Wundheitsgefühl am After. Brennende und blutende Hämorrhoiden. Vorfall des Anus mit Hämorrhoiden, ohne Drang, als wäre der Darm gelähmt. **Stuhl knotig, hart, mit weißem Schleim bedeckt**, von unerträglichem Geruch, mit stechenden Schmerzen beim Abgang. **Stuhldrang bleibt aus.** Stuhlentleerung ist, obgleich nicht hart, sehr anstrengend wegen gänzlicher Untätigkeit des Mastdarms. Durchfälle schleimig mit Brennen am After. Schmerzende Wundheit in der Gesäßfurche.

Obstipation atonisch
Hämorrhoiden
Analekzem
Analfissur

Geschlechtsorgane:
- **weiblich: Menses um 7 bis 11 Tage verspätet.** ☉ **Menses abgeschwächt und kurz; Blutung wässrig. Leukorrhö reichlich und flüssig,** ☉ **scharf und ätzend.** Wundheit zwischen Schamgegend und Schenkeln. ☉ **Kältegefühl in der Vagina. Während der Menses sind alle Beschwerden verschärft**: Wundheit der Haut, Infekte der oberen Luftwege, Verdauungsbeschwerden, Leibschmerzen, Kreuzschmerzen, Krampfadern, Frostigkeit.

Hypomenorrhö
Amenorrhö
Pruritus vulvae
Leukorrhö

- **männlich:** Aufleben des Geschlechtstriebs und der geschlechtlichen Phantasie. Wollüstiger Reiz in den Geschlechtsteilen. Äußerst lüsterne Gedanken, die ihn quälen, dass er befürchtet, wahnsinnig zu werden und rastlos umherläuft. Sein sonst sehr und übertrieben reger Geschlechtstrieb schwieg sogleich auf mehrere

Tage gänzlich. Gar kein Trieb zur Begattung, die sonst bei ihm sehr geschäftige Phantasie war kalt, die ersten 30 Tage nach Einnahme des Graphits; dann aber erwachte dies alles in so hohem Grade, dass er bei Berührung eines Weibes großen Wollustreiz empfand und durch alle Glieder zitterte. Pollutionen fast jede Nacht. Mangelnder Samenerguss beim Beischlaf. Die Glieder werden plötzlich kalt nach Koitus.

Hypogenitalismus
Ekzem skrotal

Atmung: Beim Bettgehen oder aus dem Schlaf heraus in der Nacht Anfälle von Erstickungsnot, muss schnell aus dem Bett heraus und etwas essen, was Besserung gibt.

Brust: Heftiges Herzklopfen, beim Liegen auf der linken Seite so heftig, dass sich die Bettdecke bewegte, mit Ängstlichkeit. Heftiges Pulsieren am Herzen und durch den ganzen Körper, schlimmer bei jeder Bewegung. Brustwarzen schmerzen, ⊙ **schrundig und wund**.

Extremitäten: Reißen, Brennen und Stechen in den Gliedern. Zerschlagenheitsschmerz und Schwere. Häufiges Eingeschlafensein der Glieder. Muß die Beine hoch legen wegen Brennen und Stechen in den Krampfadern. Bedürfnis, sich zu dehnen und zu strecken. Muskelkrämpfe in den Waden. Klammartiges Verziehen der Finger. Neigung zu Einschlafen der Glieder.

Varikosis

Frost und Frösteln: Kältegefühl und Frostigkeit, selbst nachts und früh im Bett; kalte Hände und kalte Füße. Kältegefühl wie von Blutmangel.

Hitzegefühl mit Trockenheit; nachts konnte er vor Hitze nicht unter der Bettdecke bleiben. Nachtschweiß von saurem Geruch. Üble Körperausdünstung. Kalte Hände und Füße. Eiskalte Füße. Manchmal sind die Füße eiskalt, dann wieder brennend heiß.

Schweiß: Bei geringer Bewegung (bei einer sonst nie Schwitzenden), die Wäsche gelb färbend.

Haut: Schrunden an den Übergangsstellen von Haut zu Schleimhäuten, leicht blutend (Mund, Nase, Gehörgänge, Vulva, Anus).

Ekzeme chronisch, nässend und borkenbildend, bei Kindern und Erwachsenen
Intertrigo

Trockene Ekzeme, brennend und juckend mit Schrunden; oder **nässend und krustig mit honigartiger Absonderung**. Bevorzugt sind die Gelenkbeugen, die Augenlider (mit Schüppchen bedeckt), hinter den Ohren, After und Vulva, aber auch alle andern Stellen werden befallen. Hautjucken, ⊙ **schlimmer in Hitze und Bettwärme**. Rotlauf im Gesicht. Schuppende und nässende Ausschläge auf der Kopfhaut. Ausfallen der Kopfhaare. Wundheit zwischen den Schenkeln beim Gehen.

Übelriechende Ausdünstung der Haut. Saurer, übelriechender Schweiß. Fußschweiß, der wund macht.

Ekzem trocken
Ekzem seborrhoisch
Rhagaden
Wundheilungsstörung
Erysipel akut und Rezidivprophylaxe
Keloid
Lupus erythematodes

Allgemein: Frostige Naturen, ertragen keinen Luftzug. Heftiges Pulsieren im ganzen Körper, besonders am Herzen, schlimmer bei jeder Bewegung. **Kälte und Frösteln am ganzen Körper. Große Trägheit am ganzen Körper,** die durch längeres Spazierengehen wich. Plötzliches Sinken der Kräfte. Bedürfnis, die Glieder zu dehnen und zu strecken. **Abmagerung.**

Beim Hängenlassen des Beines und beim Stehen senkte sich das Blut hinein, mit Brennen und Stechen am Unterschenkel. Schmerz und Schwellung der Krampfadern. Plötzliches Sinken der Kräfte, Ohnmachtsanwandlungen. Im Vergleich zur Holzkohle finden wir keine ausgeprägte Kreislaufschwäche wie sie Carbo vegetabilis auszeichnet.

Dysregulation orthostatisch

234 – Graphites naturalis – graph

234.6
Dosierung

Meist D 6 bis D 12 bis D 30 und höher. Bei Magendarmleiden werden die niederen, bei Hauterkrankungen die höheren Potenzierungen bevorzugt. Letztere helfen hier manchmal noch, wo die niederen versagen.

234.7
Vergleichsmittel

- 14. Gruppe Periodensystem der Elemente: Carbo animalis, Carbo vegetabilis, Carboneum sulphuratum, Plumbum colloidale, Plumbum iodatum, Plumbum metallicum, Silicea terra, Stannum metallicum.
- Gehör besser beim Fahren im Wagen: Acidum nitricum.
- Trocken-rissige Hautausschläge: Alumina oxydatum, Carboneum sulphuratum, Causticum Hahnemanni, Natrium muriaticum, Petroleum crudum, Sulphur lotum, Ruta graveolens.
- Heißhunger, gefräßiger Appetit: Abrotanum, Acidum fluoricum, Iodum purum, Lycopodium clavatum, Mandragora officinarum, Petroleum crudum, Phosphorus, Psorinum.
- Widerwillen gegen Fleisch: Carbo vegetabilis, Ferrum metallicum, Magnesium carbonicum, Petroleum crudum, Sepia succus.
- Widerwillen gegen Gekochtes: Lycopodium clavatum, Petroleum crudum, Silicea terra.
- Magenschmerzen besser durch Essen: Acidum fluoricum, Anacardium orientale, Hedera helix, Ignatia amara, Iodum purum, Mandragora officinarum.
- Menses verspätet und abgeschwächt: Aristolochia clematis, Natrium muriaticum, Pulsatilla pratensis, Sepia succus.
- Adipositas allgemein: Die Adipositas von Graphites naturalis ist auffallend bei älteren Leuten, die von Calcium carbonicum bei Kindern.
- Schrunden und Risse an Händen und Füssen: Carboneum sulphuratum, Ruta graveolens.

234.8
Kasuistik

Eine Mutter brachte ihre 18-jährige Tochter am 31.1.1966 in die Sprechstunde. Die Tochter war offenbar ein hässliches kleines Entchen, bloß dass sie nicht klein, sondern groß, und nicht dünn, sondern dick war. Die ganze Haut war mit Akneknoten bedeckt, speziell natürlich in Gesicht, Nacken und Brust, und das seit dem 6. Lebensjahr. Die Menses kam zu früh, alle 20 Tage, und dauerte 5 Tage stark und lang. Der Stuhlgang neigte zu Verstopfung. Der Hals wurde dicker, das Körpergewicht nahm rapid zu, sie wog 80 kg bei 173 cm Größe. Der akute Anlass zu der Konsultation war nun eine Bronchitis mit verstopfter Nase, Schnupfen und Heiserkeit. Zu Erkältungserscheinungen neigte sie sehr.

Die Diagnose wird einem schwer. Natürlich kann die Diagnose „Akne" gestellt werden; ebenso kann auch die Diagnose einer Hypothyreose gestellt werden, wozu aber die zu häufige und starke Menses nicht ganz passen will; auch die Diagnose einer Anfälligkeit der oberen Atemwege mit chronischer Rhinitis und Bronchitis kann gestellt werden. Mit alledem werden wir jedoch dem Menschen nicht gerecht.

Für die Mutter stand etwas anderes im Vordergrund: sie stieß sich hauptsächlich an der Trägheit und an der traurigen Gemütslage ihrer Tochter, welche von der Mutter sehr zu ihrem Nachteil abstach. – Nach der alten Temperamentenlehre von Hippokrates befinden wir uns hier zweifellos auf dem Gebiet des Phlegma; bezüglich der Temperaturqualitäten also im Bereich des Feuchten und Kalten; bezüglich der Elemente im Bereich des Wassers. Einige Fragen nach den Modalitäten konnten dies leicht aufklären. Das Mädchen hatte ein großes Verlangen nach Wärme; Hände und Füße waren immer kalt, außerdem hatte sie eine große Abneigung gegen Wasser und gegen das Baden. Im Bereich des Stuhlgangs gehört die Verstopfung dazu, im Bereich des Stoffwechsels oft die Hypothyreose mit ihrer Übergewichtigkeit, den groben Gesichtszügen und dem traurigen und trägen Wesen. In der Schule ging es entsprechend nicht besonders flott vorwärts. Das Hauptvergnügen des Mädchens war das Essen. Das Mittel, welches es brauchte, wird, etwas derb, aber treffend, gekennzeichnet durch die 4 F: Fett, faul, frostig und „f"-erstopft. Man könnte vielleicht noch das fünfte F hinzufügen: „f"-erfressen! Das Arzneimittel ist Graphites naturalis. Unsere Patientin bekam es in D 6. Sie war zuletzt am 26.8.1966 in der Sprechstunde wegen eines Schnupfens. Bis dahin hatte sie auf 74 kg abgenommen, die Menses kam nach 24 Tagen und war etwas schwächer geworden. Ihr ganzes Benehmen war anders, schon die Kleidung, sie war heiter, lustig, übermütig, wie es den 18 Jahren zukommt. Von den Aknepusteln hatten sich keine neuen mehr nachgeschoben, die alten vertrockneten langsam, waren aber noch deutlich sichtbar. Überraschenderweise waren auch die Warzen an den Fingern verschwunden. Die Schilddrüse war noch etwas betont. Im Ganzen war sie ein anderer Mensch geworden. Die Diagnose zu stellen, fällt schwer; für den homöopathischen Mittelkenner ist die Diagnose: Graphites naturalis [7].

234.9 Literatur

[1] Allen TF. Graphites. Encyclopedia of pure Materia Medica. Bd. 4. New York: Boericke & Tafel; 1874–1880: 467–490

[2] Allen TF. Handbook of Materia Medica and Homoeopathic thearapeutics. Philadelphia: Boericke; 1889: 517

[3] Clarke JH. Graphites. Dictionary of practical Materia Medica. Bd. 1. London: Homoeopathic Publishing Company; 1900–1902: 835–845

[4] Hahnemann S. Graphites. In: Lucae C, Wischner M, Hrsg. Gesamte Arzneimittellehre. Stuttgart: Haug; 2007: 853–879

[5] Hughes R. Graphites. Cyclopaedia of Drug Pathogenesy. Bd. 2. London: Gould; 1886–1891: 623–624

[6] Schoeler H. Arzneimittelprüfung von Graphit. Allgemeine Homöopathische Zeitung 1938; 186 (4): 193–205

[7] Stübler M. Das Erlernen der Homöopathie. Allgemeine Homöopathische Zeitung 1967; 212: 497

[8] Weinhold KA. Der Graphit als neuentdecktes Heilmittel gegen die Flechten. Meißen: Goedsche; 1812: XIV, 138

235 Gratiola officinalis – grat

lt.: Gratiola officinalis, dt.: Gottesgnadenkraut, engl.: hedge hyssop

235.1 Substanz

Plantae – Scrophulariaceae (Braunwurzgewächse) **– Gratiola officinalis**

Es handelt sich um eine mehrjährige, krautige, bis ca. 30 cm hohe Pflanze mit schuppigem Rhizom. Der reichverzweigte Wurzelstock ist unterirdisch und geht an den Enden in die Stängel über. Die Blätter sitzen gegenständig. Zur Blütezeit von Juni bis August entstehen rohrförmige Blüten in weiß bis rötlich. Gratiola officinalis benötigt warmen und sonnigen Boden und feuchte, auch überschwemmte Wiesen und Flußniederungen. Die Droge findet sich in Europa (ohne Skandinavien, Großbritannien und Korsika), in West- und Zentralasien. Für die Pflanze besteht in Deutschland, Österreich, Schweiz und Italien Artenschutz.

Homöopathische Verwendung finden die frischen oberirdischen Teile.

235.2 Pharmakologie und Toxikologie

Gratiola officinalis nimmt innerhalb der Scrophulariaceae eine Sonderstellung ein, da bei ihr die für die Gruppe typischen Iridoide fehlen, dafür aber als einzige der Gruppe Cucurbitacine nachweisbar sind. Cucurbitacine sind tetracyclische Triterpene, die als Bitterstoffe in Gurken- und Kürbisgewächsen (Cucurbitaceae), in einigen Kreuzblütlern (Brassicaceae) und aus einem Blätterpilz (Hebevinoside) isoliert wurden. Cucurbitacine bewirken den bitteren Geschmack. Diese sind für die Toxizität von Gratiola verantwortlich. Die Vergiftungserscheinungen sind: Speichelfluss, Übelkeit, Erbrechen, Koliken, heftige blutige Durchfälle, Sehstörungen (anfänglich erst Grünsehen, dann Grünblindheit), bei Schwangeren auch Abort, Verstärkung und Verlängerung der Menstruation, Nierenreizung bis Nierenschädigung, Brennen in den Harnwegen, auch nymphomanische Zustände, ferner Krämpfe, Störungen der Herztätigkeit, vor allem der Atmung. Der Tod erfolgt in letalen Fällen im Kollaps, wahrscheinlich an Atemlähmung. Vergiftungen werden vor allem bei Abtreibungsversuchen beobachtet. Sie wirken zytotoxisch, lokal reizend und stark laxierend. Des Weiteren haben sie eine diuretische, blutdrucksenkende und antirheumatische Wirkung.

Für die kardiogene Wirkung sind Cucurbitacin-Derivate, besonders Cucurbitacin E (Elaterinin (identisch mit Gratiotoxin), verantwortlich.

Kontraindikationen bestehen in der Stillzeit, da die Droge in der Muttermilch eine abführende Wirkung hat.

235.3 Anwendung

Volkstümliche Anwendung findet die Droge bei Obstipation, Gicht- und Leberleiden, als Diuretikum und bei chronischen Hautleiden.

Homöopathische Verwendung findet die Zubereitung bei Gastritiden und Enteritiden (nach Kommission D).

Der Gebrauch in der Homöopathie erstreckt sich hauptsächlich auf Erkrankungen der Verdauungsorgane, wie *Gastritis* mit Druck im Magen, nach dem Essen, Säurebeschwerden, *Enteritis* mit gussartiger Entleerung. Das Nervensystem ist stark beteiligt. Schwindel und Verstimmung des Gemüts; schlechte Laune besonders bei Magenleiden. Herzsymptome werden auffallenderweise nicht beobachtet. H. Schulz hat bei ½ Tropfen der Tinktur erhöhte *Grünempfindlichkeit*, bei 10 Tropfen Grünblindheit gefunden.

235.4
Arzneimittelbild

Modalitäten: Nach dem Essen <. Bewegung <. Frische Luft > (Kopfweh und Schwindel haben zum Teil Verschlimmerung im Freien).

Geist und Gemüt: Redselig und heiter, hüpft und tanzt umher. Reizbar und verstimmt, traurig und ängstlich. Gereizt bei jedem Widerspruch, Ausbrüche von Ärger, will allein sein. Abneigung gegen jede geistige Arbeit.

Schwindel: Schlimmer beim Aufrichten, beim Lesen, besser an der frischen Luft. Schwindel schlimmer beim Schließen der Augen.

Kopf: Kopfschmerzen mit Hitze im Kopf, heftigem Blutandrang, ansteigend zu heftigem Schwindel mit Schwarzwerden vor den Augen, schlimmer bei Bewegung, besonders beim Fahren – an der frischen Luft teils besser, teils schlechter.

Augen: Trockenheit der Augen, wie Sand. Tränen der Augen beim Lesen. Entfernte Gegenstände werden deutlicher gesehen als nahe. Beim Lesen schwindet das Sehvermögen plötzlich. Alle Gegenstände erscheinen ihm beim Öffnen der Augen weiß, selbst grüne Bäume und Rasen.

Deuteroanomalopie

Mund: Reichlicher anhaltender Speichelfluss.

Innerer Hals: Kratzen im Hals und Schmerzen beim Schlucken.

Magen: Abneigung zu essen, am besten schmeckt noch Brot. Abneigung gegen Fett und Schweinefleisch. **Häufiges Aufstoßen und Druck im Magen. Große Übelkeit mit Kältegefühl im Magen.** Erbrechen von bitterem oder saurem Wasser, das nicht bessert. **Druck im Magen wie von einem Stein, der sich rückwärts oder vorwärts bewegt. Nagen in der Magengrube wie von Hunger bald nach dem Essen.**

Gastritis

Abdomen: Der Leib ist so aufgetrieben, dass die Kleider geöffnet werden müssen. Häufiges Rumpeln im Bauch und Kneifen; reichlicher Abgang von Blähungen.

Enteritis
Hepatopathie

Rektum und Stuhl: Durchfall von wässrigem, schaumigem Stuhl, gussartig entleert; auch Abgang von Schleim ohne Stuhl. Brennen am After. Harte Stühle nach viel Drängen.

Urin: Scharfer, rötlicher Harn, wird trüb beim Stehen.

Geschlechtsorgane:
- weiblich: Menses 8 Tage zu früh und 2 Tage länger als sonst. Nymphomanie.

Brust: Stechen in den Brüsten.

Extremitäten: Rheumatoide Schmerzen ohne besondere Kennzeichen.

Frost und Frösteln: Teils Frieren, teils Hitzegefühle.

Haut: Pickel und Pusteln. Jucken und Beißen auf der Haut.

235.5
Dosierung

Wird hauptsächlich in D 3 bis D 12 angewendet. 1 Tasse Gratiola-Tee als Kanalysator bei Gallen- und Leberleiden (Stübler).

235.6
Vergleichsmittel

- Scrophulariaceae: Digitalis purpureum, Euphrasia officinalis, Leptandra virginica, Scrophularia nodosa, Verbascum thapsiforme.
- Diarrhö gussartig: Gaultheria procumbens, Mandragora officinarum, Podophyllum peltatum.

- Kältegefühl in Magen und Bauch: Bovista lycoperdon, Colchicum autumnale.
- Appetitlosigkeit und Völle im Leib, Leere im Magen: China officinalis.
- Hunger nach dem Essen: Iodum purum, Lycopodium clavatum, Petroleum crudum, Psorinum.
- Kopfschmerz mit Visusstörungen: Digitalis purpurea, Gelsemium sempervirens.
- Völle und Druck im Magen; abweisende, ärgerliche Stimmung: Antimonium crudum.
- Deuteroanomalopie: Carboneum sulphuratum.

235.7 Literatur

[1] Allen TF. Gratiola. Encyclopedia of pure Materia Medica. Bd. 4. New York: Boericke & Tafel; 1874–1880: 491–510

[2] Clarke JH. Gratiola. Dictionary of practical Materia Medica. Bd 1. London: Homoeopathic Publishing Company; 1900–1902: 845–849

[3] Hartlaub CC, Trinks CF. Gnadenkraut; Gottesgnadenkraut; wilder Aurin (Gratiola officinalis L.). Reine Arzneimittellehre. Bd. 2. Leipzig: Brockhaus; 1828–1831: 1–35

[4] Herrmann. Gratiola. In: Gypser K, Waldecker A, Hrsg. Gesammelte Arzneimittelprüfungen aus Stapfs „Archiv für die homöopathische Heilkunst" (1822–1848), F-R. Bd. 2. Heidelberg: Haug; 1991: 519–525

[5] Hughes R. Gratiola. Cyclopaedia of Drug Pathogenesy. Bd. 2. London: Gould; 1886–1891: 624–628

[6] Lembke J. Gratiola officinale. Neue Zeitschrift für Homöopathische Klinik; 17: 97

236 Grindelia robusta – grin

lt.: Grindelia robusta, dt.: Grindelia-Kraut, engl.: gum plant

236.1 Substanz

Plantae – Asteraceae (früher Compositae, Korbblütengewächse) **– Grindelia robusta**

Es handelt sich um eine 0,5 bis 1 m hohe Pflanze mit aufrechten längsgefurchten Stängeln mit kleinen Harzdrüsen. Die ca. 5 cm langen Blätter sitzen wechselständig. Die Blütenköpfe sind gelb, vielblütig und sitzen endständig. Man findet sie im westlichen Nordamerika. Kulturen finden sich hauptsächlich in Norditalien. Das Harz der Gattung Grindelia könnte als nachwachsender Rohstoff eine wirtschaftliche Bedeutung als Ersatz für Erdöl erlangen.

Homöopathische Verwendung finden die getrockneten oberirdischen, in der Blüte geernteten Teile.

236.2 Pharmakologie und Toxikologie

Typisch für die Gattung Grindelia ist die Absonderung von Harz, das von den Stängeln, Blättern und Hüllkelchen abgesondert wird. Das Harz enthält tricyclische Labdan-Diterpene vom Grindelantyp, hier vor allem Grindeliasäure und deren Derivate, Phenolcarbonsäuren und ätherisches Öl enthält. Es wirkt zuerst beschleunigend auf das Herz, dann verzögernd, ebenso erhöht es anfangs den Blutdruck, um ihn nachher zu senken. Ruft Lähmung hervor, beginnend an den Extremitäten.

236.3 Anwendung

Homöopathische Anwendung findet die Pflanze bei asthmatischen Erkrankungen mit schwer löslichem Expektorat (nach Kommission D).

Die klinische Verordnung erstreckt sich auf *chronische Bronchitis* und *chronisches Asthma*, mit zähem, schwer sich lösendem Schleim. Wirksames Antidot bei Rhus-Vergiftung, äußerlich und innerlich für vesikuläre Exantheme, *Herpes zoster*, *Brandwunden*, *Vaginitis*, *Hyperämie*, Atemstörung und gastraler Hyperazidität.

Wird in der Homöopathie fast nur bei *Asthma bronchiale* und *chronischer Bronchitis* mit zähem Sekret verwendet. Die Indikation Splenomegalie aufgrund der Arzneimittelprüfung steht auf schwachen Füßen.

236.4 Arzneimittelprüfung

Es liegt eine Prüfung von einem einzigen Prüfer vor. Die Mehrzahl der Empfehlungen ist offenbar empirischer Art. Die auf die Milz bezogene Beobachtung erscheint in ihrer Deutung unklar. Es wird jedoch eine organotrope Beziehung zur Milz angenommen.

236.5 Arzneimittelbild

Kopf: Furchtbares Völlegefühl im Kopf wie nach großen Chinin-Gaben.

Augen: Schmerz im linken Auge, der später auch auf das rechte übergreift. Pupillen dabei erweitert. Bewegungen der Augen sind schmerzhaft.

Abdomen: Unerträglicher Schmerz in der Gegend der Leber und Milz, so heftig, dass er keinen Augenblick still liegen kann. In derselben Gegend Wundheit, wie bei akuten rheumatischen Beschwerden.

Splenomegalie postinfektiös

Atmung: Die Atmung setzt aus. Die Unterbrechung der Atmung und das Aussetzen der Atembewegung sind derart ausgesprochen, dass das Einschlafen verhindert wird. In dem Augenblick, als ich einschlafen wollte, wollte die Atembewegung aussetzen und wurde erst wieder aufgenommen, als ich an Erstickungsgefühl erwachte, welches durch das Aussetzen der Atmung erfolgte.
⊙ **Kann im Liegen nicht atmen.**

Bronchitis chronisch
Asthma bronchiale mit zähem Schleim
Emphysem
Cheyne-Stokes-Atmung intermittierend

Haut: ⊙ **Hauteruptionen mit Bläschen und Papeln, Herpesausschlag.**

Verbrennungen
Antidot bei Rhus-Intoxikation
Herpes zoster

236.6
Dosierung

Von Boericke werden die Ø in 1 bis 15 Tropfen je Gabe sowie niedere Potenzierungen empfohlen. Cartier nennt für Bronchialasthma die C 6. Bei Cheyne-Stokes werden auch Hochpotenzen genannt.

236.7
Vergleichsmittel

- Asteraceae: Abrotanum, Absinthium, Arctium lappa, Arnica montana, Bellis perennis, Calendula officinalis, Carduus marianus, Chamomilla recutita, Cina maritima, Echinacea angustifolia, Erigeron canadensis, Eupatorium perfoliatum, Eupatorium purpureum, Gnaphalium polycephalum, Lactuca virosa, Millefolium, Senecio aureus, Senecio fuchsii, Siegesbeckia orientalis, Solidago virgaurea, Taraxacum officinale, Tussilago petasites, Wyethia helenoides.

- Wundbehandlung: Arnica montana, Calendula officinalis (frische Wunden und Quetschungen); Aristolochia clematis (frische und entzündete Wunden); Echinacea angustifolia (vor allem septische Zustände); Bellis perennis, Hamamelis virginiana (Entzündungen mit Blutung); Staphysagria (Stichwunden); Symphytum officinale (Knochenverletzungen); Hypericum perforatum (Nervenverletzungen); Ledum palustre (Blutergüsse, Quetschungen).

- Antimonium arsenicosum, Senega, Lachesis muta, Aralia racemosa.

- Milzbezug: Ceanothus americanus.

- Bronchitis mit zähem Sekret, fraglich Splenomegalie: Hydrastis canadensis.

236.8
Literatur

[1] Allen TF. Grindelia. Encyclopedia of pure Materia Medica. Bd. 10. New York: Boericke & Tafel; 1874–1880: 539

[2] Boericke W. Grindelia robusta aut squarrosa. Handbuch der homöopathischen Materia medica. 9. Aufl. Heidelberg: Haug; 1992: 368–369

[3] Clarke JH. Grindelia. Dictionary of practical Materia Medica. Bd. 1. London: Homoeopathic Publishing Company; 1900–1902: 849–851

[4] Hering C. Grindelia robusta. Guiding Symptoms. Bd. 5. Philadelphia: Estate of Constantine Hering; 1887: 485–487

[5] Hughes R. Grindelia. Cyclopaedia of Drug Pathogenesy. Bd. 4. London: Gould; 1886–1891: 600–601

237 Guajacum officinale – guaj

lt.: Guajacum officinale, dt.: Pockholz, engl.: resin of lignum vitae

237.1
Substanz

Plantae – Zygophyllaceae (Jochblattgewächse) – **Guajacum officinale**

Es handelt sich um bis zu 15 m hohe Bäume. Diese bilden immergrüne, ledrige Laubblätter aus, die gegenständig stehen und paarig gefiedert sind. Der Baum ist sehr harzreich. Heimisch ist die Pflanze auf den Antillen und an der Nordküste von Südamerika.

Homöopathische Verwendung findet die Tinktur aus dem Harz des Pockholzbaumes.

237.2
Pharmakologie und Toxikologie

Das Harz aus mehreren Harzsäuren besteht aus 70 % α- und β-Guajaconsäure. In Hämoccult-Tests zum Nachweis von okkultem Blut im Stuhl findet die Substanz Verwendung als Farbindikator. Der Farbreaktion liegt die Oxidation von α-Guajaconsäure (= Furoguajacin) zu Furoguajacinblau zugrunde.

237.3
Anwendung

Volksmedizinische Anwendung fand die Substanz auf Haiti. Aus zerhackten Spänen wurde aus dem tropischen Holz ein Sud hergestellt, der diaphoretisch[262] wirkt. Wurde von den alten Ärzten als ein wertvolles Mittel gegen die Gicht und gegen Syphilis geschätzt, das auch Ulrich von Hutten mit Erfolg angewendet haben soll.

Homöopathische Anwendung findet die Zubereitung bei Tonsillitis und Pharyngitis, Bronchitis und Pneumonie, Erkrankungen des rheumatischen Formenkreises, Gicht (nach Kommission D).

Es wird in der Homöopathie verwandt gegen Erkrankungen des **rheumatischen Formenkreises, besonders mit Sehnenverkürzung,** auch auf syphilitischer und gonorrhoischer Basis, sowie **akute Tonsillitis, Pharyngitis und Laryngitis;** es soll einer Abszedierung der Tonsillen vorbeugen. Die organische Beziehung zum Rachenring und zu den Gelenken zugleich macht es zu einem wertvollen Arzneimittel bei **Polyarthritis rheumatica, Pleurodynie. Trockene Pleuraprozesse,** auch bei *Tuberkulose*.

Um die Erfahrungen früherer Jahrhunderte wiederzugeben, soll Mathiolus angeführt werden: „Wider die Französische Krankheit tut es vortreffliche hilff, und solch Experiment und Erfahrung ist herkommen von den Einwohnern des orts, von dannen man das Holtz herbringt, da diese Plag jedermann fast gemein ist und durch hilff dieses Holtzes widerumb die Gesundheit erlangen. Dieses Holtzwasser dienet nicht allein wider die Frantzosen, sondern auch wider die langwirige Wehlagen der Glieder, wider das Zipperle, alte Hauptwehe, Gebrechen der Lebern und der Miltzen, so von Schleim, Pituita genannt, sich erheben." [5]

237.4
Arzneimittelbild

Leitsymptome: Chronisch rheumatische Prozesse an Muskeln und Gelenken und besonders an den Sehnen.

⊙ **Gefühl in den Gelenken, wie zu kurz.**
Beziehung zu Angina Tonsillaris.
⊙ **Übler Geruch des ganzen Körpers und der Ausscheidungen.**
⊙ **Reichliche übelriechende Schweiße und schleichendes Fieber.**
⊙ **Lokale Wärme soll schlecht ertragen werden.**

Geist und Gemüt: Beeinträchtigung der geistigen Leistung. Gedankenlosigkeit, Gedächtnisschwäche, mürrische Stimmung, Widerspenstigkeit.

---

[262] Schweißtreibend.

237 – Guajacum officinale – guaj

Kopf: Schmerzen in den verschiedensten Teilen des Kopfes und Gesichts von stechender, reißender oder drückender Natur. Zahnschmerzen, Schmerzen im Nacken. Gesicht rot geschwollen.

Augen: Augäpfel wie vorgetrieben und Lider zu kurz.

Innerer Hals: ⊙ **Brennen im Hals mit Rötung und Schwellung.** Trockenheit des Halses und Empfindlichkeit gegen Wärme. ⊙ **Akute Tonsillitis mit Neigung zu Abszedierung.** ⊙ **Entzündung des harten Gaumens**, in die Tiefe fressend, mit Gefahr der Perforation, bei sekundärer Syphilis.

Angina tonsillaris

Abdomen: Dyspeptische und katarrhalische Erscheinungen ohne besondere Eigenart.

Blase: Ständiger Drang zum Harnlassen, der auch nach dem Harnlassen noch einige Zeit anhält.

Larynx und Trachea: Heftige, krampfartige Entzündung in der Luftröhre und besonders im Kehlkopf, verbunden mit heftigem Herzklopfen, sodass er zu ersticken meint.

Laryngitis
Tracheitis

Brust: Jählinges Verstopfungs- und Stockungsgefühl auf der Brust, in der Gegend der Herzgrube, wie Atemversetzung, befällt sie oft plötzlich, auch selbst nachts im Schlafe, und zwingt sie zu fast ganz trockenem Husten, welcher so oft wiederkehrt, bis einiger Auswurf erfolgt. Stechen in der Brust, durch Einatmen verschlimmert.

Stechende und reißende Schmerzen in der Brust, in den Rippen und im Nacken, im Rücken, im Kreuz, aufhörend in völliger Ruhe.

Pleurodynie
Pleuritis sicca auch bei Tuberkulose

Extremitäten: In allen Muskeln und Gelenken rheumatoide Schmerzen. Bedürfnis, die Glieder zu strecken; ⊙ **Gefühl in den Gliedern wie zu kurz.** Recken und Dehnen der Glieder, mit Gefühl von Unausgeschlafenheit.

Arthritis rheumatoid subakut und chronisch
Tendovaginitis mit Verkürzung der Sehnen
Gicht mit Neigung zu Eiterung

Frost und Frösteln: Frost und Schauer.

Haut:

Neuralgie
Neuritis

Allgemein: Hitze und Schweiße.

237.5 Dosierung

D 1 bis D 4. Bei luetischen Knochenschmerzen und bei Angina ⌀ zu 1 bis 15 Tropfen.

237.6 Vergleichsmittel

- Angina follicularis: Apis mellifica, Lachesis muta, Mercurius solubilis Hahnemanni.
- Erkrankungen des rheumatischen Formenkreises, Gicht, Pleurodynie: Antimonium crudum, Bryonia alba, Causticum Hahnemanni, Ledum palustre.
- Sehnen wie zu kurz: Ammonium-Arzneien, Causticum Hahnemanni.

237.7 Literatur

[1] Allen TF. Guaiacum. Encyclopedia of pure Materia Medica. Bd. 4. New York: Boericke & Tafel; 1874–1880: 515–519

[2] Clarke JH. Guaiacum. Dictionary of practical Materia Medica. Bd. 1. London: Homoeopathic Publishing Company; 1900–1902: 852–856

[3] Hahnemann S. Guajacum. In: Lucae C, Wischner M, Hrsg. Gesamte Arzneimittellehre. Stuttgart: Haug; 2007: 879–888

[4] Hughes R. Guaiacum. In: Hughes R, Hrsg. Cyclopaedia of Drug Pathogenesy. Bd. 2. London: Gould; 1886–1891: 629

[5] Matthiolus PA. Kreutterbuch deß hochgelehrten und weltberühmten Herrn D. Petri Andreae Matthioli. Franckfort; 1590

238 Gunpowder – gunp

lt.: Pulvis pyrius, dt.: Schießpulver, engl.: gunpowder

238.1 Substanz

Mineralia – Mixtura – Pulvis pyrus – Kalisalpeter + Holzkohlepulver + Schwefel KNO_3 + C + S

Als Ausgangsstoff für die Arznei Gunpowder wird Schwarzpulver verwendet. Dabei handelt es sich um ein schiefergraues bis schwarzblaues, gekörntes Gemisch, das in etwa zu 75 % aus Kalisalpeter, zu 15 % aus Kohlepulver und zu 10 % aus Schwefel besteht. Als Oxidationsmittel wirkt der Kalisalpeter KNO_3. Dazu kommt der gemahlene Stangenschwefel. Der verwendete Kohleanteil wird aus Faulbaum, Birke, Buche, Linde, Pappel oder Erlenholz gewonnen. Die einzelnen Bestanteile werden in Kugelmühlen gemahlen und dann unter Zusatz von 10 bis 15 % Wasser, um die Entzündungsgefahr zu mindern, zermahlen, verdichtet und vermischt. Nach dem Pressen werden sie gekörnt. Körnungen von etwa 8 mm sind Sprengpulver, Körnungen zwischen 0,2 und 0,7 mm sind Zündschnurpulver und jene zwischen 0,15 und 0,43 mm dienen als feines Jagdpulver.

Homöopathische Verwendung findet Schwarzpulver.

238.2 Anwendung

Die Zubereitung findet Verwendung bei *Furunkel*, *Karbunkel*, Wundinfektionen bis zur *Sepsis*.

238.3 Dosierung

D 3 bis D 6.

238.4 Vergleichsmittel

Sepsis: Acidum carbolicum, Ailanthus glandulosa, Anthracinum, Arnica montana, Baptisia tinctoria, Carbo vegetabilis, Carboneum sulphuratum, Chininum arsenicosum, Carcinosinum, Crotalus horridus, Echinacea angustifolia, Lachesis muta, Pyrogenium, Siegesbeckia orientalis, Staphylococcinum, Streptococcinum, Tarantula cubensis.

239 Hamamelis virginiana – ham

lt.: Hamamelis virginiana, dt.: Virginische Zaubernuss, engl.: witch hazel

239.1 Substanz

Plantae – Hamamelidaceae (Zaubernussgewächse) – **Hamamelis virginiana**

Es handelt sich um einen sommergrünen Strauch, selten auch Baum, der im Allgemeinen ca. 2 bis 3 m hoch wächst. In seiner Erscheinung ähnelt er sehr Corylus avellana, dem Haselstrauch. Die Blätter stehen wechselständig, sind umgedreht eiförmig bis rhombisch, bis 15 cm lang und bis 11 cm breit. Sie färben sich im Herbst leuchtend gelb, selten rot. Die Blütezeit ist im September bis Dezember kurz vor oder nach dem Laubfall. In Europa blüht er erst im Januar bis April. Die kleinen goldgelben stark duftenden Blütenbüschel sind an den kahlen Zweigen sehr auffällig. Die Frucht ist eine holzige, haselnussähnliche, eiförmige Kapsel. Heimisch ist der Strauch in den gemäßigten Gebieten von Nordostamerika und in Ostasien. Man findet Hamamelis virginiana an Waldrändern, Gebüschen, an felsigen Flussufern und selten auch auf Dünen. Die Pflanze wurde 1736 nach England eingeführt. Sie ist winterhart und wird auch in subtropischen Regionen kultiviert. Die Zweige werden auch als Wünschelrute verwendet.

Homöopathische Verwendung findet die frische Rinde der Wurzeln und Zweige.

239.2 Pharmakologie und Toxikologie

Wesentliche Inhaltsstoffe der Rinde sind Gerbstoffe[263], hier vor allem das Hamamelitannin, und in geringen Mengen Gallotannine, die zu Pentagalloylglucose und Gallussäure abgebaut werden, sowie Proanthocyanide[264] vom Cyanidin- und Delphinidintypus. Ätherische Öle, Flavonole wie Kämpferol, Quercetin und Myricetin finden sich hauptsächlich in den Blättern.

239.3 Anwendung

Volkstümliche Anwendung findet Hamameliswasser bei Ekzemen, bei oberflächlichen Hautirritationen oder -wunden, Sonnenbrand, Quetschungen, Distorsionen, Myalgien, Insektenstichen, Hämorrhoiden.

Homöopathische Verwendung findet die Pflanze bei Varikosis, Hämorrhoiden, Haut- und Schleimhauthämorrhagien (nach Kommission D).

Hamamelis virginiana genießt zufolge empirischer Erfahrung einen sehr guten Ruf bei venösen Stauungen und dadurch bedingten **Hämorrhagien**, bei **Varikosis** und **Phlebitis**. Infolge seiner einfachen Indikation und deutlichen Organotropie für venöse Zustände und Blutungen ist es zu einem Volksmittel geworden. Auch innerlich wird die Tinktur gegen Blutungen passiver Art gegeben. Sie ist gut verträglich und wird tropfenweise bis kaffeelöffelweise genommen. Das Anzeigegebiet für die äußerliche Behandlung umfasst **frische** und **entzündete Wunden**, **Ulcera cruris**.

---

263 Können Häute unter Vernetzung der Collagenketten und Denaturierung der Proteine in Leder verwandeln. Bei den pflanzlichen Gerbstoffen unterscheidet man Catechine und Tannine, die sich beide von der Gallussäure ableiten.

264 Gruppenbezeichnung für Polyflavan-3-ole. Sie bewirken über eine ACE-Hemmung eine Blutdrucksenkung, wirken antiarteriosklerotisch, antiviral, antibakteriell, antiallergen, antiinflammatorisch, antioxidativ, verbessern die Kapillarpermeabilität und -stabilität, haben adstringierende Wirkung,

239.4
Arzneimittelprüfung

Der Grundcharakter des Mittels hat sich bei der Arzneimittelprüfung am Gesunden deutlich erkennen lassen durch Hervorrufen von Nasen- und Uterusblutungen sowie durch venöse Stauung und starkes Hervortreten vorhandener Varizen.

239.5
Arzneimittelbild

(Die Ergebnisse der unvollständigen Prüfung treten zurück neben der praktischen Erfahrung.)

Leitsymptome: Stauung der Venen, venöse Blutungen, vorhandene Varizen werden in der Arzneimittelprüfung empfindlich und schmerzhaft. Charakteristisch ist **allgemeines Wehtun mit Zerschlagenheitsgefühl.**

Die Blutungen sind meist **dunkel, gleichmäßig fließend** und **passiv**, seltener hellrot. Die Schwäche ist größer als dem Blutverlust entspricht.

Entsprechend dem venösen Charakter wird eine Verschlimmerung bei dämpfigem, feuchtwarmem Wetter beobachtet.

Die hämorrhagische Tendenz gab sich bei den Prüfern in Nasenbluten und Menorrhagie zu erkennen.

> *Hämorrhagie dunkel passiv*

Mund: Übler Geschmack im Mund wie Schwefel.

Innerer Hals: Pharyngitis mit blutigem Auswurf oder mit geschlängelten, sichtbaren Venen.

Äußerer Hals:

> *Struma*

Magen: Blutungen aus Magen.

Abdomen: Blutungen aus dem Darm verschiedener Genese wie Infektionen, Ulzerationen und Hämorrhoiden.

Rektum und Stuhl:

> *Hämorrhoiden*

Geschlechtsorgane:
- weiblich: Passive dunkle Blutungen, auch hellrotes frisches Blut. Wehtun der Bauchdecken, im Kreuz und im Becken dabei. Dysmenorrhö und Mittelschmerz, auch Mittelblutung. Schmerzen in der Gebärmutter und im Kreuz, Schmerzen, als wolle das Kreuz brechen.

> *Menorrhagie*
> *Metrorrhagie*
> *Dysmenorrhö*

- männlich: Geschlechtliche Erregung, Pollutionen. Schmerzen in den Hoden. Die Samenstränge hinab schießender Schmerz bis in die Hoden (Prüfungssymptom).

Husten und Expektoration: Husten mit blutigem Auswurf, Lungenblutung bei Lungentuberkulose.

Brust: Brustwarzen blutend und entzündet mit Knoten in den Brüsten.

Extremitäten: Varizen an den Beinen treten vermehrt hervor, Schmerzen und Wehtun in den Krampfadern, Krampfadern in der Schwangerschaft.

> *Phlebitis*
> *Phlegmasia alba dolens*

239.6
Dosierung

Es werden niedere Potenzen (D 2) bis herab zur Tinktur verwendet. Letztere kann bei gefahrdrohenden Blutungen selbst kaffeelöffelweise gegeben werden, wenn kleinere Mengen nicht wirksam sind. Neben der Tinktur und den daraus bereiteten Verdünnungen ist das Extractum Hamamelidis fluidum, eine wasserhelle, aromatisch riechende und ebenso schmeckende Flüssigkeit, bei Behandlung infizierter Wunden als Externum zu empfehlen, besonders bei äußerlicher Anwendung zu Umschlägen, etwa 1 : 10 oder 1 : 20 mit Wasser verdünnt, oder als 10-prozentige Salbe. Zu empfehlen sind 2 bis 3 Kaffeelöffel desselben in einer Tasse Wasser zu Umschlägen verdünnt. Sehr verbreitete Anwendung findet auch die Hamamelissalbe bei Wunden, Entzündung und Hämorrhoiden.

Bei Varicosis ziehe ich die spirituöse Einreibung (Extr. Hamamel. 20,0, Spiritus dilut. ad 100,0) vor. Von der Salbe bin ich hier nicht befriedigt gewesen. Bei Ulcus crurum varicosum die Salbe oder feuchte Kammer.

239.7
Vergleichsmittel

- Hämorrhagien und Zerschlagenheitsgefühl: Acidum sulphuricum, Arnica montana, Bellis perennis, Erigeron canadensis, Eupatorium perfoliatum, Lachesis muta.
- Passive Blutungen: Bovista, China officinalis, Crocus sativus.
- Venenbezug: Acidum fluoricum, Aesculus hippocastanum, Aristolochia clematis, Calcium fluoratum, Magnesium fluoratum, Melilotus officinalis, Pulsatilla pratensis, Sulphur lotum.

239.8
Literatur

[1] Allen TF. Hamamelis. Encyclopedia of pure Materia Medica. Bd. 4. New York: Boericke & Tafel; 1874–1880: 528–543

[2] Burt W. Journalauszüge. Kurze Prüfung der Hamamelis virginica. Allgemeine Homöopathische Zeitung 1866; 72 (13, 14): 103–104, 111–112

[3] Clarke JH. Hamamelis. Dictionary of practical Materia Medica. Bd 1. London: Homoeopathic Publishing Company; 1900–1902: 866–870

[4] Hale EM. Hamamelis virginica. (Witch Hazel). New Remedies. Bd. 1. 5. Aufl. Philadelphia: Boericke & Tafel; 1897: 345–348

[5] Hughes R. Cyclopaedia of Drug Pathogenesy. Bd. 2. London: Gould; 1886–1891: 630–635

[6] Müller F. Hamamelis virginica. Allgemeine Homöopathische Zeitung 1855; 50 (10, 13): 77–79, 103–104

[7] Preston. Hamamelis. Allgemeine Homöopathische Zeitung 1855; 50: 77

240 Harpagophytum procumbens – harp

lt.: Harpagophytum procumbens, dt.: Teufelskralle, engl.: devil's claw

240.1 Substanz

Plantae – Pedaliaceae (Sesamgewächse) – **Harpogophytum procumbens**

Es handelt sich um eine krautige Pflanze mit tief in den Boden eindringendem ausgeprägtem Wurzelwerk und 1 bis 1,5 m langen, auf dem Boden liegenden Trieben. Die Blätter sind gegenständig, an den Enden auch wechselständig, gestielt und gelappt. Die 4 bis 6 cm großen trichterförmigen rosa bis purpurnen Blüten sitzen an kurzen Stielen. Die oberirdischen Pflanzenteile sterben in der Trockenzeit ab. Heimisch ist die Pflanze in Süd- und Südwestafrika, besonders in der Kalahariwüste. Man findet sie besonders an lichten Stellen der Baumsavanne und an Wegrändern. Die Sammlung erfolgt aus Wildvorkommen. In Südafrika steht die Pflanze unter Artenschutz.

Homöopathische Verwendung finden die getrockneten sekundären Speicherwurzeln.

240.2 Pharmakologie und Toxikologie

Es wurden aus der Droge die Iridoidglykoside Harpagosid (sehr bitterer Geschmack), Harpagid und Procumbid, daneben Flavonverbindungen wie Fisetin, Kämpferid, Kämpferol, Luteolin und Flavonole, 2-Phenylethanolderivate, Stachyose als Reservezucker nachgewiesen. Die Droge hat sich bei Erkrankungen des rheumatischen Formenkreises als wirksam erwiesen. Die Inhaltsstoffe Zimtsäure und Harpagochinon werden für die nachgewiesene allergene Potenz verantwortlich gemacht.

240.3 Anwendung

Volksmedizinische Anwendung findet die Pflanze in Afrika bei Dyspepsie, Blutkrankheiten, bei Fieber und zur Appetitanregung. Externen Gebrauch findet sie bei Verletzungen und bei Dermatosen, zur Schmerzstillung und bei Schwangerschaftserkrankungen. In Europa wird die Pflanze bei Stoffwechselerkrankungen, Arthritis, Leber-, Galle-, Nierenerkrankungen, bei Blasenerkrankungen, Allergien und als Anti-Anging-Präparat bei Alterserscheinungen angewendet.

Homöopathische Anwendung findet die Pflanze bei Appetitlosigkeit, dyspeptischen Beschwerden und unterstützend bei degenerativen Erkrankungen des Bewegungsapparates (nach Kommission E). Bei Erkrankungen des rheumatischen Formenkreises (nach Kommission D).

Diese **Organotropie zu den Gelenken** wurde von A. Beham an Patienten mit rheumatoiden Erkrankungsbildern in einer Allgemeinpraxis einer Untersuchung unterzogen. „Hauptlokalisation oder Angriffspunkte des Medikaments sind die **größeren Gelenke**, hier wieder die **Hüftgelenke**. Eine Seitenverschiedenheit konnte nicht beobachtet werden. Bewegen verschlimmert, während Ruhe und Liegen zu bessern scheinen. Allerdings wirkt die Nachtzeit bei einer Reihe von Kranken verschlimmernd. Desgleichen verschlimmert Wetterwechsel, besonders von trockenem zu feuchtem Wetter, während Wind keinen Einfluss zu haben scheint. Andere Lokalisationen sind die **Brustwirbel** und die **Lendenwirbelsäule**, mit spondylotischen Veränderungen und Abnützungserscheinungen. Die Schmerzen werden gewöhnlich als reißend geschildert, auch krampfend und je nach Beobachtungsgabe des Betreffenden, als ziehend, bohrend oder zerschlagen."

240.4
Dosierung

„Ich habe die Behandlung mit Injektionen in der 4. Dezimale begonnen, bin aber nach kurzer Zeit auf die 6. Dezimale übergegangen, da es sehr oft Erstreaktionen gab. Diese dauerten 12 bis 24 Stunden und wichen dann einem kürzeren oder längeren Intervall. Bei der 6. Dezimalen gab es kaum Reaktionen" [1]. Bei oraler Medikation wurde D 6 2-mal täglich 10 Tropfen verwendet.

240.5
Literatur

[1] Beham A. Die Anwendung der Harpagophytum-Wurzel bei rheumatischen Erkrankungen. Allgemeine Homöopathische Zeitung 1971; 216 (5): 204–208

[2] Schuster B. Teufelskralle. Harpagophytum procumbens; homöopathische Arzneimittelprüfung. Weilburg: Homöopathie; 2001

241 Hecla lava – hecla

lt.: Tephra, dt.: Vulkanasche vom Heklavulkan, engl.: Lava Scoriae from Mount Hecla

241.1
Substanz

Mineralia – Anorganica – Mixtura – Tephra

Erstmalig findet die Substanz 1872 in einem Brief von Garth Wilkinson an Holecombe Erwähnung [5]. Hier berichtet er, dass es nach der Eruption des isländischen Vulkans Mount Hekla 1872 bei den dort weidenden Schafen, Rindern und Pferden durch die Inkorporation des mit Tephra kontaminierten Weidegrases und Trinkwassers zu großen Exostosen des Kiefers gekommen war. Auch die Knochen des Schädels, der Hüfte und der Schienbeine waren verdickt und aufgebeult, dabei so brüchig, dass sie beim Kochen auseinanderbrachen. Die Kinnlade war manchmal mit großen Schwellungen bedeckt, welche von lockerem Gewebe und von dunklerer Farbe waren als der Knochen. In einigen schweren Fällen wurde unter dieser Schwellung eine Höhlung bis in das Knochenmark gefunden. Die Halsdrüsen waren geschwollen und verhärtet und besetzten perlschnurartig den Hals. Die Milch dieser Tiere versiegte.

Homöopathische Verwendung findet die frische Tephra (feine Asche) des isländischen Vulkans Mount Hekla.

241.2
Pharmakologie und Toxikologie

Sowohl die Lava, als auch die Flugasche (Tephra) enthalten hauptsächlich Siliciumdioxid, Eisen(III)-oxid. In geringeren Mengen finden sich Calciumoxid, Aluminium und Magnesium. In der Tephra finden sich zusätzlich noch Fluoride, die bei der Lava aufgrund ihrer starken Reaktionsfähigkeit und Wasserlöslichkeit (Ausnahme Calciumfluorid), bereits ausgewaschen sind. Fluor ist ein Halogen, 17. Gruppe des Periodensystems und das Elektronegativste. Unter allen Elementen ist dieses das chemisch Aktivste und geht selbst mit den Edelgasen rasch stabile Verbindungen ein. Das wichtigste Fluormineral ist Calciumfluorid (Flussspat, calc-f). Daneben findet es sich noch in anderen Silicaten, in Korallen, in Muscheln. Ihre Resorption findet im oberen Gastrointestinaltrakt durch passive Diffusion statt. Ihre Resorptionsquote richtet sich nach den dort noch befindlichen Kationen und liegt zwischen 25 bis 90 %. Das absorbierte Fluorid wird sofort an Mineralstoffe von Knochen und wachsenden Zähnen gebunden und der Rest renal ausgeschieden. Fluoride werden im Plasma an Albumin gebunden transportiert und der Plasmafluoridgehalt zeigt eine zirkadiane Rhythmik. Die Symptome einer akuten Fluorid-Vergiftung reichen von Übelkeit, Erbrechen, Bauchschmerzen mit Krämpfen, bis hin zu Herzinsuffizienz und Koma. Die CLD (certainly lethal dosis) liegt bei 32 bis 64 mg/kg Körpergewicht. Die sogenannte Dentalfluorose bezeichnet das meist symmetrische Auftreten weißlicher Flecken im Zahnschmelz und wird durch chronisch leicht erhöhte Fluorid-Aufnahme während der Zahnentwicklung bis zum 8. Lebensjahr verursacht. Bei einer stärkeren chronischen Fluoridüberdosierung kommt es zu bräunlichen Verfärbungen der Zähne. Auch kann sich eine Skelettfluorose mit Verkalkungen der Sehnen und Gelenkkapseln ausbilden, die in schweren Fällen mit Muskelschwund und neurologischen Symptomen einhergehen kann. Auch Nierenschädigungen sind möglich.

241.3
Anwendung

Homöopathische Anwendung findet die Substanz bei Knochen- und Knochenhautentzündung und Exostosen (nach Kommission D).

Die Indikationen stammen von Beobachtungen an Schafen, die an den Hängen des Vulkans weideten. Es hat eine deutliche Wirkung auf den Kiefer und auf Zahnfleischabszesse, unterstützt bei

Dentitio difficilis, Schmerzen bei *Hallux valgus*, *Neuralgien fazial* bei Zahnprozessen.

Die daraufhin angestellten Beobachtungen an Kranken haben die Wirksamkeit dieses Mittels ergeben bei **Ostitis und bei Exostosen. Kieferanschwellung, Zahnfleischabszesse, Dentitio difficilis** wurden mit Erfolg behandelt, **ebenso Knochennekrosen** nach *Mastoiditis*.

Auch bei Knochensarkom und ganz allgemein bei Tumoren kann es versucht werden.

241.4 Arzneimittelbild

Zysten des Kieferknochens
Zahnfleischabszesse
Fersensporn

241.5 Dosierung

D 4 bis D 6 in Verreibungen.

241.6 Vergleichsmittel

- Dentitio difficilis: Kreosotum, Podophyllum peltatum.
- Exostosen: Angustura vera, Guajacum officinale, Ruta graveolens, Stillingia silvatica, Staphysagria, Syphilinum.
- Knochennekrosen: Amphisbaena vermicularis, Angustura vera.

241.7 Literatur

[1] Clarke JH. Hecla. Dictionary of practical Materia Medica. Bd. 1. London: The Homoeopathic Publishing Company; 1900–1902: 870–871

[2] Hofmann A. Hecla lava. Gudjons aktuell 2012; 12 (März): 22–26

[3] Holcombe WH. Clinical Constrictions. Hecla lava. In: American Institute of Homoeopathy, Hrsg. Transactions of the Twenty-Third Session. Chicago, June 7–10, 1870, Bd. 24. Chicago: Lakeside Press; 1871; 441–444

[4] Potgieter N. Hekla lava. Homöopathische Arzneimittelprüfung (HAMP) 2003: 1–17

[5] Wilkinsen G. Hekla Lava. In: Hering C, Hrsg. Guiding Symptoms of our Materia Medica. Bd. 5. Philadelphia: Estate of Constantin Hering; 1887: 525–527

242 Hedera helix – hed

lt.: Hedera helix, dt.: Efeu, engl.: eve

242.1 Substanz

Plantae – Araliaceae (Araliengewächse) – **Hedera helix**

Efeu ist ein immergrünes hochkletterndes Holzgewächs. Die ledrigen Laubblätter stehen wechselständig. Von September bis Oktober bildet es endständig kleine, zwittrige, gelb-grünliche Blüten in Dolden aus. Aus ihnen entwickeln sich die drei- bis fünfsamigen, beerenartigen, schwarzen Steinfrüchte. Seine Hauptwachstumszeit ist nicht im Frühjahr, sondern im Herbst. Die Pflanze ist in Mittel-, West- und Südeuropa, auch in Kleinasien und Nordafrika verbreitet.

Homöopathische Verwendung finden die frischen unverholzten Triebe.

242.2 Pharmakologie und Toxikologie

Seit alters her wurde Efeu aufgrund seines Saponingehalts als Waschmittel benutzt. Von den in Hedera helix nachgewiesenen Triterpen-Saponinen ist das bisdesmosidische Hauptsaponin Hederasaponin C. Dieses wird durch Fermentation und Hydrolyse in α-Hederin überführt. Dieses wiederum kann durch saure Hydrolyse in das Aglycon Hederagenin umgesetzen werden. An Sterolen wurden Stigmasterol und Sitasterol und andere nachgewiesen. Unter den Flavonoiden hauptsächlich Quercetin-3-rhamnoglycosid[265] und Kämpferol-3-rhamnoglucosid. Daneben weiter Flavone, Hederagerbsäure, Chlorogensäure, das Cumarin Scopolin (nur in juvenilen Sprossen), Vitamin E und Provitamin A, Alditol Inositol, Mangan, Zink, Eisen und viel Kalium.

Es besteht eine antibakterielle, antimykotische und antivirale Wirkung. Saponine führen zu gastrointestinalen Reizungen. Für das kontaktallergische Potenzial sind die Polyacetylene Falcarinol und Dihydrofalcarinol verantwortlich.

242.3 Anwendung

Phytotherapeutische Efeu-Präparate finden Anwendung bei Infekten der Luftwege.

Homöopathische Anwendung findet die Zubereitung bei akuten Entzündungen der Atemwege, der Verdauungsorgane, bei Hyperthyreose und bei Erkrankungen des rheumatischen Formenkreises (nach Kommission D).

Bei Erkrankungen der Schilddrüse hat es sich bewährt bei *Struma* und entspricht hier der Spongia tosta. Bei *Hyperthyreose* sind hohe Potenzierungen anzuwenden, wobei sich mir D 12 bis D 30 als zweckmäßig und erfolgreich gezeigt haben.

Adenopathien und *Schleimhautkatarrhe* erfahren gute Rückbildung. Die Anfälligkeit und Neigung zu Erkältungen konnte günstig beeinflusst werden.

Bei *Asthma bronchiale* der Kinder gehört es zu den von mir am erfolgreichsten angewendeten Mitteln.

Bei Erkrankungen des Herzens ist es bei *Herzinsuffizienz* mit pektanginösen Beschwerden mit Erfolg gebraucht worden. Auch *Myokarditis* lässt sich damit günstig beeinflussen; die Symptome ähneln hier Spongia tosta.

Erkrankungen des rheumatoiden Formenkreises werden sehr gut beeinflusst. Die von *Bandscheibenschäden* ausgehenden Schmerzen zeigen sich dieser Behandlung ebenfalls zugänglich. Dabei wird regelmäßig als Modalität Besserung durch fortgesetzte Bewegung gefunden. Nach Ruhe und am Morgen sind die Schmerzen vermehrt. Reiben und Massieren bessert ebenfalls. Bei *Gelenktuberkulose* erprobt.

Bei *Cholezystitis*, besonders solcher veralteter Natur, sowie bei *Cholezystolithiasis*, hat es ausgezeichnete Ergebnisse gezeigt. Führend ist hier die Besserung der Beschwerden durch Essen.

---

[265] = Rutin.

Nach meinen seitherigen Ergebnissen ist es bei *sekundärer Leberzirrhose* mit Herzdekompensation zu beachten.

Bei *Gastritis, Duodenitis* und bei *Ulcus duodeni* (Besserung durch Essen) habe ich manch schöne Einwirkung beobachtet. Auch wirkt es bei *Arteriosklerose*.

Ein 78-jähriger Teilnehmer an der Prüfung, der an arteriosklerotischer Schwerhörigkeit leidet, erfährt durch die Prüfung eine eindeutige Zunahme der körperlichen Frische und Leistungsfähigkeit.

242.4
Arzneimittelprüfung

Hedera helix – verwendet wurden die blühenden Blattsprossen im Spätherbst – wurde vom Verfasser im Jahre 1932 einer Arzneimittelprüfung am Gesunden unterzogen und ein umfassendes Arzneimittelbild gewonnen. Es ergaben sich dabei Erscheinungen der Hyperthyreose, die den Verdacht erweckten, dass sich im Efeu Iod befinden müsse. Die auf meine Veranlassung von Herrn Apotheker Hermann Otto in Stuttgart auf Iod angestellte Analyse bestätigte diese Vermutung, indem in der verwendeten Tinktur ein Iod-Gehalt von 1,9 mg auf 100 g der Tinktur festgestellt wurde. Über den Iod-Gehalt des Efeus war seither nichts bekannt, diese Vermutung ergab sich erstmals aus dieser Arzneimittelprüfung. Er entspricht einem Hundertsatz von 0,0019. Wenn wir bedenken, dass in der Spongia-Tinktur nur etwa 20-mal so viel enthalten ist, nämlich 0,04%, so muss dies als ein überraschend hohes Resultat bezeichnet werden.

Dominierend für die Wirkung in der AMP und Therapie hat der Verfasser Iod gefunden.

Man darf sagen, dass Hedera helix in seinem Verwendungsbereich sich weithin mit Iodum purum beziehungsweise Kaliumiodid vergleichen lässt und dass auch die Modalitäten, insbesondere die Verschlimmerung durch Wärme, sich mit denen von Iodum purum in Deckung bringen lassen. Sicher wird die Wirkung von Hedera helix jedoch durch die übrigen Inhaltsstoffe, besonders die Saponine, noch weiterhin modifiziert und gerade durch den letzteren Bestandteil in Richtung auf die Schleimhäute noch vertieft.

Diese Arzneimittelprüfung wurde an 17 Personen vorgenommen. Verwendet wurde die D 1, die Tinktur, nach einer entsprechenden Pause D 6, beziehungsweise bei einer Anzahl von besonders empfindlichen Prüfern D 15. Die Dauer der Prüfung erstreckte sich bei der Mehrzahl der Prüfer auf 12 Wochen, ungerechnet die Nachbeobachtung. Dabei hat sich in den Grundzügen folgende Wirkung ergeben: katarrhalische Erscheinungen an allen Schleimhäuten, an Nase, Augen, Rachen, Bronchien, Magen, Darm, Scheide. Auf den Bronchien entsteht ein ausgesprochener Bronchialkatarrh. Betonte Beziehung zum Gallenblasen-Leber-System mit Schmerzen an Magen und Gallenblase, mit Appetitlosigkeit oder nervösem Hunger, der dringend nach Befriedigung verlangt, wobei Besserung eintritt.

Harnabsonderung vermehrt, vermehrter Harndrang.

Menses abgeschwächt und verzögert, Leukorrhö vor der Menses. Die Schilddrüse schwillt bei vorhandener Struma bei mehreren Prüfern auffallend an mit Spannungsgefühl. Es kommt bei einer offenbar besonders disponierten Prüferin zu Angstanfällen, heftigem Herzklopfen, selbst zu Exophthalmus. Das Verhältnis zur äußeren Temperatur ist durch diese Beziehung bestimmt im Sinne einer Besserung in der frischen Luft und durch sonstige Abkühlung. Deutliche Kältegefühle werden jedoch ebenfalls beobachtet.

An den Muskeln, Gelenken und peripheren Nerven werden zahlreiche Schmerzen berichtet, die durch Bewegung teils besser, teils schlechter werden. Als typisch möchte ich jedoch aus der klinischen Anwendung die Besserung durch Bewegung ansehen. Tageszeitlich ist morgens oder nachts gegen Morgen, zwischen 2 und 5 Uhr, der Höhepunkt der Beschwerden, nachmittags und abends geht es im Allgemeinen besser. Bei einer Prüferin hat sich das vollständige Bild einer Brachialgia paraesthetica nocturna ergeben. Diese Indikation hat sich klinisch gut bewährt. Die Haut antwortet mit Pustelchen im Gesicht und am Körper. Die Schmerzen (an Kopf und Gliedern) nehmen mehrfach ihren Anfang auf der linken Seite, um sich dann später auf der rechten Seite festzusetzen. Es besteht eine Organotropie zu Pankreas und Leber.

Aus dem Iodbild kennen wir einen Gipfel aller Beschwerden mit dem Einsetzen der warmen Jahreszeit. Auch ist für Iodum purum ebenfalls ein Wirkungsgipfel im Herbst mit dem Rückgang der Hormonbildung anzunehmen. Dasselbe gilt auch für Hedera helix, das für Krankheiten mit diesen jahreszeitlichen Kulminationspunkten in Betracht kommt, zum Beispiel bei Ulcus duodeni und ventriculi. Es mag hier die Vermutung ausgesprochen werden, dass gerade das Iod es ist, das die Pflanze befähigt, im späten Herbst bei schon stark absinkender Temperatur zu blühen und dass selbst die ersten Fröste der Blüte nichts anhaben können.

242.5
Arzneimittelbild

Leitsymptome: Besserung des Allgemeinbefindens, des Kopfwehs, Schnupfens, Hustens in der frischen Luft, durch Kaltbaden.

Aber auch: eine große Empfindlichkeit gegen Kälteeinwirkung und eine Neigung zu Erkältungskrankheiten.

Beginn der Beschwerden links, später sich ausdehnend auf die rechte Seite.

Beschwerden nachts gegen Morgen (3 Uhr) und morgens schlimmer, abends meist besser.

⊙ **Abmagerung trotz reichlichen Appetits.**

Die für Iod gültige Besserung durch Essen ist auch bei Hedera helix vorhanden und hat ebenso für Gallenblasen- und Magenbeschwerden wie für Hyperthyreosen Bedeutung.

⊙ **Frühjahrs- und Herbstgipfel der Beschwerden.**

Fortgesetzte Bewegung > (bei rheumatischen und arthrotischen Zuständen), Reiben und Massieren >.

Hitzegefühl, an der frischen Luft >, aber auch Frieren und Frösteln mit eiskalten Händen und Füßen, ebenfalls durch Bewegung im Freien >.

⊙ **Eiskalte, feuchte Hände („Froschhände"), ebensolche Füße.**

Geist und Gemüt: Siehe unter Iodum purum.

Kopf: Schwindel beim Bücken und rascher Bewegung des Kopfes; Kopfschmerz, am häufigsten in der linken Stirn und im Nacken. **Kopfschmerzen mit Sinusitis frontalis**; neuralgische Kopfschmerzen, von den Nervenaustrittspunkten ausgehend, meist besser im Freien.

Augen: Gefühl wie Sand, Flimmern vor den Augen.

Ohren: Ohrenschmerzen, Ohrensausen.

Nase: Fließschnupfen, **läuft besonders beim Eintritt in warmen Raum**, mit Stirnkopfschmerz, in Rachen- und Bronchialkatarrh übergehend.

Rhinitis akut und chronisch
Sinusitis

Mund: Herpes labialis.

Zähne: Zahnschmerzen bei heiß und kalt.

Innerer Hals: Schluckschmerzen in Tonsillen und Rachen. Verschleimung.

Äußerer Hals: Anschwellung vorhandener Strumen, zum Teil sehr auffallend und plötzlich. Spannen und Ziehen am Hals, **Schilddrüse angeschwollen, dabei Herzklopfen und große Bangigkeit, in Anfällen sich steigernd, Gefühl von Enge im Hals und Exophthalmus.**

Struma
Hyperthyreose
Thyreopathie

Magen: Völlige Appetitlosigkeit, wie auch ungewöhnliche Anregung des Appetits. Appetit gefräßig, wie ausgehungert. Übelkeit, Erbrechen, Magendrücken, krampfartige Magenschmerzen, wenn der Magen leer ist, mit Besserung durch Essen.

Abdomen: Schmerzen in der Gallenblasengegend. Magen- und Gallenblasengegend druckempfindlich.

> *Dyskinesie der Gallenblase*
> *Cholezystitis*
> *Cholezystolithiasis prolongiert*
> *Ulcus duodeni auch chronisch*
> *Leberzirrhose auch sekundäre bei Herzinsuffizienz*
> *Pankreatitis*

Rektum und Stuhl: Reichlicher als gewöhnlich, Durchfall oder Verstopfung.

Blase: Muss reichlich und häufig Urin lassen. Harnabgang vermehrt.

Geschlechtsorgane:
- weiblich: Menses verzögert, schwächer und kürzer als gewöhnlich, Leukorrhö vor der Menses. ⊙ **ätzende, wundmachende Leukorrhö.** Schmerz in der Gegend der Gebärmutter und des linken Eierstocks. Fühlt sich bei der Menses weniger müde als sonst.

Larynx und Trachea: ⊙ **Laryngitis mit Heiserkeit.**

> *Laryngitis*

Husten und Expektoration: Husten, mit Schnupfen und Pharyngitis beginnend, schlimmer in Wärme und beim Sprechen, mit schiefergrauem oder gelblichem Auswurf. Reizhusten.

> *Pertussis*
> *Emphysem*

Brust: Stechende Schmerzen, Enge und Bangigkeit am Herzen, Stiche wie von einer Nadel, unvermittelt, zum Beispiel bei einer Unterhaltung auftretend, wacht nachts zwischen 3 und 5 Uhr daran auf. Pulsieren in Brust und Hals. **Herzklopfen und Bangigkeit mit großer Angst bei angeschwollener Schilddrüse.**
⊙ **Gefühl, als müsse das Herz gegen einen starken Widerstand, der es am Schlagen hindern will, pumpen**, einige Herzschläge lang, mehrmals täglich auftretend bei organisch intaktem Herzen (vom Verfasser als klinisches Symptom beobachtet und therapeutisch erprobt).

> *Bronchitis*
> *Asthma bronchiale*
> *koronare Herzkrankheit*
> *Kardiomyopathie*
> *Thyreotoxikose*

Extremitäten: Heftige Schmerzen in Armen und Beinen, im Rücken und Kreuz, wechselnd, teils **besser durch Bewegung**, teils schlechter, sowohl in den kleinen wie großen Gelenken, in den peripheren Nervenbahnen und Muskeln. Ameisenlaufen und Kribbeln. Steifigkeit der Glieder. **Verschlimmerung nachts und morgens.**
Erwacht nachts 3 Uhr mit furchtbaren Schmerzen und Eingeschlafensein des linken Armes, besonders im Ellenbogen, Handgelenk und allen Fingergelenken, hält es im Bett nicht mehr aus, **besser vom Schwingen und Schütteln des Arms**, im Bett wieder schlimmer, tagsüber besser; in den folgenden Nächten auch im rechten Arm.
⊙ **Eiskalte, feuchte, rote Hände und Füße, „Froschhände".**

> *Erkrankungen des rheumatischen Formenkreises*
> *Brachialgia paraesthetica nocturna*
> *Tendovaginitis*
> *Bandscheibenschäden*

Schlaf: Erwachen morgens 3 Uhr, kann wieder einschlafen, wenn er eine Kleinigkeit isst.

Frost und Frösteln: Frösteln und Kältegefühl, nachher starker Schweißausbruch mit heftigem Herzklopfen. Schweißausbruch bei Herzklopfen und Bangigkeit. Schüttelfrost und Übelkeit von abends bis morgens 4 Uhr.

Schweiß: ⊙ **Schwitzen, besonders unter den Achselhöhlen, trotz ausgeprägtem Kältegefühl.**

Haut: Kleine rote Pustelchen auf Haut, Gesicht und Körper. Hautjucken.

Allgemein: Große Müdigkeit und Abspannung, besser in der frischen Luft, oder erhöhte körperliche Leistungsfähigkeit, bedeutende Kräftigung (bei 78-jährigem Prüfer).

242.6
Dosierung

Bei infektiösen Erkrankungen D 3 bis D 6, bei Cholezystitis und Dyskinesie der Gallenblase D 6 bis D 12. Bei Struma nodosa auch D 1 und D 2; bei Basedow D 12 bis D 30. Bei Cholezystitis lasse man sich durch eine etwa auftretende Erstverschlimmerung von einer Woche und länger nicht beirren, sondern setze das Mittel nach eingelegter Pause fort.

242.7
Vergleichsmittel

- Araliaceae: Aralia racemosa, Ginseng.
- Iod-Arzneien: Ammonium iodatum, Arsenicum iodatum, Barium iodatum, Bromum iodatum, Calcium iodatum, Ferrum iodatum, Kalium iodatum, Luffa operculata, Magnesium iodatum, Mercurius iodatus flavus, Mercurius iodatus ruber, Spongia officinalis, Sulphur iodatum.
- Iodum purum und Hedera helix konkurrieren sehr häufig mit Acidum fluoricum, Calcium fluoratum und Magnesium fluoratum. Der Unterschied der beiden Gruppen liegt darin, dass Iodum purum und Hedera helix eine schärfere und lebhaftere Symptomatik bei im Übrigen großer Ähnlichkeit haben als die Fluor-Arzneien. Die Leitsymptome und Modalitäten wie auch die klinischen Anwendungen decken sich im Übrigen sehr weitgehend.
- Struma: Fluor-Arzneien, Iod-Arzneien, Flor de Piedra, Spongia tosta.
- Hyperthyreose, morgens <: Acidum fluoricum, Calcium fluoratum, Magnesium fluoratum.
- Gastro- und Cholezystopathien, leerer Magen <: Acidum fluoricum, Anacardium orientale, Ignatia amara, Iodum purum, Mandragora officinarum.
- Abmagerung trotz reichlichem Appetit: Acidum fluoricum, Iodum purum, Lycopodium clavatum, Natrium muriaticum, Sulphur lotum.
- Pankreatopathie: Acidum fluoricum, Antimonium crudum, Calcium fluoratum, Chionanthus virginica, Iodum purum, Iris versicolor, Magnesium fluoricum, Mandragora officinarum, Phosphorus, Sulphur lotum und andere.
- Rheumatische Erkrankungen, fortgesetzte Bewegung >, Reiben und Massieren >: Pulsatilla pratensis, Rhus toxicodendron.
- Brachialgia paraesthetica nocturna: Secale cornutum, Aesculus hippocastanum, Pulsatilla pratensis.
- Husten, morgens <, beim Eintritt in ein warmes Zimmer <: Bryonia alba, Natrium muriaticum, Pulsatilla pratensis.
- Leukorrhö, ätzend, wundmachend: Acidum nitricum, Arsenum iodatum, Hydrastis canadensis, Iodum purum, Kreosotum, Mercurius solubilis Hahnemanni, Sepia officinalis, Sulphur lotum.
- Hedera helix ist ein vollgültiger Ersatz für Iodum purum. Bei Patienten, die mit Iod in substanzieller Darreichung schlechte Erfahrungen gemacht haben und daher Bedenken äußern, wenn sie Iodum purum auf ihrem Rezept sehen, gebe ich als Ersatz Hedera helix.

242.8
Kasuistik

242.8.1 Bronchitis rezidivierend

Im Dezember 1934 wurde ein 6-jähriger Knabe zu mir gebracht, der seit 1 Jahr nach einer eitrigen Otitis media wegen seiner fortgesetzten fieberhaften Erkältungen (meistens handelte es sich um Bronchitiden) seine Eltern zur Verzweiflung brachte. Am Hals waren zu beiden Seiten reichlich geschwollene Lymphdrüsen zu spüren. Die Rachenschleimhaut war wulstartig geschwollen und tiefrot. Der Nervenzustand des Kindes hatte sehr gelitten: er war ängstlich und verscheucht, daher wurde er von den anderen Kindern gehänselt; ferner überempfindlich und weinte viel. Wegen der großen Entfernung bekam ich ihn erst wieder nach 7 Wochen zu sehen. Er hatte täglich 3-mal

3 Tropfen Hedera helix D 6 eingenommen. Mit dem Jungen war eine vollständige Verwandlung vor sich gegangen. Er weint nicht mehr viel, spielt nun gern mit andern Kindern und behauptete sich ihnen gegenüber energisch. Seine Ängstlichkeit hat er abgelegt. Die Drüsen am Hals sind kaum mehr zu spüren; die Rachenschleimhaut ist nur noch blassrot. Die Eltern hatten eine so rasche Besserung nicht für möglich gehalten, nachdem sie vorher alle ärztlichen Hilfsmittel ihrer Heimatstadt restlos erschöpft hatten. [Eigene Beobachtung]

242.8.2 Hyperthyreose

Der folgende Fall betrifft einen 29-jährigen Herrn, der nach vorausgegangenen nervösen Störungen akut an Hyperthyreose erkrankte. Beim Skifahren auf einer Hochtour mit starker Sonneneinstrahlung bekam er plötzlich schwere Herzbeschwerden und große Schwäche. Er geriet in eine schwere Schlaflosigkeit mit großer Angst und sich immer wiederholenden Schwächezuständen, heftigen Pulsationen durch den ganzen Körper und Schweißen, dazu Gewichtsabfall. Er versuchte, durch Ruhe und Ausspannung darüber Herr zu werden, was ihm aber nicht gelang. Auch verschiedene Arzneien blieben wirkungslos. Die Beklommenheit auf der Brust und die nervöse Herztätigkeit veranlassten mich, Hedera helix D 15 zuerst alle 3 Tage, schließlich bis zu 2-mal täglich zu verordnen. Daraufhin trat eine subjektive und objektive Besserung ein. Die Ängstlichkeit und große Schwäche traten langsam zurück, die Herztätigkeit beruhigte sich, die Extrasystolen, die immer wieder beobachtet wurden, verschwanden. Dabei verlor er auch hartnäckige Pollutionen, an denen er schon seit mehreren Jahren gelitten hatte. Der Grundumsatz ging innerhalb von 8 Wochen von + 45 auf + 11 herunter. [Eigene Beobachtung]

242.8.3 Cholelithiasis

Eine in den Wechseljahren stehende Frau im Alter von 51 Jahren leidet seit 3 Jahren an Gallenblasenkoliken. Menses nicht mehr regelmäßig, sie verträgt nichts Fettes. Sie erhält die angezeigte Pulsatilla pratensis, welche auch eine Besserung bringt, doch hat sie noch leichtere Schmerzen. Ich lasse nun Hedera helix D 6 folgen, worauf sie eine etwa 10-tägige Verschlimmerung ihrer Beschwerden erfährt, mit nachfolgender völliger Behebung aller Schmerzen. Eine solche Reaktion, wie sie hier auftrat, habe ich zwar manchmal beobachtet, doch erhöht ihr Auftreten die Wahrscheinlichkeit, dass es sich um eine Kunstheilung handelt.

Mit Vorliebe verwende ich Hedera helix bei alten, prolongierten und reaktionslosen Fällen von Cholezystitis, die sich anderen Mitteln schwer zugänglich gezeigt haben. Diese veralteten, über lange Zeiträume sich hinziehenden Zustände waren mir das Kriterium für die heilsame Beziehung des Efeus auf die Gallenblase. Hinweisend ist entweder eine völlige Appetitlosigkeit oder aber ein Verlangen nach öfteren Mahlzeiten. Bei leerem Magen treten Schmerzen auf.

Es ist nicht unwichtig, darauf hinzuweisen, dass unter diesen Fällen auch solche mit Fieber waren. Es scheint mir geradezu, als ob alte fieberhafte Cholezystitiden, deren Dynamik keinen Hinweis auf ein anderes Mittel enthält, eine besondere Domäne von Hedera helix wären. In solchen Fällen, deren ich eine ganze Reihe beobachtet habe, kann man schon nach 2 bis 3 Tagen eine Senkung der Temperatur beobachten, die einhergeht mit der immer wieder hervortretenden Belebung des Appetits und der tonisierenden Wirkung. [Eigene Beobachtung]

242.8.4 Cholezystitis

Eine 38-jährige Verkäuferin, die schon länger an Beschwerden vonseiten der Gallenblase litt, erkrankt nach Genuss von marinierten Heringen – ein ungewohnter Genuss nach der Hungerperiode der Nachkriegszeit – an einer schweren Gallenkolik mit anschließendem Fieber. Durch die Behandlung mit Bryonia alba D 3, Chelidonium majus D 2 und Carduus marianus D 2 wird sie im Laufe einiger Wochen so weit gefördert, dass die Temperatur auf 37,5°C bis 38°C herunterging. Eine weitere Besserung war nicht zu erzielen. Schließlich bekam sie auf das stürmische, immer wieder erneuerte Bitten, ihr die Kostbeschränkungen zu lockern, da sie mit den erlaubten Speisen bei ihrem sehr angeregten Appetit unmöglich satt werde, Hedera helix D 6. Damit wurde sie im Verlauf von 2 Wochen völlig fieberfrei und bald auch wieder arbeitsfähig. Sie lobte die Tropfen ungemein und fühlte sich damit völlig wohl. In der Potenz ging ich bald auf D 3 herunter. [Eigene Beobachtung]

242.9 Literatur

[1] Clarke JH. Hedera helix. Dictionary of practical Materia Medica. Bd. 1. London: Homoeopathic Publishing Company; 1900–1902: 873

[2] Mezger J. Hedera helix. In: Gisevius F, Rabe H, Hrsg. Ausgewählte Arzneiprüfungsprotokolle. Berlin: Homöopathischer Centralverlag; 1926–1934

[3] Mezger J. Hedera helix. Hippokrates 1936: 849–857

243 Helleborus niger – hell

lt.: Helleborus niger, dt.: Christrose, Schwarze Nieswurz, engl.: christmas rose

243.1
Substanz

Plantae – Ranunculaceae (Hahnenfußgewächse) **– Helleborus niger**

Es handelt sich um ein 15 bis 30 cm hohes perennierendes Kraut mit kräftigem Wurzelstock und grundständigen winterharten, langgestielten, dunkelgrünen Laubblättern. Es bildet zur Blütezeit im Dezember endständige weiße, 3 bis 5 cm große Blüten aus. Die Pflanze ist in Mittel- und Südeuropa, vor allem in den Alpen und im Apennin heimisch. Sie wächst an steilen, buschigen Abhängen. Als Gartenpflanze kultiviert.

Mit der im Altertum mit Helleborus bezeichneten Pflanze ist nach Dr. Samuel Hahnemann Veratrum album gemeint und nicht Helleborus niger [12].

Homöopathische Verwendung findet der getrocknete Wurzelstock mit den Wurzeln.

243.2
Pharmakologie und Toxikologie

Inhaltsstoffe: Saponine, darunter das Steroidsaponin Helleborin, Flavonoide, Aconitsäure, Protoanemonin, Ranuncosid, Corytuberin, Alkaloide.

Frühere Angaben, dass Helleborus niger das Glykosid Hellebrin enthalte und damit digitalisähnlich und kardiotoxisch wirke, sind überholt. Die Helleborusart Helleborus viridis ist zwar hellebrinführend, spielt aber bei der Herstellung der homöopathischen Arznei keine Rolle (Hager 2006).

Das Saponinglykosid Helleborin reizt die Schleimhäute stark und ruft dadurch Niesen, Erbrechen und Durchfall hervor. Auf das Nervensystem wirkt es zunächst erregend und dann lähmend. Helleborin wirkt bei lokaler Applikation anästhetisch.

Die Vergiftungen mit der Pflanze beschreibt Lewin folgendermaßen: Salivation, Übelkeit, wiederholtes Erbrechen, Schlingbeschwerden, Magen- und Leibschmerzen, Durchfall, auch mit Blut, Wadenkrämpfe, Hautblässe, Schwindel, Klingen in den Ohren, Schwere des Kopfes und Prostration der Kräfte, vereinzelt auch erweiterte Pupillen und Photophobie, Dunkelheit vor den Augen und Blindheit. Später können Delirien, Schluchzen, Zuckungen, Kleinheit und Seltenheit des Pulses, Dyspnoe und Somnolenz hinzutreten und der Tod unter Krämpfen erfolgen oder bei Genesung noch für mehrere Tage Mattigkeit, Ohrensausen und Pupillenerweiterung bestehen bleiben. Als Leichenbefund wurde eine Entzündung und Ekchymosierung in Magen und Darm sowie eine ulzerative Entzündung festgestellt. Die Giftwirkung kann in einer Stunde und der Tod im Herzkollaps oder in einem Krampfanfall evtl. sogar bei Bewusstsein in 2½ bis 13 Stunden eintreten [9].

Bei diesen autoptischen Untersuchungen zeigten sich wohl die Auswirkungen am Zentralnervensystem, Kreislauf und die Reizerscheinungen, doch zeigten sich nicht die Beziehungen am Harnsystem und der Diurese, welche im homöopathischen Gebrauch sich wertvoll gezeigt haben.

243.3
Anwendung

Helleborus genoss im Altertum großes Ansehen gegen alle Arten von Geisteskrankheiten, Epilepsie, Podagra, Apoplex und Ödemen. Einen begeisterten Befürworter hat sie in Paracelsus als Vorbeugungsmittel gegen die Beschwerden und Krankheiten des Alters gefunden. Sie soll vom 60. Jahr ab in steigenden Dosen eingenommen werden, um einen natürlichen Tod in hohem Alter zu sichern. „Ich möcht mit viel Blättern Papiers sein Tugend nicht beschreiben." (Paracelsus). Er hat alte Leute beobachtet, die „flüssig, rotzig, mastig und pludertellig" waren und durch den Gebrauch des Pulvers aus den Blättern „sich in ihrer

Natur gar erneuert haben" – also gedunsene, wässrige Naturen (Herzwirkung?).

Homöopathische Anwendung findet die Zubereitung bei Mening- und Enzephalitis, bei akuter Diarrhö, Nephritis, Demenz und Depression (nach Kommission D).

Homöopathisch bewährt hat sich Helleborus niger bei **akuter Nephritis**, zum Beispiel bei Scharlach mit Anurie und Urämie, bei **akuter Meningitis** (Stauffer), bei **akutem postinfektiösem Hydrozephalus** und **Eklampsie** mit Albuminurie. Die Zubereitung findet Anwendung bei **Psychosen** nach Apoplexie, bei **Alkoholkrankheit**, bei **Depressionen** in der Pubertät, etwa bei jungen Mädchen, wenn die Menses aussetzt und bei **Wochenbettpsychose** mit Anurie (Stauffer). Auch bei **Epilepsie**. Bei *akuter Nephritis* und bei **chronischer Pyelonephritis** habe ich mit Helleborus niger recht beachtliche Wirkung gesehen.

Hahnemann fasst seine Beobachtungen über das zentrale Nervensystem in der Reinen Arzneimittellehre folgendermaßen zusammen: „Aus verschiedenen Beobachtungen schließe ich, dass Stupor, Abstumpfung der inneren Gefühle (sensorium commune) – wo man bei gutem Gesichte nur unvollkommen sieht, und das Gesehene nicht achtet, bei guten Gehörwerkzeugen nichts deutlich hört oder vernimmt, bei richtigem Geschmackswerkzeuge an nichts Geschmack findet, immer oder oft gedankenlos ist, sich des Vergangenen oder kurz vorher Begegneten wenig oder nicht erinnert, an nichts Freude hat, nur leicht schlummert, ohne fest und erquickend zu schlafen, arbeiten will, ohne Aufmerksamkeit oder Kräfte dazu zu haben –, eine erste Hauptwirkung der Schwarz-Christwurzel sey." (Diese Beobachtung Hahnemanns will aber nicht besagen, dass dieses Ergebnis nicht die Folge einer bipolaren Wirkung – Erregung mit folgendem Versagen, wie sich aus dem Gesamtbild erkennen lässt – ist.)

243.4
Arzneimittelprüfung

Die von Dr. Samuel Hahnemann vorgenommene Arzneimittelprüfung ist nur sehr unvollständig. Er sagt selbst: „Der Symptome, die ich und einige meiner Schüler von dieser Wurzel beobachtet haben, sind nur wenige; indeß ist mit ihrer Erforschung doch ein Anfang hiezu gemacht; [...]." [4].

243.5
Arzneimittelbild

Leitsymptome: Mittel für Gehirn und Gehirnhäute, Abstumpfung der geistigen Fähigkeiten, Schlummersucht, Melancholie oder starke nervöse Erregung und Delirien. Kongestionen zum Gehirn mit pulsierenden drückenden Kopfschmerzen.

Nierenmittel mit Neigung zu wassersüchtigen Schwellungen und Reizung der Nieren bis zum Blutharnen.

Krämpfe der Muskeln sowie allgemeine Schwäche und Kollaps.

Starke Entzündung aller Schleimhäute, selbst Darmblutungen.

Neigung zu Exsudaten in die Körperhöhlen und zu Ödemen.

Besserung durch Eintritt einer Diurese.

Geist und Gemüt: Unfähigkeit nachzudenken, Abstumpfung des Verstandes; Gedächtnisschwäche, vergisst das Gelesene schnell, er vergisst, was er sagen wollte. Schmerzhafte Betäubung des Kopfes wie von Trunkenheit, Schwindel beim Bücken. Traurige Stimmung, alles erscheint reizlos, schal. Melancholie, Gleichgültigkeit und Mangel an Entschluss. Zornige Reizbarkeit, große Aufregung mit Delirien, Umherjagen und Ruhelosigkeit, schreckliche Angst. Will nicht reden und nicht angesprochen werden. Will nicht getröstet werden. – Immer heitere und aufgelegte Gemütsstimmung. Schrilles Aufschreien im Schlaf.

> *Demenz*
> *Konzentrationsschwäche bei Schulkindern*
> *Psychose*

Kopf: Stuporöser Zustand, Delirien.

> *Synkope*
> *Meningitis*
> *Enzephalomeningitis*
> *Epilepsie, auch nach Meningitis (Pischel D 6)*
> *Hirnschaden nach Hirnblutung Neugeborener*

243 – Helleborus niger – hell

Kopfschmerz: Drückender Kopfschmerz in allen Teilen des Kopfes, als würde das Gehirn zusammengepresst. Gefühl, als wäre das Gehirn zu groß. Pulsieren im Kopf, auch Reißen und Stechen. **Wirft ständig den Kopf auf dem Kissen hin und her.** Bohrt den Kopf in das Kissen. Runzeln der Stirne, kauende Bewegung des Kiefers. Zupfen an Lippen und Nase. Unwillkürliches Seufzen.

Augen: Bindehaut blutüberfüllt, Pupillen erweitert. Überempfindlichkeit gegen Lichteindrücke.

> *Photophobie*

Ohren: Ohrensausen.

> *Tinnitus*

Nase: Schnupfen.

Mund: Speichelfluss ebenso wie lästige Trockenheit in Gaumen und Mund.

Magen: Übelkeit und Brecherlichkeit. Ekel vor Fleischfett, während Brot und mageres Fleisch gut schmeckt. Ekel vor grünem Zugemüse und Sauerkraut, bei gutem Appetit auf Brot und mageres Fleisch. Durstlosigkeit den ganzen Tag. Wundheit im Magen bei jeder Bewegung, Drücken und Magenbrennen.

> *Gastroenteritis*

Abdomen: Auftreibung des Bauches, Kneipen.

Rektum und Stuhl: Durchfälle, Abgang von Schleim und Blut. Stuhl bestehend aus bloßem gelatineartigem, klarem, zähem Schleim.

Blase: Gesteigerter Harndrang, **wasserheller oder stark gesättigter Urin, Blutabgang im Urin,** kaffeesatzähnlicher Niederschlag. Harnsekretion vermindert oder aufgehoben.

> *Zystitis postoperativ nach Blasenoperation*

Niere: Urämie mit Gehirnsymptomen.

> *Nephritis postinfektiös*
> *Pyelonephritis chronisch*
> *Anurie*
> *Urämie*

Urin: Urin trüb.

Geschlechtsorgane:

> *Eklampsie*

Larynx und Trachea: Zusammenschnüren im Kehlkopf, Schweratmigkeit und Erstickungsgefühl.

Brust:

> *Herzinsuffizienz dekompensiert*
> *Rechtsherzinsuffizienz*
> *Ödem kardial (?)*

Extremitäten: Krampfhaftes Muskelzucken, bewegt ständig einen Arm oder ein Bein, während die anderen Glieder wie gelähmt bleiben. Rheumatoide Schmerzen überall. Konvulsionen und Krämpfe am ganzen Körper.

Schlaf: Schlummersucht am Tage, nickt tagsüber immer wieder ein. Nachts unaufhörlich verworrene, oft sehr ängstliche, doch unerinnerliche Träume. Sehr unruhiger Schlaf. Unerquicklicher Schlaf.

Frost und Frösteln: Synkope mit allgemeiner Kälte und kalten Schweißen. Kälte und Frostschauer, nachher Hitze mit Schweiß.

Haut: Ödematöse Schwellung der Haut und des Unterhautzellgewebes. Blütchen- und Bläschenbildung.

Allgemein: Zuerst beschleunigter und verstärkter Puls, später langsamer, kleiner und unregelmäßiger Puls.

243.6
Dosierung

Bei Nephropathien wird man mit den tiefen Potenzen sehr vorsichtig sein. Bei zerebrovaskulären Durchblutungsstörungen habe ich mit C 30 innerhalb einer halben Stunde Aufhellung der depressiven Stimmung und des Gedächtnisses beobachtet. Wochenbettpsychose D 1 oder Tinktur (Stauffer).

243.7
Vergleichsmittel

- Ranunculaceae: Aconitum napellus, Actaea spicata, Adonis vernalis, Cimicifuga racemosa, Clematis erecta, Hydrastis canadensis, Paeonia officinalis, Pulsatilla pratensis, Ranunculus bulbosus, Ranunculus sceleratus, Staphysagria.
- Hydrozephalus: Apis mellifica, Bryonia alba, Sulphur lotum.
- Stuporöse Zustände: Acidum phosphoricum, Arnica montana, Baptisia tinctoria, Opium.
- Meningitis: Apis mellifica, Belladonna, Bryonia alba, Cuprum metallicum, Zincum metallicum.
- Glomerulonephritis postinfektiös: Apis mellifica, Arsenicum album, Terebinthinia.
- Lernschwierigkeiten bei Kindern: Agaricus muscarius, Asterias rubens, Barium carbonicum, Conium maculatum, Cocculus indicus, Calcium carbonicum, Calcium phosphoricum, Staphysagria.
- Herzbezug: Adonis vernalis, Apocynum cannabium, Convallaria majalis, Crataegus oxyacantha, Digitalis purpurea, Iberis amara, Kalmia latifolia, Laurocerasus, Oleander, Prunus spinosa, Sarothamnus scoparius, Scilla maritima, Strophantus gratus.

243.8
Kasuistik

243.8.1 Meningoenzephalitis

Unseld berichtet über eine schwere Menigoenzephalitis mit perakutem Verlauf bei seiner 1-jährigen Tochter, Fieber 40 °C, dabei fühlte sich die Haut eiskalt an. Innerhalb weniger Stunden traten schwere Erstickungsanfälle und klonische Krämpfe auf, denen bald danach Lähmungen beider Beine und eines Armes folgten, während der andere Arm unkoordinierte Bewegungen ausführte. Die Prognose schien hoffnungslos, als das Kind mehrere Tage tief soporös war, während interkurrent immer wieder Krämpfe in den Extremitäten auftraten. Auf Empfehlung von A. Stiegele wurde Apis D 3, Belladonna D 6 und Helleborus niger D 6 eingesetzt. Unter dieser Behandlung ging der schwere Krankheitszustand innerhalb weniger Tage in völlige Heilung über.

243.8.2 Epilepsie

Bei einer anderen Tochter Unselds, damals 10-jährig, traten abends nach dem Einschlafen zerebrale Krampfanfälle mit tiefer Bewusstlosigkeit, klonischen Zuckungen und Krämpfen des Gesichts und der Gliedmaßen auf. Diese Anfälle wiederholten sich öfter, das Kind machte einen fahrigen, wesensveränderten Eindruck. Zincum metallicum D 6 brachte keine Besserung. Im Abstand von mehreren Wochen wiederholten sich die Anfälle. Auf Rat von Stiegele Helleborus niger D 6, 3-mal täglich 5 Tropfen. Von da ab keine Anfälle mehr, völlige Heilung.

243.8.3 Petit-Mal-Epilepsie

Auch über ein epileptisches Kind von 9 Jahren, das mit Helleborus niger D 6 geheilt wurde, berichtet Unseld. Nach dem EEG handelte es sich um Petit-mal-Epilepsie. Der erste Anfall war morgens beim Erwachen eingetreten, hielt 1½ Stunden an, war mit Bewusstseinsverlust und anfallsweisen Krämpfen und unkoordinierten Bewegungen verbunden. Beim Erwachen aus dem Anfall klagte der Junge über Leibschmerzen. Nach Helleborus niger D 6 noch ein Anfall. Die noch zurückbleibenden Leibschmerzen blieben nach anschließender Behandlung mit Colocynthis aus [13].

243.9
Literatur

[1] Allen TF. Helleborus foetidus, – niger, – orientails, – viridis. Encyclopedia of pure Materia Medica. Bd. 4, 10. New York: Boericke & Tafel; 1874–1880: 546–565, 540–542

[2] Clarke JH. Helleborus foetidus, – niger, – orientalis, – viridis. Dictionary of practical Materia Medica. London: Homoeopathic Publishing Company; 1900–1902: 877–885

[3] Hahnemann S. Dissertatio historico-medica de Helleborismo veterum. In: Schmidt JM, Kaiser D, Hrsg. Gesammelte kleine Schriften. Heidelberg: Haug; 2001: 552–637

[4] Hahnemann S. Heleborus niger. In: Lucae C, Wischner M, Hrsg. Gesamte Arzneimittellehre. Stuttgart: Haug; 2007: 888–898

[5] Hartlaub, Carl GC, Trinks CF. Christwurzel. Reine Arzneimittellehre. Bd. 1. Leipzig: Brockhaus; 1828–1831: 295–299

[6] Hughes R. Helleborus. Cyclopaedia of drug pathogenesy. Bd. 2, 4. London Gould; 1886–1891: 635–643, 601

[7] Lembke J. Prüfung mit Tinct. Hellebor. nigr. (1/10). AHZ 1852; 42 (23): 363–367

[8] Lembke J. Radix hellebori nigri. Neue Zeitschrift für Homöopathische Klinik 1862; 7 (22): 172–174

[9] Lewin L. Helleborus. Gifte und Vergiftungen. Lehrbuch der Toxikologie. 6. Aufl. Heidelberg: Haug; 1992: 596–598

[10] Müller D. Helleborus niger. Materia medica revisa homoeopathiae. Glees: Gypser; 2013

[11] Nash EB, Wilbrand R. Leitsymptome in der homöopathischen Therapie. 2. Aufl. Stuttgart: Haug; 2009: 270

[12] Schroff KD. Helleborus und veratrum. Vierteljahrsschrift für die praktische Heilkunde, hrsg. von der medicinischen Facultät in Prag 1859; 16 (1, 3): 49–117, 95–134

[13] Unseld E. Helleborus niger. Allgemeine Homöopathische Zeitung 1969; 214 (2): 49–57

244 Heloderma suspectum – helo-s

lt.: Heloderma suspectum, dt.: Gila-Ungeheuer, engl.: Mexican Gila Monster

244.1
Substanz

Animalia – Helodermidae – Heloderma suspectum

Die in der Homöopathie verwendete Spezies ist Heloderma suspectum – das Gila-Ungeheuer – und nicht Heloderma horridum, die giftige Krustenechse. Es handelt sich um eine am Boden lebende, tagaktive, ca. 50 cm lange kräftige Echse, die eine schwarzrosa bis schwarzrote Hautzeichnung aufweist. Das in der Homöopathie verwendete Gift erhält man, indem man die Echse mit ihren Giftzähnen in ein Glas beißen lässt. Heimisch ist die Echse in Nordamerika.

Homöopathische Verwendung findet der frische Speichel.

244.2
Pharmakologie und Toxikologie

Hauptinhaltstoff ist das Peptid Exenatid, ein aus 39 Aminosäuren bestehendes Polypeptid. Es ist der internationale Freiname für ein Antidiabeticum, das 1998 patentiert wurde. Seine Aminosäurenstruktur ist dem natürlichen humanen GLP-1 identisch, einem Glucagon-artigen-Polypeptid, das aus demselben Vorläufer, dem Proglucagon, synthetisiert wird. Seine Ausschüttung erfolgt natürlicher Weise bei Nahrungsaufnahme vom Darm ins Blut und bewirkt am Pankreas eine Insulinausschüttung und am Magen eine Herabsetzung der Motilität und Salzsäureproduktion. Im Gehirn wurde es ebenfalls nachgewiesen. Exenatid ist stabiler als das natürliche GLP-1 und braucht so nur zweimal täglich subcutan injiziert werden, meist in Kombination mit Metformin- oder Sulfonylharnstoff-Präparaten.

Es ist der erste Wirkstoff der Inkretin-Mimetica, die zur Behandlung des Diabetes Typ II Einsatz finden. Exenatid fördert die Insulinfreisetzung bedarfsgerecht, hemmt die postprandiale Glucagonausscheidung und verzögert die Nährstoffabsorption aus dem Darm.

Das Heloderma-Gift unterscheidet sich von den anderen tierischen Giften durch seine saure Reaktion. Das Gift zieht mit blitzartiger Geschwindigkeit durch den menschlichen Organismus, ruft unaussprechliche Schmerzen von Kopf bis Fuß hervor; obwohl gelähmt, schmerzt jeder Muskel, jeder Knochen, jede Sehne und jeder Nerv bei Gebissenen.

Seine Wirkung ist nicht immer plötzlich, jedoch von langer Dauer, einen Leidenszustand für Monate und Tod selbst noch nach 1 Jahr hervorrufend.

Am Ort des Bisses wird keine lokale Reizung festgestellt. Das Herz hört in Diastole zu schlagen auf; es verliert in diesem Augenblick seine Reizbarkeit, während diese bei den anderen Muskeln und Nerven erhalten bleibt. Das Rückenmark wird gelähmt und antwortet nicht mehr auf elektrische Reize. Die dem Bisse folgende progrediente Paralyse hat klinisch Ähnlichkeit mit dem Parkinson-Syndrom und ataktischen Störungen wie bei Tabes dorsalis, der Entmarkung der Rückenmarkshinterstränge, wie bei der Neurosyphilis. Es kommt zu spastischem Gang durch Läsionen in den Vorderhornzellen. Die Empfehlung gegen Tabes, die von mancher Seite gegeben wurde, ist also schlecht gestützt. Es sind auch keine Besserungen bei dieser Krankheit berichtet worden. Andererseits werden auch sensible Störungen beobachtet, die darauf hinweisen, dass das Mittel auch auf die sensiblen Nerven und die Hinterstränge einwirken kann.

Bei 85 % der Tiere fanden sich eine Erosion an der Magenschleimhaut oder ein Ulkus. Die Erosionen sind immer an der Kardia und nie am Pylorus, häufiger an der großen als an der kleinen Kurvatur gelegen. Es finden sich aber nie Blutungen außerhalb des Magens.

Das Gift wirkt leicht hämolytisch, es tritt eine Leukozytose auf. Es findet ein deutliches und schnelles Absinken des Blutdrucks statt.

244 – Heloderma suspectum – helo-s

Neben den regionalen Kältegefühlen besteht jedoch auch ein Zusammenhang mit dem Vasomotoren-Zentrum, wie es bei Synkope in Erscheinung tritt.

244.3 Anwendung

Infolge des Kältegefühls mit blauen Händen wurde Heloderma suspectum bei **Kreislaufstörungen** mit Erfolg verwendet, auch gegen solche ganz akuter Art. Boocock berichtet unter anderem über einen Fall von akuter Synkope bei einer 65-jährigen Frau, die plötzlich kollabierte, als wolle sie sterben. Mit C 200 trat Erholung ein.

Eine 81-jährige Frau mit **Pneumonie**, die bereits im Sterben lag, erholte sich und genas auf einige Gaben von Heloderma suspectum C 200, alle 4 Stunden gereicht.

Die bemerkenswerten Kältegefühle weisen auf eine Abhängigkeit vom Zentralnervensystem, teilweise auf Befallensein von gewissen Nervensegmenten hin. Hierauf deutet auch das Symptom „kalte Ringe um den Körper". Auch in der Therapie hat Römer bei seinen 14 Fällen, die er mit Heloderma suspectum erfolgreich beeinflussen konnte, festgestellt, dass es sich um partielle Kälteempfindungen, und zwar vorwiegend der linken Körperseite gehandelt hat. Ganz allgemein lässt sich eine Linkslateralität erkennen.

Weiterhin hat Römer beobachtet, dass es sich bei 13 von seinen 14 berichteten Fällen um das Vorhandensein einer latenten oder klinischen **Allergie** gehandelt hat, weshalb er diesem Umstand für die Arzneiwahl entscheidende Bedeutung beimisst.

244.4 Arzneimittelprüfung

Eine Arzneimittelprüfung wurde von Dr. Robert Boocock an sich selbst mit D 6 und C 30 vorgenommen. Ein weiterer Prüfer war ein Angestellter der Firma Boericke & Tafel, der aus Übermut 6 Gaben von C 6 einnahm und dann in der 2. Nacht an heftigem Kältegefühl und Ausbruch von ganz kaltem Schweiß erwachte.

244.5 Arzneimittelbild

Leitsymptome: Lähmung der Glieder wie bei Paralysis agitans. Ataktische Störungen.
Kreislaufkollaps mit kaltem Schweiß und blauen Händen.
Gefühl von „arktischer" Kälte innerlich und äußerlich.
Schmerzen in Muskeln und Gliedern, Strecken >.
Zittern, das mit dem Willen unterdrückt werden kann.
Gefühl von Taubheit und Insektenlaufen.
Verschlimmerung bei Nacht aus dem Schlaf heraus.

Geist und Gemüt: Abneigung gegen jedwede Tätigkeit. Hochgradige Schwächung des Gedächtnisses. Kann sich kaum erinnern, wie selbst einfache Worte geschrieben werden. Schwach und schwindelig, kann nur mit Mühe stehen. **Unfähig, sich im Gleichgewicht zu halten**. Gedrückt und schwermütig. Leicht aufgeschreckt; sehr schwach und nervös. Lähmung der Sprache (toxikologisch).

Schwindel: Mit Neigung zu fallen.

Kopf: Hitzegefühl im Kopf, Druck im Schädel, wie zu voll. Gefühl eines kalten Bandes um den Kopf. Brennen im Gehirn. Scharfe, klopfende, grabende Schmerzen. Im Hinterkopf gegen den Nacken hin Steifigkeit und Wundheit. Kältegefühl von der Gehirnbasis nach abwärts.

Parkinson-Syndrom

Augen: Tierexperimentell Exophthalmus und korneale Trübung. Schwere der Augenlider, kann sie nur mit Mühe heben.

Ohren: Ohren trocken und schorfig, vermehrte Ohrschmalzbildung.

Nase: Nasenloch geschwürig; trockene Krusten in den Nasengängen.

Gesicht: Trockene Lippen.

Mund: Zunge trocken und empfindlich.

Innerer Hals: Hals wund und ausgetrocknet. Stechen und Wundheit in der rechten Tonsille.

Äußerer Hals: Nacken steif und schmerzhaft.

Magen: Saures Brennen im Magen.

Abdomen: Stechende Schmerzen und Rumpeln in den Gedärmen.

Rektum und Stuhl: Stuhl weich, aber trotzdem schwer zu entleeren. Hämorrhoiden schwellen an mit Jucken und Bluten.

Blase: Häufiger Harndrang. Unterbrochener Strahl.

Urin: Harn übelriechend nach faulen Früchten.

Geschlechtsorgane:
- männlich: Erektionen. Kältegefühl an Penis und Hoden. Schmerz und Schwellung des linken Hodens.

Husten und Expektoration: Leichter hackender Husten.

Brust: Zittern und Kältegefühl um das Herz. Bangigkeit und Herzstiche. **Erwachen nachts an einem Gefühl von Kälte am Herzen,** das sich über den ganzen Körper ausdehnt, mit Ausbruch von ganz kaltem Schweiß.

Dysregulation orthostatisch
Synkope
Asphyxie

Rücken: Frost läuft den Rücken hinunter.

Extremitäten: Taubheit und Kribbeln in den Armen und Händen. Zittern der Hände und Schütteln. Das Zittern kann mit dem Willen unterdrückt werden. Hände kalt und blau, Haut rissig und rau. Taubheitsgefühl in den Beinen, Gefühl, wie wenn er auf einem Schwamm ginge. Zittern und Zucken der Beine. **Brennen der Füße, das ihn am Schlaf hindert; muss sie aus dem Bett strecken. Schwankender Gang; beim Gehen werden die Füße höher als gewöhnlich gehoben und die Fersen hart aufgesetzt** (Hahnentritt). Schmerzen in den Gliedern scharf oder wie zerbrochen.

Schlaf: Erwachen an Rucken im Kopf, Zittern der Glieder und Schmerzen in den Lendenmuskeln. Schläfrigkeit, aber unfähig zu schlafen. Ruheloser Schlaf, erwacht nachts 3 Uhr.

Frost und Frösteln: Gefühl äußerster Kälte innerlich und äußerlich. ⊙ **Partielle Kältegefühle an verschiedenen Stellen. Kalte Ringe um den Körper.** Kalte Wellen steigen von den Füßen nach oben oder von der Gehirnbasis abwärts.

Schweiß: Ausbruch kalten Schweißes.

Haut: Jucken der Haut wie Insektenlaufen. Gefühl wie von eisigen Nadeln im Gesicht.

Allgemein: Pulszahl herabgesetzt.

244.6
Dosierung

D 12 und Hochpotenzen.

244.7
Vergleichsmittel

- Synkope: Acidum hydrocyanicum, Camphora, Carbo vegetabilis, Lachesis muta, Veratrum viride.
- Zittern und Schütteln der Extremitäten: Aranea diadema, Araninum, Tarantula hispanica.
- Lähmung und Schwäche: Gelsemium sempervirens.
- Paralyse, der jedoch eine tetanische Phase voraus geht: Acidum hydrocyanicum, Strychninum purum.
- Partielle Kältegefühle: Agaricus muscarius, Aranea diadema, Araninum, Elaps corallinus.
- Lateralität links: Heloderma horridum; rechts: Elaps corallinus.
- Arktische Kälte: Aranea diadema.
- Nachts, aus dem Schlaf heraus <: Lachesis muta.

244 – Heloderma suspectum – helo-s

244.8 Kasuistik

244.8.1 Narkosezwischenfall

„Damals als Landarzt auch operativ-gynäkologisch tätig, hatte ich meist nur ungeschultes Personal für die Narkosen zur Hand und daher mehrfach kritische Zustände bei diesen zu bekämpfen. Ich fügte deshalb meinem Narkosebesteck in Fläschchen der handelsüblichen 12. Dezimale bei.

Schon bald darauf kam es bei einer Ausschabung zu äußerst alarmierenden Störungen: der Puls war nicht mehr zu fühlen; die Atmung setzte völlig aus, und es bestand eine ausgesprochene Facies hippocratica. Ich ließ nun sofort 5 bis 6 Tropfen des Mittels (Heloderma horridum) auf die umgestülpte Schleimhaut der Unterlippe träufeln, und nach wenigen Minuten, noch bevor meine Gehilfin das Fläschchen wieder zugestöpselt und wieder verwahrt hatte, zeigte sich auf den vorher wachsgelben Wangen der Patientin zarte Rötung, gleich darauf kam mit einem tiefen Atemzug die Atmung wieder in Gang, und der Puls wurde wieder fühlbar. Es war ein echtes Sekundenphänomen.

Die so gewonnenen Erfahrungen konnte ich noch mehrfach bestätigt finden. Auch ein Kollege, dem ich über diese Erfahrungen berichtete, erzielte dieselben verblüffend raschen Erfolge bei drohendem Narkosetod.

Diese günstigen Erfahrungen veranlassten mich, das Mittel auch bei asphyktisch zur Welt gekommenen Neugeborenen anzuwenden. Von drei Fällen, wo die Asphyxie nach Extraktion am Steiß aufgetreten war und die alle zunächst wieder belebt werden konnten, starben allerdings zwei schon bald danach, vermutlich weil bei der Extraktion die Medulla oblongata zu schwer geschädigt worden war. Das dritte Kind blieb, wie alle anderen aus gleicher Veranlassung behandelten, am Leben." [5]

244.8.2 Neuralgie postzosterisch

Frau K. F., 63 Jahre alt, die seit Jahren an hohem Blutdruck leidet, kommt am 9.6.1964 zur Behandlung. Vor 5 Monaten sei sie an einem Herpes zoster auf der rechten Brust- und Rückenwand erkrankt. Sie verspüre seitdem, obwohl die Bläschen des Ausschlags längst verschwunden seien, noch immer stechende, wenn auch jetzt erträglichere Schmerzen. Auffällig sei von Anbeginn eine Kältezone im befallenen Gebiet gewesen, die sie noch immer trotz der nun herrschenden Sommerhitze zu Wärmeanwendungen (Heizkissen, Wollsachen) zwinge. Vom Hausarzt habe sie inzwischen 40 Vitaminspritzen ohne Erfolg erhalten.

Befund: Adipöse Frau. RR 205/120. Herz: linke Grenze 1 Querfinger außerhalb der Medioklavikularlinie. Systolikum über Mitralis. Aktion regelmäßig. 2. Aortenton stark betont. Urin: Eiweißtrübung. An rechter Brust- und Rückenseite entlang 6. Rippe vorn und hinten je eine Gruppe depigmentierter Maculae. Geringe Druckschmerzhaftigkeit dort.

Mittel: Wegen der Rechtsseitigkeit der Kältezone entschließe ich mich, eine Doppeldosis (DD) (1-mal mittags und abends je 5 Kügelchen) Elaps corallinus C 30 zu verabreichen.

15.6.1964: Die Kältezone sei noch unverändert vorhanden. Auf Elaps corallinus habe sie nichts Sonderliches beobachtet. RR 185/105. Bei der nun folgenden anamnestischen Ausforschung gibt die Patientin an, sie habe mit 8 Jahren einmal eine schwere Urticaria gehabt und später, namentlich bei der Behandlung des Kopfhaares durch den Friseur, mehrfach allergische Ausschläge erlebt. Wegen dieses wichtigen Hinweises verordne ich nun eine Einzeldosis (= 1-mal 5 Globuli) Heloderma suspectum C 30.

12.8.1964: Die Kältezone sei, wie die Patientin froh erzählt, samt den restlichen Schmerzen schon am Tage nach den Kügelchen vergangen und bisher nicht wiedergekehrt. – Bei einem Besuch am 20.12.1964 teilt sie mir mit, dass die Störung inzwischen nie wieder aufgetreten sei.

Bei diesem Krankheitsfall findet man die Angabe der Arzneiprüfung „Gefühl eines kalten Ringes um den Körper" bestätigt als Folge einer segmentalen Affektion. [7]

244.9 Literatur

[1] Anshutz EP. Heloderma horridus. New, old and forgotten remedies. Papers by many writers. Philadelphia: Boericke & Tafel; 1900: 148–167

[2] Boericke W. Helioderma (Gila Monster). In: Pocket manual of the Homoeopathic Materia medica: 320–321

[3] Bradford T. Is the Gila Monster venomous? The Homoeopathic recorder 1895; 10: 1–13

[4] Clarke JH. Heloderma. Dictionary of practical Materia Medica. London: Homoeopathic Publishing Company; 1900–1902: 885–890

[5] Jäger HA. Heloderma horridum. Allgemeine Homöopathische Zeitung 1957; 202 (4): 151–152

[6] Richter W. Einige Bemerkungen über die Wirkung von Schlangengiften. Allgemeine Homöopathische Zeitung 1938; 186: 175–179

[7] Römer R. Heloderma (suspectum). Zeitschrift für Klassische Homöopathie 1968; 12 (2): 54–69

245 Helonias dioica – helon

lt.: Chamaelirium luteum, dt.: Falsches Einhorn, engl.: unicorn root

245.1 Substanz

Plantae – Liliaceae (Liliengewächse) **– Chamaelirium luteum**

Es handelt sich um ein immergrünes, ausdauerndes, diözisches[266] Kraut mit kräftigem, bis zu 5 cm langem und 1 cm dickem Wurzelstock. Die weiblichen Pflanzen erreichen Wuchshöhen von bis zu 120 cm, während die männlichen 30 bis 70 cm hoch werden. Sie weist glatte Stängel mit wechselständigen Laubblättern auf. Die Pflanze bildet von Juni bis August traubige bis ährige weiße Blütenstände aus. Sie ist in Nordamerika heimisch. Die Sammlung erfolgt aus Wildvorkommen.

Homöopathische Verwendung findet der frische Wurzelstock.

245.2 Pharmakologie und Toxikologie

Als Inhaltsstoffe finden sich Steroid-Saponine, darunter das Chamaelirin. Bei sehr hohen Dosierungen kann es zu Übelkeit und Schwindel kommen.

245.3 Anwendung

Volkstümliche Anwendung findet die Substanz bei Dysmenorrhö, Amenorrhö, Leukorrhö, Abortus imminens.

Homöopathische Anwendung findet die Zubereitung bei Nephritis, Descensus uteri, Neurasthenie und Dysthymien (nach Kommission D).

Sie besitzt bewährte Indikationen als Mittel bei Frauenleiden. Wird als **Uterustonikum für geschwächte Frauen** betrachtet.

Ein Hauptsymptom ist die Besserung der Beschwerden, besonders der **Lumbalgie** der Frauen, durch Ablenkung und Beschäftigung. Wie dieses an sich selbstverständliche Symptom aufzufassen ist, erläutert Voisin: „Wir kennen alle diese übermüdeten und niedergeschlagenen Frauen, die Anfälle von akutem ‚Hausputzfieber' bekommen und das Bedürfnis, ihr Parkett zu scheuern oder große Wäsche zu halten – ausgerechnet dann, wenn sie besonders abgehetzt sind. Und das Tollste ist, dass sie morgens zwar über ihre Erschöpfung lamentieren, dann aber solange nichts mehr davon spüren, als sie putzen, bohnern und schuften – auf die Gefahr hin, abends völlig ermattet und ‚kreuzlahm' zu sein. Das ist Helonias dioica.

Die Frau dieses Typs findet sich auch als verwelkte, traurige Mondäne, die in der Familie unaufhörlich stöhnt, sie habe ‚nicht einmal mehr die Kraft zu reden oder sich für etwas zu interessieren', denn ‚ihr Kopf sei leer' – kommt aber eine Freundin zu Besuch, so kann sie stundenlang schwätzen und krähen, ohne eine Müdigkeit zu bemerken –, und übrigens empfindet sie sie auch nicht mehr. Abends aber, wenn sie wieder über ihre Erschöpfung jammert und ihr Mann ihr vorhält, das sei ihre eigene Schuld, ‚sie hätte sich doch durch so vieles Reden nicht so zu ermüden brauchen', dann geht sie hoch, denn sie ist zudem reizbar und erträgt keinen Widerspruch.

Die Heloniaskranke hat also eine Verschlimmerung, wenn sie unbeschäftigt ist, dann verbringt sie ihre Zeit damit, über ihr Übel zu sinnieren. Ihr Zustand bessert sich, wenn sie in einer Zerstreuung oder in eine körperliche oder geistige Beschäftigung ‚abgelenkt' wird." [7]

---

266 Getrenntgeschlechtlich.

245.4 Arzneimittelbild

Dem Arzneimittelbild sind eine Reihe wertvoller klinischer Indikationen hinzugefügt.

Leitsymptome und Modalitäten: ⊙ Heruntergekommene, erschöpfte, überarbeitete oder nervös überreizte Frauen mit Gebärmutterleiden. ⊙ Ständige Kreuzschmerzen und Wehtun im Becken.
Ablenkung oder Beschäftigung bessern den Zustand und lassen die Beschwerden leichter ertragen.

Geist und Gemüt: Große Reizbarkeit der Nerven. Kann keinen Widerspruch ertragen, nörgelt an jedermann herum. Lehnt jede Unterhaltung ab. Bedrückte und verzweifelte Gemütsverfassung. **Sie fühlt sich wohler, wenn sie beschäftigt oder sonst wie abgelenkt ist.**

Niere:

Präeklampsie
Nephritis chronisch

Geschlechtsorgane:
- weiblich: ⊙ **Gefühl von großer Schwäche und Gewicht im Becken und im Kreuz.** ⊙ **Bohrende und ziehende Schmerzen in der Gebärmutter, dabei allgemeine Erschöpfung und Elendigkeit.** ⊙ **Gefühl von Wundheit im Becken; Gefühl, dass sie eine Gebärmutter hat.** Heftige Reizung der Vulva mit Schwellung, Rötung und intensivem Jucken und Abschilfern der Haut. Die Entzündung zieht sich bis in die Scheide hinein. Menses zu früh und verstärkt. Blutung, solange Helonias dioica eingenommen wird, ⊙ **oder aussetzende Menses,** dabei allgemeine Schwäche.
- männlich: Steigerung der Libido und der Potenz. Erektile Dysfunktion mit Kreuzschmerzen.

Brust: Brüste geschwollen, Brustwarzen empfindlich und schmerzhaft, selbst beim Druck der Kleider.

Mastodynie

245.5 Dosierung

Meist niedere Potenzen, D 1 bis D 3.

245.6 Vergleichsmittel

- Liliaceae: Lilium tigrinum, Paris quadrifolia.
- Gynäkologische Erkrankungen: besonders Aletris farinosa und in zweiter Linie mit Lilium tigrinum.
- Acidum phosphoricum, China officinalis, Hydrastis canadensis, Kreosotum, Lilium tigrinum, Senecio aureus, Sepia succus.

245.7 Literatur

[1] Allen TF. Helonias. Encyclopedia of pure Materia Medica. Bd. 4. New York: Boericke & Tafel; 1874–1880: 565–572

[2] Clarke JH. Helonias. Dictionary of practical Materia Medica. Bd. 1. London: Homoeopathic Publishing Company; 1900–1902: 890–894

[3] Hale EM. Helonias dioica. (False Unicorn). New Remedies. Bd. 1. 5. Aufl. Philadelphia: Boericke & Tafel; 1897: 351–354

[4] Hering C. Helonias dioica. Guiding Symptoms. Bd. 5. Philadelphia: Estate of Constantine Hering: 544–552

[5] Hughes R. Helonias. Cyclopaedia of Drug Pathogenesy. Bd. 2. London: Gould; 1886–1891: 643

[6] Jones SA. Prüfung von Helonias dioica. Allgemeine Homöopathische Zeitung 1876; 93 (19, 20, 21, 22): 151–152, 158–159, 167–168, 175–176

[7] Voisin H. Die vernünftige kritische Anwendung der Homöopathie. eine wohldurchdachte Anleitung für den Praktiker. Ulm: Haug; 1960: 90–91

246 Hepar sulphuris – hep

lt.: Hepar sulphuris, dt.: Hahnemanns Kalk-Schwefelleber, engl.: hepar sulphuris calcareum

246.1
Substanz

Mineralia – Anorganica – Mixtura – 2. Gruppe[267] und 16. Gruppe[268] – Calcium carbonicum Hahnemanni und Schwefel – $CaCO_3 + S$

Die Ausgangssubstanz zur Potenzierung wird hergestellt, indem man gleiche Gewichtsteile des weißen Inneren von Austernschalen und Schwefelblumen in geschlossenem Tiegel in Weißglut erhitzt.

Homöopathische Verwendung findet ein geglühtes Gemisch aus Calcium carbonicum Hahnemanni und Schwefel zu gleichen Teilen.

246.2
Anwendung

Homöopathische Anwendung findet die Zubereitung bei Entzündungen und Eiterungen der Haut und Schleimhäute wie Furunkel, chronischem Seromukotympanum und Tonsillarabszess, rezidivierenden Infekten sowie bei psychischer Labilität (nach Kommission D).

Hepar sulphuris hat sich als das wichtigste Mittel der Homöopathie gegen alle Arten von lokalen **eitrigen Entzündungen** und **Eiterungen** erwiesen. Entzündungen, die in Eiterungen übergehen wollen, werden **häufig noch zerteilt** oder gehen unter Abgrenzung gegen das gesunde Gewebe schneller in das **Stadium der reifen Eiterung** über. Im zeitlichen Ablauf folgt Hepar sulphuris gut auf Belladonna und Mercurius solubilis Hahnemanni, wenn sich der Prozess aus der Wirkungsphase dieser Mittel heraus entwickelt hat. Dass man, wenn noch die Möglichkeit besteht, die Entzündung zu zerteilen, besser die höheren Verdünnungen wählt, etwa D10 und höher, gilt als alter Erfahrungssatz. Jedenfalls erscheint es mir als gesichert, dass die tiefen Verdünnungen die Entwicklung der Eiterung beschleunigen. Bezüglich der Haut scheint Hepar sulphuris besondere Bedeutung für die Staphylokokken zu besitzen. Es bringt *Furunkel* schneller zur Reife und beugt neuen *Furunkeln* vor.

Für *eitrige Adenitis*, zum Beispiel der Lymphdrüsen, besteht ebenfalls eine nahe Beziehung; dies gilt auch für *Tonsillarabszesse, Mastitis* und ähnliche. Ein Hauptschauplatz der Hepar-Wirkung liegt in der Haut, die sich ganz allgemein unheilsam zeigt und zu Bläschen, Pusteln und Furunkeln neigt. Jede Schramme droht zu eitern. Alle Prozesse verlaufen mit heftigem Jucken, an den Hautfalten bildet sich *Intertrigo*. Jede Berührung schmerzt auffallend.

Die Grundlage für diese Neigung zu Eiterungsprozessen haben wir in dem bei der Prüfung beobachteten Gefühl allgemeiner **Zerschlagenheit** mit einer **übergroßen Empfindlichkeit gegen Kälteeinflüsse** und einer **Schmerzhaftigkeit der Haut** bei Berührung zu erblicken. Der Organismus hat die Fähigkeit verloren, sich Kältereizen anzupassen. Die Haut ist so gereizt, dass unterschwellige Berührungsreize bereits Schmerzen machen. Auch das zentrale Nervensystem nimmt an dieser Schmerzüberempfindlichkeit teil, indem Schmerzen als unerträglich empfunden werden und zu *Synkopen* führen können.

Hepar sulphuris findet mit viel Erfolg Verwendung gegen *rezidivierende Infekte* und *Anginen*. Es besitzt die **Neigung zu infektiösen und entzündlichen Prozessen**, zum Beispiel an den Augen, der Nase, der Haut, ferner zu *Adenitiden*. Die Haut entzündet sich leicht und nässt unter heftigem Jucken an den Berührungsflächen, beispielsweise zwischen Skrotum und Oberschenkel, zwischen den Schamlippen. Eine bewährte Anzeige stellt auch die *Struma parenchymatosa* dar, wenn man von der Verordnung iodhaltiger Mittel absehen will. Die Symptome an Magen und Darm finden seltener Verwendung; sie haben viel Ähnlichkeit mit gastroenteritischen Erscheinungen mit übel-

---

267 Erdalkalimetalle: Beryllium Be, Magnesium Mg, Calcium Ca, Strontium Sr, Barium Ba, Radium Ra.

268 Chalkogene: Sauerstoff O, Schwefel S, Selen Se, Tellur Te, Polonium Po, Livermorium Lv.

riechenden Absonderungen; übler *Foetor ex ore*, übelriechende *Diarrhö*, besonders auch saure *Diarrhö* bei Kindern. Typisch ist ein Verlangen nach scharf gewürzten und sauren Speisen, auch nach Alkohol. Die Erscheinungen an den Atmungsorganen machen Hepar sulphuris besonders geeignet für reife **Infekte der Nase und der Bronchien** mit gelbschleimiger Absonderung; ferner solche mit ätzenden, eiterabsondernden Schleimhäuten, **prolongierte Bronchitis**, schlecht sich lösende **Pneumonie.** Ein wichtiger Hinweis für solche Prozesse sind übelriechende oder saure, reichliche Schweiße. Daneben wurde Hepar sulphuris schon von Hahnemann als das neben Spongia tosta wichtigste Mittel bei **Krupp** (Diphtherie) genannt. Wenngleich es hier später von den Quecksilber-Arzneien verdrängt wurde, so findet es bei **Pseudokrupp** noch häufige Anwendung. Ausatmungsstridor soll für Hepar sulphuris charakteristisch sein.

Als eine bewährte Anzeige ist noch die Verwendung von Hepar sulphuris bei **Schwermetallintoxikation** zu nennen, zum Beispiel durch Quecksilber.

246.3 Arzneimittelprüfung

Das Arzneimittelbild beruht fast ausschließlich auf den Prüfungen Hahnemanns und seiner Schüler, ergänzt durch einige Zitate aus der Literatur. Zu der *Reinen Arzneimittellehre* (1825) liegen 306 Symptome vor, die in den *Chronischen Krankheiten* (1837) auf 661 angewachsen sind. Dabei muss daran erinnert werden, dass Hahnemann in den Symptomenregistern der *Chronischen Krankheiten* offenbar auch Symptome von Patienten aufgenommen hat.

246.4 Konstitution

Hepar sulphuris muss als Konstitutionsmittel betrachtet werden, wenn es auch nicht so oft als solches verwendet wird wie seine Stammeltern Schwefel und Kalk.

Die Hepar-Konstitution ist gekennzeichnet durch die große Empfindlichkeit gegen Kälte in jeder Form und die dadurch bedingte Infektneigung. Hepar sulphuris findet mit viel Erfolg Verwendung gegen **rezidivierende Infekte und Anginen** bei kälteempfindlichen Naturen. Es besteht große Neigung zu langwierigen Katarrhen der Nase und der Bronchien mit dickschleimigen Absonderungen. Eine auffallende Widerstandslosigkeit gegen Eiterungen in allen Organen ist typisch. Hepar sulphuris charakterisiert den Kranken mit der anfälligen Haut: Furunkel, nässende Ekzeme, Eiterungen. Die Absonderungen sind meist übelriechend oder sauer (saure Stühle und saure Schweiße). Es besteht ein auffallendes Verlangen nach scharfgewürzten und sauren Speisen und nach alkoholischen Getränken. Die erkrankten Teile schmerzen schon bei einfacher Berührung, es besteht außerdem eine Überempfindlichkeit gegen Schmerz vonseiten des Zentralnervensystems.

Neben der allgemeinen Frostigkeit besteht eine Neigung zu reichlichen Schweißen, übelriechend oder sauer, die keine Erleichterung bringen.

Die Gesichtsfarbe ist ungesund, gelblich und unrein.

246.5 Arzneimittelbild

Leitsymptome: Große Überempfindlichkeit gegen Kälte; frostige Menschen, sie erkälten sich durch jede Entblößung oder Luftzug. Überempfindlichkeit gegen Schmerz. Die erkrankten Teile schmerzen bei Berührung.

Große Neigung zu Eiterung überall, besonders an Haut und Lymphdrüsen.

Infekte mit dicker gelber Absonderung, „reife" Katarrhe.

Verlangen nach scharfgewürzten und sauren Speisen, nach Alkohol.

Übler Geruch der Absonderungen, ⊙ **typisch ist Geruch nach altem Käse**.

Schmerz wie von einem Splitter in den entzündeten Teilen.

Schweiße reichlich, sauer oder übelriechend, ⊙ **die keine Erleichterung bringen.**

Luftzug und Kälte <, Entblößen <.

⊙ **von kaltem, trockenem Wetter <, bei feuchtem Wetter >.** Berührung <. Schlimmer im Allgemeinen nachts und morgens einige Stunden lang. Wärme >, warmes Wetter >.

246 – Hepar sulphuris – hep

Für die behauptete Bevorzugung der rechten Körperseite kann ich in den Prüfungen keinen genügenden Anhalt finden.

Geist und Gemüt: Trübes und trauriges Gemüt, sie ist mit sich selbst sehr unzufrieden. Alles Unangenehme, das ihr im Leben begegnet ist, fällt ihr ein. Höchst unzufrieden und verdrießlich über ihre Schmerzen und mutlos. Große Nervenreizbarkeit: jeder Eindruck auf Körper oder Gemüt erregt das Nervensystem bis zu einer Art inneren Zitterns.

Sehr ärgerlich, es verdross sie jede Kleinigkeit. Abends eine 2-stündige, fürchterliche Angst, der Kranke glaubt, er müsse zugrunde gehen, und war traurig bis zur Selbstentleibung. Voller Angstgefühle und sehr reizbar.

Jähzornig, könnte andere ohne Bedenken umbringen. Kann von unangenehmen Erinnerungen nicht loskommen.

Er ist völlig stupid, kann keinen Gedanken aufnehmen und sich an nichts erinnern.

Träume voll Zank und voll Ärger. Träume von gefährlichen Dingen, Schreck und Ängstigung; von Feuersbrunst, hört Schießen.

Schwindel: Schwindel ohnmachtsartig, mit Vergehen der Augen. Schwindel beim Fahren im Wagen. Öfter kurze Anfälle von Unbesinnlichkeit, beim Gehen in frischer Luft.

Kopf: Starkes Ausfallen der Kopfhaare.

Kopfschmerz: In allen Teilen des Kopfes, vor allem stechender Art, oder zum Zerspringen, besser durch Wärme, schlimmer durch Bewegung und im Freien. Halbseitiger Kopfschmerz wie von einem eingetriebenen Nagel oder Pflock. Schmerz über der Nasenwurzel.

> *Nagelkopfschmerz*

Augen: Bindehaut entzündet. Schmerz in den Augen bei Bewegung derselben und bei Berührung; Augen sehr lichtempfindlich. Rötung und Schwellung der Lider.

> *Konjunktivitis*
> *Hordeolum*
> *Hypopyon*
> *Keratitis*
> *Uveitis*[269]

Ohren: Jucken und Stechen in den Ohren. Krachen in den Ohren beim Schnäuzen. Ohrenklingen.

> *Otitis media*

Nase: Infekt mit schmerzhafter Schwellung der Nase. Schnupfen mit übelriechendem Schleim. Nase verstopft. Nasenbluten. Nasenlöcher wund. Schmerz in den Nasenknochen. Überempfindlich gegen Gerüche oder Verlust des Geruches.

> *Rhinitis akut und chronisch*
> *Sinusitis*

Gesicht: Gelbliche Hautfarbe, oder gerötetes Gesicht.

Mund: Übler Mundgeruch wie faule Eier, oder bitterer oder saurer Geschmack im Mund. Aphthen in der Mundschleimhaut. Zungenspitze schmerzt brennend wie wund. Lippen geschwollen, aufgesprungen und schmerzhaft.

Zähne: Speichelfluss. **Zahnschmerz durch kalte Speisen oder beim Öffnen des Mundes**, beim Kauen, Zahnfleisch geschwollen und leicht blutend.

Innerer Hals: Gefühl, als wenn etwas im Hals stecke. **Enge und Zusammenschnüren im Rachen. Stechendes Gefühl wie von einem Splitter beim Schlucken, bis in die Ohren ziehend;** kann kaum

---

[269] Ophthalmia scrophulosa ist gekennzeichnet durch Conjunktivitis, Blepharitis, Entzündung der Tunica conjunctiva bulbi (mehrschichtiges unverhorntes Plattenepithel mit wenigen Becherzellen) und der Glandulae tarsales (Maibom'sche Drüsen). Die skrophulösen Augenentzündungen lassen sich klinisch leicht an der extrem ausgeprägten Photophobie und der Modalität morgens <, abends > (entgegen aller anderen Augenentzündungen) ohne viel Mühe diagnostizieren (Weiß 1837).

schlucken. Stechender Schmerz und Trockenheit im Halse, alle Morgen, etliche Stunden lang.

Angina tonsillaris
Pharyngitis

Äußerer Hals:

Struma fibrosa und parenchymatosa

Magen: Fehlender Appetit; Ekel vor allem, besonders Fett. Ungewöhnlicher Hunger, vormittags. Mehr Durst als Hunger. Übelkeit, vor allem morgens, mit Brecherlichkeit. Verlangen nach sauren, scharfgewürzten und scharfen Speisen, nach Essig und Wein. Er kann nicht viel zu sich nehmen, da alles den Leib auftreibt. Saures oder galliges Erbrechen. Nagende Magensäure.

Gastritis

Abdomen: In der Lebergegend Stechen beim Gehen. Leib aufgetrieben und gespannt. Leistendrüsen schmerzhaft.

Dyspepsie
Enteritis
Appendizitis

Rektum und Stuhl: Durchfällige, sehr übelriechende, schleimige Stühle. ☉ **Saure Stühle, das ganze Kind riecht sauer.** Träger Stuhl, trotz Bedürfnis und obwohl der Stuhl nicht hart ist, geht nichts ab.

Blase: Muss lange warten, bis der Harn kommt, der Harn fällt ohne Druck senkrecht ab. Beim Harnlassen bleibt immer noch etwas in der Blase zurück. Der Harn ist scharf und macht wund. Die letzten Tropfen sind blutig gefärbt. Harn milchig trüb. Die Mündung der Harnröhre ist rot und entzündet.

Zystitis
Zystopyelitis

Niere:

Nephritis nach Scharlach

Geschlechtsorgane:
- weiblich: Wundheit an der Scham und zwischen den Beinen. Menses um 10 Tage verzögert. Blutabgang aus der Gebärmutter, fast sogleich und nach 10 Tagen wieder. ☉ **Leukorrhö mit Schründen aus der Scham, nach altem Käse riechend.**

Leukorrhö
Fluor urethralis dickeitrig oder blutig

- männlich: Jucken und Stechen an Rute, Eichel und Hodensack. Schankerähnliche Geschwüre der Vorhaut. Schweiße, Wundheit mit Nässen zwischen Hodensack und Oberschenkel. Geschlechtstrieb vermindert oder gesteigert; schmerzhafte Erektionen. Abgang von Prostatasekret beim Stuhl.

Larynx und Trachea: Kitzeln im Hals mit Hustenreiz, Schwäche der Stimme, kann nicht laut sprechen.

Pseudokrupp
Laryngitis

Atmung: Enge auf der Brust und Kurzatmigkeit.

Husten und Expektoration: Anfälle von **Husten**, mit äußerster Empfindlichkeit, **sobald irgendein Teil des Körpers der Kälte ausgesetzt ist**. Wundheitsgefühl im Hals und in der Brust beim Husten. **Hustenanfälle bis zum Erbrechen.** Der Husten ist trocken, **krampfartig oder locker und schleimig**, auch blutig. ☉ **Hustet nachts im Schlaf, ohne aufzuwachen.** Frühhusten, der sie öfter aus dem Schlaf weckt.

Brust:

Bronchitis
Pneumonie
Lungenabszess
Emphysem

Extremitäten: Rheumatoide Schmerzen in allen Muskeln und Gelenken. Gefühl überall wie zerschlagen. Berührung schmerzt, sehr kälteempfindlich.

Schlaf: So schläfrig und müde, abends, dass er sitzend einschlief. Schweres Einschlafen. Gedankenfülle lässt ihn nach Mitternacht nicht schlafen. Sehr müde und träge, früh, nach dem Erwachen, dass die Patientin kaum aus dem Bett aufstehen kann.

Frost und Frösteln: Große Empfindlichkeit gegen frische Luft, sucht Wärme auf. Friert und fröstelt sehr, die Zähne klappern vor Frieren. Kalte Hände und Füße. **Erkältet sich sehr leicht, bekommt Schleimhautinfekte** und rheumatoide Schmerzen.

Schweiß: Schwitzt sehr leicht, häufige Schweißausbrüche. Leichtes Schwitzen bei jeder, selbst geringer Anstrengung.
Saure, übelriechende, klebrige Schweiße, ⊙ die keine Erleichterung bringen. Nachtschweiße.

Haut: Unheilsame Haut, die kleinsten Verletzungen eitern. Wundheit in der Hautfalte zwischen Hodensack und Schenkeln. Faulwinkel am Mund. Nesselausschlag im Gesicht. **Bildung von Papeln, Bläschen, Pusteln und Furunkeln.** Geschwüre, die leicht bluten. Heftiger Juckreiz überall. Große Empfindlichkeit der Haut gegen Berührung und gegen die geringste Kälte. Brennen der Hände. Brennen in den Fußsohlen, früh im Bett.

Ekzeme
Urtikaria
Pyodermie bes. Staphylokokken
Furunkulose

246.6
Dosierung

Am meisten verwendet wird D 3 bis D 30. D 3 besitzt noch ausgesprochenen Schwefelwasserstoffgeruch und wird besonders zur Beschleunigung der Reifung eingesetzt, sonst die höheren Verdünnungen. Wenn man Eiterung zu verhüten bestrebt ist, muss D 10 und höher gewählt werden, da mit tieferer Verdünnung der Eiterungsprozess unter Erhöhung der Beschwerden aktiviert wird. Hochpotenzen werden nach 3 bis 4 Tagen wiederholt.

246.7
Vergleichsmittel

- 2. Gruppe Periodensystem der Elemente: Barium carbonicum, Barium iodatum, Beryllium metallicum, Calcium arsenicosum, Calcium carbonicum, Calcium causticum, Calcium fluoratum, Calcium hypophosphorosum, Calcium iodatum, Calcium phosphoricum, Calcium silicatum, Calcium stibiato-sulphuratum, Calcium sulphuricum, Magnesium carbonicum, Magnesium fluoricum, Magnesium iodatum, Magnesium muriaticum, Magnesium phosphoricum, Magnesium sulphuricum, Radium bromatum, Strontium carbonicum.
- Conchiolinum
- Hepar sulphuris folgt gut nach akuten Krankheiten, wie grippalen Infekten, Anginen, Bronchitiden usw., ähnlich wie Acidum fluoricum, Calcium fluoratum, Hedera helix, Iodum purum, Magnesium fluoratum, Sulphur iodatum, Sulphur lotum.
- Als natürliche Reihenfolge bei Eiterungsprozessen ergibt sich Belladonna auf dem Höhepunkt der Entzündung mit Rubor, Calor, Dolor. Für das Stadium der Schwellung (Tumor) mit bereits drohender Eiterung hat Mercurius solubilis Hahnemanni seinen Platz. Wenn der Prozess sich trotzdem weiter in Richtung auf die Eiterung entwickelt, wird Hepar sulphuris gegeben, das auch nach (künstlicher und spontaner) Eröffnung weitergegeben wird, bis die umgebende Entzündung zurückgegangen ist. Für chronische Eiterung, auch mit Fistelbildung, ist Silicea terra als das geeignete Mittel zu betrachten. Allenfalls kann Calcium sulphuricum statt Hepar sulphuris im Stadium der eröffneten und freien Eiterung eintreten, das manchmal noch besseren Erfolg bringen soll. Myristica sebifera hat sich ebenfalls zur Reifung einer Eiterung oft bewährt. Bei Schüttelfrösten und septischer Tendenz sind Lachesis muta und Pyrogenium in die Wahl zu ziehen.

- Infekte und Anginen rezidivierend: Barium carbonicum, Calcium carbonicum, Hedera helix, Iodum purum, Magnesium-Arzneien, Natrium muriaticum, Tuberculinum.
- Pharyngitis, morgens <: Kalium bichromicum, Magnesium-Arzneien.
- Husten im Lösungsstadium: Antimonium tartaricum, Pulsatilla pratensis, Sulphur lotum.
- Trockener Husten, Krupp-Husten: Acidum carbolicum, Belladonna, Bryonia alba, Hyoscyamus niger, Spongia tosta.
- Eiterungen: Acidum fluoricum, Calcium fluoratum, Mercurius solubilis Hahnemanni, Myristica sebifera, Silicea terra.
- Feuchte Luft bessert: Causticum Hahnemanni.
- Splitterschmerz: Acidum nitricum, Argentum nitricum.
- Überempfindlichkeit gegen Schmerzen: Chamomilla recutita, Coffea tosta.
- Überempfindlichkeit bei Berührung: Angustura vera, Arnica montana, China officinalis.
- Schweiße, die keine Erleichterung bringen: Mercurius solubilis Hahnemanni.

246.8 Literatur

[1] Allen TF. Hepar sulfuris calcareum. Encyclopedia of pure Materia Medica. Bd. 4. New York: Boericke & Tafel; 1874–1880: 572–588

[2] Clarke JH. Hepar. Dictionary of practical Materia Medica. Bd. 1. London: Homoeopathic Publishing Company; 1900–1902: 894–902

[3] Hahnemann S. Hepar sulfuris. In: Lucae C, Wischner M, Hrsg. Gesamte Arzneimittellehre. Bd. 2. Stuttgart: Haug; 2007: 898–918

[4] Hughes R. Hepar sulphuris. Cyclopaedia of Drug Pathogenesy. Bd. 2. London: Gould; 1886–1891: 647

[5] Weiß LS. Die Augenheilkunde und die Lehre der wichtigsten Augenoperationen. Quedlinburg und Leipzig: Basse; 1837: 40–42

247 Hirudo medicinalis – hir

lt.: Hirudo officinalis, dt.: Medizinischer Blutegel, engl.: leech

247.1 Substanz

Animalia – Hirudinidae (Blutegel) – **Hirudo medicinalis**

Blutegel leben im Wasser, meist Süßwasser, sind entspannt 7 bis 10 cm, gestreckt 10 bis 15 cm lang und 1 bis 2 cm breit. Der gewölbte Rücken ist dunkel olivgrün mit drei paarigen rötlichen Längsstreifen und kegelförmigen schwarzen Tupfen, der Bauch grüngelblich mit wolkiger Musterung. Insgesamt besteht er aus 26 Segmenten, wobei sich auf den vorderen fünf Segmenten fünf schwarze Augenpaare befinden. Am vorderen und hinteren Ende des Tieres befindet sich jeweils eine Haftscheibe. Die vordere Haftscheibe wird aus den ersten vier Segmenten gebildet und enthält die dreistrahlige Mundöffnung mit drei halbkreisförmigen Kieferplatten, die über 100 spitze Zähnchen tragen. Sie sind Zwitter. Die befruchteten Eier werden in Kokons an Uferböschungen abgelegt. Die Jungen ernähren sich anfänglich von Würmern und Insekten oder saugen an Fröschen und Fischen, erst später saugen sie an Warmblütern. Heimisch ist der Blutegel in Europa und den Mittelmeerländern. Man findet ihn in stehenden sumpfigen kalkarmen Gewässern. Die freilebenden Arten sind auf der Liste der gefährdeten Tierarten.

Als Prüfungsmaterial für die unten erwähnte Prüfung wurde der Kopfteil des Blutegels, der 20 Minuten lang in einer Aufschwemmung von Sand in physiologischer Kochsalzlösung mazeriert, dann zentrifugiert und die nun gewonnene Flüssigkeit nach Zusatz von Thymol getrocknet worden war, verwendet.

Für die homöopathische Zubereitung verwendet man das lebende Tier.

247.2 Pharmakologie und Toxikologie

Der Speichel des Blutegels enthält als Hauptinhaltsstoff das Hirudin, ein aus 65 Aminosäuren bestehendes saures Polypeptid mit drei intramolekularen Disulfidbrücken und einem sulfatierten Tyrosinrest, welches in den Peripharyngealdrüsen der Segmente VII, VIII und IX des Egels gebildet und über deren Ausführungsgänge kranial der Kieferplatten sezerniert wird. Es ist ein spezifischer Thrombininhibitor. Dadurch hemmt es unter anderem die plasmatische Gerinnung und die Thrombozytenaggregation. Daneben wirken noch weitere Enzyme, wie Kollagenase, Hyaluronidase, Kalin, Apyrase, Destabilase, sowie Inhibitoren des Faktor Xa und des Plättchen aktivierenden Faktors hemmend auf die Thrombozytenadhäsion und -aggregation.

Beim Egelin handelt es sich um einen Serinproteaseninhibitor, der unter anderem über die Hemmung der bei Entzündungen gebildeten Granulozytenproteasen Elastase und Kathepsin G eine antiinflammatorische Wirkung hat.

Die zu beobachtende Wirkung der Blutegeltherapie wird auf eine lokale antiinflammatorische und antiödematöse Wirkung zurückgeführt. Da es an der Bissstelle durch die antikoagulativen Substanzen des Egelsekretes zu einer andauernden Blutung kommt, wird der Druck auf das Kapillar- und Lymphsystem gemindert. Es kommt zu einer Histaminausschüttung mit konsekutiver Vasodilatation, wodurch eine verbesserte Zirkulation eintritt. Die Menge an Egelsekret, die beim Saugakt inkorporiert wird, ist für eine systemische Wirkung zu gering.

247.3 Anwendung

Für ihre medizinische Anwendung werden die Egel vor dem Ansetzen in frisches Wasser und ans Licht gebracht. Danach wird der Egel mit einer weichen Pinzette in eine Applikationshilfe, wie zum Beispiel ein Reagenzglas, getan und mit deren Hilfe auf die mit Wasser gereinigte, eventuell vorgeritzte Hautstelle aufgebracht. Es entsteht eine 1,5 mm in die Epidermis bis ins obere Corium ragende Y-förmige Hautwunde, aus der der Egel ca. 10 bis 15 ml Kapillarblut saugt. Die gerinnungshemmenden Substanzen des Egelsekretes führen zu einem weiteren Nachbluten von etwa der gleichen Menge. Nach 30 bis 60 Minuten ist der Saugakt beendet und der Egel lässt los. Er wird danach sofort durch Einwerfen in kochendes Wasser oder Alkohol getötet.

Heute findet die Blutegeltherapie Anwendung bei Entzündungen mit venöser Stase, Phlebitiden, besonders chronisch venösen Thrombophlebitiden, Hämatomen, Panaritien und Hämorrhoiden.

Homöopathische Anwendung findet die Substanz bei putriden Dermatosen und Hämorrhagien (nach Kommission D).

Die Neigung zu **Hämorrhagien** ist verbunden mit **klopfenden** *Zephalgien* und *Darmkoliken*. An der Haut beobachtet man *Furunkel*. Bewährt bei **Thrombophlebitis**.

247.4
Arzneimittelprüfung

Die Arzneimittelprüfung wurde 1961/62 auf internationaler Basis vorgenommen. Die Prüfer der Londoner Gruppe, bestehend aus 18 Prüfern, 9 männlichen und 9 weiblichen, hat in drei zeitlich hintereinander liegenden Abschnitten von 2 Wochen bis zu 1 Monat je 28 Pulververabreichungen eingenommen. Im 1. Prüfungsabschnitt wurde C 6, im 2. D 6 und im 3. C 30 verwendet. 26 der Prüfungssubstanzen enthielten Arzneistoff, 14 Placebo [1].

Es ergaben sich zwei Gruppen von Prüfungssymptomen:
1. Flecken, Furunkel, Pickel, wunde Stellen im Gesicht, an Nase, Lippen, Augen, Kinn und anderen Körperteilen bei 12 von den 18 Prüfern.
2. Verschiedene Blutungen, zum Beispiel aus Nase, Zahnfleischblutungen, Hämoptoe, Blutungen aus Rektum und Vagina, bei 10 von den 18 Prüfern. Bei einer jungen Studentin trat im 1. Prüfungsabschnitt eine Hämoptoe ein; es wurde bei der klinischen Untersuchung eine Bronchiektasie festgestellt; es lässt sich daher nicht sagen, ob die Hämoptoe zu Lasten von Hirudo medicinalis geht.

247.5
Arzneimittelbild

Geist und Gemüt: Geist belebt und beschwingt, am 1. Tag der C 30. Fühlt sich gespannt und nervös. Depression, Trübsinn, Bedrückung. Reizbar, streitsüchtig. Fühlt sich schläfrig, Energiemangel. Müdigkeit mit schwieriger Konzentration.

Schwindel: Beim Aufstehen, beim Niedersitzen, beim Aufwärtssehen.

Kopfschmerz: Kopfschmerzen an verschiedenen Teilen des Kopfes, besonders an der Stirne, klopfend.

Augen: Augen wund und schmerzend, mit Rötung und Lichtscheu.

Ohren: Ohren heiß. Wunde Stellen am Ohr. Ohrfurunkel.

Nase: Eitrige Pickel und Furunkel an der Nase. Nasenbluten.

Gesicht: Flecken an der Nase und im Gesicht, eitrige Pusteln und Furunkel. Neuralgische Schmerzen in der rechten oder linken Gesichtshälfte.

Mund: Zahnfleisch empfindlich, blutet beim Zähneputzen. Kleines Geschwür am Gaumen, am Mundboden, an der Zunge.

Innerer Hals: Halsweh mit Kugelgefühl, mit scharfem Schmerz beim Schlucken.

Äußerer Hals: Geschwollene „Halsdrüsen".

Magen: Übelkeit und Blähsucht, schlimmer morgens. Durst auf große Mengen. Unbehagen nach dem Essen. Indigestion durch fette Speisen mit Appetitlosigkeit. Erbrechen um 4 Uhr. Scharfe Schmerzen in Epigastrium und Hypochondrium.

Abdomen: Völle im Leib. Übelkeit vor dem Essen mit leichter Diarrhö. Kolikartige Leibschmerzen mit Übelkeit und Durchfall. Übelkeit, Blähsucht und Hungerschmerz am Vormittag.

Rektum und Stuhl: Durchfälliger Stuhl. Stechender Schmerz im Rektum 1 Stunde nach dem Stuhl. Kitzel im Anus. Hellrotes Blut im Stuhl bei schmerzhafter Verstopfung.

Geschlechtsorgane:
- weiblich: Leichtbraune Leukorrhö aus der Vagina, besonders 2 Tage vor der Menses. Menses zu früh oder zu spät, sehr stark oder abgeschwächt, schmerzhaft oder weniger schmerzhaft als sonst.

Brust: Plötzliches nächtliches Aufwachen mit Erstickungsgefühl, besser durch Aufsitzen und Husten. Unregelmäßiger Herzschlag beim Hinlegen. Beim Zubettgehen hämmert das Herz und scheint unregelmäßig zu schlagen, mit leichtem dumpfem Schmerz über dem Herzen.

Extremitäten: Schmerz im linken Arm. Scharfer Schmerz in den Handgelenken, Ellenbogen und Schultern. Vorübergehende Schmerzen in den Beinen. Kalte Hände und Füße in einem warmen Raum.

Schlaf: Ruheloser Schlaf.

Frost und Frösteln: Plötzliche Kälteschauer ohne Grund.

Allgemein: Neigung zu Blutungen.

247.6
Dosierung

Von D 6 an aufwärts.

247.7
Literatur

[1] Raeside JR. Eine Prüfung mit Hirudo medicinalis. Zeitschrift für Klassische Homöopathie 1964; 8 (2): 49–52

248 Histaminum – hist

syn.: Ergotidin, dt.: Histamin, engl.: histamine

248.1
Substanz

Mineralia – Organica – Aromatica – Histamin – 2-(4-Imidazolyl)-ethylamin

Die Substanz gehört zur Gruppe der biogenen Amine[270] und wird durch Katalyse der Enzyme L-Histidin-Decarboxylase und Dopa-Decarboxylase in faulenden und denaturierenden Proteinen aus der Aminosäure L-Histidin synthetisiert. Man findet dieses Gewebshormon bei Menschen besonders in Haut, Lunge und Mastzellen. Viele Tiergifte enthalten Histamin wie zum Beispiel Vespen- und Bienengift und die Brennhaare von Raupen. Bei den Pflanzen zum Beispiel als Nesselgift der Brennnessel. Käse, Rohwürste, Sauerkraut und Hefeextrakte weisen bei Nahrungsmitteln den höchsten Histamingehalt auf. Die Substanz wurde 1907 von Windaus entdeckt.

Historischer Exkurs: Bei der Substanz Histaminchlorid handelt es sich um Histamindihydrochlorid 2-(4-Imidazol)-ethylamindihydrochlorid, Histaminium chloratum. Diese Substanz entspricht in ihren pharmakologischen und therapeutischen Anwendung dem Histamin. Aufgrund seiner vielen unerwünschten Wirkungen ist es heute durch die Histaminanaloga Betazol und Pentagastrin ersetzt. Sie ist in Deutschland als Monopräparat nicht im Handel.

Homöopathische Verwendung findet Histamin.

248.2
Pharmakologie und Toxikologie

Histamin ist in den Mastzellen und den basophilen Leukozyten in lockerem Komplex mit Proteinen und Heparin präformiert vorhanden. Bei entsprechenden Stimuli wie zum Beispiel Traumata, allergischen Reaktionen, Infektionen, Toxinen kommt es zur plötzlichen Freisetzung von Histamin ins Gewebe. Beim Menschen bewirkt die Bindung von Histamin an den H1-Rezeptor eine Senkung des Blutdrucks, eine Erhöhung der Gefäßpermeabilität und eine Konstriktion der glatten Muskulatur von Magen, Darm, Uterus und Bronchien. Über Bindung an den H2-Rezeptor bewirkt es eine Steigerung der Magensaftsektretion und wirkt am Herzen positiv chronotrop. Des Weiteren übt die Substanz eine Neurotransmitterfunktion an histaminergen Neuronen aus. Pharmakologisch hat die Anwendung von Histamin keine Bedeutung.

248.3
Anwendung

Homöopathische Anwendung findet die Zubereitung bei allergischen Haut- und Schleimhauterkrankungen, Hypotonie und Kardiopathien (nach Kommission D).

Als Anwendungsgebiete sind alle *allergischen Krankheitszustände* zu betrachten, im Sinne einer Isotherapie.[271]. Histamin spielt im allergischen Geschehen zwar eine sehr wichtige, aber durchaus nicht die allein ausschlaggebende Rolle. Diese Erkenntnis schränkt die Bedeutung des Histamins als Isotherapeutikum ein. Man wird sich daher an die Symptome der Arzneimittelprüfung halten müssen. Bei solchem Vorgehen hohe Potenzen.

---

270 Das sind durch Decarboxylierung von Aminosäuren in pflanzlichen und tierischen Organismen entstandene Mono- und Diamine und einige ihrer Abkömmlinge wie Catecholamine, Polyamine, Betaine. Die Inaktivierung erfolgt durch Monoamin-Oxidasen (Flavoproteine), die sie zu Iminen dehydrieren.

271 Isopathie.
Hahnemann S. Organon-Synopse. 5. + 6. Aufl. Anmerkung zu §56 und Hahnemann S. Chronische Krankheiten 1. Bd. 2. Aufl. Dresden, Leipzig 1835: 188.

248.4
Arzneimittelprüfung

Arzneimittelbild nach einer Arzneimittelprüfung von J. Gringauz, Buenos Aires. Zahl der Prüfer 39, die mit Potenzen C 30, C 200, C 1000, ferner C 12, C 6, C 3, geprüft haben [2]. Es ist mir nicht bekannt, ob es sich bei den Hochpotenzen um Einglas- oder Hahnemann'sche Potenzen handelt.

248.5
Arzneimittelbild

Leitsymptome: Müdigkeit, wie nach ungewohnter körperlicher Anstrengung.
Trockenheit der Schleimhäute.
Gefühl der Hitze und des Brennens, mit Hyperästhesie an abgezirkelten Stellen.
Gefühl von Umschnürung an verschiedenen Teilen.
Zuckungen und krampfartige Kontraktionen an einzelnen Muskelfasergruppen und in den Muskeln.
Fast durchweg wird Besserung durch Abkühlung und Verschlimmerung durch Wärme beobachtet. Besserung durch scharfe Bewegung bei den psychischen Symptomen. Verschlimmerung durch Aufregung. Druck >, Bewegung <, tiefe Einatmung <, Aufregung <.

Geist und Gemüt: Reizbarkeit wegen Lappalien, mit Gefühl von Überdruss und Ungeduld. Weder Lust zum Reden, noch dass man angesprochen wird. **Lust zum Streiten und Diskutieren.**
Angstgefühl, welches schwindet nach längerem Gehen. Unruhe und Angstgefühl, **man fühlt sich genötigt, ziellos von einer Stelle zur andern zu laufen. Auftreten psychischer Symptome, die sich durch einen Gewaltmarsch bessern.** Traurigkeit, Niedergeschlagenheit, Melancholie, man fühlt sich unglücklich.
Das Warten macht einen äußerst nervös, man läuft von einer Stelle zur andern. Man stößt leicht Beleidigungen aus. Nervosität in der Magengrube, wenn man eine Nachricht erhält oder wenn man sich an einen unangenehmen Vorfall erinnert. Die Dinge „legen sich auf den Magen". Man kann die passenden Worte nicht finden, vergisst die Namen von Personen. Schwierigkeit in der Auffassung.

Schwindel: Schwindel mit dem Empfinden, man schwanke oder balanciere, mit Übelkeit und Schwarzwerden vor den Augen.

Kopf: Spannungsgefühl der Kopfhaut, Juckreiz des Haarbodens. Gefühl von Hitze, brennendem Jucken und brennendem Stechen, auf kleine Bezirke beschränkt. Haarausfall. Haar und Körperbehaarung spröde und trocken.

Kopfschmerz: Kopfschmerz in der Stirne, den Schläfen, im Nacken, im Hinterhaupt mit Ausstrahlung vorwärts oder rückwärts. Einseitige Kopfschmerzen, links oder rechts, mit Ausstrahlung zum Nacken, zum Ohr, ins Gesicht, in die Zähne, die Augen. Nagelkopfschmerz. Druckgefühl und schmerzhafte Kompression begleiten die Kopfschmerzen. Besserung der Kopfschmerzen durch Kälte, durch Druck, in frischer Luft. Verschlimmerung bei Bewegung, Beugen des Kopfes, und durch Sonnenbestrahlung.

Augen: Juckreiz und Hitzegefühl in den Augenlidern und der Umgebung des Auges. **Muskelkontraktionen und Muskelzuckungen in der Umgebung des Auges und im Augenlid, ticartiges Schließen des Auges.** Rötung der Bindehäute, mit Empfindlichkeit gegen Luftzug. Fremdkörpergefühl im Auge. Lidränder gerötet und ödematös. Gelbliche Sekretion, oder Trockenheit der Bindehaut. Stechende Schmerzen in den Augen, Schmerz, wie wenn ein Nagel in die Augen getrieben würde. Die Augenbeschwerden sind besser durch Kälte, schlimmer bei Luftzug.

Ohren: Schmerzen oder Beschwerden in einem oder beiden Ohren mit Ausstrahlung nach allen Richtungen. Schmerzhafter Druck in der Mastoidgegend, mit Ausstrahlung in die benachbarten Gebiete. **Abwechselndes Zu- und Offensein der Ohren. Ohren wie verstopft** mit Druckgefühl in den Ohren, mit Ohrenklingen. Besserung der Ohrbeschwerden durch Kälte.

Nase: Jucken der Haut über der Nase. Gefühl, als ob sich die Haut über der Nase zusammenzöge. Gefühl in der Nase wie zerquetscht oder wie wenn die Nasenknochen angenagt würden. **Gefühl von weit geöffneten Nasenlöchern mit fast an Schmerz grenzender Trockenheit derselben.** Das Einatmen wird als lästig empfunden. Kitzeln und Juckreiz in der Nasenhöhle. Niesen mit Kitzelgefühl; Niesen beim Einatmen von kleinsten Stäubchen. Verstopfung in einem oder beiden Nasenlöchern. Schnupfen mit Hitzegefühl, Jucksensation und Verstopfung einer Nasenhälfte.

Gesicht: Hitze im Gesicht. Gesicht gerötet, mit Erythem, wie nach einer Verbrennung ersten Grades. Oberflächliche einseitige Hitze im Gesicht. Kitzeln, Ameisenlaufen, Taubheitsgefühl. Spannungsgefühl und Kontraktionszustand der Gesichtsmuskulatur. Herabhängen der rechten Gesichtsseite, von der Schläfe bis zum Kinn. **Dumpfe, ziehende, neuralgische Schmerzen in einer Gesichtshälfte,** mit Ausstrahlung zum Ober- und Unterkiefer und in die Zähne.

Mund: Trockener Mund. Vermehrung der Speichelbildung im Wechsel mit trockenem Mund. Hitze und Jucken im Munde oder in Teilen desselben. Geschmacklosigkeit der Speisen. Wein schmeckt nach Parfüm.

Zähne: Dumpfe oder ziehende Schmerzen in allen Zähnen oder in einem Teil derselben. Schmerzen an den Stellen extrahierter Zähne. Gefühl von Lockerung der Zähne, man vermeidet das Kauen aus Angst, die Zähne könnten ausfallen; man bemüht sich, den Mund nicht weit zu öffnen, aus Angst vor der Kälte. Besserung der Zahnschmerzen durch Druck, durch Kälte. Gleichzeitigkeit von Zahnbeschwerden und von Präkordialschmerzen.

Innerer Hals: Trockenheit des Rachens. Gefühl eines Fremdkörpers, einer Kugel im Hals, Globusgefühl. Gefühl, als ob auf die Kehle ein Druck ausgeübt würde, als ob eine Binde fest herumgewickelt würde, Wärme <, Schlucken <, Kälte >.

Magen: Essen erzeugt Übelkeit. Übelkeit beim Gedanken an Essen. Schweregefühl im Magen wie zum Platzen. Schmerz im Magen wie nach schwerverdaulichen Dingen. „Nervosität" am Mageneingang mit Gefühl der Schwäche oder Anspannung beim Erhalten einer Nachricht oder Erinnerung an irgendein unangenehmes Vorkommnis.

Abdomen: Hitze wie Feuer im Leib, rund um die Taille ausstrahlend. Spannender Schmerz, in der Gürtelgegend, wie wenn etwas zu eng um die Gürtelgegend gelegt würde. Schmerzhafte Kontraktionen im Leib, gefolgt von einer durchfallartigen Entleerung, schwarz wie Teer.

Rektum und Stuhl: Schwärzlicher, stinkender Kot. Schwarzer Stuhl zusammen mit Teilen von sehr heller Farbe. Stuhl grünlich. Durchfall mit starken Schmerzen im Leib, wie Messerstiche und allgemeines Fieberschauern. Spasmus des Mastdarms mit Tenesmus. Gefühl nach der Entleerung von Nicht-völlig-entleert-Sein.

Blase: Unerträgliche Hitze in der Blase, alle Augenblicke Harndrang und nur tropfenweise Entleerung mit Verzweiflung und Selbstmordgedanken, wobei man verzweifelt von einer Seite zur andern läuft. Harnretention mit tropfenweisem Wasserlassen, mit heftigem Drang, mit Hervortreibung von Hämorrhoiden. Man verbringt Stunden in Kauerstellung beim Versuch, Harn zu lassen.

Harnröhre: Stiche von der Blase zur Harnröhre.

Urin: Harn brennt wie Feuer.

Geschlechtsorgane:
- weiblich: Schmerz in der Gegend des linken Eierstocks, zum linken ☉ **Bein** und zum linken Hypochondrium ausstrahlend. Menses verzögert oder zu früh, verminderter Blutabgang. Übelriechende Menstruation. Leukorrhö mit Geruch nach verbranntem Blut.
- männlich: Brennende, reißende, stechende Schmerzen im Hoden. Schmerz wechselt von einem Hoden zum andern. Hodenschmerzen im Wechsel mit Hinterkopfschmerzen.

Atmung: Druckgefühl und **schmerzhaftes Beklemmungsgefühl mit Atemnot.**

Husten und Expektoration: Husten wie zum Ersticken, mit Kitzel in der Kehle, welcher am Sprechen hindert. **Trockener, heftiger, anhaltender Husten, welcher vom Kehlkopf oder der Suprasternalgrube ausgeht.** Gelblicher, weißgelblicher, gelbgrüner Auswurf. Auswurf mit dem Geschmack nach Käse.

Brust: Stechende Schmerzen in verschiedenen Teilen des Brustkorbs. Schmerzen wie von einer Quetschung oder einem Stoß. Angstzustände in der Brust, welche dazu zwingen, tief Atem zu holen.
Stechende Schmerzen in der Herzgegend, wie von einer Nadel. Präkordiale Schmerzen abwechselnd mit Zahnsymptomen. Gefühl, als ob das Herz aufgehängt wäre, mit dem Bedürfnis, es mit der Hand zu halten. Gefühl, als ob eisige Wassertropfen in das Herz rinnen würden. Gefühl, als ob das Herz zu groß wäre. Gleichzeitigkeit von Präkordialschmerzen und Zahnbeschwerden.
Beklemmende, zusammenziehende Schmerzen, dumpfe Schmerzen in der Herzgegend. Schmerz am Herzen durch kleine Widerwärtigkeiten. Extrasystolen mit kompensatorischen Pausen. Herzklopfen.

Extremitäten: Rheumatische Schmerzen in allen Muskeln und Gelenken, reißend, stechend, spannend, brennend, dumpf; wie von einer Quetschung. Ermüdungsgefühl und Gefühl von Schwere mit Bewegungsunlust.
Empfindung von Einschlafen, Ameisenlaufen, Kitzel und Jucken in Teilen der Gliedmaßen. Hitzegefühl, wie verbrannt.
Gefühl, als ob elektrischer Strom durch die Arme liefe. Unwillkürliche Zuckungen und Kontraktionen der Muskeln. Sensation wie von einer Binde um den Leib, eines Verbandes oder einer Manschette an den Gliedern.

Schlaf: Schlaflosigkeit bis 2 oder 3 Uhr morgens. Schlaflosigkeit mit dem Kopf voller Gedanken. Träume von Insekten.

Frost und Frösteln: Allgemeiner Fieberschauer im Wechsel mit Hitze.

Haut: Jucken ohne Hautausschlag. Jucken mit Ödem an den Stellen, wo man gekratzt hat.
Kleine Bezirke mit Hitzegefühl, mit Hyperästhesie der Haut, mit dem Gefühl der Verbrennung. Hitzebezirke auf der Haut, flüchtig und von schnellem Wechsel an verschiedenen Körperteilen. Sensation von Berührung mit einem kleinen kalten Gegenstand.
Kontaktekzem an den Fingern der Hände. Juckendes makulo-erythematöses Exanthem im oberen Teil der Brustgegend. Erythem wie von Sonnenbrand. Lokales Erythem infolge Sonnenbestrahlung.
Gerötete Papeln in der Größe von kleinen Bohnen mit geringem Juckreiz, am ganzen Körper. Kratzen >, Baden < und Waschen <.

Allgemein: Hitzegefühl mit Schweißausbruch und Schwäche.

248.6
Dosierung

Mössinger geht von dem Gedanken aus, den Organismus in seiner Eigenleistung gegenüber dem allergischen Geschehen anzuregen. Er verwendete daher bei Asthma bronchiale intravenöse Injektionen in der Größenordnung von D 7, D 6 und D 5, wobei er Wert darauf legte, durch vorsichtige Steigerung der Dosis eine leichte Erstverschlimmerung zu erzielen. Nach Abklingen derselben blieb er in der Dosis etwas unter dieser Menge. Er begann beispielsweise mit 0,1 ml der D 6 (entspricht also 1 ml D 7) und steigerte die Dosis langsam. Über 0,5 ml der D 5 ging er jedoch nicht hinaus, da bei dieser Dosis Nebenerscheinungen wie Hitze zum Kopf und Schwindel aufzutreten pflegten.
Bei diesem Verfahren konnte er Asthma bronchiale, allergisches Ekzem, Pollinosis in manchen Fällen sehr günstig beeinflussen. Diese spezifische Desensibilisierung erforderte intravenöse Gaben bei mehrmals wöchentlicher Anwendung über lange Zeit hinaus [3].

248.7
Literatur

[1] Gringauz J. Summary of an Experiment (Proving) of Histamin Hydrochloride on Humans. Journal of the American Institute of Homoeopathy 1952; 44: 1–7

[2] Gringauz J. Das Histaminchlorid. Zusammenfassung einer Arzneimittelprüfung am Gesunden. Deutsche Homöopathische Monatsschrift 1960; 11 (4): 149–174

[3] Mössinger P. Das persönliche Rezept. Ulm: Haug; 1962

[4] Stephenson J. Hahnemannian Provings: A Materia Medica & Repertory. Delhi: Jain; 1998: 149

249 Hura brasiliensis – hura

lt.: Hura brasiliensis, dt.: Sandbüchsenbaum, engl.: sand box tree

249.1 Substanz

Plantae – Euphorbiaceae (Wolfsmilchgewächse) – **Hura brasiliensis**

Es handelt sich um einen 10 bis 25 m hohen, immergrünen Baum mit glatter, stachelbesetzter Rinde. Er enthält einen giftigen ätzenden Milchsaft. Heimisch ist die Pflanze auf den Westindischen Inseln und in Mittel- und Südamerika von Costa Rica, Bolivien, Peru bis Brasilien und Guayana.

Für die homöopathische Zubereitung wird der durch Anbohren der Rinde gewonnene Latex verwendet.

249.2 Anwendung

Volkstümliche Anwendung in seiner Heimat im tropischen Afrika als Heilmittel gegen Lepra.

Homöopathische Anwendung findet das Arzneimittel bei vesikulärem Exanthem, Diarrhö und Dysthymien (nach Kommission D).

249.3 Arzneimittelprüfung

Mure hat eine Arzneimittelprüfung an 2 Männern und 2 Frauen mit je einem einzigen Tropfen der C 5 vorgenommen, wobei er die Nachbeobachtung teilweise bis zum 58. Tag (!) ausgedehnt hat. Es scheint mir unzweifelhaft, dass dadurch auch Symptome mit aufgenommen wurden, die nichts mit Hura brasiliensis zu tun haben, sondern interkurrenten Einflüssen, sei es psychischer, sei es somatischer Herkunft, zuzuschreiben sind. Die späten, nach dem 14. Tage aufgetretenen Symptome sind hier nicht berücksichtigt.

249.4 Arzneimittelbild

Leitsymptome: Die Grundzüge des Arzneimittelbildes stimmen jedoch mit dem anderer Euphorbien weitgehend überein. Eine besondere Note besitzt Hura brasiliensis durch eine starke Erregung der geistigen Funktionen und des Gemüts. Wird vorwiegend gegen bläschenförmige Hauteruptionen gebraucht.

Geist und Gemüt: Sehr aufgeregt und bedrückt wie von einem großen Unglück. Grundloses Weinen, gefolgt von Gelächter. Hypochondrie, Traurigkeit, Verzweiflung; sie meint, sie sei verschmäht und verlassen von ihren Verwandten. Neigung zu weinen; die Brust wie zusammengeschnürt wie bei Aufregung. Die geringste Kleinigkeit regt sie auf, sie fühlt sich dann bedrückt, mit Neigung zu weinen. Gereizt bei jedem Widerspruch. Sie fährt zusammen, wenn eine Tür plötzlich geöffnet wird. Schlaf ruhelos und oft unterbrochen. Träume angenehmer Art oder von Leichen.

Kopf: Verwirrung und Benommenheit. Blutandrang zum Kopf. Schweregefühl im Kopf.

Kopfschmerz: Schmerzhaftes Durchschießen durch den Kopf.

Augen: Augenlider gerötet. Brennen und Sandgefühl in den Augen. Blitze und Zickzacks vor den Augen.

Nase: Schnupfen, Nasenbluten. Geruchssinn verstärkt.

Gesicht: Müdes Aussehen mit Ringen um die Augen, wie nach einem Gelage. Gesicht gerötet und gedunsen.

Mund: Zunge weiß, mit Schmerz an der Spitze. Fleischige Exkreszenzen auf der Innenseite der Lippen. Klebriger Mund, fauler Geschmack. Geschmack nach Kupfer, nach Blut, nach Rauch.

Zähne: Schmerzen in den Zähnen und im Zahnfleisch beim Kauen.

Magen: Großer Hunger mit Magenschmerzen. Hunger, manchmal unmittelbar nach dem Essen. Übelkeit. Magenschmerz wie von Hunger, muss essen, um den Hunger zu erleichtern.

Abdomen: Heftige Kolik mit Durchfall und Frösteln. Scharfe, schießende, kurzdauernde Schmerzen im Unterleib, zum Schreien.

Rektum und Stuhl: Flüssige, schmerzlose Stühle, die beständig fließen, sobald er sich bewegt. Durchfall, gefolgt von großer Schwäche in der Brust. Harter, mühsamer Stuhl. Zusammenschnüren des Afters.

Diarrhö

Niere: Scharfer Schmerz in der rechten Niere beim Gehen, mit großem Drang zum Harnlassen.

Geschlechtsorgane:
- weiblich: Schießender Schmerz im Uterus. Leukorrhö. Menses zu früh.
- männlich: Unerträgliche Erektionen, verliebte Träume mit Erektionen. Zitronengelber Samen.

Atmung: Erstickungsgefühl in der Brust, besonders beim Denken an etwas, das schiefgegangen ist.

Husten und Expektoration: Trockener Husten. Beträchtlicher gelber, dicker, schaumiger Auswurf. Rostfarbener Auswurf.

Brust: Schießende Schmerzen im Brustkorb.

Rücken: Heftige Schmerzen in der Lenden- und Kreuzgegend.

Extremitäten: Schießende Schmerzen, Klopfen, rheumatische Schmerzen in Armen und Beinen. Schmerzen in den Gelenken wie verrenkt.

Haut: Pickel und Bläschen an allen Teilen der Haut, juckend und schmerzhaft. Gruppen von miliaren Bläschen. Bläschen treten besonders an den vorspringenden Knochenstellen auf. Rote Bläschen, die bersten bei Druck, sodass Wasser mit großem Druck herausspritzt.

Ekzem vesikulär

249.5
Dosierung

Empfehlenswert zwischen D 4 und D 12, bei Vorhandensein der psychischen Symptome auch Hochpotenzen.

249.6
Vergleichsmittel

- Euphorbiaceae: Acalypha indica, Croton tiglium, Euphorbia resinifera, Mancinella hippomane, Stillingia silvatica.
- Mezereum, Rhus toxicodendron, Rhus venenata, Mercurius solubilis Hahnemanni.

249.7
Literatur

[1] Allen TF. Hura. Encyclopedia of pure Materia Medica. Bd. 10. New York: Boericke & Tafel; 1874–1880: 542–543

[2] Clarke JH. Hura brasiliensis. Dictionary of practical Materia Medica. Bd. 1. London: Homoeopathic Publishing Company; 1900–1902: 914–916

[3] Mure-Catell. Arzeneimittellehre; von Dr. Mure. Allgemeine Homöopathische Zeitung 1850; 39 (1): 15–16

250 Hydrangea arborescens – hydrang

lt.: Hydrangea arborescens, dt.: Baumartige Hortensie, engl.: seven barks

250.1
Substanz

Plantae – Hydrangeaceae (Hortensiengewächse)
– Hydrangea arborescens

Es handelt sich um einen sommergrünen, 1 bis 1,5 m hohen Strauch. An den aufrechten Stängeln sitzen die kurzgestielten, eiförmigen Blätter gegenständig. Von Juni bis Juli bildet der Strauch grün-weißliche Blütendolden aus. Heimisch ist er im Osten Nordamerikas.

Homöopathische Verwendung finden die frischen unterirdischen Teile.

250.2
Pharmakologie und Toxikologie

Als Inhaltsstoffe finden sich cyanogene Glykoside, Chinozolin-Alkaloide und Cumarine. Bisher konnten keinerlei psychotrope Substanzen nachgewiesen werden.

250.3
Anwendung

Homöopathische Anwendung findet die Zubereitung bei Zystitis und Nephrolithiasis (nach Kommission D).

Hydrangea arborescens besitzt einen herkömmlichen Ruf als ein litholytisches Arzneimittel bei *Blasen-* beziehungsweise *Nierensteinen*. Dr. Nottingham, von Lansing, schreibt ihr die Eigenschaft zu, in physiologischen Dosen Benommenheit, Opressionsgefühl der Brust zu erzeugen und als Laxans, als diuretisches und salivatorisches Mittel und als Narkotikum zu wirken. Er führt einen Fall an, der im Alter von 71 seit 8 Jahren an Reizung des Blasensphinkters, Tröpfeln des Harns, heftigen Prostatakrämpfen, Nephropathie, gelbem Sand im Harn und kleinen Steinchen litt. Kein Erfolg bei ständigem Gebrauch der bestangezeigten Mittel. Er erhielt nun den Fluidextrakt der Hydrangea arborescens, 1 Teelöffel alle 3 Stunden, und die Beschwerden verschwanden in einer bemerkenswert kurzen Zeit [2]. Auch nach Cooper und Hansing besitzt es wertvolle Heilkräfte bei *Prostatahyperplasie* und *Urethralsyndrom* und wirkt der Neigung zur Bildung von *Nierensteinen* entgegen.

250.4
Vergleichsmittel

Berberis vulgaris, Chimaphila umbellata, Lycopodium clavatum, Ocimum canum, Solidago virgaurea, Sabal serrulatum, Equisetum hyemale, Populus tremuloides, Magnesium carbonicum, Leptandra virginica.

250.5
Literatur

[1] Clarke JH. Hydrangea arborescens. Dictionary of practical Materia Medica. Bd. 1. London: Homoeopathic Publishing Company; 1900–1902: 917–918

[2] Nottingham. Hydrangea arborescens. Amer. Homoeop. 1899; 15 (Nov)

251 Hydrastis canadensis – hydr

lt.: Hydrastis canadensis, dt.: Kanadische Gelbwurz, engl.: goldenseal

251.1
Substanz

Plantae – Ranunculaceae (Hahnenfußgewächse) – **Hydrastis canadensis**

Es handelt sich um eine perennierende, ca. 30 cm hohe krautige Pflanze mit unregelmäßigem knotigem Rhizom mit bis zu 30 cm langen fragilen Nebenwurzeln. Aus diesen treiben aufrechte kahle Stängel mit einem Grundblatt, zwei Stängelblättern, 5- bis 7-fach gelappt. Endständig bildet sie von Juni bis Juli eine grünlich-weiße Blüte ohne Kronblätter aus. Als Frucht entwickelt sich eine Sammelfrucht aus 12 kleinen roten Beeren. Heimisch ist sie in den Wäldern Nordamerikas.

Homöopathische Verwendung finden die getrockneten unterirdischen Teile von Hydrastis canadensis.

Hering und Allen verwendeten die frische Wurzel.

251.2
Pharmakologie und Toxikologie

Es finden sich neben Berberinen und Canadinen vor allem Phthalidisochinolin-Alkaloide, deren Grundgerüst ein tetracyclisches Ringsystem ist mit einem γ-Lacton-Ring als Substituent. Vertreter in Hydrastis canadensis ist (−)-β-Hydrastin, welches eine starke Ähnlichkeit mit dem (−)-α-Narcotin aufweist, dem Hauptalkaloid des Opiums, welches sich auch in Corydalis-Arten findet. Durch oxidative Spaltung entsteht aus (−)-β-Hydrastin Hydrastinin. Die Hydrastine sind für die adstringierende Wirkung der Pflanze verantwortlich. Die Substanz findet medizinische Anwendung zur Blutstillung. In sehr hohen Dosierungen zeigt sich ein strychninähnliches Vergiftungsbild.

251.3
Anwendung

Homöopathische Anwendung findet die Zubereitung bei Schleimhauteiterung auch mit Ulzera, Entzündung und Koliken des Leber-Galle-Systems und des Magen-Darm-Kanals, sowie bei Adenoiden (nach Kommission D).

Der therapeutische Gebrauch bei **Gallenkoliken** wird dadurch verständlich, indem es regulierend und spasmolytisch in die Peristaltik der Gallenwege eingreift. Die **Hauptwirkung** bei der Arzneimittelprüfung am Gesunden zeigt sich hauptsächlich an den **Schleimhäuten** des ganzen Körpers, welche zu vermehrter Absonderung und zu Entzündung bis zu Exkoriationen gereizt werden. Die Verdauungsorgane, Magen und Darm, und auch die Leber werden stark beeinflusst. Es ist als ein wichtiges Mittel gegen **Obstipation** zu betrachten. Die Leberbeziehung ist durch gallearme Stühle erkennbar. Die Verwendung von Hydrastis canadensis bei **chronischen Infekten,** wo immer sie sein mögen, war bei den Eklektikern[272] Nordamerikas schon vor der Prüfung am Gesunden gebräuchlich und wurde durch den Arzneimittelversuch am Gesunden bestätigt.

Neben der Reizung des gesamten Schleimhautsystems steht die Beziehung zur glatten Muskulatur mit dem Einfluss auf die Peristaltik des Magen-Darm-Kanals, der Gallenwege, des Uterus mit der daraus resultierenden blutstillenden Wirkung im Mittelpunkt. Bei der Blutstillung dürfte auch noch die Verengerung der Blutgefäße von Einfluss sein. Lewin gibt an, dass die blutstillende Wirkung der Hydrastis canadensis durch Gefäßkontraktion zustande komme, dass aber bei länger dauerndem Gebrauch auch eine Verstärkung der Blutung beobachtet wurde [5].

---

[272] Unter den nordamerikanischen Eklektikern verstand man seinerzeit jene Ärzte, die Homöopathika nicht nach dem *Organon der Heilkunst* Samuel Hahnemanns verschrieben. Sie waren den Hochpotenzen und der Psora-Theorie gegenüber skeptisch eingestellt und verschrieben auch Komplexmittel (Schmidt 1996: 106).

251 – Hydrastis canadensis – hydr

251.4 Konstitution

Als Typus hat sich in der Praxis ergeben: Schwache, leicht ermüdbare Menschen mit Abmagerung und Kräfteverfall, mit veralteten Schleimhauterkrankungen und schwacher Verdauung, mit Gallenblasenentzündungen und Gallensteinleiden, selbst bei präkanzerösen Zuständen der Schleimhäute. Es besteht ein Schwäche- und Elendigkeitsgefühl im Magen. Hat sich bei Verstopfung häufig bewährt, besitzt ausgesprochen tonisierende Kräfte und hat auch dem Krebs öfter vorübergehend Einhalt geboten, die Kräfte gehoben und Schmerzen beseitigt. Eine Heilung desselben ist damit nicht zu erwarten.

251.5 Arzneimittelbild

Leitsymptome: Tiefgreifende Schleimhautmittel bei dicker, weißlicher oder gelber Absonderung aller Schleimhäute, auch blutig und fadenziehend.
Wirkt auf die glatte Muskulatur, zum Beispiel der Blutgefäße (blutstillend), oder die Gallenblase (Koliken).
Schwaches Gefühl im Magen mit Senkungsgefühl, dabei Neigung zu Herzklopfen und Hitzewallungen.
Verstopfung ⊙ **mit Schleimfetzen, bei gereizter Darmschleimhaut.**
Kälte <.

Geist und Gemüt: Erregung, Halluzinationen, Trübung des Bewusstseins. Gefühl wie narkotisiert, Delirien mit kurzdauernder Bewusstlosigkeit, geistiger Trägheit als Resultat toxischer Dosen.

Kopfschmerz: Dumpfe, heftige Schmerzen in Stirne. Scharfe, schneidende Schmerzen in den Schläfen.

Augen: Konjunktivitis mit Schwellung der Augenlider und Absonderung von großen Mengen dickweißen Schleims. Erweiterte Pupillen.

Konjunktivitis
Blepharitis

Ohren: Ohrgeräusche wie von Zahnrädern.

Seromukotympanum

Nase: Ständige Absonderung von dickem, weißlichem Schleim, sehr reichlich, fadenziehend, mit Verstopfung der Nase und Wundheit der Schleimhaut. ⊙ **Der Schleim tropft ständig durch die Choanen in den Rachen hinab.**

Sinusitis
Ozaena

Gesicht: Hitzewallungen des Gesichts mit wundroseartiger Rötung. Nase, Mund und Lippen sind heftig geschwollen. Pustelbildung um Mund und Kinn. Ausschlag wie Pocken.

Lippenkarzinom

Mund: Mund klebrig, zäher Schleim im Mund. Breiter gelber Streifen auf der Zunge. Geschmack wie Pfeffer. Geschwüre auf rotem Grund an Lippen und Mundschleimhaut. Zunge geschwollen, zeigt die Zahnabdrücke.

Aphthen
Stomatitis
Zungenkarzinom

Innerer Hals: Zäher, gelber oder weißer Schleim in der Kehle, mit Räuspern und Wundheitsgefühl.

Pharyngitis chronisch

Magen: Saures Aufstoßen, Brennen in der Nabelgegend, **Schwächegefühl im Magen, gefolgt von dumpfem Schmerz, starkes Senkungsgefühl und Schwäche im Magen** mit heftigem und langanhaltendem Herzklopfen, ⊙ **nicht besser durch Essen.**

Magenatonie
Gastritis
Ulcus ventriculi
Magenkarzinom

Abdomen: Schmerzen dumpfer und schneidender Art im Hypogastrium, Leibschneiden mit hellfarbenen Stühlen.

> Enteritis
> Cholelithiasis
> Cholezystitis
> Hepatopathie

Rektum und Stuhl: Saure, grünliche Durchfälle. Schmerzen am After beim Stuhlgang. Hartnäckige Schlaffheit der Gedärme.

> Obstipation
> Hämorrhoiden
> Analfissur
> Rektumkarzinom

Harnröhre:

> Urethrorrhö akut und chronisch

Geschlechtsorgane:
- weiblich: Keine Prüfungssymptome. Die Anwendung auf die Sexualorgane erfolgt aufgrund der Wirkung auf die Schleimhäute (Katarrh erzeugend) und auf den Tonus der glatten Muskulatur der Blutgefäße und des Uterus steigernd. Bei Anwendung gegen heftige Menorrhagie hat man gelegentlich zweiphasische Wirkung beobachtet, zuerst Verminderung, dann Steigerung der Blutung.

> Zervixulzera
> Leukorrhö dick zäh ätzend
> Menorrhagie

Larynx und Trachea:

> Laryngitis

Husten und Expektoration: Ständiges Kitzeln im Kehlkopf, mit rauem, trockenem Husten.

Brust: Bronchitis, mit Schwäche und Verlust des Appetits. Schwäche der Herztätigkeit und des Pulses. Zyanose.

> Mammakarzinom als Palliativum auch äußerlich

Extremitäten: Rheumatoide Schmerzen in Muskeln und Gelenken. Pocken, Windpocken. Lupus erythematodes.

Haut: Hautausschlag wie Pocken oder wie Wundrose im Gesicht, an Händen, Füßen, mit Brennen und Abschälen der Haut.

251.6
Dosierung

D 1 bis D 12 und ∅.

251.7
Vergleichsmittel

- Ranunculaceae: Aconitum napellus, Actaea spicata, Adonis vernalis, Cimicifuga racemosa, Clematis erecta, Helleborus niger, Paeonia officinalis, Pulsatilla pratensis, Ranunculus bulbosus, Ranunculus sceleratus, Staphysagria.
- Infekte der Luftwege, Sekretion zäh, fadenziehend: Coccus cacti, Kalium bichromicum.
- Infekte der Luftwege, Sekretion dick, gelb: Arsenum iodatum, Hepar sulphuris, Pulsatilla pratensis, Stannum metallicum, Stannum iodatum, Sulphur lotum.
- Leukorrhö, zäh, gelb: Alumina oxydatum, Kalium bichromicum.
- Leukorrhö, ätzend: Acidum nitricum, Carboneum sulphuratum, Kreosotum, Sepia succus, Sulphur lotum.

251.8
Literatur

[1] Allen TF. Hydrastis. Encyclopedia of pure Materia Medica. Bd. 4. New York: Boericke & Tafel; 1874–1880: 613–625

[2] Clarke JH. Hydrastis canadensis. Dictionary of practical Materia Medica. Bd. 1. London: Homoeopathic Publishing Company; 1900–1902: 919–924

[3] Hale EM. Hydrastis canadenis. (Golden seal.). New Remedies. 5. Aufl. Philadelphia: Boericke & Tafel; 1897: 355–361

[4] Hughes R. Hydrastis. Cyclopaedia of Drug Pathogenesy. Bd. 2. London: Gould; 1886–1891: 649–653

[5] Lewin L. Die Nebenwirkungen der Arzneimittel; pharmakologisch-klinisches Handbuch. 3. Aufl. Berlin: Hirschwald; 1899: 615

[6] Schmidt JM. Die Verbreitung der Homöopathie in den USA. In: Heinze S, Hrsg. Homöopathie 1796–1996. Katalog zur Ausstellung 17. Mai bis 20. Oktober 1996. Dresden: Edition Lit.europe; 1996: 106

252   Hydrocotyle asiatica – hydrc

syn.: Centella asiatica, lt.: Hydrocotyle asiatica, dt.: Indischer Wassernabel, engl.: Indian Pennywort

252.1
Substanz

Plantae – Apiaceae (früher Umbelliferae, Doldengewächse) **– Centella asiatica**

Es handelt sich um eine perennierende, krautige Pflanze mit kriechend wachsenden Sprossachsen, aus denen kahle aufrechte Stängel treiben, die von den nierenförmigen Laubblättern an deren herzförmiger Basis umfasst werden. Von April bis Oktober bildet die Pflanze weißrosa Blüten. Die Pflanze findet breite Anwendung. Heimisch ist sie in Hinterindien und China, der Südsee, Australien und Afrika.

Homöopathische Verwendung finden die getrockneten oberirdischen Teile.

252.2
Pharmakologie und Toxikologie

Als Hauptinhaltsstoff wurde das Asiaticosid isoliert, ein vom α-Amyrin abgeleitetes saponinähnliches Triterpen-Glykosid. Es hat eine wundheilungsfördernde Wirkung.

252.3
Anwendung

Hydrocotyle asiatica wurde früher bis in die heutige Zeit als Heilmittel bei Lepra verwandt. Volksheilkundlich findet sie breite Anwendung. Auch in der traditionell chinesischen Medizin wird sie seit Jahrtausenden eingesetzt.

Homöopathische Anwendung findet die Zubereitung bei Metritis, Dermatosen mit Lichenifizierung und Pruritus (nach Kommission D).

In der Homöopathie wurde Hydrocotyle asiatica bei *Psoriasis* und anderen Hautaffektionen wie *Lupus*, *Ekzemen*, *Acne vulgaris* vielfach empfohlen.

Die Symptome vonseiten der Geschlechtsorgane fanden seither wenig Verwendung.

252.4
Arzneimittelprüfung

Die Symptome der Arzneimittelprüfung wurden gewonnen von Andomit an Patienten, die Hydrocotyle asiatica gegen Lepra und andere Hautkrankheiten erhalten hatten, sowie durch Prüfung an Gesunden [2].

252.5
Arzneimittelbild

Geist und Gemüt: Gleichgültigkeit und düstere Gedanken. Allgemeine Abspannung und Müdigkeit im ganzen Körper. Muskeln wie zerschlagen.

Kopfschmerz: Neuralgische Schmerzen im ganzen Kopf.

Blase: Viel Harndrang und Abgang reichlichen Harns. Reiz im Blasenhals.

Geschlechtsorgane:
- weiblich: Röte der Vulva und Vagina sowie des Muttermundes. Ausgesprochen scharfe Schmerzen in der Gebärmutter, wie Wehen. Hitzegefühl im Grund der Scheide, Jucken und Prickeln am Scheidenausgang. Leukorrhö.

> *Pruritus vaginae*
> *Zervizitis*
> *Metritis*

Extremitäten: Gefühl von schmerzhafter Zerschlagenheit. Kann fast nicht stehen, schwankender Gang. Rheumatische Schmerzen und Krämpfe in den Muskeln.

Haut: Wundrosenartige Rötung. Fast kreisrunde Stellen mit leicht erhabenen, abschuppenden Rändern. Leichtes Erythem im Gesicht, an Nacken, Rücken, Brust, Armen und Hüften. Papeln im Gesicht. Unerträgliches Hautjucken. Starke Hitzegefühle und Schweiße.

> Ekzem, auch stark schuppend
> Psoriasis
> Erysipel
> Elephantiasis
> Lupus
> Lepra, soweit noch keine Ulzeration eingetreten ist

252.6
Dosierung

D 1 bis D 6.

252.7
Vergleichsmittel

- Apiaceae: Aethusa cynapium, Asa foetida, Cicuta virosa, Conium maculatum, Oenanthe crocata, Petroselinum crispum, Phellandrinum aquaticum, Sumbulus moschatus.
- Dermatose: Arsenicum album, Graphites naturalis, Magnesium carbonicum, Magnesium fluoratum, Petroleum crudum, Psorinum, Sepia succus, Sulphur lotum.

252.8
Literatur

[1] Allen TF. Hydrocotyle. Encyclopedia of pure Materia Medica. Bd. 4. New York: Boericke & Tafel; 1874–1880: 625–628

[2] Andomit. Arzneimittelprüfung Hydrocothyle. Allgemeine Homöopathische Zeitung 1858; 56: 46

[3] Clarke JH. Hydrocotyle asiatica. Dictionary of practical Materia Medica. Bd 1. London: Homoeopathic Publishing Company; 1900–1902: 924–926

[4] Gohil KJ, Patel JA, Gajjar AK. Pharmacological Review on Centella asiatica: A Potential Herbal Cure-all. Indian J Pharm Sci 2010; 546–556, doi: 10.4 103/0250–474X.78 519

[5] Hughes R. Hydrocotyle. Cyclopaedia of Drug Pathogenesy. Bd. 2. London: Gould; 1886–1891: 653–655

253 Hydrophis cyanocinctus – hydroph

lt.: Hydrophis cyanocinctus, dt.: Blaugebänderte Ruderschlange, engl.: blue-bandes sea snake

253.1
Substanz

Animalia – Serpentes (Schlangen) **– Elapidae** (Giftnattern) **– Hydrophiidae** (Seeschlangen) **– Hydrophis – Hydrophis cyanocinctus**

Es handelt sich um das Wehr- und Jagdsekret von Hydrophis cyanocinctus. Dies ist eine rein aquatisch lebende, bis zu 2 m lange, proteroglyphische[273] Seeschlange mit kleinem Kopf, deren Schwanz als Ruderschwanz umgebildet ist. Sie atmet Luft, kann jedoch bis 2 Stunden unter Wasser bleiben. Man findet sie am Persischen Golf, im Indischen Ozean, im Pazifik bis Japan und Australien in den Küstengewässern und Riffen.

Homöopathische Verwendung findet das Wehr- und Jagdsekret von Hydrophis cyanocintus.

253.2
Pharmakologie und Toxikologie

Der Biss der Seeschlange ist nicht schmerzhaft. In nur ca. 20 % der Bisse wird auch Gift injiziert. Die beobachtbaren Reaktionen sind vor allem durch die Aktivität der Phospholipase-A2 bedingt, einem Myotoxin. Dabei kommt es nach 30 bis 120 Minuten zu Angstreaktionen mit Kältegefühl, Schweißausbrüchen bis hin zur Synkope. Im Vordergrund stehen Muskelschmerzen, die zu einer anfänglich aktiven schmerzbedingten Bewegungslosigkeit führen, und dann auch zu einer passiven. Betroffen sind vor allem Nacken, Rumpf, Gesicht und Extremitäten. Es entwickelt sich ein Pseudotrismus durch den Masseterschmerz. Nach 3 bis 6 Stunden kann es zu Rhabdomyolyse mit konsekutivem Ansteigen der Serumkaliumwerte kommen, was Arrhythmien zur Folge haben kann. Laborchemisch steigen die Werte der Kreatinin-Kinase, der Aspartat-Amino-Transferase (AST = GOT) und das Kreatinin an. Auch eine Leukozytose bis 20.000/µl wird beobachtet. Durch die Rhabdomyolyse kann es zu einem sekundären Nierenschaden, der sog. Crush-Niere, kommen. Die peripher neurologischen Erscheinungen wie die Ptosis, die Diplopie durch Parese der Augenmuskeln sowie Schluck- und Sprachstörungen sind durch postsynaptische Neurotoxine bedingt, die am Acetylcholin-Rezeptor angreifen. Auch anaphylaktoide Reaktionen auf Schlangengifte werden beschrieben. Eine hämolytische Aktivität steht nicht im Vordergrund.

Bei den von dieser Schlange gebissenen Fischern wurden schwere motorische Paresen beobachtet, einschließlich Kieferklemme, Störung der Atmung, des Schluckens und Sprechens, Ptosis der Augenlider. Die Muskulatur wird sehr schmerzhaft. Der Urin kann rot oder schwarz werden. Allgemeine Körperkälte wird auch bei diesem Schlangengift festgestellt. Der Tod erfolgt unter Zyanose und Krämpfen. Leichte Lähmungen können schon nach einigen Stunden zurückgehen. Bei einem völlig gelähmten Fischer, der schon nach 6 Stunden nicht mehr sprechen, schlucken und sich bewegen konnte und bereits als tot angesehen wurde, trat völlige Erholung im Lauf von 3 Monaten ein.

253.3
Anwendung

Nach Ansicht Leesers verdienen die bulbären Symptome besondere Beachtung.

253.4
Arzneimittelprüfung

Eine Arzneimittelprüfung wurde von J. R. Raeside mit 8 männlichen und 2 weiblichen Prüfern sowie 4 Kontrollpersonen vorgenommen [1]. Verwendet wurde C 6 und C 30. Leider wurde nicht angegeben, welche Symptome unter C 30 und welche unter C 6 hervorgerufen wurden. Über toxische Beobachtungen berichtet Reid [2].

---

[273] für Elapidae typische starre, senkrechte, paarige Oberkiefergiftzähne, an der Vorderseite gefurcht.

253.5
Arzneimittelbild

Geist und Gemüt: Lethargie, geistige Trägheit, Konzentrationsunfähigkeit, Ermüdung, Vergesslichkeit. Aufschrecken aus dem Schlaf.

Augen: Die Augen sind schwer, kann sie nicht öffnen. Schwierigkeit beim Fixieren der Gegenstände. Fippern der Augenlider. Plötzlich unklares Sehen. Das Sehen ist gestört. Hemianopsie links.

Ohren: Linkes Ohr taub.

Gesicht: Kiefersperre. Kann nicht richtig kauen.

Mund: Trockenheitsgefühl im Mund. Verlust des Geschmackssinnes.

Innerer Hals: Trockenheit im Halse.

Atmung: Erstickungsgefühl, schlimmer beim Niederliegen. Dyspnoe mit Herzklopfen.

Brust: Schmerz in der Brust beim Schlucken.

Rücken: Steifigkeit im Rücken und im Nacken

Extremitäten: Schwäche in den Beinen und in den Armen. Gefühl, als ob man auf Luft ginge. Schmerzen in einzelnen Muskelgruppen. Krampf im Bein. Kalte Füße, schlimmer nachts.

Schlaf: Schlaflosigkeit (Bissfolge).

Schweiß: Vermehrtes Schwitzen (Biss).

Haut: Zyanose

Allgemein: Allgemeine Körperkälte (Biss). Allgemeine Kraftlosigkeit, als ob er sterben sollte.

253.6
Dosierung

Ab D 8.

253.7
Vergleichsmittel

Schlangen-Arzneien: Bothrops lanceolatus, Cenchris contortrix, Crotalus horridus, Elaps corallinus, Lachesis muta, Naja naja, Vipera berus.

253.8
Literatur

[1] Raeside JR. Hydrophis cyanocinctus. British Homoeopathic Journal. 1959; 48 (3): 196–215

[2] Reid HA. Sea-Snake Bites. British Medical Journal 1956; 4 984, (2): 73–78

[3] Reid HA. Sea-Snake Bite: A Survey Of Fishing Villages In North-West Malaya. British Medical Journal 1957; 5 056 (2): 1266–1272

254 Hyoscyamus – hyos

lt.: Hyoscyamus niger, dt.: Schwarzes Bilsenkraut, engl.: black henbane

254.1 Substanz

Plantae – Solanaceae (Nachtschattengewächse) – **Hyoscyamus niger**

Es handelt sich um eine 1- oder 2-jährige Pflanze, die eine Höhe von 40 bis 80 cm erreicht. An ihrem Stängel finden sich die klebrigen behaarten Blätter unten gestielt, nach oben halbstängelumfassend. Von Juni bis Oktober zeigen sich aromatisch duftende, blassgelbe, meist violett geäderte Blüten, aus denen sich eiförmige Früchte mit ca. 200 kleinen Samen entwickeln. Die Pflanze ist in ganz Europa bis nach Asien und Nordafrika heimisch. Meist findet sie sich an Wegrändern, auf Schuttplätzen oder an einer alten Kirchenmauer wachsend. Sie gehört zu den Ruderalpflanzen.

Homöopathische Verwendung findet die ganze frische, blühende Pflanze.

254.2 Pharmakologie und Toxikologie

Die Hauptwirkstoffe sind die Tropan-Alkaloide Atropin, ein Racemat aus D-Hyoscyamin und L-Hyoscyamin, und Scopolamin. Beide wirken durch kompetitive Hemmung antagonistisch an muscarinergen Acetylcholin-Rezeptoren und führen zu den Symptomen Mydriasis, Erythem, Tachykardie, Bronchodilatation, verminderte Speichel- und Schweißsekretion sowie Lähmung des Gastro-Intestinal-Traktes. Der vergleichsweise zu Belladonna stärkere Scopolamin-Gehalt bedingt ein stärkeres Hervortreten von Lähmungserscheinungen und stärkere zentrale Dämpfung. Scopolamin wirkt des Weiteren stärker sekretionshemmend als Atropin und stark antiemetisch. Die kardialen Wirkungen sind jedoch geringer [9].

254.3 Anwendung

Wegen seiner anästhetischen Wirkung wurde die Substanz im Mittelalter als Narkotikum genutzt.

Homöopathische Anwendung findet die Zubereitung bei Unruhe und Erregungszuständen, Insomnie sowie spastischen Zuständen der Atemwege und der Verdauungswege (nach Kommission D).

Die hochgradige Erregung des Zentralnervensystems ist verbunden mit Kongestion zu diesem Organ, jedoch nicht in gleichem Maße wie bei Stramonium oder gar bei Belladonna. Infolgedessen sind die Erregung des Gefäßsystems und die dadurch bedingten **Fieber**symptome geringer als bei diesen.

Die Gehirnreizung zeigt sich in phantastischen **Delirien** mit großer Ruhelosigkeit und Verwirrung. Hervorstechend sind eine große Schwatzhaftigkeit und obszönes Verhalten. Schlägt um sich und beißt, angriffslustig. Großer Argwohn und Eifersucht.

In der Peripherie treten Spasmen an Ösophagus, Kehlkopf und Bronchien auf, sowie Zittern der Glieder und **tetanische Krämpfe**. Daher ist eine Verwendung bei **Reizhusten** mit trockenen Schleimhäuten, schlimmer nachts und beim Niederliegen und als Palliativum des Tremors bei **Parkinson-Syndrom** angezeigt.

Lähmungsartige Zustände werden besonders an der Blase und am Mastdarm beobachtet und werden entsprechend therapeutisch ausgenützt.

254.4 Arzneimittelbild

Leitsymptome: Große Gehirnerregung mit Delirien und Halluzinationen, dabei große Schwäche. Puerperalmanie.

Geile Reden und Gebärden. Exhibitionismus. Nymphomanie zum Beispiel bei unterdrückter Menses.

Schwatzhaftigkeit. Argwohn und Eifersucht.

Krämpfe der unwillkürlichen und willkürlichen Muskulatur, Tremor und Zuckungen.

Unwillkürlicher Abgang von Stuhl und Harn (Lähmung).

Verschlimmerung des krampfartigen Hustens bei Nacht,

⊙ **durch Niederliegen und während der Menses, durch Berührung, besonders des Leibes.**

⊙ **Folgen von erlittenem Unrecht, von unglücklicher Liebe, von Aufregungen, von Eifersucht.**

> *Affektivitätsstörung*
> *Psychose manisch*
> *Delirium tremens*
> *Chorea minor*

Geist und Gemüt: Delirien mit großer Ruhelosigkeit, völlige Verwirrung, **sehr schwatzhaft**, oder murmelnde Delirien.

Führt unzüchtige Reden, schwatzt schamloses und verliebtes Zeug. [Er zieht sich nackt aus.] [Höchst wütend und nackt bringt sie Tag und Nacht schlaflos unter Schreien zu.]²⁷⁴

⊙ **Will die Arznei nicht nehmen und fürchtet, vergiftet zu werden.** Furcht, von Tieren gebissen zu werden. Sieht in der Verwirrung Menschen für Schweine an. Macht lächerliche Gebärden wie ein tanzender Narr.

Furcht vor Getränken; **fällt nach jedem Trinken in Konvulsionen.**

Lacht über alles und weint dann wieder, oder ist ängstlich und scheu, dann bösartig und angriffslustig. Eifersucht, Gewalttätigkeit, schlägt und beißt. **Versucht zu entfliehen und springt aus dem Bett**, rennt kopflos umher und tanzt.

Händelsüchtiges (raufsüchtiges) und beleidigendes Benehmen. Höchst wütend, in der Wut äußert er unbändige Kräfte.

Schlummersucht mit Halluzinationen. Völliger Verlust des Bewusstseins. Gefühllose Betäubung, ständiges Murmeln, Blick stiert ins Leere mit weiten Pupillen, **Flockenlesen in der Luft, Zupfen an den Bettdecken.** Kiefer hängt herab. Sehnenhüpfen und Muskelzuckungen. **Betäubung, antwortet zwar auf an ihn gestellte Fragen, fällt aber alsbald in Betäubung zurück.**

Heftiges Umherwerfen und Verzerren der Glieder wie bei einer schweren Chorea.

Krämpfe in allen Gliedern. Zustände wie Tetanus oder wie Epilepsie. Fällt plötzlich zu Boden, mit einem Schrei und mit Krämpfen.

Stuhl und Harn gehen unfreiwillig ab.

Auffahren aus dem Schlaf mit Schreck, Schreien im Schlaf. Schwere Träume. Träume von wilden Tieren, die auf ihn losgehen. Lüsterne Träume.

> *Schlaflosigkeit mit Aufschrecken und Aufschreien*

Schwindel: Schwindel.

Kopf: Krämpfe des Gehirns.

> *Durchblutungsstörung zerebrovaskulär*
> *Apoplex*

Kopfschmerz: Blutandrang zum Kopf mit Kopfschmerzen, die sich durch Wärme bessern und durch Vornüberbeugen und Bewegung verschlimmern.

Augen: Pupillen erweitert, gerötete und ungewöhnlich glänzende Augen. Lähmung der Augenmuskeln, Doppeltsehen, Gegenstände erscheinen in farbiger Umrandung. Funken und Blitze vor den Augen.

Gesicht: Gesicht erhitzt mit klopfenden Karotiden oder blass und eingefallen, auch bläuliche, livide Gesichtsfarbe. Gesichtszüge verzerrt. Wilder, funkelnder Blick.

Innerer Hals: Zusammenschnürungsgefühl im Schlund, erschwertes Schlucken. Unmöglichkeit zu schlucken infolge Trockenheit des Schlundes. **Große Trockenheit** mit Stechen im Hals. **Der Hals ist so zusammengeschnürt, dass ihn ein Schluck Tee ersticken will.** Nach dem Trinken verfiel er bald in Konvulsionen.

Magen: Krämpfe und Koliken im Bauch.

> *Singultus*

---

274 Die in eckigen Klammern angeführten Symptome stammen aus der Anwendung des Extraktes bei psychiatrischen Kranken, die Hahnemann von Creding übernommen hat, also von Kranken, wodurch ihre Zuverlässigkeit an Wert verliert.

Abdomen: Auftreibung des Bauches.

Rektum und Stuhl: Stuhl geht unwillkürlich ab. Durchfälle.

> *Stuhlinkontinenz bei fieberhaften Infekten*

Blase: Krampf der Blase, Harn geht nicht ohne Pressen. **Lähmung der Blase mit unfreiwilligem Harnabgang.**

> *Harninkontinenz bei fieberhaften Infekten*

Geschlechtsorgane:
- weiblich: Menses sehr verstärkt oder unterdrückt. Wehenartige Schmerzen vor der Menses.
- männlich: Heftige sexuelle Erregung mit Erektionen, später erektile Dysfunktion.

Larynx und Trachea: Rauheit im Kehlkopf.

Sprache und Stimme: Heiserkeit der Stimme.

Atmung: Rasselnde Atmung mit viel Schleim in den Atemwegen.

Husten und Expektoration: Krampfartiger, trockener Reizhusten, der ihn nachts aufweckt, Verschlimmerung durch Niederlegen, besser durch Aufsitzen, ☉ Verschlimmerung durch Essen, Trinken und Sprechen.
☉ **Krampfhafter Reizhusten, sobald er abends im Bett warm geworden ist.**

> *Reizhusten*
> *Pertussis*

Brust: Bangigkeit und angstvolle Beklemmung auf der Brust. Herztätigkeit beschleunigt nach anfänglicher Verlangsamung.

> *Cheyne-Stokes-Atmung*

Extremitäten: Zittern der Glieder, Spannung und schmerzhafte Steifigkeit in Nacken und Schultern. Krampfhafte rheumatoide Schmerzen in den Gliedern. Heftiges Umherwerfen und Verzerren der Glieder wie bei einer schweren Chorea.

Schlaf: Schlaflosigkeit, da das Gehirn nicht zur Ruhe kommen kann.

Frost und Frösteln: Frösteln und Frieren – Hitze am ganzen Körper mit Röte der Haut und folgendem Schweiß.

Fieber:

> *Fieber hochakut mit Delirium*

Haut: Jucken und verbreitete Rötung, Pustelausschläge, Furunkel. Scharlachartiger Ausschlag mit papillärer Eruption genau wie bei Scharlach, bei festem Druck verschwindend, nachher sofort wieder auftretend, in etwa 12 Stunden ablassend. Am 4. Tage traten zahlreiche Bläschen wie Varizellen auf, die nach 2 Tagen eintrockneten und abblätterten mit der umgebenden Haut. Die Haut der Hände und Füße schälte sich nicht, jedoch nahm die Schleimhaut des Mundes an den scharlachähnlichen Erscheinungen teil, wenn auch nicht mit der ausgeprägten Himbeerzunge.

Allgemein: Konvulsionen mit Initialschrei, hochrotem Gesicht, sehr großer Erregung und heftigen Zuckungen, nachfolgend tiefe Betäubung.

> *Epilepsie*

254.5 Dosierung

D 4 bis D 6 und höhere bis höchste Potenzen. Beim Kitzelhusten kann man bis zur D 2 und D 1 herabgehen und damit eine Beruhigung erzwingen. Man befindet sich jedoch dann nur auf einer oberflächlichen Schicht der Ähnlichkeit.

254.6 Vergleichsmittel

- Solanaceae: Belladonna, Capsicum annuum, Dulcamara, Fabiana imbricata, Mandragora officinarum, Stramonium, Tabacum.
- Gesicht oft blass im Gegensatz zu Belladonna.

254 – Hyoscyamus – hyos

- Geschwätzigkeit: Lachesis muta, Stramonium.
- Nymphomanie: Cantharis vesicatoria, Murex purpurea, Platinum metallicum, Stramonium, Veratrum album.
- Erotomanie: Agnus castus, Cantharis vesicatoria, Staphysagria, Stramonium, Veratrum album.
- Eifersucht und Folgen davon: Apis mellifica, Ignatia amara, Lachesis muta, Lycopodium clavatum.
- Motorische Unruhe, Chorea minor: Agaricus muscarius, Arsenicum album, Iodum purum, Rhus toxicodendron, Tarantula hispanica.
- Parkinson-Syndrom, Tremor senilis: Aranea ixobola, Conium maculatum, Kreosotum, Tarantula hispanica.
- Delirien: Belladonna, Cannabis indica, Stramonium, Veratrum album.
- Der Kranke will aus dem Bett entfliehen: Belladonna, Bryonia alba, Veratrum album.
- Unwillkürlicher Abgang des Stuhls: Acidum phosphoricum, Aloe socotrina, Arsenicum album, Phosphorus.
- Lähmung der Blase mit unwillkürlichem Abgang des Harns: Opium.
- Lähmung der Blase mit unfreiwilligem Harnabgang. Für Belladonna ist typisch Harnverhaltung, für Stramonium Unterdrückung der Harnabsonderung.
- Reizhusten, schlimmer nachts: Conium maculatum, Drosera rotundifolia; morgens <: Rumex crispus.

254.7
Kasuistik

254.7.1 Affektivitätsstörung

Am 6.9.1957 wurde ein 13-jähriges Mädchen, das bis auf die Knochen abgemagert war, in meine Ordination gebracht. Das Gesicht war eingefallen, blass und alt aussehend. Die Augen tiefliegend haloniert, der Blick unstet und abweichend. Das Kind kann kaum allein sitzen, fröstelt. Die trockene Haut lässt sich in Falten abheben, und an den Beinen hat es die Zeichen beginnender Hungerödeme. Bis vor 1 Jahr war das Kind völlig gesund, rege und strebsam. In der Schule sehr intelligent. Es klagt über völlige Appetitlosigkeit und Gewichtsabnahme, innerhalb 1 Jahres 28 kg. Wegen Verdacht eines Ulcus duodeni und einer Pankreaserkrankung kam das Kind auf die Kinderklinik. Wegen des ablehnenden und bösartigen Verhaltens wird das Kind auf die Psychiatrische Klinik verlegt und von dort mit der Diagnose schwere Neurose, Verdacht auf ein schizoides Zustandsbild nach Hause entlassen. Aus der Anamnese war zu erfahren, dass der Vater im Krieg gefallen ist. 1952 starb der Großvater, der die Vaterstelle eingenommen hatte. Damals schloss es sich 2 Tage in sein Zimmer ein und verweigerte jedem den Eintritt. Die Mutter des Kindes hat nun einen anderen Mann kennengelernt, der zeitweise bei ihnen in der Wohnung lebt. Das Kind war diesem Eindringling und der Mutter bitterböse. Es versperrte sich ihnen gegenüber und begann jede Nahrung zu verweigern, ging nicht mehr zur Schule und sperrte sich zeitweise in sein Zimmer ein. Ich verordnete aus einer guten Erfahrung bei anderen Kindern mit Gedeihstörung (ähnlich sah das große Mädchen aus) Natrium muriaticum D 200 und Abrotanum D 2. Ich stützte mich dabei auf Quilisch, der Natrium muriaticum als ein Mittel bei Demineralisationsprozessen empfohlen hatte.

20.9.1957: Das Kind war noch müder geworden, der Allgemeinzustand verschlimmerte sich. Gewicht 28 kg. Aber die depressive Haltung des Kindes hat sich auffallend geändert. Natrium muriaticum D 200 und Calcium hypophosphoricum D 4.

4.10.1957: Allgemein besser. Das Essen wird verlangt und vertragen. Gewichtszunahme auf 31 kg.

26.11.1957: Plötzlich traten Herzbeschwerden auf, Ödeme an den Oberlidern und beträchtlich an den Unterschenkeln bis zu den Knien. Angst und Zornausbrüche, Unruhe und Zittrigkeit. Therapie: Arsenicum album D 30 und Kalium carbonicum D 6.

30.9.1958: Das Kind ist in einem guten Allgemeinzustand und hat wieder zu sich gefunden. Die Schule wird nachgeholt.

12.6.1959: Daheim hat es wieder Szenen gegeben. Das Kind leidet unter einer quälenden Eifersucht. Atemnot, Herzbeschwerden und Erschöpfung und eine unheimliche Angst machten der Großmutter Sorge. Ich fuhr in der Nacht hin und finde das Kind phantasierend und nahezu bewusstlos. Es riss es an Händen und Füßen. Es fasste mich an der Hand und blickte zur Tür mit ängstlichen Blicken, weil da draußen jemand auf es wartet und es abholen wird. Therapie: Hyoscyamus niger D 30, Kalium carbonicum D 6 (Herzbeschwerden).

13.6.1959: Das Kind ist wie ausgewechselt. In der Folge bekam das Mädchen in seltenen Gaben Hyoscyamus niger, wenn es eifersüchtig gegen seine Mutter eingestellt war.

Heute ist das Mädchen ein kräftiges 20-jähriges Fräulein geworden. Sehr eitel, ein wenig egoistisch, aber beruflich sehr fleißig. Es hat bestimmt meine und die Sorgen der Mutter um es schon längst vergessen, für uns bleibt es ein Erlebnis. (nach Dorcsi [3])

254.7.2 Durchblutungsstörung zerebrovaskulär

Im zweiten Bett eines unserer Frauensäle liegt eine sehr abgemagerte blasse 68-jährige Frau. Bei meinen Hauptvisiten wiederholte sich immer wieder das gleiche. Wenn wir das Zimmer betraten, saß die Patientin zusammengekauert in ihrem Bett, spricht und schimpft vor sich hin, dann lacht sie wieder auf, dabei verzieht sie ihr Gesicht zu einer läppischen Maske. Drohend richtet sie sich gegen eine Person, die neben ihrem Bett stehen soll und sie vergewaltigt haben soll. Dann fällt sie erschöpft zurück und starrt mit halboffenen Augen gegen die Decke. Der ganze Körper wird immer wieder von Zuckungen überfallen. Die Hände sind immer in Bewegung, Bettzupfen oder Drohungen zeigend. Wenn wir zu ihrem Bett kamen, missachtete sie uns zunächst und kehrt sich von uns immer wieder, unverständlich vor sich hinschimpfend, ab, auch dann noch, wenn ich sie ansprach. Wenn ich zu schimpfen begann, weil sie die Arzneiflasche ausgeschüttet hat, oder wenn ich versuchte, ihr ein paar Globuli in den Mund zu schieben, fing sie an zu beißen und spucken. Ehe wir uns versahen, riss sie die Decke weg und stellte sich mit wilden geilen Gebärden und schamlosen Vorhaltungen zur Schau. Immer wieder fiel sie erschöpft zurück, wenn wir sie allein ließen und nicht auf sie einwirkten. Durch ein paar Wochen hindurch gaben wir Hyoscyamus niger D 30 in 3- bis 8-14-tägigem Abstand. Die Patientin ist ganz aus ihrer dementen Haltung herausgekommen und ist für Tochter, Schwester und Ärzte keine Belastung geblieben. So können wir von vielen, vor allem männlichen Patienten erzählen, denen wir zumindest die Überführung in eine geschlossene Anstalt ersparen konnten. (nach Dorcsi [3])

254.8 Literatur

[1] Allen TF. Hyoscyamus. Encyclopedia of pure Materia Medica. Bd. 5. New York: Boericke & Tafel; 1874–1880: 25–53

[2] Clarke JH. Hycoscyamus. Dictionary of practical Materia Medica. Bd. 1. London: Homoeopathic Publishing Company; 1900–1902: 940–947

[3] Dorcsi M. Hyoscyamus niger – (Arzneimittelbild in personotroper Sicht). Zeitschrift für Klassische Homöopathie 1963; 7 (5): 210–217

[4] Hahnemann S. Hyoscyamus niger. In: Lucae C, Wischner M, Hrsg. Gesamte Arzneimittellehre. Bd. 2. Stuttgart: Haug; 2007: 918–934

[5] Hartlaub H. Arzneiprüfungen unter der Leitung des Dr. H. Hartlaub. Hyoscyamus niger L. Homöopathische Vierteljahrschrift 1858; 9: 241–289

[6] Hartlaub CC, Trinks CF. Bilsenkraut. Reine Arzneimittellehre. Bd. 1, 3. Leipzig: Brockhaus; 1828–1831: 290, 148

[7] Hartungen Cv. Eine bisher wenig beachtete Heilkomponente von Hyoscyamus niger. Deutsche Homöopathische Monatsschrift 1956; 7 (5): 200–203

[8] Hughes R. Hycoscyamus. Cyclopaedia of Drug Pathogenesy. Bd. 2, 4. London: Gould; 1886–1891: 655–669

[9] Karow T, Lang-Roth R. Allgemeine und spezielle Pharmakologie und Toxikologie. 12. Aufl. Pulheim: [Selbstverl.]; 2004

[10] Lembke J. Hyoscyamus. Neue Zeitschrift für Homöopathische Klinik 1960; 5: 57

[11] Liedbeck. Wirkung des Hyoscyamus aufs Auge. – Essentia baccarum Belladonnae. Hygea 1839; 9: 444–445

[12] Menger. Hyoscyamus. Allgemeine Homöopathische Zeitung; 9; 28: 14; 153

[13] Schneller J. Pharmacologische Studien. Zwölf Arzneiprüfungen an mir selbst. Hyoscyamus. Zeitschrift der K.K. Gesellschaft der Ärzte zu Wien 1845; 2 (7): 410–414

255 Hypericum perforatum – hyper

syn.: Hypericum officinarum, dt.: Echtes Johanniskraut, engl.: St John's wort

255.1
Substanz

Plantae – Hyperiaceae (Johanniskrautgewächse, früher Guttiferae) **– Hypericum perforatum**

Es handelt sich um eine ausdauernde krautige Pflanze, an deren 20 bis 100 cm hohen, aufrechten Stängeln, die im oberen Teil stark verzweigt sind, die eliptischen ei- bis lanzettlichen Blätter gegenständig sitzen. Durch die in ihnen enthaltenen zahlreichen Öldrüsen erscheinen die Blätter gegen das Licht gehalten löchrig, woher der Name perforatum kommt. Sie bilden einen trugdoldigen fünfblättrigen gelben Blütenstand aus. Zerdrückt man die Blüte, so treten die tieffärbenden Hypericine aus. Die Pflanze ist in ganz Europa, Westasien, Nordafrika und auf den Kanarischen Inseln heimisch. Eingeschleppt wurde sie in Ostasien, Amerika, Australien und Neuseeland. Kultiviert wird die Pflanze in Polen, Westsibirien und Weißrussland.

Homöopathische Verwendung findet die ganze frische blühende Pflanze.

255.2
Pharmakologie und Toxikologie

In der Pflanze findet sich das Hypericin[275]. Dieses führt an der Haut zu Erythemen, Nekrosen und Ulzera. Der sogenannte photodynamische Effekt, bei dem es unter Einwirkung photoaktiver Substanzen, hier Hypericin, zu einer Umwandlung von Sauerstoff zu Singulett-Sauerstoff kommt, führt bei Weidetieren, die Johanniskraut gegessen haben zum Hypericismus[276]. Sie zeigt antiretrovirale und insektizide Wirkung. Die antidepressive Wirkung des Johanniskrauts wird vor allem auf das Hyperforin, ein Monoterpen des Humulon-Typs zurückgeführt. Johanniskrautpräparate sind auf den Inhaltsstoff Hypericin standardisiert.

Es wurde beobachtet, dass Weidevieh beim Fressen von Hypericum perfoliatum an den unpigmentierten Hautstellen *Erytheme, Ulzera* und *Nekrosen* erlitt, und zwar nur bei Bestrahlung mit Sonnenlicht oder anderen Lichtquellen. Auch bei Schafen, die Hypericum crispum (in Süditalien) gefressen hatten, zeigten sich ähnliche Erscheinungen, jedoch nur bei den weißen und nicht bei den schwarzen Tieren, welche durch das Pigment gegen den Einfluss des Sonnenlichtes geschützt waren.

255.3
Anwendung

Zugelassen sind Johanniskrautpräparate in Deutschland zur Behandlung von Depressionen, Angststörungen und Insomnien.

Homöopathische Anwendung findet die Substanz bei Traumen des zentralen wie peripheren Nervensystems, Dysthymien, Asthma bronchiale und zerebraler Durchblutungsstörung (nach Kommission D).

Zu seinem Lob vereinigen sich viel große und bekannte Namen: Hippokrates, Paracelsus, die Kräuterärzte des 16. und 17. Jahrhunderts Bock und Matthiolus, Tabernaemontanus, E. Haller und andere. Es wird von alters her verwendet gegen **alle Wunden** „gehauen oder gestochen", **Quetschungen, Brandwunden** (**Johanniskrautöl**), gegen **Neuralgien des Gesichts** oder **der Hüftnerven**. Es treibe die Menses der Frauen, jage das Gift aus dem Harn und treibe den Harn, sei ein gutes Mittel gegen den Blasenstein. Einen Ruf besitzt es bis in die Neuzeit bei **Tuberkulose mit Hämoptysis**, gegen *Diarrhö*, auch hämorrhagisch; auch fand es Verwendung gegen *Epilepsie* und *Apoplex*.

Seine Verwendung gegen **Schäden des Nervensystems** findet unser besonderes Interesse. Es wurde nicht nur gelobt bei *Neuralgien*, sondern auch gegen „tolle Phantasien" (Paracelsus), gegen

---

275 Auch im Mehlkäfer Nipaecocus aurilanatus und in anderen Hypericum-Arten.
276 Vergleiche Fagopyrismus bei Fagopyrum esculentum.

Depression (E. Haller), *Depression* und *Manie* (E. Hekker), *Somnambulismus* (Bohn).

Vielfach bewährt hat sich Hypericum perforatum gegen die **Folgen von *Commotio* und *Contusio cerebri*** sowohl im akuten Stadium als auch für die Spätfolgen (Kopfschmerzen, Erschwerung des Denkens, Depression usw.). Viele Patienten verdanken dem Johanniskraut dankbar ihre Heilung.

Wenn durch Verletzungen ein Nerv geschädigt worden ist, denken wir nicht in erster Linie an Arnica montana, sondern an Hypericum perforatum. Allen fasst die Indikationen folgendermaßen zusammen:

„Gestochene, geschnittene, gequetschte oder zerrissene Wunden, durch Nägel oder Splitter in den Füßen, Nadeln oder Splitter unter den Nägeln. Drückender, quetschender oder hämmernder Schmerz in Fingern oder Zehen; die verletzten Teile sind reich an Empfindungsnerven, wie Finger, Zehen, Matrices der Nägel. Wo Nerven gezerrt oder zerrissen sind, mit qualvollen Schmerzen, welche sich in entfernte Partien erstrecken, oder im Gliede aufwärts gehen. Große Nervendepression folgt auf Verwundung. Verhindert Mundsperre (Tetanus? [der Verfasser]), verhindert den Gewebstod zerrissener Teile, selbst wenn solche fast vom Körper abgerissen sind. Bessert oder verhindert Schorfbildung. Gehirn- oder Nervenerschütterung."

Die bevorzugte Empfehlung gegen Stichwunden geht auf die Signatur der Blätter zurück, welche infolge der durchsichtigen, mit ätherischem Öl gefüllten Punkte das Ansehen wie durchstochen geben. Es besteht aber kein Grund, die Verwendung als Wundheilmittel auf Stichwunden zu beschränken.

Wie man sieht, wird Hypericum perforatum nicht nur gegen Verletzungen der Nerven, sondern auch bei frischen Verletzungen und Fleischwunden mit Erfolg verwendet. J. Schier, ein leidenschaftlicher Gartenfreund, hat in seinem Garten ständig ein Fläschchen mit **Hypericum-Tinktur** bereitgestellt, um jede vorkommende Verletzung sofort damit zu behandeln; er behauptete, damit jeder Infektion vorgebeugt und stets eine rasche unkomplizierte Heilung erzielt zu haben.

Ob Hypericum perforatum auch dem Tetanus vorbeugt, wie manche homöopathische Autoren aus älterer Zeit annehmen, ist unwahrscheinlich und müsste erst durch Tierversuche geklärt werden, ehe man sich darauf verlässt. Bis dahin wird man sich des Tetanusantitoxins bedienen müssen.

Bei der Arzneimittelprüfung am Gesunden, die allerdings wegen der geringen Prüferzahl als unvollständig bezeichnet werden muss, wurden Symptome zutage gefördert, die man als Stütze für die Behandlung der *Commotio cerebri* und der *Depressionen* ansehen kann. Auch ergaben die Symptome für Schmerzen an den peripheren Nerven, für welche nach Verletzungen zahlreiche Heilberichte vorliegen, eine Unterlage. Eine neuere Prüfung durch Schoeler ließ kein sicheres Arzneimittelbild erkennen.

255.4 Arzneimittelbild

Leitsymptome: Blutandrang zum Kopf mit Reizung der Gehirnnerven (Erregung, Depression, Gedankenschwäche).

⊙ **Nervenschmerzen nach Verletzungen und Operationen, nach Gehirnerschütterung und Rückenmarkserschütterung.**

⊙ **Die Schmerzen ziehen entlang der Nervenbahnen.**

⊙ **Große Schmerzhaftigkeit der verletzten Teile.**

Geist und Gemüt: Angstgefühle, Gedrücktheit mit Neigung zu weinen. Gehirn sehr erregt wie nach Teegenuss. Das Gedächtnis versagt, die Patientin vergisst, was sie tun will. Die Gedanken sind verwirrt. Sie spricht sehr erregt in der Nacht während des Schlafes um 4 Uhr, mit verdrehten aufgerissenen Augen, heißem Kopf, heftig klopfenden Karotiden, gedunsenem Gesicht, sehr geröteten, starren Augen, erweiterten Pupillen, sehr beschleunigtem Puls, feuchtem Kopfhaar, während der übrige Körper trocken und heiß war, ferner großer Angst; einmal unterbrach sie ihr Singen und Sprechen, bald jedoch weinte sie und schrie fürchterlich und schnappte nach Luft (nach 4 Tropfen der Tinktur, bei einem 23-jährigen Mädchen). Angstvolle, unruhige Träume.

> Commotio cerebri
> Depressionen
> Apoplex
> Belastungsstörung posttraumatisch

Kopf: Blutandrang zum Kopf mit kongestioniertem Aussehen, Schwindel, Kopf wie zu groß empfunden. Schwere und Eingenommenheit des Kopfes. Ausfallen der Kopfhaare.

> Commotio cerebri akut und chronisch
> Diabetes insipidus nach Gehirntrauma

Kopfschmerz: Reißende und klopfende Kopfschmerzen auf dem Scheitel und anderen Teilen des Kopfes und des Gesichts.

Nase: Auffallend scharfe Geruchswahrnehmung. Nasenbluten.

Innerer Hals: Schleimbildung in der Kehle. Ausräuspern von Schleim und Blut aus dem Rachen.

Magen: Heftiger Durst. Gastropathie.

Abdomen: Enteropathie mit den üblichen Erscheinungen.

Rektum und Stuhl: Hämorrhoiden blutend.

Blase:

> Enuresis

Geschlechtsorgane:
- weiblich: Menses verstärkt und zu früh, begleitet von Leibschmerzen.

Husten und Expektoration: Trockener, harter Husten.

Rücken: ⊙ **Wirbelsäule sehr druckempfindlich, nach Verletzungen.**

Extremitäten: Schwäche, Lähmigkeit und Steifigkeit. Ziehen und Stichempfindung in den Brustmuskeln, den Schultern, den Armen und Beinen, auch Zittern und öfter Krampf. Schmerzen in den Gelenken wie verrenkt.

Taubheitsgefühl in verschiedenen Teilen. Kribbeln und Ziehen längs des N. ischiadicus. **Schießende Schmerzen entlang den Nervensträngen.** Schmerzen flüchtiger Art an allen Teilen des Körpers.

> Nervenverletzung

Schlaf: Große Schläfrigkeit oder Schlaflosigkeit.

Haut: Reizung und frieselartige Hautausschläge. Papeln und Pickel.

255.5
Dosierung

Meist werden Tinktur und niedere Potenzen empfohlen; bei etwaiger Verschlimmerung mittlere Potenzen.

Äußerlich zur Wundbehandlung, besonders bei Brandwunden, das mit Olivenöl hergestellte Oleum Hyperici.

255.6
Vergleichsmittel

- Folgen von Verletzungen: Arnica montana, Bellis perennis, Calendula officinalis.
- Von spitzen Instrumenten: Ledum palustre, Staphysagria.
- Depressionen: Aurum metallicum, Cimicifuga racemosa, Conium maculatum, Natrium muriaticum, Platinum metallicum, Pulsatilla pratensis, Sepia officinalis, Stannum metallicum.

255.7 Literatur

[1] Allen TF. Hypericum. Encyclopedia of pure Materia Medica. Bd. 5, 10. New York: Boericke & Tafel; 1874–1880: 53–60, 544–550

[2] Bruckner T. An mir selbst wahrgenommene Arzneisymptome. Allgemeine Homöopathische Zeitung 1864; 68 (17): 131–133

[3] Clarke JH. Hypericum. Dictionary of practical Materia Medica. Bd. 1. London: Homoeopathic Publishing Company; 1900–1902: 947–951

[4] Daniel K. Weitere Mitteilungen über die Wirkung des photodynamischen Körpers Hypericin. Hippokrates 1949; 20 (19): 526–530

[5] Hughes R. Hypericum. Cyclopaedia of Drug Pathogenesy. London: Gould; 1886–1891: 678–682

[6] Müller GF. Ueber die Wirkungen von Hypericum perforatum an Gesunden. Hygea 1837; 5,6: S 484–492, 97–101

[7] Schelling J. Hypericum perforatum. Allgemeine Homöopathische Zeitung 1869; 79 (4): 22–24, 30–31

[8] Schoeler H. Arzneimittelprüfung von Hypericum perforatum. Allgemeine Homöopathische Zeitung 1942; 190 (1): 11–17

[9] Stokes. Neuere Schule. Prüfung von Hypericum perforatum. Zeitschrift für homöopathische Klinik 1853; 2 (11): 86–87

256 Iberis amara – iber

lt.: Iberis amara, dt.: Bittere Schleifenblume, Bitterer Bauernsenf, engl.: bitter candytuff

256.1 Substanz

Plantae – Brassicaceae (auch Cruciferae, Kreuzblütengewächse) **– Iberis amara**

Iberis amara ist eine meist 1-jährige, selten 2-jährige, aufrechte, 10 bis 40 cm hohe Blume mit verzweigten, meist behaarten Stängeln. Die Blätter sind keilförmig. Die meist weißen, seltener ins zart Violette gehenden Blüten sind anfänglich doldenartig und verlängern sich traubenartig während der Blüte, die von Mai bis August ist. Heimisch ist sie in Mittel- und Südeuropa. Man findet sie auf sommertrockenen basischen, meist kalkhaltigen Böden, auf steinigen Lehm- und Lössböden. Als Gartenblume ist sie häufig kultiviert.

Homöopathische Verwendung finden die reifen, getrockneten Samen.

256.2 Pharmakologie und Toxikologie

Die Pflanze enthält Isothiocyanate[277], meist glykosidisch gebunden als Glucosinolate, die durch die Hydrolase Thioglycosidase[278] in Zucker und Thiole gespalten werden können. Dieses Enzym findet sich in Brassicaceae und wird durch Kochen denaturiert, was die Bioverfügbarkeit der Senföle signifikant erniedrigt.

Sie wirken als Scharfstoffe schleimhaut- und tränenreizend. Konzentrationsabhängig können sie sowohl karzinogen als auch antikarzinogen wirken und gehören damit zu den sogenannten Janus-Karzinogenen. Daneben wirken sie goitrogen[279], da die bei der enzymatischen Spaltung entstehenden Thiocyanate die Iodaufnahme in die Schilddrüse hemmen.

Daneben finden sich Cucurbitacine[280], welche stark bitter schmecken und bei Intoxikation abführend wirken. Cucurbitacine haben eine diuretische, antihypertensive und antirheumatische Wirkung.

256.3 Anwendung

Homöopathische Anwendung findet die Pflanze bei Arrythmien und Herzinsuffizienz (nach Kommission D).

Klinische Bedeutung haben bis jetzt nur die Herzsymptome gewonnen. Es wird empfohlen bei **Arrhythmien**, bei **Erregungsleitungsstörungen**, bei **Angina pectoris**, bei **Linksherzhypertrophie** und bei **kardialer Präinsuffizienz**. Stiegele berichtet über Erfahrungen an etwa 50 Fällen. Er hat gute Ergebnisse gesehen bei „funktionellen und einigen schweren organischen Störungen, auch auf solche der vegetativen Dystonie mit Vorwiegen der Herzbeschwerden, myogene Insuffizienz mit den subjektiven Symptomen der Völle, des Druckes, stechender, ziehender und krampfender Schmerzen" [6]. Auch Infarktkranke im subakuten Verlaufstadium, die gegen die Mittel der Schule resistent geworden waren, sprachen auf Iberis amara an.

256.4 Arzneimittelprüfung

Die Kenntnis von Iberis amara in der Homöopathie gründet sich auf eine Arzneimittelprüfung von Hale an 3 Prüfern. Die verwendete Dosierung lag zwischen D 6 und der Tinktur. Die Herzsymptome dieser Prüfung sind: Herzklopfen und Herzbeschleunigung, unregelmäßiger Puls. Schmerzen

---

277 Senföle, R-N=C=S, nicht zu verwechseln mit Senföl, welches das durch Pressen der Samen des weißen und schwarzen Senfs gewonnene Extrakt ist.

278 Früher auch Myrosinase.

279 Strumigen = kropfbildend.

280 Es handelt sich um eine Gruppe tetrazyklischer Triterpene, die als giftige Bitterstoffe in Cucurbitaceae, einigen Brassicaceae und in einem Blätterpilz vorkommen.

am Herzen mit Zusammenschnüren, oder dumpfe oder stechende Schmerzen, schlimmer bei linker Seitenlage oder bei Bewegung, in den linken Arm ausstrahlend [3].

Im Jahre 1958 veröffentlichte Jehn eine Arzneimittelprüfung an 13 Prüfern mit D 6, D 2 und D 1 (= Tinktur). Bei 60 % der Prüfer wurden Symptome vonseiten des Magen-Darm-Kanals und der Leber festgestellt: Druck und Völlegefühl in der Magengegend, Sodbrennen und Übelkeit, Brechreiz, Luftaufstoßen, das als bessernd empfunden wurde, Beschleunigung der Darmtätigkeit mit Krampfschmerzen im Leib und viel Blähungen, Besserung durch Abgang von Gasen. Mehrfach wurde im Harn vermehrtes Auftreten von Urobilin festgestellt. Trockenheitsgefühl im Mund, Pfeffergeschmack und bitterer Geschmack im Rachen haben sich bei 2 Prüfern ergeben.

Vasomotorische Störungen zeigten sich bei 46 % der Prüfer, nämlich Kopfschmerzen mit Blutandrang zum Kopf, Hitzegefühl im Kopf, Benommenheitsgefühl und Schwindel, dabei Besserung durch Kälte und Verschlimmerung durch Wärme.

vonseiten des Herzens stellte Jehn fest: Stechende, drückende und ziehende Schmerzen am Herzen, wehes Gefühl und dumpfer Druck, Unbehagen in der Herzgegend bei 40 %. Ein Prüfer gibt Herzbeschwerden mit Leibblähungen an, ein Prüfer beschreibt den Druck, wie wenn zwei Fäuste von außen nach innen drücken, besser durch Tiefatmen. Die Angabe „dumpfer und ziehender Schmerz in der Herzgegend, ausstrahlend in die Innenseite des linken Armes, bei Eingeschlafen sein der linken Hand und des linken Armes" findet sich bei 2 Prüfern. Gefühl der Leere mit Todesangst empfindet ein Beobachter. Herzklopfen nach dem Aufwachen mit Druck in der Herzgegend, verbunden mit Herzflattern (1 Prüfer).

Es war also eine weitgehende Übereinstimmung der Ergebnisse der alten und der neuen Prüfung festzustellen. Das Gefühl von Herzklopfen und Herzirregularität, das von Hale hervorgehoben wurde und sich auch bestätigt haben soll, haben Jehns Prüfer nicht bemerkt.

Bezüglich der Symptome an den Verdauungsorganen, wie Druckgefühl in der Magengegend, vermehrtes Luftaufstoßen, Übelkeit, Appetitlosigkeit, durchfällige Stühle mit Krampfschmerzen, macht Schoeler eine interessante Bemerkung (Fußnote der Jehn'schen Arbeit): „Ich habe bei meinen Prüfungen mit Apocynum cannabinum und Oleander von den Prüfern ähnliche Berichte erhalten und im stark dosierten Selbstversuch sogar genau die gleichen Erscheinungen besonders bezüglich des Magen-Darm-Traktus gehabt." Er ist der Ansicht, dass diese Beobachtungen auf typische Glykosidwirkung schließen lassen. Schoeler konnte bei seinen EKG-Kontrollen bei diesen Prüfungen schon frühzeitig deutliche objektive Belastungs- und Reizsymptome nachweisen [5].

256.5
Arzneimittelbild

Geist und Gemüt: Nervöse Unruhe und Reizbarkeit, dabei Verlangen nach einem Stimulans. Innere Unruhe, aufgeregt, gereizte und gedrückte Stimmung. Schreckhaftes Gemüt. Gedanken auffallend klar, präzises Erinnerungsvermögen für längst vergangene Dinge. Geistige Fähigkeit herabgesetzt mit schlechter Konzentrationsfähigkeit; kann sich kaum erinnern, was er eben erst gehört hat. Unruhiger Schlaf, aufgeregte Träume.

Schwindel: Bei aufrechter Haltung, muss sich ins Bett legen. Schwere und Völle im Kopf, dabei Ohrenklingen.

Kopfschmerz: Kopfschmerz mit Hitzegefühl und Blutandrang zum Kopf, Benommenheit im Kopf, Besserung durch Kälte.

Mund: Trockenheitsgefühl im Mund, Pfeffergeschmack und bitterer Geschmack im Rachen.

Innerer Hals: Ständiges, sehr lästiges Räuspern von strähnigem, zähem Schleim, aufhörend nach dem Essen, Trockenheit im Rachen und im Kehlkopf, Gefühl von Zusammenschnüren.

Magen: Druck und Völle in der Magengegend, Sodbrennen, Übelkeit und Brechreiz, Luftaufstoßen mit dem Gefühl der Besserung.

Abdomen: Beschleunigung der Darmtätigkeit mit Krampfschmerzen im Leib und Blähungen und

Besserung durch Windabgang. Schmerz und Druck in der Lebergegend, mit Brechreiz und Übelkeit.

Rektum und Stuhl: Stühle dünn, weißlich.

Urin: Urobilinogen im Urin vermehrt.

Brust: Beträchtliche Atemnot mit ständigen, stechenden Schmerzen, schlimmer beim Liegen auf der linken Seite. Zusammenschnürendes Gefühl und Angst unter dem Brustbein, ständiges Verlangen, einen tiefen Atemzug zu tun.

Scharfe und dumpfe Schmerzen in der Herzgegend, schlimmer beim Niederliegen und beim Drehen auf die linke Seite. Scharfe, stechende Schmerzen wie von Nadeln, die kreuzweise durch die Ventrikel gesteckt sind und bei jedem Herzschlag stechen.

Kardiopathie funktionell

⊙ **Schmerzen am Herzen, die stundenlang anhalten, dabei das Gefühl, als hätte das Herz keinen Platz im Brustkorb (Nebenwirkung bei einer Patientin mit Myokardose** (Beobachtung des Verfassers)**).**
⊙ **Fühlt sein Herz.**

Präinsuffizienz
Linksherzhypertrophie
Angina pectoris

Heftiges Herzklopfen beim Treppensteigen und beim schnellen Gehen, sodass er sich niederlegen muss, schlimmer beim Liegen auf der linken Seite. Die Hand, über der Herzgegend auf die Kleidung gelegt, hebt sich sichtbar. Anstieg der Herzfrequenz auf 90 bis 100 Schläge, etwa 5 Minuten nach dem Einnehmen auftretend und nach ¼ bis 1 Stunde wieder vergehend.

Arrhythmien

Puls unregelmäßig, jeden 3. Schlag, auch jeden 4., 5. oder 6. Schlag aussetzend; jede kleine Anstrengung verschlimmert die Irregularität. Dumpfer und ziehender Schmerz in der Herzgegend, ausstrahlend in die Innenseite des linken Arms bei Eingeschlafenheit des linken Arms und der linken Hand.

Stechende, drückende und ziehende Schmerzen am Herzen, wehes Gefühl und dumpfer Druck, Unbehagen in der Herzgegend.

Schlaf: Unruhiger Schlaf.

Allgemein: Große Mattigkeit und Schwäche, Bedürfnis, sich niederzulegen wegen Zittern im ganzen Körper, besonders in den Beinen. Allgemeines Krankheitsgefühl, muss an die frische Luft, wo es ihm besser geht.

256.6
Dosierung

Meist verwendet wird die Tinktur, die der D 1 entspricht, sowie die D 2. Je vorgeschrittener die Schwächung des Herzmuskels ist, je größer sind die Gaben zu wählen. So können bei Präinsuffizienz unbedenklich 10 bis 12 Tropfen der Tinktur gegeben werden. Bei gut ausgeprägtem Krankheitsbild ohne Insuffizienzerscheinungen genügen einige Tropfen der Tinktur oder D 2, 2- bis 3-mal täglich.

Verfasser verwendet seit vielen Jahren eine aus der ganzen Pflanze hergestellte Iberis-Präparation, die in der Zusammensetzung der Wirkstoffe gegenüber der offiziellen Tinktur eine gewisse Abweichung besitzen mag: Iberis amara O. P. Carl Müller. Bei vielen hundert Fällen der „kleinen Herzpraxis" hat sie sich ausgezeichnet bewährt und wird von den Patienten in Dosen von 3-mal täglich 5 bis 10 Tropfen sehr geschätzt. Bei folgenden Indikationen ist diese angezeigt:

Hypotone Herz- und Kreislaufstörungen als Kreislauftonikum. Der Patient fühlt sich gekräftigt und belebt. Die Herzbeschwerden (Stechen, Drücken und Engegefühl) gehen zurück.

Herzmuskelschädigungen nach Infektionskrankheiten mit Schmerzen in der Herzgegend und mit Herzmattigkeit.

Bei der Herzinsuffizienz, bei Linksherzhypertrophie und bei koronarer Herzkrankheit. Sie verbessert zweifellos die Koronardurchblutung und wird hier von manchen Patienten der Crataegus-Tinktur vorgezogen.

Nach Herzinfarkt ohne Dekompensation werden die Oppressionsgefühle herabgesetzt und die Herzleistung gesteigert.

Beim Schenkelblock, wo Digitalis kontraindiziert ist, als Dauermedikation sehr geeignet.

256.7 Vergleichsmittel

Herzbezug: Adonis vernalis, Apocynum cannabium, Convallaria majalis, Crataegus oxyacantha, Digitalis purpurea, Helleborus niger, Kalmia latifolia, Laurocerasus, Oleander, Prunus spinosa, Sarothamnus scoparius, Scilla maritima, Strophantus gratus.

256.8 Literatur

[1] Allen TF. Iberis. Encyclopedia of pure Materia Medica. Bd. 5. New York: Boericke & Tafel; 1874–1880: 60–66

[2] Clarke JH. Ineris. Dictionary of practical Materia Medica. Bd. 2.1. London: Homoeopathic Publishing Company; 1900–1902: 1–4

[3] Hale EM. Iberis amara. (Bitter Candy-tuft.). New Remedies. Bd. 1. 5. Aufl. Philadelphia: Boericke & Tafel; 1897: 367–372

[4] Hughes R. Iberis. Cyclopaedia of Drug Pathogenesy. Bd. 4. London: Gould; 1886–1891: 604–608

[5] Jehn R. Iberis amara – (eine Arzneimittelprüfung). Allgemeine Homöopathische Zeitung 1958; 203 (1, 3): 38–49, 127–142

[6] Stiegele A. Über Iberis amara und die Bedeutung der homöotherapeutischen Symptomatik bei Herzkranken. Hippokrates 1954; 25. (1): 21–25

257 Ignatia amara – ign

lt.: Ignatia amara, dt.: Ignazbohne, engl.: St Ignatius' beane

257.1 Substanz

Plantae – Loganiaceae (Brechnussgewächse) – **Strychnos ignatii**

Es handelt sich um eine tropische, bis zu 20 m hohe Schlingpflanze, deren elliptische, vorne spitz zulaufende Laubblätter gegenständig stehen. Sie bildet unscheinbare grüne doldenartige Blütenstände aus. Aus ihnen entwickeln sich die gelben, harten, bitteren Beeren, die bis zu 40 Samen enthalten können. Heimisch ist die Pflanze auf den Philippinen.

Homöopathische Verwendung finden die getrockneten reifen Samen.

257.2 Pharmakologie und Toxikologie

Bei den Strychnos-Alkaloiden handelt es sich um monoterpenoide Indol-Alkaloide. Davon finden sich in Strychnos ignatii neben Strychnin auch Brucin, daneben Kaffeesäure. Strychnin-Alkaloide haben eine stark zentral erregende Wirkung. Nach oraler Applikation kommt es zu Unruhe, Angst und Erbrechen. Dann kommt es zu Streckkrämpfen. Die Elimination erfolgt hepatisch.

257.3 Anwendung

Homöopathische Anwendung findet die Zubereitung bei Affektivitätsstörungen, Depression und Krämpfen an Hohlorganen und Muskeln (nach Kommission D).

Die Hauptwirkung ist ganz überwiegend auf das Nervensystem gerichtet und ruft eine Überempfindlichkeit aller Sinne hervor. In charakteristischer Weise wird der Gemütszustand verändert. An der willkürlichen Muskulatur werden Zuckungen und *klonische Krämpfe* hervorgerufen. Auch die glatte Muskulatur reagiert mit Spasmen, wodurch unter anderem der für Ignatia amara typische *Speiseröhrenkrampf* mit Globusgefühl sowie ein spastischer Husten entsteht.

257.4 Arzneimittelprüfung

Die Arzneimittelprüfung wurde von Hahnemann selbst vorgenommen. Sie findet sich in der 3. Auflage des 2. Bandes der *Reinen Arzneimittellehre* und enthält wie stets bei Hahnemann keine Angaben über das Vorgehen bei der Prüfung, die verwendeten Dosen usw. Eine weitere Prüfung wurde von Prof. Jörg an sich selbst und 12 seiner Studenten angestellt; dabei wurden starke Dosen gebraucht. – Es ist bemerkenswert, dass die Veränderungen des Gemütslebens überwiegend durch die Hahnemann'sche Prüfung zutage gefördert wurden. Weder seine Schüler noch andere Nachprüfer, darunter Jörg, haben dazu Wesentliches beigetragen.

Die beiden Quellen wurden auch für die Enzyklopädie von Allen verwendet, während Hughes in seiner Enzyklopädie nur die Jörg'sche Prüfung wiedergibt, ebenso Hartlaub und Trinks [5]. Das Original der Jörg'schen Prüfung ist niedergelegt in [6].

257.5 Konstitution

Typisch für Ignatia amara ist, dass der Gemütszustand außerordentlich stark in Mitleidenschaft gezogen wird. Es entsteht eine **ausgesprochene Traurigkeit und ein Hang zu stillem Kummer**. Noch charakteristischer ist ein **auffallender Wechsel der Stimmung zwischen den äußersten Extremen:** eben noch voller Freude und Heiterkeit, die plötzlich in Melancholie, Traurigkeit und Tränen umschlägt. Bei unbedeutendem Anlass, wie

Ablehnung eines Wunsches oder bei Widerspruch, erfolgt ein unbeherrschter Ausbruch von Wut.

Die **seelischen Symptome sind gefolgt von funktionellen Störungen:** Bei Aufregung treten Krämpfe ein, Kinder bekommen Krämpfe, wenn sie bestraft werden. Kummer ist gefolgt von körperlichen Störungen, wie Kopfweh, Magenbeschwerden.

Widerwille gegen Tabakrauchen und Verschlimmerung des Befindens durch Tabak gilt als bewährte Anzeige. Auch Kaffee wird nicht vertragen. Diese Empfindlichkeit gegen diese Genussgifte wird als eine bemerkenswerte Schwäche und Ödigkeit in der Magengrube wahrgenommen.

Die Empfindungen des Kranken in seelischer und körperlicher Hinsicht tragen den Charakter des **Unerwarteten und Widerspruchsvollen:** Kopfweh, obwohl kongestiver Art, wird besser durch Bücken; Halsweh besser durch Schlucken, dieses wird mehr gespürt beim Nichtschlucken; die Magenschmerzen bessern sich durch Essen; Schmerzen werden durch leise Berührung verschlimmert und durch Druck und Liegen auf der kranken Seite gebessert; Zahnweh wird besser beim Kauen und schlimmer in der Ruhe; Durst während des Frostes, dagegen durstlos im Hitzestadium, rotes Gesicht während des Frostes, krampfhaftes Lachen bei einer traurigen Mitteilung. Es sind sonderlich sich widersprechende Symptome. Der Gemütszustand ist in entsprechender Weise launisch und unberechenbar. Zusammen mit dem auffallenden Einfluss des Gemütszustands auf das körperliche Befinden ergibt sich ein Arzneimittelbild, das sich besonders – wenn auch nicht ausschließlich – für Frauen und Kinder eignet; es passt besonders für dunkelhaarige, erregbare, überempfindliche und launische Frauen. Nach Hering gibt es in Nordamerika viel mehr Ignatia-Menschen als Nux-vomica-Typen.

257.6
Arzneimittelbild

Leitsymptome: Neigung zu Melancholie und zu stillem Kummer, kann über unglückliche Erlebnisse und Kränkungen nicht hinwegkommen.

Auffallender und plötzlicher Wechsel der Stimmung zwischen den äußersten Gegensätzen: eben noch vergnügt und lachend, dann plötzlich weinend oder ärgerlich. Widerspruch ruft einen Zornesausbruch hervor.

Jede Anstrengung und Aufregung ruft eine Verschlimmerung hervor, ebenso Sprechen, Gedankenarbeit. Zittern des Körpers und große Neigung zu Krämpfen.

⊙ **Seelische Erregung und Kummer oder Gram über eine erlittene Kränkung rufen Krämpfe hervor.**

Lach- oder Weinkrämpfe infolge psychischer Erregung – unwillkürliches krampfhaftes Seufzen.

Globusgefühl im Hals und in der Speiseröhre, Schlucken >.

Bemerkenswerte Ödigkeit und Schwächegefühl in der Magengrube. Tabak und Kaffee werden nicht vertragen.

Die Empfindungen des Kranken machen einen widerspruchsvollen und sinnwidrigen Eindruck: Halsweh besser durch Schlucken, Kopfweh besser durch Bücken,

⊙ **Zahnweh, Kauen >.**

⊙ **Schmerzen, Druck >, aber leise Berührung <.**

Durst während des Frostes, dagegen durstlos im Hitzestadium, rotes Gesicht während des Frostes.

⊙ **Die Magenschmerzen besser durch Essen wurden wohl auch aus diesem widerspruchsvollen Verhalten abgeleitet.** ⊙ **Unverdauliches wird nicht erbrochen.** Brechreiz vergeht durch Essen.

Tabakrauchen <.

Darandenken <.

Aufregung <, ⊙ **Kummer und Sorgen <, enttäuschte Liebe < oder Eifersucht <.**

Übelkeit, Essen >, ⊙ **Magenschmerzen, Essen >.**

Morgens <. Kalte Luft <.

Geist und Gemüt: Feinfühliges Gemüt, zarte Naturen, Gewissenhaftigkeit, Unbeständigkeit, Gleichgültigkeit gegen alles.

Stille, ernsthafte Melancholie; zu keiner Unterredung oder Aufheiterung zu bewegen, mit fadem, wässrigem Geschmack bei allen Genüssen und geringem Appetit.

Still vor sich hin, in sich gekehrt, ärgerlich und grämlich.

⊙ **Viel wortloses Seufzen.** ⊙ **Unwillkürliches tiefes (ängstliches) Aufseufzen.**

Vermeidet den Mund aufzutun und zu reden, maulfaul. Furchtsamkeit, Zaghaftigkeit, traut sich nichts zu, hält alles für verloren.

Äußere Angst, welche am Reden hindert. Angst, als ob man Böses getan hätte. Befürchtet, ein Magengeschwür zu bekommen.

⊙ **Kann über einen Kummer oder eine Kränkung nicht hinwegkommen.**

Furcht vor Dieben in der Nacht.

Ungemein schreckhaft. Geräusch ist ihm unerträglich.

Heulen und Schreien und Außersichsein um Kleinigkeiten.

Ist äußerst mürrisch; tadelt und macht Vorwürfe.

Bei geringem Widerspruch wird er aufgebracht und böse.

Gegen Abend ist er unzufrieden, mürrisch, eigensinnig, man kann ihm nichts recht machen.

Schnell vorübergehende Verdrießlichkeit und Bösesein.

Unbeständigkeit, Ungeduld, Unentschlossenheit.

Unglaubliche Veränderlichkeit des Gemüts, bald spaßt er und schäkert er, bald ist er weinerlich.

Nach Anstrengung des Kopfes, vorzüglich früh, eine Voreiligkeit des Willens, kann nicht so geschwind im Reden sich ausdrücken, schreiben oder sonst etwas verrichten, als er will; wodurch ein ängstliches Benehmen, ein Verreden, Verschreiben und ungeschicktes, immer Verbesserung bedürfendes Handeln entsteht.

Vielgeschäftigkeit; unruhig nimmt er bald dieses, bald jenes zu tun vor.

⊙ **Schreck oder Enttäuschung oder Widerspruch ruft Lach- oder Weinkrämpfe oder Konvulsionen hervor** ⊙ **Krämpfe der Kinder, die bestraft wurden.**

Zuckungen am ganzen Körper durch Erregungen.

Globusgefühl, das besonders beim Nichtschlucken wahrgenommen wird.

Folgen von Gemütserregung aller Art
Folgen akut von Kummer, Enttäuschung oder Schreck

Kopfschmerz: Berstendes, pulsierendes Kopfweh mit dem Gefühl von Blutandrang, anfallsweise, die Stelle wechselnd oder auf andere Körperteile überspringend. Das Kopfweh wird teils besser durch Bücken, teils schlechter; besser durch Druck.

Kopfweh durch Aufregung, durch Sprechen, durch Gedankenarbeit, durch Darandenken, ⊙ **durch Tabak, selbst schon durch Aufenthalt in einem rauchigen Lokal, durch helles Licht, durch Gespräche.**

⊙ **Kopfweh wie von einem eingeschlagenen Nagel in der Schläfe** (perimenstruell), **Besserung erfolgt nach reichlichem Abgang von hellem Harn.**

Zephalgie
Migräne

Mund: Geschmack bitter oder sauer, starker Speichelfluss von saurem Geschmack. Der Patient beißt sich beim Reden oder Sprechen leicht in den seitlichen Rand der Zunge oder in die innere Backe.

Innerer Hals: Gefühl eines Klumpens oder Pflockes im Hals, er wird beim Nichtschlucken noch stärker gespürt als beim Schlucken. Stiche im Hals, besser von Schlingen von Festem, schlimmer beim Schlucken von Flüssigem. Jedoch auch: Schmerz im Hals, wie von Wundheit, bloß beim Schlingen bemerkbar. **Globusgefühl**, das nach jedem Schlucken aufsteigt. Gefühl, als bliebe der geschluckte Bissen vor dem Mageneingang stecken.

Ösophagusmotilitätsstörung
Globussyndrom

Magen: Abneigung gegen das gewohnte Tabakrauchen, es verdirbt ihm den Appetit und ruft **Übelkeit hervor**. Abneigung gegen Wein. Bier schmeckt fade oder bitter. Abneigung gegen warmes Fleisch und Essen.

Brecherlichkeit verschwindet nach dem Essen. Leere- und Schwächegefühl im Magen, als hinge der Magen schlaff herab. **Krampfhaftes Gähnen**, selbst beim Essen. Magenschwäche wie nach Fasten. Reichliches krampfartiges Aufstoßen.

Magenschmerzen nach Tabakrauchen. ◉ **Magenschmerzen und Krämpfe nach seelischen Erregungen.** ◉ **Magenschmerzen bei leerem Magen**, die sich durch Essen bessern. Magenschmerzen bei Nacht. Magenschmerzen infolge Kaffeegenusses. Obst bekommt ihm nicht gut.

◉ **Unverdauliches wird leichter behalten als leichte Kost.** Das Brechwürgen verschwindet durch Essen.

Gastropathie psychogen
Gastritis
Ulcus ventriculi et duodeni
Nikotin-Intoxikation

Abdomen: Auftreibung des Leibes und Blähsucht mit Kolikschmerzen. Viel Drängen und Mahnen im Leib, wie wenn Stuhl erfolgen sollte, ohne dass Stuhl kommt.

Rektum und Stuhl: Schmerzhaftes Zusammenschnüren stundenlang nach dem Stuhl. Scharfe Stiche im After in den Mastdarm aufwärts, besser beim Gehen. Aftervorfall nach dem Stuhl mit Zwang. Hämorrhoiden mit Wundheit und krampfhaftes Zusammenschnüren.

Hämorrhoiden
Rektumprolaps

Geschlechtsorgane:
- weiblich: Menses zu früh, ◉ **dunkel und zu stark** – oder verspätet; auch übelriechend. Krämpfe und Drängen nach unten mit Leukorrhö, ◉ **nach Erregungen**. Sexuelle Überreizung.

Dysmenorrhö
Krampfwehen
Manie puerperal
prämenstruelles Syndrom

- männlich: Verliebte Fantasien und schnelle Erregung des Geschlechtstriebes, bei Schwäche der Zeugungsteile und erektiler Dysfunktion.

Atmung: Atemnot mit erschwertem Einatmen.

Husten und Expektoration: Trockener, krampfhafter Husten mit fortwährendem Kitzel im Hals. **Je mehr man hustet, desto größer wird der Reiz.** Verschlimmerung des Hustens abends und nachts.

Hustenreiz psychogen
Asthma bronchiale

Brust: ◉ **Versiegen der Milch infolge Erregung.**

Extremitäten: Zuckungen und Krämpfe in den Gliedern; beim Einschlafen, ◉ **nach Erregung**. Rheumatoide Schmerzen in allen Teilen, wechselnd, schlimmer durch Bewegung.

Schlaf: Sehr unruhig, schreckt auf oder schnarcht, ist die ganze Nacht durch ängstliche Träume gequält, und erwacht müde und mürrisch.

Frost und Frösteln: Frieren und sehr empfindlich gegen Kälte, wird durch äußere Wärme jedoch sofort warm. Schüttelfrost mit rotem Gesicht. Im Hitzestadium fehlt der Durst, ◉ **dagegen wird im Frost über Durst geklagt**.

Allgemein: Bei Hitze Gefühl von Trockenheit, obwohl er im Gesicht etwas schwitzt. Äußerliche Hitze, ohne sich im Innern heiß zu fühlen.

257.7 Dosierung

Da das Mittel seinen Angriffspunkt an den Nervenfunktionen nimmt, werden Verdünnungen unter D 4 kaum verordnet. Es verdienen höhere Verdünnungen volles Vertrauen, besonders bei Gemütsleiden, Migräne und dergleichen. Die Wirkung wird als wenig nachhaltig bezeichnet, die Gabe wird daher täglich zu wiederholen sein.

257 – Ignatia amara – ign

257.8
Vergleichsmittel

- Loganiaceae: Curare, Nux vomica, Spigelia anthelmia.
- Magenschmerzen, Essen > : Anacardium orientale, Chelidonium majus, Hedera helix, Iodum purum, Graphites naturalis, Mandragora officinarum, Petroleum crudum.
- Erbrechen, Essen > : Mandragora officinarum, Tabacum, Petroleum crudum.
- Folgen von Schreck und Angst: Aconitum napellus, Colocynthis, Gelsemium sempervirens, Cina maritima, Chamomilla recutita, Opium, Stramonium.
- Folgen von Kummer und Sorgen: Acidum phosphoricum, Avena sativa, Ambra grisea, Cocculus indicus, Natrium muriaticum, Staphysagria.
- Rascher Umschlag der Stimmung: Crocus sativus.
- Globussyndrom: Asa foetida, Belladonna, Coffea cruda, Lachesis muta, Magnesium-Arzneien, Nux moschata.
- Nagelkopfschmerz: Coffea cruda, Hepar sulphuris, Thuja occidentalis (links).
- Zephalgie, Diurese > : Araninum, Gelsemium sempervirens, Mandragora officinarum, Sanguinaria canadensis, Silicea terra.
- Widerspruch < : Aurum metallicum, Lycopodium clavatum, Nux vomica, Sepia officinalis, Silicea terra.
- Folgen von Enttäuschung, unglücklicher Liebe: Hyoscyamus niger, Lachesis muta, Natrium muriaticum, Staphysagria.
- Bei Gemütsverstimmung (Folgen von Kummer, Liebesenttäuschung) ist Natrium muriaticum komplementär.

257.9
Literatur

[1] Allen TF. Ignatia. Encyclopedia of pure Materia Medica. Bd. 5. New York: Boericke & Tafel; 1874–1880: 66–91

[2] Clarke JH. Ignatia. Dictionary of practical Materia Medica. Bd. 2.1. London: Homoeopathic Publishing Company; 1900–1902: 6–15

[3] Hahnemann S. Ignatia. In: Lucae C, Wischner M, Hrsg. Gesamte Arzneimittellehre. Alle Arzneien Hahnemanns: Reine Arzneimittellehre; Die chronischen Krankheiten und weitere Veröffentlichungen in einem Werk. Stuttgart: Haug; 2007: 934–958

[4] Hughes R. Ignatia. Cyclopaedia of Drug Pathogenesy. Bd. 2. London: Gould; 1886–1891: 683–689

[5] Jörg JCG. Ignazbohne. In: Hartlaub CC, Trinks CF, Hrsg. Reine Arzneimittellehre. Bd. 3. Leipzig: Brockhaus; 1828–1831: 185–191

[6] Joerg J. Materialien zu einer künftigen Heilmittellehre. Durch Versuche der Arzneyen an gesunden Menschen gewonnen und gesammelt. Bd. 1. Leipzig: Cnobloch; 1825: 308–344

258 Iodoformium – iodof

syn.: Trijodmethan, Iodoformium, dt.: Iodoform, engl.: iodoform

258.1 Substanz

Mineralia – Organica – Aliphatika – Triiodmethan – CHI_3

Die Substanz bildet gelbe glänzende Plättchen aus oder liegt als zitronengelbes Pulver vor. Dieses hat einen charakteristischen safranartigen Geruch.

Homöopathische Verwendung findet Triiodmethan.

258.2 Pharmakologie und Toxikologie

In vitro wirkt die Verbindung nicht antimikrobiell. Erst in Gegenwart von Gewebe oder Wundsekret kommt es zu antimikrobiell wirksamer Abspaltung von Iod. Die Substanz kumuliert und wirkt neurotoxisch und nephrotoxisch, sodass sie zur Dauerbehandlung nicht geeignet ist. Obduktionen nach Intoxikationen zeigen Nephritis und Ikterus durch Verfettung, Herzverfettung. Ödem und Entzündung der Meningen. Seltener Gastritis.

258.3 Anwendung

In der Medizin wird es als Antisept angewendet insbesondere, wenn die Bildung von Granulationsgewebe verzögert werden soll.

Homöopathische Anwendung findet die Zubereitung bei Diarrhö und Meningitis (nach Kommission D).

258.4 Arzneimittelbild

Leitsymptome: Siehe bei Iod.

Geist und Gemüt: Gegenstandslose Angst und Verstimmtheit, große Unruhe und Unbehagen, Irrereden, Verwirrtheit, Halluzinationen und Illusionen, Verfolgungswahn, Neigung zu Selbstmord, will sich aus dem Fenster stürzen, tiefe Depression, auch Lachen, Singen und Ausgelassenheit. Die Erregung geht über in schwere Somnolenz und Erscheinungen von Meningitis.

Augen: Erblindung, Ausbildung eines zentralen Skotoms mit Neuritis optica im retrobulbären Abschnitt der Sehnerven. Farbenskotome, Lähmung der Augenmuskeln und Ptosis.

Magen: Unstillbares Erbrechen.

Haut: Alle Arten von Reizung und Entzündung der Haut, wie Ekzem, Pustel- und Blasenbildung, Erythem, das einem Erysipel ähnlich ist, Urtikaria, Roseolen oder einem Pemphigus zu vergleichende Exantheme.

258.5 Dosierung

Ab D 3.

258.6 Vergleichsmittel

- Iod-Arzneien: Ammonium iodatum, Arsenicum iodatum, Barium iodatum, Bromum iodatum, Calcium iodatum, Ferrum iodatum, Kalium iodatum, Luffa operculata, Magnesium iodatum, Mercurius iodatus flavus, Mercurius iodatus ruber, Spongia officinalis, Sulphur iodatum.
- Iod-Arzneien, pflanzlich: Fucus vesiculosus, Hedera helix, Luffa, tierisch: Badiaga, Spongia tosta.

259 Iodum purum – iod

lt.: Iodum purum, dt.: Iod, engl.: iodine

259.1 Substanz

Mineralia – Anorganica – Elementa – 17. Gruppe[281] – Iod – I

Es handelt sich um eine schwarzgraue, graphitartige Substanz, die rhombische kristalline Blättchen ausbildet. Sie gehört zu den seltenen Elementen. Die Substanz sublimiert bereits ab 20 °C. Beim Erhitzen entsteht ein violetter Dampf, in dem das Iod in der Regel zweiatomig vorliegt. Aufgrund seiner hohen Atommasse hat die Substanz eine großes Resorptionsvermögen für Röntgenstrahlen. Seine Verbindungen, abgeleitet vom Pyridin oder von aromatischen Carbonsäuren, finden Anwendung als radiopake Röntgenkontrastmittel. In der Homöopathie finden an iodreichen Pflanzen Fucus vesiculosus, Spongia tosta und Badiaga Verwendung.

Homöopathische Verwendung findet Iod.

259.2 Pharmakologie und Toxikologie

Iod gehört zu den Spurenelementen, das bedeutet, dass seine Essenzialität in einer Konzentration von < 50 mg/d nachgewiesen und deren biochemische Funktion bekannt ist. Vom Iod-Stoffwechsel ist die Schilddrüse abhängig. Die tägliche Iod-Aufnahme sollte zwischen 100 und 200 µg liegen. Die intestinale Resorption anorganischen Iods ist rasch und hoch. Iodat wird zu Iodid reduziert. Die Resorptionsrate wird über Feedback-Mechanismen geregelt. Iodid wird hämatogen proteingebunden transportiert.

Das transportierte Iodid I⁻ wird entgegen eines 20- bis 40-fachen Konzentrationsgradienten über das Na^+-Iodid-Symporterprotein NIS, welches an der basolateralen, also blutseitigen, Follikelepithelzellmembran sitzt, in die Follikelepithelzelle aufgenommen.

Auf der anderen Seite, der apikalen Zellmembran kolloidseitig, sorgt der Anionenaustauscher Pendrin PDS, für den passiven Transport des Iodid I⁻ in das Follikellumen im Austausch mit Chlorid Cl⁻. Hier wird das Iodid I⁻ mit Hilfe einer NADPH-abhängigen Oxidase, die das Wasserstoffperoxid H_2O_2 liefert, in I_2 oxidiert.

Anschließend findet die Iodination statt. Dabei katalysiert das Häm-Enzym Thyreoperoxidase TPO, ein integrales Membranprotein an der apikales Seite der Follikelepithelzellmembran, die Iodierung der Tyrosylringe des zuvor aus der Follikelepithelzelle in das Kolloid exozytierten Thyreoglobulins mittels elektrophiler Substitution. Bei den beiden so synthetisierten Verbindungen handelt es sich um Monoiodtyrosinderivate MIT und Diiodtyrosinderivate DIT. Ebenfalls katalysiert durch die Thyreoperoxidasen, werden dann MIT oder DIT auf DIT übertragen, wodurch proteingebundenes T_3 und T_4 entsteht. Ein Teil bleibt unkondensiert. So im Kolloid gespeichert sind die Schilddrüsenhormone für den Organismus abrufbar. Kommt es zu einem Bedarf an Schilddrüsenhormonen, vor allem bei Stimulation des TSH, wird das Thyreoglobulin mittels Pinozytose wieder in die Follikelzelle aufgenommen und in den Lysosomen durch Proteasen abgebaut. Dabei liefert ein Thyreoglobulin im Durchschnitt drei bis fünf Moleküle T_4, nur jedes fünfte Thyreoglobulin ein T_3.

T_4 (Tetraiodthyronin = Thyroxin) wird nur in der Schilddrüse synthetisiert. Sein hämatogener Transport erfolgt proteingebunden an Thyroxin-bindendes Globuli TBG, Transthyretin und Albumin. Durch extrathyreoidale Deiodierung von T_4 mittels Deiodasen an Position 5' entsteht Triiodthyronin T_3 oder an Position 5 reverses T_3 rT_3, welches besonders bei schweren Krankheitsverläufen oder Erschöpfungszuständen reziprok zum T_3 ansteigt. Mit der Beobachtung des Konzentrationsverlaufs der verschiedenen Schilddrüsenhormone können prognostische Aussagen getroffen werden.

---

281 Halogene: Fluor F, Chlor Cl, Bromum Br, Iodum I, Astat At, Uunseptium Uus.

Die akute Toxizität durch giftige blauviolette Ioddämpfe führt zu katarrhalischen Reaktionen der Nasen- und Augenschleimhäute, dem sogenannten Iod-Schnupfen.

259.3
Anwendung

Rademacher und andere schätzen Iod als Pankreasmittel.

Homöopathische Anwendung findet die Zubereitung bei Hypothyreose, Furunkulose und Acne vulgaris (nach Kommission D).

Seine Hauptrichtung erstreckt sich auf folgende Organe:

1. Schilddrüse: An der Schilddrüse zeigt Iodum purum, wie es grundsätzlich allen Mitteln möglich ist, eine biphasische Wirkung, indem es sowohl eine *Hyperthyreose* als auch eine *Hypothyreose* beeinflussen kann.

2. Geschlechtsdrüsen: Hoden und Ovarien erfahren eine Anregung und Steigerung der Funktion, auf welche bei fortdauerndem Gebrauch Atrophie folgt. Anfängliche Vermehrung der Milchabsonderung macht einer Atrophie der Mamma Platz. Die Behandlung des Verwerfens bei Tieren und der *Infertilität* bei Tier und Mensch mit Iod beruht auf alter Erfahrung.

Die Beziehungen des Iods zu den folgenden Organsystemen gehören sämtlich zu den direkten Wirkungen, sind also nicht vom Thyroxin abhängig.

3. Bindegewebe und Lymphdrüsen: Die Neigung zu proliferativen Entzündungen ist ein Kennzeichen der Iod-Wirkung. Sie zeigt sich besonders deutlich beim *Iododerma tuberosum*, einem Arzneimittelexanthem, das eine granulömatöse Entzündung im Corium induziert, eine pseudokarzinomatöse epidermale Hyperplasie zeigt und zu einer intradermalen Abszessbildung führt. Man sieht eine entzündliche Anschwellung des Unterhautzellgewebes, welche in ulzerösen Zerfall übergeht oder die Haut siebartig mit Eiterkanälen durchbricht. Dieses hat große Ähnlichkeit mit den Gummen der Syphilis, sodass die Behandlung der Syphilis III mit Iod als homöopathisch bezeichnet werden kann. Alle **chronischen Infektionskrankheiten**, welche mit **hypertrophischen** beziehungsweise **exsudativen Bildungen** einhergehen, wie **Tuberkulose** (Knötchen), **Lepra**, **Syphilis** (Gummen) unterstehen in ganz besonderer Weise der Heilwirkung von Iod. Die Entstehung lymphadenoider Granulome wurde unter der Einwirkung von Iodkali bis zur Größe einer Faust beobachtet. Für Iod gelten harte, träge Schwellungen der Lymphdrüsen bei abgemagerten Kindern als besonders kennzeichnend. Häufiger noch wird in der Therapie die Iod-Wirkung durch die Bindung mit Quecksilber, Kalk und Barium auf das Drüsensystem beziehungsweise die Tonsillen gerichtet. **Typisch** für Iod wird eine **Anschwellung aller Drüsen** (mit Ausnahme der Mammae) **bei Abmagerung des gesamten übrigen Körpers bezeichnet**.

4. Haut: Die häufigste Hautveränderung bei Iod-Gebrauch sind die **Akne**, ferner **Furunkel**, **Bläschen, Pusteln;** fleckförmig verteiltes **Erythem** der Haut.

5. Gefäße: Mit Iod-Injektionen konnte *Mesaortitis* erzeugt werden; dies erscheint bedeutsvoll im Hinblick auf **Syphilis** und **Arteriosklerose.** Mit kleinen Iod-Dosen konnte eine **Erweiterung der Blutgefäße** erzielt werden; diese Wirkung wurde mit Iod-Verdünnungen zwischen 1 : 180 000 und 1 : 6 Millionen festgestellt (bei höheren Verdünnungen erlischt dieser Effekt). Wenn dieser Effekt auch bei Iod-Verdünnungen 1:6 Millionen im Tierversuch nicht mehr hervorgerufen werden konnte, darf daraus nicht geschlossen werden, dass dies auch bei der Verordnung nach der Ähnlichkeit der Fall wäre. Bei mangelhafter Blutzirkulation mit Kälte der Hände und Füße gehört Iodum purum zu den bewährten Mitteln, wie es sehr häufig, besonders bei Frauen und jungen Mädchen, festzustellen ist. Bei diesen Zuständen, ebenso bei der *Brachialgia paraesthetica nocturna* ist die Hedera helix unser wertvollstes Mittel. Für die Behandlung der *Arteriosklerose* und *Hypertonie* erscheint diese Feststellung der Gefäßwirkung von Wichtigkeit.

Im Arzneimittelbild treten andererseits Symptome auf, die als Angina-pectoris-ähnliche Erscheinungen betrachtet werden können.

6. Atmungsorgane: *Iodschnupfen, Laryngitis, Pseudokrupp* und ähnliche Zustände mit *Glottisödem* werden nicht selten beobachtet. Die Verstärkung der Sekretion und Anschwellung der Schleimhäute tritt dabei deutlich hervor. Bei Iodkali-Einspritzungen wurde **Pneumonie** und **Pleuritis** erzeugt, dies gibt der Behandlung solcher Zustände mit Iod eine Stütze (*Rhinitis, Bronchitis, Asthma, Pneumonie, Diphtherie*). Für die **Diphtherie** ist Iodum purum eines der wichtigsten Mittel bei der Lokalisation im Kehlkopf.

7. Verdauungsorgane: *Gastralgien*, die sich durch Essen mitunter bessern, können Veranlassung zur Verordnung bei **Gastritis** und **Ulcus ventriculi** beziehungsweise **duodeni** geben. Dasselbe Symptom gilt auch für Hedera helix. Diese hat sich bei **Ulcus duodeni** und **Cholezystitis** bewährt.

Die Substanz hat Einfluss besonders auf Entzündungen des Bindegewebes, sowohl hypertrophische als auch atrophische Vorgänge an den Lymphdrüsen, den Tonsillen, den Speicheldrüsen (Speichelfluss), des Pankreas, der Leber [einschließlich der Leberzirrhose], *Splenomegalie*, Schwellung und Atrophie der Ovarien und der Hoden, der Mammae. Diese Beziehung wirkt sich meist biphasisch aus in Hypertrophie und Atrophie. Besonders zu erwähnen ist noch die Beziehung zu den Vorgängen der **Alterung** (Atrophie der Drüsen) und zur *Arteriosklerose*, bei welcher die Verkalkungsprozesse an den Gefäßen aufgehalten werden und der Blutdruck günstig beeinflusst wird.

Bei allen infektiösen Zuständen der oberen Luftwege, einschließlich der Nasennebenhöhlen, bei *grippalen Infekten* und *Angina tonsillaris* ist Iodum purum den akuten Stadien, ebenso den akuten Remissionen chronischer Zustände zugeordnet, während bei protrahierter Verlaufsform sich Fluor in seinen verschiedenen Verbindungen anschließt.

So unbestritten die Wirkung auf die **Struma** einfacher und thyreotoxischer Art sein soll, so muss doch vor der Gefahr der *Thyreotoxikose* eindringlichst gewarnt werden. Es kann nicht Sache des Arztes sein, der Schönheit zuliebe eine schwere Erkrankung einzutauschen, wie es bei unkontrolliertem Gebrauch von Iod nur allzu oft geschieht. Die Ausbildung einer *Struma* hat einen biologischen Sinn. Bei einer latenten *Tuberkulose* darf somit eine Struma nicht chirurgisch unüberlegt entfernt werden, wenn man nicht ein Aufflammen der *Tuberkulose* begünstigen will. Ebenso soll eine *Struma* nicht als ein Einzelsymptom rücksichtslos mit Iod-Arzneien bekämpft, sondern im Rahmen der konstitutionellen Erkrankung betrachtet werden. Durch Kropfkuren mit verdünnten Iodsalzen können sehr wohl *Thyreotoxikosen* hervorgerufen werden. Dies gilt auch dann, wenn der tägliche physiologische Iod-Bedarf nicht überschritten wird. Die Iod-Zufuhr kann daher nicht nur unter quantitativen Gesichtspunkten betrachtet werden.

259.4
Arzneimittelprüfung

Iodum purum ist aus der Arzneimittelprüfung von Hahnemann, Jörg und anderen sowie aus zahllosen Fällen von Nebenwirkung arzneilicher Verwendung und Vergiftungen bekannt.

Die Arzneimittelprüfung Hahnemanns (*Die Chronischen Krankheiten*) baut sich zum guten Teil auf Vergiftungen und Überdosierungen und auf Prüfungen mit der Tinktur, wahrscheinlich gar nicht mit Potenzen auf. Dasselbe trifft auf die vielen Fälle von Vergiftungen und Überdosierungen zu, die Allen und Hughes in ihren Enzyklopädien anführen. Diese so gewonnene Darstellung des Arzneimittelbildes halte ich für keineswegs erschöpfend in Bezug auf Vollständigkeit. Bei dem Sturm der Erscheinungen gehen ohne Zweifel wertvolle Symptome verloren.

259.5
Konstitution

Der Iod-Typ ist voller Angst, die sich bis zur Unerträglichkeit steigert, wenn er genötigt ist stillzuhalten. Er macht sich immerzu Bewegung, und obwohl sehr erschöpft, ist er immer in Tätigkeit. Er gehört zu den Menschen, denen man Ruhe verordnen möchte wegen eines erschöpften, unrastigen Zustands, und die es nicht über sich bringen, auszuruhen, weil sie die Angst und innere Unruhe sonst übermannt. Erwachsenen, die in einer Versammlung ruhig sitzen sollen, oder Kindern, die in der Schule stillhalten müssen, wird dies zur Qual, und sie verbrauchen ihre ganze innere Kraft dabei.

Die innere Unrast wird dagegen besser durch äußere Betätigung und durch lebhafte Bewegung, besonders in der frischen Luft. Geistig sind sie lebhaft, aber leicht sprunghaft und ungesammelt. Daher sind sie auch vergesslich infolge ihrer Fahrigkeit. Die Unruhe steigert sich manchmal zu plötzlichen Gewaltausbrüchen. Er wird jähzornig und gewalttätig in einem plötzlichen Impuls. Es braucht gar kein äußerer Grund vorzuliegen, es ist einfach eine Steigerung der inneren Spannung. Sie werden von einem wilden Drang übermannt, etwas zusammenzuschlagen oder gegen jemand gewalttätig zu werden. Manchmal werden die Patienten von Gedanken befallen, sich umzubringen oder ihre Nächsten zu morden ohne Grund und obwohl sie sich dagegen wehren. Es ist als eine Entladung des krankhaft gesteigerten Tätigkeitsdrangs anzusehen, über den sie die Kontrolle zu verlieren drohen. Da aber ihr Zorn sehr leicht zu reizen ist, ist es oft eine Nichtigkeit, welche die Gewalttätigkeit auslöst.

Noch etwas anderes ist es, was das Befinden des Iod-Typus unerträglich macht: äußere Wärme; zum Beispiel schon ein normal warmes Zimmer oder sommerliche Hitze macht sie nervös und bang. Dies beruht unmittelbar auf der gesteigerten Verbrennung infolge Hyperthyreoidismus. Die mit nervöser Erregung verbundenen Hitzegefühle machen sich in starken Schweißausbrüchen bei geringen Anlässen Luft.

In der warmen Jahreszeit, besonders bei schwülem Wetter und zu Beginn der warmen Jahreszeit, fühlen sie sich bang und unruhig-nervös.

Typisch ist das Auftreten von kalten und zugleich roten Händen und Füßen; auch Digiti mortui werden nicht selten beobachtet. Im Bett brauchen die Patienten oft nicht nur eine, sondern zwei Wärmflaschen; oder sie gehen warm ins Bett und wachen in der Nacht frierend auf. **Die Abweichung der Wärmeregulation in Richtung auf ein vermehrtes Frostgefühl ist beim Iod-Patienten ebenso bedeutsam wie das gesteigerte Wärmegefühl**; auch in der Arzneimittelprüfung werden beide Pole des Einflusses auf die Wärmeregulation gefunden. Es ist also kein Widerspruch, dass die Patienten oft recht frostig sind; es ist vielmehr umso auffälliger, dass sie, obwohl sie leicht frieren, im warmen Zimmer schnell bang und nervös werden. Aus der Überreizung der Schilddrüse lässt sich auch der unmäßige Hunger verstehen. Der Iod-Typ wird nervöser und gereizt, wenn er nicht beizeiten isst und das Essen nicht gleich auf dem Tisch steht, ja die von der Magengegend ausgehende Unruhe kann sich bis zu zittriger Schwäche und bis zu Magenschmerzen steigern, die dann durch Essen beruhigt werden. Diese Patienten können immer essen, ja man kann sagen, sie sollten immer essen, wenn sie ihren Magen mit seiner nervösen Unruhe zufriedenstellen wollen. Dabei verlangt er etwas Herzhaftes und den Magen Anregendes, und er kann bezüglich der Diätvorschriften schwer bei der Stange gehalten werden. Trotz der überreichlichen Nahrungsaufnahme schreitet die Abmagerung fort. Der Stuhlgang ist meist durchfällig. – Aber auch hier kommt der Januskopf des Iod-Bildes zum Vorschein. Auch völlige Appetitlosigkeit wird als Iod-Wirkung gefunden.

Iod wirkt auf das gesamte Bindegewebe und Mesenchym – daher seine große Bedeutung bei **Entzündungen** jedweder Art – und auf alle Drüsen und Lymphknoten. Es kommt in Betracht bei **Erkrankungen der großen Drüsen, Leber, Pankreas** und **Milz** wie auch bei allen **Adenopathien.** Die Drüsen sind durchweg vergrößert und geschwollen und von derber Konsistenz; es kann auf die Schwellung sekundäre Atrophie folgen. Die Keimdrüsen können atrophisch gefunden werden, jedoch bei Entzündungen auch angeschwollen.

Die Neigung zu katarrhalischen Affektionen der Schleimhäute ist außerordentlich. Die Absonderungen sind wässrig, reichlich und vor allem ätzend. Sie machen wund. In späteren Stadien folgt Atrophie und Austrocknung der Schleimhäute. Warme Luft liebt er dabei nicht, sondern er wird in der Nase dadurch verstopft und bekommt Hustenreiz. Allgemein fühlt er sich bang und unruhig. – Es besteht große Neigung zu schwitzen. Bei den geringfügigsten Anlässen folgt ein heftiger Schweißausbruch.

In der Literatur wird dem Iod-Patienten eine dunkle Komplexion zugeschrieben im Gegensatz zum hellfarbenen Brom-Patienten; es erscheint mir aber sehr zweifelhaft, ob diese Beschränkung ihre Berechtigung hat.

259 – Iodum purum – iod

259.6
Arzneimittelbild

Das folgende Arzneimittelbild enthält mehrere Symptome, die nicht bei Iodum purum selbst, sondern beim Gebrauch von Iodkali beobachtet wurden. Sie wurden als solche kenntlich gemacht.

Leitsymptome: Auffallend rasche Abmagerung, dabei sehr guter Appetit, oft Heißhunger und viel Durst. Nerven überreizt, große Unruhe mit Bewegungsdrang und Geschäftigkeit, Angst und Zittern, trotz der Erschöpfung. Ständige Hitze und Fiebergefühl mit Unruhe, Bewegung im Freien und in kühler Luft bessert. Hitze in jeder Form und Besonnung verschlimmert. Auch: Ständiges Frieren und Frösteln mit kalter Haut, besonders mit kalten, blauroten, schwitzenden Händen und Füßen (Froschhände), dabei Neigung zu kalten Schweißen, zum Beispiel in den Achselhöhlen und Händen. Lebhafte Bewegung bessert das Kältegefühl.
⊙ **Aufenthalt an der See verschlimmert** (Beobachtung des Verfassers). Ungewöhnliche Neigung zu schwitzen, auch bei den geringsten Anlässen. Infekte aller Schleimhäute, mit ätzender, wundmachender Sekretion (Nase, Leukorrhö). Husten schlimmer in warmer Luft. Schwellung aller Drüsen, besonders der Lymphdrüsen und der Schilddrüse, mit folgender Atrophie, harte, indolente Lymphdrüsenschwellungen. Entzündung des Bindegewebes. Allgemeinbefinden, nervöse Erregung und Magenschmerzen durch Essen >. Beschäftigung >, ständige Bewegung >, besonders in frischer Luft, wozu ein großes Bedürfnis besteht.
⊙ **Am Morgen <.**
⊙ **Frühjahr und im Herbst <** (Beobachtung des Verfassers).
⊙ **Sonnenbestrahlung <**, durch heißes Wetter <. Erzwungene Untätigkeit <, ⊙ **erzwungenes Stillhalten und Warten <** [Eigenbeobachtung].
⊙ **Bangigkeitsgefühl in warmen, geschlossenen Räumen, bei heißem, besonders schwülem Wetter**; es bricht ihm dabei der kalte Angstschweiß aus.

Geist und Gemüt: Muss sich immerfort bewegen und ständig beschäftigen. Rasche Abmagerung bei gierigem Appetit, Verlust aller Kräfte mit zittriger Schwäche. Ödematöse Schwellung am ganzen Körper.

Verlangen nach äußerer Abkühlung, ⊙ **Bangigkeit und Ausbruch von Angstschweiß und drohender Kollaps in warmen, besonders menschenüberfüllten Räumen** (Versammlungen, Kirche, Theater, Kino).

⊙ **Von innerer Unruhe umhergetrieben, muss sich immer rastlos beschäftigen trotz Übermüdung und Erschöpfung. Große Abneigung gegen ernsthafte Beschäftigung mit Eingenommenheit des Kopfes.**

Lebt in ständiger Angst und Besorgnis um die Zukunft.

Er ist widerspenstig und ärgerlich, dabei Gefühl von Benommenheit. Ungewöhnlich große Reizbarkeit, sich zu Zorn steigernd. Krankhafte Empfindlichkeit, er ist leicht und häufig zu Tränen gerührt.

Ständige Angst, die sich umso mehr steigert, je weniger er sich beschäftigen kann und zum Stillehalten gezwungen ist. ⊙ **Wenn er gezwungen ist, untätig still zu halten und zu warten, wird er von großer Unruhe übermannt, die in zornige Heftigkeit übergeht.** Außerordentlich lebhaft und geschwätzig; niemand kann zu Wort kommen.

Heftige, gewaltsame Impulse, ⊙ **will Gegenstände zusammenschlagen, will eine Gewalttätigkeit, einen Mord begehen** (nach Kent nicht etwa aus Zorn oder aus verletztem Gerechtigkeitsgefühl, sondern ohne irgendeinen Grund). Aber auch ⊙ **sehr leicht beleidigt und jähzornig bei den geringsten Anlässen**, sinnt dann immer auf Vergeltung [Eigenbeobachtung].

⊙ **Neigung, sich aus dem Fenster zu stürzen.**

Alle seelischen Symptome bessern sich durch Bewegung in frischer Luft, wozu ein großes Bedürfnis besteht, durch lebhafte Beschäftigung, in welche er sich gerne stürzt, und durch Essen. ⊙ **Wird ängstlich oder ärgerlich, wenn er nicht isst**, muss oft essen, verliert aber trotzdem ständig an Gewicht.

Schwindel: Schwindel und Eingenommenheit des Kopfes.

Kopf: Hitzewallungen zum Kopf mit Schweißausbrüchen. **Starker Haarausfall.** Jucken der Kopfhaut.

Kopfschmerz: Kopfschmerzen mit heftigem Klopfen, schlimmer im warmen Raum und beim Bücken, mit Bangigkeit.

Augen: Konjunktivitis mit heftigem Tränenfluss. Flimmern vor den Augen, Funkensehen.

> Uveitis[282]

Ohren: Schwerhörigkeit. **Überempfindlichkeit gegen Geräusche.** Ohrgeräusche.

> Seromukotympanum

Nase: Rot und entzündet mit scharfer, wundmachender Absonderung, fließt im Freien, im Zimmer und in der Wärme, Stockschnupfen. ☉ **Wässriger Schnupfen morgens nach dem Aufstehen.**

> Rhinitis akut und chronisch
> Sinusitis
> Ozaena

Gesicht: Blasse oder gelbliche Gesichtsfarbe. Gesicht erhitzt. Blick funkelnd und ruhelos. Anschwellung der Submandibulardrüsen.

Mund: Geschmack salzig und bitter. Speichelfluss reichlich und übelriechend. Schleimhäute des Mundes entzündet und zu Geschwüren geneigt. Foetor ex ore. Speicheldrüsenabsonderung vermehrt. Brennen und Kratzen im Schlund.

Innerer Hals: Anschwellung des Zäpfchens.

> Angina tonsillaris
> Pharyngitis

Äußerer Hals: Schilddrüse angeschwollen, Beengungsgefühl in der Schilddrüse.

Magen: Übelkeit und Erbrechen. Verlust des Appetits oder **heftiger Heißhunger und reichlicher Durst. Hunger mit Schwächegefühl verbunden, muss immer essen.** Ängstlich, kraftlos und zittrig, wenn er nicht öfter essen kann. Essen bessert den Allgemeinzustand und die nervöse Unruhe. ☉ **Magenschmerzen, die sich durch Essen bessern.** Übelkeit und Erbrechen. Gefühl von Krampf, Stechen und Brennen im Magen. Vollständiger Verlust des Appetits.

> Hyperemesis gravidarum
> Gastritis
> Ulcus ventriculi et duodeni

Abdomen: Schmerzen im Bauch.

> Gicht
> Cholezystopathie
> Cholelithiasis
> Mesenterialdrüsentuberkulose
> Hepatomegalie
> Leberzirrhose
> Splenomegalie
> Pankreatitis

Rektum und Stuhl: Durchfall schaumig und wässrig. Durchfall von Verstopfung unterbrochen. Milch macht Verstopfung. **Verstopfung mit schwer zu entleerenden, trockenen Stühlen.**

Harnröhre: Stechen und Schneiden in der Harnröhre.

Urin: Häufiger Abgang von hellem Harn, Phosphathäutchen auf dem Harn.

Geschlechtsorgane:
- weiblich: Menses zu früh und ☉ **zu stark, zu lang, oder aussetzend.** Sterilität. **Leukorrhö reichlich, ätzend und wundmachend,** weiß, gelb oder grün, frisst die Wäsche an.

> Menorrhagie
> Leukorrhö
> Adnexitis
> Metritis

---

282 Subsummiert Iritis, Zyklitis, Iridizyklitis, intermediäre Uveitis (Pars planitis), Chorioretinitis.

- männlich: Gesteigerter, nachher verminderter Trieb, Pollutionen. Hoden und Prostata geschwollen, hart oder atrophisch.

Prostatahyperplasie
Pollutionen
Sexuelle Dysfunktion

Larynx und Trachea: Heiserkeit mit schmerzhaftem Räuspern. ⊙ **Kinder greifen beim Husten an den Hals wegen Beengung und Schmerzhaftigkeit.**

Laryngitis

Husten und Expektoration: Heiserkeit und Schleimrasseln in der Kehle mit schmerzhaftem, rauem Husten. Glottisödem. Stimmritze verschwollen und verkrampft. Kitzelhusten trocken, krampfhaft mit Kurzatmigkeit. Auswurf zäh, blutig, schwerlöslich, oder reichlich und schaumig. Beengung auf der Brust beim Gehen.

Pseudokrupp
Bronchitis
Asthma bronchiale
Pneumonie
Pleuritis

Brust: Heftiges und rasches Klopfen des Herzens. **Ständiger Herzdruck und Präkordialangst. Gefühl, als würde das Herz zusammengeschnürt.** Stechen am Herzen, Herzklopfen bei der geringsten Anstrengung. Pulsation im ganzen Körper mit Hitzegefühl, Schweißausbruch und ängstlicher Beklemmung. Brustdrüsen schwinden.

Koronar- und Aortensklerose
Aortitis luetica
Milchstau

Extremitäten: Kalte Hände und kalte Füße mit kaltem Schweiß (Froschhände).
Rheumatoide Schmerzen in allen Gliedern. Tremor der Hände und zittrige Schwäche.

Schmerzhafte Schwellung der Finger und Hände wie bei Nagelbettentzündung und Frostbeulen
⊙ **Erwacht nachts mit heftigen Schmerzen im linken Bein, die die Patientin aus dem Bett treiben**; sobald sie steht, lassen die Schmerzen nach. Dies wiederholt sich einige Male (bei der therapeutischen Verwendung von D 6, vgl. *Hedera* [der Verfasser]).

Gelenk- und Knochenprozesse rheumatisch infektiös tuberkulinisch
Tendovaginitis
Periostitis

Schlaf: ⊙ **Kann wegen unerträglichen Hitzegefühls nicht schlafen, wirft alle Bedeckungen ab oder muss sich eiskalt abduschen.** ⊙ **Kann wegen großer Erregung nicht schlafen, erwacht morgens um 3 Uhr, kann wieder einschlafen, wenn er eine Kleinigkeit isst.**

Schweiß: Starke Schweiße bei geringer Anstrengung. **Allgemein:** Frost und Hitze wechseln, plötzliche Hitzewallungen und Schweißausbrüche, **ständiges Hitzegefühl** mit Verlangen nach Abkühlung und Bewegung in der frischen Luft; aber auch **sehr ausgeprägter Mangel an Eigenwärme und ständiges Frieren.**

Haut: Missfarbig und gelblich, dabei heißes, rotes Gesicht. Abmagerung der Haut oder Schwellungen der Haut, besonders an den Unterschenkeln und Unterarmen, an Myxödem erinnernd. – **Ausbruch von Nesseln, Papeln, Pusteln auf der Haut. Furunkulose.** Akne.

Acne vulgaris
Furunkulose
Purpura rheumatica

Allgemein:

Hypertonie

259.7 Dosierung

Bei allen entzündlichen Schwellungen der Drüsen und des Bindegewebes, wo man eine antiphlogistische Wirkung erzielen will, können niedere Potenzen gegeben werden, wenn die feineren Züge des Iod-Bildes außer Betracht bleiben. Offenbar verlangt der Organismus in diesen Fällen stoffliche Gaben. Deshalb werden niedere Potenzen von Iodum purum und seinen Verbindungen (D 6 bis D 3) bei chronischen Infektionskrankheiten, die mit Infiltrationen und Gewebshypertrophien einhergehen, auch bei längerer Anwendung gut vertragen, wo man in andern Fällen längst mit einem Iodismus rechnen müsste.

Der Gebrauch von Iodum purum und iodhaltigen Substanzen bei Thyreotoxikose setzt voraus, dass man die volle homöopathische Dosierungskunst beherrscht. Wenn Iodum purum in einem solchen Fall das ähnliche Mittel darstellt, so soll man es nie unter D 12 oder D 15 geben.

259.8 Vergleichsmittel

- 17. Gruppe Periodensystem der Elemente: Bromum.
- Iod-Arzneien: Ammonium iodatum, Arsenicum iodatum, Barium iodatum, Bromum iodatum, Calcium iodatum, Ferrum iodatum, Kalium iodatum, Luffa operculata, Magnesium iodatum, Mercurius iodatus flavus, Mercurius iodatus ruber, Spongia officinalis, Sulphur iodatum.
- Iod-Arzneien, pflanzlich: Fucus vesiculosus, Hedera helix, Luffa operculata, tierisch: Badiaga, Spongia tosta.
- Differenzialdiagnose Iod-Arzneien: Es gibt fast keine Indikation von Acidum fluoricum, die nicht auch bei dem gruppenverwandten Iodum purum wiederzufinden wäre; eine Ausnahme macht nur die Verwendung von Acidum fluoricum bei Hämangiomen, bei Varizen und bei Eiterungen. Bei Acidum fluoricum ist gegenüber Iodum purum jedoch eine Verschiebung zum chronischen Charakter festzustellen. Die Herzstörungen treten bei Acidum fluoricum sehr in den Hintergrund. Im ganzen kann Acidum fluoricum als die weniger temperamentvolle, aber sonst sehr ähnliche Schwester von Iodum purum bezeichnet werden, dies gilt besonders für alle hyperthyreotischen Sensationen, sodass man bei solchen Zuständen zuerst Iodum purum oder Hedera helix zu wählen hat und bei weitgehender Beruhigung Acidum fluoricum (oder Magnesium fluoratum oder Calcium fluoratum) folgen lässt. Auch bei Schleimhautinfekten der Luftwege geht das akute Iodum purum dem chronischen Fluorum voraus. Iodum purum hat wie die Halogene Fluor (in allen seinen Verbindungen) und Chlor (Natrium muriaticum) seine Verschlimmerungszeit morgens, während Phosphorus und Arsenicum album, die bei Hyperthyreosen oft mit Iodum purum konkurrieren, diese in der Nacht haben. Hedera helix, die iodhaltige Pflanze, kann nach meiner Erfahrung in zahllosen Fällen in vollem Umfang für alle Symptome des Iod-Bildes eintreten.
- Natrium muriaticum: Abmagerung trotz guten Appetits, besonders am Hals und oberen Teil des Körpers. Verlangen nach Salz, Ablehnung von Brot.
- Abrotanum: Gefräßigkeit, trotzdem Abmagerung, besonders an den Gliedern. Diarrhö, auch im Wechsel mit Obstipation.
- Phosphorus: Zittrige Schwäche bei leerem Magen, muss öfter, auch nachts, etwas essen. Verschlimmerung vor Mitternacht.
- Arsenicum album: Schnell fortschreitende Abmagerung und Entkräftung. Wärme >. Nach Mitternacht <.
- Magenschmerzen, Essen >: Anacardium occidentale, Chelidonium majus, Ignatia amara, Mandragora officinarum, Phosphorus, Psorinum.
- Unerträglichkeit eines menschenüberfüllten Raumes: Phosphorus, Sepia officinalis, Hedera helix, Apis mellifica (warmer Raum).
- Wetter, schwül und heiß <: Antimonium crudum, Apis mellifica, Carbo vegetabilis, Gelsemium sempervirens, Lachesis muta, Lycopodium clavatum, Mandragora officinarum, Natrium muriaticum, Pulsatilla pratensis, Phosphorus.
- Husten, warmen Raum <: Bromum, Bryonia alba, Natrium carbonicum, Pulsatilla pratensis.
- Husten, im Freien >: Allium cepa, Arsenicum iodatum, Hedera helix.

- Leukorrhö, ätzend, wundmachend: Hydrastis canadensis, Kreosotum, Lilium tigrinum, Mercurius solubilis Hahnemanni, Acidum nitricum, Sepia officinalis, Sulphur lotum.
- Hyperthyreose: Acidum fluoricum, Calcium fluoratum, Magnesium-Arzneien.
- Purpura Schoenlein-Henoch: Kalium iodatum.
- Perniones: Kalium iodatum.
- Leukorrhö frisst die Wäsche: Kalium iodatum.
- Ängstlich und ärgerlich, wenn er nicht isst: Calcium fluoricum.
- Neigung sich aus dem Fenster zu stürzen: Iodoform.

259.9
Kasuistik

259.9.1 Ulcus duodeni mit schwerer Appetitlosigkeit und Tachykardie

Der homöopathische Kollege Dr. S. sandte dem Verfasser folgenden Krankheitsbericht über seine Gattin, Frau H. S., geb. 26.9.05:

Seit 1951 empfindlicher Magen mit Beschwerden in wechselnder Stärke. Röntgen-Untersuchung ergab einen ptotisch-hypotonischen Magen. Gastritis – aber kein Ulkus. Die Beschwerden wurden meist mit Argentum nitricum und Ignatia amara aufgefangen.

Ab Frühjahr 1961 vermehrte Beschwerden.

Am 26.5.1961 Röntgen-Untersuchung: Kleinmandelgroßes Ulcus duodeni der Hinterwand mit mässiger Bulbusdeformierung.

Liege- und Diätkur zu Haus 4 bis 5 Wochen lang. (Arzneien Argentum nitricum – Ignatia amara – Pulsatilla pratensis. Sie brachten Linderung, mehr nicht.) Die folgenden Monate gingen auf und ab. Im Herbst traten sehr starke Herzbeschwerden hinzu. Nicht nur, dass die Herzaktion stark beschleunigt war (Puls 90 bis 100, ja auch mal 120/Min.), das Herz schlug auch so pochend laut, dass ich im Nebenbett liegend es hören konnte. Dazu Extrasystolen; das führte selbstverständlich noch zu größeren Schlafstörungen – ein scheusslicher Zustand. Lycopus virginicus half so gut wie gar nicht. Es war ein Hinschleppen über die ganzen Wochen bis Weihnachten 1961. Dann kam ein völliger Rückschlag mit fürchterlichen Magenbeschwerden, völliger Appetitlosigkeit, Übelkeit und Erbrechen. Gewichtssturz, sodass der Gewichtsverlust jetzt insgesamt auf 15 kg kam. Sofort nach dem Fest Krankenhausbehandlung. Röntgenkontrolle: 2 Ulzera am Bulbus duodeni. 6 Wochen Behandlung. Keinerlei Besserung, eher schlechter. Vor allem wurde die vegetative Unruhe zusehends größer. Röntgenkontrolle nach 5-wöchiger Behandlung. 1 Geschwür abgeheilt, das 2. größer als vorher! Mitte Februar 1962 Entlassung (Gewicht 54,5 kg). Ich gab wegen der völligen Appetitlosigkeit, dick weiß belegter Zunge, Übelkeit, Erbrechen nach Nahrungsaufnahme Antimonium crudum. Ich weiß nicht, ob man von einer Wirkung sprechen kann. Ich glaube nur, dass Arsenicum album, wegen der mitternächtlichen Verschlimmerung der Magenschmerzen und dem ulzerösen Prozess verordnet, etwas Linderung brachte. Da ich mit einem Fiasko der Krankenhausbehandlung nicht gerechnet hatte, war meine Frau zur Nachkur am 1. Mai 1962 in St. Urban (Freiburg) angemeldet. März und April brachten auch eine Besserung. Gewichtszunahme von 5 kg, auch das Blutbild hatte sich gebessert: Hgb von 70% auf 83%, und Erythr. von 3,7 Mill. auf 4,2 Mill. Am 21.4. wurde noch eine Röntgenkontrolle durchgeführt: Ulkus abgeheilt, Narbenbulbus deformiert. Noch kleines Kontrastmitteldepot in der Narbe! Trotz gewisser Bedenken wurde die Kur in Freiburg angetreten. In Freiburg abermals nach 3 Wochen völliger Rückfall. Nach dem klinischen Bild und dem weiteren Verlauf sicher wieder ein neues Ulkus. Erneute Liegekur zu Haus. Langsame subjektive Besserung, sodass wir im August 1962 einen Urlaub in unserem Ferienhaus wagten. Dort wieder Rückfall. Wieder diese scheußliche Appetitlosigkeit mit Widerwillen gegen jede Nahrung. Übelkeit und Brechreiz. Meine Urlaubslektüre war die Allg. homöop. Ztg. mit Ihrer Arbeit über Fluor und Iod. Zum ersten Male ging mir das „Janusgesicht" von Iodum purum auf. Anfangs ganz ohne Zweifel von mir überdosiert (Iodum purum D 6 tgl. 1 mal 5 Tr.), gab mir aber die Erstverschlimmerung den Beweis für die richtige Arzneimittelwahl. Nach Abklingen der Erstreaktion auf 2- bis 1-mal wöchentlich 5 Tropfen, später nur noch alle 2 Wochen. Jetzt nur nach Bedarf. Dadurch völlige Beruhigung im ganzen vegetativen System. Magen seit Winter 1962/63 völlig in Ruhe. Guter Appetit, gute Verträglichkeit der Nahrung. Gewichtszunahme von 15 kg (auf den Stand früherer gesunder Zeiten). Herz völlig ruhig und leistungsfähig. Schlaf ruhig und tief. Verdauung so gut wie seit Jahren nicht.

Man hat also wirklich den Eindruck, dass der Körper sich unter Iodum purum D 6 völlig auf die Norm einreguliert hat.

259.10 Literatur

[1] Allen TF. Iodum. Encyclopedia of pure Materia Medica. Bd. 5. New York: Boericke & Tafel; 1874–1880: 119–137

[2] Deutzmann R. Hormonelle Regulation. In: Behrends JC, Hrsg. Physiologie. Duale Reihe. Stuttgart: Thieme; 2010: 363–364

[3] Hahnemann S. Jodum. In: Lucae C, Wischner M, Hrsg. Gesamte Arzneimittellehre. Stuttgart: Haug; 2007: 958–974

[4] Hartlaub CC, Trinks CF. Jodium. Reine Arzneimittellehre. Bd. 2. Leipzig: Brockhaus; 1828–1831: 227–254, 355–364

[5] Hughes R. Iodum. Cyclopaedia of drug pathogenesy. Bd. 2, 4. London: Gould; 1886–1891: 698–710, 608–609

[6] Mezger J. Altes und Neues über Jod und Fluor. Allgemeine Homöopathische Zeitung 1962; 207 (7): 399–417

[7] Paschke R, Voigt K. Endokrines System. In: Klinke R, Hrsg. Physiologie. 6. Aufl. Stuttgart: Thieme; 2010: 549–551

260 Ipecacuanha – ip

lt.: Carapichea ipecacuanha, davor Cephalis ipecacuanha, dt.: Brechwurzel, engl.: ipecacuanha

260.1
Substanz

Plantae – Rubiaceae (Rötegewächse) – **Carapichea ipecacuanha**

Es handelt sich um einen 40 bis 50 cm hohen Strauch, der kahle aufrechte Stängel bildet, im oberen Bereich belaubt. Seine ledrigen, kurzgestielten, elliptischen Laubblätter stehen gegenständig. Endständig bildet er zarte, trichterförmige weiße Blütenstände aus, aus welchen sich über grün und rot blauschwarze fleischige Steinfrüchte bilden. Heimisch ist die Pflanze in den tropischen Tieflandregenwäldern Mittel- und Südamerikas.

Homöopathische Verwendung findet die getrocknete Wurzel.

260.2
Pharmakologie und Toxikologie

Hauptinhaltsstoffe sind 2 bis 4 % Isochinolin-Alkaloide wie Emetin, Cephaelin und Psychotrin, des Weiteren Saponine und Glucoside.

Emetin ist besonders am Herzmuskel myotoxisch und kann bis zum Herzversagen führen. Es erzeugt eine hämorrhagische Diarrhö. Zentrale Paresen werden beobachtet sowie eine Hepatotoxizität. Durch die Hemmung der Anlagerung der Aminoacyl-t-RNA-Moleküle an die 60 S-Untereinheiten eukarionter Ribosomen kommt es zu einer Inhibition der Protein-Biosynthese.

Neben der therapeutisch genutzten emetischen und expektorativen Wirkung besteht eine antivirale, antitumoröse und antibakterielle.

260.3
Anwendung

Homöopathische Anwendung findet die Zubereitung bei Bronchitis, Asthma bronchiale, Pertussis, Magen-Darm-Entzündung, Schleimhautblutung und Kreislaufstörungen (nach Kommission D).

Ihre Wirkung erstreckt sich auf die Verdauungsorgane und die Atemwege. Sie findet Anwendung bei **hämorrhagischer Diarrhö** wie **Amöbiasis** und **Schistosomiasis**.

An den Schleimhäuten beobachtet man eine übermäßige Sekretion derselben mit *Konjunktivitis*, heftiger *Rhinitis*, krampfartigem Husten, *Magen- und Darmkatarrh*. Das Bronchialsekret wird verflüssigt. Infolge der Erregung des Vagus werden nicht nur die Drüsenzellen der Schleimhäute und der Speichel- und Verdauungsdrüsen gereizt, sondern es entsteht auch ein erhöhter Tonus der glatten Muskulatur mit krampfartigen Erscheinungen in der Luftröhre sowie in Magen und Darm. Es werden *Hämorrhagien* verursacht.

Die Hauptbeziehungen sind auf die Schleimhäute des Verdauungskanals und der Atmungsorgane gerichtet. An Magen und Darm wird eine *Gastroenteritis* erzeugt, die mit großer Übelkeit und einem Elendigkeitsgefühl bis zu synkopalen Zuständen einhergeht. Die Diarrhö ist gegoren, schaumig, nicht selten blutig. Auffallenderweise bleibt die Zunge oft ganz rein. Erbrechen bringt keine Erleichterung der Elendigkeit und der Übelkeit.

Die *Bronchitis* hat einen spastischen Charakter mit erstickendem Husten, der sich durch die Notwendigkeit, atmen zu müssen, ständig erneuert. Der Krampf steigert sich bei Kindern bis zum Stimmritzenkrampf mit blauem Gesicht und Steifigkeit der Glieder. Über den Bronchien werden großblasige Rasselgeräusche wahrgenommen, der Schleim wird nicht hochgebracht, es entsteht *Dyspnoe*. Die Neigung zu *Hämorrhagien* erzeugt *Hämoptysis*. Der Husten ist mit Übelkeit und Erbrechen verbunden.

Ipecacuanha zeigt einen periodischen Charakter, Neigung zu *Hämorrhagien* ruft fieberartige Zustände hervor. Dies hat dazu geführt, dass Ipecacuanha bei periodischen Fiebern beziehungsweise *Wechselfieber* gebraucht wurde und auch bei periodisch auftretender *Migräne* angewendet wird, wenn die große Übelkeit und synkopale Elendigkeit führend sind.

260.4 Arzneimittelprüfung

Die Arzneimittelprüfung wurde von Hahnemann vorgenommen, das Ergebnis ist ergänzt durch Angaben der Literatur, im 3. Band der „Reinen Arzneimittellehre" niedergelegt. Die Enzyklopädien von Allen und von Hughes enthalten außerdem eine Reihe von toxikologischen Beobachtungen.

260.5 Arzneimittelbild

Leitsymptome: Ständige Übelkeit mit Erbrechen, selbst bei leerem Magen. Erbrechen bringt keine Erleichterung. Alle Krankheitszustände sind von dieser Übelkeit begleitet. Übelkeit bei reiner Zunge.
Neigung zu hellroten Blutungen, reichlich, gussweise.
⊙ **Periodizität der Beschwerden, jeden 2. Tag wiederkehrend.**
Von untergeordneter Bedeutung erscheinen die folgenden Modalitäten:
Bewegung <, ⊙ **Feuchtigkeit <**.
Abends < und nachts <.
Temperaturextreme <, sowohl Wärme < als auch Kälte <.
Ruhe >.

Geist und Gemüt: Übelgelaunte und gereizte Stimmung.

Kopfschmerz: Berstendes Kopfweh, ⊙ **Migräne über einem Auge, dabei Übelkeit und Erbrechen.**

Migräne mit Meningismus

Augen: Bindehäute heftig gereizt und gerötet, Blepharospasmus. Chemosis.

Nase: Wässriger Schnupfen mit vielem Niesen. ⊙ **Hellrotes Nasenbluten.**

Pollinosis

Gesicht: Fahl und blass mit Rändern um die Augen.

Mund: Zunge rein oder wenig belegt. Starker Speichelfluss mit Ekel und unaufhörlicher Übelkeit, Würgen.

Magen: Starker Speichelfluss mit Ekel und unaufhörlicher Übelkeit, Würgen und Erbrechen von bitterem Schleim, Erbrechen bei leerem Magen. ⊙ **Erbrechen bessert die Übelkeit nicht.** Großes Elendigkeits- und Leeregefühl im Magen. **Erbrechen nach dem Genuss von Fettem, Obst, Eis und von Durcheinanderessen.**

Lebensmittelintoxikation
Gastropathie infektiös

Abdomen: Schneidende Kolikschmerzen.

Rektum und Stuhl: Durchfälle gelb, wässrig, schaumig, wie gegoren, vor allem auch blutig.

Sommerdurchfälle
Enteritis hämorrhagisch

Geschlechtsorgane:
- weiblich: ⊙ **Blutungen aus der Gebärmutter stark und gussweise, hellrot, dabei Übelkeit.**

Menorrhagie auch partal

Atmung:

Asthma bronchiale

Husten und Expektoration: Husten, trocken, erstickend, mit Zusammenschnüren im Hals und vielem Schleimrasseln. Husten verbunden mit

Erbrechen. Husten bei jedem Atemzug. Erstickender Husten, bis das Kind blau wird und steif in den Gliedern, Stimmritzenkrampf beim Husten. Großblasiges Rasseln über der ganzen Lunge, schwerlöslich, dabei schwere Atembeklemmung und Erstickungsgefühl mit Schnappen nach Luft (Asthma bronchiale). ☉ **Verschlimmerung bei feuchtwarmem und nasskaltem Wetter.** ☉ **Bluthusten, Auswurf wie wurmartige Ausgüsse der Bronchien.**

> *Pertussis*

Brust:

> *Bronchiolitis der Kinder*
> *Bronchitis*

Frost und Frösteln: Frost gefolgt von Hitze und Schweiß. Äußere Kälte mit innerer Hitze.

> *Malaria*

Schweiß: Hände und Füße mit kaltem Schweiß bedeckt.

Haut: Jucken, Eytheme scharlachartig; Stippchen und Blasen, bullöse Dermatitis. ☉ **Jucken der Haut, zu ständigem Kratzen nötigend, und schließlich mit Erbrechen endigend.**

260.6
Dosierung

D 3 bis D 6 werden meistens gebraucht, bei schwer löslichem Schleim der Bronchien werden auch die D 1 und D 2 empfohlen.

260.7
Vergleichsmittel

- Rubiaceae: Cainca, China pubescens, Coffea cruda, Rubia tinctorum.
- Hämorrhagien, hell, gussweise: Acalypha indica, Erigeron canadensis, Millefolium, Sabina officinalis.
- Enteritis hämorrhagisch: Arsenicum album, Mercurius corrosivus.
- Diarrhö, kolikartig: Colchicum autumnale, Colocynthis, Mercurius solubilis Hahnemanni, Tabacum, Veratrum album.
- Große Übelkeit mit Erbrechen: Antimonium crudum, Lobelia inflata, Nux vomica, Tabacum, Veratrum album.
- Bronchitis mit Erbrechen: Alumina oxydatum, Antimonium tartaricum, Bacillinum, Carbo animalis, Carbo vegetabilis.
- Krampfartiger Husten mit Erbrechen: Belladonna, Cuprum metallicum, Coccus cacti, Drosera rotundifolia, Magnesium carbonicum.
- Asthma bronchiale: Antimonium arsenicosum, Arsenicum album, Aralia racemosa.
- Hämoptysis: Acalypha indica, China officinalis, Drosera rotundifolia, Ferrum metallicum.
- Husten, zyanotisch: Carbo vegetabilis, Cuprum metallicum.
- Atemgeräusche grobblasig: Antimonium tartaricum.
- Periodizität, Blutungsneigung, Fieber: China officinalis.

260.8
Literatur

[1] Allen TF. Encyclopedia of pure Materia Medica. Bd. 5, 10. New York: Boericke & Tafel; 1874–1880: 137–147, 551–552

[2] Breuer K. Ipecacuanha. Materia medica revisa homoeopathiae. Glees: Gypser; 2009

[3] Clarke JH. Ipecacuanha. Dictionary of practical Materia Medica. Bd. 2a. London: The Homoeopathic Publishing Company; 1900–1902: 37–44

[4] Hahnemann S. Ipecacuanha. In: Lucae C, Wischner M, Hrsg. Gesamte Arzneimittellehre. Stuttgart: Haug; 2007: 974–981

[5] Hughes R. Ipecacuanha. Cyclopaedia of drug pathogenesy. Bd. 3, 4. London: Gould; 1886–1891: 10–17, 609–610

[6] Sturza C, Urdanaeanu. Ipecacuanha. Homöopathie in Österreich 1993; 4: 103–112

261 Iris versicolor – iris

lt.: Iris versicolor, dt.: Bunte Schwertlilie, engl.: blue flag

261.1 Substanz

Plantae – Iridaceae (Schwertliliengewächse) – **Iris versicolor**

Es handelt sich um eine ausdauernde 0,5 bis 1 m hohe Pflanze mit kräftigem Wurzelstock. Der Stängel ist grün, rund, aufrecht, einfach oder verzweigt. Die Blätter sind schmal und schwertförmig lang, den Stängel umfassend. Die Blüten sitzen einzeln oder zu zweit auf Hochblättern. Die Frucht ist länglich, grün und dreikantig. Die Pflanze ist heimisch in Nordamerika und Kanada und wächst vorwiegend in feuchten Wiesen und sumpfigen Wäldern.

Die Essenz wird aus dem frischen Wurzelstock hergestellt.

261.2 Pharmakologie und Toxikologie

Als Hauptinhaltsstoff konnte das monocyclische C_{31}-Triterpen Iriversical nachgewiesen werden.

261.3 Anwendung

Volkstümliche Anwendung findet die Droge bei den Indianern als Breiumschlag bei Schwellungen und Entzündungen, bei Verbrennungen, bei Rheumatismus, bei Leber- und Nierenerkrankungen, bei Infekten und Lungenerkrankungen, bei Ophthalmien und Otalgien.

Sie wurde von den Eklektikern[283] Nordamerikas zur Anregung der Speichel- und Gallensekretion sowie als Brech- und Abführmittel verwendet und wegen ihrer galle- und harntreibenden Eigenschaft „vegetabilisches Quecksilber" genannt.

Homöopathische Verwendung findet die Droge bei Migräne, Gesichtsneuralgie, Ischialgie, Herpes zoster, Gastritis und Pankreatitis (nach Kommission D).

Bei einer mit Iris versicolor vergifteten Katze wurden starke *Kongestionen* und *kapilläre Hämorrhagien* in der Bauchspeicheldrüse gefunden. Die Anwendung gegen *Migräne* war den homöopathischen Ärzten ex juvantibus schon bekannt, ehe die Prüfung entsprechende Zustände am Gesunden hervorrief. Später wurden von Prüfern auch *Trigeminusneuralgie* und *Ischialgie* in der Prüfung beobachtet.

Die Beschwerden vonseiten der Verdauungsorgane, besonders *Sodbrennen* des Magens mit heftigem Brennen, großer Übelkeit und Erbrechen, stehen im Mittelpunkt der Wirkung.

Donner schreibt: „Therapeutische Erfahrungen, verbunden mit den Ergebnissen der Arzneimittelprüfungen, ließen dann einen besonderen Migräneverlauftyp herausarbeiten, gegen den Iris versicolor sich als besonders wirksam erwiesen hat. Man bezeichnet diesen Verlauftyp kurz als ‚Iris-Migräne' und versteht darunter eine angiospastisch verlaufende, bei körperlich und nervlich asthenischen Menschen auftretende Migräneform, die besonders gerne nach körperlichen oder geistigen Belastungen, zuweilen in einem bestimmten Rhythmus, etwa jeden Sonntag oder sonst alle 8 oder 14 Tage auftritt, sie ist meist mit Magen- und Darmerscheinungen verbunden, wie Magenbeschwerden, Sodbrennen, und endet dann oft mit saurem Erbrechen oder Durchfällen." [3].

Dass die Migräne gerade sonntags einzutreten geneigt ist, hat seinen Grund wohl darin, dass der regulierende Einfluss der täglichen Arbeit mit ihrem gleichbleibenden Rhythmus, „des Dienstes ewig gleichgestellte Uhr", am Feiertag ausfällt und der Funktionsstörung eine erhöhte Gelegenheit einzugreifen bietet.

---

[283] meint jene Ärzte Nordamerikas, die homöopathische Arzneien nicht nach dem Organon der Heilkunst Samnet Hahnemanns verschrieben. Sie waren den Hochpotenzen und der Psora-Theorie skeptisch eingestellt und verschrieben auch Komplexmittel [7].

261.4
Arzneimittelbild

Leitsymptome: Magen- und Darmkatarrh mit viel Brennen; Leber und Pankreasmittel. Säurebeschwerden des Magens. ⊙ **Migräne mit saurem Erbrechen oder Durchfall.** ⊙ **Sonntagsmigräne.** Eine Bevorzugung einer bestimmten Körperseite oder Tageszeit lässt sich aus der Prüfung nicht erkennen.

Geist und Gemüt: Niedergeschlagen und verzweifelt, leicht gereizt, völlige Erschöpfung im ganzen Körper.

Kopfschmerz: Eingenommen, heftige neuralgische Schmerzen in der Stirne, schießende Schmerzen in der Schläfe, scharfer Schmerz im Hinterhaupt.
⊙ **Kopfschmerz, von Magen oder Leber verursacht.** ⊙ **Migräne als Folge geistiger Anstrengung, oft an Ruhetagen, etwa jeden Sonntag auftretend, beginnend mit Blindheit, auf der Höhe mit saurem Erbrechen oder Durchfall; mit Einsetzen von reichlichem Harnabgang folgt Besserung.** Supra- und Infraorbitalneuralgie.

Migräne

Gesicht: Fazialisneuralgie, dem Verlauf des Supra- und Infraorbitalnerven sowie der Ober- und Unterkiefernerven folgend, **beginnt jeden Morgen nach dem Frühstück mit betäubendem Kopfschmerz**, einige Stunden dauern. – Ausbruch von Pusteln um Nase und Mund sowie an den Wangen.

Mund: Wundes Gefühl im Mund mit Aphthenbildung, schlechter Geschmack morgens beim Aufstehen, saurer oder fader Geschmack im Mund; heftiges Brennen. Ständiger **Speichelfluss**. In Rachen und Mund Gefühl von Brennen, feuriger Hitze und Wundheit.

Zähne: Zahnschmerzen, Zähne wie zu lang.

Magen: Brennendes Gefühl im Magen, ständige Übelkeit und Erbrechen von Wasser und saurem Mageninhalt.

Gastritis
Gastroenteritis

Abdomen: Kolikartige Schmerzen im Oberbauch mit Durchfall. Schmerzen in der Lebergegend, Rumpeln und Schneiden im Bauch.

Hyperemesis gravidarum mit Speichelfluss und Säurebeschwerden (A. Stiegele)
Cholezystopathie mit Hyperazidität
Hepatomegalie
Leberinsuffizienz
Pankreatitis akut und chronisch

Rektum und Stuhl: Reichliche grüne, wässrige, saure Stühle, auch blutig und schleimig, mit großer Schwäche und Brennen am After wie Feuer nach jedem Stuhl und Wundheit am After. ⊙ **Fettstühle.**

Harnröhre: Scharfe Schmerzen in der Harnröhre beim Harnlassen.

Urin: Harn reichlich.

Extremitäten: Ischialgie, ziehende, reißende, brennende Schmerzen im Hüftnerv bis zum Fuß. Schmerz in der Hüfte wie ausgerenkt. Neuralgische Schmerzen in den Armen. Bewegung verschlimmert. ⊙ Von verschiedenen Autoren wird Besserung durch fortgesetzte Bewegung angegeben.

Ischialgie

Haut: Ausbruch von Pusteln auf der Kopfhaut, im Gesicht und am übrigen Körper.

Herpes zoster

261.5 Dosierung

Im Allgemeinen dürften mittlere Potenzen, D 3 bis D 6, angebracht sein. Es wird aber auch, besonders bei Migräne, den hohen Potenzen der Vorzug gegeben; aufgrund besserer Erfahrungen empfiehlt Martin Schlegel letztere.

261.6 Vergleichsmittel

- Iridaceae: Crocus sativus.
- Gastritis hyperazid: Acidum sulphuricum, Capsicum annuum, Carbo animalis, Carbo vegetabilis, Lycopodium clavatum, Magnesium carbonicum, Magnesium muriaticum, Magnesium sulphuricum, Natrium phosphoricum, Nux vomica, Robinia pseudacacia, Sulphur lotum.
- Pankreatopathien: Acidum fluoricum, Antimonium crudum, Atropinum, Calcium fluoratum, Carbo animalis, Chionanthus virginica, Hydrastis canadensis, Iodum purum, Magnesium fluoratum, Mandragora officinarum, Mercurius solubilis Hahnemanni, Nux vomica, Phosphorus, Sulphur lotum.
- Migräne mit Sehstörungen: Gelsemium sempervirens, Natrium muriaticum, Sanguinaria canadensis.

261.7 Literatur

[1] Allen TF. Iris florentina, – foetidissima, – versicolor. Encyclopedia of pure Materia Medica. Bd. 5, 10. New York: Boericke & Tafel; 1874–1880: 147–164, 552–553

[2] Clarke JH. Iris florentina, – foetidissima, – germanica, – tenax, – versicolor. Dictionary of practical Materia Medica. Bd. 2.1. London: Homoeopathic Publishing Company; 1900–1902: 46–54

[3] Donner F. Zwölf Vorlesungen über Homöopathie. 2. Aufl. Ulm: Haug; 1959: 69

[4] Hale EM. Iris versicolor. (Blue Flag.). New Remedies. 5. Aufl. Philadelphia: Boericke & Tafel; 1897: 376–380

[5] Hughes R. Iris. Cyclopaedia of Drug Pathogenesy. Bd. 3, 4. London: Gould; 1886–1891: 18–26, 610–611

[6] Roland, Kitchen. Iris versicolor. Allgemeine Homöopathische Zeitung 1847; 32: 23, 30, 38

[7] Schmidt JM. Die Verbreitung der Homöopathie in den USA. In: Heinze S, Hrsg. Homöopathie 1796–1996. Katalog zur Ausstellung 17. Mai–20. Oktober 1996. Dresden: Edition Lit. europe; 1996: 106

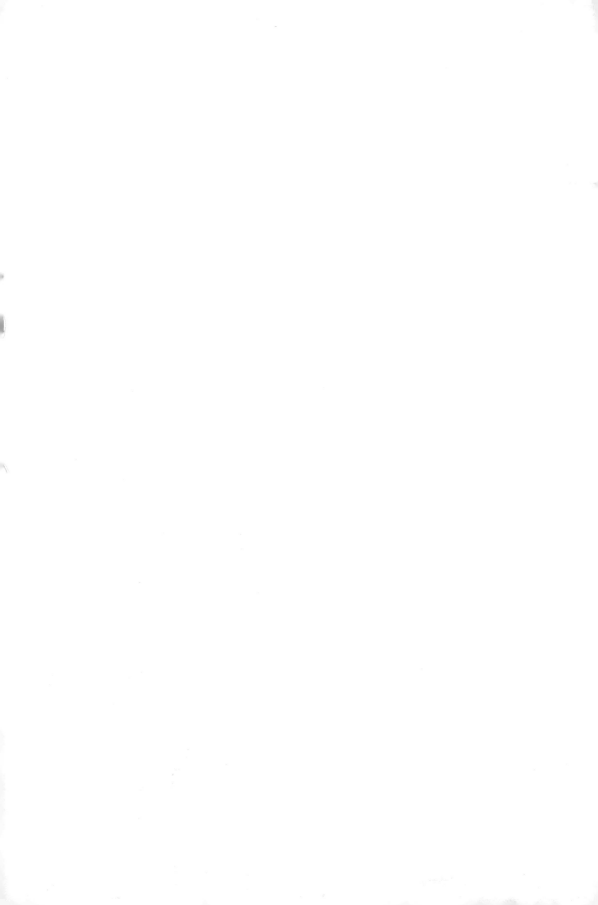